Practical Obstetric Surgery

实用产科手术学

第2版

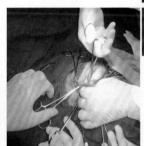

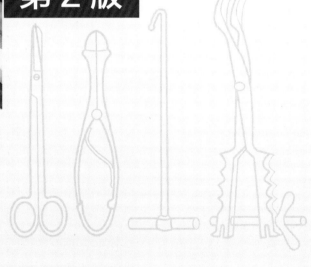

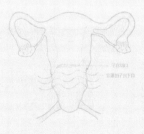

主　编　刘兴会　徐先明
　　　　段　涛　杨慧霞
副主编　贺　晶　姚　强
　　　　王谢桐　王晓东

人民卫生出版社
·北　京·

图书在版编目（CIP）数据

实用产科手术学 / 刘兴会等主编 . —2 版 . —北京：人民卫生出版社，2020.8（2023.9 重印）

ISBN 978-7-117-30258-6

I.①实… II.①刘… III.①产科外科手术 IV.①R719

中国版本图书馆 CIP 数据核字（2020）第 129941 号

| 人卫智网 | www.ipmph.com | 医学教育、学术、考试、健康，购书智慧智能综合服务平台 |
| 人卫官网 | www.pmph.com | 人卫官方资讯发布平台 |

实用产科手术学

Shiyong Chanke Shoushuxue

第 2 版

主　　编：刘兴会　徐先明　段　涛　杨慧霞
出版发行：人民卫生出版社（中继线 010-59780011）
地　　址：北京市朝阳区潘家园南里 19 号
邮　　编：100021
E - mail：pmph @ pmph.com
购书热线：010-59787592　010-59787584　010-65264830
印　　刷：北京盛通印刷股份有限公司
经　　销：新华书店
开　　本：889×1194　1/16　印张：28
字　　数：828 千字
版　　次：2014 年 2 月第 1 版　　2020 年 8 月第 2 版
印　　次：2023 年 9 月第 4 次印刷
标准书号：ISBN 978-7-117-30258-6
定　　价：208.00 元

打击盗版举报电话：**010-59787491**　**E-mail：WQ @ pmph.com**
质量问题联系电话：**010-59787234**　**E-mail：zhiliang @ pmph.com**

编委名单 （以姓氏汉语拼音为序）

编者名单 （以姓氏汉语拼音为序）

陈　练	北京大学第三医院	王琪琳	四川大学华西第二医院
高　倩	中山大学附属第三医院	王少帅	华中科技大学同济医学院附属同济医院
高　羽	中山大学附属第一医院	王媛媛	北京大学第三医院
何　林	陆军军医大学第一附属医院	谢晓燕	中山大学附属第一医院
何志明	中山大学附属第一医院	余昕烊	重庆医科大学附属第一医院
黄　轩	中山大学附属第一医院	詹雁峰	中山大学附属第一医院
黄林环	中山大学附属第一医院	张　惠	首都医科大学附属北京妇产医院
李桂英	复旦大学附属妇产科医院	张丽文	复旦大学附属上海市第五人民医院
梁　玎	浙江大学医学院附属妇产科医院	张志涛	中国医科大学附属盛京医院
刘　勇	上海市第一妇婴保健院	赵　蕾	湖北省妇幼保健院
刘晓夏	华中科技大学同济医学院附属协和医院	赵　茵	华中科技大学同济医学院附属协和医院
刘燕燕	华中科技大学同济医学院附属同济医院	赵会丹	郑州大学第一附属医院
孙　雯	广州医科大学附属第三医院	钟俊敏	广州市妇女儿童医疗中心
王伽略	北京大学第三医院	周　莉	首都医科大学附属北京妇产医院

　　插　　图　阮　洁　四川大学华西第二医院
　　编写秘书　陈　锰　四川大学华西第二医院

4

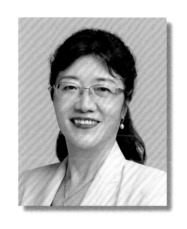

刘兴会,四川大学华西第二医院教授、主任医师、博士研究生导师、产科主任。

中华医学会围产医学分会主任委员,中华医学会妇产科学分会产科学组副组长,中华预防医学会出生缺陷预防与控制专业委员会常务委员,中国妇幼保健协会高危妊娠管理专业委员会副主任委员,中国女医师协会母胎医学专业委员会副主任委员,中国医师协会循证医学专业委员会常务委员,四川省学术和技术带头人等。被授予全国三八红旗手、国之名医·卓越建树等荣誉称号。兼任《中华妇产科杂志》《中国实用妇科与产科杂志》《实用妇产科杂志》等八家杂志编委、常务编委及副主编。

产科临床一线工作 30 余年,具有丰富的临床经验;在产科危重症、胎儿宫内发育、孕期营养和体重管理等方面有深入系统的临床及基础研究。执笔撰写了中国《产后出血预防与处理指南》,并参与撰写全国产科指南及共识 39 项。主持国家级、省部级科研课题 30 余项,发表论文 384 篇,获全国及省市级科研成果 7 项。主编及副主编《助产》《难产》等专著 13 部;参编专著 28 部。

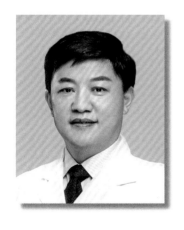

徐先明,上海交通大学附属第一人民医院教授、主任医师、硕士研究生导师、产科主任。

中华医学会围产医学分会常务委员、产科学组委员,上海医师学会母胎医学医师分会副会长,上海市医学会围产医学分会委员,全国妊娠合并糖尿病协作组副组长,中国成人疾病的胎儿起源 (DOHaD) 联盟专家委员会委员,上海市妊娠糖尿病治疗中心主任,上海市危重孕产妇抢救中心主任。兼任《中国临床医生杂志》《中华围产医学杂志》《现代妇产科进展》《中华妇幼临床医学杂志 (电子版)》《中华产科急救电子杂志》及《上海医学》编委,《中华妇产科杂志》《中华医学杂志》《齐鲁医学杂志》特邀审稿专家。

对妊娠合并症及妊娠并发症、对产科危重症的诊断与处理有丰富的临床经验。近年在国内外学术期刊上发表学术论文 100 余篇。主编《实用产科手术学》《周氏剖宫产术》《妊娠期糖尿病的临床与实践》《子宫肌瘤》《难产》,参编《病理产科学》《现代产科学》《糖尿病学》等专著。参与完成国家"十一五"攻关课题一项,参与国家自然科学基金三项、参与上海市科委课题一项。曾获上海市科委科技进步奖三等奖。

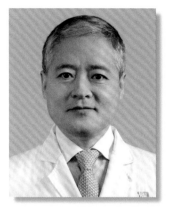

段 涛，上海市第一妇婴保健院教授、主任医师、博士研究生导师。

国际妇产科联盟（FIGO）产科专家委员会成员，亚太母胎医学专家联盟主席，中国非公立医疗机构协会妇产科专业委员会主任委员，中华医学会围产医学分会第六届主任委员，上海市医学会妇产科专科分会前任主任委员，上海市医学会围产医学分会前任主任委员。担任《中国产前诊断杂志》主编，《现代妇产科进展》副主编，*BJOG*、*The Journal of Maternal-Fetal & Neonatal Medicine*、*The DOHaD Journal*、《中华医学杂志》《中华妇产科杂志》《中华围产医学杂志》等杂志编委。

个人研究方向为子痫前期，产前诊断与胎儿医学，成人疾病的胎儿起源。作为国家重点研发计划首席科学家，主持 5 项国家自然科学基金面上项目，以第一作者或通讯作者发表 SCI 文章 50 余篇。

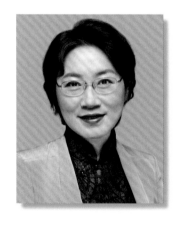

杨慧霞，北京大学第一医院教授、主任医师、博士研究生导师、妇产科主任。

中华医学会妇产科学分会副主任委员、兼任全国产科学组组长，中华医学会围产医学分会常务委员、兼任围产营养与代谢学组组长，全国妇幼健康研究会副会长、兼母胎医学专业委员会主任委员，中国医师协会妇产科医师分会常务委员、兼任母胎医学专业委员会副主任委员，中华预防医学会生命早期发育与疾病控制专业委员会主任委员，国际妇产科联盟（FIGO）母胎医学专家组专家、FIGO "关于青少年及育龄女性妊娠前和妊娠营养" 区域特使，国际健康与疾病发育起源（DOHaD）学会理事成员，世界卫生组织（WHO）妊娠期糖尿病诊断标准专家组专家。担任《中华围产医学杂志》总编辑，创建 *Maternal Fetal Medicine* 并担任杂志共同主编，《中华妇产科杂志》《中华产科急救杂志电子杂志》副总编，*AM J Obstet Gynecol* 副主编。

第 2 版 前言

　　自 2014 年 2 月首版《实用产科手术学》与读者见面以来,至今已有 6 年,本书集合了国内数十名有着丰富产科临床工作经验的专家,根据现代产科手术的临床特点,对各种产科手术方式及时机的切实问题进行探讨。本书得到了广大产科同仁的认可和支持,使得本书得以顺利再版。

　　产科手术无疑对母婴健康的保障有着举足轻重的作用,无论是在工作中解决实际问题,还是在学术上对产科安全的探讨,产科手术永远是产科先进技术发展的热点。随着临床医生对疾病的认识逐渐深入,以及手术器械、辅助设备的改进,外科手术从单纯的"手艺"逐渐向"技艺"发展,这在产科手术中更显得突出。前者着重于手术的手法操作,后者不再仅以手术操作为中心而致力于更好的手术效果,涵盖了手术时机的抉择、手术操作规范及细节、手术后的恢复等。近年来生物医学技术和微创手术的发展,也使产科手术范畴进一步扩大,特别是产前诊断、胎儿医学的发展,各种新式手术也在产科应运而生。随着全面两孩政策的开放,辅助生殖技术的成熟开展,平均生育年龄的增加,高危妊娠比例呈现上升趋势,因此产科疾病谱也在悄然发生变化,如凶险性前置胎盘、肺栓塞、肺动脉高压等在实际工作中越来越多见,这给临床医生带来了更多的挑战。在这些疾病的诊治中已不断有新的手术方式及围手术期管理诞生,如凶险性前置胎盘术中止血方式的创新、新型冠状病毒肺炎及肺栓塞围手术期管理等,借助此书以展现其手术及围手术期管理。

　　为此,编者结合近年来产科专业进展以及产科医生的实际需求,决定再版《实用产科手术学》,并邀请到更多的知名专家丰富产科手术的有关内容,在体现实用的同时也更强调手术安全与效果的现代外科理念。第 2 版增加了产科手术的术前时机把握、术后管理、快速恢复、手术室及产房的安全管理及正常分娩核查等内容,在新的手术操作方面也增加了胎头吸引助产术(一次性 kiwi 胎吸术)、紧急剖宫产术的实施、胎儿宫内外科手术和传染病孕妇的手术等。同时考虑到产后出血的重要性,也增加了产科输血治疗的内容。另外,第 2 版也充分与信息网络时代接轨,在书中通过扫描二维码的方式观看手术视频。希望这些更新对广大产科医生的实际工作起到更大的帮助。

　　再版文稿筹备期间,恰逢新型冠状病毒肺炎疫情暴发,感谢各位编委在此特殊时期能参与到第 2 版的编改工作中,不遗余力地将自己的经验、技术、产科手术的关键点、注意事项进行梳理归纳,以图文并茂的形式展现给各位读者,其中一些经验和手术技巧可能非指南或专家共识所认同,但是作为实用二字,在临床仍有可行之处,希望能对一线医生有所帮助和指导。感谢马丁院士专门为本书撰写了外科及产科手术历史,感谢武汉专家在抗疫一线完成了书稿,感谢郑勤田教授将国外工作的经验及技术撰写在本书中,感谢李涛副教授在视频制作、阮洁医生对本书图画的描绘及校正作出的努力。尽管如此,书中仍有不足之处,欢迎发送邮件至邮箱 renweifuer@pmph.com,或扫描封底二维码,关注"人卫妇产科学",对我们的工作予以批评指正,以期再版修订时进一步完善,更好地为大家服务。

主　编

二〇二〇年七月

第1版 序一

近年妇产科学的手术专著,包括各种内镜手术,出版的很不少,但关于产科手术学却不多,刘兴会、徐先明等教授主编的《实用产科手术学》,让人怦然心动,颇感兴趣。

我以为产科手术突出了"急、危、重"三字,或者这三个字是产科手术的特点。

产科手术当然也有预定性或计划性手术,如选择性(或择期)剖宫产、妊娠期子宫颈内口环扎、妊娠合并子宫颈癌或卵巢良恶性肿瘤等手术,是可以在充分准备后实施完成的。但相当多数的产科手术,如产科出血、胎儿窘迫、子宫破裂、胎盘问题以及严重感染等紧急情况下,可能要立即采取手术处理的,都显示了"急"的特点,是对产科医生的决策及手术技术的严峻考验!

病情常常是很危机的,危机母亲、危机胎儿,需当机立断,争分夺秒。这时团队的力量、学科的配合都是成败的要素。

"重"字有两层含意:其一是孕产妇的病情通常比较重,其二是事关母胎,干系重大。

也许有人觉得产科手术不像某些妇科手术、癌瘤手术那样复杂困难,似乎比较简单,这显然是一种偏见、一种误解。如果,我们深刻理解产科手术的"急、危、重"的特点,就会格外重视产科手术的决策和实施。

产科手术也会涉及普通妇科问题、癌瘤问题等,不仅限于开腹手术,也涉及阴道、会阴区域的操作。所以,产科医生应该有妇产科学的全面知识、全面技术,才能对产科手术应付裕如。其实,反之亦然,普通妇科医生、妇科肿瘤医师不是也应该掌握必要的产科知识和技术吗?

好在这部书表达和回答了上述的产科手术特点和问题。编者都是国内资深的专家,选题明确而注重临床实际,手术的各种问题和技术描述细腻详尽,无论对产科医生抑或妇科医生,无论对资深医师还是年轻医师,都有重要参考价值和指导作用。

我有幸先睹书稿,感想如上,权作为序。

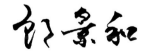

第1版 序二

受人民卫生出版社委托,四川大学华西第二医院产科主任刘兴会教授组织全国临床一线产科相关专家编写的《实用产科手术学》终于出版。

有幸先浏览全书章节,最主要的体会是本书密切结合临床,而且内容新颖、全面、实用。因为本书不但囊括了几乎全部产科常见手术的操作步骤和方法,同时还重点讲述了在实施这些手术过程中可能碰到的具体问题,这些问题包括手术本身的问题如各个操作步骤中容易出现的问题,也可以是不同级别医院、不同年资医生因为临床阅历不一样而碰到的具体问题,这些问题目前常常难以在教科书、工具书等书籍文献中找到恰当的或全面的答案。最值得介绍的也是本书突出的特色,即作者针对上述各类问题,根据自己在临床工作中的实际经验或教训,结合国内外临床指南或循证医学证据,提供了如何预防发生上述问题的可行方法,及当问题出现时行之有效的解决方案,最大限度地保证母婴的健康、降低产科临床工作中的各种并发症。相信这也正是各级产科医生一直在努力寻求的工具书之一。

全书结构及布局合理易读,每一个章节都是先介绍手术的操作步骤,再介绍手术操作过程中可能碰到的各种问题,最后提出解决这些问题的具体方法,并对手术操作过程的关键点进行总结。这种结构读起来,读者较容易掌握手术中的要点。因而,有理由相信本书能真正成为各级产科医生解决临床疑难问题的良师益友。

是为序。

第1版 前言

产科临床工作包括产内科的处理和产科手术处理两部分,两者最终目的是保障母婴健康、平安。这一理念贯穿产前、产时及产后。产内科的目的是尽量减少产科手术干预使妊娠及分娩更接近自然,而产科手术常是保障产内科安全的重要手段。传统手术学注重按部就班地介绍手术操作步骤和方法,而对手术中碰到的突发问题的处理介绍不多。产科手术与一般的外科手术不同之处在于产科手术更多是临时决定。因此,本书重点就产科手术的并发症防范及处理、术前评估、手术难点与技巧、手术相关问题的研究与探讨,结合国内外循证医学证据及各位专家的经验进行了详细的剖析;同时,也详细描述了产科常见手术操作。

考虑到广大产科医生的临床需求,从产科临床一线问题出发,本书云集了国内数十名长期从事产科一线工作的有着丰富临床经验的资深专家,根据现代产科手术的临床特点,结合近年来产科的进展及各位专家的经验,重点介绍了各种手术的时机及手术中一些关键步骤可能会碰到的实际问题及其解决方法。在每天的产科临床工作中,各种问题总是层出不穷,而且这些问题总是突然发生,需要紧急而妥善解决,而解决的缓急及正确与否直接关系到母儿的健康甚至是生命的安危,而这也正是产科医生的"乐趣"所在。显然,解决产科手术中碰到的问题的关键是找到正确的方法然后去准确地实施,才能取得事半功倍的效果。您可能会经常碰到以下问题:产钳术中如何判断胎先露的高低? 在施术时胎儿及母亲产道是如何受到损伤的? 在术中应如何避免这些损伤? 剖宫产时胎儿出现娩出困难如何处理? 剖宫产术中出现的问题原因及处理方法、肩难产的应急处理、妊娠合并心功能异常时剖宫产手术时机如何选择? 子宫前壁的中央型前置胎盘在剖宫产时如何处理? 凶险型前置胎盘如何处理等等。

本书的特色正是各位编者搜集了自己在实际工作中碰到的各种问题,并提供了切实有效的解决方法,而这些问题目前在教科书、工具书甚至是医学文献中常难以找到或正常或恰当或全面的答案。书中对这些问题的剖析于初入产科者会非常有用,对资深医生也会有较多的借鉴之处,相信能给您的临床工作带来帮助。

在编写过程中,编者力求从临床实践出发,突出实用的特点,尽可能满足临床医生解决实际问题的需要,但仍难概括所有问题,书中不妥之处甚至是错误在所难免,希望广大读者给予批评指正,以便再次修订时改进。

主　编
二〇一四年一月

《实用产科手术学》(第 2 版)配套增值内容步骤说明

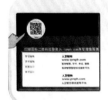

第一步

扫描封底圆形图标中的二维码或打开增值服务激活平台（jh.ipmph.com），注册并登录。

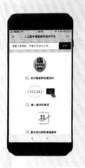

第二步

刮开并输入激活码，获取数字资源阅读权限。

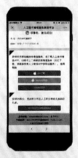

第三步

在激活页面查看使用说明，下载对应客户端或通过PC端浏览。

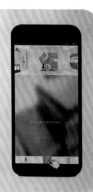

第四步

使用客户端"扫码"功能，扫描参考书中二维码即可直接浏览相应资源。

目　录

二维码资源目录

（以下视频需下载"人卫图书增值"客户端，扫码方法见目录前说明）

Practical Obstetric Surgery

第一章

外科及产科手术历史

第一节 外科手术历史

外科（surgery）一词来源于希腊语中的"cheirergon"，由 cheir（手）和 ergon（工作）组合而成，即外科是一种以手术操作为特征的学科。在我国古代，手术的范围仅限于体表的创伤或骨、关节疾病的治疗，因此得名"外科"。而与之相对的，内脏器官的疾病都采用药物治疗，因此称为"内科"。随着医学科学的发展，对于内脏器官疾病的治疗也可以通过手术来实现，但"外科"这个名称依然沿用至今。外科学（surgical science）是医学科学的一个重要组成部分，是一门不仅要求掌握外科疾病的诊断、预防以及治疗的方法，还要研究疾病的发生和发展规律的学科。外科手术学是研究外科手术理论和方法以及在解剖和生理基础上如何应用各种器械和仪器对伤病的组织或器官进行切除、修补、重建或移植等的操作技术，以解除患者痛楚、治愈伤病的一门学科。

外科学的发展历史源远流长，同所有医学科学一样，是人们长期与疾病斗争的经验总结。四大文明古国均有外科手术的相关记载。早在公元前14世纪，我国商代甲骨文中就有与外科相关的"疥""疮"等文字的记载。公元前17世纪，古巴比伦《汉谟拉比法典》中也有记载实施外科手术的相关规定。公元前1600年，埃及医师印何阗所编著的《艾德温·史密斯纸草文稿》中记录了几十种外科手术的操作步骤。公元前6世纪，印度《苏胥如塔·妙闻集》中也记载了多种外科手术方法。古希腊著名医学家希波克拉底（Hippocrates，公元前460—公元前377）将伤口分为化脓性和非化脓性两种，他要求手术前术者严格进行清洁，术中用煮沸的雨水清洗伤口，使伤口容易愈合。公元前1066年到公元前249年，周朝将外科医师统称为"疡医"，《周礼·天官》中记载"分疡医为肿疡、溃疡、金疡、折疡者"。141~203年，汉代名医华佗用"麻沸散"作为麻醉剂，施行死骨剔除术及剖腹术等。《后汉书·方术传下·华佗》中记载："若在肠胃，则断截湔洗，除去疾秽，既而缝合，傅以神膏，四五日创愈，一月之间皆平复。"晋朝时期的《刘涓子鬼遗方》是我国现存最早的外科学专著，全书以对痈疽的辨证治疗为主，还有部分金疮、瘀

血、外伤治疗，包括止痛、止血、取出箭镞等内容，全书共载方140余首。隋朝巢元方《诸病源候论》中描述了肠吻合、大网膜切除等手术。叙及断肠缝连、腹疝脱出等手术采用丝线结扎血管；对炭疽的感染途径已认识到"人先有疮而乘马"所得病。唐代孙思邈著《千金要方》中，采用手法复位下颌关节脱位。841年，蔺道人著《仙授理伤续断秘方》是我国第一部伤科专著，记载了骨折整复固定方法和处理开放性骨折需要注意的规则。到了明代，我国中医外科学发展已比较成熟，涌现了大量名医名著。如申斗垣《外科启玄》中记载了对外科器械的煮沸消毒，并提出对"筋瘤""血瘤"的外科处理。陈实功《外科正宗》一书细载病名，各附治法，条理清晰，内容充实。其中记载有刎颈切断气管应急用丝线缝合刀口。四大文明古国在外科学方面具有悠久的历史和丰富的实践经验，为近现代外科学的发展奠定了基础。

受宗教信仰和经院哲学的限制，中世纪的西方外科学发展遭受桎梏，一度停滞不前。中世纪的医学校中主要讲阿维森纳的《医典》以及加伦和希波克拉底的著作。因不许做流血的手术，严禁尸体解剖，老师们只能照本宣科。进入文艺复兴时期后，怀疑教条、反对权威之风兴起。医学界也发生了以帕拉切尔苏斯（1493—1541）为代表的医学革命。他重视实践，反对繁琐的经院哲学，并表示"没有科学和经验，谁也不能成为医生。我的著作不是引证古代权威的著作，而是靠最大的教师——经验写成的"。在此之后，解剖学、病理学、麻醉学、微生物学等相关学科蓬勃发展，推动外科学的进步。

首先革新解剖学的是意大利的达·芬奇，他认为作为现实主义的画家，需要了解骨骼与肌肉，于是从事人体解剖。他曾向气管中吹入空气，发现无论如何用力，心脏都无法膨胀起来。于是他得出结论：过去所谓肺心相通的学说是错误的。他还检查过心脏的构造与形态，发现了主动脉根部瓣膜的活动及其性质，证明瓣膜的作用在于阻止血液回流。安德烈·维萨里（1514—1564）是一名比利时的医生，他在大学学习解剖时，都是教授高坐椅上讲课，由助手在台下操作，而且一年内最多

只允许进行 3 到 4 次解剖。维萨里不满足这种状况，曾夜间到野外去盗窃尸体来进行解剖。1543年，他将工作中积累起来的材料整理成书，公开发表，这本书就是《人体的构造》。安德烈·维萨里也被称为现代解剖学之父。病理解剖学奠基人——意大利解剖学家乔瓦尼·巴蒂什·莫尔加尼（1682—1774）于 1761 年出版了《疾病的位置与病因》，揭示了疾病的症状与器官病变之间的关系。他把疾病看作是局部损伤，而且认为每一种疾病都有它在某个器官内的相应病变部位。在他以后医师才开始用"病灶"解释症状。

在消毒和麻醉技术出现之前，为了减轻病人的疼痛，医生不得不加快手术速度，粗暴地完成手术。其中最著名的就是罗伯特·利斯顿（1794—1847），他做截肢手术平均只需要两分半钟，被誉为"伦敦西区第一快刀"。他的手术现场有很多医学生在旁听席观看，利斯顿有时候会把刀叼在牙中间，冲围观者叫道："给我计时，先生们，给我计时！"然而在一次手术中，他仅用 25 秒就截掉了病人的腿，因为动作太快，不小心切掉了助手的手指。病人和助手在术后都因感染所导致的败血症而死亡。更为遗憾的是，当时观看手术过程的一名观众也因受不了场面的血腥而休克死亡。这一场著名的死亡率高达 300% 的手术看似荒诞，但无疑揭示了在麻醉技术和抗菌药物出现之前，外科医生和患者所陷入的困境。1799 年，汉弗里·戴维在气疗研究所研究气体对人体的作用时，发现了一氧化二氮可以减轻痛苦的特性，他称之为"笑气"。1842 年，美国医生克劳福德·威廉森·朗（1815—1878）首次使用乙醚浸湿的毛巾让患者吸入，成功在患者未感觉到痛苦的情况下切除了其颈部直径为 1.5 英寸的肿瘤。1892 年，施莱西用可卡因进行局部浸润麻醉，但因其毒性高，不久便由普鲁卡因代替。此后，麻醉药物及麻醉方法不断完善和发展，为手术创造了良好的条件。在 L. 巴斯德发现病原微生物以前，维也纳的产科医生塞梅尔魏斯（1818—1865）于 1847 年证明产褥热的真正原因是手和产科器械带进了感染因素，主张用漂白粉溶液洗手，使产妇死亡率由 10% 下降为 1%。根据巴斯德的发现，英国外科医生 J. 利斯特（1827—1912）认为，伤口中的腐烂和分解过程是由微生物所引起。他用石炭酸消毒手术室、手术台、手术部位和伤口，大大减少了创伤化脓和手术后的死亡率。1886 年，E. 贝格曼（1836—1907）采用热压消毒器进行消毒，外科手术才真正进入了无菌手术的时代。

在解决了这些关键性技术难题后，外科手术治疗发生了革命性的变化，一大批外科学家为外科技术的建立和发展做出了一系列贡献。瑞士的 T. 柯赫尔建立了规范有效的甲状腺切除方法，并获 1909 年诺贝尔生理学或医学奖，成为第一位获得诺贝尔奖的外科学医生。1912 年，历克西·卡雷尔因创立了有效的血管吻合方法以及对器官移植研究的贡献也荣获了诺贝尔奖。1954 年，美国医生约瑟夫·默里成功地在一对双胞胎之间进行了首例肾移植手术，并于 1990 年获诺贝尔奖。我国的外科学之父裘法祖改进了包括胃大部切除术、门静脉高压的外科治疗，为我国外科学事业进步做出了巨大贡献。20 世纪 50 年代初，低温麻醉、体外循环的研究成功，为心脏直视手术开辟了道路；60~70 年代，显微外科技术的发展，推动了创伤、整复和器官移植外科的前进；70 年代后，现代外科微创理念和技术的快速发展，大大降低了传统手术的创伤，减轻了病人的痛苦。70 年代后半期，随着微电子技术的发展、计算机信息处理和实时成像、三维结构重建技术、生物工程技术的应用、各种纤维光束内镜的出现，加之核医学以及影像医学（从 B 型超声、CT、MRI、DSA 到 SPECT、PET）的迅速发展，大大提高了外科疾病的诊治水平。近年来，随着世界科技的爆发式发展，医疗行业也搭上了科技发展的快车。尤其是腔镜微创外科、精准手术外科技术的发展更是日新月异，这其中最具革命性的尖端外科技术就是机器人手术操作系统。这一技术不但解放了外科医生，而且使外科手术朝着更加精准、稳定和高效的方向大踏步前进。

据统计，当今全球人口平均寿命为 71.6 岁。然而仅仅在一百年前，这一数字还只是 31 岁。这令人叹为观止的进步和许多因素有关，而其中一个无法忽视的原因是医学的进步和外科的兴起。外科学经历了一段漫长的发展过程，从古代经验的积累阶段、近代直观思维阶段、二战后的理论思维阶段到现代的在理论思维基础上的新技术应用阶段。人类的认识经历了从实践到理论，然后又从理论到实践的过程，是一个逐步提高的过程，每一个阶段的发展都体现出医学综合的特点，是学科的交叉与渗透、分化与重组、融合与综合推动了外科发展的进程。

（王少帅 马丁）

第二节 产科手术历史

剖宫产术是产科学中最重要的手术干预措施,作为最古老的外科手术之一,它的发展历史源远流长,曾一度引起争议。在一千多年的发展进程中,剖宫产已从一个可能导致患者死亡的手术方法演变为人类分娩的选择方式之一。

剖宫产术(cesarean section)一词来源于拉丁语"caedere"和"seco"(二者均为"切开"之意)复合构词,意为双重切开(即切开腹壁与切开子宫壁)。剖宫产术的开创起源有几种常见的说法。一是来源于古罗马皇帝盖乌斯·尤利乌斯·恺撒(Gaius Julius Caesar)。传说恺撒剖腹而生,但这种传说的建立大部分由于剖宫产术(cesarean section)一词与其名字恺撒(Caesar)相似,迄今的史料未曾有恺撒出生的记载。二是在公元前715年,古罗马二世国王努马·庞皮留斯(Numa Pompilius)曾颁布一条天主教法令,即《剖宫产律》,规定死亡的临产妇或孕妇,必须剖腹取出胎儿方可埋葬,后又被称为 Lex caesarea 法规,这就是尸体剖宫产术的起源。

而世界上最早的关于剖腹产子的记录应该来源于我国。据推算约公元前2400年,司马迁的《史记·楚世家》中有记载"吴回生陆终,陆终生子六人,坼剖而产焉"。"坼"即裂开,"坼剖而产焉"即经剖腹而生产,这应该是关于剖宫产的最早记录了。《晋书·四夷传·焉耆国》中记载"安夫人狯胡之女,妊身十二月,时剖胁生子,曰会,立之为世子。"这也是剖腹产子比较可靠的证据。我国剖宫产术最早的图文记录则刊登在清代《申报》的副刊《点石斋画报》上,以《剖腹出儿》为标题,记载"粤垣筑横沙某蛋妇,身怀六甲。至临盆时,腹震动而胎不能下。阅一昼夜,稳婆无能为计,气息奄奄,濒于危矣。或告其夫曰:是宜求西医治之。其夫遂驾舟载妇至博济医院,适女医富氏因事他出。男医关君见其危在旦夕,恻然动念,为之诊视,谓儿已至产门,只因交骨不开,故碍而不下,若剖腹出之,幸则尤可望生,不幸而死,亦自安于命而已。其夫遂侥幸万一计,听其剖视。医士乃施以蒙药,举刀剖腹,穿其肠,出其儿,则女也,呱呱而啼,居然生也。随缝其肠,理而纳之腹中,复缝其腹,敷以药,抚之安卧。数日寻愈,妇乃将儿哺乳以归。如关君者,真神乎其技矣。"这里的关君,是广州博济医院(现中山大学孙逸仙纪念医院)的创始人,来自美国的约翰·斯万(John M.Swan)。根据记载,斯万医生为产妇行剖宫产术后,产妇和胎儿短期内均化险为夷。

剖宫产术的目的在不同历史时期、不同医疗条件的情况下不断演变。最初的尸体剖宫产术是为了在临终或死亡母亲的身上挽救可能存活的胎儿。第一次母亲和婴儿均存活的剖宫产术文字记载来自1500年瑞士的一份报道,记录了德国的一名阉割猪的屠夫 Jacob Nufer 为他妻子进行了手术。他的妻子在13位助产士的帮助下仍不能分娩,于是他在获得当地权威人士允许后开始了手术(是否为经腹剖宫产术还存有一些争议),术后母婴均存活了下来。但以当时的医疗条件这样的手术是否可行,结局是否可信无从考证。

文艺复兴时期,解剖学的发展加深了人们对于女性生殖系统的了解。无论是达·芬奇的著名画作《子宫里的胎儿》,还是莎士比亚的《麦克白》,都涉及对子宫和剖宫产子的探究。在随后的很长时间里,不断有医生对剖宫产术进行尝试,但是由于当时的剖宫产术子宫切口是不缝合的,仅依赖于子宫的自然收缩力止血,也没有控制感染的措施,那时的剖宫产术病死率是十分惊人的。1581年 Francois Rousset 发表文章说明在紧急关头实施剖宫产术的必要性,也是首次有医学文献对剖宫产术术式进行描述。他认为在产妇不能经阴道分娩时,应对活着的产妇实施手术,且应该在她全身衰竭至母儿死亡不可避免前实施。他的文章在那个年代由于过分大胆、先进而受到当时医学界广泛批评。关于活体剖宫产术比较权威的最早记录是1610年4月21日特劳特曼(Trautman)与顾斯(Gusth)两位外科医生完成的剖宫产术,术后25天受术者死于产后出血、感染,但此产妇存活期较以前两世纪的剖宫产术产妇为长。在此之后很长一段时间,因产后出血和感染导致的极高死亡率,剖宫产术的应用受到限制,很少有人施行。17世纪著名的法国科学家毛里修(Mauriceau)写道,"施行剖宫产术就等于杀害孕妇"。据估计,在1787~1876年巴黎没有一例产妇因行剖宫产手术而成活。因此在18世纪末期,巴黎甚至成立了一个反对剖宫产术的联盟。

1876年,意大利产科医生爱德华多·波罗(Eduardo Porro)为一患有佝偻病骨盆的孕妇行宫底部横切口剖宫产术。因子宫底肌层肥厚,胎儿娩出困难,子宫撕裂致大量出血,波罗在子宫下段缠绕丝线,然后在宫颈内口上方约2cm处将子宫切除,并将宫颈残端缝合固定于腹膜外,并经子宫颈放置一引流管。此患者术后虽然恢复缓慢,但却避免了因出血与感染而造成的死亡。由于波罗对手术方法的改进,剖宫产产妇的病死率明显下降。1878年,默多克·卡梅伦(Murdoch Cameron)连续做了八例剖宫产术并在术中缝合子宫肌层,无一例产妇死亡。

随着外科无菌技术和缝合技术的发展,1882年,德国莱比锡的萨恩格(Max Sänger)在美国同行的基础上首创了子宫体纵切口剖宫产术,即古典式剖宫产术(classic cesarean section)。这种术式选子宫底纵切口,取出胎儿并缝合子宫,由于子宫切口的精细缝合,既保留了子宫,又减少出血,促进愈合,患者预后较好。这是剖宫产术历史上的一个重要转折。时至今日,在某些特殊情况如子宫下段不易暴露、中央性前置胎盘等,此种术式还被采用。1896年迪尔森(Duhrssen)提出了阴道式剖宫产术式,其目的是不通过腹腔,经阴道推离膀胱,于腹膜外切开子宫取出胎儿。

19世纪末,外科麻醉、镇痛技术的出现使剖宫产术变得越来越安全了。然而古典式剖宫产术仍存在子宫切口愈合较差,术后肠胀气、肠麻痹的发病率高,再次妊娠较易发生子宫切口瘢痕破裂等缺点。1907年,弗兰克(Frank)首创腹式腹膜外剖宫产术或半腹膜外(腹膜内-外剖宫产术)。在耻骨上横行切开腹壁,暴露腹膜,于膀胱上部将壁腹膜横行切开,再于膀胱子宫腹膜处做横切口,将壁腹膜切口上缘与脏腹膜切口上缘缝合以防止宫腔内感染物溢入腹腔,然后切开子宫取婴。此即经腹腔腹膜外剖宫产术,此术式大大减少了腹腔感染等并发症,降低了剖宫产术产妇死亡率,对产科事业的发展作出了巨大贡献。

1908年,雨果·塞海恩(Hugo Sellhein)对子宫下段及其周围组织的关系进行了详细剖析,并认为子宫下段具有易缝合、出血少、愈合快等优点。同年拉兹科(W. Latzko,1861-1944)设计了从膀胱侧窝剥离暴露子宫下段的方法,即后来被诺顿(Norton)等人改进及描述的侧入式腹膜外剖宫产术。1940年沃特斯(Waters,1898-?)提出从膀胱顶部进入子宫下段,即顶入式腹膜外剖宫产术。这种术式对防止感染有一定作用,但存在操作复杂、易损伤膀胱等弊端。

1912年,克罗尼克(Krönig)分析了腹膜外剖宫产术的特点是利用非收缩性子宫下段以及用腹膜遮盖切口。他应用此原则提出切开子宫膀胱腹膜反折,暴露子宫下段而剖宫取胎,缝合子宫膀胱腹膜反折遮盖子宫切口的术式,即现代产科广泛应用的子宫下段剖宫产术。此后,苏格兰的Munro kerr对克罗尼克的子宫下段剖宫产术进行改进,他将Pfannen-stiel发明的下腹壁横切口用于剖宫产术。这种切口不易出现腹壁疝、较为美观,很快被发达国家接受。缺点为操作复杂,手术时间长,腹直肌剥离面大。

1988年,以色列医生Stark改进了下腹壁横切口子宫下段剖宫产术,采用Joel-Cohen的开腹方法及独具风格的关腹方法。Joel-Cohen切口位置比传统下腹横切口(Pfannen-stiel切口)位置高,开腹时对皮下脂肪采取撕拉的方法,使走行其中的血管、神经借助其本身弹性完整地保留下来。既减少了出血,又减少了因结扎血管或电凝止血造成的局部组织缺血,缩短了开腹到胎儿娩出的时间。子宫肌层一层缝合,不缝合脏、壁腹膜;关腹时皮肤、皮下脂肪全层宽针距缝合,整个切口仅缝合2~3针。该术式简单省时,利于愈合。疤痕形成少,且具有手术时间短、损伤小、出血少、术后疼痛轻、恢复快、拆线时间短等优点。至此,剖宫产术开始发展得越来越成熟,有关该手术方式造成的手术后腹腔粘连也时有报道。

剖宫产术的发展经历了尸体剖宫产术,切开但不缝合子宫的剖宫产术,Porro氏剖宫产子宫切除术,古典式剖宫产术,经腹腔腹膜外剖宫产术,腹膜外剖宫产术,子宫下段剖宫产术等几个发展阶段。在现代产科临床上,各种术式日趋完善,因其在解决难产和某些产科合并症,挽救产妇和围产儿生命方面不可替代的作用,已成为产科领域的重要手术之一。

(王少帅 马 丁)

参考文献

1. 陈孝平, 汪建平, 赵继宗. 外科学. 9 版. 北京: 人民卫生出版社, 2018: 808.

2. 王新刚. 现代临床普通外科手术学. 西安: 西安交通大学出版社, 2014: 504.

3. GAWANDE A. Two hundred years of surgery. N Engl J Med. 2012, 366 (18): 1716-1723.

4. 郝希伟, 牛海涛, GIULIANOTT P. 机器人辅助手术系统的发展及应用前景. 精准医学杂志, 2019, 34 (2): 95-98.

5. SEWELL J E. Cesarean Section-A Brief History. U. S. National Library of Medicine, 1993.

6. SWAN JM. The caesarean section. The China Medical Missionary Journal. 1892, 6 (3): 173-176.

7. 黄维新, 刘淮. 剖宫产术的由来与发展. 中国实用妇科与产科杂志, 2000, 16 (5): 6-7.

8. TAIT L. On the treatment of "unavoidable haemorrhage" by removal of the uterus. Lancet, 1899 (153): 364-365.

9. GREENE M F. Two hundred years of progress in the practice of midwifery. N Engl J Med, 2012 (367): 1732-1740.

10. 江森. 关于剖宫产术几个问题的探讨. 现代妇产科进展, 1998 (02): 4-7.

11. PELEG D, BURKE YZ, FISHER M. The History of the Low Transverse Cesarean Section: The Pivotal Role of Munro Kerr. Isr Med Assoc J, 2018, 20 (5): 316-319.

Practical Obstetric Surgery

第二章

产科手术围手术期管理

第一节　术前准备

一、一般术前准备

产科手术关系母婴安全,需根据不同的母婴状况制定个体化的术前准备工作。无论手术大小,均应做好充分的术前准备。术前需要进行系统的病史复习、详细的全身查体,辅以必要的检查化验,从而做出初步诊断、进行术前讨论,明确剖宫产术适应证及禁忌证、手术时机,确定手术方案、手术时间、麻醉方式以及手术中、手术后可能出现的问题及预防措施,并将讨论结果告知孕妇及其家属,以解除他们的思想顾虑并得到充分配合。

1. **病史**　病史是疾病诊断的重要依据,产科病史采集除认真询问现病史及既往史外,要特别注意询问月经史、婚育史,如月经周期不规律,还需结合早孕期超声、人绒毛膜促性腺激素(human chorionic gonadotropin,HCG)等重新推算孕周,并结合历次产检情况反复核实,务求尽可能准确校正孕周。如曾经有手术史,尤其是多次人工流产术、巨大或多发子宫肌瘤切除术、重度宫腔粘连电切术、盆腔粘连松解术等手术史,需详细调阅既往手术资料,评估本次手术风险,认真做好预防措施。

2. **检查**　应对全身情况进行详细检查,应特别重视心、肺、肝、肾等脏器功能。专科检查包括腹部触诊,必要时妇科检查、阴道或肛门指检。辅助检查应包括:血常规、尿常规、肝肾功能、血糖、凝血功能、输血全套、血型、心电图、胎儿超声等。

如诊断植入性胎盘或凶险性前置胎盘,产科超声更亟须关注是否可以对植入性胎盘风险程度进行量化评估,北京大学第三医院赵扬玉教授团队通过回顾性和前瞻性研究,制定了"胎盘植入超声评分量表"(表2-1)。该量表在临床较为实用,其他的评估方法亦可采用。

表2-1　胎盘植入超声评分量表

	0分	1分	2分
胎盘位置	正常	边缘或低置	完全前置
胎盘厚度(cm)	<3	3~5	>5
胎盘后低回声带	连续	局部中断	消失
膀胱线	连续	中断	消失
胎盘陷窝	无	有	融合成片伴"沸水征"
胎盘基底部血流信号	基底部血流规则	基底部血流增多,成团	出现"跨界"血管
宫颈血窦	无	有	融合成片伴"沸水征"
宫颈形态	完整	不完整	消失
剖宫产史(次)	0	1	≥2

3. **思想准备**　包括医务人员、孕妇及家属的思想准备。手术者必须熟悉手术部位解剖情况、手术步骤,对手术中可能发生的问题有充足的思想准备并提前做好预案,危重或复杂手术应经过充分的术前讨论,并严格执行手术安全核查制度,必要时多学科团队讨论及协作手术;同时,应对孕妇及家属介绍病情,说明手术方案及手术中可能遇到的问题、相应处理方案及预后结局。如凶险性前置胎盘剖宫产术前需申请多学科团队协作(multiple disciplinary team,MDT),包括:麻醉科、手术室、泌尿外科、重症监护病房、新生儿科、输血科、介入科、医务处等相关科室。

4. **常规准备**

(1)饮食准备:剖宫产术前禁食、水6~8小时;妊娠期糖尿病孕妇不宜禁食时间过长,必要时可予以葡萄糖静脉滴注,妊娠合并糖尿病者需加胰岛素。

（2）备血：剖宫产术前常规备血 2U，以备术中紧急用血，如评估术中出血风险大，如前置胎盘、植入性胎盘等，可依据病情严重程度增加备血量，有条件做好自体血回收准备。

（3）膀胱准备：术前行外阴消毒后留置导尿管。

（4）手术野准备：剖宫产术前行腹部皮肤清洁、备皮，包括：剃毛、肥皂水擦洗，消毒范围上达乳根下，下至耻骨联合、外阴及大腿上 1/3，旁侧达腋中线。

（5）其他：术前协助孕妇整理头发并戴好手术帽，取下假牙、金属物如戒指及贵重物品。手术前 1 天应对术前准备工作进行全面复核，去手术室之前将重要的影像资料及必要的术中用物一同携带。

5. 医疗文书书写 书写病历要认真，记录必须及时、如实、详细，签名一定要规范。医疗文书具有法律效力，因此除医学要求外，还要时刻谨记严格按照法律文书要求来书写病历。

二、手术前内外科合并症的处理

孕妇在妊娠期间可发生各种内外科疾病，孕妇在妊娠前已有的各种内外科疾病也可在妊娠期间加重。妊娠与内外科疾病相互影响，若处理不当，可对母儿造成严重危害。术前检查发现有贫血、血小板减少、凝血功能异常，水电解质紊乱，生命体征不稳定，心脏、肺脏、肝脏、肾脏功能不良者，术前需详细检查，并进行适当处理，尤其强调与相关专科医生协同处理内外科并发症。

1. 血液系统疾病

（1）贫血：可引起组织水肿，影响组织愈合，对手术的应激能力下降，易发生手术并发症，因此手术前应纠正贫血，使血红蛋白达到 100g/L。如果预测术中出血风险大，出血速度快，如前置胎盘、胎盘早剥、胎盘植入等，术前可少量、多次输注红细胞。

（2）血小板减少：可增加术中出血风险，如妊娠期血小板 $<50 \times 10^9$/L、有出血症状，可用泼尼松 40~100mg/d，待病情缓解后逐渐减量至 10~20mg/d 维持；如血小板 $<10 \times 10^9$/L、有出血倾向，为防止重要器官出血时，可输注新鲜血小板。剖宫产前如血小板 $<50 \times 10^9$/L 并有出血倾向，术中输注新鲜血小板。

（3）凝血功能异常：术前常规监测凝血功能，并积极防治可能影响凝血功能的内外科合并症。产科手术方案取决于手术的紧急程度以及患者发生血栓和出血的风险，需要多学科（血液内科、产科及麻醉科）会诊，优化治疗策略。如患者术前服用影响凝血功能的药物，需结合抗凝药的药理和凝血功能的检查指标做出综合判断。产科临床常见的抗凝血药物如下：

1）阿司匹林：大量研究已证明单独服用阿司匹林不增加施行椎管内麻醉的风险。谨慎起见，择期手术患者在术前可考虑停用阿司匹林 7 天，当阿司匹林与华法林、低分子肝素 / 肝素合用时，出血风险增加。

2）低分子肝素（LMWH）：行区域麻醉前，预防剂量的 LMWH 需停药至少 12 小时，治疗剂量的 LMWH 需停药至少 24 小时，术后 12 小时内不继续 LMWH 治疗。但如果阻滞或置管较困难，出血偏多的话，需延迟到 24 小时。

3）华法林：口服华法林治疗的患者，一般需要在术前 4~5 天停用，使国际标准化比值（international normalized ratio，INR）降低到 1.4 以下。若 INR>1.4 但患者需要及早手术，可予患者口服小剂量（1~2mg）维生素 K，使 INR 尽早恢复正常。

2. 心脏病 任何有心脏病的患者都应认为是高危手术者，术前必须做充分的评估。妊娠合并心脏病主要分为：结构异常性心脏病、功能异常性心脏病和妊娠期特有心脏病三类。以结构异常性心脏病为主，其中先天性心脏病占 35%~50%。

术前由产科医师和心脏专科医师共同评估心脏病的严重程度及心功能，及时发现病情变化并及时转诊至有救治能力的三级甲等医院，主张对心脏病孕妇放宽剖宫产手术指征，减少产妇因长时间宫缩引起的血流动力学改变，从而减轻心脏负担。可选择连续硬膜外麻醉，麻醉平面不宜过高。结构异常性心脏病患者术前预防性应用抗生素 1~2 天。术中胎儿娩出后腹部沙袋加压，缩宫素预防产后出血，不宜再妊娠者，可同时行输卵管结扎术。术中术后应限制每天液体入量和静脉输液速度。

3. 高血压 剖宫产术前注意观察自觉症状变化，监测血压并继续降压治疗，控制目标血压 ≤ 160/100mmHg。同时监测胎心变化，积极预防产后出血，注意血压升高时慎用麦角新碱类药物。

4. 呼吸功能障碍　妊娠期妇女上呼吸道发生一系列生理变化：黏膜水肿、变脆,毛细血管充血,腺体分泌亢进。孕产妇的胸廓也出现适应性的结构性变化：胸廓的肋下角和下胸壁的周径增加,膈肌上抬。因此高达 75% 的孕妇可出现呼吸困难的症状。生理性呼吸困难并不影响日常生活,出现下列症状时,需考虑病理性呼吸困难：突然出现呼吸急促、进行性加重呼吸困难、静息状态下呼吸困难、端坐呼吸、咳嗽、胸痛、发热、咯血等。呼吸功能不全难以承受麻醉及手术,一些呼吸系统疾病如呼吸道炎症在术前应进行治疗,术前充分评估肺功能,并预防性使用抗生素。

5. 肝、肾功能异常　肝功能障碍可导致凝血功能障碍而发生出血,组织愈合不佳,产后出血发生风险增高。因此,术前应做好充分评估及应对,待肝、肾功能好转后手术,围手术期避免使用肝、肾毒性药物。如出现产科急症(HELLP 综合征、妊娠期急性脂肪肝、妊娠合并重型肝炎等),则在对症支持前提下,以产科病情为重点,需尽早终止妊娠。

(刘燕燕　冯　玲)

第二节　术　后　处　理

一、严密观察病情

术后密切观察患者的自觉症状、神色、脉搏、阴道出血情况、子宫质地及高度,如有变化应分析原因,及时处理。

1. 血压、脉搏和呼吸　注意术后搬动产妇后血压有无下降,通常术后每 0.5~1 小时测血压 1 次,至平稳为止。脉搏应注意快慢强弱,慢而强为正常,如细、数、弱应注意有无失血、休克等情况,并及时纠正。

2. 体温　剖宫产术后 24 小时内略升高,一般不超过 38℃,多为手术创伤反应,称为"无菌热",无需处理,但需密切观察。若 24 小时后体温仍较高,间隔 4 小时有 2 次体温 ≥ 38℃,应注意是否有感染(手术切口、泌尿系统、呼吸系统等)、脱水、泌乳热、药物热等。

二、体位

剖宫产麻醉方式多为椎管内麻醉(蛛网膜下腔 + 硬膜外阻滞的联合麻醉,或连续性硬脊膜外阻滞),术后应取去枕平卧位,6~8 小时可适当翻身,改为半卧位或半坐位,半坐位可使腹壁肌肉松弛,减轻腹部疼痛,有利于呼吸及降低腹部切口张力。全麻患者取去枕平卧位,将头偏向一侧,防止呕吐物吸入气管。患者清醒后应鼓励常翻身,多活动下肢,拔除尿管后鼓励尽早下床活动,减少术后并发症。

三、排尿观察

1. 保留尿管期间　注意外阴清洁,保持尿管通畅,观察尿液的性状与量。术后 24 小时内,生命体征与尿量可以作为术后早期监测产妇心血管和体液平衡的简便的动态观察方法。

2. 拔除尿管后　鼓励产妇勤解小便,多饮水,注意小便量,防止尿潴留。

四、饮食

术后 8 小时可进流质饮食,但禁奶类和糖类,待肠蠕动恢复后再改半流质。为促使剖宫产切口早期愈合和机体恢复,宜进高蛋白、高维生素饮食。

五、早期下床活动

无高热、贫血、心肺疾病等禁忌证者,剖宫产术 24 小时后应协助并鼓励产妇早期下床活动。

(刘燕燕　冯　玲)

第三节　术后加速康复

术后加速康复(enhanced recovery after surgery, ERAS)是以循证医学为基础,减少围手术期应激反应和并发症,实现快速康复为目的而进行的多模式的围手术期干预。ERAS 应用于剖宫产围手术期,最终目标是使术后器官功能障碍最小化、优化亲子关系和促进康复。2018 年国际 ERAS 协会首次推出了《剖宫产加速康复外科护理指南》,该指南着重指导计划内或计划外剖宫产的围手术期(从皮肤切开前 30~60 分钟到产妇出院)管理,核心内容包括:早期进食、早期活动、早期拔除尿管及多模式镇痛。

一、早期进食

早期进食是 ERAS 的核心内容之一,研究发现术后 1 小时开始口服流质,6~8 小时后进食半流质,不增加胃肠道不良事件的发生,还可以改善产妇口渴、饥饿感等不适。

二、早期活动

和早期进食一样,早期活动也是 ERAS 的核心组成部分。早期活动可以减少卧床引起的肌肉萎缩,促进肌肉组织活动,促进肺组织扩张,改善肺功能受损,增加血液循环,减少深静脉血栓发生风险,促进机体代谢,促进切口愈合,改善肠道功能,减轻腹胀,并能预防肠粘连等。

三、早期拔除导尿管

留置导尿管带来的不适感、行动不便及尿路感染风险以及拔管后排尿障碍会妨碍术后康复、加重患者不适感、延长住院时间。早期拔除导尿管可减少尿路感染的风险,减少行动不适感,促进产妇早期离床活动及术后康复。

四、预防深静脉血栓

剖宫产术后预防性抗血栓治疗被认为能够减少产妇死亡率。

五、多模式镇痛

充分有效的术后镇痛是实现术后早期活动的关键。剖宫产后急性疼痛如果没有得到及时治疗,会发展成慢性疼痛,导致器官功能恢复延迟,产后抑郁风险增加。一般情况下,椎管内注射吗啡是剖宫产术后镇痛最主要的手段,其他措施作为辅助手段为产妇提供充分镇痛。其中,全身用药以非甾体抗炎药(nonsteroidal anti-inflammatory drugs,NSAIDs)和对乙酰氨基酚为主,阿片类药物首选口服途径,当其他镇痛手段效果不佳,需要持续静脉使用阿片类药物时,患者自控镇痛可以提供更有效的镇痛和更高的患者满意度。

六、出院前宣教

出院前向产妇及家属提供有效的联系方式以备咨询,告知出院后注意事项,包括可能出现的问题和应对措施、随访时间、术后至完全康复需要的时间,母乳喂养指导等。

(刘燕燕　冯　玲)

第四节　术后并发症防治

我国剖宫产率呈逐年升高趋势,为世界上高剖宫产率的国家之一。来自北京大学公共卫生学院的一项研究,分析了 2008~2018 年间中国的剖宫产趋势。2008~2018 年,中国共有超过 1.6 亿婴儿出生,剖宫产比例从 2008 年的 28.8% 增加到 2014 年的 34.9%,2018 年达到 36.7%。10 年间,剖宫产比例整体呈增长趋势,年度变化率(annual percent change,APC)为 1.8%。因此,控制非医学需要的剖宫产手术率尤为重要,剖宫产术后如何减少并发症,加速患者康复,已经成为临床产科越来越关注的问题。应用加速康复外科(enhanced recovery after surgery,ERAS)的全新理念,产科团队应该评估和优化产后快速康复路径,按照剖宫产手术程序规范操作,采用优化措施进行围手术期管理,减少术后并发症,促进剖宫术后患者康复。

一、ERAS 在剖宫产中的应用

ERAS 指为使患者快速康复,在围手术期采用一系列经循证医学证据证实有效的优化处理措施,以减轻患者心理和生理的创伤应激反应,从而减少并发症,缩短住院时间,降低再入院风险及死亡风险,同时降低医疗费用。丹麦哥本哈根大学 Henrik Kehlet 教授于 1997 年提出 ERAS 概念,并积极探索其临床可行性及优越性,取得了很大成功。ERAS 指南着重指导计划内或计划外剖宫产的围手术期护理(从皮肤切开前 30~60 分钟到产妇出院),细则包括术前、术后饮食、恶心和呕吐预防,术后镇痛,营养管理,血糖控制,血栓栓塞预防,早期运动,排尿及出院指导等。通过改进围手术期各项质量管理,加强产妇及胎儿的安全、健康管理。

ERAS 的实施通过术前健康教育,使患者对剖宫产手术有初步了解,缓解患者对手术的恐惧及焦虑情绪,使患者积极配合治疗。术前 6 小时禁食固体食物,术前 2 小时前可给予清亮含糖液体(包括清水、糖水、无渣果汁、碳酸类饮料、清茶及黑咖啡(不含奶),不包括含酒精类饮品),术前 2 小时饮用 ≤ 400ml。术前预防性抗生素的使用,术前应用抗酸剂和组胺 H_2 受体拮抗剂可以降低误吸导致吸入性肺炎风险,术中采取适当方式预防患者低体温,术中注重正确的缝合,术前和术中的血容量平衡,术中腰硬联合麻醉防止患者低血压。产妇如无不适,剖宫产术后 1 小时可少量进水,4~6 小时可适量进食流食,并逐渐恢复正常饮食,如需要计划延迟经口进食,嚼口香糖可以有效促进肠道功能恢复。

建议剖宫产术后早期活动,可促进胃肠功能恢复,减少肺部并发症及静脉血栓形成,有利于膀胱功能恢复,减少泌尿系统感染及尿潴留的发生。多模式术后镇痛非常重要,应鼓励剖宫产术后的患者在积极镇痛的情况下早期活动,术后 2 小时可在床上活动,如翻身、侧身半卧位等然后再下床活动,下床活动后即可尝试拔除尿管。建议术后

当天最少活动 15 分钟,术后 1 天活动 3 小时(如每次半小时,每天 6 个时段)同时考虑个体差异。

二、术后近期并发症防治

1. 切口部位愈合不良　切口相关异常包含感染、裂开、皮下血肿、脂肪液化、延迟愈合等。腹部切口感染多为患者自身皮肤表面的细菌所致,剖宫产术前的皮肤消毒需严格遵守外科规范,保证消毒顺序及范围。切开皮肤及皮下组织时避免多次划开,手术过程应该严格按照规范,仔细操作,皮下缝合松紧适宜。子宫切口缝合具体操作详见剖宫产术相关章节,应该注重标准化流程的规范操作。有条件的医院在手术过程中可以使用抗菌涂层缝线。腹壁各层要彻底止血,对合整齐,不留死腔,尤其是承载主要张力的腹直肌鞘。

剖宫产术前 60 分钟内预防性使用抗生素,应在切开皮肤前 30 分钟至 1 小时输注完毕,而不是断脐后使用,推荐使用第一代头孢菌素。如果手术时间超过 3 小时,或失血量 >1 500ml,可在手术中再次给予抗生素预防感染。围手术期血糖控制的目标为 4~8mmol/L 以避免胎儿低血糖,减少糖尿病患者伤口液化概率。此外,术后饮食尽早增加蛋白质的摄入,可以降低切口脂肪液化、愈合不良的发生风险。

2. 产后出血的预防　详见第十六章。

三、术后远期并发症防治

1. 切口子宫内膜异位症　切口子宫内膜异位症的患者常会出现切口附近皮下硬结伴疼痛,因此在剖宫产术中注意生理盐水清洗腹壁切口和全程腹壁切口保护,一定程度上可避免蜕膜植入腹壁切口。

2. 子宫瘢痕憩室　剖宫产术后子宫瘢痕憩室(cesarean scar diverticulum,CSD)是由于术后子宫切口愈合不良,子宫瘢痕处部分肌层变薄,形成一与宫腔相通的凹陷或腔隙所致。目前认为剖宫产术切口位置及缝合方式是主要相关因素。

CSD 的诊断应根据患者病史、症状及影像学检查进行综合判断,诊断标准如下:①1 次或多次子宫下段剖宫产术史。②可有以月经期延长、月经淋漓不尽为表现的异常阴道流血,并排除了引起这些症状的其他疾病,也可有慢性盆腔痛、不孕等其他临床症状。③三维经阴道超声(TVUS):典型的超声影像学表现为子宫前壁下段剖宫产术

后子宫切口处浆膜层连续而肌层不连续,存在 1 个或数个边缘模糊的楔形或囊状液性暗区,尖端突向浆膜面且与宫腔相通,此处子宫肌层变薄。④子宫输卵管造影(hysterosalpingography,HSG):目前已逐渐被 SHG 所取代。⑤宫腔声学造影(sonohysterography,SHG):将超声造影剂(通常为 0.9% 氯化钠液 30~50ml)注入宫腔,经阴道行超声检查,待子宫前后壁内膜充分分离,见典型的子宫下段楔形或囊状液性暗区;同时观察宫腔内是否有占位性病变。⑥ MRI:其特征表现为子宫前壁下段可见瘢痕影,局部变薄,龛影与宫腔相通。⑦宫腔镜检查:宫腔镜下可见子宫峡部前壁剖宫产术后子宫切口处凹陷形成憩室结构,切口下缘的纤维组织形成"活瓣",凹陷内可见陈旧积血或黏液,憩室内局部血管增生、迂曲扩张,有时可见较薄的子宫内膜生长。因宫腔镜的直视性等优点被认为是诊断 CSD 的最佳方法。

目前,CSD 的治疗包括药物治疗及手术治疗。

(1)药物治疗:通常选择短效口服避孕药,主要适用于以异常子宫出血为临床表现、目前无生育要求、拒绝接受手术患者的短期治疗,目前推荐使用 3 个周期。

(2)手术治疗

1)手术指征:诊断为 CSD 且有相应的临床症状,影响患者的生命质量,患者有治疗需求。

2)手术方法:目前的手术方法主要以微创手术为主,包括:①宫腔镜手术,适用于子宫前壁下段肌层厚度 ≥ 3mm 的 CSD Ⅰ型患者进行妊娠物清除术,但宫腔镜下妊娠物清除术无法修复薄弱的子宫前壁瘢痕处的肌层。②腹腔镜(可联合宫腔镜)手术,适用于子宫前壁下段肌层厚度 <3mm 的 Ⅱ型和 Ⅲ型 CSP,特别是 Ⅲ型中的包块型,子宫前壁瘢痕处肌层菲薄,血流丰富,有再生育要求并希望同时修补子宫缺损的患者。

3. 盆腔内粘连

(1)常见粘连部位:子宫下段与膀胱粘连,肠粘连,附件粘连。

(2)预防措施:①术前:洗手清除手套上滑石粉。②术中:操作轻柔,避免暴力牵拉;擦拭子宫表面尽量使用盐水湿纱;用防粘连膜铺于子宫切口表面,降低粘连发生率;关闭腹膜前注意清理子宫后方的积血积液;在保障患者安全的前提下,尽量缩短手术时间。③术后:鼓励产妇尽早下床活动,促进术后恢复,减少盆腔粘连。

4. 术后血栓栓塞性疾病　妊娠期和产褥期静脉血栓栓塞(venous thromboembolism,VTE)主要包括深静脉血栓形成(deep vein thrombosis,DVT)和肺栓塞(pulmonary embolism,PE),少见颅内静脉窦血栓形成、卵巢静脉血栓形成等,是孕产妇严重且具有潜在致死性的并发症。有资料表明,妊娠相关 VTE 发生率为 0.5‰~2.0‰,据我国 2000~2013 年孕产妇死因构成比分析显示,10 余年间我国孕产妇产后出血死因构成比呈现下降趋势,但 VTE 死因构成比呈现上升趋势。在产科危险因素中,剖宫产术是 VTE 的独立危险因素,其中择期剖宫产术后产妇发生 VTE 的风险至少是经阴道分娩产妇的 2 倍,而急诊剖宫产术后产妇发生 VTE 的风险是择期剖宫产的 2 倍,是阴道分娩产妇的 4 倍。

目前,中国尚无妊娠合并 VTE 的管理指南。多国关于妊娠期 VTE 预防及诊治指南达成共识,2014 年加拿大妇产科医师学会(Society of Obstetricians and Gynecologists of Canada,SOGC)指南,2012 年、2018 年美国妇产科医师学会(American Society of Obstetricians and Gynecologists,ACOG)指南,2012 年澳大利亚和新西兰的临床医师(Clinicians from Australia and New Zealand)指南,2012 年美国胸科医师学院(American College of Chest Physicians,ACCP)指南及 2015 年英国皇家妇产科学会(Royal College of Obstetrics and Gynecology,RCOG)指南等,对于剖宫产分娩的产妇,合并以下危险因素者可以考虑使用低分子肝素(low molecular-weight heparin,LMWH)预防 VTE。包括:既往 ≥ 1 次 VTE 病史、产前卧床(绝对卧床 ≥ 7 天)、严重产褥感染、产后出血(出血量 ≥ 1 000ml)、子痫前期、胎儿宫内生长受限、孕期合并严重并发症,如活动性系统性红斑狼疮、心衰、镰状细胞病等,以及 $BMI ≥ 30kg/m^2$、多胎妊娠和吸烟(≥ 10 支 /d)者。需要注意的是,LMWH 的使用禁忌证包括:①已知的出凝血障碍(如血友病、血管性血友病或获得性凝血病);②活动性产前或产后出血;③存在发生产前、产后大出血风险的孕妇(如前置胎盘);④血小板计数 $<75 × 10^9/L$;⑤急性脑卒中(出血性或缺血性)的前 4 周;⑥严重肾脏疾病,肾小球滤过率低于 $30ml/(min·1.73m^2)$;⑦严重肝脏疾病(凝血酶原时间超过正常范围);⑧静脉曲张;⑨血压控制不佳(收缩压 >200mmHg 或舒张压 >120mmHg)。

2015 年 RCOG 妊娠期 VTE 预防及诊治指南中,将孕产妇 VTE 危险因素进行分数赋值(表2-2),对于产前 VTE 评分 ≥ 4 分者,应考虑自孕早期开始进行 VTE 预防性治疗;对于 VTE 评分为 3 分者,应自孕龄为 28 孕周时,采取临床 VTE 预防性治疗措施,防止 VTE 的发生;在产后阶段,对于 VTE 评分 ≥ 2 分者,应考虑产后至少 10 天内采取预防 VTE 措施;若产褥期延长住院(≥ 3 天)或再入院时,应考虑采取预防 VTE 措施。

表2-2　妊娠期及产褥期孕产妇 VTE 危险因素评分

危险因素	评分(分)
孕前危险因素	
VTE 病史(与手术相关的 VTE 病史除外)	4
与手术相关 VTE 病史	3
已知的高危易栓症 [a]	3
内科合并症 [b]	3
无明显诱因的 VTE 家族史,或一级亲属罹患与雌激素相关 VTE	1
已知的低危易栓症 [c](无 VTE 病史)	1
孕产妇年龄 ≥ 35 岁	1
肥胖(BMI ≥ 30kg/m², BMI ≥ 40kg/m²)[d]	1 或 2
产次 ≥ 3 次	1
吸烟史	1
静脉曲张	1
产科危险因素	
本次妊娠发生子痫前期	1
接受 ART-IVF(仅限于产前阶段)	1
多胎妊娠	1
实施急诊剖宫产术	2
择期剖宫产术	1
接受内旋转或外倒转术	1
产程延长(>24 小时)	1
产后出血(>1 000ml,或需要输血治疗)	1
本次妊娠为早产(分娩时孕龄 <37 周)	1
本次妊娠为胎死宫内	1
孕期新发或一过性危险因素	
妊娠期或产褥期手术(急性会阴修复术除外),如阑尾切除术、绝育术等	3
妊娠剧吐	3

续表

危险因素	评分(分)
OHSS(仅限于孕早期)	4
当前系统性感染(需要静脉抗菌药物抗炎治疗或住院治疗),如肺炎、伤口感染等	1
制动、脱水	1

注:[a] 高危易栓症包括抗凝血酶缺陷,凝血因子 V 基因 *G1691A* 及凝血酶原基因 *G20210A* 双杂合突变,或其中之一为纯合突变。[b] 内科合并症包括癌症、心力衰竭、活动性系统性红斑狼疮、炎症性多关节病或炎症性肠病、肾病综合征、1 型糖尿病合并肾病、镰状细胞病、静脉吸毒者。[c] 低危易栓症包括凝血因子 V 基因 *G1691A* 或凝血酶原基因 *G20210A* 杂合突变、蛋白 C 或蛋白 S 缺乏。[d] 若 BMI ≥ 30kg/m²,则 VTE 危险因素评分为 1 分;BMI ≥ 40kg/m²,则为 2 分。VTE 为静脉血栓栓塞,BMI 为体重指数,ART-IVF 为辅助生殖技术 - 体外受精,OHSS 为卵巢过度刺激综合征

在降低我国剖宫产率的同时,我们更应关注剖宫产术后产妇 VTE 的预防,应该建立医院内 VTE 综合预防体系:医院组成多学科专家参与的医院内 VTE 预防管理组;根据各医院情况,制定综合有效的院内 VTE 预防与处理方案并推进实施。对孕产妇 VTE 的预防性治疗,通常涉及长期使用皮下注射低分子量肝素(LMWH)的问题(表2-3)。对具有发生 VTE 高危因素的女性,临床均需要对其进行个体化风险 - 效益评估,包括其对预防性治疗措施的需求。

在具有发生 VTE 高危因素的住院女性患者中,尽管有限的证据表明,使用弹性长袜和 / 或间歇性气压治疗进行机械预防,在预防 VTE 方面效果较差。但是,这些措施目前可以作为有抗凝药物使用禁忌证患者的 VTE 替代预防性治疗方法。因此一方面我们应鼓励患者尽早下床活动,改变长期卧床坐月子的旧习,另一方面应考虑对需要卧床尤其合并肥胖或其他危险因素的患者进行机械治疗:①梯度压力袜(graduated compression stocking,GCS),目前预防 VTE 最常见的机械预防方式,又称医用弹力袜(medical compression stockings,MCS),血栓高危或长期卧床保胎的低危孕妇均建议 I 级压力的 GCS。②间歇性气囊加压(intermittent pneumatic compression,IPC),为医院常见的预防术后血栓装置,推荐术前开始使用,至术后自由活动。此外,鼓励患者术后尽早下床活动也是预防血栓的有效方式。

表 2-3 孕产妇 VTE 药物预防策略

临床情况	产前	产后
既往 VTE 病史		
非激素相关一过性危险因素的单次 VTE 病史	合并其他危险因素,可给予 LMWH 预防复发	既往未接受长期抗凝治疗,给予中等剂量 LMWH 或 VKA[a] 预防至产后 6 周
不明原因、妊娠或雌激素相关单次 VTE 病史	应给予 LMWH 预防复发	同上
多次 VTE 病史未长期抗凝	根据孕妇具体情况,给予低至高剂量 LMWH	中等剂量 LMWH 或 VKA 预防至产后 6 周
多次 VTE 病史且长期抗凝	继续抗凝治疗(使用 VKA 者,一旦确认妊娠,孕龄 <6 周时,替换为 LMWH)	产后出血风险降低,恢复长期抗凝治疗
无 VTE 病史		
合并低危易栓症	严密监测	合并其他危险因素,给予药物预防
合并高危易栓症	给予 LMWH 预防	给予 LMWH 预防至产后 6 周
合并抗磷脂综合征	给予 LMWH 预防	给予 LMWH 预防至产后 6 周
产科危险因素及孕期新发或一过性危险因素		
合并临床危险因素	—	短期(住院期间或产后 1~2 周)药物预防
产前卧床时间 ≥7 天且孕前 BMI ≥ $25kg/m^2$	给予 LMWH 预防	给予 LMWH 预防
产前卧床时间 ≥7 天但孕前 BMI 过低,且伴内科合并症	给予 LMWH 预防	给予 LMWH 预防
ART 受孕无其他危险因素	不常规预防	—
ART 受孕合并其他危险因素	各指南建议不一致	
剖宫产	—	合并某些危险因素[b],给予 LMWH 预防

注:[a] 维生素 K 拮抗剂;[b] 既往 ≥1 次 VTE、产前卧床(绝对卧床 ≥7 天)、严重产褥感染、产后出血(出血量 ≥1 000ml)、子痫前期、发生胎儿宫内生长受限、孕期合并严重并发症(活动性系统性红斑狼疮、心脏疾病、镰状细胞病)、BMI ≥30kg/m² 、多胎妊娠、吸烟(≥10 支 /d)

(胡雅毅 刘兴会)

参考文献

1. 种轶文,张爱青,王妍,等.超声评分系统预测胎盘植入凶险程度的价值.中华围产医学杂志,2016,19(9):705-709.

2. Wilson RD, Caughey AB, Wood SL, et al. Guidelines for antenatal and preoperative care in cesarean delivery: enhanced recovery after surgery (ERAS) society recommendations (Part 1). Am J Obstet Gynecol, 2018, 219 (6): 523. e1-523. e15.

3. Caughey AB, Wood SL, Macones GA, et al. Guidelines for intraoperative care in cesarean delivery: enhanced recovery after surgery (ERAS) society recommendations (Part 2). Am J Obstet Gynecol, 2018, 219 (6): 533-

544.

4. 谢幸,孔北华,段涛.妇产科学.9 版.北京:人民卫生出版社,2018: 123.

5. 刘新民.妇产科手术学.3 版.北京:人民卫生出版社,2016: 16.

6. 中华医学会麻醉学分会.凝血功能障碍患者区域麻醉与镇痛管理的专家共识.2014 版.北京:人民卫生出版社,2014: 113-118.

7. Li HT, Hellerstein S, Zhou YB, et al. Trends in Cesarean Delivery Rates in China, 2008-2018. JAMA, 2020, 323 (1): 89-91.

8. Macones GA, Caughey AB, Wood SL, et al. Guidelines for postoperative care in cesarean delivery: Enhanced

Recovery After Surgery (ERAS) Society recommendations (part 3). Am J Obstet Gynecol, 2019, 221 (3): 247 e1-247 e9.

9. 剖宫产术缝合技术及材料选择专家共识协作组 . 剖宫产术缝合技术及材料选择专家共识 (2018). 中国实用妇科与产科杂志 , 2018, 34 (4): 405-408.

10. 中华医学会计划生育学分会 , 剖宫产术后子宫瘢痕憩室诊治专家共识 . 中华妇产科杂志 , 2019, 54 (3): 145-148.

11. James AH. Pregnancy-associated thrombosis. Hematology Am Soc Hematol Educ Program, 2009, 1: 277-285.

12. 陈锰 , 刘兴会 , 梁娟 . 中国孕产妇死亡率及死亡原因地区差异及对策 . 中国实用妇科与产科杂志 , 2015. 31 (12): 1095-1099.

13. Liu S, Liston RM, Joseph KS, et al. Maternal mortality and severe morbidity associated with low-risk planned cesarean delivery versus planned vaginal delivery at term. CMAJ, 2007. 176 (4): 455-460.

14. Jacobsen AF, Drolsum A, Klow NE, et al. Deep vein thrombosis after elective cesarean section. Thromb Res, 2004. 113 (5): 283-288.

15. Chan WS, Rey E, Kent NE, et al. Venous thromboembolism and antithrombotic therapy in pregnancy. J Obstet Gynaecol Can, 2014. 36 (6): 527-553.

16. ACOG Practice Bulletin No. 196: Thromboembolism in Pregnancy. Obstet Gynecol, 2018, 132 (1): e1-e17.

17. McLintock C, Brighton T, Chunilal S, et al. Recommendations for the diagnosis and treatment of deep venous thrombosis and pulmonary embolism in pregnancy and the postpartum period. Aust N Z J Obstet Gynaecol, 2012, 52 (1): 14-22.

18. Bates SM, Greer IA, Middeldorp S, et al. VTE, thrombophilia, antithrombotic therapy, and pregnancy: Antithrombotic Therapy and Prevention of Thrombosis, 9th ed: American College of Chest Physicians Evidence-Based Clinical Practice Guidelines. Chest, 2012, 141 (2 Suppl): e691S-e736S.

19. Royal College of Obstetricians and Gynaecologists. Reducing the risk of thrombosis and embolism during pregnancy and the puerperium (green-top guideline No. 37a). Royal College of Obstetricians and Gynaecologists, 2015: 1-40.

Practical Obstetric Surgery

第三章

产房及手术室管理

关于产房的人员、设备、急救药物及感控规范，应参考各地区卫生健康委员会进行产儿科质量督导的最新规定，妇产医院也可以参考《三级妇产医院评审标准(2011年版)》。在刘兴会等主编的专著《助产》中，有章节讲述"现代产房医疗安全与管理"。为避免重复，本章结合国内外情况，着重探讨我国产房和手术室管理中存在的问题及可能的解决方法。

第一节 产 房 管 理

一、产科风险最高的区域——产房

(一)产科死亡三角

分娩是整个妊娠期间最危险的过程，毫无疑问，产房属于高风险区域。分娩中情况瞬息万变，随时可能发生意外，例如子痫、出血、胎盘早剥、胎儿窘迫、子宫破裂和脐带脱垂等，这些急症均可在短时间导致孕妇或者胎儿死亡。

为了形象地描述母婴死亡的原因，我们引入"产科死亡三角"的概念，以帮助医务人员和社会各界充分理解孕产妇救治中存在的问题。简单讲，产妇之所以死亡是因为对产妇的急救能力不足，新生儿之所以死亡是因为对新生儿的救治能力不足。也就是说，产房、重症监护室(intensive care unit, ICU)和新生儿重症监护病房(neonatal intensive care unit, NICU)的救治不足构成了产科的母婴死亡三角(图3-1)。当然，孕产妇和新生儿本身的疾病是最重要的因素。在设计产房时，要充分考虑产房、手术室、NICU和ICU的位置，产房、产房手术室和NICU最好在同一楼层，连接在一起。

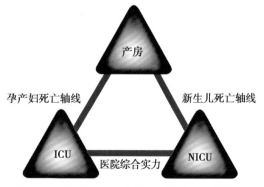

图3-1 "产科死亡三角"用于描述母婴救治中存在的问题

我国妇幼保健院体系承担着孕产妇保健的重任。妇幼保健院以妇产科为主，大多数妇幼保健院没有ICU和内、外科各个专业，这严重影响孕产妇的救治。大型综合医院的部分产科也面临问题，因产房缺乏麻醉医师和新生儿医师，母婴急症发生时难以即刻组建抢救团队。我们必须意识到，建立称职的多学科团队是降低母婴死亡率和并发症的关键。

(二)产房管理与产科医疗诉讼

无论在国内，还是国外，妇产科医务人员面临的医疗诉讼大多数来自产房。我们分析了一家大型妇女儿童医院2018年的医疗诉讼案例，发现产科的赔偿额占整个妇产科的95%。在产科所有医疗诉讼中，产科门诊和急诊占产科总赔偿额的15%，而与产房相关的赔偿高达总赔偿额的85%。其中与胎心率监护相关的赔偿占产科总赔偿额的87%，同时涉及产房和新生儿科的赔偿占总赔偿额的35%。

医疗诉讼和赔偿不只是带来经济损失，它给医务人员造成的心理创伤难以估量。玩忽职守引起的医疗差错应当受到处理，但是更多的医疗差错是因为产房管理不当所致。工作人员不足以及麻醉和新生儿科配合不力是引起医疗差错的主要原因。医疗纠纷及医疗诉讼导致医务人员积极性下降，部分产科医师和助产士会因此离职，进一步导致产房人员短缺。

二、产房设计与功能

我国要求产房相对独立，产房的主要功能区域分为待产区和分娩区，并设置隔离待产室和隔离分娩室。但与国外产房相比，多数产房面积狭小，再加上各种功能划分，显得较为拥挤。

(一)我国与国外产房管理的特点

我国产房基本按手术室的标准管理。进入产房时必须戴帽子、口罩并穿鞋套和隔离衣。国外对分娩室和产房手术室的管理完全不同。分娩室是一个"温馨的家"，产妇和家人可以自由出入，不用戴帽子、口罩，不用穿鞋套和隔离衣，医务人员和患者也从一个大门进出。

在我国产房，进行宫颈检查前需要进行会阴消毒甚至铺巾。在美国，医务人员戴无菌手套后即可直接检查宫颈，不需要消毒外阴。外阴寄生菌多为金黄色葡萄球菌和链球菌。没有临床证据支持会阴皮肤消毒可以减少阴道内病菌上行感染。子宫腔内感染或绒毛膜羊膜炎（chorioamnionitis）是由阴道内病菌上行感染所致，病菌多为大肠埃希菌、厌氧菌或混合感染。宫颈检查次数过多是否与绒毛膜羊膜炎相关尚有争议，研究表明宫内感染主要与产程长短相关。

产房不是无菌环境。分娩期间产妇常会不自主地排出大便和小便，整个会阴区域常被粪便、尿液和羊水污染。接产前，国外医务人员通常穿防水的隔离衣并戴面罩，在产房和手术室禁止穿带孔和露脚趾的鞋，这些都是自我保护措施，建议我国产房及手术室医务人员可参考，注意自我防护。

（二）污物通道

产房的污物通道占据很大的空间，西方国家的产房没有污物通道，有生物风险的医疗垃圾装入密封的垃圾袋运出即可。我国产房小，产妇多，多名孕妇在一个房间待产，还要在这种拥挤的环境中进行许多操作，例如阴道检查和硬膜外穿刺镇痛等。如果能去掉污物通道，将可扩大宝贵的医疗空间。已有些医院在这方面做了尝试。

（三）多产床分娩室

多产床分娩室是在一个大房间内设置两张或两张以上产床，这种大分娩室在我国仍然普遍。三甲医院评审时要求每张产床使用面积不少于 $20m^2$。在助产人员短缺的情况下，多产床分娩室可以缓解人员紧张的状况。但是，多产床分娩室可能带来交叉感染、污染、和患者隐私方面的问题。我国经济发展不平衡，地区和城乡差异很大，推行统一的产房设计和管理模式尚有困难。然而，随着经济的发展，多产床的分娩室将逐步被摒弃。

三、产房安全和质量改进

产房安全措施涉及面很广，诸如人员、物品、疾病处理流程、多学科合作以及模拟演练等等。我们着重探讨产科质量指标的设定、产时胎心率监护和产程中转剖宫产几个问题。

（一）产科质量指标的设定

在进行医院评审和质量检查时，我们时常制订一些指标来评估医疗质量。这些指标包括量化和质化指标。例如，在三甲医院评审中，检查人员要核实阴道分娩中转剖宫产是否由副主任医师或主任医师判定及处理；中转剖宫产率是否控制在 5% 或 3% 以内；阴道助产率是否在 2%~5% 之间；新生儿窒息率是否在 5% 或 10% 以下；抽查病历医学指征合格率是否达到 90% 以上。

制定产科质量标准应极其慎重，这些指标必须能够用于改善母婴安全。如果没有强有力的证据支持产科质量指标可以改善母婴安全，这些质量指标就应当被摒弃。不当的产科质量指标会带来意想不到的后果。以产后出血为例，把产后出血量定为质量指标会导致出血量估计偏低，因为出血量的估计掺杂着人为因素。如果产后出血的阈值定为 500ml，病历中可能记录为 490ml。另外，如果把产程进展作为产科质量标准，即有可能使用不真实的宫颈检查结果，以绘制完美的产程图。国外也曾把Ⅲ度和Ⅳ度会阴裂伤作为质量标准，结果导致阴道助产的减少和剖宫产率上升。

用于产科质量改进的指标很有争议，每个医院应根据自己的实际情况制定切实可行的质量指标。对符合这些指标的病例，应及时组织讨论，进行根因分析。

（二）胎心率监护

胎心率监护是保证胎儿安全的重要措施。已如前述，很多医疗诉讼都与产时胎心率监护不当有关。自 20 世纪 80 年代以来，在西方国家，分娩期间进行胎心率监护已成常规。产时胎心监测有两种方法。一种是用手持式多普勒监测胎心率，称间断胎心听诊（intermittent auscultation，IA）；另一种为连续性电子胎心率监护。

产时胎心率监护的指南和共识　在选择间断胎心听诊和连续性电子胎心率监护之前，首先要明确患者是高危产妇还是低危产妇。

（1）高危产妇：应该进行持续电子胎心率监护，这点国内外都无争议。高危产妇通常指患者有以下情况：①羊水有胎粪污染；②产程中阴道流血；③产前胎儿监测异常或胎儿状况不明；④胎儿先天性畸形；⑤胎儿生长受限；⑥既往剖宫产史；⑦糖尿病；⑧高血压疾病；⑨产程中使用缩宫素或其他催产方法。

（2）低危产妇：指正常孕妇进行阴道分娩。对低危产妇实施 IA 时，可参照中华医学会围产医学分会的专家共识（表 3-1）。

表 3-1　低危产妇实施间断胎心听诊（IA）的指南和共识

产程	中华医学会围产医学分会
第一产程	
潜伏期（宫口 <6cm）	每 30~60 分钟听一次胎心，并记录
活跃期（宫口 ≥ 6cm）	每 30 分钟听一次胎心，并记录
第二产程	每 10 分钟听一次胎心，并记录

在潜伏期，正常孕妇是否需要胎心率监护以及如何进行监护并无很强的循证医学证据。

医务人员可以根据患者情况决定。一般来说，如果对产程进行人工干预，例如使用缩宫素、前列腺素或硬膜外镇痛，应适时进行胎心率监护，以防意外发生。

指南和共识都明确指出，进行间断听诊时应至少听诊 60 秒，并包括宫缩的前、中、后各个阶段。如果 IA 异常，应立即行连续性电子胎心率监护实际操作时，60 秒的时间可能不够，仅宫缩时间就可超过 1 分钟。对高危产妇如何进行间断听诊建议，第一产程活跃期每 15 分钟听胎心一次，进入第二产程每 5 分钟听胎心一次。

1. 开展间断胎心听诊面临的问题　根据国内外指南和专家共识，在医院产房开展 IA 十分困难。

2. 如果按高危产妇管理，宫口开全后每 5 分钟听一次胎心率并记录，实际操作很难。

3. 间断胎心听诊与电子胎心率监护的比较　间断听诊的方法和指标源于 70 年代的随机临床试验。在电子胎心率监护问世之后，国外共进行了 12 项大型随机临床试验。1976 年，Haverkamp 发表了第一个随机临床试验的结果，IA 组第一产程每 15 分钟听一次胎心，第二产程每 5 分钟一次，在宫缩后听诊 30 秒。其后的随机临床试验也都沿用类似的 IA 标准和 1：1 的护理。产程中胎儿情况变化很快，例如，胎盘早剥、脐带脱垂和子宫破裂都可在短时间内导致严重并发症，听诊间隔时间太长显然不妥。

IA 与连续性电子胎心率监护的评估标准相同。严格使用 IA 时，二者效果没有太大区别，对围产儿并发症及死亡率的影响近似，对剖宫产率的影响无明显差异。IA 可以发现胎心率加速和胎心率减速，但不能确定胎心率减速的类型，例如早期减速、变异减速或晚期减速。另外，IA 难以鉴别胎心率基线变异的各种类型，包括变异缺失、微小变异、中等变异、显著变异等。中等变异是评估胎儿状况

的最重要的指标。多数随机临床试验在发现胎心异常时都改为连续性电子胎心率监护，单独使用 IA 处理胎心异常的安全性很难确定。

4. 胎心率监护的问题　无论 IA 还是连续性电子胎心率监护，二者本身都有严重缺陷。这两种方法都是用胎心率来判断胎儿是否缺氧，胎儿缺氧会导致胎心率变异减少和胎心减慢。胎儿必须有健全的中枢神经功能，才能根据血氧高低来调节胎心率。所以，IA 和连续性电子胎心率监护是判断胎儿氧合的间接手段，假阳性率很高。胎心率不正常时，胎儿多数并无缺氧。成人可以经皮肤监测血氧或直接做血气分析，胎儿却很难直接监测血氧。

连续性电子胎心率监护的主要问题是阳性预测值低，导致剖宫产率上升。也就是说，在胎心率监护不正常时行剖宫产术，很可能发现胎儿没有问题，但医患双方都喜欢这样的结局。如果连续性电子胎心率监护的阳性预测值很高，胎心率监护不良时胎儿已有问题，这也不是我们希望看到的结局。

一直在寻找更好的胎儿监测手段以取代连续性电子胎心率监护，但这方面的尝试都没有成功。胎儿脉冲血氧度测定（fetal pulse oximetry）和胎儿心电图的 PR 间期与 ST 段分析（STAN）曾经是最有前途的两项新技术，但临床试验均未显示其优越性，都不能改善围产结局及降低剖宫产率。连续性电子胎心率监护不完美，但目前没有更好的方法来替代。

在有条件的医院，可以在产房内实施胎心中心监护。在医务人员常去的场所设置胎心率监护屏幕，产房工作人员可随时观察所有产妇的胎心率波形（图 3-2，图 3-3）。只有把产时胎心率监护做好，才能保障母胎安全。

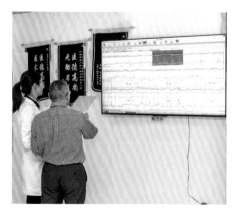

图 3-2　在医师办公室观察分析每个产妇的胎心率监护

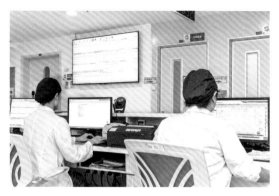

图3-3 在护士站观察分析每个产妇的胎心率监护

(三)产程中转剖宫产

产程中转剖宫产指阴道试产未成功,需要改行剖宫产。与择期剖宫产相比,产程中转剖宫产的并发症较高,并发症主要包括大出血、感染及新生儿窒息。在三甲医院评审中,阴道分娩中转剖宫产率被当作产科质量指标,应控制在3%或者5%以下。这个数字是否对母胎安全有益值得商榷。上海国际和平妇幼保健院分析了66 266例孕妇的分娩结局,结果显示阴道试产失败率为12.3%,社区医院的中转剖宫产率会更高。

我国剖宫产率居高的主要原因与西方国家不同。在西方国家,阴道试产失败转剖宫产是剖宫产率升高的主要因素,产程停滞占首位,其次

为胎儿状况不良(胎心率波形不佳)。但产程中转剖宫产不是我国剖宫产率居高的主要原因。上海的临床数据显示无医学指征的剖宫产占24.7%。这主要是很多有妊娠并发症或合并症的孕妇可以进行阴道试产,却选择了剖宫产,例如高龄、高血压、糖尿病、肝内胆汁淤积症、瘢痕子宫、羊水过少、胎儿生长受限等等。因此,为进一步降低剖宫产率,工作重点应当是鼓励更多的孕妇进行阴道试产。

阴道分娩时,有些孕妇可能因疼痛或过度焦虑而要求剖宫产。医务人员应做好心理疏导,帮助患者解除疑惧,并提供有效的镇痛措施。对要求剖宫产的孕妇,不仅要详细告知剖宫产的手术风险,还要告知剖宫产对未来妊娠的影响。剖宫产后如果再次妊娠,发生瘢痕妊娠、前置胎盘、植入性胎盘、大出血及子宫切除的风险大大增加。

在产程中,如果患者不愿继续阴道试产并坚决要求剖宫产,医务人员应尊重患者的选择,这也是知情同意的关键。医务人员不应该迫使患者接受她不愿意接受的治疗。也就是说,从医学伦理和医学知识的角度都不能迫使孕妇进行阴道分娩。我们只能进行正确的宣教,帮助患者做出合理决定。否则,一旦出现母胎并发症,会导致医疗诉讼。

(郑勤田 钟俊敏)

第二节 产科手术室管理

产科手术室是建立现代产房的关键环节。产科手术室应与医院中心手术室一样具有同样的设施,另外应包括处理产后出血、羊水栓塞等的专用设备,例如专用储血冰箱、加温加压输血器、有创监测设备、各种产科器械、紧急处理困难气道的器具设备、心肺复苏设备、保温设备。为真正实现产科手术室的功能,麻醉医生需要24小时在产房值班。

一、产科手术室的特点

过去我国产房多没有手术室。剖宫产无论如何紧急,都需要在医院共用的中心手术室进行。在很多综合性医院,产房依然没有专用的产科手术室。共用手术室可能节约人力和物力资源,对足月择期剖宫产通常没有太大问题。但我们必须

意识到,分娩过程中随时可能发生急症,例如胎盘早剥、脐带脱垂、胎儿窘迫以及肩难产。这些产科急症均不能预测。一旦发生产科急症,必须即刻实施紧急剖宫产术,时间延误可能意味着母胎生命的丧失和严重并发症的发生。

在现代产房内,手术室是必不可少的配置。24小时在岗人员包括助产士、产科医师、麻醉医师和新生儿专科医师,多学科团队共同参与母胎抢救。若产科与麻醉科的配合不甚理想,这将是产房安全的严重隐患,对于产房中没有手术室的医院,医院领导和相关科室应充分沟通,保证产房到手术室通道畅通无阻。更重要的是,负责产科麻醉的医师应该24小时在岗,可以随时启用产科手术室进行紧急剖宫产术和其他抢救措施。

有人认为剖宫产手术简单,手术室不需要太大。这种看法是不对的,产科手术室不能太小,要考虑到新生儿团队抢救新生儿的需求,双胎复苏需要的场地更大。

国外产房占地面积很大,产房外都设有分诊处(obstetric triage),在分诊处评估孕妇是否需要入产房分娩。产房内设有多间产科手术室,紧急剖宫产和择期剖宫产均在产科手术室实施。其中一间产科手术室处于紧急待命状态,一旦发生产科急症,可以立即将产妇推入手术室处理。目前我国很多医院的产房及产科手术室已达到国外的标准,但是由于地区差异,一些地方的产房和手术室仍需要改进。

二、产房手术室和分娩室的区别

我国产房手术室和分娩室多设在同一区域,二者无明显界限和分隔,故均按同一标准管理。

产房手术室需要与其他区域分开,进手术室之前所有人员都要戴帽子、口罩,穿隔离衣。如果在椎管内麻醉下行剖宫产术,一个家属可以随产妇进入手术室。手术期间家属可以与患者交谈,减少患者焦虑。

三、局部麻醉下实施剖宫产术的问题

在局部麻醉下实施剖宫产术多是因为情况万分紧急,又不能实施气管插管进行全身麻醉。如果没有备用的手术室,有些产妇被迫在分娩室进行紧急剖宫产术。局部麻醉达不到理想的镇痛效果,产妇不仅经受剖宫产术的剧痛,也造成严重的心理创伤。在产房工作的医务人员,包括麻醉师,应认真回顾局麻下剖宫产的病例,明确查出实施局部麻醉的原因。不要把局麻下剖宫产当作"业绩"来宣扬,应把它作为"差错"来分析,以此鞭策我们梳理管理流程,改善多学科合作,避免类似事件再次发生。

四、产科、麻醉科和新生儿科合作问题

产科与麻醉科和新生儿科的配合极为重要,尤其在产房内,这三个专业应融为一体,实现产科 - 麻醉 - 新生儿一体化管理。我国产房分娩量大,很多医院已开展硬膜外镇痛,麻醉医师应 24小时在产房值班。麻醉医师不仅要实施分娩镇痛,更重要的职责是保证母婴安全。有些产妇可能出现麻醉并发症,例如,肥胖和子痫前期孕妇可能发

生气管插管困难,产科医师应该与麻醉医师提前沟通,做好应急准备。产程停滞和胎心率异常是产程中转剖宫产的主要原因,应提前告知麻醉医师有可能需要中转剖宫产的患者。新生儿医师的提前介入也很重要,广州市妇女儿童医疗中心在产科 - 新生儿科合作方面做了很大改进。经过两个科室医务人员的反复协商,明确规定了新生儿科会诊指征(表3-2),在产房内建立了新生儿复苏室(图3-4)。新生儿复苏室设备齐全,由新生儿科管理。在墙壁上设有窗口和滑动玻璃,新生儿经窗口从分娩室或手术室传入复苏室抢救。早产儿低体温是影响新生儿复苏的重要因素,自从使用产房内新生儿复苏室后,早产儿低体温现象已明显改善。

表 3-2　广州市妇女儿童医疗中心新生儿会诊指征

产前会诊指征	产时抢救会诊指征
胎龄 <34 周	产前出血(胎盘早剥、前置胎盘、子宫破裂、前置血管)
估计出生体重 <1.5kg	子痫或重度子痫前期
产前发现胎儿异常	产前发热(体温 >38℃)
	孕母严重贫血(血红蛋白 <60g/L)
	孕母休克、昏迷
	孕母过量使用镇静剂、麻醉剂(全麻剖宫产)
	早产儿(<36^{+0} 周)
	双胎输血综合征
	胎儿窘迫
	胎儿畸形产前会诊有心肺异常需复苏者
	羊水胎粪污染(Ⅲ度)
	脐带脱垂
	钳产或吸引助产
	臀位助产
	胎儿娩出困难

五、产房和产科手术室的发展方向

目前,各个医院的产房规模远小于产科病房,产房普遍缺乏分诊功能。综合性医院很少在产房里设立手术室,通常无麻醉医师 24 小时在产房值班,很多医院尚不能常规开展硬膜外分娩镇痛,新生儿专科医师短缺时常导致新生儿急救延误。

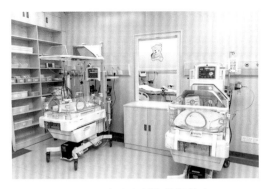

图 3-4 产房内新生儿复苏室
有严重并发症的新生儿可以从窗口递入
新生儿复苏室,然后关闭窗口

此外,产房应设置多种方式的紧急呼叫系统。融合"预见 - 预防 - 预警 - 应急"的理念,对产房合理布局,规范管理,发挥多学科、多层次的医护团队力量。定期进行模拟演练,随时应对紧急事件,例如,心搏骤停、羊水栓塞、产后出血、脐带脱垂和急性胎儿窘迫等,能够在 5 分钟内分娩胎儿。

为保证母婴安全并提供温馨的分娩环境,我国产房和产科仍需要大幅度改进。结合国内外情况,以下建议可供参考:

1. 修改产房设计规范,尽量与国际先进理念接轨。摒弃陈旧概念,合理规范产房,为产妇和家庭提供真正温馨的环境(图 3-5,图 3-6)。

2. 产房内设置产科手术室,麻醉医师 24 小时在产房值班。当产程中出现危急征象时,可以在产房内行紧急剖宫产术,以确保产房安全。

3. 产房需要多学科团队,随时参与产妇和新生儿的急救。产科急救不能单依靠产科医生。

4. 产房应提供分娩镇痛的各种方法,以满足产妇的不同需求。提倡高效无痛的现代产房。

5. 制定产房管理制度和产科质量指标时,应以循证医学为依据。要充分考虑产科质量指标可能带来的负面影响。

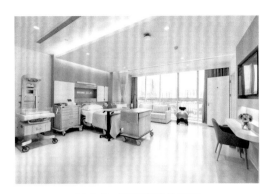

图 3-5 现代产房分娩室
三产程一体化产房给产妇、家人和探视者
提供温馨的氛围

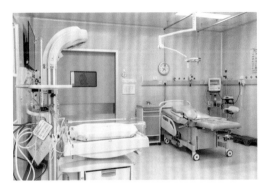

图 3-6 分娩室
产妇的丈夫可以陪产,需穿隔离衣和
鞋套,戴帽子、口罩

(郑勤田 钟俊敏)

参考文献

1. American College of Obstetricians and Gynecologists. Planned home birth. Committee Opinion No. 697. Obstet Gynecol, 2017, 129: e117-22.
2. Snowden JM, Tilden EL, Snyder J, et al. Planned out-of-hospital birth and birth outcomes. N Engl J Med, 2015, 373: 2642-2653.
3. Cahill AG, Duffy CR, Odibo AO, et al. Number of cervical examinations and risk of intrapartum maternal fever. Obstet Gynecol, 2012, 119 (6): 1096-1101.
4. American Academy of Pediatrics and the American College of Obstetricians and Gynecologists. Guidelines for Perinatal Care. 8th ed. Elk Grove Village, AAP, 2017.
5. 中华医学会围产医学分会 . 电子胎心监护应用专家共识 . 中华围产医学杂志 , 2015, 7: 486-490.
6. (美) Steven G. Gabbe. 产科学 : 正常和异常妊娠 . 7版 . 郑勤田、杨慧霞,译 . 北京 : 人民卫生出版社, 2018: 291-322.
7. Liu X, Landon MB, Cheng W, et al. Cesarean delivery on maternal request in China: what are the risks and benefits？ Am J Obstet Gynecol, 2015, 212 (6): 817. e1-817. e9.
8. American College of Obstetricians and Gynecologists. Obstetric Care Consensus, Number 1: Safe prevention of the primary cesarean delivery. Obstet Gynecol, 2014, 123: 693-711.

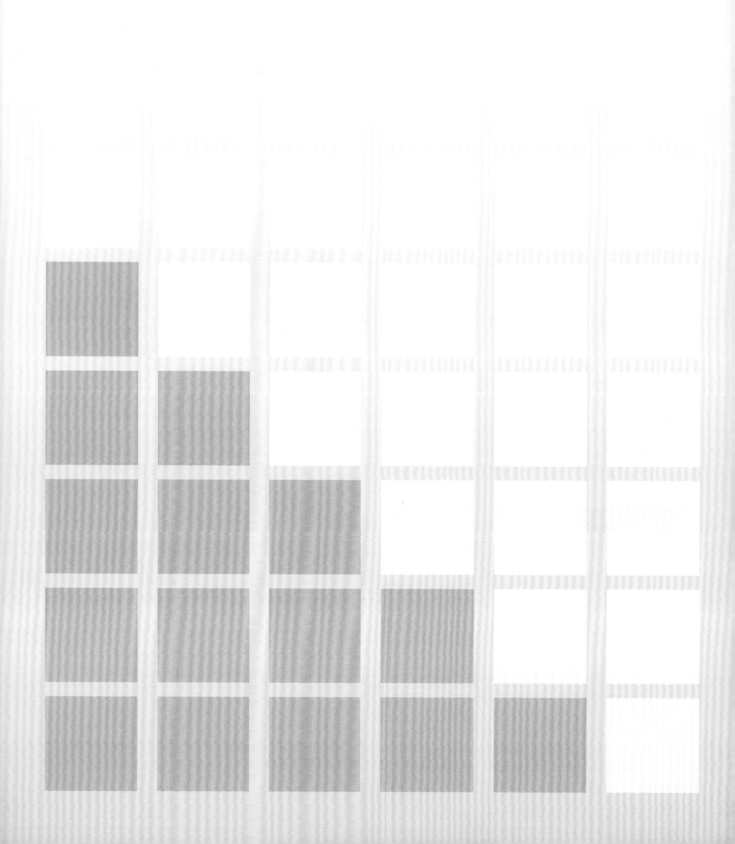

Practical Obstetric Surgery

第四章

女性生殖系统解剖

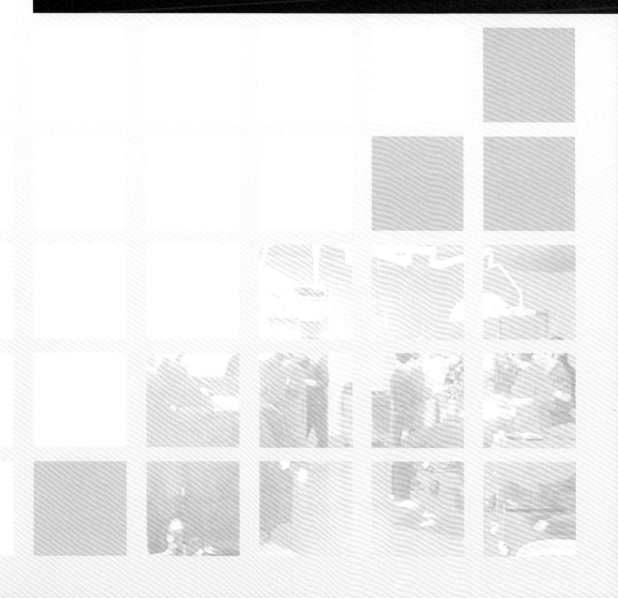

女性生殖系统包括骨盆及内、外生殖器官。骨盆是产道的重要组成部分,是胎儿经阴道娩出的必经之路,骨盆的结构及形态与分娩密切相关。内生殖器官位于骨盆内,骨盆底组织承托内生殖器官,协助保持其正常位置。内生殖器官与盆腔内其他器官相邻,而且与血管、淋巴及神经也有密切联系。

第一节　骨　盆

女性骨盆除具有支持躯干、联系下肢、保护内脏脏器的功能外,还是自然分娩的骨性产道。其大小、形态与胎儿的适应关系是能否完成经阴道分娩的先决条件。因此,产科工作者应掌握骨盆的有关知识,方能正确判断、处理分娩,提高产科质量。

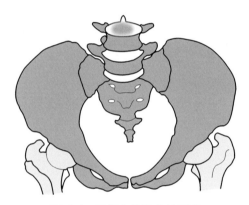

图 4-1　正常女性骨盆前倾观

一、骨盆的构成

骨盆由骶骨(sacrum)、尾骨(coccyx)和左右两髋骨(coxae)所构成。骶骨由 5 块骶椎融合而成,形似三角形,前面凹陷成骶窝,三角形底的中部前缘凸出,形成骶岬(promontory),是产科骨盆内测量对角径的重要据点。尾骨由 4 块尾骨组成,可略活动,分娩时,下降的胎头可使尾骨向后翘。髋骨由髂骨(ilium)、耻骨(pubis)及坐骨(ischium)融合而成(图 4-1)。坐骨的后侧方有坐骨棘突出,为产科检查的重要标志之一;耻骨弓顶端为耻骨联合下缘。两侧耻骨坐骨支形成耻骨弓,生理情况下,其角度近于直角;坐骨结节位于骨盆出口的两下端,此结节为一个椭圆形的实体结构,可分为前端、中部及后端。前端可作为临床测量骨盆出口横径的前据点,后端为解剖上骨盆出口最大横径的后据点,是产科检查的重要标志。

二、骨盆的关节及韧带

骶骨借骶髂关节与髋骨相连合,经骶尾关节与尾骨相连合,两髋骨在前方以耻骨联合相连合。骶结节韧带为骶骨、尾骨与坐骨结节之间的韧带;骶棘韧带为骶骨、尾骨与坐骨棘之间的韧带。骶棘韧带的宽度即为坐骨切迹宽度,是判断骨盆是否狭窄的重要指标。

三、骨盆的分界及骨盆轴

以耻骨联合上缘、后面的骶岬上缘及两侧的髂耻线为界,髂耻线下为真骨盆,上为假骨盆。真骨盆是娩出胎儿的骨产道,分为骨盆入口、骨盆腔及骨盆出口,后侧为骶岬及两骶翼,两侧为髂耻线,前为耻骨联合上缘。真骨盆的结构及径线对分娩至关重要,其前壁长为 4.5~5cm,后壁长为 10cm,呈弯曲筒状,上段与骨盆入口垂直,胎头下降即沿此线下降到盆腔最阔部位,此线达坐骨棘平面时,即开始弯曲指向出口方向,胎头下降达此平面时,即行旋转,沿此轴线向骨盆出口娩出(图 4-2)。假

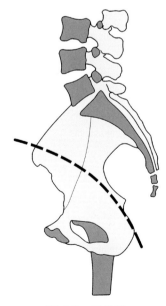

图 4-2　骨盆轴

骨盆对分娩虽无直接关系,但其某些径线的长短关系到真骨盆的大小,测量假骨盆的径线可作为了解真骨盆的参考。

四、骨盆平面

从产科学角度一般将骨盆分为 3 个平面。

第一个平面为骨盆入口平面,即真假骨盆交界面,系指耻骨联合上缘至骶岬间的平面。

第二个平面为中骨盆平面,前界为耻骨联合下缘,后界为第 4、5 骶椎之间,两侧为坐骨棘。两侧坐骨棘连线是产程中了解胎头下降的重要标志。

第三个平面为骨盆出口平面。出口平面实际上是由前后两个三角形平面所组成,坐骨结节间径为共同的底边。前三角形的顶端是耻骨联合下缘,侧边是两侧耻骨的降支;后三角形的顶端是骶尾关节,侧边是两侧骶结节韧带。

五、骨盆径线(图 4-3)

1. 入口前后径　又称真结合径,耻骨联合上缘中点至骶岬上缘正中间的距离。正常值平均为 11cm。

2. 骶耻内径　又称对角径,为骶岬上缘中点到耻骨联合下缘的距离,正常值为 12.5~13cm。

3. 入口横径　左右髂耻缘间最大距离。正常值平均为 13cm。

4. 入口后矢状径　系横径中央点至骶岬上缘正中间的间距,是虚拟的径线。

5. 入口斜径　系一侧骶髂关节至对侧髂耻隆突间距,左右斜径应相等,在产科临床意义不大。正常值平均为 12.75cm。

6. 中骨盆前后径　系耻骨联合下缘至 4~5 骶椎关节间距。正常值平均为 11.5cm。

7. 中骨盆横径　系两坐骨棘间距。正常值平均为 10cm。

8. 中骨盆后矢状径　系横径中点至 4~5 骶椎关节的间距,此径线指明中段后骨盆的容积大小,故其临床意义重大。

9. 出口横径　坐骨结节为一长椭圆形结构,前端与耻骨坐骨支移行处有一突出点,为临床测

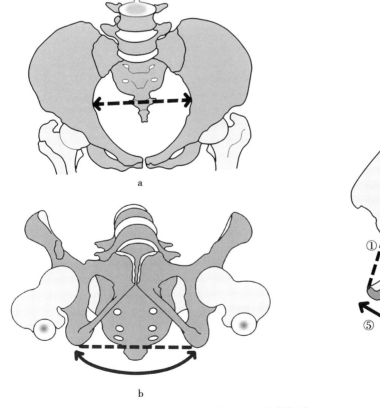
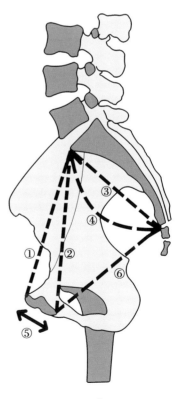

图 4-3　骨盆径线
a. 骨盆入口横径;b. 骨盆出口横径(虚线)、耻骨弓角度(实线);
c. 骨盆径线(①骨盆入口前后径;②骶耻内径;③骶骨长度;④骶骨弯度;⑤耻骨联合高度;⑥骨盆出口前后径)

量出口的前据点,后端与坐骨支移行处为一弯曲,为 X 线测量出口的后据点,两坐骨结节后端的间距为解剖上骨盆出口横径,骨盆出口横径与耻骨坐骨支的长短成比例。正常值平均为 9cm。

10. 出口前后径　系指耻骨联合下缘至骶尾关节间距。正常值平均为 11.5cm。

11. 出口后矢状径　出口横径中央点至骶尾关节前表面间距为出口后矢状径。正常值平均为 8.5cm。当出口横径与出口后矢状径之和 >15cm 时,正常大小的胎头可通过后三角区经阴道娩出。

12. 耻骨弓角度　耻骨弓由两耻骨坐骨支形成,其顶端形成的角度为耻骨弓角度,正常约 90°。

13. 耻骨联合高度　从耻骨上韧带至耻骨弓状韧带的间距为耻骨联合高度,是估计骨盆深浅的指标。

14. 骶骨长度　骶岬至骶骨末端的垂直距离称为骶骨长度,可作为估计骨盆深浅的指标。

15. 骶骨弯度　骶骨弯度以第 3 骶椎体中央为界,分为上下两段,骶骨上段指第 3 骶椎体中央以上部分,其两侧以骶髂关节与髋骨联合固定;骶骨下段指第 3 骶椎体中央以下部分,其两侧游离;由于骶骨上下段倾斜度不同,形成骶骨弯曲角。

六、骨盆形态的分类

1. 1937 年 Thomas 提出按骨盆入口前后径与横径的比例关系,将骨盆入口分为 4 型:

(1)长骨盆(dolichopellic pelvis):骨盆入口前后径长于入口横径。

(2)圆骨盆(mesatipellic pelvis):骨盆入口前后径等于入口横径或入口前后径稍大于入口横径,但不得超过 1cm。

(3)短骨盆(brachypellic pelvis):骨盆入口横径大于入口前后径 1~3cm 之间。

(4)扁骨盆(platypellic pelvis):骨盆入口横径大于入口前后径 3cm 以上。

2. 1933 年 Caldwell-Moloy 利用 X 线立体镜法,根据骨盆的形态及结构提出 X 线骨盆分类法,依据骨盆入口的形态及骨盆全部结构的不同特点进行分类。

(1)标准型(pure type):分为 4 型(图 4-4)。

1)女型(gynecoid type):骨盆入口呈横椭圆形,骨盆入口横径远于骶岬近于中央,等于或稍大于前后径。骶骨较宽,骶前表面有适当弧度。坐骨切迹底部中等宽,可容三指,坐骨棘突出不明显。

耻骨联合中等高度,耻弓角度近于 90°。骨盆侧壁直立,出口宽阔,骨盆前部中等高度,骨盆较浅。

2)扁平型(platypelloid type):骨盆入口呈扁椭圆形,入口横径几近于骨盆入口中央,大于入口前后径,骨盆前、后部均较窄。但曲度较大,骶骨较宽,骶前表面有适当弧度。坐骨切迹底部狭窄,坐骨棘中度突出。耻骨联合中等高度,耻弓角度大。骨盆侧壁直立,骨盆前部中等高度,出口横径宽阔,前后径狭窄,骨盆较浅。

3)类人猿型(anthropoid type):骨盆入口呈长椭圆形,入口横径几近于中央,小于入口前后径,骨盆后矢状径较深。骨盆入口前后两部均较长,入口形态类似于猿类骨盆。骶骨宽度较窄、较长,常由 6 节骶椎所构成,故后骨盆较深。坐骨切迹底部宽阔,耻骨联合中等高度,耻弓角度较锐,小于 90°。骨盆侧壁可直立、内聚或外展,骨盆前部中等高度。

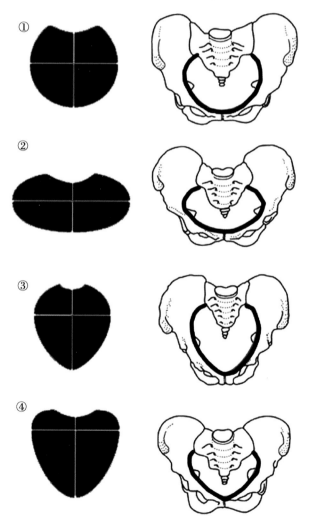

图 4-4　女性骨盆(标准型)
①女型;②扁平型;③类人猿型;④男型

4）男型（android type）：骨盆入口呈楔形或心脏形，骨盆入口横径近于骶岬，骨盆后部狭窄，前部呈三角形。骶骨较宽，前倾。坐骨切迹底部狭窄，坐骨棘突出明显。耻骨联合较高，耻骨弓角度狭窄。骨盆侧壁内聚，呈漏斗形。骨盆前部较深，内聚，骨质较重，骨盆前后、左右均向内倾斜，因而使骨盆呈漏斗形。

每个骨盆在入口、中段、出口均符合上述标准者，并不多见。

（2）混合型（mixed type）：完全符合上述 4 个标准形态的骨盆较为少见，从而增加了混合形态，混合形态是以其入口最大横径将骨盆入口分为后部及前部，后部的形态名称定为混合型骨盆的首位名称，前部的形态名称定为混合型骨盆的第二位名称，如后部为女型骨盆、前部为类人猿型骨盆，其形态应定名为女猿型骨盆。

（王志坚）

第二节　内生殖器官

女性内生殖器官包括阴道、子宫、输卵管及卵巢，后两者合称为子宫附件（uterine adnexa）（图 4-5）。

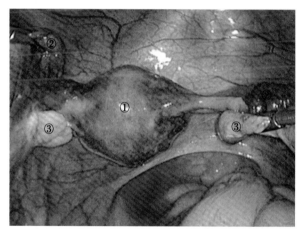

图 4-5　女性内生殖器官
①子宫；②输卵管；③卵巢

一、阴道

阴道（vagina）位于真骨盆下部中央，向后上方走行，呈 S 形弯曲，为上宽下窄的管道。阴道前壁长 7~9cm，前壁上 2/3 与膀胱之间为疏松的膀胱阴道间隙，由静脉丛和结缔组织组成；前壁下 1/3 与尿道之间为致密的尿道阴道隔，连接紧密。后壁长 10~12cm，与直肠贴近。阴道的横径由上向下逐渐变窄，上端包绕宫颈，下端开口于阴道前庭后部。环绕宫颈周围的部分称阴道穹窿（vaginal fornix）。按其位置分为前、后穹窿和两个侧穹窿，其中后穹窿最深，可达 1~2cm，与直肠子宫陷凹紧紧相邻，之间隔着阴道壁和一层菲薄的腹膜，为盆腹腔最低部位，临床上可经此处穿刺或引流。

阴道壁由弹力纤维、肌层和黏膜组成。阴道表面有许多横行的皱襞，在阴道下部较为密集，并在阴道前、后壁中线处形成纵行的皱褶柱，使阴道壁有较大的伸缩性。阴道肌层由外纵与内环形的两层平滑肌构成，肌层外覆显微组织膜，其弹力纤维成分多于平滑肌纤维，是分娩损伤时缝合的关键。阴道黏膜为复层鳞状上皮，无腺体，阴道上端 1/3 处黏膜受性激素影响而有周期性变化。幼女或绝经后阴道黏膜变薄，皱褶少，伸缩性弱，局部抵抗力差，容易受感染。阴道壁富于静脉丛，受创伤后易出血或形成血肿。

二、子宫

子宫（uterus）位于骨盆腔中央，呈倒置梨形，为空腔器官及单一的肌性器官，是胚胎生长发育的场所，其形状、大小、位置及结构，随年龄的不同而异，并受月经周期和妊娠的影响而发生变化。成年女性子宫长 7~8cm，宽 4~5cm，厚 2~3cm，宫腔容量约 5ml。子宫的活动度较大，位置受体位、膀胱与直肠充盈程度的影响，正常的子宫在站立位时呈轻度前倾、前屈位。子宫分为宫体及宫颈两部分。子宫体是子宫最宽大的部分，上宽下窄，前面较平，后面凸隆，其顶部称宫底部，圆凸而游离，宫底两侧为宫角，与输卵管相通。宫体与宫颈相连部狭小，称子宫峡部（isthmus uteri），在非孕期长 0.6~1cm，妊娠期逐渐伸展变长，妊娠晚期可伸展至 7~10cm，成为软产道的一部分，也是剖宫产手术常用的切口部位。宫体与宫颈之比，成年期为 2∶1。

1. 子宫解剖组织学结构　子宫可分为宫体和宫颈，两者组织结构不同。

（1）宫体：由浆膜层、肌层与子宫内膜层构成。

1）浆膜层：为覆盖宫体的盆腔腹膜，与肌层紧连不能分离。在子宫峡部，两者结合较松弛，腹膜向前反折覆盖膀胱底部，形成膀胱子宫陷凹，反折处腹膜称膀胱子宫反折腹膜，是剖宫产术中下推膀胱的脏腹膜切开部位。在子宫后面，宫体浆膜层向下延伸，覆盖宫颈后方及阴道后穹窿再折向直肠，形成直肠子宫陷凹（亦称道格拉斯腔）。

2）肌层：由成束或成片的平滑肌组织、少量弹力纤维与胶原纤维组成，非孕期厚约 0.8cm。子宫体肌层可分 3 层：①外层：肌纤维纵形排列，较薄，是子宫收缩的起始点；②中层：占肌层大部分，肌纤维交叉排列，在宫体肌层内穿行的血管周围形成 8 字形围绕血管，收缩时压迫血管，能有效制止子宫出血；③内层：肌纤维以环形排列为主，痉挛性收缩可形成子宫收缩环。

3）子宫内膜层：子宫内膜由单层柱状上皮组成，与肌层直接相贴，其间没有内膜下层组织。内膜可分 3 层：致密层、海绵层及基底层。致密层与海绵层又称功能层，对性激素敏感，在卵巢激素影响下发生周期性剥脱出血，即月经。其基底层紧贴肌层，对卵巢激素不敏感，无周期性变化，不参与月经形成，但在月经后能增生修复功能层。受精卵着床后，在雌孕激素作用下子宫内膜腺体增大，结缔组织细胞肥大，血管充盈，子宫内膜称为蜕膜。分娩时蜕膜海绵层随胎盘娩出，产褥期子宫内膜的修复依靠遗留的子宫内膜基底层再生出功能层缓慢完成，胎盘附着部位之外的宫腔内膜修复需 3 周，胎盘附着部位需产后 6 周。

（2）宫颈：宫颈呈圆柱状，上端经子宫峡部与宫体相连，因解剖上狭窄，又称解剖学内口。在其稍下方，宫腔内膜开始转变为宫颈黏膜，称组织学内口。颈管下端为子宫颈外口，宫颈经子宫颈外口与阴道相通，未产妇的子宫颈外口呈圆形；已产妇因分娩影响，子宫颈外口可见大小不等的横裂，分为前唇及后唇。宫颈伸入阴道内的部分称宫颈阴道部，阴道以上的部分称宫颈阴道上部。宫颈腔呈梭形，称子宫颈管（cervical canal），未生育女性子宫颈管长为 2.5~3.0cm，最宽点为 7mm。

宫颈主要由结缔组织构成，含少量弹力纤维及平滑肌。子宫颈管黏膜为单层高柱状上皮，受卵巢激素影响发生周期性变化，在月经周期的增生期，黏膜层腺体可分泌碱性黏液，形成子宫颈管内黏液栓，堵于子宫颈外口。宫颈阴道部被覆复层鳞状上皮，子宫颈外口柱状上皮与鳞状上皮交界处是宫颈癌及其癌前病变的好发部位。妊娠期激素作用下，宫颈充血、水肿，子宫颈管内腺体增生、肥大，宫颈自妊娠早期逐渐变软，呈紫蓝色。妊娠的不同时期，宫颈内富含胶原的结缔组织重新分布，使子宫颈管关闭维持至足月。子宫颈管内黏液增多，形成黏液栓，具有保护宫腔免受外来感染侵袭的作用。分娩时子宫颈管逐渐缩短，宫口开大，胎儿及胎盘娩出后子宫颈外口呈环状如袖口。产后 1 周子宫颈内口关闭，子宫颈管复原。产后 4 周宫颈恢复至非孕时状态。

2. 子宫韧带　主要由结缔组织增厚而成，有的含平滑肌，具有维持子宫位置的功能。子宫韧带共有 4 对（图 4-6）。

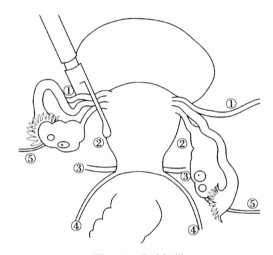

图 4-6　盆腔韧带
①圆韧带；②阔韧带；③主韧带；④宫骶韧带；
⑤骨盆漏斗韧带

（1）阔韧带（broad ligament）：子宫两侧翼形腹膜皱褶，由子宫前后面的腹膜自子宫侧缘向两侧延伸，止于两侧盆壁，呈冠状位，分为前、后叶。阔韧带上缘游离，内 2/3 包绕部分输卵管，形成输卵管系膜；外 1/3 包绕卵巢血管，形成骨盆漏斗韧带（infundibulo pelvic ligament），又称卵巢悬韧带（suspensory ligament）；下端与盆底腹膜相连。阔韧带其间的结缔组织构成疏松，易分离，内有丰富的血管、神经及淋巴管，统称为子宫旁组织，前、后叶间还有卵巢、卵巢冠、囊状附件、卵巢旁体、卵巢固有韧带、子宫圆韧带、结缔组织及子宫动静脉、淋巴管、神经和输尿管。

（2）圆韧带（round ligament）：圆形条状韧带，由平滑肌和结缔组织构成，长 12~14cm。起自双侧子宫体的上外侧、宫角的下边,穿行于阔韧带与腹股沟内,止于大阴唇前端。子宫圆韧带是维持子宫前倾位的主要结构,有淋巴管分布。

(3)主韧带(cardinal ligament):主韧带又称子宫颈横韧带,位于子宫两侧阔韧带基底部,横行于宫颈阴道上部与子宫体下部,侧缘达盆壁之间。它由结缔组织和少量肌纤维组成,与宫颈紧密相连,是固定子宫颈位置的主要力量,子宫血管和输尿管下段均穿越主韧带的上缘到达终末器官。

(4)宫骶韧带(utero-sacral ligament):子宫骶韧带自子宫颈后面子宫颈内口的上侧方(相当于子宫峡部的水平)伸向两旁,绕过直肠终止在第2、3骶骨前筋膜上。它由结缔组织及平滑肌纤维组织组成,表面覆盖腹膜,短、厚、坚韧,作用是将子宫颈向后及向上牵引,使子宫保持前倾位置。

由于上述4对子宫韧带的牵拉与盆底组织的支托作用,使子宫维持在轻度前倾前屈位。妊娠期随子宫体的增大,子宫各韧带逐渐拉紧,子宫失去前倾前屈状态。圆韧带增粗,牵拉明显,甚至出现圆韧带牵拉疼痛。阔韧带内静脉充血迂曲、管径变粗。

三、输卵管

输卵管(fallopian tube 或 oviduct)为卵子与精子结合场所及运送受精卵的管道(图4-7)。

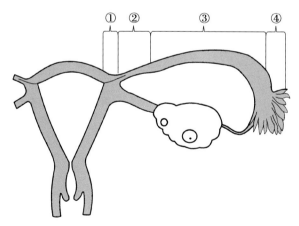

图4-7 正常女性输卵管的走行及结构
①间质部;②峡部;③壶腹部;④输卵管伞

1. 形态 左右各一,为细长、弯曲、圆形、自两侧子宫角向外伸展的管道,长8~14cm。输卵管内侧与宫角相连,走行于输卵管系膜上端,外侧呈伞状游离。输卵管系膜宽敞,活动度较大,因此,输卵管可随子宫位置的变化而上下、左右游动和蠕动

性收缩,以便捕捉和输送卵子。根据形态不同,输卵管分为4部分:①间质部(interstitial portion):潜行于子宫壁内的部分,短而腔窄,长 1~1.5cm;②峡部(isthmic portion):紧接间质部外侧,细而直,长2~3cm,管腔直径约 2mm;③壶腹部(ampulla):峡部外侧,长 5~8cm,管壁菲薄,管腔宽大并弯曲,管腔直径 6~8mm,是精卵结合的部位;④伞部(fimbria):输卵管的最外侧端,游离,呈漏斗状开口于腹腔,管口为许多须状组织,呈伞状,故名伞部。伞部长短不一,常为 1~1.5cm,有"拾卵"作用。

2. 解剖组织学结构 由浆膜层、肌层及黏膜层组成。

(1)浆膜层:即阔韧带上缘腹膜延伸包绕输卵管而成。

(2)肌层:为平滑肌,分外、中及内 3 层。外层纵行排列;中层环行排列,与环绕输卵管的血管平行;内层又称固有层,从间质部向外伸展 1cm 后,内层便呈螺旋状。肌层有节奏地收缩可引起输卵管由远端向近端的蠕动。

(3)黏膜层:由单层高柱状上皮组成。黏膜上皮可分纤毛细胞、无纤毛细胞、楔状细胞及未分化细胞。4 种细胞具有不同的功能:纤毛细胞的纤毛摆动有助于输送卵子;无纤毛细胞可分泌对碘酸希夫反应(periodic acid Schiff reaction,PAS 反应)阳性的物质(糖原或中性黏多糖),又称分泌细胞;楔形细胞可能为无纤毛细胞的前身;未分化细胞又称游走细胞,为上皮的储备细胞。

输卵管肌肉的收缩和黏膜上皮细胞的形态、分泌及纤毛摆动均受卵巢激素影响,有周期性变化。妊娠期输卵管伸长,但肌层并不增厚。黏膜上皮细胞稍扁平,基质中可见蜕膜细胞。有时黏膜呈蜕膜样改变。

四、卵巢

卵巢(ovary)是产生、排出卵子并分泌甾体激素的性器官。

1. 形态 左右各一,呈灰红色,质地柔韧,呈扁椭圆形,位于腹腔卵巢窝内,输卵管的后下方。性成熟女性的卵巢分为上下两端、内外两面、前后两缘。卵巢的上端钝圆,与输卵管相连接,成为输卵管端;下端略尖,朝向子宫,成为子宫端,以卵巢固有韧带与子宫相连;内面与回肠相邻,称为肠面;外面与盆壁相邻,以卵巢悬韧带(骨盆漏斗韧带)与盆壁相连;前缘有卵巢系膜附着,成为卵巢

系膜缘,以卵巢系膜连接于阔韧带后叶的部位称卵巢门,卵巢血管与神经由此出入卵巢。青春期开始排卵后,表面逐渐凹凸不平,表面呈灰白色。体积随年龄不同而变异较大,生殖年龄女性卵巢约4cm×3cm×1cm大小,重5~6g,绝经后卵巢逐渐萎缩变小变硬。

2. 解剖组织学结构 卵巢的表面无腹膜覆盖。卵巢表层为单层立方上皮即表面上皮,其下为一层纤维组织,称卵巢白膜。白膜下的卵巢组织,分皮质与髓质2部分:外层为皮质,内含数以万计的始基卵泡和发育程度不同的囊状卵泡;髓质是卵巢的中心部,无卵泡,与卵巢门相连,含有疏松的结缔组织与丰富的血管与神经,并有少量平滑肌纤维与卵巢韧带相连接。

妊娠期卵巢排卵和新卵泡发育均停止。妊娠6~7周前产生大量雌激素和孕激素,维持妊娠。妊娠10周后黄体功能由胎盘取代,黄体开始萎缩。

(王志坚)

第三节 外生殖器官

女性外生殖器官是指生殖器官外露的部分,又称外阴,位于两股内侧间,前为耻骨联合,后为会阴。包括阴阜、大小阴唇、阴蒂、阴道前庭和会阴(图4-8)。

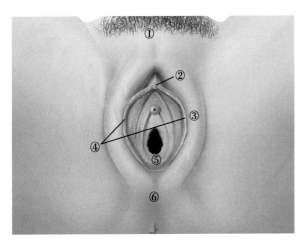

图 4-8 女性外生殖器
①阴阜;②阴蒂;③大阴唇;④小阴唇;⑤阴道前庭;⑥会阴

一、阴阜

阴阜(mons pubis)是指耻骨联合前方的皮肤隆起,富有皮脂腺和汗腺,皮下衬以脂肪组织。阴阜的下部向两侧延续至大阴唇。

二、大阴唇

大阴唇(labium majus)为自阴阜向下、向后止于会阴的一对隆起的皮肤皱襞。外侧面为皮肤,皮层内有皮脂腺和汗腺,多数女性的大阴唇皮肤有色素沉着;内侧面湿润似黏膜。大阴唇皮下组织松弛,脂肪中有丰富的静脉、神经与淋巴管,若受外伤,容易形成血肿,疼痛较甚。

子宫圆韧带经腹股沟管穿出后,止于大阴唇前上部的脂肪组织或皮肤上。先天性腹股沟斜疝患者的疝内容物可经腹股沟管下滑至大阴唇皮下。

三、小阴唇

小阴唇(labium minus)为位于大阴唇内侧的一对薄皱襞。表面光滑、湿润、微红、无毛,富含神经末梢。两侧小阴唇前端在靠近阴蒂的部位分为两个皱襞,前方皱襞互相融合,形成阴蒂包皮或阴蒂冠,后叶与对侧结合在阴蒂表面形成阴蒂系带。两侧小阴唇后方则与大阴唇后端相结合,在正中线形成阴唇系带(frenulum labiorum pudendi)。

四、阴蒂

阴蒂(clitoris)位于两侧小阴唇顶端下方,为与男性阴茎相似的海绵样组织,具有勃起性,内含两个阴蒂海绵体。阴蒂海绵体分阴蒂头、阴蒂体及两个阴蒂脚三部分。阴蒂头神经末梢丰富,极敏感,易受刺激引起勃起,是性反应的重要结构。

五、阴道前庭(vaginal vestibule)

阴道前庭(vaginal vestibule)为两侧小阴唇之间的菱形区域,前为阴蒂,后方以阴唇系带为界。前庭区域内有尿道口、阴道口、两个前庭大腺及其开口和许多黏液性前庭小腺的开口。阴道口与阴唇系带之间一浅窝称舟状窝(又称阴道前庭窝),经产妇受分娩影响,此窝消失。

1. 尿道口 位于阴蒂下方。尿道口为圆形,但其边缘折叠而合拢。两侧后方有尿道旁腺,开口极小,为细菌潜伏处。

2. 前庭大腺（major vestibular gland）　又称巴氏腺（Bartholin glands），与男性的尿道球腺同源。位于大阴唇后部、前庭球的后方，其深部依附于会阴深横肌，表面被球海绵体肌覆盖，如黄豆大小，左右各一。其腺管细长（1~2cm），开口于前庭后方小阴唇与处女膜之间的沟内。在性刺激下，腺体可分泌清澈或白色的黏液，起润滑阴道前庭的作用。正常情况下不能触及此腺。若腺管口闭塞，可形成囊肿或脓肿。

3. 前庭小腺（lesser vestibular glands）是许多黏液腺，与男性的尿道腺相当，位于阴道前庭后部、阴道口附近的皮下，其排泄管开口于阴道前庭阴道口和尿道外口附近。

4. 前庭球　又称海绵体球，位于前唇两侧，由具有勃起性的静脉丛组成。其前端与阴蒂相接，后端膨大，与同侧前庭大腺相邻，表面覆有球海绵体肌。

5. 阴道口（vaginal orifice）和处女膜（hymen）阴道口位于尿道外口后下方的矢状裂隙，位于前庭后半部。阴道口后外侧各有一个前庭大腺排泄管的开口，前庭小腺开口则位于尿道外口和阴道口附近。处女阴道口覆盖一层有孔薄膜，称处女膜，产后仅留有处女膜痕。

（王志坚）

第四节　邻近器官

女性生殖器官与盆腔其他脏器在位置上相互邻接，血管、淋巴及神经也相互联系，当某一些器官增大、收缩、充盈或排空，可影响周围器官的位置；如果某一器官发生感染、肿瘤、创伤，可造成邻近器官的解剖变异和损伤，从而增加诊断与治疗上的困难，反之亦然。女性生殖器官的起始与泌尿系统相同，故女性生殖器官发育异常时，也可能伴有泌尿系统异常。了解这些毗邻器官对鉴别诊断和妇产科手术极其重要。邻近器官主要包括尿道、膀胱、输尿管、直肠、阑尾（图4-9）。

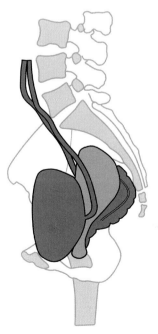

图4-9　女性盆腔脏器

一、尿道

女性尿道（urethra）为一肌性管道，始于膀胱的开口，在阴道前面、耻骨联合后方，穿过泌尿生殖膈，终于阴道前庭部的尿道外口，长2~5cm（平均直径为0.6~0.7cm），下1/3埋藏在阴道前壁内，只有排尿功能。较男性尿道直而短，且易于扩张，因此女性易患压力性尿失禁，更易患泌尿系感染。

尿道肌肉由薄的纵形内层及厚的环形外层平滑肌及弹力纤维构成，由随意肌构成尿道外口括约肌。外口括约肌经阴道侧壁与会阴深横肌的纤维联合。尿道内衬面有纵形上皮皱襞黏膜，上2/3尿道上皮为移行上皮，下1/3为扁平上皮，其增生和萎缩与阴道上皮同样受到性激素的影响。故绝经后，尿道上皮萎缩，能加重尿失禁的症状。尿道黏膜下有丰富的静脉丛，当环肌收缩时，静脉丛充血可增加尿道的阻力。

膀胱尿道括约肌包括肛提肌、尿道膜部括约肌、膀胱颈和尿道平滑肌，应当保持良好的功能才能产生有效的尿道阻力。当膀胱内压增高时，最大静水压作用于膀胱底，尿道阻力足以阻止尿液外流。若分娩损伤或绝经后尿道黏膜萎缩，尿道过短（站立时不足3cm）或盆底肌松弛伴有阴道脱垂、尿道平滑肌张力减低、膀胱尿道后角消失（如膀胱膨出）、尿道硬度增大、膀胱内最大静水压直接作用于膀胱颈，在这些情况下，可形成压力性尿失禁。

女性尿道在泌尿生殖膈以上部分,前面有阴部静脉丛;在泌尿生殖膈以下部分,前面与阴蒂脚汇合处相接触,后为阴道,两者间有结缔组织隔,即尿道阴道隔(urethrovaginal septum)。在分娩时因胎头在阴道内滞留时间过长,胎头嵌压在耻骨联合下,软产道组织因长时间受压,可发生缺血性坏死,于产后 1 周左右,坏死组织脱落形成尿瘘,尿液至阴道排出。

二、膀胱

膀胱(urinary bladder)为一肌性空腔器官,位于耻骨联合后、子宫之前。其大小、形状、位置及壁厚可因其盈虚及邻近器官的情况而变化。成人平均容量为 400ml(350~500ml)。妊娠晚期,尤以临产出现宫缩后,膀胱被子宫下段牵拉,位置上移。膀胱上界的高度与子宫缩复环的高度成正比。滞产时充盈的膀胱可平脐,尿潴留者达脐上。膀胱两侧后上角部有输尿管开口,前方最低点为尿道开口。膀胱三角区由开口于膀胱底部的两个输尿管开口与尿道内口形成。妊娠期特别是分娩的过程中,当产程延长时,因胎先露的压迫,子宫下段牵拉,可使膀胱底部和三角区的膀胱壁易出现黏膜充血、水肿甚至坏死,严重时可波及膀胱壁全层。故临床上常出现血尿、尿瘘及泌尿系感染。若膀胱受压时间过长,水肿严重时,在剖宫产术中下推或游离膀胱时,极易受损伤,故手术操作中应格外小心。

三、输尿管

输尿管(ureter)为一对肌性圆索状长管,输尿管在腹膜后,起至肾盂,终于膀胱,各长约 30cm,粗细不一(图 4-10)。输尿管壁厚约 1mm,分为黏膜、肌层及外膜三层,由肾动脉、肾下级动脉、腹主动脉、骶中动脉、卵巢动脉、髂总动脉、髂内动脉、膀胱上动脉、膀胱下动脉、子宫动脉分支在输尿管周围吻合形成丰富的血管丛而进入输尿管内,故手术时勿损伤输尿管外膜,以免影响输尿管血供而造成坏死性瘘管。输尿管一般是从膀胱向上向外方走行,但也有向下、向内走行等变异。

输尿管下段随子宫右旋及子宫下段的伸展而升高并向前移位,个别产妇输尿管可向子宫下段左前方移位而位置变浅。由于解剖学位置的改

变,在行子宫下段剖宫产时,特别当出血多时很易误伤输尿管,如:①行腹膜内或腹膜外剖宫产时,由于膀胱游离及下推不充分,横切口撕裂延长波及输尿管与膀胱;②如遇到撕裂伤口及大出血,为抢救母婴性命,常因需要快速止血,缝合子宫切口时误将输尿管与子宫肌层缝合在一起;③术野较深,病变暴露困难,术者对输尿管解剖关系不熟悉,手术操作粗暴,过度自信,盲目求快,亦容易造成输尿管损伤;④胎先露低,手术时误把宫颈或穹窿当成子宫下段,波及膀胱或输尿管。因此,为避免在剖宫产术时损伤输尿管,应注意首先勿使横切口过小而使子宫肌层撕裂;其次,要充分游离膀胱及下推两侧膀胱角,使膀胱及前移位的输尿管远离手术野;再次,子宫右旋不宜扶正者,可将手术台向左倾斜避免切口偏向左侧。最后,在手术结束后最好检查一下是否蠕动、增粗及断裂,以便及时修补。此外,由于妊娠晚期孕激素的影响,输尿管扩张、蠕动慢,加上长大子宫和增粗卵巢血管压迫,使输尿管越加扩张,尿液潴留易引发尿路感染,故手术后特别要注意尿管通畅,及时排尿,并使用抗生素。

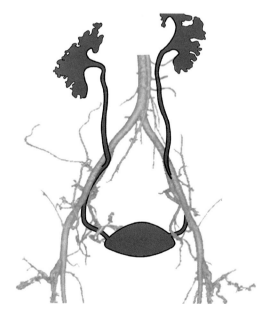

图 4-10 女性盆腔动脉血管网及泌尿系统
输尿管于子宫动脉下方穿行,即"桥下流水"

四、直肠

直肠(rectum)上于第 3 骶椎平面接乙状结肠,下穿盆膈延续为肛管。女性直肠下段的前方有阴道。因此,当分娩时由于处置不当可导致会阴Ⅲ

度裂伤,较重者破裂可伸展到直肠壁,引发大便及气体失禁。

五、阑尾

阑尾(vermiform appendix)是附着于盲肠后内侧的一条管形器官,一般长为6~8cm。阑尾通常位于右髂窝内,但其位置变化颇大,有的下端可达右侧输卵管及卵巢部位,妊娠期阑尾的位置又可随妊娠月份的增加而逐渐向上外方移位,女性患阑尾炎时有可能累及子宫附件,因此,当妊娠女性出现右中上腹疼痛时,也应考虑阑尾炎的可能性。

(王志坚)

第五节　盆底组织

女性盆底解剖是一个复杂的三维解剖结构,由多层肌肉和筋膜组成,其主要作用包括:封闭骨盆出口;承托盆腔脏器的正常位置;协助控制排尿、阴道收缩及排便等生理活动。若盆底组织结构和功能发生缺陷,可导致盆腔脏器膨出、脱垂或引起分娩障碍。它通常可分为浅层、中层和深层三部分结构。

一、浅层

浅层位于外生殖器、会阴皮肤和皮下组织深面,由会阴浅筋膜及其深部的3对肌肉和肛门外括约肌组成。此层肌肉的肌腱会合于阴道外口和肛门口之间,形成中心腱。盆底浅层结构构成了盆底支持系统的远端结构(图4-11)。

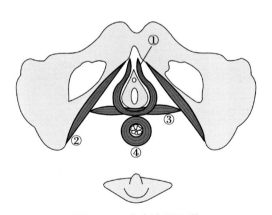

图4-11　盆底浅层肌群
①球海绵体肌;②坐骨海绵体肌;③会阴浅横肌;
④肛门外括约肌

1. **球海绵体肌**　位于阴道两侧,覆盖前庭球及前庭大腺的表面,向后与肛门外括约肌互相交叉而混合。此肌收缩时能紧缩阴道,又称阴道缩肌。

2. **坐骨海绵体肌**　从坐骨结节内侧沿坐骨升支内侧与耻骨降支向上。最终集合于阴蒂海绵体(阴蒂脚处)。女性此肌薄弱,又称为阴蒂勃起肌。

3. **会阴浅横肌**　自两侧坐骨结节内侧面中线会合于中心腱。此肌肉相对薄弱,具有固定会阴中心腱的作用。

4. **肛门外括约肌**　为围绕肛门的环形骨骼肌,按其位置可分为皮下部、浅部和深部。皮下部位于肛门的皮下,是表浅环形肌束,浅部位于皮下部的深面,为椭圆形肌肉,其前后方分别附着于会阴中心腱和尾骨尖,深部位于浅部的上方,为较厚的翼状肌肉。深部和浅部与直肠纵行肌、肛门内括约肌和部分肛提肌共同围绕肛管增厚形成肌环,称为肛门直肠环,对肛管起着重要的括约作用。该肌环通常处于收缩状态,在排便时松弛。当重度损伤(如撕裂等)时,可导致大便失禁。

行会阴侧切术时,剪开的组织为舟状窝、处女膜、阴道黏膜、阴道皮下组织及皮肤,切断的肌肉有球海绵体肌、会阴浅横肌、会阴深横肌,过深过大的侧切口还会损伤部分肛提肌。因此在缝合会阴侧切口时,应对上述部分肌肉尽可能地对齐缝合,以免影响盆底功能。

二、中层

即泌尿生殖膈,由上下两层坚韧筋膜及一薄层肌肉组成,覆盖于有耻骨弓与两坐骨结节所形成的骨盆出口前部三角形平面上,故又称三角韧带。其上有尿道和阴道穿过。在两层筋膜间有尿道周围括约肌穿过。

尿道括约肌环绕尿道膜部和阴道,为随意肌,又称为尿道阴道括约肌,收缩时可紧缩尿道和阴道。其肌纤维损伤可导致尿失禁的发生。

三、深层

深层即盆膈(pelvic diaphragm)，为骨盆底最里面最坚韧层，由肛提肌、尾骨肌及其上、下表面覆盖的筋膜组成，亦为尿道、阴道及直肠贯通。对承托盆腔脏器起重要作用(图4-12)。

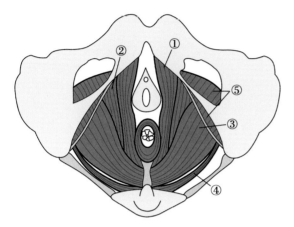

图4-12　盆底深层肌群
①耻骨直肠肌；②耻骨内脏肌(耻尾肌)；③髂尾肌；
④尾骨肌；⑤闭孔内肌

肛提肌(levator ani muscle)是位于骨盆底的成对扁平肌，向下向内汇合而成。在尸体解剖中，其形态呈漏斗状，在活体女性中呈穹窿状结构。在静息状态下，肌肉保持紧张状态，收缩肛提肌裂孔，起到承托盆腔脏器的作用。肛提肌由前内向后外由3部分组成：①耻骨直肠肌：为一条起自耻骨联合后方，向后近似水平包绕直肠的U形肌肉；②耻尾肌：又称为耻骨内脏肌，为肛提肌主要部分，位于最内侧，肌纤维从耻骨降支内面沿阴道、直肠向后，终止于尾骨，其中有小部分肌纤维终止于阴道和直肠周围，经产妇的此层组织易受损伤而导致膀胱、直肠膨出；③髂尾肌：为居上外侧部分，从腱弓(即闭孔内肌表面筋膜的增厚部分)后部开始，向中间及向后走行，与耻尾肌会合，再经肛门两侧至尾骨。

尾骨肌(coccygeus)位于肛提肌的后方，贴附在骶棘韧带表面，它起自坐骨棘，呈扇形止于骶骨、尾骨的两侧，参与构成盆底和承托盆腔器官。

非孕女性盆底部位所受压力主要集中于骶骨上。在妊娠时，首先由于雌、孕激素的影响，平滑肌的张力改变；其次，身体重心改变、盆腹腔压力增加、胎儿及子宫逐渐增大、重量逐渐增加，盆底部位压力将转移至盆腔韧带及盆底肌肉；最后，在活动、慢性咳嗽及重体力活动的影响下，盆腔韧带及盆底肌肉会因压力的反复冲击而向下作用，盆底肌肉纤维拉伸。上述原因诱发了盆腔脏器脱垂的发生。

在阴道分娩过程中，由于胎头下降及腹压增加，会对过度拉伸的盆底肌肉及筋膜造成机械性损伤，导致盆底肌弹力强度下降，使其对盆腔器官支撑薄弱；分娩时肛提肌中部的耻尾肌经受最大程度的扩张，并与胎头的直径成比例，是最易受损的盆底肌。难产能不同程度地损伤会阴神经、肛提肌及盆内筋膜等盆腔支持组织，导致生殖道脱垂、压力性尿失禁和粪失禁，且随着阴道分娩次数的增加而增加，经产妇存在不同程度的生殖道脱垂。此外，第二产程延长、巨大儿、器械助产如胎头吸引、产钳使用不当，粗暴、强制性地剥离胎盘等，均能对盆底组织造成伤害，发生会阴裂伤或伸展，致盆腔内筋膜和肛提肌撕裂，盆底组织被削弱或缺损，尿生殖裂孔变宽而敞开，在过高的腹压下，可将子宫推向阴道而发生子宫脱垂。当然，急产时的产力过强，盆底软组织不能及时充分扩张，也可造成盆底损伤。

选择性剖宫产由于在分娩过程中对盆底肌肉的压迫作用明显低于阴道分娩，可能在一定程度上降低了对盆底肌力的影响，对于产后早期盆底功能具有一定的保护作用，但研究证实，临产后行剖宫产对盆底肌肉的损伤程度与阴道分娩一致，不能起到保护作用。除此以外，选择性剖宫产会带来比阴道分娩更多的远期并发症，如瘢痕妊娠、瘢痕憩室及胎盘植入等，因此采取选择性剖宫产终止妊娠不是最佳解决办法。

(王志坚)

第六节　血管、淋巴及神经

一、动脉

女性内外生殖器官的血液供应主要来自于卵巢动脉、子宫动脉、阴道动脉及阴部内动脉。(图4-13，图4-14)。

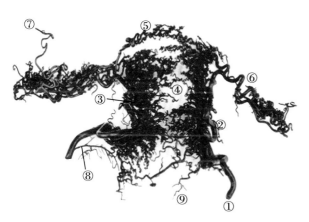

图 4-13　子宫动脉血管网
①子宫动脉；②子宫动脉升支；③弓状动脉；④螺旋动脉；⑤宫底动脉；⑥子宫动脉卵巢支；⑦卵巢动脉；⑧膀胱动脉；⑨宫颈阴道支

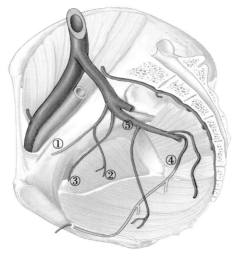

图 4-14　女性盆腔动脉血管
①脐内侧韧带；②膀胱上动脉；③闭孔动脉；④阴部内动脉；⑤髂内动脉前干

1. 卵巢动脉(ovary artery)　右卵巢动脉平右肾动脉的下方，起自腹主动脉，沿腰大肌前面斜向外下，于盆缘处跨过输尿管与髂总动脉下段，随骨盆漏斗韧带向内横行，再穿过卵巢系膜经卵巢门进入卵巢内，并发出分支供应输卵管，内达子宫角旁，其末梢与子宫动脉上行的卵巢支相吻合。左卵巢动脉起自腹主动脉，其走行基本与右卵巢动脉相同。

2. 子宫动脉(uterine artery)　为髂内动脉较大的分支，多起自前干，沿骨盆侧壁向前内下行，并转向内侧进入子宫阔韧带基底部，于此韧带两层腹膜间内行，穿越阔韧带基底部、宫旁组织到达子宫外侧(距子宫峡部水平)约2cm处自前方横向越过输尿管盆部，与输尿管交叉，继续向内至子宫颈侧缘。仰位时，动脉在上输尿管在下，故称此交叉为"小桥流水"。因产后出血行子宫动脉结扎术或子宫切除术于此附近结扎子宫动脉时，需准确分辨两者，以免误伤输尿管。子宫动脉主干在近子宫颈内口水平发出升支及降支，升支沿子宫侧缘迂曲上行到子宫底，沿途发出许多迂曲的弓状动脉，分布于宫体的前后面，向子宫中轴线走行，最终形成螺旋动脉并相互吻合。子宫动脉在近宫角处发出宫底支、卵巢支及输卵管支。降支则发出子宫颈支、宫颈-阴道支及子宫圆韧带支。

3. 阴道动脉(vaginal artery)　为髂内动脉前干分支，有许多小分支分布于阴道中、下段前后壁及膀胱顶、膀胱颈。阴道动脉与宫颈-阴道支和阴部内动脉分支相吻合，因此，阴道上段由子宫动脉的宫颈-阴道支供血，而中段由阴道动脉供血，下段主要由阴部内动脉和痔中动脉供血。

4. 阴部内动脉(internal pudendal artery)　为髂内动脉前干终支，经坐骨大孔的梨状肌下孔穿出骨盆腔，绕过坐骨棘背面，再经坐骨小孔到达会阴及肛门，后分4支：①痔下动脉：供应直肠下段及肛门部；②会阴动脉：分布于会阴浅部；③阴唇动脉：分布于大小阴唇；④阴蒂动脉：分布于阴蒂及前庭球。

二、静脉

静脉与同名动脉相伴行，但数目比其动脉多，并在相应器官及其周围形成静脉丛，且相互吻合，所以盆腔感染易于蔓延扩散。妊娠期间由于增大子宫压迫下腔静脉，使髂内静脉及其分支压力增高，直肠齿状线上下静脉均可迂曲扩张形成团块，即内痔和外痔。如直肠齿状线同一位点的上下静脉丛同时充血扩张，并相互吻合，即形成混合痔。为妊娠期常见疾病。

三、淋巴

女性内外生殖器官和盆腔组织具有丰富的淋巴系统。淋巴结一般沿相应的血管排列，其数目、大小和位置均不恒定(图 4-15)。

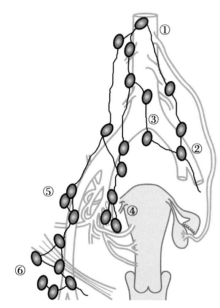

图 4-15　女性盆腔淋巴回流示意图
①腰淋巴结；②髂总淋巴结；③骶前淋巴结；
④髂内淋巴结；⑤髂外淋巴结；⑥腹股沟深、浅淋巴结

1. 卵巢淋巴回流

(1)右侧卵巢的集合淋巴管，注入主动脉和下腔静脉之间的淋巴结、下腔静脉外侧淋巴结和下腔静脉前淋巴结。

(2)左侧卵巢的集合淋巴管，向上注入主动脉外侧淋巴结和主动脉前淋巴结。

(3)一部分淋巴可经阔韧带至闭孔淋巴结，或者通过子宫及骶子宫韧带至髂内淋巴结，或经子宫圆韧带至髂外淋巴结和腹股沟淋巴结。

2. 子宫淋巴回流　有五条通路：①宫底部淋巴常沿阔韧带上部淋巴网、经骨盆漏斗韧带至卵巢、向上至腹主动脉旁淋巴结；②子宫前壁上部或沿圆韧带回流到腹股沟淋巴结；③子宫下段淋巴回流至宫旁、闭孔、髂内外及髂总淋巴结；

④子宫后壁淋巴可沿宫骶韧带回流至直肠淋巴结；⑤子宫前壁也可回流至膀胱淋巴结。子宫体与子宫颈的淋巴管，在阔韧带的基部与膀胱底、体周围的淋巴管及直肠周围的淋巴管丛形成了广泛的吻合。

3. 宫颈淋巴回流　宫颈的淋巴引流可分为二个主干，即侧、后、前主干。侧主干又分为上、中、下三支，分别收集宫颈上、中、下部淋巴。宫颈淋巴主要沿宫旁、闭孔、髂内、髂外及髂总淋巴结，然后可回流至腹主动脉旁淋巴结和／或骶前淋巴结。

4. 阴道淋巴回流　阴道上部淋巴管起自阴道前壁，沿子宫动脉阴道支上行，一部分经子宫旁淋巴结或阴道旁淋巴结，一部分沿子宫动脉直接注入髂外、髂内淋巴结和髂总淋巴结。起自阴道后壁的淋巴管，沿子宫骶韧带向后注入骶淋巴管和主动脉下淋巴结。

5. 外阴淋巴回流　会阴浅淋巴管沿阴部外浅血管汇入腹股沟浅淋巴结；会阴深淋巴管大部分汇入腹股沟深淋巴结，小部分汇入腹股沟浅淋巴结。阴道下部和阴唇的淋巴管大部分汇入骶淋巴结和髂总淋巴结，部分汇入腹股沟淋巴结。

四、神经

1. 卵巢的神经　卵巢的神经来自卵巢神经丛和子宫神经丛，与卵巢动脉一同经卵巢门进入髓质，并在髓质内形成神经丛。然后，再由该神经丛发出神经纤维进入卵巢皮质内，多分布于血管壁上。

2. 子宫的神经　子宫的神经来自下腹下神经丛(inferior hypogastric plexus)，即盆丛(pelvic plexus)，含有交感神经、副交感神经纤维及感觉神经纤维。自此丛发出神经支，于阔韧带基底部两层之间，子宫颈及阴道上部的两侧，形成子宫阴道丛(uterovaginal plexus)。交感神经可引起子宫壁内血管收缩、妊娠子宫的平滑肌收缩、非妊娠子宫平滑肌舒张，其低级中枢位于 $T_{11} \sim L_2$ 节。副交感神经则使子宫血管舒张，而对子宫平滑肌作用尚不明显，其低级中枢则位于 $S_2 \sim S_4$ 节。子宫平滑肌有自主节律活动，完全切除其神经后仍有节律收缩，还能完成分娩活动，临床上可见低位截瘫的产妇仍能顺利自然分娩。

3. 宫颈的神经　来自骨盆交感神经系统，即髂内上、中和下神经丛，分布于宫颈管内膜和宫颈

阴道部的边缘深部,因此宫颈痛觉不敏感。

4. 阴道的神经　由子宫阴道丛支配,其中副交感神经(盆内脏神经)来自骶 3、4 脊髓节段,交感神经来自上腹下神经丛和骶交感干。另外,阴道下部由阴部神经分支支配。

5. 外阴的神经　主要由阴部神经及其分支分布,阴部神经由第Ⅱ、Ⅲ及Ⅳ骶神经的分支组成,其中有运动支、感觉支和至会阴的交感神经节后纤维。在坐骨结节内侧下方阴部神经又分成 3 支:会阴神经、阴蒂背神经及肛门神经(又称痔下神经),分布于会阴、阴唇、阴蒂、肛门周围。会阴部的神经分布主要是阴部神经,分娩过程中行会阴侧切术时,主要是对该神经作阻滞麻醉,缝合时若缝针过深,则可能会引起阴部神经损伤,造成会阴部疼痛(图 4-16)。

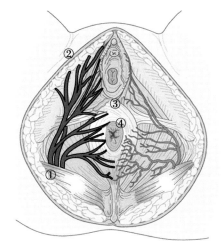

图 4-16　女性盆腔神经分布与走行
①阴部神经;②阴蒂背神经;③会阴神经;④肛门神经

(王志坚)

参考文献

1. 刘兴会,漆洪波. 难产. 北京:人民卫生出版社,2015:1-16.
2. 谢幸,孔北华,段涛. 妇产科学. 9 版. 北京:人民卫生出版社,2018:5-15.
3. 刘兴会,贺晶,漆洪波. 助产. 北京:人民卫生出版社,2018:8-25.
4. 郎景和,张晓东. 妇产科临床解剖学. 山东:山东科学技术出版社,2010:58-75.

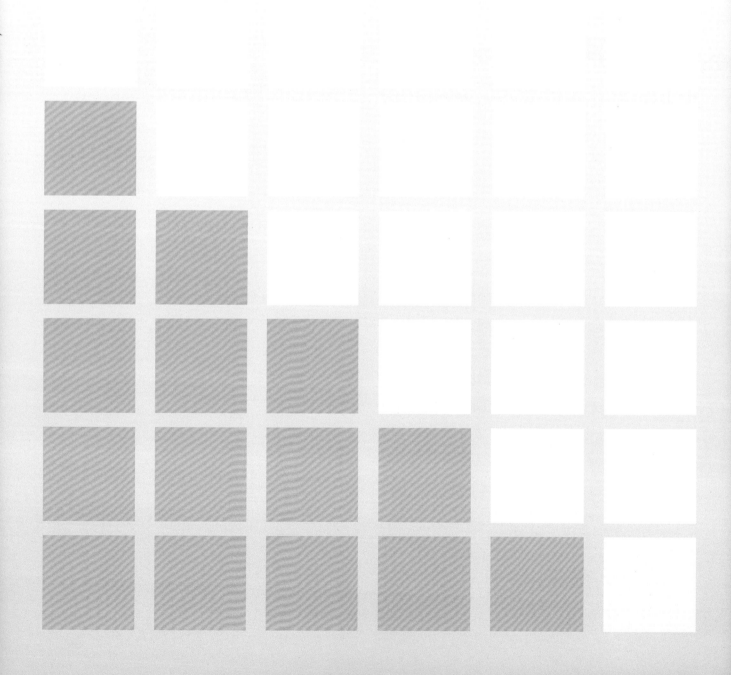

Practical
Obstetric Surgery

第五章

正常分娩

妊娠达到及超过 28 周(196 日),胎儿及附属物从临产开始至全部从母体娩出的过程称分娩(labor,delivery)。妊娠达到 28 周至 36^{+6} 周(196~258 日)期间分娩称早产(premature labor);妊娠达到 37 周至 41^{+6} 周(259~293 日)期间分娩称足月产(term labor);妊娠达到及超过 42 周(≥294 日)期间分娩称过期产(postterm labor)。分娩启动的原因至今没有定论,也不能用单一机制来解释,现认为分娩启动是炎症因子、激素调控、机械性刺激多因素综合作用的结果,其中宫颈成熟是分娩启动的必备条件。

第一节　阴道分娩条件评估

决定分娩的重要因素有产道、产力、胎儿及社会心理因素,各因素正常且互相适应,胎儿顺利经阴道自然娩出,称为正常分娩。

子宫收缩力是临产后的主要产力,腹压是第二产程胎儿娩出的重要辅助力量,肛提肌收缩力是协助胎儿内旋转及胎头仰伸所必需的力量。骨盆三个平面的大小与形状、子宫下段形成、子宫颈管消失与宫口扩张、会阴体伸展直接影响胎儿通过产道。

一、产道

产道是胎儿娩出的通道,在分娩要素中占重要地位,包括骨产道和软产道两部分,特别是骨盆的大小和形态与胎儿的适应性是决定顺利分娩的关键。

(一)骨产道

临床上将骨产道称为真骨盆,分为骨盆入口、中骨盆及骨盆出口三个假想骨盆平面,骨盆出口由两个近似三角形的区域组成前三角与后三角,详见第四章。

(二)软产道

是指由子宫下段、宫颈、阴道及盆底软组织共同组成的弯曲管道。

1. 子宫下段的形成

由未孕时的子宫峡部形成。子宫峡部上界为宫颈管最狭窄的解剖学内口,下界为宫颈管的组织学内口。未孕时子宫峡部长约 1cm,妊娠 12 周后逐渐伸展成为宫腔的一部分,至妊娠末期逐渐被拉长形成子宫下段。临产后的规律宫缩可进一步拉长子宫下段达 7~10cm,肌壁变薄成为软产道的一部分。由于子宫肌纤维的缩复作用,子宫上段肌壁逐渐变厚,子宫下段肌壁被牵拉逐渐变薄。由于子宫上下段的肌壁厚薄不同,在两者间的子宫内面有一环状隆起,称生理缩复环(physiological retraction ring),正常情况下此环不易在腹部见到。

2. 宫颈的变化

(1)宫颈管消失(cervical effacement):临产前宫颈管长约 2~3cm,初产妇较经产妇稍长。临产后的规律宫缩牵拉宫颈内口的子宫肌纤维及周围韧带,以及胎先露部前羊水囊呈楔状,使宫颈内口向上向外扩张,宫颈管形成漏斗状,随后宫颈管逐渐变短直至消失。初产妇多是先宫颈管消失,后宫口扩张;而经产妇多为宫颈管消失与宫口扩张同时进行。

(2)宫口扩张(cervical dilatation):临产前初产妇的宫颈外口仅容一指尖,经产妇常能容一指。临产后宫口扩张主要是子宫收缩及缩复向上牵拉的结果。胎先露部衔接使前羊水于宫缩时不能回流;同时由于子宫下段的蜕膜发育不良,胎膜容易与该处蜕膜分离,而向宫颈管突出形成前羊水囊,协助宫口扩张。胎膜多在宫口近开全时自然破裂。破膜后,胎先露部直接压迫宫颈,扩张宫口的作用更加明显。当宫口开全(10cm)时,妊娠足月胎头才能通过。

(3)骨盆底组织、阴道及会阴的变化:前羊水囊与胎先露部先扩张阴道上部,破膜后胎先露部下降直接压迫骨盆底组织,使软产道下段形成一个向前弯的长筒形,前壁短后壁长,阴道外口开向前上方,阴道黏膜皱襞展平,阴道扩张。肛提肌向下及向两侧扩展,肌纤维拉长,使分娩前厚约 5cm 的会阴体变成 2~4mm,以利于胎儿娩出。因妊娠期孕妇阴道及骨盆底的结缔组织和肌纤维肥大、血管增粗,血运丰富,若分娩时保护会阴不当,易造成裂伤。

二、产力

将胎儿及其附属物从子宫内逼出的力量称为产力,包括子宫收缩力(简称宫缩)、腹肌及膈肌收缩力(统称腹压)和肛提肌收缩力。

(一)子宫收缩力

贯穿于整个分娩过程中,为临产后的主要产力,能使宫颈管缩短消失、宫口扩张、胎先露下降、胎儿及其附属物娩出。临产后的正常子宫收缩力具有以下特点:

1. 节律性　宫缩出现节律性是临产的标志。每阵宫缩均是由弱至强(进行期),维持一定时间(极期)(一般30~40秒),随后从强逐渐减弱(退行期),直至消失进入间歇期,一般持续5~6分钟。当宫口开全时,间歇期仅1~2分钟,宫缩持续可达60秒。反复宫缩直至分娩结束。宫缩时子宫肌壁血管及胎盘受压使子宫及胎盘绒毛间隙的血流量减少;宫缩间歇时子宫血流量又恢复到原来水平,胎盘绒毛间歇的血流重新充盈,宫缩的节律性利于胎儿血流灌注。

2. 对称性和极性　正常宫缩自两侧子宫角部起,左右对称地迅速向子宫底中线集中,再以约2cm/s速度向子宫下段扩散,约15秒均匀协调地遍及整个子宫,此为宫缩的对称性(图5-1)。宫缩以子宫底部最强最持久,向下逐渐减弱,子宫底部收缩力的强度是子宫下段的2倍,此为宫缩的极性。

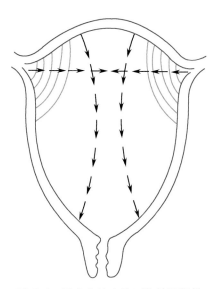

图5-1　子宫收缩力的对称性和极性

3. 缩复　每次宫缩均引起子宫体部肌纤维缩短变宽,宫缩间歇期肌纤维可松弛变长变窄,但不能恢复到原来的长度,经反复宫缩,肌纤维越来越短,这种现象称为缩复(retraction)。子宫体肌纤维的缩复作用可使宫腔容积逐渐缩小,迫使胎先露部下降,宫颈管消失及宫口扩张。

(二)腹壁肌及膈肌收缩力

腹壁肌及膈肌收缩力(简称腹压)是第二产程时娩出胎儿的重要辅助力量。宫口开全后,每当宫缩时,前羊水囊或胎先露部压迫骨盆底组织和直肠,反射性引起排便的动作,产妇屏气向下用力,腹壁肌及膈肌强有力的收缩使腹压增高。在第二产程末期配以宫缩时运用最有效,能迫使胎儿娩出,过早加腹压易使产妇疲劳和造成宫颈水肿,致使产程延长。在第三产程能迫使已剥离胎盘娩出。

(三)肛提肌收缩力

肛提肌收缩力协助胎先露部在骨盆腔进行内旋转,将胎先露推向阻力小、部位宽的前方;当胎头先露部达到母亲耻骨弓下方时,该力能协助胎头仰伸及娩出;当胎盘下降至阴道内时,该力有助于帮助胎盘娩出。

三、胎儿

胎儿能否顺利通过产道,还取决于胎儿大小、胎位及其有无畸形等因素。其中胎儿大小是决定分娩的一个重要因素。分娩时虽产妇骨盆正常,但若胎儿过大致胎头径线过大,可造成相对性头盆不称导致难产。

(一)胎头颅骨

由顶骨、额骨、颞骨各两块及枕骨一块构成。颅骨间缝隙称颅缝,两顶骨间为矢状缝,顶骨与额骨间为冠状缝,枕骨与顶骨间为人字缝,颞骨与顶骨间为颞缝,两额骨间为额缝。两颅缝交界空隙较大处称囟门,其中位于胎头前方的菱形称为前囟(大囟),位于胎头后方的三角形称为后囟(小囟)。颅缝与囟门之间均有软组织遮盖使骨板有一定的活动余地,故胎头具有一定的可塑性。在分娩过程中,通过颅缝及颅骨轻度重叠、缩小体积使胎头变形,利于胎头娩出。过熟儿胎头较大、颅骨较硬,胎头不易变形,有时可导致难产。

(二)胎头径线

主要有四条径线:

1. 双顶径(biparietal diameter,BPD)　为两顶骨隆突间的距离,妊娠足月时均值约9.3cm。

临床以 B 型超声测此值判断胎儿大小。

2. 枕额径（occipito-frontal diameter）　为鼻根至枕骨隆突的距离。胎头以此径线衔接,妊娠足月时平均值约 11.3cm。

3. 枕下前囟径（sub-occipito bregmatic diameter）　又称小斜径,为前囟中央至枕骨隆突下方的距离,胎头俯屈后以此径线通过产道,妊娠足月时平均值约 9.5cm。

4. 枕颏径（occipito mental diameter）　又称大斜径,为颏骨下方中央至后囟顶部间的距离,妊娠足月时平均值约 13.3cm。

（三）胎位

纵产式时胎体纵轴与骨盆轴相一致,容易通过产道。头先露是胎头先通过产道,较臀先露易娩出,可根据胎头矢状缝及前后囟确定胎位。臀先露时胎臀先娩出,较胎头周径小且软,产道不能充分扩张;胎头后出时无充分变形机会使胎头娩出困难。肩先露时胎体纵轴与骨盆轴垂直,妊娠足月活胎不能通过产道,对母儿威胁极大,分娩前需仔细鉴别。

（四）胎儿畸形

胎儿发育异常,如脑积水及联体儿等,由于胎头或胎体过大,通过产道困难,一般可经产前超声诊断。

四、精神心理因素

产妇的精神心理因素可以影响产力,喜悦、紧张、惧怕、担心等各种情绪均可直接影响产程的进展。对分娩有顾虑的产妇往往在分娩早期就出现子宫收缩乏力。因此应在分娩前对产妇及家属进行分娩相关的健康教育,让产妇了解各种分娩方式、特点及分娩过程,使产妇树立信心。可开展家庭式产房,Doula 分娩,以精神上的鼓励、心理上的安慰、体力上的支持帮助产妇安全度过分娩全过程。

（王媛媛　赵扬玉）

第二节　正常分娩机制

分娩机制（mechanism of labor）指胎儿先露部在通过产道时一系列适应骨盆各平面的不同形态、以其最小径线通过产道的全过程。临床以枕先露左前位最为多见,这里以枕左前位为例对分娩机制进行说明(图 5-2),胎儿下降贯穿整个分娩过程,时间上连续且有重叠。

一、衔接（engagement）

胎头双顶径进入骨盆入口平面,颅骨的最低点接近或达到坐骨棘水平。胎头呈半俯屈状态以枕额径进入骨盆入口。由于枕额径大于骨盆入口前后径,胎头矢状缝多在骨盆入口斜径或横径上。初产妇一般在预产期前 1~2 周内衔接,经产妇多在临产后衔接。若初产妇临产后胎头仍未衔接,应警惕头盆不称的情况。

二、下降（descent）

胎头沿骨盆轴前进的动作称为下降,贯穿于分娩全过程,是胎儿娩出的首要条件。在初产妇,衔接发生在临产前,直到第二产程可能才进一步下降;而在经产妇,下降通常跟衔接同时进行。下降是由四种力中的一种或多种引起:①宫缩时来自羊水的压力;②宫缩时宫底直接压迫胎臀;③胎体的伸直伸长;④腹肌收缩。胎头下降程度是判断产程进展的重要标志。

三、俯屈（flexion）

当胎头继续下降至骨盆底时,处于半俯屈状态的胎头遇到来自宫颈、盆壁或盆底的阻力,进一步俯屈使胎儿的下颏更加接近其胸部,胎头由衔接时较长的枕额径变为较短的枕下前囟径,这时可在阴道内触及后囟门在前。

四、内旋转（internal rotation）

当胎头下降至盆底到阻力时,胎头围绕骨盆纵轴,枕部向前旋转 45° 达耻骨联合后方,使其矢状缝与中骨盆及骨盆出口前后径相一致的动作称内旋转。胎头于第一产程末完成内旋转。枕先露时,胎头枕部最低处遇到骨盆底肛提肌阻力,肛提肌收缩将胎头枕部推向阻力小、部位宽的前方。

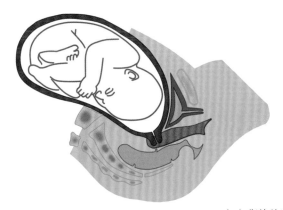 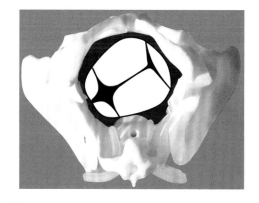

（1）衔接前胎头尚浮

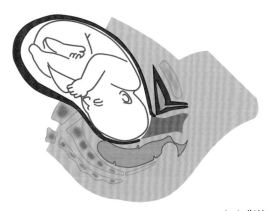 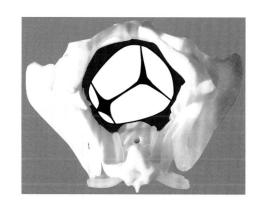

（2）衔接俯屈下降

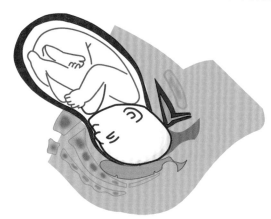 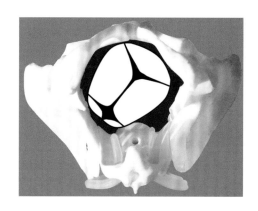

（3）继续下降与内旋转

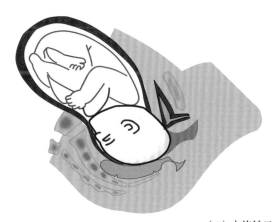 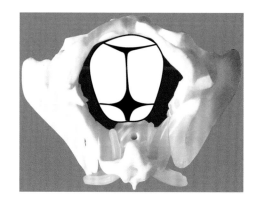

（4）内旋转已完成，开始仰伸

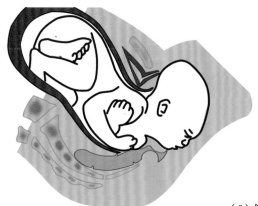
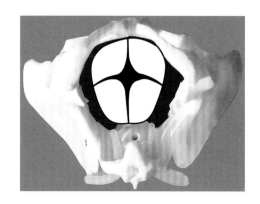

（5）仰伸已完成

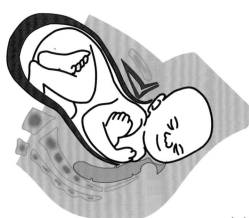
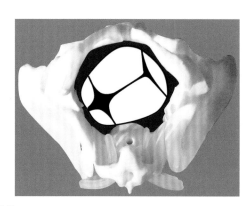

（6）胎头外旋转

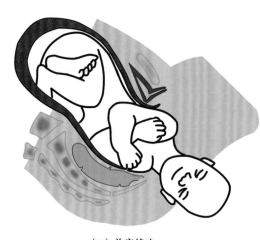
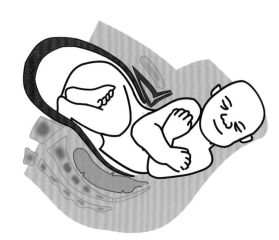

（7）前肩娩出　　　　　　　　　　　　　　（8）后肩娩出

图 5-2　枕左前位分娩机制示意图

五、仰伸（extension）

当胎头完成内旋转后，俯屈的胎头即达到阴道口。来自宫缩、腹压的力量使胎头下降，而肛提肌的收缩又将胎头继续向前推进，两者合力使胎头沿骨盆轴下段向下向前。胎头的枕骨下部在耻骨联合下缘以耻骨弓为支点，胎头逐渐仰伸，胎头枕、顶、额、鼻、口由会阴前缘相继娩出。胎头仰伸时，胎儿双肩径进入骨盆入口左斜径。

六、复位（restitution）及外旋转（external rotation）

胎头娩出后，胎儿双肩径沿骨盆入口左斜径下降。胎头娩出后，胎头枕部向母体左旋转，称复位。胎肩在盆腔内继续下降，前肩向前向母体中线旋转45°时，胎儿双肩径与骨盆出口前后径方向一致，胎儿枕部需在外继续向母体左外侧旋转45°，以保持胎头与胎肩的垂直关系，称外旋转，这个过程是由与引起胎头内旋转的相同的骨盆因素导致的。由于初产妇外阴较紧，可能需接生者帮助完成外旋转。

七、娩出（expulsion）

在外旋转后，接生者协助胎儿前肩于耻骨弓下娩出，后肩随后从会阴体前缘娩出，胎体及下肢随之娩出，从而完成分娩全部过程。

分娩机制的各个动作虽然是分别介绍，实际上却是连续进行的，下降动作始终贯穿分娩全过程。在实际临床工作中，每个产妇及胎儿的情况都各不相同，分娩机制也受到各种因素的影响，对典型胎方位分娩机制的理解有助于灵活处理其他情况的分娩。

（王媛媛　赵扬玉）

第三节　产程及产程管理

临产（in labor）开始的标志是规律且逐渐增强的子宫收缩，同时伴有宫颈管进行性消失、宫口扩张和胎先露下降，用强镇静药物不能抑制宫缩。分娩过程指从开始出现规律宫缩直到胎儿胎盘娩出的全过程。分为三个产程：

第一产程（first stage of labor）　又称宫颈扩张期，是指自临产开始至宫口完全扩张即宫口开全（10cm）为止。初产妇的宫颈较紧，宫口扩张缓慢，一般需11~12小时；经产妇宫口较松，宫口扩张较快，一般需6~8小时。

第二产程（second stage of labor）　又称胎儿娩出期，指从宫口开全到胎儿娩出的全过程。初产妇需1~3小时，不应超过3小时；经产妇通常数分钟完成，一般不超过2小时。

第三产程（third stage of labor）　又称胎盘娩出期，指从胎儿娩出到胎盘胎膜娩出的全过程，一般需5~15分钟，不应超过30分钟。

正确处理产程对减少手术干预，促进安全分娩至关重要。目前，针对分娩人群的特点，如平均分娩年龄增高、孕妇和胎儿的平均体质量增加、硬脊膜外阻滞麻醉等产科干预越来越多，审视沿用多年的Friedman产程曲线，一些产程处理的观念值得质疑和更新。Zhang等对62 415例单胎、头位、自然临产并阴道分娩且新生儿结局正常产妇的产程进行了回顾性研究，结果发现：无论初产妇还是经产妇，宫口从4cm扩张到5cm可能需要6小时以上，从5cm扩张到6cm可能需要3小时以上；初产妇和经产妇的产程在宫口扩张6cm以前基本一致，此后经产妇产程的进展明显加快；初产妇第二产程中位持续时间的第95百分位数在应用硬脊膜外阻滞组及未应用硬脊膜外阻滞组分别为3.6小时和2.8小时。由此可见，即使产程进展比较缓慢，最终仍然可以顺利经阴道分娩，因此2020年中华医学会妇产科分会产科学组联合中华围产医学分会和中国妇幼保健协会助产分会制定了正常分娩指南，以指导临床实践。

一、第一产程的临床表现和处理

1. 临床表现　产程开始时子宫收缩力可能会较弱，间歇约5~6分钟，持续约30秒，随产程进展间歇期逐渐缩短为2~3分钟，持续50~60秒，强度增加。宫口开全时宫缩间歇仅1分钟或稍长，持续时间可达 1 分钟以上。在此期间宫颈进行性展平、宫口扩张,胎头随之入盆衔接,直至宫口开全。宫颈边缘和阴道壁穹窿的界限消失,胎膜多在宫口开全时破裂,流出羊水。将宫口扩张度、胎头下降位置、胎心率及宫缩间隔时间与持续时间绘制成产程图,可以一目了然地观察分娩各产程经过及变化。根据宫颈口扩张曲线将第一产程分为潜伏期和活跃期。

(1)潜伏期(latent phase):指从临产后规律宫缩开始,至宫口扩张至 5cm,此期宫颈扩张速度缓慢,最大时限为 16 小时,超过 16 小时为潜伏期延长,胎头在潜伏期下降不明显。潜伏期延长(初产妇 >20 小时,经产妇 >14 小时)不作为剖宫产指征。

(2)活跃期(active phase):指从宫颈口扩张 5cm 至宫口开全。此期宫颈扩张速度显著加快,约需 4 小时。当破膜且宫口扩张 ≥ 5cm 后,如宫缩正常,而宫口停止扩张 ≥ 4 小时可诊断活跃期停滞;如宫缩欠佳,宫口停止扩张 ≥ 6 小时可诊断活跃期停滞。

2. 处理 第一产程在宫缩间歇期可自由体位,适量活动,鼓励少量多次进食高热量易消化的食物,注意摄入足够的水分,2~4 小时排尿一次。严密观察血压、胎心、宫颈口开大程度、胎先露部下降情况、宫缩强弱及持续时间,绘制产程图,产程图出现异常,应及时寻找原因,及时处理。破膜后且至少给予缩宫素静脉滴注 12~18 小时,方可诊断引产失败。在除外头盆不称及可疑胎儿窘迫的前提下,缓慢但仍然有进展(包括宫口扩张及先露下降的评估)的第一产程不作为剖宫产指征。活跃期停滞可作为剖宫产的指征。

二、第二产程的临床表现和处理

1. 临床表现 第二产程是指宫口开全至胎儿娩出,胎膜多已自然破裂。此时宫缩间歇期 1~2 分钟,每次可持续 1 分钟以上。先露部降至骨盆出口压迫盆底组织时,产妇有排便感,并不自主地产生向下用力屏气动作。随着胎先露下降压迫会阴及盆底,会阴体逐渐膨隆变薄,肛门松弛。胎头于宫缩时露出阴道口,宫缩间歇期胎头又回缩到阴道内,称为胎头拨露。当胎头双顶径越过骨盆出口,宫缩间歇期胎头也不再回缩,称为胎头着冠。胎头娩出,然后胎肩、

胎体娩出。

2. 处理 第二产程要严密观察胎心宫缩变化,指导产妇排空膀胱及屏气用力。对于初产妇,如行硬脊膜外阻滞,第二产程超过 4 小时、产程无进展(包括胎头下降、旋转)可诊断第二产程延长;如无硬脊膜外阻滞,第二产程超过 3 小时、产程无进展可诊断。对于经产妇,如行硬脊膜外阻滞,第二产程超过 3 小时、产程无进展(包括胎头下降、旋转)可诊断第二产程延长;如无硬脊膜外阻滞,第二产程超过 2 小时、产程无进展则可以诊断。当发现第二产程延长时应寻找原因,是否为中骨盆狭窄或持续性枕横位或枕后位,及时处理,避免胎头在盆底受压、胎儿缺氧,长时间压迫盆底组织,造成会阴、膀胱、直肠损伤(表 5-1)。

三、第三产程的临床表现和处理

1. 临床表现 胎儿娩出后子宫容积明显缩小,胎盘不能相应缩小而与子宫壁发生错位、剥离,最终胎盘完全剥离而排出。表现为子宫底降至脐水平,宫缩暂停,几分钟后再次出现。

胎盘剥离征象:①子宫体变硬呈球形,胎盘剥离后降至子宫下段,下段被扩张,子宫体呈狭长形被推向上,子宫底升高达脐上;②剥离的胎盘降至子宫下段,阴道口外露的一段脐带自行延长;③阴道少量流血;④用手掌尺侧在产妇耻骨联合上方轻压子宫下段时,子宫体上升而外露的脐带不再回缩。

胎盘剥离及排出有两种方式:①希氏(Schultze)式:较多见,胎盘从中央开始剥离,而后向周围剥离,其特点是胎盘面先排出,后见少量阴道流血;②邓氏(Duncan)式:较少见,从胎盘边缘开始剥离,血液沿剥离面流出,其特点是先有较多的阴道流血,胎盘后排出。

2. 处理 正确协助胎盘娩出,减少产后出血的发生。在胎盘尚未完全剥离之前,切忌用手按揉、下压子宫底或猛烈牵拉脐带,避免引起胎盘部分剥离而出血或拉断脐带,甚至造成子宫内翻。当确定胎盘已完全剥离时,宫缩时将左手握住子宫底,拇指放于子宫前壁,其余四指放于子宫后壁按压子宫底部,同时右手轻拉脐带,协助胎盘娩出。当胎盘娩出至阴道口时,接生者用双手捧住胎盘,向一个方向旋转并缓慢向外牵拉,协助胎膜完整剥离排出。若在胎膜排出过程中,发现胎膜

表 5-1　"新"产程标准及处理的修订

类别	诊断标准及处理
第一产程	
潜伏期	潜伏期延长（初产妇 >20 小时，经产妇 >14 小时）不作为剖宫产指征。 破膜后且至少给予缩宫素静脉滴注 12~18 小时，方可诊断引产失败。 在除外头盆不称及可疑胎儿窘迫的前提下，缓慢但仍然有进展（包括宫口扩张及先露下降的评估）的第一产程不作为剖宫产指征。
活跃期	以宫口扩张 5cm 作为活跃期的标志。 活跃期停滞的诊断标准：当破膜且宫口扩张 ≥ 5cm 后，如宫缩正常，而宫口停止扩张 ≥ 4 小时可诊断活跃期停滞，如宫缩欠佳，宫口停止扩张 ≥ 5 小时可诊断活跃期停滞。活跃期停滞可作为剖宫产的指征。
第二产程	第二产程延长的诊断标准： 1. 初产妇 如行硬膜外阻滞，第二产程超过 4 小时，产程无进展（包括胎头下降、旋转）可诊断第二产程延长； 如无硬膜外阻滞，第二产程超过 3 小时，产程无进展可诊断。 2. 经产妇 如行硬膜外阻滞，第二产程超过 3 小时，产程无进展（包括胎头下降、旋转）可诊断第二产程延长； 如无硬膜外阻滞，第二产程超过 2 小时，产程无进展则可以诊断。 由经验丰富的医师和助产士进行的阴道助产是安全的，鼓励对阴道助产技术进行培训。 当胎头下降异常时，在考虑阴道助产或剖宫产之前，应对胎方位进行评估，必要时进行手转胎头到合适的胎方位。

部分断裂，可用血管钳夹住断端，再继续向原方向旋转，直至胎膜完全排出。胎盘胎膜娩出后，酌情按摩子宫刺激其收缩，减少出血。

检查胎盘胎膜是否完整。将胎盘辅平，母体面向上，注意各小叶能否对合，有无缺损，然后将胎膜提起，检查是否完整，同时注意有无异常血管通过胎膜，如有血管断端者，说明可能有"副胎盘"残留在宫内。如胎盘不完整或大部分胎膜残留，须在严密消毒下，徒手或用器械进入宫腔取出，以防产后出血或感染。如有小部分胎膜残留，可于产后使用宫缩剂促其自然排出。

检查软产道有无裂伤，若有裂伤，应立即缝合。注意阴道出血量、会阴及阴道是否有血肿、子宫收缩、子宫底高度、膀胱充盈否，发现异常情况及时处理。

"正常分娩指南"提供的是一种理念，建议给予产妇更多的试产时间，在保障母儿安全的前提下，密切观察产程的进展，应该"有所为"（产程异常要积极处理），"有所不为"（不轻易实施产时剖宫产），增加阴道分娩的机会，降低剖宫产率。在应用"新产程专家共识"指导阴道分娩时，需要结合我国的产科实际情况，结合所在医院的能力和技术水平，结合每个产妇的情况（个体化）灵活运用，不能机械教条地应用。

（王伽略　赵扬玉）

第四节　正常接生

一、评估

1. 了解第一产程进展情况，当初产妇宫口开全、经产妇宫口扩张 4cm 以上，宫缩规律、有力时，产妇可进入产房做分娩准备；

2. 了解胎儿大小、骨盆情况，初步判断是否需要做会阴侧切；

3. 胎儿电子监护情况。

二、准备

1. 环境　符合无菌操作条件,温度26~28℃。

2. 物品　碘伏、无菌产包(集血器)、预热新生儿辐射台、新生儿窒息复苏抢救物品(检查物品功能是否良好),安全分娩核查表,将钟表放置于方便接产者看到的位置等。

3. 产妇　头高脚低仰卧于产床上,两腿屈曲分开,双脚踩在脚蹬上,露出外阴,持续心电监护及胎心监护,温水和肥皂水清洗外阴,后用碘伏对外阴进行消毒2~3次,按照大阴唇 → 小阴唇 → 阴阜 → 大腿内上1/3 → 会阴及肛门周围的顺序。

4. 助产士　接产时严格遵循无菌原则,刷手,穿手术衣,戴无菌手套,铺产台。

5. 若为早产儿或估计新生儿有特殊情况,需提前联系新生儿科医生到场。

三、接产

1. 与产妇沟通相关内容,取得产妇配合。

2. 指导产妇用力　在宫缩时屏气,用腹肌收缩的力量向下用力,宫缩间歇正常呼吸休息,有必要时可适当补充能量,准备下一次用力,促进胎儿下降。

3. 接生过程中,个体化指导产妇用力,可用手控制胎头娩出速度以防止娩出过快造成会阴裂伤,左手轻轻下压胎头枕部,协助胎头俯屈,使胎头双顶径慢慢娩出,当胎头枕部在耻骨弓下露出时,左手协助胎头仰伸,使胎头缓慢娩出,左手自鼻根向下颏挤压出口鼻黏液和羊水。若发现脐带绕颈一周较松时,可将脐带从胎头推下或顺肩向下推;若脐带缠绕过紧或绕颈2周及以上,需立刻在一段脐带的两端钳夹血管钳,并从中间剪断。胎头娩出后,等待宫缩使胎头完成外旋转,复位,胎肩旋转至骨盆出口前后径,再次宫缩时,接生者右手托住会阴,左手向下牵拉胎儿颈部,娩出前肩,随后向上托胎儿颈部,娩出后肩,保护会阴的右手放松,双手协助胎体娩出(图5-3)。集血器置于产妇臀下收集阴道出血。需要注意的是,无需常规对初产妇行会阴切开,在分娩的过程中,若出现以下情况时才考虑:①胎儿过大或会阴过紧,评估分娩时会阴撕裂不可避免;②分娩过程中母亲或胎儿出现紧急情况需尽快结束分娩时,如胎儿宫内窘迫等;③使用胎儿负压吸引或产钳助产时,需根据母胎情况及术者经验决定是否行会阴切开。

4. 胎儿娩出后,将新生儿以俯卧位置于母亲腹部事先铺好的干毛巾上,头偏向一侧,立即彻底擦干。若新生儿哭声好,可撤去毛巾,与母亲进行皮肤接触,并注意保暖;若新生儿出现喘息或无呼吸,需立即断脐转移至辐射台开始复苏。若母婴一般情况良好,可待脐血管停止搏动后断脐(生后约1~3分钟);接生者需换一副新的无菌手套进行无菌操作,在距脐带根部1~2cm处钳夹第一把止血钳,在距离脐带根部5cm处钳夹第二把止血钳,在第一把止血钳位置剪断脐带并结扎,保持断端暴露、清洁、干燥有利于脐带脱落。

胎儿娩出后宫缩暂停数分钟,后再次出现,胎盘出现剥离征象,详见第二节。在胎盘剥离完全之前,不应用力按压宫底、牵拉脐带,避免胎盘剥离不完全导致的出血或脐带被拉断。当胎盘剥离时,产妇可屏气用力,将胎盘排出阴道。当胎盘完全剥离时,助产者在宫缩时左手握住宫底确定子宫收缩好,并按压,轻微拉紧脐带但不牵拉,由宫底的左手来推动胎盘脱落进入阴道。当胎盘娩出至阴道口时,双手接住胎盘并向一个方向轻旋牵引,协助胎膜完整剥离。若胎膜断裂,可用血管钳夹住断端继续按原方向旋转牵拉,直至胎膜完整排出(图5-4)。此时可用手按摩子宫,促进收缩,并测量出血量。将娩出的胎盘置于弯盘内仔细检查(详见本章第五节)。

5. 胎盘娩出后,由外向内、由健侧向患侧检查软产道,包括会阴、小阴唇内侧、尿道口周围、阴道及宫颈有无裂伤、活动性出血或血肿。若有异常,应立即处理,对撕裂伤及时缝合。

6. 清理产台,计算出血量,用过物品按生活和医用垃圾分类处理。

7. 清洗产妇会阴,保暖,清洗器械,完成分娩记录。

8. 观察产后一般情况胎盘娩出2小时内即第四产程是产后出血的高危期。应在分娩室/产房观察产妇一般情况,每隔15~30分钟测量生命体征包括血压、脉搏等,面色、结膜和甲床色泽,记录阴道流血情况。按摩子宫检查宫腔是否有积血,外阴阴道是否有血肿,膀胱充盈情况等;交代产妇及时饮水、补充能量,早开奶、早吸吮,指导产妇母乳喂养;保持外阴清洁,注意小便及恶露情况等。发现异常情况及时处理。对进行分娩镇痛的产妇在分娩镇痛结束2小时后由麻醉医师拔除硬膜外导管。产后2小时无异常可将产妇和新生儿送回病房。

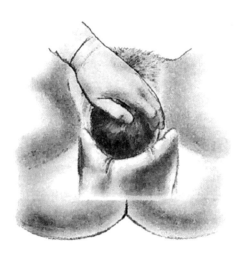
（1）保护会阴，协助胎头俯屈

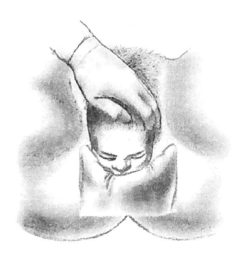
（2）协助胎头仰伸

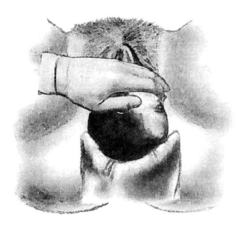
（3）助前肩娩出

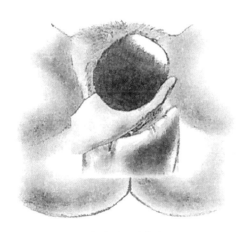
（4）助后肩娩出

图 5-3　正常接产步骤

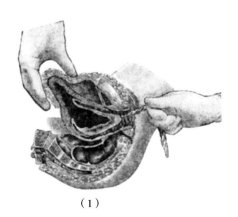
（1）

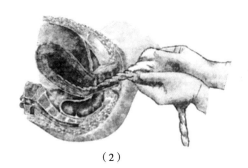
（2）

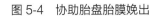

图 5-4　协助胎盘胎膜娩出

（王媛媛　赵扬玉）

第五节 新生儿和胎儿附属物检查及评估

一、新生儿处理

1. 一般处理 新生儿出生后置于辐射台上擦干保暖。

2. 清理呼吸道 必要时可用洗耳球或新生儿吸痰管继续清理呼吸道黏液及羊水。当确定呼吸道通畅仍未啼哭时,可轻拍足底或轻抚背部。待新生儿大声啼哭,表示呼吸道已通畅,即可处理脐带。

3. 新生儿 Apgar 评分 是用于快速评估新生儿出生后一般状况的方法,由心率、呼吸、肌张力、喉反射及皮肤颜色 5 项体征组成。5 项体征中的每一项授予分值 0、1 或 2 分,然后将 5 项分值相加,即为 Apgar 评分的分值(表 5-2)。满分为 10 分,属正常新生儿;7 分以上只需进行一般处理;4~7 分缺氧较严重,需清理呼吸道、人工呼吸、吸氧、用药等措施才能恢复;3 分以下缺氧严重,需紧急抢救,行喉镜在直视下气管内插管并给氧。应在出生后 5 分钟、10 分钟时再次评分。1 分钟评分反映在宫内的情况,而 5 分钟及以后评分则反映复苏效果,与预后关系密切。Apgar 评分评估新生儿出生时生命状况和复苏效果,是一种简捷实用的初筛指标。但是近年来人们对 Apgar 评分的诊断价值不断提出质疑,比如低 Apgar 评分并不等同于窒息,其原因可能不是宫内缺氧;Apgar 评分虽可识别新生儿有无抑制,但不能区别抑制的病因;敏感度高而特异度低,常导致窒息诊断范围扩大化,且个体主观影响较大,降低了评分的可靠性。由于评分是生后 1 分钟完成的,但窒息的新生儿不能等 1 分钟后再进行复苏,因此美国新生儿复苏指南提出 Apgar 评分可评价新生儿窒息的严重程度和复苏的效果,但不能指导复苏。

4. 脐动脉血气 pH 测定的意义 脐动脉血气代表新生儿在产程中血气变化的结局,提示有无缺氧、酸中毒及其严重程度,反映新生儿窒息的病理生理本质,较 Apgar 评分更为客观、更具有特异性。故有研究认为应增加脐动脉血气作为新生儿窒息的诊断标准之一。建议在有条件的医院使用 Apgar 评分与脐动脉血气 pH 结合诊断新生儿窒息与否。新生儿生后仍做 Apgar 评分,在有条件的医院生后应即刻做脐动脉血气分析:①轻度窒息:Apgar 评分 1 分钟 ≤ 7 分,或 5 分钟 ≤ 7 分,伴脐动脉血 pH<7.2;②重度窒息:Apgar 评分 1 分钟 ≤ 3 分或 5 分钟 ≤ 5 分,伴脐动脉血 pH<7.0。未取得脐动脉血气分析结果的,Apgar 评分异常,可称之为"低 Apgar 评分"。考虑到目前国际、国内的疾病诊断编码的现状,对于"低 Apgar 评分"的病例,Apgar 评分 ≤ 3 分列入严重新生儿窒息(severe);Apgar 评分 ≤ 7 分列入轻或中度新生儿窒息(mild or moderate)的诊断。

表 5-2 新生儿 Apgar 评分法

体征	0分	1分	2分
每分钟心率	0	<100 次	≥ 100 次
呼吸	0	浅慢,不规则	佳,哭声响亮
肌张力	松弛	四肢稍屈曲	四肢屈曲,活动好
喉反射	无反射	有些动作	咳嗽,恶心
皮肤颜色	全身苍白	身体红,四肢青紫	全身粉红

5. 处理脐带　碘伏消毒断脐根处脐带,剪断脐带后在距脐根上方 0.5~1.0cm 处使用丝线、弹性橡皮圈或脐带夹结扎,脐带断端用碘伏消毒,3% 碘酊烧灼后无菌纱布包扎,注意扎紧以防脐带出血。

6. 其他处理　常规新生儿体格检查,将新生儿足底印及母亲拇指印留于新生儿病历上,新生儿手腕带和包被应标明性别、体重、出生时间、母亲姓名及病历号。帮助新生儿早接触、早吸吮,注射相关疫苗等。特殊新生儿如母亲妊娠期糖尿病儿应测末梢血糖等。

二、检查胎盘胎膜

将胎盘铺平,先检查胎盘母体面胎盘小叶有无缺损,然后拎起脐带将胎盘提起,检查绒毛膜和羊膜是否完整,再检查胎盘胎儿面边缘有无血管断裂、有无毛糙,及时发现副胎盘、胎盘小叶缺失或胎盘粘连等。

(王媛媛　赵扬玉)

第六节　安全分娩核查表

一、安全分娩核查表的来源

2008 年世界卫生组织(WHO)制订了"WHO 安全分娩核查表"(图 5-5),旨在于帮助医务人员从"孕妇入院"至"产妇及新生儿出院"期间为孕产妇及其新生儿提供高质量医疗护理。该核查表共包含了 29 项遵循循证医学证据的医疗实践内容,分"入院时—即将分娩前(剖宫产前)—分娩后 1 小时—出院前"4 个节点,对孕产妇及新生儿死亡相关的关键因素(包括产科出血、感染、难产、妊娠期高血压疾病和早产儿并发症等)进行核查。WHO 根据"安全分娩核查表试用版"的现场评价、反馈情况进行了修订,并在印度进行了前瞻性验证和大型随机对照研究,并进一步完善其内容。2012 年 11 月至 2015 年 3 月期间已有 29 个国家注册了 WHO 合作中的安全分娩核查项目,此外 WHO 建立了全球协作网络推广核查表并探索可能影响"安全分娩核查表"实施的各类因素,不断改善修订。

2017 年我国成立了国家产科专业质量管理与控制中心,通过审查资源、查阅文献,为适应中国产科的实际情况对"WHO 安全分娩核查表"的内容及形式进行了调整,并设定了"产房分娩安全核查表",目前核查对象为确定临产的孕产妇,将需核查的关键时间节点更改为"确定临产后—准备接产前—分娩后 2 小时"。期望提高分娩期间的医疗服务质量,改善孕产妇及新生儿结局。

二、WHO 安全分娩核查表的内容形式

"WHO 安全分娩核查表"的内容根据分娩常规流程将分娩的关键操作简化为 4 个时间节点。第 1 个关键节点设在孕妇入院时,需对孕妇进行检查、了解已知的分娩高危因素、对妊娠合并症及并发症进行相关处理,使孕妇及其陪同人员做好分娩前的准备;第 2 个关键节点为即将分娩前(或剖宫产前),以及时发现和治疗可能发生在分娩过程中的并发症,并对常规分娩过程及产后可能出现的危急情况进行相关的准备;第 3 个节点在分娩后 1 小时内,对产妇及新生儿分别给予关注,及时发现并治疗分娩后可能发生的并发症,并告知产妇及其陪同人员对于分娩后身体出现的危险征象应积极求助;第 4 个节点在出院前,对产妇及新生儿进行检查,确保达到出院要求、安排随访计划、讨论并提供避孕指导。医务人员需要在关键节点进行核查,并确保完成相应的任务。为了进一步帮助医务人员理解,核查表每条内容的右侧均有基于循证医学证据的附加信息,用以参考并指导分娩关键操作的选择及处理。

分娩前

WHO安全分娩核查表

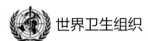 世界卫生组织

1 入院时

孕妇是否需要转诊?
- □ 否
- □ 是，立即安排

参照各医疗机构标准

是否开始使用产程监护仪?
- □ 是，宫口开大4cm时使用
- □ 否

当宫口≥4cm时，宫口扩张速度≥1cm/h开始使用产程监护仪
- 每30分钟：心率，宫缩，胎心率
- 每2小时：体温
- 每4小时：血压

孕妇是否需要开始使用以下药物?

抗生素?
- □ 不需要
- □ 需要，使用

硫酸镁和降压治疗?
- □ 不需要
- □ 需要，使用硫酸镁
- □ 需要，使用降压药

使用任何药物前需要询问孕妇是否存在过敏史
如果孕妇出现以下情况，需要给予抗生素治疗
- 孕妇体温≥38℃
- 既往存在阴道分泌物异味史
- 胎膜破裂＞18小时

如果孕妇出现以下症状，需要给予硫酸镁治疗
- 舒张压≥110mmHg，尿蛋白3+
- 舒张压≥90mmHg，尿蛋白2+，
  合并以下症状之一：严重头痛、视力障碍、上腹疼痛
如果孕妇收缩压＞160mmHg，需要给予降压药治疗
- 降压目标：血压＜150/100mmHg

- □ 确认每一次阴道核查前清洁
  双手并穿戴无菌手套。

- □ 鼓励孕妇陪同人员陪伴分娩过程。

- □ 确保孕妇及其陪同人员在分娩过程中
  需要帮助时，能及时向医护人员求助。

出现以下情况需及时求助医护人员：
- 出血
- 剧烈腹痛
- 严重头痛或视力障碍
- 排尿困难
- 产力过大

填写人 ＿＿＿＿＿＿＿＿＿＿＿＿＿＿＿

分娩前

WHO安全分娩核查表

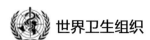 世界卫生组织

2 　即将分娩前（或剖宫产前）

孕妇是否需要开始使用以下药物？

抗生素？
☐ 不需要
☐ 需要，使用

硫酸镁和降压治疗？
☐ 不需要
☐ 需要，使用硫酸镁
☐ 需要，使用降压药

使用任何药物前需要询问孕妇是否存在过敏史
如果孕妇出现以下情况，需要给予抗生素治疗
• 孕妇体温≥38℃
• 既往存在阴道分泌物异味史
• 胎膜破裂＞18小时
• 选择剖宫产

如果孕妇出现以下症状，需要给予硫酸镁治疗：
• 舒张压≥110mmHg，尿蛋白3+
• 舒张压≥90mmHg，尿蛋白2+
　　合并以下症状之一：严重头痛、视力障碍、上腹疼痛
如果孕妇收缩压＞160mmHg，需要给予降压药治疗
• 降压目标：血压＜150/100mmHg

确认床旁必需用品及做好分娩前准备：

孕妇
☐ 无菌手套
☐ 酒精消毒液或肥皂和清洁水
☐ 含有10个单位缩宫素的注射器

分娩后孕妇需要护理的相关准备：
确保单胎分娩（非多胎分娩）
1. 分娩后1分钟内给予缩宫素
2. 分娩后1~3分钟内胎盘娩出
3. 胎盘娩出后按摩子宫
4. 确保子宫开始收缩

新生儿
☐ 清洁毛巾
☐ 用以断脐的无菌剪刀
☐ 吸引器
☐ 储氧袋和吸氧面罩

分娩后新生儿需要护理的相关准备：
1. 清洁新生儿，保暖
2. 若新生儿无自主呼吸，给予适当刺激及清理呼吸道
3. 若经上述处理，新生儿仍无自主呼吸：
• 断脐
• 必要时再次清理呼吸道
• 气囊面罩通气
• 寻求帮助

☐ 确认助手人选，在必要时寻求帮助

填写人 ─────────

分娩后

WHO安全分娩核查表

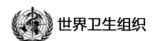 世界卫生组织

3 分娩后1小时内

产妇是否存在异常出血？
□ 否
□ 是，寻求帮助

如果产妇出现异常出血：
• 按摩子宫
• 考虑使用更大剂量缩宫素
• 立即静脉补液，注意保暖
• 病因治疗：子宫收缩乏力，胎盘残留，阴道撕裂，子宫破裂

产妇是否需要开始使用以下药物？
抗生素?
□ 不需要
□ 需要，使用

使用任何药物前需要询问孕妇是否存在过敏史
如果分娩过程中人工剥离胎盘或产妇体温≥38℃合并以下情况则需要给予抗生素治疗
• 寒颤
• 阴道分泌物存在异味
如果产妇存在3/4阴道撕裂，那么可预防性地给予抗生素以防感染。

硫酸镁和降压治疗?
□ 不需要
□ 需要，使用硫酸镁
□ 需要，使用降压药

如果孕妇出现以下症状，需要给予硫酸镁治疗：
• 舒张压≥110mmHg，尿蛋白3+
• 舒张压≥90mmHg，尿蛋白2+，
  合并以下症状之一，严重头痛、视力障碍、上腹疼痛
如果孕妇收缩压 > 160mmHg，需要给予降压药治疗
• 降压目标：血压 < 150/100mmHg

新生儿是否需要开始使用以下处理？
转诊?
□ 不需要
□ 需要，立即安排

参照各医疗机构标准

抗生素?
□ 不需要
□ 需要，使用

如果孕妇在分娩过程中使用抗生素治疗感染或新生儿存在以下情况，需给予新生儿抗生素治疗：
• 呼吸频率 > 60次/min或 < 30次/min
• 胸廓凹陷，呼噜样呼吸或抽搐
• 刺激反应差
• 体温 < 35℃（及保暖后体温未回升）或体温≥38℃

特殊护理和监护?
□ 不需要
□ 需要，使用

如果新生儿出现以下情况，则给予特殊护理和监护
• 早产儿，早产时间 > 1个月
• 出生体重 < 2 500g
• 需要使用抗生素
• 需要复苏

□ 开始母乳喂养和皮肤接触（母婴状态良好前提下）。

□ 确保产妇及其陪同人员在身体出现危险征象时能寻求帮助。

填写人 ————————————

分娩后

WHO安全分娩核查表

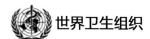世界卫生组织

| 4 | 出院前 |

□ 确保产妇分娩后在医院机构至少观察24小时。

| 产妇是否需要开始使用抗生素？
□ 不需要
□ 需要，使用及延迟出院时间 | 使用任何药物前需要询问孕妇是否存在过敏史
如果孕妇出现以下情况，需要给予抗生素治疗
• 孕妇体温≥38℃
• 既往存在阴道分泌物异味史 |

| 产妇血压是否正常？
□ 否，治疗及延迟出院时间
□ 是 | 如果孕妇出现以下症状，需要给予硫酸镁治疗
• 舒张压≥110mmHg，尿蛋白3+
• 舒张压≥90mmHg，尿蛋白2+，
　合并以下症状之一：严重头痛、视力障碍、上腹疼痛
如果孕妇收缩压＞160mmHg，需要给予降压药治疗
• 降压目标：血压＜150/100mmHg |

| 产妇是否存在异常出血？
□ 否
□ 是，治疗及延迟出院时间 | 如果产妇脉搏＞110次/min，血压＜90mmHg
• 立即静脉输液，保暖
• 病因治疗（低血容量性休克） |

| 新生儿是否需要开始使用抗生素？
□ 否
□ 是，治疗及延迟出院时间，给予特殊护理 | 如果新生儿存在以下情况，需给予抗生素治疗
• 呼吸频率＞60次/min或＜30次/min
• 胸廓凹陷，呼噜样呼吸或抽搐
• 刺激反应差
• 体温＜35℃（及保暖后体温未回升）或体温≥38℃
• 无法进行母乳喂养
• 脐部发红扩大至皮肤或存在脓液 |

| 新生儿喂养是否良好？
□ 否，建立良好母乳喂养习惯及延迟出院时间
□ 是 | |

□ 向产妇提供和讨论计划生育方案。

□ 安排随访计划和确保孕妇及其陪同人员出院后在身体出现危险征象时能寻求帮助。

危险征象

| 孕产妇：
• 出血
• 剧烈腹痛
• 严重头痛或视力障碍
• 呼吸困难
• 发热或寒颤
• 排尿困难
• 上腹疼痛 | 新生儿：
• 呼吸频率加快或呼吸困难
• 发热
• 异常感冒
• 喂养困难
• 日常活动减少
• 全身皮肤发黄 |

填写人 ————————————

图 5-5　WHO 安全分娩核查表

三、中国产房分娩安全核查表的内容形式,详见图5-6。

产房分娩安全核查表知识点

确定临产	准备接产	分娩后2小时
1. 产程观察及监测 • 孕妇心率、血压及体温:每4~6小时一次 • 宫缩:定时观察并记录 • 胎心率:潜伏期1~2小时一次,活跃期15~30分钟一次,第二产程5~10分钟一次 **2. 考虑应用抗菌药物的指征** • 孕妇体温≥38℃,且不能排除感染 • 足月胎膜早破>12小时 • 早产胎膜早破 • GBS阳性合并胎膜已破或已临产 • 其他指征需要使用抗生素者 **3. 子痫前期临产后酌情给予硫酸镁**,重度子痫前期或子痫发作后必须使用,同时注意硫酸镁中毒反应 **4. 降压治疗**:当血压≥160/110mmHg必须使用降压药物 **5. Ⅲ类胎心监护** • 基线变异消失合并以下情况①反复晚期减速②反复变异减速③胎心心动过缓 • 正弦波图形 以上情况需立即终止妊娠 **6. 告知孕妇需寻求帮助的特殊征象** • 出血 • 阴道流液 • 持续性或剧烈腹痛 • 头晕、头痛、视物模糊 • 排尿困难 • 向下用力的感觉 • 呼吸困难 • 发热或寒战 • 心慌、胸痛、持续性背痛	**1. 需要寻求帮助的异常征象** • 产妇:脸色苍白、精神差、烦躁、呛咳、心慌、胸闷、憋气、胸痛、呼吸急促、头晕、头痛、抽搐,阴道异常出血,行心电监护、给吸氧、氧饱和度监测,呼叫上级医生,必要时同时呼叫麻醉科医生/ICU医生 • 胎心监护异常(Ⅱ类胎心监护短时间不能分娩或Ⅲ类胎心监护),做好紧急剖宫产或者阴道助产准备 • 羊水异常(血性、Ⅱ度以上污染)警惕胎盘早剥、胎儿窘迫 • 强直性宫缩、病理性缩复环、血尿,警惕子宫破裂 **2. 使用前列腺素和麦角新碱等类药物前**,需了解过敏史、哮喘、青光眼以及心脏病、高血压等病史 **3. 分娩后针对产妇采取的处理措施** • 确认单胎分娩或多胎均分娩后 • 胎儿前肩娩出或胎儿娩出后立即给予缩宫素 • 观察胎盘剥离征象 • 控制性牵拉脐带 • 了解子宫收缩情况 **4. 无特殊情况下,在新生儿出生后实施延迟结扎脐带**,生后30~60秒后或等待脐带搏动停止后结扎脐带 **5. 分娩后新生儿初步复苏措施** • 保温和维持正常体温 • 摆正体位,清理气道(必要时) • 擦干和刺激 • 呼吸暂停或喘息样呼吸或心率<100次/min: 　• 复苏球囊面罩正压通气 　• 必要时矫正通气 　• 呼叫帮助	**1. 需要呼叫上级医生的异常征象** • 出血量≥400ml • 活动性出血或迅猛出血 • 心率≥110次/min,血压<90/60mmHg • 经皮血氧饱和度<95% • 烦躁、淡漠、口渴、口唇苍白发绀、抽搐 • 剧烈腹痛,严重头痛或视力障碍,呼吸困难,发热、畏寒或排尿困难 • 肛门坠胀感,警惕软产道血肿 **2. 异常阴道出血的初步处理** • 按摩子宫、观察是否有凝血块 • 联合使用宫缩剂 • 前列腺素及麦角新碱等类药物使用前询问禁忌证 • 开放静脉,心电监护,吸氧,留置尿管,保暖 • 完善辅助检查,检测凝血功能和血常规,根据出血量等酌情配血 • 处理病因:宫缩乏力、胎盘胎膜残留、软产道裂伤、子宫破裂、胎盘早剥、羊水栓塞及凝血功能障碍 **3. 产后使用抗菌药物指征** • 产程中孕妇体温≥38℃,且不能排除感染 • 宫腔操作者酌情使用 • Ⅲ度或Ⅳ度会阴裂伤 • 产后出血者酌情使用 **4. 产后给予硫酸镁的指征** • 重度子痫前期 • 子痫发作 • 产后新发高血压伴视物模糊或持续头痛 **5. 产后使用降压药指征** • 血压持续≥150/100mmHg时建议降压治疗 **6. 新生儿存在以下情况建议转儿科** • R>60次/min或<30次/min,呻吟、三凹征或抽搐 • 刺激时活动欠佳 • 体温<35℃(保暖后不上升)或>38℃ • 不能纠正的新生儿低血糖(血糖<2.6mmol/L) • 皮肤苍白/发绀 • 孕周小于34周 **7. 新生儿可在产科加强监测,必要时转儿科** • 早产大于34周或出生体重<2 500g • 出生时经过初步复苏,复苏后监测 • 其他高危儿情况

产房分娩安全核查表（确定临产后使用）

姓名：_____ 病案号：_____ 年龄：_____ 孕周：_____

临产时间：_____ 单胎 □ 多胎 □ □初产妇 □经产妇

确定临产	准备接产	分娩后2小时
一、病史信息 1. 急产史 　□是　　　　　　□否 2. 产后出血史 　□是　　　　　　□否 3. 子宫瘢痕 　□是　　　　　　□否 4. 妊娠合并症及并发症 　□是_____ 　_____ 　□否 5. 是否有其他特殊情况（主诉、病史、化验、胎儿）_____ 　_____ 6. 是否有特殊用药 　□是_____□否 7. 是否有药物过敏史 　□是　　　　　　□否 **二、孕妇治疗** 1. 是否已使用糖皮质激素促胎肺成熟 　□是　　□否　　□不需使用 2. 是否需要抗菌药物 　□是　　　　　　□否 3. 是否需要提前备血 　□是　　　　　　□否 4. 是否需要硫酸镁及降压治疗 　□是，给予硫酸镁 　□是，给予降压药物 　□否 **三、胎儿监护分类** 　□Ⅰ类　　□Ⅱ类　　□Ⅲ类 **四、是否已告知孕妇及家属在分娩期间出现特殊征象时，及时寻求帮助** 　□是　　　　　　□否 核查人及时间： 医生_____ 助产士_____	1. 孕妇及胎儿异常征象 　□是，呼叫帮助　　□否 2. 是否需要儿科医生 　□是，已联系　　　□否 确认床旁已有必需用品并为分娩做好准备 **一、对于孕妇** 1. 缩宫素10U抽吸入注射器 　□是　　　　　　□否 2. 开放静脉 　□是　　　　　　□否 3. 是否需要同时其他宫缩剂备用 　□是　　　　　　□否 **二、对于新生儿，以下物品已检查功能状态** 　□复苏球囊面罩 　□负压吸引器 　辐射台功能状态良好 　□是　　　　　　□否 　新生儿采血气针 　□是　　　　　　□否 　新生儿脉氧饱和仪 　□是　　　　　　□否 **三、台下医护人员已到位** 　□是　　　　　　□否 **四、分娩结束，清点物品无误** 　□是　　　　　　□否 分娩前纱布_____块 术中增加纱布_____块 分娩后纱布_____块 操作者/清点人双签字 核查人及时间： 医生_____ 助产士_____	1. 产妇异常生命体征 　□是，呼叫帮助　　□否 2. 产妇是否有异常阴道出血 　□是，呼叫帮助　　□否 **一、产妇是否需要** 1. 是否需要抗菌药物 　□是，给予抗菌药物　□否 2. 是否需要硫酸镁及降压治疗 　□是，给予硫酸镁 　□是，给予降压药物 　□否 **二、新生儿是否需要** 1. 转儿科 　□是 　□否 2. 在产科进行特殊的护理和监测 　□是，已准备好　　□否 **三、开始母乳喂养及母婴皮肤接触（如果产妇及新生儿状况良好）** 　□是　　　　　　□否 **四、助产士进行交接之外，有无特殊情况需要医生进行交接** 　□是　　　　　　□否 核查人及时间： 医生_____ 助产士_____

图 5-6　中国产房安全分娩核查表

（陈　练　赵扬玉）

59

参考文献

1. 谢幸, 苟文丽. 妇产科学. 9 版. 北京: 人民卫生出版社, 2018: 168-175.
2. Cunningham F G, Leveno K J, Bloom S L, et al. Williams Obstetrics. 24th ed. USA: McGraw-hill Medical Publishing Division, 2014: 438-443.
3. Zhang J, Landy HJ, Branch DW, et al. Contemporary patterns of spontaneous labor with normal neonatal outcomes. Obstet Gynecol, 2010, 116 (6): 1281-1287.
4. 中国妇幼保健协会助产士分会, 中国妇幼保健协会促进自然分娩专业委员会. 正常分娩临床实践指南. 中华围产医学杂志, 2020, 23 (06): 371-375.
5. 中华医学会围产医学分会, 中华护理学会妇产科专业委员会, 中国疾病预防控制中心妇幼保健中心. 新生儿早期基本保健技术的临床实施建议 (2017 年, 北京). 中华围产医学杂志, 2017, 20 (9): 625-629.
6. 中华医学会围产医学分会新生儿复苏学组. 新生儿窒息诊断的专家共识. 中华围产医学杂志, 2016, 19 (1): 3-6.
7. White CR, Doherty DA, Newnham JP, et al. The impact of introducing universal umbilical cord blood gas analysis and lactate measurement at delivery. Aust N Z J Obstet Gynaecol, 2014, 54 (1): 71-78.
8. World Health Organization. WHO Safe Childbirth Checklist. 2008.
9. 赵扬玉, 陈练. WHO 安全分娩核查表的实施及在安全分娩中的作用. 中国实用妇科与产科杂志, 2019, 35 (9): 966-968.

Practical
Obstetric Surgery

第六章

引产术和催产术

第一节　引　产　术

一、概述

引产术是指因母体或胎儿因素采用人工方法诱发子宫收缩达到终止妊娠的目的，是临床常用的一种产科处理方法。按孕周将引产分为中期引产和晚期引产，晚期引产是指妊娠满 28 周以后。本章节主要讲述的是晚期引产的处理方法，临床常用的是药物引产。

二、引产前的评估

不论引产原因是什么，引产前一定要对孕妇进行综合评估，首先要进一步核对孕周，检查宫颈是否成熟，如果宫颈未成熟，应先促宫颈成熟，然后再进行引产，以提高引产成功率和安全性。目前公认的评价宫颈成熟度的方法是 Bishop 评分，它是对宫颈管长度、宫颈口扩张程度、宫颈软硬度、宫颈位置以及胎先露位置进行评价，总共 13 分。评分越高，宫颈越成熟，引产越容易成功。如果宫颈评分总分在 6 分以下，应促宫颈成熟。

（一）促宫颈成熟的方法

目前尚无理想的促宫颈成熟方法，临床比较常用的有药物和机械性扩张等方法。然而临床处理过程中很难将促宫颈成熟和引产截然分开。

1. 机械性扩张　采用水囊或 Foley 尿管。

水囊或 Foley 尿管促宫颈成熟的方法比较久远，目前临床使用的双球囊装置促宫颈成熟效果较好，放置简单、操作方便、痛苦小、容易被孕妇接受。但这类机械性扩张方法的局限性是存在感染、宫颈损伤、出血和胎膜早破的风险。

2. 药物性方法　主要采用前列腺素制剂。

（1）地诺前列酮：引产前将含有 10mg PGE$_2$ 制剂的药物放在阴道后穹窿，它的优点是单次用药，不需严格无菌。

禁忌证包括：①临产；②胎膜早破；③正在使用催产素；④瘢痕子宫；⑤可疑胎儿窘迫；⑥三次以上足月妊娠分娩史；⑦多胎妊娠；⑧对前列腺素过敏；⑨有青光眼或哮喘。

注意事项包括：①放置后，产妇应卧床 0.5~1 小时，以保证栓剂固定，避免脱落；②2 小时后检查，如位置正常，产妇可下地，如位置不正常可重新放置；③常规监测宫缩和胎儿情况；④放置后 12 小时、临产、破膜、宫缩异常、胎儿窘迫或其他异常情况时应取出栓剂；⑤不要与缩宫素同时使用，可在取出栓剂 30 分钟后，经过评估无规律宫缩，方可给予缩宫素静脉滴注；⑥地诺前列酮仅用于足月妊娠促宫颈成熟，如妊娠未足月者使用，应充分告知。

（2）米索前列醇：为前列腺素 E$_1$ 衍生物，又称米索，也可用来促宫颈成熟。常用方法是阴道放置，合适的剂量为 25μg，4~6 小时阴道后穹窿放置一次，一般用 4 次（100μg）。国内主张 25μg 阴道放置，6 小时无宫缩者可再放一次，每天总量不超过 50μg，如需加用缩宫素，应在最后一次放置米索后 4 小时以上。由于药物说明书上至今没有此项适应证，使用前应充分告知孕妇该药促宫颈成熟的利弊，因其属于超说明书用药，需要由孕妇知情选择，并签署相关知情同意书。禁忌证和注意事项同地诺前列酮。值得注意的是，发生过强子宫收缩时，米索前列醇已无法取出。

3. 药物促宫颈成熟并发症的防治

（1）宫缩过频：取出药物，观察宫缩情况，如仍过频可用宫缩抑制剂：如硫酸镁。

（2）胎儿窘迫：阴道检查，取出药物，如短期内不能分娩者，手术终止妊娠。

（3）子宫破裂：注意宫缩，如宫缩过频、过强，及时处理。

（4）药物副作用：如恶心、呕吐等，情况不严重，可继续观察，情况严重者可停药。

（5）过敏反应：任何药物均有过敏反应的可能性，需要临床严密观察，一旦出现可及时按过敏处理。

4. 促宫颈成熟相关问题

（1）引产前应查宫颈条件，促宫颈成熟可提高引产的成功率。

（2）宫颈成熟后再引产可缩短产程，减少催产素的使用。

（3）地诺前列酮在促宫颈成熟中具有重要作用。

（4）最终决定时应充分评估产妇的状态和医院的条件。

(5) 必须考虑药物的安全性和有效性。

三、药物引产适应证和禁忌证

(一) 适应证

1. 妊娠期高血压疾病。

2. 各种妊娠合并症,如:妊娠合并肾脏病、妊娠合并心脏病、妊娠合并糖尿病等。

3. 急性羊水过多出现压迫症状者。

4. 胎膜早破。

5. 过期妊娠或延期妊娠。

6. 严重的胎儿畸形,如脑积水、无脑儿等。

7. 死胎。

8. 母儿血型不合,胎儿处于高危阶段又无条件宫内换血者。

(二) 禁忌证

1. 明显头盆不称,不能阴道分娩者。

2. 产道阻塞如宫颈肌瘤、阴道肿瘤和宫颈异常者。

3. 胎位异常如横位、初产妇臀位估计经阴道分娩有困难者。

4. 前置胎盘、血管前置、胎盘功能严重减退者。

5. 子宫有瘢痕如古典式剖宫产术或子宫肌瘤切除术后尤其是切除肌瘤较大、数目多、透过内膜者。一次子宫下段剖宫产史者为相对禁忌证。

6. 宫颈恶性肿瘤。

7. 急性生殖道病毒感染。

8. 对引产药物过敏者。

四、引产方法

(一) 人工破膜术

人工破膜术是一种最常用的引产方法,一般破膜后 1~2 小时内即可出现宫缩,2 小时后仍无宫缩应静脉滴注缩宫素。由于单纯人工破膜引产成功率和失败率难以估计,加上破膜时间过长可能会引发感染,目前很少单独使用,多采用人工破膜加小剂量缩宫素静脉滴注以提高引产成功率。

(二) 缩宫素静脉滴注术

1. 缩宫素的使用方法及剂量　低剂量时,开始剂量为 0.5~2mU/min,增加浓度 1~2mU/min,间歇时间 15~40 分钟。高剂量时,开始剂量为 0.5~1mU/min 直至 6mU/min,增加浓度 1~6mU/min,间歇时间 15~40 分钟。出现宫缩过频,要调整剂量。

从安全角度出发,低剂量比较安全。国内目前推荐小剂量、低浓度、静脉滴注给药的方法。

(1) 持续性给药法:采用静脉滴注方法,由低浓度(0.5%)开始,即 500ml 5% 葡萄糖液或葡萄糖盐水中加缩宫素 2.5 个单位,每分钟 8 滴(2.5mU/min),密切观察子宫收缩反应,每隔 20~30 分钟调整滴数,至有效子宫收缩,即达到每 3 分钟 1 次宫缩,持续 30~60 秒。有两种调节方法:等差法即 2.5mU/min~5.0mU/min~7.5mU/min。等比法即 2.5mU/min~5.0mU/min~10mU/min。若仍无宫缩,可增加缩宫素浓度至 500ml 5% 葡萄糖液或葡萄糖盐水中加缩宫素 5 个单位,每分钟滴数不能超过 40 滴。

(2) 脉冲式给药法:此法符合体内缩宫素释放规律,可减少缩宫素和液体的量,但需要有输液泵才能进行,基层医疗单位缺乏此项设备。故多数仍采用持续性静脉滴注给药。

2. 使用缩宫素注意事项　虽然小剂量、低浓度缩宫素静脉滴注引产是一种安全有效的引产方法。但其成功率只有 69%~87%,缩宫素引产是否成功与宫颈成熟度、孕周、先露高低有关。不可盲目增加剂量,因为使用不当会造成严重后果。

3. 缩宫素副作用及处理　缩宫素最常见的副作用是宫缩异常,如宫缩过频(10 分钟内宫缩 ≥ 6 次)和强直性宫缩(单次宫缩持续 2 分钟或以上,伴有或不伴有胎心变化)及由此导致的急产、子宫破裂、胎儿窘迫;少见的有羊水栓塞,恶心和呕吐,药物过敏反应,甚至孕产妇死亡。

4. 并发症的防治

(1) 宫缩过频:一旦发现宫缩异常,应减慢静脉滴注速度,或停止静脉滴注,必要时给硫酸镁抑制子宫过频收缩。25% 硫酸镁 4g 加入 25% 葡萄糖溶液 20ml 中静脉推注,20 分钟推完,然后,接着用 25% 硫酸镁 40ml 加入 5% 葡萄糖 500ml 中,以 2g/h 静脉滴注,直至宫缩消失,并取左侧卧位。小剂量给药可以克服宫缩过强、恶心、呕吐等副作用。

(2) 急产:注意宫缩和产程,如进展较快,应调整滴数或停止使用。

(3) 子宫破裂:静脉滴注缩宫素应有专人管理,宫缩过频,应及时调整。

(4) 胎儿窘迫:及时停用,左侧卧位,吸氧,如不能缓解,应手术终止妊娠。

5. 手术技巧与难点

(1) 缩宫素的半衰期短,呈脉冲式释放,并需要与缩宫素受体结合才能发挥作用。缩宫素一旦被吸收,3~5 分钟起作用,20~30 分钟血浆中药物达到稳定水平。剂量过大或调整间歇时间过短,都会出现并发症,导致宫缩过强,造成胎儿窘迫。用量过大,大部分不能与受体结合,会引起其他副作用。故应采用小剂量、低浓度、静脉滴注给药,不能肌内注射;不能口腔或鼻腔黏膜滴入。

(2)子宫平滑肌对缩宫素的敏感程度和体内灭活速度个体差异较大。所以缩宫素使用无标准剂量、安全剂量和危险剂量,只能按生物测定原则,以子宫收缩反应来定。有的孕妇使用极小量就可引起强烈宫缩,有的孕妇使用大量也只能引起轻微宫缩。临床使用剂量应以个人子宫收缩反应决定,不可盲目加大剂量。

(3)点滴缩宫素时,应先做静脉穿刺调好输液滴数(8 滴 /min),然后再加入缩宫素混匀,根据宫缩情况逐渐调整;或使用输液泵。

(4)滴注时必须有专人密切观察孕妇的血压、脉搏、宫缩频率和持续时间以及胎儿情况,每 15 分钟记录 1 次,有条件的医院可使用产时胎儿监护仪。一旦发现宫缩过强、过频或呈强直性,胎心异常变化,应立即减慢滴速,甚至停止滴入以免胎儿发生宫内窘迫或子宫破裂。

6. 缩宫素引产术注意事项 ①缩宫素一定要静脉滴注;②从小剂量开始;③先调好滴数再加缩宫素,配成合适的浓度;④点滴过程中应有人定期观察;⑤根据产程进展随时调整滴数。

(三)前列腺素制剂

普贝生或米索前列醇:这两种药物主要用来促宫颈成熟,也可用于引产。一般情况下,宫颈条件不成熟时,应该用前列腺素制剂,宫颈条件成熟时,应使用人工破膜加小剂量缩宫素静脉滴注引产。适应证和禁忌证同促宫颈成熟。

五、引产相关问题探讨

1. 首先要仔细核对孕周,确定胎儿娩出后有存活能力。如当地儿科条件有限,应采取宫内转运到条件较好的医院分娩。

2. 充分了解所采用的引产方法对母儿潜在的危害。

3. 掌握引产的指征和禁忌证,并与引产者充分沟通,交代清楚病情,知情选择引产方法。

4. 引产前应检查阴道、盆腔,了解宫颈条件,胎儿的大小及先露。引产前应行胎心监护。

5. 熟悉各种引产药物的使用方法和注意事

项,并根据孕妇的特定条件,选择合适的药物,了解并能处理药物所造成的副作用。

6. 引产过程中要做好紧急情况下行急诊剖宫产的条件和医务人员。

7. 对待特殊情况下的引产要结合具体情况,酌情处理。

六、手术难点与技巧

(一)延期妊娠的处理

妊娠满 41 周是否引产应结合孕妇的情况和当地的医疗条件,如宫颈条件已经成熟,可考虑引产,条件不成熟者应先促宫颈成熟后再行引产术。条件不成熟者加强监测,每周 2 次监测羊水量、胎心率,若无异常等待宫颈自然成熟或促宫颈成熟后引产。

(二)有剖宫产史的孕妇能否引产

剖宫产后阴道分娩(vaginal birth after cesarean,VBAC)已成为临床常见问题。由于胎心监护的应用、初产臀位、产妇对产钳助产的顾虑以及剖宫产技术和麻醉方法的改进等原因,使得初次剖宫产率逐渐升高,剖宫产后再次妊娠者增多。对子宫下段横切口剖宫产史,本次妊娠头先露,又无绝对剖宫产指征的孕妇再次分娩问题越来越受到关注。一次子宫下段横切口剖宫产者都适合VBAC,应该进行咨询;骨盆合适;没有其他的子宫瘢痕或子宫破裂史;有监测产程或急诊行剖宫产的条件;具备急诊行剖宫产的麻醉医生和有关人员;VBAC 时也可使用硬膜外麻醉镇痛。

1. 引产禁忌证

(1)前次剖宫产切口的类型不详。

(2)有子宫破裂史。

(3)绝对的头盆不称。

(4)前置胎盘。

(5)严重近视伴有视网膜剥离,或有妨碍阴道分娩的内科合并症。

(6)胎位异常。

(7)两次剖宫产史且未有过阴道分娩者。

(8)没有急诊剖宫产的条件。

2. 剖宫产后再次妊娠阴道分娩处理的注意点

(1)充分了解孕妇产科病史,如前次剖宫产的类型、指征、切口恢复情况以及距离此次妊娠间隔的时间。

(2)孕周超过 40 周者,VBAC 成功率下降。

(3)估计胎儿体重,巨大胎儿会增加 VBAC 的危险性。

（4）孕妇是否肥胖，如果孕妇肥胖也会降低 VBAC 的成功率。

（5）有无 VBAC 的禁忌证，如有禁忌证则再次剖宫产。

3. 引产方法　小剂量缩宫素静脉滴注。

与孕妇探讨 VBAC 的利弊，孕妇愿意试产，又具备阴道分娩条件，需要引产或改善宫颈条件，最好在严密观察下使用小剂量缩宫素静脉滴注，产程中加强监测。产程进展顺利者阴道分娩，不顺利者则再次剖宫产。如果孕妇自然临产，又无阴道分娩禁忌证，产程中如果出现宫缩乏力可使用小剂量缩宫素催产，严密观察产程进展和子宫下段的情况。

关键点（图 6-1）

1. 引产前一定要排除头盆不称。

2. 严格掌握适应证、方法和剂量。

3. 要密切观察产程和产妇及胎儿情况。

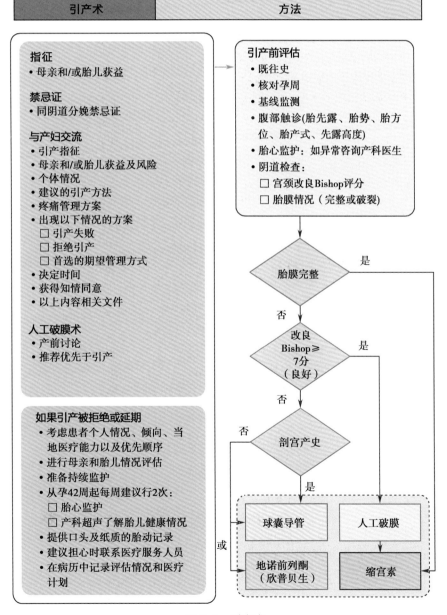

图 6-1　引产术

（杨慧霞）

第二节　催　产　术

一、概述

催产是指临产后因宫缩乏力,采用人工的方法促进宫缩,使得产程得以进展,减少因产程延长导致的母婴并发症。常用的方法有两种:即人工破膜和小剂量缩宫素静脉滴注。

二、催产前的评估

(一)适应证

原发性或继发性宫缩乏力者。

(二)禁忌证

1. 明显头盆不称。

2. 胎位异常(忽略性横位、不均倾位、高直位、颏后位)。

3. 宫缩不协调。

4. 胎儿窘迫。

三、手术方法

(一)人工破膜术

可在产程的不同阶段进行,但要掌握适应证。

1. 操作步骤　取膀胱截石位,常规消毒外阴及阴道。用弯血管钳在手指引导下撕破胎膜使羊水流出,若羊水流出不多,可将胎头轻轻推动,以利于羊水流出。观察羊水的性状、颜色。

2. 注意事项

(1)破膜前应做全面病史询问和检查,确定孕妇无经阴道分娩的禁忌证。

(2)严格无菌操作,防止感染。

(3)破膜应在宫缩间歇期进行。

(4)破膜前后应听胎心音,观察羊水的性状。

(5)人工破膜后观察 1 小时,宫缩无加强,再使用小剂量缩宫素。

3. 并发症防治

(1)脐带脱垂:破膜时不要向上推动胎头;破膜后应立即听胎心;不要让羊水流出过快。

(2)羊水栓塞:破膜时应避开宫缩,在宫缩间歇期破膜。

(3)感染:破膜前应消毒外阴和刷手;注意无菌操作;监测体温。

4. 手术难点与技巧　人工破膜操作时动作要轻柔,在手指的指引下,血管钳应紧贴胎膜,钳尖张开约 1cm 轻轻钳起胎膜,轻轻牵拉看看有无阻力,如果阻力过大应重新开始,以免夹伤宫颈和胎儿。每次操作都应仔细检查血管钳上有无胎儿的毛发,或有无羊水流出。

5. 手术相关问题探讨　人工破膜术作为产科常用的一种方法,操作简单,但如果处理不当,也会引起纠纷,因此要认真对待:①术前要告知;②要有适应证;③要无菌操作;④动作要轻柔;⑤操作时要避开宫缩期;⑥破膜后要密切观察宫缩情况;⑦破膜后应注意产程越长感染风险增加。

(二)缩宫素静脉滴注

1. 操作步骤　产程中出现宫缩乏力时,一定要根据宫口大小和所处的产程选择加强宫缩的方法,如果宫口大于 3cm,先行人工破膜,如果无效果,再用缩宫素静脉滴注。

2. 注意事项

(1)一定要静脉使用,不能采用其他方法。

(2)从小剂量开始,逐渐增加浓度。

(3)监测宫缩和胎心率。

(4)注意产程进展。

(5)注意过敏反应。

3. 并发症防治

(1)宫缩过频:减慢滴速或停用;必要时使用宫缩抑制剂。

(2)胎儿窘迫:停用缩宫素;左侧卧位;吸氧;不能缓解者应及时终止妊娠(阴道助产或剖宫产)。

(3)羊水栓塞:停用缩宫素;按羊水栓塞抢救处理。

(4)子宫破裂:除停用缩宫素外,按子宫破裂抢救处理。

四、相关问题

产程一旦出现停滞,应积极寻找原因,可从产力、产道、胎儿和产妇的精神心理等方面去考虑,不可盲目使用促宫缩药。因为难产不是单一因素所致,往往是几个因素相互作用的结果。以下几点应注意:①首先除外头盆不称,产道有无异常;②慎重估计胎儿体重;③纠正产妇一般情况,解除产妇紧张情绪和恐惧心理,鼓励产妇建立信心;④若是产力异常可行人工破膜,了解羊水性状和胎儿宫内安危状况;⑤人工破膜1小时,如无效果,可使用小剂量缩宫素静脉滴注加强宫缩;⑥处理后还应密切观察产程进展及母儿情况。

关键点

1. 阴道检查除外头盆不称。
2. 先人工破膜,再用缩宫素。

3. 催产时缩宫素只能静脉使用,禁忌其他使用方法。

(杨慧霞)

第三节　催引产记录书写范例

见表6-1。

表6-1　催引产记录书写范例

病历号:XXXXXXXX

姓名:李某	年龄:28岁	入院日期:2020年3月1日

待产记录单

住院日期:2020年3月1日08时02分	骨盆测量	DC>11.5cm	TO 8.0cm
预产期:2020年2月23日　妊娠周数:41周	中骨盆	耻骨弯曲度　良好　　骶坐切迹　容2指	
经产次数:0　　　妊娠次数:1		坐骨棘间径　容6指	
合并症:无	产前记录有何特殊:无		
体格检查:BP 121/82mmHg　T 36.5℃　P 82次/min　心脏(−)　肺(−)　肝(−)　脾(−)　水肿(−)			
产科检查:子宫底高度34cm　腹围98cm　胎位头位　胎儿估重3 200g　胎心146次/min			
诊断:宫内孕41周,G_1P_0,头位,未产			
			签名

催引产记录（省略部分产程记录）

日期	时间	胎心	引产指征	宫颈条件				Bishop评分	引产方式	备注
				长度	质地	位置	先露			
3.1	08：30	142	孕41周	2.0	中	中	头 S^{-2}	4分	米索前列醇促宫颈成熟	1.嘱患者平卧30分钟，如出现腹痛强烈、阴道流血、流液等症及时通知医护人员； 2.注意胎心及宫缩情况，2小时后复查胎心监护
3.1	10：30	146								患者一般情况良好，胎动好，宫缩强度弱，20s/10~15min。胎心监护：NST反应型。
3.1	14：30	138		1.5	中	中	头 S^{-2}	4分	米索前列醇促宫颈成熟	患者一般情况良好，胎动好，宫缩强度弱，20s/6~8min。胎心监护：NST反应型。再次予米索前列醇促宫颈成熟。注意胎心及宫缩情况，2小时后复查胎心监护
3.1	16：30	142								患者一般情况良好，胎动好，宫缩强度中，30s/3min。胎心监护：CST（–）
3.1	20：30	148								患者一般情况良好，胎动好，宫缩强度中，30s/3min。胎心监护：CST（–）
3.2	08：30	136		1.0	软	中	头 S^{-2}	6分	人工破膜术	注意胎心及宫缩情况，1小时后复查胎心监护
3.2	09：30	144		1.0	软	中	头 S^{-2}	6分	缩宫素点滴引产	患者一般情况良好，胎动好，宫缩强度中，30s/5~6min。胎心监护：NST反应型。予缩宫素点滴引产，注意患者宫缩及胎心情况
3.2	20：00	142		宫口开全			头 S^{+2}			指导患者用力，准备铺台接生

（杨慧霞）

参考文献

1. 中华医学会妇产科学分会产科学组 . 妊娠晚期促宫颈成熟与引产指南 (草案). 中华妇产科杂志 , 2008, 43 (1): 75.

2. ACOG practice bulletin. Management of postterm pregnancy. Obstet Gynecol, 2004, 104 (3): 639.

3. ACOG practice bulletin. Vaginal birth after previous cesarean delivery. Obstet Gynecol, 2010, 116 (2 pt 1): 450.

4. Queensland Clinical Guideline, Induction of Labor, Queensland Health, 2018.

5. World Health Organization. WHO recommendations: Induction of labour at or beyond term. 2018.

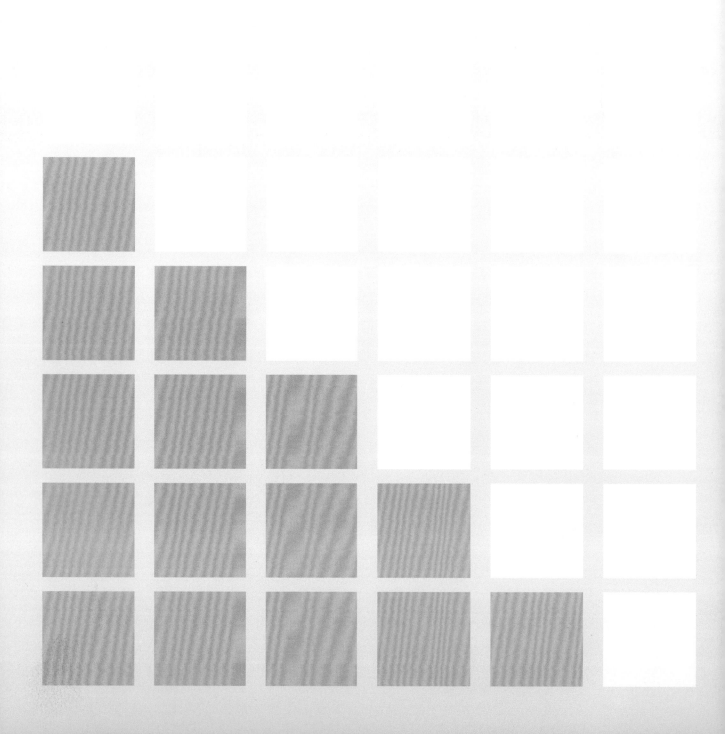

Practical Obstetric Surgery

第七章

胎先露异常助产术

第一节 手转胎头术

一、概述

头位难产顾名思义是指以头为先露的难产,最早由凌萝达教授于 1978 年提出。头位难产最常见的发病原因包括产力异常、胎头位置异常、头盆不称、骨盆畸形、软产道异常、胎儿畸形等。而凡是胎头位置异常、经过试产仍不能转为正常位置者几乎均将发生难产,自然分娩机会极少。若头位难产处理不及时或错误,可能导致死产、新生儿死亡、颅内出血、脑瘫等。阴道助产是头位难产最主要的处理方式之一,其方式包括产钳助产术、胎头吸引术、手转胎头术及产钳旋转胎头等。因剖宫产术、产钳助产术、胎头吸引术在后续章节讲解,本节讲解手转胎头术。

二、术前评估及术前准备

术前消毒外阴、导尿,保持良好的产力。再次明确胎儿宫内情况,如胎儿大小、胎心监护、羊水性状等情况。术前再次阴道检查:确定胎位为枕横位或枕后位,并除外高直后位、前不均倾位、颜面位、额位等情况;检查先露高低;明确胎头有无明显产瘤、血肿等;检查宫口扩张程度、骨盆情况以及有无手术适应证及手术禁忌证。详细询问孕妇生育史及有无难产病史,对术中可能出现的意外情况如胎盘早剥、脐带脱垂、胎儿窘迫等做好处理预案。

(一)手术适应证

1. 宫口近开全或开全,胎头下降停滞或第二产程延长,经处理后呈持续性枕横位或枕后位。

2. 需行产钳助产或胎头吸引以缩短第二产程,而胎方位为枕横位或枕后位。

(二)手术禁忌证

1. 骨盆狭窄或头盆不称者。

2. 前置胎盘、胎盘早剥者。

3. 出现子宫病理性缩复环或子宫先兆破裂征象者。

4. 胎儿窘迫者。

5. 合并严重内科合并症,无法耐受阴道分娩者,如心脏病,心功能Ⅲ、Ⅳ级。

三、手术步骤

(一)检查胎方位

1. 触摸胎头骨缝法 右手伸入阴道,用示指及中指触摸骨缝及囟门,如骨缝呈十字形者为大囟门,呈人字形者为小囟门(图 7-1)。

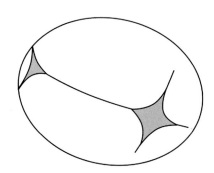

图 7-1 阴道检测时骨缝呈十字形者为大囟门,呈人字形者为小囟门

2. 触摸胎耳法 如胎头水肿,颅骨重叠时则骨缝不易查清,此时可用触摸胎耳法。向胎头两侧高位触摸胎耳轮廓,以示指及中指触摸及拨动胎儿耳郭,耳郭边缘所在方向为枕骨的方向。因胎儿耳郭柔软,一定要摸清耳轮、耳孔及耳根,仔细辨认,方可确定胎方位(图 7-2)。

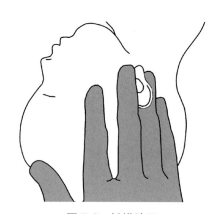

图 7-2 触摸胎耳

(二)徒手旋转胎头

1. 手指旋转 对于一些左枕横位或右枕横位情况,我们可以仅用手指将胎头旋转为枕前位。对于左枕横(LOT),右手的示指和中指指尖放置在前顶骨上端的边缘,在宫缩时沿着人字缝与小

囟相交处逆时针方向向上旋转胎头,此时胎头多能旋转至枕左前位(LOA)或正前位(OA)。一旦胎头被旋转成功后,手指需持续抵住胎头左顶骨防止枕骨回转至LOT。右枕横(ROT)位时则通常使用左手旋转,操作方法按照上述相反方向进行。

2. 手掌旋转　如果手指旋转不成功,可以使用手掌旋转。然而,如果胎头被深嵌在骨盆里,进行手掌旋转就会比较困难。通常右枕后位(ROP)时使用左手,左枕后位(LOP)时使用右手。

首先掌心向上完全伸入阴道内,手掌伸展开并紧握住一侧胎头,拇指握住另外一侧(图7-3)。

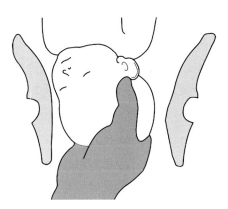

图 7-3　左枕后位时用右手转胎位

胎头枕部应完整地控制在手掌中。轻轻上推胎头以利于俯屈和旋转,此后胎头顶部转到被枕骨占据的一侧(图7-4)。

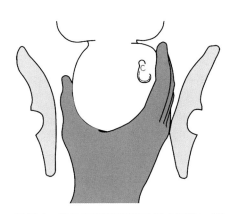

图 7-4　胎头顶部转到被枕骨占据的一侧

旋转胎头的同时,另外一只手放置在孕妇腹部使胎肩向中线方向靠拢(图7-5)。

(三) 固定胎头

经几次宫缩转位成功后,应加强宫缩,促进胎头下降以固定,即完成手转胎头术。

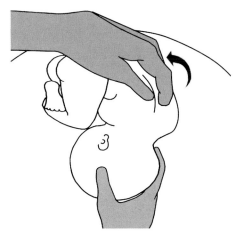

图 7-5　旋转胎头的同时,另外一只手放置在孕妇腹部使胎肩向中线方向靠拢

四、并发症防治

(一) 母体并发症

1. 产道损伤　多与以下因素有关:①子宫口未开全,可以尝试轻柔上推宫颈前唇使宫口迅速开全;②旋转的次数太多;③操作不规范,手法粗暴。待胎儿胎盘娩出后,需常规检查软产道。

2. 产后出血　产程延长,易发生继发性宫缩乏力;加之旋转胎方位手术操作,软产道损伤性出血概率增加。需及时发现并积极处理(详见第十六章)。

3. 产褥感染　产后给予抗生素预防感染。

(二) 围产儿并发症

1. 脐带脱垂　操作中胎头不能上推过高,避免脐带脱垂。如发现脐带脱垂或隐性脐带脱垂,应立即停止操作,抬高床尾,帮助脐带缩回,并改用其他方式,立即结束分娩。

2. 颈部脊髓损伤　头位难产产程延长,羊水少,子宫壁紧贴胎体,在这种情况下,如果旋转胎头时胎肩被子宫束缚不能同时旋转,颈髓则极易损伤。此外,缺氧可能会导致胎儿肌张力降低,松软的颈部和肩部肌肉不能保护颈椎脊髓,因此在胎儿缺氧的状态下,应避免进行胎头旋转。理论上讲,胎头旋转时应该同时伴随胎肩部的旋转。

3. 颅脑损伤　发生率较小,这与旋转过程中胎头与母体骨盆相互挤压有关,包括颅内血肿、头颅骨折等。操作切忌粗暴,避免旋转时力量集中在一个作用点上,新生儿出生后立即注射维生素 K_1 1mg。

4. 胎儿窘迫　旋转时一过性胎心改变与胎

头受压致迷走神经兴奋有关,可吸氧、静滴乳酸林格氏液、改变体位等进行纠正;若出现Ⅱ类胎心监护并持续加重、反复重度变异减速等,需考虑胎儿窘迫,应尽快结束分娩。

5. 新生儿窒息　做好新生儿复苏准备。

五、手术难点与技巧

徒手旋转胎头可以有效地调整胎头在骨盆腔内的径线,在产力的协助下,促进胎头俯屈和下降,避免产程延长及软产道缺血,使胎头以最小径线通过骨盆顺利娩出,变难产为顺产。但旋转胎方位成功与否,取决于以下几点:

1. 旋转前要确定胎方位。

2. 在宫缩时旋转胎头,在宫缩间歇期要固定胎头。旋转时觉头盆紧贴不易转动时可稍微上推胎头,感胎头较松动时,转位才会容易成功。

3. 怀疑胎儿窘迫时,短时间不能结束分娩应权衡利弊谨慎旋转。

4. 宫口近开全又迟迟不能开全者影响胎头下降,可上推宫颈,使胎头大径越过后再抽手,有利产程进展胎头内旋转。

5. 手转胎头失败两次以上,需停止操作,改用剖宫产或产钳助产,一般不宜用胎头吸引器再进行旋转。

六、胎头旋转时机的研究与探讨

避免在第一产程实施手法旋转,因为这可能会使胎头脱离衔接,从而导致脐带、手指或手脱垂。有研究显示,宫口开全前旋转胎头成功率也较第二产程旋转成功率低,但目前尚未就第二产程中进行旋转的最佳时间进行研究,但预防性手法旋转比胎头下降受阻后再进行操作更可能获得成功。预防性旋转定义为第二产程开始时即进行旋转,不论胎头所在的位置。但并不能常规行预防性旋转,仅在有加快分娩需求或尝试推挤胎头后下降程度极小或缓慢这两种情况时方可考虑实施。

（余昕烊　漆洪波）

第二节　臀位助产术

一、概述

臀位是胎位异常中较常见的一种,其发生率随孕周的增加而减少,有20%~25%的胎儿在28周前处于臀位,但在32周时仅有7%~16%的胎儿为臀位,足月时仅有3%~4%的胎儿为臀位。足月时臀先露主要分为单臀先露(50%~70%)、完全臀先露(5%~10%)、不完全臀先露(10%~40%)。而先露部位可能是臀部、一足或双足(即足先露),极少数情况下为一膝或双膝(即膝先露)。

臀先露围产儿病率及死亡率均远高于枕先露,国外报道其围产儿死亡率为枕先露的5.5倍,其原因与早产、胎膜早破、脐带脱垂有关,同时与产时窒息和产伤、滞产等有关。单臀先露和完全臀先露时,髋关节屈曲,膝关节伸直或屈曲,因此胎儿的大腿和身体同时通过产道。如果这个比较大的先露部分能顺利通过产道,那么随后的肩部和头部也有可能顺利娩出,但分娩困难的风险依然存在。而不完全臀先露胎儿的一侧或双侧髋关节没有屈曲;因此一侧或双侧足/膝可能很容易

通过未充分扩张的宫颈或狭窄的骨盆,但直径更大的肩部或头部滞留。不完全臀先露增加了缺氧损伤和分娩相关创伤的风险。此外足先露或膝先露为脐带脱垂提供了空间。

目前臀先露足月分娩的策略有四种:①行外倒转术,若不成功则行剖宫产;②行外倒转术,不成功对特定患者行阴道分娩;③直接行剖宫产术,不尝试外倒转术;④直接行阴道分娩,不尝试外倒转术。以上方式的选择,目前仍存在争议,医学界公认只有阴道臀位分娩并发症风险较低的产妇方可尝试阴道臀位分娩,且应由阴道臀位分娩经验丰富的医生或助产士监督其临产和分娩。但对于部分产妇可能发生急产、院外分娩、胎儿畸形或死胎、产妇自愿等情况,臀位阴道分娩则无法避免。故临床医生有必要继续掌握臀位阴道助产术。

臀位阴道助产术,其包括臀位助产和臀位牵引术。臀位胎儿分娩时需要接生者协助完成部分机转才能经阴道分娩,称其为臀位助产术。而极少部分臀位分娩时,胎儿由下肢开始直至胎头全部由接生者手法牵引娩出者称臀牵引术,对胎儿

损伤极大,在现代产科学中已极少采用。本节分两部分分别讲解臀位助产和臀位牵引术。

二、臀位助产

(一)术前评估及术前准备

临产前或临产早期应行超声检查,以确定臀位类型和胎头姿势、评估胎儿宫内状态及体重、排除胎儿窘迫和畸形、查看脐带位置排除脐带先露等。鉴于脐带受压风险增加,大多数专家推荐行持续电子胎心监护。推荐硬膜外麻醉下无痛分娩,缓解疼痛并防止产妇在宫口完全扩张之前不自主地向下用力,以及为臀位助产时提供麻醉。需配备即刻剖宫产的设备和人员(如麻醉科、产科和儿科的相关人员)。再次与产妇及家人讨论分娩方式并确定选择经阴道分娩,签署知情同意书,建立静脉通道和备血,备齐产房和新生儿复苏抢救设备,确认阴道助产的器械(后出头产钳)。孕妇取截石位,外阴消毒,导尿,经产妇3cm,初产妇3~5cm可做接产准备。

1. 手术适应证

(1)无阴道分娩禁忌证(如前置胎盘、骨盆狭窄、脐带先露、软产道异常等)。

(2)估计胎儿体重至少为2 000g且不超过3 500g。

(3)无既往剖宫产史。

(4)不存在可能引起难产的胎儿畸形。

(5)单臀先露或完全臀先露。

(6)自然临产。

(7)死胎或估计胎儿于出生后难于存活者。

2. 手术禁忌证

(1)阴道分娩禁忌证。

(2)足先露。

(3)估计胎儿体重 >3 500g 或者 <2 000g。

(4)B超见胎头过度仰伸(仰伸角度 >90°)。

(5)不完全臀先露。

(6)妊娠合并症或并发症如重度子痫前期、心脏病等。

(二)手术步骤

1. 臀位第一助产法(压迫法)

压迫法的要点立足于"堵"。即适度用力阻止胎足娩出阴道,使宫缩反射性增强,迫使胎臀下降,胎臀与下肢共挤于盆底,有助于宫口和软产道充分扩张。

(1)堵臀:见胎儿下肢露于阴道口时,即用消毒治疗巾置于阴道外口处,手掌着力点放在会阴体部,每次宫缩时向骨盆轴方向用力阻止胎臀下降,促使阴道充分扩张、宫口开全,直至产妇向下屏气强烈,于掌感到相当冲力时,即准备助产(图 7-6)。

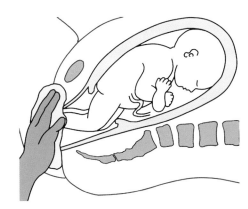

图 7-6　堵臀的手法

(2)会阴切开:待宫口开全,会阴膨起,胎儿粗隆间径达坐骨棘以下,宫缩时逼近会阴时,可行会阴切开术。

(3)娩出臀部:在产力良好情况下,胎儿后臀部可于会阴6点方向自然娩出,然后前臀从耻骨联合下娩出。术者双手伸入胎儿双侧腹股沟区牵出臀部,适当将胎体上举,顺势将胎儿下肢逐一娩出。

(4)娩出肩部:助产者用治疗巾裹住胎儿下肢及臀部,避免胎儿受冷空气刺激而引起呼吸以致将羊水和黏液吸入,尽量避免损伤胎儿。助产者将双手拇指放在胎儿背部髂骨边缘上,其余四指放在臀部侧方,紧握胎儿臀部徐徐转动,骶左前向左侧,骶右前向右侧转动 45°,使双肩径落于骨盆前后径上(图 7-7)。

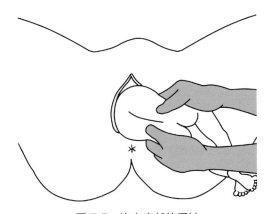

图 7-7　娩出肩部的手法

边旋转边向下牵引直至胎儿脐部露于阴道口外,将脐带轻轻向外牵引出数厘米,以免脐带绷得过紧影响胎儿循环(图7-8)。

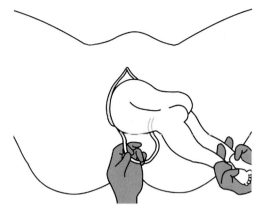

图7-8　娩出时避免脐带过于绷紧

继续向外、向下牵引胎儿躯干的同时助产者须逐渐下蹲,向下向外用力牵拉,使胎儿前肩部分暴露于耻骨联合下(图7-9)。

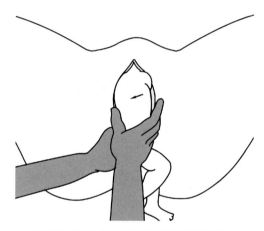

图7-9　胎儿前肩部分暴露于耻骨联合下

助产者的示指和中指沿胎肩滑至胎儿肘关节,并将其钩住使上肢紧贴胎儿胸部,顺势牵拉拔出(图7-10)。

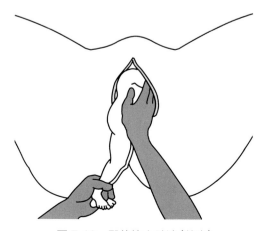

图7-10　臀位娩上肢法(前肩)

切勿钩住肱骨、尺骨和桡骨,以免造成长骨骨折。然后助产者用左手拇指、示指及中指将胎儿双足紧紧钳住提起胎体,并将胎体尽量提举,使胎头后肩显露于阴道口,再依前法取出后臂(图7-11)。

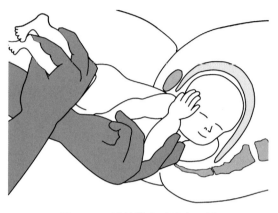

图7-11　臀位娩上肢法(后肩)

(5)娩出胎头:胎肩及上肢娩出后,放低胎体,再次将胎背转至前方,使胎头矢状缝与骨盆出口前后径一致,助手迅速在母体耻骨联合上方加压,使胎头俯屈并将其向下推入骨盆(Bracht手法)(图7-12),胎头枕骨达耻骨联合下时,将胎体向母亲腹部方向上举,甚可翻至耻骨联合上,胎头即可以最小径线娩出。

若胎头娩出困难,可采用Mauriceau法(后出头法)牵引。即将胎体骑跨在术者左前臂上,同时术者左手中指伸入胎儿口中,上顶上腭,示指及无名指附于两侧上颌骨;术者右手中指压低胎头枕部使其俯屈,示指及无名指置于胎儿颈部两侧,先向下牵拉,同时助手在产妇下腹正中向下施以适当压力,使胎儿保持俯屈。当胎儿枕部低于耻骨弓下时,逐渐将胎体上举,以枕部为支点,使胎儿下颌、口、鼻、眼、额相继娩出(图7-12)。

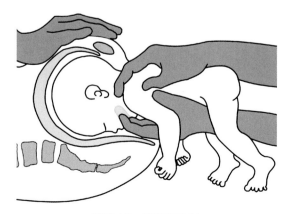

图7-12　臀位娩头法

2. 臀位第二助产法(扶持法)　扶持法的要点立足于"拔",只适用于单臀先露。接生过程中始终保持胎儿的小腿伸直折叠于胎体上,压住交叉在胸前的双臂使之不致上举,压住胎儿颏部使胎头不致仰伸。单臀位时先露为臀及双侧大腿,周径较大,遇到的阻力较大,千万不能像臀位第一助产法那样堵先露部,而是要很好的指导孕妇屏气用力使先露部尽早排出(图 7-13)。

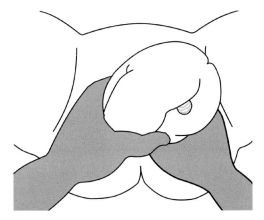

图 7-15　宫缩时将胎体及双腿向上抽拔,使双腿紧贴胎体不致脱出阴道口外

胎儿双上肢被压在大腿下交叉于胸前,提拔肢体与双腿时,将上肢同时拔出,由于双肩保持于骨盆出口斜径上,故出肩一般无困难(图 7-16)。

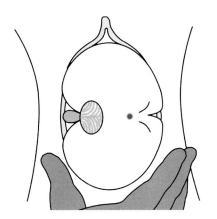

图 7-13　单臀位时显露为臀及双侧大腿,周径较大,遇到的阻力较大,指导孕妇屏气用力使先露部尽早排出

当胎臀及双侧大腿显露后,助产者可使胎背朝向上略斜向一侧,让臀部的最大径(股骨粗隆间径)适应骨盆出口面的斜径。助产者用手紧握胎臀的两侧,拇指压在胎儿腿部,其余四指在骶部(图 7-14)。

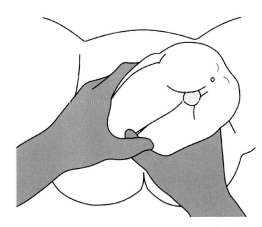

图 7-16　提拔肢体与双腿时,将上肢同时拔出

出肩后双腿仍然保持原位压住胎儿颏部,胎头不致仰伸,再继续将胎体及双腿向耻骨联合、向母体腹部方向提举,胎头即可保持俯屈顺利娩出(图 7-17)。

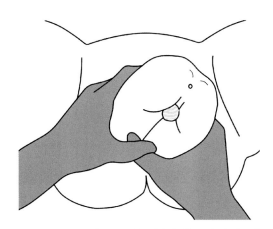

图 7-14　用手紧握胎臀的两侧,拇指压在胎儿腿部,其余四指在骶部

每次宫缩时将胎体及双腿向上抽拔,宫缩间歇期助产者拇指及其他四指顺着胎腿及胎体下滑至阴道口,使双腿紧贴胎体不致脱出阴道口外(图 7-15)。

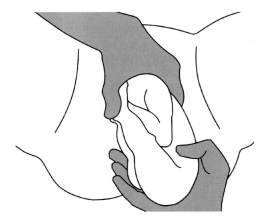

图 7-17　继续将胎体及双腿向耻骨联合、向母体腹部方向提举,胎头即可保持俯屈位顺利娩出

若在提举胎体过程中下肢或上肢脱出,则为第二助产法失败,只有改用第一助产法娩出胎体、胎肩及胎头以完成分娩。

(三) 并发症防治

1. 母体并发症

(1)产道损伤:多与以下因素有关:①子宫口未开全行阴道助产、牵引或后出头产钳术;②堵臀时间不够或过长;③操作不规范,手法粗暴④子宫收缩乏力。胎儿胎盘娩出后,常规检查宫颈,疑有子宫破裂应行探查。有先兆或完全破裂者,应立即剖腹探查,按破裂程度与部位决定手术方式。

(2)产后出血:与臀先露不能均匀有力地压迫子宫下段,而不能诱发良好的子宫收缩有关。加之手术操作机会多,产后子宫收缩无力及软产道损伤性出血的机会也增加。及时发现并积极处理难产,杜绝滞产,可有效预防产后出血(详见第十六章)。

(3)产褥感染:与产程过长,操作人员多有关;产后给予抗生素预防感染。

2. 围产儿并发症

(1)颅脑及脊柱损伤:胎头仰伸未能入盆,应设法使其俯屈,并使胎头选择适当的径线(以枕横位)入盆,切忌在胎头未入盆时强行牵拉胎体造成小脑幕撕裂,脊柱损伤或断裂。

(2)臂丛神经损伤:臀位胎头未入盆强行牵拉胎体,或强行牵拉胎臀都可造成臂丛神经损伤。臂丛神经损伤重在预防,一旦发生只有等待其自然恢复或手术治疗。损伤严重者往往需要半年或更长的时间恢复。

(3)骨折:是最常见的并发症。胎臂上举最易造成锁骨或肱骨骨折,违反分娩机制的助娩可导致下肢骨折。骨折损伤重在预防,切忌使用暴力。

(4)新生儿窒息:做好新生儿复苏准备。

(四) 手术难点与技巧

后出头娩出顺利与否是臀位阴道助产分娩成功的关键。后出头困难可由多种失误造成,因此臀位阴道分娩正确的处理和技巧显得尤为关键。一旦发生后出头困难,处理上则较为棘手,处理不当可引起诸多围产儿并发症,甚至死产。

后出头困难可由多种失误造成:

1. 子宫颈口未开全　若胎头娩出困难是由于宫颈未开全即强行牵出胎体所引起,致使宫颈

形成一痉挛性的缩窄环卡在胎儿颈部,助产者越抽拉胎体,此环越紧。因此发生此情况时切忌继续牵拉胎体,即刻宫颈注射利多卡因,若仍不能松弛,可用全身麻醉,必要时可使用臀位后出头产钳(Piper 产钳)娩出胎头(图 7-18)。

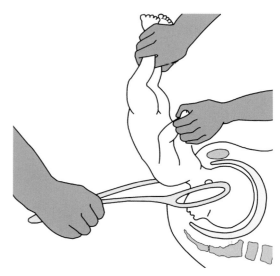

图 7-18　使用特制的臀位后出头产钳(Piper 产钳)娩出胎头

2. 胎头仰伸　在胎臀娩出后,应随宫缩逐渐娩出胎体和胎肩,若牵拉过急,会使牵拉着力于胎颈部而造成胎头仰伸;或娩出胎头时未等胎头枕骨达耻骨联合下方,就过早将胎体上翻造成胎头过度仰伸。仰伸的胎头将以枕颏径入盆,盆腔内旋转困难,胎头难于娩出。此时术者可将手伸入阴道,压胎儿上颌部,使胎儿颏部俯屈向胎胸部靠拢,并让助手在母体耻骨联合上加压于胎头枕部,二者配合让胎头俯屈即可使胎头娩出。

3. 胎头成枕直位　胎肩内旋转尚未完成时术者就急于向外下牵引,可使胎头以枕直前位嵌顿于入口前后径上而不能入盆。这时应在宫缩间歇期将胎背再回复到侧方,使双肩位于骨盆入口前后径上,术者以一手在阴道内协助胎头额部与胎肩同时配合转动,从而保证胎头的双顶径衔接于骨盆入口的前后径上,使胎头入盆。

4. 胎头成枕后位　臀位助产未按分娩机制进行,还可能误将胎儿牵成枕后位。此时若胎头俯屈良好,可按 Prague 手法助娩,即牵引胎体至鼻根抵达耻骨联合下,再将胎体举过耻骨联合上方,使胎头按枕、顶、额的次序娩出(图 7-19)。

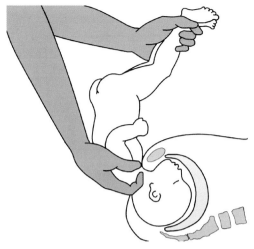

图 7-19　牵引胎体至鼻根抵达耻骨联合下,再将胎体举过耻骨联合上方,使胎头按枕、顶、额的次序娩出

若胎头俯屈不良,胎儿下颏嵌于耻骨联合上,先上提胎体,以保持胎体前屈。术者将手伸入阴道,上推胎枕部使胎头俯屈,再向下牵引,让胎儿颏部移向耻骨联合下,继续向下牵引胎体,同时自阴道按压胎儿颏部、上颌,胎儿口鼻即可自阴道娩出,至鼻根抵达耻骨联合下,再按 Prague 手法助娩。

5. 胎臂上举　与不按分娩机制操作并牵引胎体过急有关。因胎儿上肢与头阻于骨盆入口以上不能下降,牵拉胎体感到阻力大,难以暴露肩胛下缘,如强行牵拉,势必损伤胎儿。解脱受阻上举上肢的方法有二:

(1) 旋转胎体法:如左骶前位右上肢上举,逆时针旋体,右肩胛、右上臂和前臂就可自耻骨弓下滑出,再顺时针旋转胎体,即可娩出另一上肢(图7-20)。

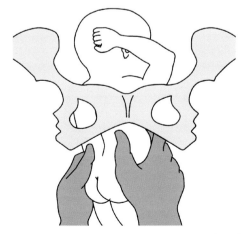

图 7-20　如左骶前位右上肢上举,逆时针旋体,右肩胛、右上臂和前臂就可自耻骨弓下滑出,再顺时针旋转胎体,即可娩出另一上肢

(2) 牵拉上肢法:如右骶前位右臂上举,术者以右手经胎儿前肩背侧伸入阴道内,沿肱骨压上臂,使之自胎儿面部及胸前滑向阴道内,同法滑动胎儿的左上臂,两肩及两上肢就可娩出。旋转胎体法较易掌握,也不会发生上肢骨折,牵拉上肢法较为困难,有时需在全麻下操作(图7-21)。

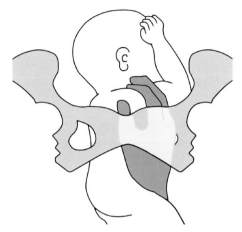

图 7-21　如右骶前位右臂上举,术者以右手经胎儿前肩背侧伸入阴道内,沿肱骨压上臂,使之自胎儿面部及胸前滑向阴道内,同法滑动胎儿的左上臂,两肩及两上肢就可娩出

如遇两臂环抱于颈后,可将两法结合使用,即先将胎体向一侧旋转 180° 使一臂脱离枕部,术者伸手帮助娩出后再反向转 180° 以解脱另一胎臂。

(五) 手术相关问题的研究与探讨

1. Piper 产钳的使用方法　如上所述,术者可优先使用 Piper 产钳来协助后出胎头的娩出。后出头时,握住胎儿的双足,施加适当的牵拉力以保持胎儿身体伸直和减少颈部负重,然后向上抬起双腿且使胎儿身体与水平面的夹角不超过45°,此时助手使用手术巾握住胎儿双足以防止滑脱。随后术者应用 Piper 产钳(图7-18)。助手将胎儿的身体移动至产妇的右侧,以便术者取跪姿使用 Piper 产钳的左侧叶片。先将产钳的手柄持于产妇大腿下方,斜向产妇右侧并几乎与产妇的身体成直角。术者用右手的两根手指引导左侧叶片头端慢慢放进阴道,并以与水平面呈向下约45°角的方向向上移动,超过婴儿的右耳。左手沿弧线逐渐向下并朝向中线移动手柄,同时右手手指引导叶片头端并保护阴道壁和胎头侧面。

与头先露分娩不同,臀位分娩时胎儿头颅的最小部分首先出现在会阴,此时较大的顶骨区还在骨盆后方。因此,如果插入产钳叶片后过快将产钳手柄移至中线,则叶片的远端部分会钳住胎头侧面,无法扣住手柄。必须尽可能多地保持指引叶片顶端沿产妇骶骨方向行进,即术者引导叶片的手须充分插入阴道直到叶片顶端越过胎儿枕骨。随后助手将胎儿移至左侧,术者采取相似的步骤插入产钳右侧叶片。两侧手柄都到达中线时扣住手柄,并将胎儿身体骑跨在手柄上。抬高产钳手柄且轻轻牵拉可使胎头俯屈并将其牵引出(图7-18)。

2. 臀位助产产程与结局的评估　对臀先露产程正常进展的评估不如头先露那样普遍。有研究认为,宫颈口开到6cm时,若胎儿臀部到达坐骨棘水平且宫颈口全开时胎儿臀部到达骨盆底水平,则认为胎儿下降充分。第二产程主动阶段(即主动屏气用力)长达90分钟是可接受的。然而,一旦产妇开始向下用力,如果30~60分钟内胎儿臀部无法下降和娩出,产程进展不充分,则进行剖宫产。该研究的论据在很大程度上是因为针对臀位阴道分娩的观察性研究中,患者都取得了良好的结局,且研究采用了严格的选择标准以及有经验丰富的产科医生参与。一项来自都柏林国家妇产科医院的大型回顾性研究发现,第二产程中胎儿臀部下降至骨盆底的时间可允许长达1小时。初产妇和经产妇,预计分别积极向下用力1小时以内和30分钟以内分娩,两者新生儿结局与剖宫产相当。另一项关于计划行臀位阴道分娩的大型前瞻性病例研究纳入了2 526例女性,其中1 796例为臀位阴道分娩。结果表明,臀位阴道分娩的围产期死亡率和并发症发生率非常低(分别为0.08%和1.6%),且99.8%患者中第二产程主动阶段持续不到1小时。有研究发现,足月臀位分娩第二产程主动阶段超过1小时后娩出的新生儿并发症发生率似乎增加。芬兰的一项观察性研究发现,如果第二产程主动阶段超过40分钟,则并发症发生率增加。这些数据表明,如果产妇屏气用力30~60分钟后或第二产程超过2.5小时后胎儿仍未娩出,则改行急诊剖宫产。

三、臀位牵引术

臀位分娩时,胎儿由下肢开始直至胎头全部由助产者手法牵引娩出者称臀位牵引术,除双胎妊娠第二胎娩出、第二产程延长且有剖宫产禁忌证以及胎儿已经死亡时才应用臀位牵引术,其在

现代产科学中已极少应用。

(一)术前评估及术前准备

同臀位助产术,需再次强调的是术者须具有臀位牵引术的经验。

1. 手术适应证　本手术常在紧急情况下施行,产道多未充分扩张,对母子有较大的危险,因此指征明确方可施术。

(1)双胎妊娠第二胎臀位娩出。

(2)臀位分娩第二产程延长且有剖宫产禁忌证。

(3)死胎或估计胎儿于出生后难于存活者。

(4)产妇有严重合并症如心力衰竭,须立即结束分娩而又存在剖宫产禁忌证,且无剖宫产条件。

(5)横位内倒转术后。

2. 手术禁忌证

(1)骨盆狭窄或软产道异常。

(2)宫口未开全。

(二)手术步骤

1. 牵引下肢　根据臀先露的不同采取单足或双足牵引法和腹股沟牵引法。

(1)足先露牵出下肢法:同臀位助产压迫法。

(2)混合臀先露牵出下肢法:胎臀与胎足一起降至阴道口,不需要进行压迫法,直接进行臀位牵引法。

(3)单臀先露牵出下肢法:当胎儿部分胎臀和外阴露于阴道外口时,说明宫口已开全,助产者即可腹股沟牵引法行臀位牵引术。即以一手示指钩住腹股沟按产轴向下牵引(图7-22)。

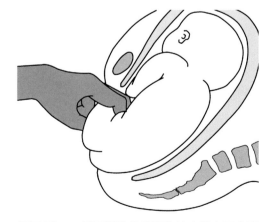

图7-22　一手示指钩住腹股沟按产轴向下牵引

当后腹股沟也能钩到时则另外一只手同时钩取,双手一起牵引,则双下肢伴随胎臀下降娩出。(图7-23)。

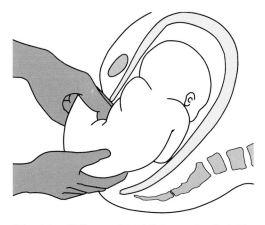

图 7-23　另外一只手同时钩取,双手一起牵引,
则双下肢伴随胎臀下降娩出

2. 牵出胎臀　牵出胎儿双下肢后,当前臀露于阴道口时,稍向前牵引,则胎臀娩出(图 7-24)。

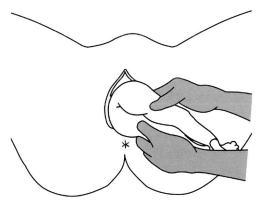

图 7-24　向前牵引,则胎臀娩出

3. 牵出肩部及上肢　同臀位第一助产法即压迫法。

4. 牵出胎头　Mauriceau 法(后出头法),同臀位助产。

(三)并发症防治

同臀位助产。臀位牵引术常由于在软产道未经充分扩张的条件下迫使胎儿娩出,增加了分娩的难度和并发症,甚至造成死产,因此需严格掌握指征,只有在胎儿紧急情况如宫内窘迫、脐带脱垂或者母体危急而宫颈已开全时,甚至在麻醉条件下方能实施。多数专家认为,只要剖宫产还来得及抢救母子,宁愿采用剖宫产术而不要采用臀位牵引术。臀位牵引术对胎儿危害极大,重则丧失生命,轻则也可带来严重的并发症。

(四)手术难点与技巧

同臀位助产。

(五)手术相关问题的研究与探讨

如果胎臀在盆腔内的位置较高而又急于娩出胎儿,宫口近开全,若一手伸入阴道能钩到前腹股沟者,则向下持续牵引。如牵引困难,另一手可握持于腕部助力(图 7-25)。

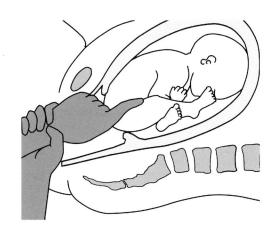

图 7-25　一手钩住胎儿腹股沟,另一个握住腕部向
下持续牵引

若胎臀在盆腔内的位置较高而行腹股沟牵引法困难时,则需下拉一侧或双侧下肢。在麻醉状态下子宫充分松弛的情况下,用手沿着前侧大腿进入宫腔,越过弯曲的膝关节抓住胫骨下部和足部(图 7-26)。

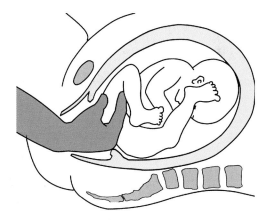

图 7-26　手沿着前侧大腿进入宫腔,越过弯曲的
膝关节抓住胫骨下部和足部

使用 Pinard 助产法更易触及足部:向腹部及腘部方向屈膝(图 7-27)。

一旦牵拉出一侧或双侧胎足,则以示指和中指夹住胎足向下牵引(图 7-28)。

当取出前腿后,若有可能在按同法取出后腿,以双足牵引出下肢,否则即做单足牵引。

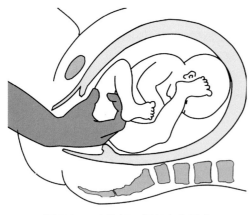

图 7-27 向腹部及颏部方向屈膝

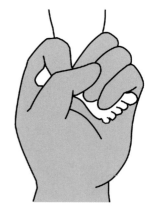

图 7-28 示指和中指夹住胎足向下牵引

（余昕烊 漆洪波）

参考文献

1. 凌萝达，顾美礼. 难产. 2 版. 重庆：重庆出版社，2000.
2. 漆洪波. 头位难产的识别及处理. 中国实用妇科与产科杂志，2005，5 (21)：264-267.
3. 谢幸，孔北华，段涛. 妇产科学. 9 版. 北京：人民卫生出版社，2018.
4. 中华医学会妇产科学分会产科学组. 阴道手术助产指南 (2016). 中华妇产科杂志. 2016; 51 (8): 565-567.
5. ACOG Practice Bulletin No. 154: Operative vaginal delivery. Obstet Gynecol, 2015, 126 (5): e56-65.
6. Martin JA, Hamilton BE, Osterman MJK, et al. Births: Final Data for 2017. Natl Vital Stat Rep, 2018, 67: 1.
7. Le Ray C, Serres P, Schmitz T, et al. Manual rotation in occiput posterior or transverse positions: risk factors and consequences on the cesarean delivery rate. Obstet Gynecol, 2007, 110 (4): 873.
8. Hickok DE, Gordon DC, Milberg JA, et al. The frequency of breech presentation by gestational age at birth: a large population-based study. Am J Obstet Gynecol, 1992; 166 (3): 851.
9. Kotaska A, Menticoglou S, Gagnon R, et al. Vaginal delivery of breech presentation. J Obstet Gynaecol Can, 2009, 31 (226): 557.
10. ACOG Committee on Obstetric Practice. ACOG Committee Opinion No. 340. Mode of term singleton breech delivery. Obstet Gynecol, 2006, 108 (1): 235.
11. Su M, McLeod L, Ross S, et al. Factors associated with adverse perinatal outcome in the Term Breech Trial. Am J Obstet Gynecol, 2003, 189 (3): 740.
12. Goffinet F, Carayol M, Foidart JM, et al. Is planned vaginal delivery for breech presentation at term still an option？ Results of an observational prospective survey in France and Belgium. Am J Obstet Gynecol, 2006, 194 (4): 1002.
13. Alarab M, Regan C, O'Connell MP, et al. Singleton vaginal breech delivery at term: still a safe option. Obstet Gynecol, 2004, 103 (3): 407.
14. Bin YS, Roberts CL, Ford JB, et al. Outcomes of breech birth by mode of delivery: a population linkage study. Aust N Z J Obstet Gynaecol, 2016, 56 (5): 453.

Practical
Obstetric Surgery

第八章

器械助产术

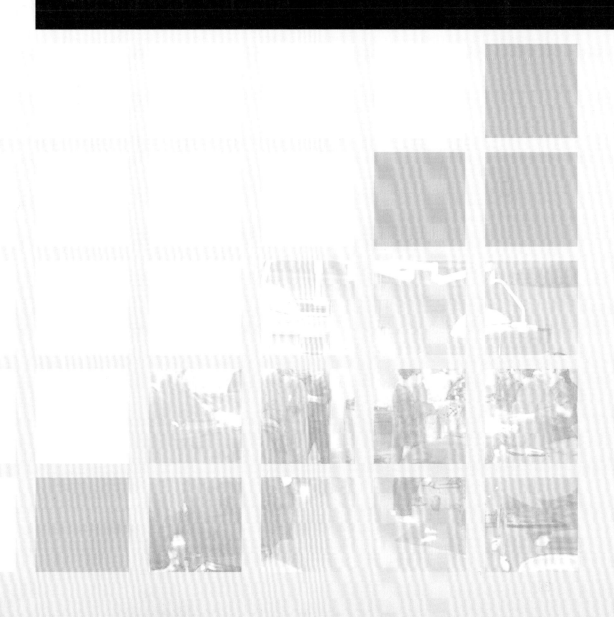

第一节 胎头吸引助产术

一、概述

(一)胎头吸引器的历史

胎头吸引助产最初源于1706年,James Yonge使用一个贴附在胎头上的罩杯负压吸引协助胎头的娩出。1953年Malmstrom在前人的基础上进行改良,创造出一种新的吸引器,形成了目前所公认的胎头吸引器的标准装置。Malmstorm胎头吸引器包括由不锈钢制作的不同直径的扁圆形金属杯,通过负压在其内产生一个人为的产瘤从而可以牢牢地把持胎头并牵引。随后Bird对这个装置进行了改良,他将连续负压吸引管的开口设计在金属杯顶中心的附近,偏离杯顶中心的牵引手柄,从而使得该吸引器更易于操作,受到了使用者的一致赞同(图8-1)。自此以后,胎头负压吸引器被广泛运用于阴道分娩助产。

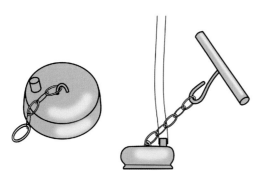

图 8-1 Malmstrom 胎头吸引器

(二)胎头吸引器的构造及分类

胎头吸引器由吸引杯、吸引管和负压装置三部分组成。吸引杯分为金属型和硅胶型。金属型吸引杯可分为锥形金属空筒和金属扁圆形吸引杯,锥形金属空筒又分为直形(图8-2)和牛角形(图8-3)。

锥形吸引杯一端大、一端小,大端为胎头端,端口有橡皮圈以减少对胎头的损伤,小端称牵引端。金属扁圆形吸引杯(图8-4)似一金属罩,罩内有一金属薄片活瓣,用以保护胎头。牵引端呈管状,顶部装有一手柄做拉手。硅胶型吸引杯(图8-5)是以硅胶代替金属制成的钟形硅胶罩杯,固定于金属帽上,连接一带刻度的长金属管,管远侧有一对对称的短柄,作为牵引的拉手。目前生产了一种新型的一次性胎头吸引器,这种一次性胎头吸引器的优点在于它是一个整体装置,不需要附加设备,便于安放,且便于操作,接生者单人就可以完成安放及吸引,不需他人帮助(图8-6)。

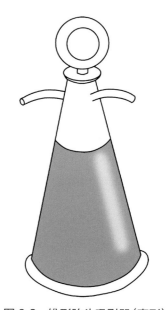

图 8-2 锥形胎头吸引器(直形)

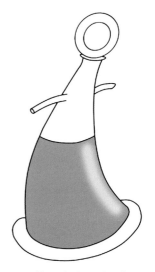

图 8-3 锥形胎头吸引器(牛角形)

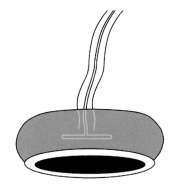

图 8-4　金属扁圆形胎头吸引器

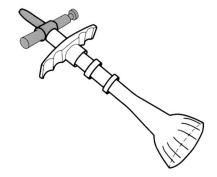

图 8-5　硅胶型吸引器

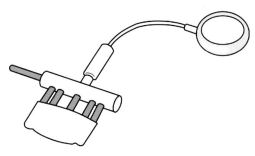

图 8-6　一次性使用胎头吸引器

二、术前评估及术前准备

(一)使用胎头吸引器的术前评估

在使用胎头吸引器助产之前应充分评估可能对助产结局产生重要影响的因素,这些因素包括以下四方面:妊娠和分娩期合并症及并发症、产妇的心理状态、胎儿的状况以及操作者的技能。

1.首先在使用胎头吸引助产前应充分评估产妇在妊娠期及分娩期是否存在可能影响阴道分娩的高危因素,如产前出血、妊娠合并心肺疾患等。其次应评估第一产程和第二产程的时间和进展情况。第三,应评估内骨盆及骨盆出口状态。

2.应评价产妇的全身状况以及是否愿意配合接生者使用胎头吸引器。在使用胎头吸引器助产

时,产妇的屏气用力是非常重要的辅助力量。此外,在鼓励产妇用力的同时,对于宫缩强度不足者,适当应用小剂量缩宫素加强宫缩也是必不可少的。

3.应评价胎儿的状况包括胎位、胎心以及胎儿体重。在做胎头吸引助产之前应做详细的阴道检查,排除明显的头盆不称。阴道检查应包括胎先露的高低、胎方位、胎头塑形程度、胎头水肿的范围和程度。同时应再次了解骨盆的情况。胎儿估计体重也是接生者在决定使用胎头吸引助产时应考虑的因素,若估计胎儿体重过大(>4 500g),发生肩难产的可能性增大,此时应以剖宫产结束分娩为宜。

4.操作者使用胎头吸引的技巧及熟练程度是胎头吸引是否成功的重要因素。加强对年轻医生胎头吸引助产技能的培训,应该是提高助产成功率的重要措施之一。

(二)使用胎头吸引器的必备条件

1.无明显头盆不称。

2.仅用于顶先露,不适用于面先露、额先露或臀位(臀位)。

3.宫口已开全或接近开全。

4.双顶径已达坐骨棘水平以下,先露部已达盆底。

5.胎膜已破。

6.排空膀胱。

7.术前已向产妇及家属交待可能的并发症,取得知情同意。

8.若胎头吸引失败有条件立即施行剖宫产。

9.接生者已掌握胎头吸引助产的技能。

(三)使用胎头吸引器的适应证

1.第二产程延长　①初产妇,未施行硬膜外阻滞分娩镇痛,第二产程已超过 3 小时;或者行硬膜外阻滞镇痛,第二产程超过 4 小时;②经产妇,未施行硬膜外阻滞分娩镇痛,第二产程已超过 2 小时,或者行硬膜外阻滞镇痛,第二产程超过 3 小时。

2.胎儿窘迫。

3.母体因素需缩短第二产程　如孕妇患心脏病、重症肌无力、有自主反射障碍的脊椎损伤或增殖性视网膜病等。

(四)使用胎头吸引器的禁忌证

1.相对禁忌证　①胎头位置不佳;②需胎头旋转 >45° 方能正确放置产钳或胎头吸引器进行助产;③中位产钳或胎头吸引。

2.绝对禁忌证　①非纵产式或面先露;②胎

方位或胎头高低不清楚;③胎头未衔接;④宫口未开全;⑤头盆不称;⑥胎儿凝血功能障碍(如血友病、同种免疫性血小板减少症等),临床上极少见;⑦胎儿成骨不全,临床上极少见。

三、手术步骤

(一)麻醉选择

若病人已经采用了硬膜外麻醉分娩镇痛,可以直接做会阴侧切后行胎头吸引助产,除此之外一般采用双侧阴部神经阻滞麻醉联合局麻,在紧急情况下也可不用麻醉。

(二)术前准备

1. 检查吸引器有无损坏、漏气,橡皮套是否松动,将导管接在吸引杯上并连接好负压装置。

2. 取膀胱截石位,外阴准备同正常接生。

3. 导尿排空膀胱。

4. 行双侧阴部神经阻滞麻醉,初产妇需做会阴侧切口。

5. 阴道检查排除头盆不称等禁忌证,明确胎先露的位置和胎方位。

(三)手术步骤

1. 放置吸引器　在吸引器胎头端涂无菌石蜡油或肥皂冻,左手分开两侧小阴唇,暴露阴道外口,以左手中、示指掌侧向下撑开阴道后壁,右手持吸引器将胎头端向下压入阴道后壁前方,然后左手中、示指掌面向上,分开阴道壁右侧,使吸引器右侧缘滑入阴道内,继而手指转向上,提拉阴道前壁,使吸引器上缘滑入阴道内,最后拉开左侧阴道壁,使吸引器完全滑入阴道内并与胎头顶部紧贴(图8-7,图8-8)。

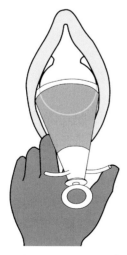

图 8-7　胎头吸引器的放置(正面观)

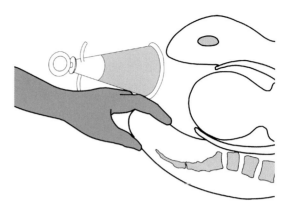

图 8-8　胎头吸引器的放置(侧面观)

在放置胎头吸引器时应注意以下几个问题:①胎头吸引器的中心应位于胎头的"俯屈点"。胎头"俯屈点"是指矢状缝上、后囟前方二横指(约3cm)处。胎头吸引器的中心应位于这个"俯屈点"上,在牵引时才能让胎头更好地俯屈并沿骨盆轴方向娩出(图8-9)。②吸引器的纵轴应与胎头矢状缝一致,并可作为旋转的标志。③牵引前应检查吸引器附着位置。左手扶持吸引器,并稍向内推压,使吸引器始终与胎头紧贴,右手中、示指伸入阴道内,沿吸引器胎头端与胎头衔接处摸一周,检查两者是否紧密连接、有无阴道壁或宫颈软组织夹入吸引器与胎头之间,若有应重新放置。

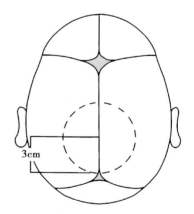

图 8-9　放置胎头吸引器的俯屈点

2. 形成负压

(1)电动吸引器抽气法:将吸引器牵引柄上的橡皮管与电动吸引器的橡皮管相连,然后开动吸引器抽气,胎头位置低可用40kPa(300mmHg)负压,胎头位置高或胎儿较大,估计分娩困难者可用60kPa(450mmHg)负压,一般情况选用51kPa(380mmHg)负压。

(2)注射器抽吸法:术者左手扶持吸引器,不可滑动,由助手用 50ml 空针逐渐缓慢抽气,一般抽出空气 150ml 左右,如胎头位置较高,可酌情增加抽气量,负压形成后用血管钳夹紧橡皮导管,然后取下空针。

无论采用上述哪种方式形成负压,都应注意负压形成一定要缓慢,使胎头在由小到大的负压作用下,逐渐形成一产瘤,以避免损伤胎头血管,造成头皮血肿。

3. 牵引 先用右手中、示二指轻轻握持吸引器的牵引柄,左手中、示二指顶住胎头枕部,然后缓慢适当用力试牵引,了解吸引器与胎头是否衔接正确,是否漏气。牵引方向应根据先露所在平面,循产轴所取的方向在宫缩时进行,先向下、向外协助胎头俯屈下降,当胎头枕部抵达耻骨联合下方时,逐渐向上、向外牵引,使胎头逐渐仰伸,直至双顶径娩出(图 8-10a~d)。在宫缩间歇期应停止牵引,但应保持吸引器不随胎头回缩而回缩。在枕左/右前或枕横位时,牵引同时应顺势旋转胎头,每次宫缩旋转 45° 为宜,旋转时助产士应在腹部协助胎位旋转。若为枕后位,最好用手旋转胎位至枕前位后再行胎头吸引助产。

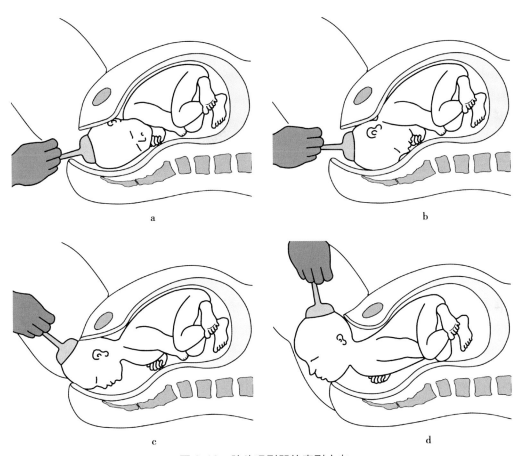

图 8-10 胎头吸引器的牵引方向

4. 取下吸引器 当可触及胎儿颌骨时,即应拔出橡皮管或放开血管钳,消除吸引器内负压,取下吸引器,按正常分娩机转娩出胎儿。

近年来临床常用的 Kiwi Omni 胎头吸引器是自带手掌泵的一次性使用胎头吸引器械,由吸杯及主干两个部分组成,其中主干部分包括手动真空泵、牵引手柄、牵引导管、负压指示器及牵引指示器;吸杯是由硬塑料材料制成,其背面有一凹槽,与主干部分相连接。产妇取截石位,导尿排空膀胱,再次行阴道检查,排除头盆不称并确定子宫颈口已开全,确定胎方位及胎先露的高低。使用无菌石蜡油润滑吸杯,将其放置于胎头俯屈点,并检查吸杯内有无嵌顿母体阴道组织或者宫颈组织,确定无其他组织嵌顿后使用手动真空泵,将压力调至 39.9~66.5kPa(不建议超过 66.5kPa);最后当孕妇出现宫缩时,牵引手沿产轴方向持续、缓慢牵拉真空泵手柄,辅助手轻轻固定吸杯(拇指按压吸杯背面中央保持吸杯贴合在胎头,示指放置于胎头,感受和协助胎头的下降及旋转),直至胎头娩出。Kiwi Omni 柔韧的管道系统(集合吸引和牵引功能)附着在吸杯中央,当实施侧向牵引时,导管可以滑入吸杯背面的凹槽中,可以使导管与吸杯保持从垂直到水平的任何角度,方便牵引,可以使用在枕前位及枕后位,相比传统胎头吸引器械更加容易促进胎头旋转。

四、并发症防治

(一)产妇并发症

1. 宫颈裂伤　多因宫口未开全造成,故术前阴道检查时应确认宫口已开全。若裂口较短,无活动性出血,可不必缝合,若裂伤较长可用 1/0 可吸收线缝合,恢复宫颈正常的解剖结构。

2. 外阴阴道裂伤　多因会阴阴道壁组织弹性差,会阴切口过小所致,术前可行充分会阴侧切术。在胎盘娩出后应依次进行缝合,先阴道后外阴,对有活动性出血部位,应先结扎止血,以免失血过多(详见第四章)。

3. 阴道血肿　可因阴道壁被吸入吸引器所致,也可因阴道壁撕裂伤所致。放置吸引器后必须仔细检查,排除软组织受压,阴道血肿的处理详见第十二章。

4. 远期并发症　盆底组织损伤、尿失禁是胎头吸引助产术的远期并发症。胎头吸引助产术可能造成盆底肌肉及软组织损伤,造成产后尿失禁,大多数患者症状不是十分明显,但仍可能对其生活质量造成影响。和产钳助产术相比,胎头吸引助产所导致的尿失禁要轻微一些,但仍应注意这部分患者产后盆底肌肉功能的恢复和训练,减少尿失禁的发生。

(二)胎儿并发症

1. 头皮水肿(产瘤)　胎头吸引助产的新生儿头皮均有水肿、产瘤形成,但大多为一过性的,产后 12~24 小时自行吸收消退,对新生儿无不良影响。

2. 头皮擦伤或撕裂伤　胎头吸引助产所致的头皮擦伤和撕裂伤发生率大约为 10%,大多为轻度的浅表损伤。其原因多系吸引器放置位置不正确,过长时间的牵引以及吸引器突然滑脱,在操作时应注意避免上述情况发生。

3. 头皮血肿　头皮血肿是由于牵引导致骨膜下血管破裂,血液积留在骨膜下形成。因颅骨处骨膜与骨粘连紧密,故血肿局限,不超越骨缝,边界清楚。小的头皮血肿数日内可自行吸收、消退,不需特殊处理。大的头皮血肿可导致黄疸或贫血,需数周才能被吸收,需给予对症处理。

4. 帽状腱膜下血肿　帽状腱膜下血肿是由于外力作用导致连接头皮静脉,颅内板障静脉及颅内静脉窦的血管破裂出血并沿颅骨外膜与帽状腱膜之间的腱膜下间隙蔓延形成的血肿,因出血发生在疏松的组织内,无骨缝限制,故出血量多,易于扩散,可造成严重贫血和失血性休克。胎头吸引助产所致帽状腱膜下血肿的发生率约为 1%,若未及时处理其死亡率高达 25%。因此对所有胎头吸引助产分娩的新生儿均应随访观察,警惕帽状腱膜下血肿的发生。

5. 视网膜出血　文献报道胎头吸引助产新生儿发生视网膜出血的概率比产钳助产及自然分娩的新生儿高,具体机制不十分清楚。但这种视网膜出血多为一过性的,不会造成远期的视网膜损伤。

6. 新生儿黄疸　在胎头吸引助产新生儿中新生儿黄疸发生概率较高,但需要光疗的重度黄疸在胎头吸引助产和产钳助产新生儿中发生率无明显差异。新生儿黄疸的发生与头皮血肿及帽状腱膜下血肿有关。

(三)吸引器助产术后的护理

应仔细检查产妇及新生儿有无创伤。若有软产道损伤,应逐层止血缝合。新生儿常规肌内注射维生素 K,局限性产瘤和小的头皮血肿一般在产后 24~48 小时内消失,无须特殊处理,要高度警惕帽状腱膜下血肿的发生。

五、手术难点与技巧

(一)手术操作技巧

1. 胎先露位置及胎头塑形程度的评估　胎先露部高低强调为骨质部分最低点,有时由于产瘤大,在阴道口看到胎发,先露骨质部分却在坐骨棘上 1~2cm 以上,此时若误上胎头吸引器,可能造成吸引器滑脱失败。胎头塑形反映胎头受压的程度,并可分为轻、中、重度,两侧顶骨在矢状缝并拢但不重叠为轻度塑形。顶骨重叠但可以被手指轻轻推开复位称为中度塑形。如果重叠的颅骨不能复位为重度塑形。当胎头发生重度塑形时,常存在胎头俯屈不好或不均倾,此时使用胎头吸引助产可能增加颅骨损伤的风险。

2. 吸引器的放置 吸引器中心一定要放在胎头俯屈点上。吸引器放置不正确可以导致牵引失败。在正枕前位时吸引器的正确放置较容易,但若助产指征是胎位不正(枕左/右前或枕横位)导致胎头不下降,吸引器的放置会比较困难,且不易牵引成功。在开始抽吸负压和牵引之前,一定要仔细检查吸引器边缘,避免在吸引器中嵌入母体阴道壁组织。

3. 间歇性牵引 胎头吸引助产时吸引器的牵引应该是间歇性的,与宫缩及孕妇的屏气用力相配合,在宫缩间歇应放松。牵引力方向应与吸引器胎头端的横断面垂直,只有保持沿产轴方向用力才能用最小牵拉而使胎儿下降及娩出。牵引用力要均匀,不可过大,牵引过程中禁忌左右摇摆,以防吸引器漏气滑脱。

4. 关于吸引持续时间和次数 大多数文献报道胎头吸引助产的牵引次数不应超过3次,持续时间不超过20分钟,但澳大利亚的Vacca提出一个新的观点即"3加3次牵引"。该作者认为只要牵引力量适度,每次牵引都有胎头下降,可以牵引6次。前面三次牵引使胎头更好地俯屈下降至盆底,后面三次牵引协助胎头娩出。牵引总时间控制在30分钟以内,这种方法可以让会阴充分扩张,避免会阴严重撕裂伤及会阴切口延裂的发生,但在实际临床使用过程中,应谨慎使用此方法。

5. 牵引滑脱的处理 若因放置困难或负压维持不满意等技术失误导致滑脱可换由经验丰富的医师再次尝试胎头吸引助产或改用产钳。但如果没有经验丰富的人员在场,最好改行剖宫产结束分娩。若吸引器放置满意和负压维持良好情况下发生滑脱,应高度考虑相对头盆不称,不均倾或巨大儿,建议及时改行剖宫产结束分娩。

6. 吸引器的选择 硅胶或软塑料头的吸引器易于安放,对产妇及胎儿损伤小,是低位或出口助产的理想选择,金属头的吸引器因拉力较大而适用于需要辅助胎头旋转的情况,但同时它可能增加严重头颅损伤的风险,因此需要特殊训练和具有一定经验的人员才能使用。

(二)特殊情况的处理

1. 胎位不正时应用胎头吸引器 据文献报道在枕横位和枕后位采用胎头吸引助产的成功率较高,仅有个别病例在胎头吸引后又改用产钳助产。胎头吸引助产的一大优点为可以在牵引的同时旋转胎头,尤其是在枕横位时。虽然有作者倾向于在胎位不正时采用Kielland产钳助产,但若正确使用胎头吸引助产处理胎位不正,母儿并发症明显低于产钳助产。

2. 剖宫产术中应用胎头吸引器 有文献报道在剖宫产术中使用胎头吸引器取得良好效果。和产钳以及手术医生的手相比,胎头吸引器所占的空间更小,更有利于胎头的娩出,尤其是在胎头高浮时,同时也不易造成子宫切口的撕裂伤。

3. 双胎分娩中应用胎头吸引器 在双胎阴道分娩时采用胎头吸引器协助第二胎娩出是非常有效的方法,尤其是在宫口未开全,胎头高浮时运用胎头吸引助产可以有效协助胎儿的娩出。此时应用胎头吸引器明显优于徒手牵引或内倒转。

六、手术相关问题的研究与探讨

胎头吸引术和产钳术在临床上均有应用,各有其优点,非其他产科手术能完全代替,在产科临床实践中有其重要意义。在分娩时选择产钳还是胎头吸引助产应视母儿具体情况和接生人员的技能而定,二者优缺点比较如下:

1. 产钳牵引力大,胎头吸引术牵引力小,在紧急情况下需要较快娩出胎儿时,以产钳为宜,在宫缩乏力时,产钳助产比胎头吸引助产效果好,牵引多数会一次成功。

2. 产钳可以解决异常先露如臀位后出头困难。

3. 胎头吸引滑脱失败后可改用产钳助产,但应慎重选择病例。

4. 产钳术操作复杂,手术技巧要求高,而胎头吸引术操作相对简单,较易掌握,便于推广普及。

5. 胎头吸引器放置时不需越过胎头进入产道深处,在产道内占用的空间小于产钳,不易对母体软产道造成损伤,很少导致感染。而产钳术造成严重软产道撕裂伤,阴道血肿的风险明显高于胎头吸引术。

6. 产钳术造成胎儿颅脑损伤的风险高于胎头吸引术。

关键点

1. 严格掌握使用胎头吸引器的适应证和必备条件。

2. 放置胎头吸引器时应使吸引器中心位于胎头的"俯屈点"即矢状缝上后囟前方二横指(约3cm)处。

3. 吸引器的牵引应该是间歇性的,与宫缩及孕妇的屏气用力相配合,在宫缩间歇应放松。

（彭 冰 刘兴会）

视频 8-1 胎吸助产

第二节 产钳助产术

一、概述

产钳助产术是指在产妇进入第二产程后,由产科医师借助产钳对胎头进行牵引而帮助胎儿娩出。多数学者认为产钳助产术具有剖宫产术和胎头吸引术不能具备的独特优点,非其他产科手术所能完全取代,在产科临床工作中具有一定的地位。

Chamberlen 家族于 1600 年左右首次发明并使用产钳。直到 18 世纪,产钳及其应用才被世人广泛知晓。

根据需要助产时胎头骨质最低部在骨盆内位置,中华医学会妇产科学分会产科学组给出的阴道手术助产指南(2016)做出的产钳助产术的分类标准如下:

1. 出口产钳 ①不需要分开阴唇即可见到胎儿头皮;②胎儿颅骨骨质部最低点已达到骨盆底;③胎头达到会阴体部;④矢状缝位于骨盆前后径上,或为左枕前、右枕前,或为左枕后、右枕后;⑤胎头旋转不超过 45°,旋转至枕前位或枕后位均可实施。

2. 低位产钳 ①胎头颅骨骨质部最低点位于 +2cm 或以下,但未达骨盆底;②胎方位应旋转至枕前位,包括旋转 ≤ 45° 至枕前位或枕后位,以及旋转 ≥ 45° 至枕前位。

3. 中位产钳 ①胎儿颅骨骨质部最低点在 +2cm 以上,但在坐骨棘以下;②胎方位应旋转至枕前位,包括旋转 ≤ 45° 至枕前位或枕后位,以及旋转 ≥ 45° 至枕前位;③中位产钳风险较大,只在紧急情况下使用。

4. 高位产钳 ①腹部可扪及 2/5 或以上的胎头,且颅骨骨质部最低点位于坐骨棘水平以上;②高位产钳已经废弃。

二、术前评估及术前准备

(一)施行产钳助产术应具备的条件

1. 宫口必须开全、胎心存在、阴道检查产道无异常、明确胎方位、胎头双顶径平面已通过宫颈口。

2. 胎膜已破。

3. 无明显头盆不称,即胎头已降入骨盆腔达到盆底,在耻骨联合上方扪不到胎头,阴道检查胎头颅骨无明显重叠,其矢状缝已与骨盆出口前后径平行或接近。

4. 术前与产妇及其委托人充分沟通,告知实施产钳术的原因及可能导致的母胎并发症及可能的替代方案,征得患方的知情同意选择及签字后方能实施。

5. 所在单位具备新生儿复苏的人员及设备的支持。

6. 实施者应具备产钳助产的熟练技能。

7. 实施产钳助产失败的紧急预案。

（二）产钳术适应证

1. 孕妇患有各种合并症及并发症,需缩短第二产程,如心脏病、哮喘、急性慢性肺部疾病或其他引致肺功能减退的疾病、妊娠期高血压疾病等。

2. 第二产程延长。

3. 胎儿窘迫。

4. 剖宫产胎头娩出困难者、臀位后出头困难者。

5. 胎头吸引术失败,经检查可行产钳助娩者。

6. 早产第二产程需要助产时。

（三）产钳术禁忌证

1. 骨盆狭窄或头盆不称。

2. 颏后位、额先露、高直位或前不均倾等其他异常胎位。

3. 宫口未开全者。

4. 确定死胎死产者。

三、手术方法

（一）Simpson 产钳使用方法

Simpson 产钳（图 8-11）最常被使用,使用方法如下:

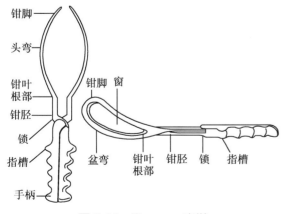

钳脚
头弯
钳叶根部
钳胫
锁
指槽
手柄
钳脚　窗
盆弯　钳叶根部　钳胫　锁　指槽

图 8-11　Simpson 产钳

1. 确认抢救新生儿人员、窒息药物、用品准备到位事宜。

2. 孕妇取膀胱截石位。常规消毒外阴,铺消毒巾,导尿,会阴阻滞麻醉即可。

3. 阴道检查　再次阴道检查,确定宫口已开全,触摸囟门位置和产瘤大小、胎方位及先露下降平面,再次排除头盆不称。

4. 开放静脉通道,检查产钳,并涂以滑润剂。行会阴侧切。

5. 放置产钳左叶　左手以握毛笔方式握左叶钳柄,钳叶垂直向下,右手伸入胎头与阴道壁之间做引导,使左叶产钳沿右手掌慢慢进入胎头与阴道壁之间,直至到达胎头左侧顶颞部,钳叶与钳柄在同一水平位,钳柄内面正向产妇左侧,将左钳柄交助手握住并保持原位不变（图 8-12）。

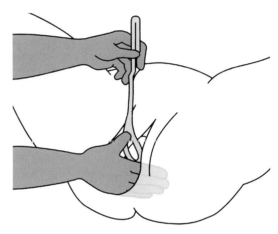

图 8-12　放置产钳左叶

6. 放置产钳右叶　右手垂直握右钳柄如前述,以左手中、示指伸入阴道后壁与胎头之间诱导右钳叶（在左产钳上面）缓慢滑向胎头右侧方到达与左侧对称的位置（图 8-13）。

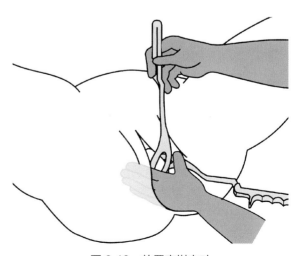

图 8-13　放置产钳右叶

7. 合拢钳柄　两个产钳放置在正确位置后,左右产钳锁扣恰好吻合,左右钳柄内面自然对合。

8. 检查钳叶位置　再次检查产钳位置,钳叶与胎头之间有无夹持宫颈组织。

9. 扣合锁扣,阵缩来临时指导产妇屏气,并用右手保护会阴,左手向外、向下牵引胎头,当先露部拨露时,应逐渐将钳柄向上旋转使胎头逐渐仰伸而娩出(图8-14,图8-15)。有条件双人协作产钳助产术,扣合锁扣后阵缩来临时,助手可用右手保护会阴,术者右手或双手叠压向外、向下牵引胎头,当先露部拨露时,应逐渐将钳柄向上旋转使胎头逐渐仰伸而娩出。

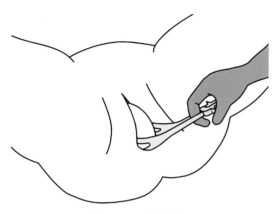

图8-14　牵拉产钳

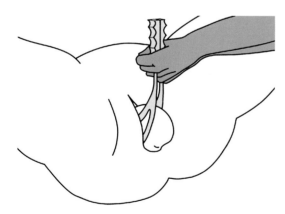

图8-15　钳柄向上旋转使胎头仰伸

10. 取出产钳　当胎头双顶径露出会阴口时应取出产钳。按照放置产钳的相反方向先取出右叶产钳,再取出左叶产钳,随后娩出胎体。

（二）后进胎头产钳术

即 Piper 产钳术。Piper 产钳特点为产钳钳柄比较长,钳柄弯曲与骨盆弯曲方向相反,独特的结构给钳叶提供了较大的扩展空间,从而减少了胎头所受的压力(图8-16)。

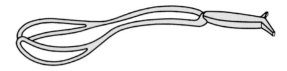

图8-16　后进胎头产钳(Piper 产钳)

适用于臀位分娩后进胎头娩出困难或手法娩出胎头失败者。

使用前提条件是胎儿上肢已经娩出,胎头已经入盆并转正。

其优点在于实施过程中 Piper 产钳下垂的钳柄使得产钳可以直接放置于胎头两侧,而不必过高地上举胎体,以避免损伤胎儿颈部。缺点在于 Piper 产钳钳叶的骨盆弯曲曲度小,在实施过程中容易引起会阴部的损伤。

操作方法如下:

1. 胎儿上肢及胎肩娩出后,胎头已经入盆且为颏后位时,方能使用 Piper 产钳。放置产钳前,应再次确定胎头的方位。

2. 施术时助手使用手术巾包裹并提起胎体,同时将胎体有控制移向母体的右侧,移动过程中胎体保持成水平位,术者采取跪式或低坐位,左手执产钳左叶,沿骨盆左侧上置产钳左叶于胎儿右耳上(图8-17)。

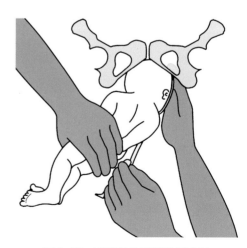

图8-17　后进胎头产钳放置方法

3. 助手将胎体移向母体的左侧,移动过程中胎体保持成水平位,术者以右手沿骨盆右侧壁置入产钳右叶至胎儿左耳上(图8-18)。

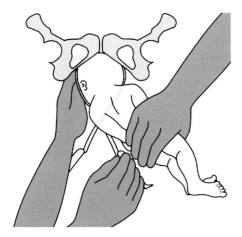

图 8-18　后进胎头产钳放置方法

4. 合拢锁扣,钳柄置于术者右手手掌上,中指放于钳胫之间的空隙中,向下牵引,至会阴口显现颏部后,边牵引边向上抬高钳柄以顺应骨盆轴的弯曲弧度。牵引的同时,术者右手的拇指在钳柄上方要抓住胎儿的股部,左手的示、中指下压胎儿枕骨下区域,固定胎儿颈部(图 8-19)。

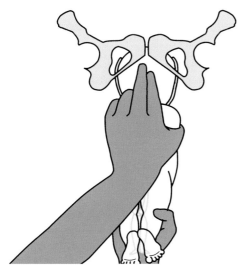

图 8-19　后进胎头产钳牵引方法

5. 向上抬高钳柄接近水平位,俯曲牵引娩出胎头(图 8-20)。

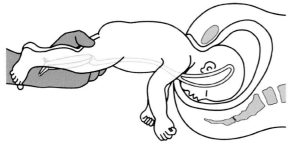

图 8-20　后进胎头产钳牵引时侧面观

(三) Kielland 产钳术

Kielland 产钳(图 8-21),又称转位产钳,只有胎头的钳叶弯曲,无向上的骨盆轴弯曲,钳叶瘦长而薄,左叶的钳锁可以与右叶钳胫的任何一点扣合,上下滑动,放置骨盆任何径线可以旋转,故对胎头位置较高或倾势不均时具有特殊作用。当放置呈不均倾时,仍能扣合而挟持胎头,适用于旋转胎头。

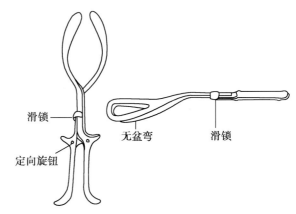

图 8-21　Kielland 产钳

Kielland 产钳操作方法分为五个步骤:上钳、合锁、旋转、牵引、下钳。

与 Simpson 产钳相比,其优势为:不用手转胎头,不易头位脐带脱垂,对产妇的软产道损伤小,伤口延裂血肿少,胎儿损伤小,不易伤及眼。既有旋转胎头,又有牵引胎头的双重功能,适用于持续性枕后位及持续性枕横位时旋转胎头,胎头位置较高或者是倾势不均时。但操作难度、所要求的操作技巧及经验均大于 Simpson 产钳,不适合基层医院临床推广。

(四) 面先露的产钳助产术

产钳适用于颏前位的手术助产。

钳叶沿枕颏径方向置于胎头侧,此时盆弯指向胎儿颈部,向下牵引,待颏部出现在耻骨联合下时,钳柄向上牵引,随后鼻、眼、眉及枕部顺序娩出。在颏后位,不能应用产钳助产,该种胎方位无法行阴道分娩。

(五) 剖宫产术中产钳助产术

剖宫产术中当胎头高浮或胎头较深入盆腔时,用手娩出胎头时会遇到困难,须用剖宫产术所用的短柄产钳娩出胎头。

剖宫产所用产钳因柄短,钳叶仅有胎头弯曲(图 8-22),现主要用于横切口,子宫切口较低、胎头高浮者。通常是用双叶产钳娩出胎头,也有单叶产钳。

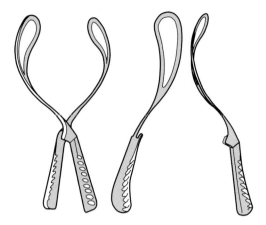

图 8-22 剖宫产产钳

1. 双叶产钳术

(1)用右手检查确定胎头方位,如为持续性枕后位时,以右手示指伸入胎儿口内,使胎面转向宫壁切口,拭去胎儿鼻腔内羊水。

(2)产钳放置在胎头两侧枕颏径上,产钳的弯面朝向骨盆,先向上牵引产钳使胎头仰伸,直至额部完全显露于子宫切口外,然后将产钳柄向母体腹部方向压,使胎头屈曲,便于牵出胎头。

2. 单叶产钳术 当胎头双顶径在子宫切口稍上方或胎头双顶径已达切口,可选用单叶产钳滑在胎儿顶额部或面额部与子宫壁之间,直至产钳滑到其头弯位于胎头的一侧后,始于宫缩时轻轻将胎头撬出,助手可推压宫底以协助。

(六)瘢痕子宫阴道分娩产钳助产术

对于有剖宫产史的孕妇试产应特别注意了解上次剖宫产术指征、术式、胎儿体重、胎儿是否健存、胎儿或新生儿死亡原因以及术后是否有异常发热、感染等情况。如上次剖宫产原因为绝对指征如骨盆明显狭窄、畸形、软产道异常;上次手术指征此次又复存在;此次又有新的剖宫产适应证;妊娠晚期、临产后原手术瘢痕处有明显压痛或有子宫先兆破裂征兆者均应再次剖宫产。

如产妇无以上情况,本次孕期产前检查正常,距上次手术时间大于 2 年,估计本次胎儿体重不超过上次,且胎位正常者可考虑阴道试产,产程中需认真观察产妇和胎儿的情况,尤应注意瘢痕部有无压痛,如产程进展顺利亦应缩短第二产程,应用低位产钳助产是比较妥当的分娩方式。该类病例的处理中,第二产程不能超过 2 小时。

低位产钳助产术是一种有效的方法,但需要严格掌握手术指征及禁忌证,助产实施前仔细检查胎先露及胎方位,术时正确放置产钳,产钳放置后当钳柄不能合拢时,应查明原因,不能强行合拢钳柄;实施低位产钳助产时,应做好新生儿窒息复苏等抢救准备,尽最大可能降低母儿并发症的发生。

四、并发症防治

(一)母体并发症

1. 产道损伤 主要是软产道的撕裂伤,如会阴裂伤、阴道壁裂伤、宫颈裂伤。阴道壁裂伤多为沿会阴侧切口黏膜向上延伸,而在中位产钳时可深达穹窿部,所以对特殊类型的产钳特别是瘢痕子宫的产钳助产术,术后常规的软产道检查和处理是十分重要的。文献报道13%的出口产钳发生Ⅲ度~Ⅳ度的会阴撕裂伤,低位产钳旋转小于45°者中的发生率为22%,旋转大于45°者中的发生率为44%,而在中位产钳者中的发生率为37%。

2. 阴道壁血肿 由裂伤出血所致,向上可达阔韧带及腹膜后,向下可达会阴深部。

3. 感染 由于阴道检查、会阴切开、产钳放置、牵引时损伤产道等,均可增加感染机会。

4. 产后出血 产道的损伤增加了产后的出血量。

5. 伤口裂开 多与术前多次阴道检查及切口裂伤较深、缝合时间过长等有关。

6. 远期后遗症 术时盆底软组织损伤,可后遗膀胱、直肠膨出或子宫脱垂等。严重的损伤还可以有生殖道瘘及骨产道的损伤。目前已废弃高中位产钳,这种损伤已少见。

(二)新生儿并发症

1. 头皮血肿 较常见。

2. 头面部皮肤擦伤 常见,与产钳安放的位置正确与否有关。

3. 新生儿窒息 低位产钳和出口产钳的新生儿窒息率与正常分娩比较差异无显著性,而中位产钳的新生儿窒息率与正常分娩比较差异有显著性。

4. 颅内出血 胎头位置较高的中位产钳术或产钳旋转不当,均可造成颅内出血,严重者可致新生儿死亡,存活者可发生瘫痪、行为异常、智能低下、脑积水等后遗症。文献报道产钳术新生儿颅内出血率为1:664。

5. 其他 面瘫、臂丛神经损伤、颅骨骨折、锁骨骨折、颅内出血、新生儿死亡等。

五、手术难点与技巧

产钳术技术要求高，较难掌握，要求施术者具备一定的经验和操作技巧，同时要熟悉其所用标准器械的适应性、安全性和有效性以及恰当的应用时机。掌握好适应证，熟练而正确地施行产钳助产术，是比较安全而实用的助产方法，在一定程度上可降低剖宫产率，并在降低母儿发病率和新生儿病死率方面起一定的作用。反之，产钳助产不当则可导致母儿严重创伤。在具体实施过程中应注意：

1. 根据不同情况选择适宜的产钳，Simpson产钳适用于枕前位牵引娩出，Kielland产钳适用于枕横位、枕后位的牵引和旋转，而Piper产钳则适用于臀位后出头的助产。

2. 施行产钳助产术前应进行严格的术前评估包括手术的必备条件、适应证、禁忌证等，确定施术的必要性和合理性。经评估属出口产钳或低位产钳可行产钳助产术；同时，在产程中如出现危及母儿情况，选择产钳不能增加母儿危险性，否则应选择剖宫产术。

3. 放置钳叶后发现钳柄难于合拢或易滑脱时，应取出产钳，行内诊复查，无明显异常者，重新放置产钳，试行牵引，如再次失败应及时改行剖宫产术。

4. 牵引应在阵缩时进行，宜持续缓慢加力，方向要遵循骨盆轴方向，切忌暴力牵引及左右摇摆钳柄。

5. 胎头娩出时注意保护会阴，缓慢娩出胎头，避免严重会阴撕裂伤。

6. 术毕仔细检查会阴、阴道、子宫颈等处有无裂伤；胎儿有无损伤；并再次导尿和肛诊，观察有无膀胱、尿道、直肠损伤，如有损伤立即处理。

7. 产后酌情使用抗生素预防感染。

六、手术相关问题的研究与探讨

1. 产钳术的优势 与胎头吸引助产术相比，产钳术所导致的新生儿并发症如头皮血肿、视网膜出血等明显减少，助产成功率高，适用于早产分娩的助产，但对母体软产道的损伤明显高于胎头吸引助产。

2. 以下特殊情况不宜行产钳助产：①施术者无实施产钳的经验；②胎位不明确，胎头未入盆、胎方位异常，如面先露、额先露等；③腹部及盆腔检查疑为头盆不称；④胎儿存在某些病理情况时，选择产钳助产应慎重：胎儿存在骨折的潜在因素，如患有成骨不全症等；胎儿已被诊断或疑患有出血性疾病如血友病、免疫性血小板减少症、明确胎儿严重畸形，出生后无法成活者等。

3. 针对不同个体情况做出个性化的治疗选择，充分评估实施产钳助产的利弊，施术前征得产妇及监护人的书面同意。

4. 实施产钳助产前，要充分考虑使用产钳的先决条件，综合评估产妇及胎儿情况、在实施过程中所能得到的产科及新生儿医护人员的支持、施术者使用产钳的熟练度、实施产钳术失败后有无条件改行急诊剖宫产术、改行急诊剖宫产术的预案、对并发症如肩难产、软产道撕裂伤的修补、产后出血等的处理能力等。评价可行性后宜谨慎使用产钳，并选用最适宜产妇状态的产钳类型，将母婴的并发症降到最低程度。

关键点

1. 严格掌握产钳助产术适应证和必备条件。

2. 放置钳叶后发现钳柄难于合拢或易滑脱时，应取出产钳，行内诊复查，重新放置后试行牵引，如再次失败应及时改行剖宫产术。

3. 牵引应在宫缩时进行，持续缓慢加力，切忌暴力牵引及左右摇摆钳柄。

（余海燕 刘兴会）

视频8-2 产钳助产

参考文献

1. Suwannachat B, Laopaiboon M, Tonmat S, et al. Rapid versus stepwise application of negative pressure in vacuum extraction-assisted vaginal delivery: a multicentre randomised controlled non-inferiority trial. BJOG, 2011, 118 (10): 1247.

2. Lacker C. Preventing maternal and neonatal harm during vacuum-assisted vaginal delivery. Am J Nurs, 2012, 112 (2): 65.

3. 中华医学会妇产科学分会产科学组 . 阴道手术助产指南 (2016). 中华妇产科杂志 , 2016, 51 (8): 565.

4. 余昕烨 , 漆洪波 . 低位产钳助产术 . 中华产科急救电子杂志 , 2018, 7 (3): 144-147.

5. 阴道手术助产指南 (2016). 中华医学会妇产科学分会产科学组 . 中华妇产科杂志 , 2016, 51 (8): 565-567.

6. 刘兴会 , 漆洪波 . 难产 . 北京 : 人民卫生出版社 , 2015: 218-224.

7. 刘兴会 , 徐先明 , 段涛 , 等 . 实用产科手术学 . 北京 : 人民卫生出版社 , 2014: 60-65.

8. 产钳术与胎头吸引器助产对女性盆底功能的近期影响 . 中华临床医师杂志 (电子版), 2012, 6 (24): 8340-8342.

9. Dupuis O, Dubuisson J, Moreau R, et al. Decision-to-deliver interval for Forceps delivery and cesarean section: 137 Extractions for abnormal fetal heart rhythm during labor. Gynecal Obstet Biol Reprod, 2005, 34 (8): 789.

10. Bailey PE. The disappearing art of instrumental delivery: Time to reverse the trend. International Journal of Gynecology and Obstetrics, 2005, 91 (1): 89.

11. Roshni R Patel, Deirdre J Murphy. Forceps delivery in modern obstetric practice. BMJ, 2004, 328 (7451): 1302.

12. Demissie K, Rhoads GG, Smulian JC, et al. Operative vaginal delivery and neonatal and infant adverse outcomes: population based retrospective analysis. BMJ, 2004, 329: 24.

13. Ralph W. Hale. Dennen's Forceps Deliveries, 4th ed. Washington DC: American College of Obstetricians and Gynecologists, 2001.

14. 刘新民 . 妇产科手术学 . 3 版 . 北京 : 人民卫生出版社 , 2003: 852-871.

15. Towner D, Castro MA, Eby-Wilkens E, Gilbert WM. Effect of mode of delivery in nulliparous women on neonatal intracranial injury. N Engl J Med, 1999, 341 (23): 1709-1714.

Practical Obstetric Surgery

第九章

肩难产助产术

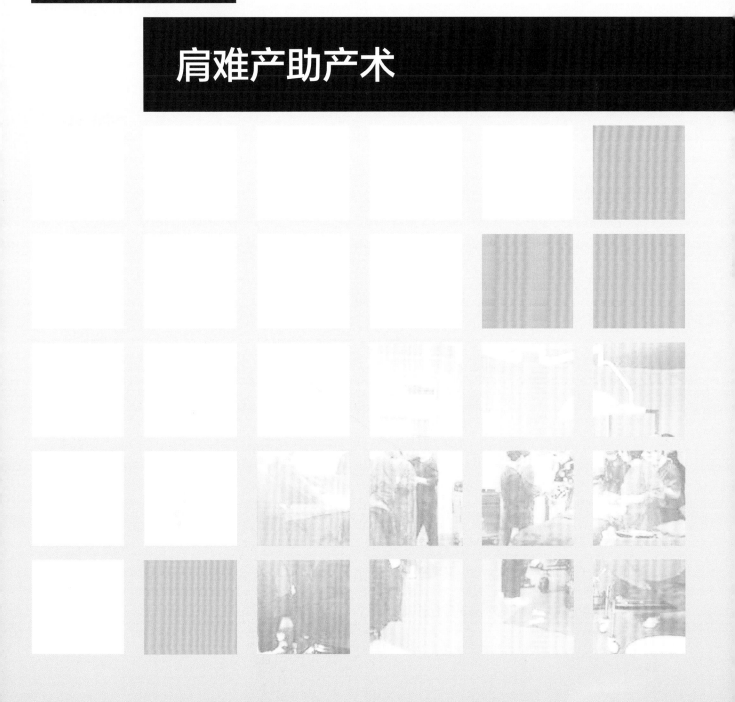

第一节　概　　述

肩难产（shoulder dystocia）是胎头娩出后,胎儿前肩嵌顿于耻骨联合后上方,用常规手法不能娩出胎儿双肩的急性难产。国外学者将肩难产定义为:胎头至胎体娩出时间间隔≥60秒和/或需要其他辅助手法协助胎肩娩出者为肩难产。因认识程度不一、诊断标准及剖宫产率的影响,临床报道肩难产发生率差异较大,估计其发生率为0.2%~3%,肩难产虽不多见,但常猝然发生,接产者往往措手不及,如果处理不当,将发生严重母婴并发症。因此,产科接产人员应熟知肩难产高危因素,熟练掌握紧急情况下解除肩难产的技能,随时做好肩难产急救准备。

肩难产为产科急症,需快速判断,并及时做出相应处理措施。

英国皇家妇产科学会（RCOG）指南关于肩难产诊断,提示有以下症状及体征:胎儿面部、下颌娩出困难;胎头娩出后紧贴产妇会阴部甚至回缩（出现"乌龟颈征"）（图9-1）;胎头复位失败;胎肩下降失败。

当分娩进入第二产程末,胎头拨露数次、着冠后将顺利娩出,胎头娩出后完成复位与外旋转,此过程一般需30秒左右,正常情况下接产人员轻轻向下牵拉胎儿即可顺利娩出胎肩、胎体顺势娩出;一旦出现胎头娩出后胎头回缩（多提示胎肩下降受阻）,高度怀疑肩难产时,不能再过度牵拉胎头,应立即启动肩难产急救流程,按肩难产处理流程迅速处理。

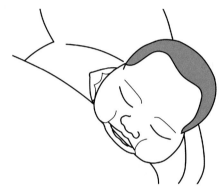

图9-1　肩难产"乌龟颈征"

（常青　何林）

第二节　肩难产急救操作

肩难产骤然发生,疑诊或确诊都必须迅速启动急救操作。

首先助产人员必须保持冷静,呼叫急救团队,同时告知产妇,勿用力增加腹压;医务人员勿宫底加压,勿向下或两侧过度牵引胎头和/或向胎背转动胎头;停止应用缩宫素;排空产妇膀胱;评估会阴是否需要侧切或加大切口;同时迅速开始以下肩难产急救操作。

一、屈大腿法（McRoberts法）

1985年由Gonik等首先提出,因其简单、有效,公认是处理肩难产的首选方法。具体操作方法:产妇大腿极度屈曲、并压向其腹部;该法不能改变产妇骨盆大小,但使产妇骶骨连同腰椎展平,原阻塞产道骶岬变平、胎儿脊柱弯曲,易使胎儿后肩滑过骶岬,进一步下降到骶骨凹内,缩小了骨盆倾斜度;同时产妇耻骨向其头部方向靠拢,易使受压的胎前肩松解;当操作有效时,正常牵引力量可迅速娩出胎肩。屈大腿法在处理肩难产时应注意标准体位,产妇去枕平卧,成功率为42%~90%;但困难肩难产反复尝试屈大腿法会增加胎儿臂丛神经损伤风险,规范操作1~2次无效必须迅速改变手法。另外有实施屈大腿法后产妇耻骨联合分离、暂时股神经病变的个案报道。因此,在操作过程中要避免产妇髋关节屈曲、外展过度（图9-2）。

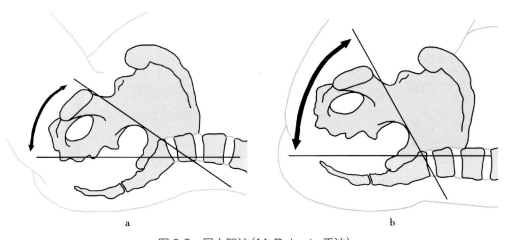

图 9-2　屈大腿法（McRoberts 手法）

a. 平卧时骨盆入口平面与椎体轴夹角较小（骨盆倾斜度大）；b. 大腿极度屈曲使骨盆入口平面
与椎体轴夹角增大（骨盆倾斜度减小）

二、压前肩法

助手在产妇耻骨联合上方触及胎儿前肩，按压胎肩使其内收或向前压下使胎肩通过耻骨联合，应在产妇排空膀胱后实施。压前肩法常与屈大腿法同时应用；可以持续或间断加压使胎肩通过耻骨联合。必须注意：在实施处理肩难产操作过程中禁止对产妇加腹压，同时嘱产妇停用腹压，因肩难产为骨性难产，产妇直接用力已经不能娩出胎肩，增加腹压反而会加剧胎肩嵌顿，还可能增加新生儿 Erb-Duchenne 麻痹、胸髓损伤的风险（图 9-3）。

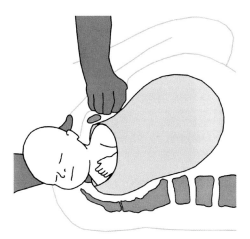

图 9-3　压前肩法

三、旋肩法

旋肩法包括 Rubin 法和 Woods 法。

1. Rubin 法　1964 年 Rubin 首次报道并命名。接产者一手手指伸入阴道内，放在胎儿前肩或后肩背侧将胎肩向胎胸侧推动，试图解除胎肩嵌顿（图 9-4）。

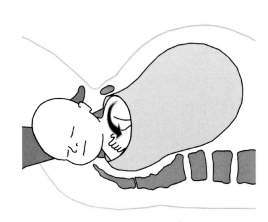

图 9-4　Rubin 法

2. Woods 法　1963 年 Woods 首次报道并命名。接产者一手从产妇阴道胎儿一侧进入到胎儿后肩处，向胎儿后肩前表面施压外展后肩，试图解除胎肩嵌顿（图 9-5）。

以上方法单独应用无效，可尝试采用 Rubin 法和 woods 法联用。术者一只手放在胎儿前肩背侧向胸侧压前肩（Rubin 法），另一只手从胎儿前方进入胎儿后肩处向背侧压后肩（Woods 法）。两手协同使胎肩在耻骨联合下转动，像转动螺丝钉一样旋转胎肩以解除嵌顿。

在旋转胎体过程中，注意勿扭转胎儿颈部及胎头，以免损伤胎儿臂丛神经，旋肩法在未解除胎肩嵌顿前不宜牵拉胎头，以避免胎儿损伤。

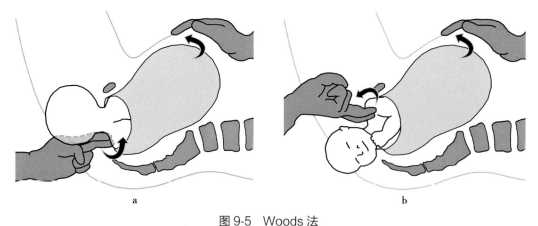

图 9-5 Woods 法

a. 压后肩前面的锁骨, 旋转后肩, 箭头示用力旋转方向; b. 前肩从耻骨下解除嵌顿, 在母体腹部旋转胎体, 以配合胎肩的旋转

四、牵后臂法

1945 年 Barnum 首次报道。该操作是经阴道将胎儿后臂牵出, 使胎儿降到骨盆陷凹内, 使前肩内收、从前方解除嵌顿。术者一手进入阴道, 扪及胎儿后臂, 并使胎儿手臂肘关节屈曲, 紧接着将胎儿后臂掠过胎儿胸部, 以 "洗脸" 的方式使后臂从胸前娩出; 通常先牵拉出胎手, 然后是上臂, 最后是胎肩。当手臂被拉出时, 胎儿呈螺旋样旋转, 前肩转至耻骨联合下方, 然后娩出 (图 9-6), 此方法胎儿损伤概率更高。

注意: ①有时需要旋转胎体使后臂转至前面以利于牵出; ②正确的受力点应在胎后臂肘窝处, 使肘关节屈曲, 再使其从胎儿胸前滑出。不能紧握和直接牵拉胎儿上肢长骨骨干, 以免造成胎儿骨折。

肩难产发生时, 胎肩嵌顿在耻骨联合下, 阴道内往往充满了胎体, 接产者可能很难将手指伸入阴道, 无法有效实施肩难产助产方法, 应迅速将产妇体位变为手 - 膝位 (Gasbin 法) 再助娩。

五、手 - 膝位 (Gasbin 法)

以美国助产士 Gasbin 名字命名, Gasbin 最早向危地马拉土著人学习到这一技术并加以推广, 又称 "四肢着床" 操作法 (all-fours maneuver)。为处理肩难产安全、快速而有效的操作方法, 可以在肩难产步骤前两步, 即 "产妇曲大腿、耻骨联合上加压" 无效后立即实施。Bruner 等报道了 82 例通过这种 "四肢着床" 体位来处理肩难产病例, 其中 68 名产妇 (83%) 未借助额外措施成功分娩, 未增加母婴并发症发生率, 国内现已有多篇文献报道。

实施手 - 膝位 (Gasbin 法) 时需迅速将产妇由膀胱截石位转为双手掌 + 双膝着床, 呈趴在产床

姿势 (图 9-7); 产妇因向下的重力、增大的骨盆真结合径和后矢状径可以使部分胎肩从耻骨联合下滑出; 如无效, 可先借助重力轻轻向下牵拉胎儿, 先娩出靠近尾骨的后肩; 如胎肩仍然无法娩出, Gasbin 法还可以与上文所提到的肩难产助娩法 (如: 旋肩法、牵后臂法) 相结合进行助产; 其中最常用的是 Gasbin 法 + 牵后臂法, 当产妇翻转成标准的手 - 膝位后, 胎儿后肩变成了前肩; 接产者不再行会阴保护, 从胎儿面部、胸一侧, 接产者将手掌进入阴道 (如: 胎儿面部朝向术者右侧则进入右手, 否则术者左手进入阴道), 找到胎儿在母体骶尾关节下方的手臂 (多选择后臂, 此时后肩已变成前肩), 并使胎儿手臂肘关节屈曲, 紧接着将胎儿后臂掠过胎儿胸部、呈洗脸式通过会阴娩出。通常先牵拉出胎儿后臂的手, 然后是上臂, 最后是胎肩; 牵拉出手臂, 胎前肩嵌顿解除, 然后胎儿娩出。特别提醒的是产妇转换成手 - 膝位体位后, 医务人员可能不习惯这种体位助产, 常发生接生者对胎儿定向错误, 建议结合相关书籍先在模型上反复练习, 该方法很有效, 建议推广应用 (图 9-8)。

手 - 膝位注意事项: ①将产妇翻转后需迅速放低产床 (或操作者用垫脚凳站高) 便于操作; ②接产者的手需选择从产妇阴道一侧进入, 根据胎儿面胸部朝向选择左或右手进入阴道助娩 (采用操作者掌心对胎儿面部简易方法, 选择左手或右手进阴道操作), 否则操作困难, 不易成功; ③进入阴道后如胎儿肘关节呈伸直状, 难以屈曲, 术者手指放置胎儿腋下, 顺产道先将一侧胎肩旋转或娩出, 胎肩嵌顿解除后胎儿即可顺利娩出; ④如经以上操作后仍分娩胎儿困难, 再将产妇尽快恢复膀胱截石位, 再按旋肩、牵后臂等常规方法即可娩出胎肩。

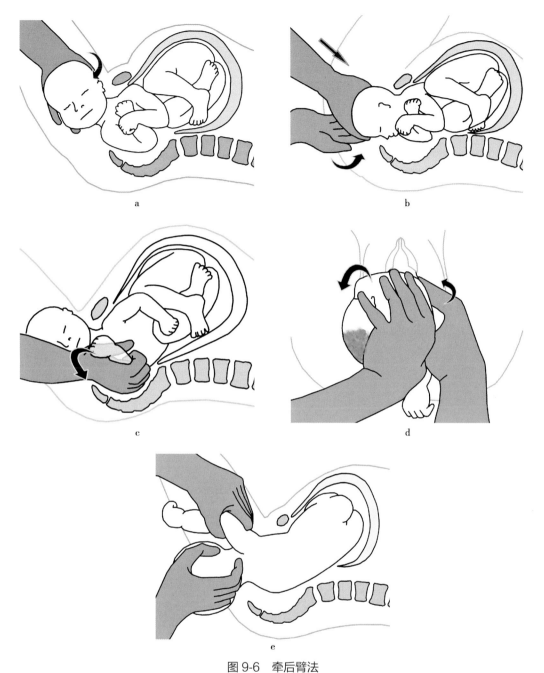

图 9-6 牵后臂法

a. 操作者手进入阴道；b. 一只手托住胎头，另一只手滑向后方；c. 经胎儿肘窝，握住胎儿后臂；
d. 娩后臂，使胎儿旋转，松解嵌顿的前肩；e. 旋转、娩出胎儿

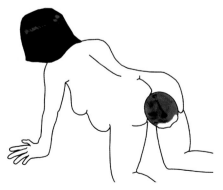

图 9-7 手 - 膝位（Gasbin 法）

六、锁骨切断法

锁骨切断法在陈旧文献中有提及，折断胎儿锁骨，减小胎儿双肩周径，但明显增加损伤胎儿臂丛神经和肺脉管系统风险。此外，国外有文献报道锁骨切断术，可能在胎儿皮肤上形成永久性瘢痕，导致胎儿宫内死亡。国内有专家不提倡用器械行锁骨切断法，在万不得已的情况下，接产者用三指法压断胎儿锁骨，以缩小胎儿肩周径，但临床上极少应用。

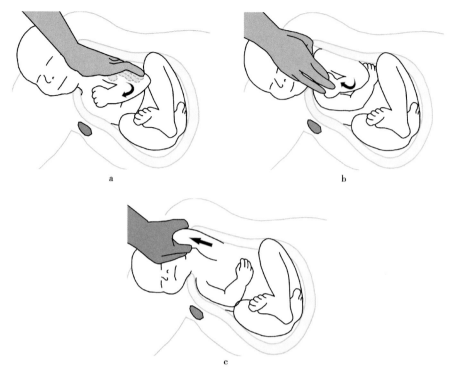

图 9-8　手 - 膝位法 + 牵后臂法

a. 接产者将手掌进入阴道，找到胎儿在母体骶尾关节下方的手臂，使胎儿手臂肘关节屈曲；b. 通常先牵拉出胎儿后臂的手掌，然后是上臂，最后是胎肩；c. 将胎儿后臂掠过胎儿胸部，呈洗脸式通过会阴娩出

七、Zavanelli 法

即胎头复位后行剖宫产术结束分娩，实际临床很难操作，国内未见应用报道。国外个案提示：对困难的肩难产、胎头复位、子宫切开术、耻骨联合切开术是最后可求助的手段。Zavanelli 法为分娩过程的逆转，胎头旋转回复到枕前位，胎头在宫腔内回复，操作时应用宫缩抑制剂、麻醉剂等，然后剖宫产结束分娩。美国妇产科学会强调 Zavanelli 手法明显增加胎儿并发症发病率、胎儿及产妇死亡率。Zavanelli 手法只有在严重的肩难产、其他常规方法均无效的情况下才能使用。

八、耻骨联合切开术

这项操作国内未见应用报道。耻骨联合切开术与产妇膀胱颈损伤、感染等并发症明显相关，因此，只能在尝试挽救胎儿生命时才能使用。要施行耻骨联合切开术，产妇应置于过度外展的膀胱截石位体位，放置尿管。局麻麻醉后，切开或剪开耻骨联合，但在数分钟需迅速找到合适器械、骨科医生配合上台处理，临床几乎难以完成，紧急耻骨联合切开术对抢救肩难产中的价值不明。

（常 青　何 林）

第三节　并发症诊治

肩难产发生于胎头娩出后，情况紧急，如处理不当将发生严重母婴并发症，甚至导致新生儿重度窒息或新生儿死亡。

产妇并发症包括：重度会阴撕伤、血肿、产后出血，感染、子宫破裂、泌尿道损伤及生殖道瘘等。

婴儿并发症包括：新生儿窒息、臂丛神经损伤、锁骨骨折、颅内出血、吸入性肺炎，甚至膈神经麻痹、死亡等。远期后遗症有神经精神心理发育障碍、语言功能障碍、口吃等。

一、肩难产常见并发症

1. 产后出血、会阴伤口感染　产后应注意仔细检查软产道,对产程较长者及时留置导尿管,及早发现泌尿生殖道损伤,如疑诊泌尿道损伤应及时请相关科室会诊,决定治疗方案。会阴伤口严重撕伤,可能发生伤口感染者,宜采用碘伏或甲硝唑注射液冲洗伤口,会阴皮肤切口宜采用合适缝线全层间断缝合、不留死腔、对合整齐,产后注意会阴部清洁、预防感染。

2．子宫破裂　胎肩嵌顿于耻骨联合上导致分娩梗阻,使子宫下段过度拉长、变薄,形成上、下段间的病理收缩环,加上阴道内操作,上推胎肩易导致子宫破裂。宫腔内旋转胎肩,牵拉后臂、特别是 Zavanelli 法易导致子宫破裂。

子宫破裂为急腹痛,常伴有低血容量性休克症状。检查产妇时可发现腹部压痛,尤其是耻骨联合上、子宫下段形状不规则区域明显压痛,或出现子宫病理收缩环。随病情进展,将出现全腹压痛、反跳痛、肌紧张、肠鸣音消失等腹膜刺激症状。子宫破裂后,经腹壁易扪及胎体,胎心音消失。产妇有贫血及休克体征,血压进行性下降、脉搏增快,子宫下段破裂累及膀胱时,尿中可有血或胎粪。一旦发现子宫破裂应迅速准确评估产妇情况,积极术前准备,如:查血型、交叉配血、输血前常规检查,输血、输液,尽快补充血容量,在维持生命体征前提下,尽快行剖腹探查术,术中注意检查膀胱等邻近脏器有无损伤、血肿等,及时修复损伤脏器,放置腹腔和／或盆腔引流管,术后需给广谱抗生素预防或控制感染。

3．新生儿窒息　产时预测有肩难产发生时应立即准备新生儿复苏,及时请儿科、麻醉科医务人员联合救治,降低新生儿窒息相关疾病发生风险。

4．胎儿臂丛神经损伤　在分娩过程发生肩难产时,因牵拉胎头,可能导致胎儿一侧或双侧臂丛神经损伤。对疑有臂丛神经损伤的患儿应早诊断,并请儿科、骨科医师会诊,协助诊治,制订详细的诊疗计划,及时与产妇及其家属沟通,期望恢复新生儿神经功能。

二、肩难产医疗文书注意事项

肩难产是产科医疗诉讼常见原因之一,资料显示因肩难产导致的医疗诉讼占所有产科诉讼的10% 以上。如何提高医疗质量,减少母儿并发症,处理因肩难产导致的医疗诉讼是产科医生面临的难题。在所有难产中,对于医疗诉讼需提供的重要信息包括:①胎儿娩出后全面体检、评估、积极、规范救治,立即进行脐动脉血气分析;产妇相关并发症预防及处理;②与孕产妇及其家属进行告知;③翔实准确地记录分娩过程,时间精确到分;④及时有效多学科合作进行母儿救治、随访等。

Acker(1991)推荐肩难产干预措施记录应该包括以下信息:①诊断难产时间及方法;②产程(活跃期和第二产程);③胎头位置及旋转;④会阴切开术记录;⑤麻醉方法;⑥胎儿牵拉力量估计;⑦所使用手法的顺序、持续时间、结果;⑧肩难产持续时间;⑨在开始分娩诱导和加强宫缩前全面的骨盆测量、评估记录;⑩胎儿娩出后新生儿评分;⑪分娩前及肩难产发生后告知产妇出现肩难产信息。

在此基础上 RCOG 指南建议,应行新生儿脐血血气分析:pH、碱剩余(BE)等,新生儿神经系统检查、有无骨折等评估。

（常　青　何　林）

第四节　手术难点与技巧

一、肩难产操作中禁用的方法

肩难产操作过程中加腹压会进一步压迫胎肩进入骨盆,增加宫腔内压力、加重胎肩嵌顿,增加了胎儿永久性臂丛神经损伤风险和骨损伤。因此,在肩难产时应避免在产妇宫底加压,同时告知产妇停止屏气向下用力,停用缩宫素。

在肩难产分娩过程中,发现任何脐带绕颈,禁止切断或钳夹脐带,因此时虽有脐带绕颈,仍有一些脐带血液循环会继续,一旦剪断脐带,仅有胎头娩出,胎体在狭窄产道内、胎儿无法迅速建立正常有效的呼吸,将加重胎儿缺氧和低血压。1995 年,Iffy 和 Varandi 报道了 5 例肩难产胎儿娩出前剪断脐带的病例,断脐至分娩延迟时间间隔 3~7 分钟,结果所有 5 例婴儿均为脑瘫。

二、肩难产助娩方法应用

1. Help　请求帮助,请产科高年资医生、助产士、麻醉科医生、儿科医生迅速到位,导尿排空膀胱。

2. Episiotomy　评估是否必须会阴侧切,以利手术操作及减少软组织阻力。

3. Leg McRobert 手法　协助产妇大腿向腹壁屈曲。

4. Pressure　耻骨联合上方加压配合接生者试牵引胎头。

5. Enter　旋肩法。

6. Remove　牵后臂法。

7. Roll　如以上方法失败,采用 Gasbin 法,产妇迅速翻身,取双手掌、双膝着床呈跪式。

有关肩难产每项操作所用时间应为 30~60 秒,因时间有限,建议由在场经验最丰富、受过肩难产培训的接产人员操作,要注意虽然口诀有先后顺序,但操作不一定按照口诀的先后顺序完成,可以同时应用多项操作,有效且合理地使用每项操作比按顺序地完成口诀指导操作步骤更重要。肩难产为胎肩产道嵌顿的骨性难产,会阴侧切仅有利于助产者实施阴道内操作,无法解除肩嵌顿,因此应酌情使用。

三、肩难产后母婴处理

应关注产妇产后并发症,特别是软产道撕伤缝合,术后严密观察,严防产后出血及感染。

肩难产胎儿娩出后除必要时的心肺复苏外,应常规采脐动脉血行血气分析(重点关注:pH、BE、乳酸、血红蛋白等),行臂丛神经功能检查,观察新生儿双上肢肌张力、活动度、是否有锁骨骨折等,并详细记录,必要时请儿科、骨科医生查体,并及时将结果告知产妇及家属,充分知情同意。文献报道北京积水潭医院收治的 31 例新生儿臂丛神经损伤患儿均超过 3 个月的神经再生黄金时间,手术治疗仅恢复了手的功能,难以获得满意效果,最终发生致残性损害,引起医疗诉讼。

(常青　何林)

第五节　手术相关问题的研究与探讨

一、肩难产预测

1. 产前预测　既往有肩难产病史的孕妇再次发生肩难产的概率为 10%~16.7%;与前次妊娠比较,如果本次胎儿体重更大、母亲肥胖或合并糖尿病等较易复发;但不建议孕妇有肩难产病史,再次分娩必须行剖宫产,仍应综合考虑产前、产时相关高危因素、胎儿体重等,与患者及家属充分沟通后,决定分娩方式。

妊娠期糖尿病与肩难产关系一直备受关注,因高血糖与高胰岛素共同作用,胎儿常过度生长,因胎儿肩部结构对胰岛素更敏感,胎肩发育使其成为胎儿全身最宽部分,加之胎儿过重、胎体体型改变,使糖代谢异常孕妇的胎儿有肩难产的双重危险性。研究显示:糖尿病孕妇在无干预分娩时,新生儿体重 4 000~4 250g 肩难产发生率为 8.4%,新生儿体重 4 250~4 500g 肩难产发生率为 12.3%,新生儿体重 4 500~4 750g 肩难产发生率为 19.9%,新生儿体重大于 4 750g 肩难产发生率为 23.5%;糖尿病孕妇较非糖尿病孕妇肩难产发生率高。孕期应重视孕妇血糖检查,及时发现糖代谢异常,合理干预、治疗。

2. 分娩期预测　与难产有关的表现如:产程延长、停滞、胎先露下降缓慢,尤其伴第二产程延长可视为肩难产预警信号,结合孕妇并发症、胎儿体重分析,理论上应该可以预测肩难产发生。目前仅有 4 项研究专门评估了产程异常和肩难产的关系,其中 1 项研究证实活跃期异常与肩难产相关,但该研究仅纳入了 36 例患者。尽管产程异常本身无法预测肩难产,但第二产程延长合并其他危险因素或干预措施已被证实与肩难产的发生相关。

肩难产为骤然发生的产科急症,围产儿死亡率及新生儿严重并发症高。国内外一直在研究肩难产发生的相关因素以及预防手段,希望能预测或预防其发生,并提出了各种预测肩难产方法,但临床研究循证医学评价显示:因缺乏准确识别肩难产方法,很难确定谁会发生肩难产,因而目前肩难产尚无有效预测、预防方法。

二、肩难产预防性处理

1. 肩难产助娩方式探讨　对于有危险因素产妇，考虑可能发生肩难产，"高级产科生命支持"（ALSO）建议用"头肩操作法"经"连续分娩"娩出胎肩，即助产士在胎头娩出后立即娩出胎肩，而不应中断操作去吸口咽的黏液，以维持胎儿先前的冲力。但另外一种观点却认为：胎儿娩出前应给予短暂的停顿，以利于胎头娩出复位和外旋转，胎儿双肩径转到产妇骨盆斜径，便于胎肩娩出。但是究竟哪种方法更利于预防肩难产发生，目前尚无随机对照临床研究。

2. 关于会阴侧切的必要性　目前尚有很大争议，部分学者认为对所有可能发生肩难产的病例，均需要行会阴侧切，但是另外一部分学者的研究却表明，肩难产为骨性难产，会阴侧切术并不能解除胎肩嵌顿，不降低臂丛神经损伤风险，不影响肩难产患者分娩结局。产科急症管理小组建议有选择性地行会阴侧切，在实施"旋肩法"或"牵后臂法"时方可使用。

3. 预防性引产是否能预防肩难产　糖尿病和巨大儿均为肩难产发生的主要危险因素。理论上，适时终止妊娠将阻止胎儿继续生长，减低剖宫产和肩难产的危险性。2001 年 Boulvain 汇总分析了糖尿病孕妇中因怀疑巨大儿而进行选择性分娩的文献，结果显示预防性引产确实降低了胎儿体重，但是并没有降低肩难产发生风险，亦没有改善母儿结局。2000 年 Irion 对非糖尿病孕妇中"怀疑巨大儿而行预防性引产"的文献进行了 Meta 分析，结果显示：预防性引产并没有降低剖宫产率、产钳助产率，亦没有减少肩难产及母儿围产期病率。

4. 选择性剖宫产是否能预防肩难产　现有资料表明巨大儿为肩难产的主要因素，肩难产发生率随胎儿体重增加而明显增加。但值得注意的是：① 50%~60% 的肩难产发生在新生儿体重低于 4 000g 的分娩中。Necon 等曾报道了 1 例 2 260g 新生儿发生肩难产。②即使新生儿出生体重超过 4 000g，肩难产的发生率也仅仅是 3.3%。因此，目前仍质疑对可能分娩巨大儿的孕妇是否应行预防性剖宫产。Rouse 等研究显示：对于胎儿体重大于 4 500g，而非糖尿病的孕妇每预防一例新生儿永久性臂丛神经瘫痪，需进行 3 695 例选择性剖宫产。对所有巨大儿均选择性剖宫产使剖宫产率至少上升 5~6 倍。ACOG 和 RCOG 对既往研究进行循证医学评价中也提出：对所有怀疑巨大儿的孕妇行剖宫产是不恰当的，除非糖尿病孕妇新生儿出生体重估计大于 4 500g 和非糖尿病患者新生儿出生体重估计大于 5 000g。

5. 有关肩难产培训　肩难产是一种发生率低、但难以预料的产科急症，目前尚无准确方法预测肩难产发生。美国死产及新生儿死亡秘密调查协会报道，一旦发生肩难产，在胎头娩出 5 分钟左右，如胎肩无法娩出，47% 的新生儿将发生严重并发症，甚至死亡。肩难产无法预测，难以预防，因此，所有接产人员（助产士、产科医生）必须掌握肩难产处理，接产单位因地制宜制定有关肩难产抢救流程，系统培训医院所有可能参与肩难产抢救人员，反复训练及考核，使所有医务人员能够各尽其职，做到紧急情况下仍能准确无误地做好有关肩难产处置的每一项操作，与相关科室合作建立产科急救小组，及时做好各种记录，有效减少肩难产及各种相关并发症发生。

关键点

1. 疑诊或诊断肩难产后立即寻求帮助，迅速启动肩难产急救流程。

2. 寻求帮助时应明示"因发生肩难产求助"。

3. 禁用腹部加压、嘱产妇停止屏气用力，停用缩宫素。

4. McRoberts 法是简单、迅速、有效的方法，应首选。

5. 联合用耻骨上加压、增加 McRoberts 法效果。

6. 非必须会阴侧切。

7. 肩难产助娩操作顺序可以根据实际情况适当调整；屈大腿＋压前肩失败，可以尽早手 - 膝位（Gasbin 法）。

8. 注意胎儿娩出后全面体检，早期发现母儿并发症、及时处理。

9. 严格规范翔实记录。

10. 所有助产人员持续不断进行肩难产培训考核。

（常青　何林）

视频 9-1 肩难产教学视频

第六节 肩难产分娩记录书写范例

病史简要：

患者吴 x，女，31 岁，孕 2 产 0，于陆军军医大学第一附属医院（重庆西南医院）产科定期产检，孕期未发现相关合并症、并发症。孕期体重增加 13kg。24 周 OGTT 结果：空腹血糖 4.45mmol/L，餐后 1 小时血糖 8.80mmol/L，餐后 2 小时血糖 7.8mmol/L，孕期多次 B 超检查未见异常，无创产前基因诊断：低风险。入院前 1 周 B 超提示：胎儿腹围 33.1cm，估计胎儿体重 3 025g，LOA。

8 月 16 日因停经 39 周，腹痛 12 小时伴阴道血性分泌物入院。

入院查体：

体温：36.8℃，呼吸：21 次 /min，脉搏：86 次 /min，血压：110/75mmHg，神志清醒，对答切题。一般情况好，发育正常，晚孕体型，体重 71kg，身高 160cm，心肺未发现异常体征。腹部膨隆，腹壁静脉无曲张，腹部扪及规律宫缩、无压痛。

专科情况：

宫高 34cm，腹围 106cm，骨盆出口横径 8cm，先露头，胎心音 142 次 /min。阴道检查：骶尾关节活动，骶凹浅弧，坐骨棘不突，坐骨切迹宽度 > 三横指；宫口开大 1cm，宫颈容受 100%，质软、中位。腹部扪及规律宫缩，阴道少量暗红色血性分泌物，分泌物外观无异常、无异味。

入院时辅助检查：

B 超检查：先露头，胎儿双顶径 95mm，羊水指数：80mm，胎心 146 次 /min，胎盘未见异常，正常脐血流；

血常规：WBC 12.01×10^9/L，RBC 4.55×10^{12}/L，Hb 133g/L，PLT 196×10^9/L，N 79.4%；凝血四项：PT 0.9，APTT 1.09，Fib 3.46g/L；血型：O 型 RH（D）；

尿常规：无异常，心电图未见异常。

入院后产程经过（8 月 17 日）：

2 :30 宫口开 1 指，先露 -3，宫缩 3~4 次 /10min，持续 30 秒左右，胎膜自破，按胎膜破裂护理常规监护；

3 :05 行无痛分娩；

8 :40 宫口 1 指，宫缩 2~3 次 /10min，持续 15~20 秒；予缩宫素静滴加强宫缩；胎心未见异常；

16 :50 行阴道检查，宫口开 3cm，先露 -2，羊水清亮，胎心未见异常；

19 :40 宫口开 7cm，先露 +1，枕左前，未扪及产瘤；持续胎心监护中，胎心无异常，羊水未见异常；

20 :30 宫口开全，先露 +2。胎心无异常；

21 :20 持续胎心监护提示：胎心轻度早期减速，未见羊水流出；

21 :47 胎头娩出，常规娩胎肩失败后迅速启动肩难产急救（详见新生儿肩难产记录表）

21 :49 娩出胎儿。

产程中体温监测未见异常。

产程图见图 9-9。

分娩后母儿状况：

分娩后母体子宫收缩好，检查软产道：会阴、宫颈、阴道壁均无裂伤，阴道壁无血肿；予会阴左侧切开缝合术，产后 2 小时共出血 140ml；产妇分娩 2 天经评估后出院。

新生儿出生后评分：1 分钟肌张力、呼吸各扣 1 分，评 8 分；予气囊加压给氧，5 分钟 10 分钟评 9~10 分，脐动脉 pH 7.11，生后不久患儿出现气促、吐沫，无进行性呼吸困难表现，四肢肌张力正常。因"新生儿肺炎"转儿科。

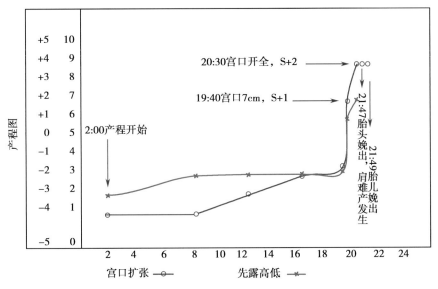

图 9-9　产程图

新生儿肩难产记录表

产妇姓名：__吴 x__　　　床号：__x 床__　　　住院号：__xxxx__　　　ID 号：__xxxx__

发生时间：__x 年 8 月 17 日 21 :47__	发生时的状况：__胎头娩出后常规娩肩失败__
胎儿头部娩出：　　自然娩出　　☑	器械娩出　□（产钳 □　胎头吸引 □）
呼叫上级医生：　是 ☑　　否 □	呼叫人员：__住院总医生（在产房）__ 到达时间：__21 :22__
呼叫儿科医生：　是 ☑　　否 □	呼叫人员：__高年资助产士__　　到达时间：__21 :56__
呼叫高年资助产士：是 ☑　否 □	呼叫人员：__高年资助产士__　　到达时间：__21 :48__
其他参与人员：__一线值班医生　儿科护士　麻醉科医生__	

采取的协助胎肩娩出的措施

措施	标记	次序	时间	操作者	备注
会阴切开术	□	①	21 :46	一线助产士	
屈大腿法	□	②	21 :47	一线助产士 + 高年资助产士 + 住院总	
耻骨联合上加压	□	②	21 :47	同上	
旋肩法	□	③	21 :48	一线助产士	
牵后臂法	□	⑤	21 :49	一线助产士 + 高年资助产士	
手膝位	□	④	21 :49	一线助产士 + 住院总医生	

分娩时产妇体位：　膀胱截石位 □　　手膝位 ☑

麻醉方式：　　　　无 □　　　局麻 ☑　　会阴阻滞麻醉 ☑　　　　　椎管内麻醉 ☑

新生儿娩出情况

胎头娩出时间：__21 :47__　　　　　　胎体娩出时间：__21 :49__

娩出时胎头面向：　　　头面向产妇左侧 ☑　　　　　头面向产妇右侧　□

首先娩出的胎肩：　　　胎儿前肩 □　　　　　　　　胎儿后肩 ☑

新生儿体重：__3 490__ 克　　Apgar 评分：1 分钟 __8__　5 分钟 __9__　10 分钟 __10__

脐血 pH：动脉血 __7.11__　　静脉血 __7.13__

新生儿评估：患儿 1 分钟 Apgar 评 8 分，予气囊加压给氧，5 分钟及 10 分钟 Apgar 评 9-10 分，患儿气促、吐沫，反应欠佳，患儿四肢活动可，四肢肌张力正常，原始反射可引出

评估医生签名：儿科医生

新生儿去向：回产科病房 □　　　转 NICU ☑　　　转其他医院 □ 医院名称：　　　其他：

医生签名：__住院总医生__　　　　　　　　　　　　　　助产士签名：__一线助产士__

分娩后新生儿入住 NICU 情况

8 月 17 日患儿因出生后气促、吐沫 20 余分钟，以"新生儿肺炎"收入 NICU，NICU 查体：生长及发育可，反应欠佳，足月儿外貌，全身皮肤欠红润，颜面部可见淤青，可见散在淤点，四肢末梢稍发绀，双肺呼吸音粗，余未见异常，辅助检查，血气分析示：pH 7.321，Lac：5.5mmol/L；肌酸激酶同工酶（CK-MB）活性 358.00IU/L，产后脐带血直接抗人球蛋白实验弱阳性，ABO 系统游离抗体检查阳性，ABO 系统放散实验弱阳性，提示患儿体内存在母婴血型不合免疫性抗 -A 抗体；诊断：1、新生儿肺炎 2、高乳酸血症 3、新生儿心肌损伤？4、新生儿 ABO 溶血症，经对症治疗后患儿 4 天后出院。

分娩 1~3 月后随访情况

产妇恢复状况良好，新生儿无异常发现，继续随访观察中。

（何林　常青）

参考文献

1. 常青，王琳，史常旭．肩难产的诊断处理及风险与技术防范．实用妇产科杂志，2005, 21 (5)：303-305.

2. 陈惠池，肖桦．肩难产的预防及处理．中国实用妇科与产科杂志，2006, 22 (2)：93-95.

3. 王延涛，高孝斗，高清梅．肩难产的处理及预防．中华全科医师杂志，2006, 5 (3)：160-162.

4. Resnick R. Management of shoulder dystocia girdle. Clin Obstet Gynecol, 1980, 23 (2)：559-564.

5. Acker DB. A shoulder dystocia intervention form. Obstet Gynecol, 1991, 78 (1)：150-151.

6. Necon JJ, McKenzie DK, Thomas LJ, et al. Shoulder dysticia: An analysis of risks and obstetric maneuvers. Am J Obstet Gynecol, 1993, 168 (6)：1732-1737.

7. Iffy L, Varadi V. Cerebral palsy following cutting of the nuchal cord before delivery. Med Law, 1994, 13 (3-4)：323-330.

8. Spong CY, Beall M, Rodrigues D, et al. An objective definition of shoulder dystocia: Prolonged head-to-body delivery intervals and/or the use of ancillary obstetric maneuvers. Obstet Gynecol, 1995, 86 (3)：433-436.

9. Rouse DJ, Owen J, Goldenberg RL, et al. The effectiveness and costs of elective cesarean delivery for fetal macrosomia diagnosed by ultrasound. JAMA, 1996, 276 (18)：1480-1486.

10. Beall MH, Spong C, McKay J, et al. Objective definition of shoulder dystocia; A prospective evaluation. Am J Obstet Gynecol, 1998, 179 (4)：934-937.

11. Nesbitt TS, Gilbert WM, Herrchen B. Shoulder dystocia and associated risk factors with macrosomic infants born in CaliforniJ. Am J Obstet Gynecol, 1998, 179 (2)：476-480.

12. Bruner JP, Drummond SB, Meenan AL, et al. All-fours maneuver for reducing shoulder dystocia during labor. J Reprod Med, 1998, 43 (10)：922-924.

13. Boulvain M, Stan C, Irion O. Elective delivery in diabetic pregnant women. Cochrane Database Syst Rev, 2000, (2)：CD001997.

14. Irion O, Boulvain M. Induction of labour for suspected fetal macrosomia. Cochrane Database Syst Rev, 2000, (2)：CD000938

15. Kovavisarach E. The "all-fours" maneuver for the management of shoulder dystocia. Int J Gynaecol Obstet, 2006, 95 (2)；153-154.

16. F. G. Cunningham, Editor, Williams Obstetrics (22nd ed. New York: McGraw-Hill Medical Publishing Division, 2005: 495-525.

17. Royal College of Obstetricians and Gynaecologists. RCOG Green-top Guideline No. 42, Shoulder Dystocia, 2012.

18. 刘铭，段涛．肩难产的处理．实用妇产科杂志，2019, 35 (1)：8-10.

19. American College of Obstetricians and Gynecologists. Practice bulletin No. 178: Shoulder Dystocia. Obstet Gynecol, 2017, 129 (5)：123-133.

20. CNGOF. Shoulder dystocia: guidelines for clinical practice from the French College of Gynecologists and Obstetricians (CNGOF). European Journal of Obstetrics and Gynecology and Reproductive Biology, 2016 May 30, 203, 156-161.

Practical
Obstetric Surgery

第十章

内、外倒转术

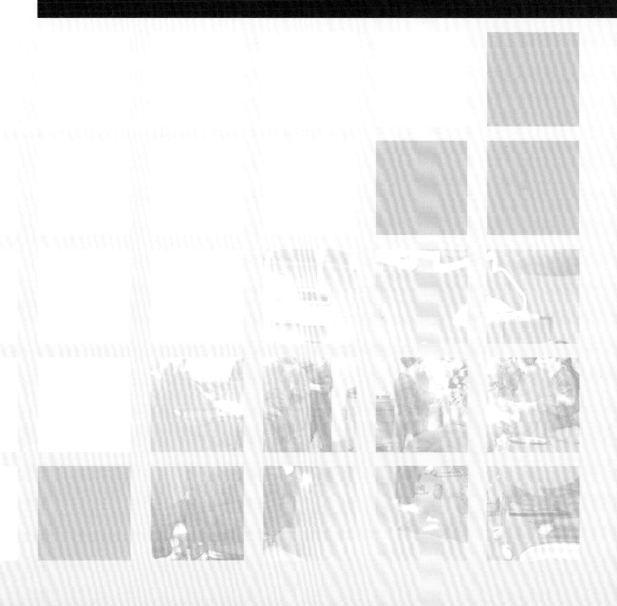

第一节 概 述

倒转术(version)或称转胎位术,指在孕妇腹部通过手转动胎儿,使其从不利于分娩的胎位转变为有利于分娩的胎位。一般在孕36周应开始评估胎儿先露部位,如发现为臀先露或横位,初产妇可考虑在36周,经产妇在37周通过外倒转术纠正胎位为头位,利于阴道分娩,降低剖宫产风险,从而改善产妇或胎儿的产时并发症。孕37周以后,由于胎儿增大,羊水量相对减少,外倒转术的难度增加,手术的并发症也相应增加。

根据倒转术的目的可分为:

1. 足式内倒转术(internal podalic version, ICV):将胎儿足部转向骨盆入口,成为足先露。

2. 头式外倒转术(external cephalic version, ECV):将胎儿头部转向骨盆入口,成为头先露。

(马润玫 谢 敏)

第二节 内 倒 转 术

指胎儿为横位时,当宫口开全时,以一手从阴道伸入宫腔,握住胎儿一足或双足牵出宫颈口,同时术者另一手可在孕妇腹部协助操作,把横位转变为臀位的转胎术,继之行臀牵引术娩出胎儿。因此,内倒转术(ICV)都是足式内倒转术。由于ICV与臀牵引术两种手术相继完成,对母胎有一定风险,所以内倒转术多用于横位剖宫产术或双胎阴道分娩中第二胎儿为横位时的紧急处理方式。内倒转术常被认为是消失的"艺术",但在许多突发情形下需要这种技能,故有必要掌握这种术式,或通过演练掌握基本要领。

一、术前评估及术前准备

1. 内倒转术的指征

单胎妊娠分娩,当宫口开全或接近开全时,胎儿横位或斜位,伴或不伴复合先露,并且估计胎儿大小可经阴道分娩。常见于以下情形:①由于胎儿状况迅速恶化,需要紧急娩出胎儿,而此时无即刻手术条件或来不及手术;②胎儿并发致死性或严重畸形不能存活,或胎儿已死亡;③胎儿死亡伴胎肩嵌顿;④双胎第一胎儿经阴道分娩后,第二胎儿的先露部仍未入盆,转为横位,或先露异常或复合先露。此时有三种方法来处理双胎分娩中的第二胎儿:紧急剖宫产术,外倒转术+尝试阴道分娩,内倒转术+臀牵引分娩,选择何种方式视术者的经验和医疗机构的条件而定。

2. 内倒转术的条件

(1)宫口开全:在内倒转术后,紧接着进行臀牵引术,因而要求宫口必须开全。若宫口未开全强行手术,可引起宫颈撕裂,甚至延长至子宫下段,导致子宫破裂。

(2)子宫壁没有紧裹胎体(宫腔内有足量羊水):要求宫腔内尚有足量的羊水。相反,若破膜已久,羊水流尽,子宫壁紧贴胎体,子宫难以放松,即使用全身麻醉,仍应放弃内倒转术。

(3)骨盆及软产道正常,没有梗阻性难产的情形,倒转术后胎儿可经阴道牵足娩出。

(4)无子宫先兆破裂征象:必须使子宫松弛,原则上在麻醉下进行。

(5)先露部尚未衔接:肩先露时,如肩部入盆,常合并子宫壁紧裹胎体,形成忽略性横位,是内倒转术的禁忌证。

二、内倒转术操作步骤

1. 体位 产妇取膀胱截石位,消毒外阴,铺消毒巾,导尿,术者戴消毒手套,涂润滑剂。先做阴道检查了解宫颈是否开全及胎先露和胎方位的情况。

2. 寻找并抓住胎足 以横位为例,若术者一手伸入宫腔,沿胎儿腹侧找到胎足,注意足与手的鉴别,切不可误拉胎手。最好能抓住双足,如无法抓住双足时,则根据胎儿在宫内呈俯卧位,即胎背朝上,胎足朝下,则手取胎足并牵引娩出;若胎儿在宫内呈仰卧位,即胎背朝下,胎足朝上甚至呈倒"U"型折叠状,为最困难的内倒转术。此时术者手指从子宫腔后方伸入抵达胎儿背部,上推,匀出一定空间利于手掌深入并上推胎儿躯干部和胎肩部,使胎儿转为纵产式即臀位,术者的手再沿着胎儿腹侧下滑寻到胎儿大腿根部,继续向下找至胎儿下肢腘窝,压迫之,使胎腿屈曲,然后牵足娩出一只胎足。同法娩出对侧胎足(图 10-1~图 10-8)。

3. 倒转胎儿 用拇指和示、中指握紧胎足,缓慢向下牵引,同时另一手在腹壁外协助向下压胎臀,向上扒胎头,待膝关节露出于母体阴道口时,胎臀才进入骨盆入口,此时胎儿变成了纵产式,内倒转术即完成,随即进行臀牵引术(图 10-9)娩出胎儿。

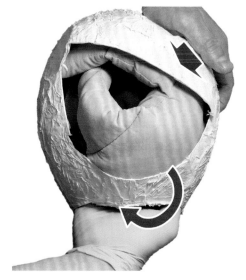

图 10-3 用手将胎儿压向骨盆入口

1=无名指
2=示指

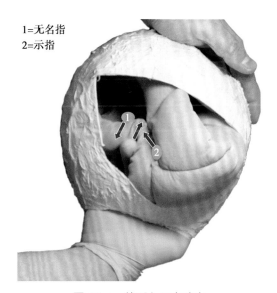

图 10-4 伸手入子宫腔内

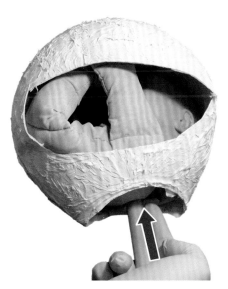

图 10-1 松动先露部

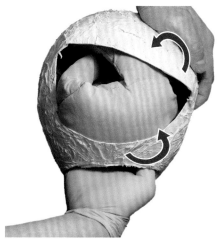

图 10-2 双手倒转胎儿

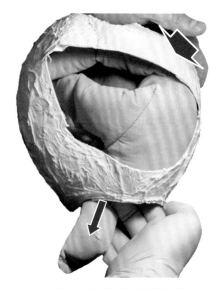

图 10-5 抓住胎足准备牵引

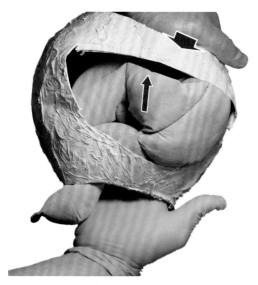

图 10-6 胎儿背朝前的横位抓下面的一只足

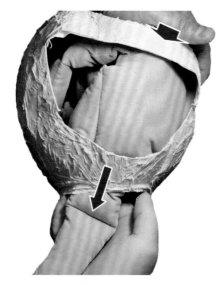

图 10-7 胎儿背朝后的横位应抓上面的一只足

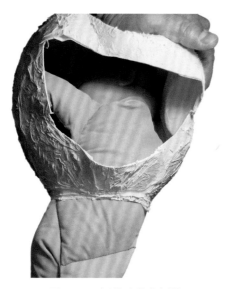

图 10-8 抓住胎儿内倒转

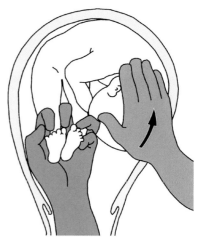

图 10-9 区分胎儿手足部

三、内倒转术并发症的预防

内倒转术中应密切注意产妇的一般情况。开放静脉通道做好急救准备。牵引及倒转时用力要均匀而缓慢,如有宫缩则停止操作,待子宫弛缓时进行,以免造成子宫破裂。胎盘娩出后常规探查宫腔,特别注意子宫下段及宫颈有无裂伤。

1. 误取一只手 手术要求先取出一足或双足。首先应正确区分胎儿的手与足部、肘与膝部、肩与臀部。最重要的鉴别点是足部有突出的脚后跟便于握持,若为胎手握之易滑。其次足部尤其是足跟部较手腕部粗大,足跟与小腿连接处呈垂直的角度。手部相对较小,与腕部直连,五手指间易于分开,大拇指与其他手指能屈曲,手掌可屈曲。置于肘部,沿肘部向上,可触及较硬的肩部或肋骨;膝部较大,其上方为不规则而较软的臀部。因此,在取出前,应正确鉴别;若误取手部,应松脱或立即重新放回原位置,重新寻找胎儿足部,可靠的方法为先摸到胎儿臀部,然后沿大腿根部向下顺势摸到胎儿足部。

2. 取不到足部 应在准备取足时,尽量在产妇腹部大致触清胎头和胎臀位置和方向,这样术者的手在进入宫腔时较准确指向胎臀和胎足位置。若子宫不放松有宫缩,术者前臂和手指不易进入宫腔,此时应稍加等待,待子宫完全放松后,继续沿胎臀寻找胎足部。

3. 胎儿足滑脱 术者抓不住足部,甚至足部有上缩。一般情况下,坚持下去就可完成手术。但若足部不断滑脱,尤其足部上缩,提示已出现最重要的困难,即可能发生子宫壁紧裹胎儿即嵌顿。

4. 胎手脱出 常为横位时胎肩部脱出。虽然一只手脱出并未明显增加手术的难度,但应考虑到尤其出现第二手脱出,提示胎儿被嵌顿在不良的位置上,往往已有子宫壁紧裹胎体,出现手术禁忌证。

5. 牵引胎儿足部时出现足跟指向母体后方 提示胎背向后,胎儿呈仰卧位。此时应尽量使胎背转向产妇前方使胎儿转为俯卧位利于娩出。

6. 子宫壁紧裹胎体的狭窄环 常为羊水流尽,子宫壁紧贴胎儿,狭窄处出现子宫狭窄环,它的上方常为子宫下段的上界,此时禁忌内倒转术。

7. 内倒转术失败 首先考虑是否出现子宫紧裹胎体,羊水流尽,或有子宫狭窄环的出现,或子宫未放松,或麻醉还不够,寻找其他使手术失败的原因。

8. 脐带脱垂 虽未增加手术的难度,但明显影响胎儿的预后,围产儿的窒息率和死亡率将大增加。处理原则是尽量避免或减少脐带受压,并尽快娩出胎儿。有时可出现脐带嵌挤在两足之间,这可能是由于过于靠近胎儿腹部去寻找胎足,而使脐带缠绕胎儿足部。

9. 子宫破裂 出现子宫缩窄环后仍强行牵拉胎儿,可导致子宫下段撕裂。术者可感到阻力"被克服",但实际上,子宫已破裂。因而,突然"容易"起来的内倒转术,应警惕已发生子宫破裂。

四、内倒转术失败的原因

常见于胎儿在宫内仰卧位呈呈"U"型折叠状,也是剖宫产术最难娩出胎儿的情形。其次,失败的原因还包括早产,子宫下段形成差,羊水流尽,胎体包裹状。应术前应用B超准确判断胎儿在宫内的位置(俯卧位或仰卧位),术者做到心中有数,避免盲目操作。

(马润玫 谢 敏)

第三节 外 倒 转 术

指胎儿为臀位或横位时,术者通过在孕妇腹部的操作,将胎位纠正成头位。

一、术前评估及术前准备

1. 外倒转术的指征 在临产前将臀位或横位转为头位利于阴道分娩。

2. 外倒转术的禁忌证 有剖宫产指征、自发胎膜破裂、已临产、术前7天内阴道流血、胎心监护异常、多胎妊娠、胎儿生长受限、羊水过多或过少、胎儿先天异常、前置胎盘及骨盆异常。若脐带绕颈呈跨颈状且胎儿向胸部方向前滚翻姿势转动,一般不会增加胎儿风险,但若脐带绕颈2圈或以上,则属于禁忌证。

3. 影响外倒转术成败的因素 可能影响外倒转术成败的因素包括:产次、胎先露是否衔接、是否应用宫缩抑制剂、胎盘位置、羊水量、胎儿体重、完全/复合臀先露以及产妇体重。由于外倒术转的益处明确,且安全性较高,对接近足月妊娠的臀位孕妇,在排除禁忌证、充分知情同意及严密监护的前提下尝试外倒转术。回转胎儿方向原则上是朝着胎儿的面部所指的方向,这样可增加胎儿的俯屈程度,减少胎儿体积,提高手术成功率。如向相反方向回转,手术不易成功,即使成功,也可能引起胎儿仰伸,导致额位。当然在向前回转遇到困难时,可试用向后回转的方法,有时也能成功,尤其是胎位呈斜位时。至于外倒转术引起的额位,一般都在短时间内胎儿自行纠正。外倒转术的成功率约为58%,总的并发症发生率为6.1%。

4. 外倒转术术前准备

(1)确定孕周;

(2)充分讨论外倒转术的益处和风险,如术后即刻发生胎心持续减速,或胎盘早剥需要紧急剖宫产,罕见并发症为胎死宫内;

(3)禁食6小时;

(4)胎心监护确定胎儿宫内安危;

(5)B超确定胎位,脐带与胎儿胎盘关系,胎盘位置,羊水量;

(6)开通静脉通路;

(7)术前使用宫缩抑制剂(β受体激动剂如特布他林);

(8)建议在具备急诊剖宫产术的手术室内施行。

外倒转术流程见图10-10。

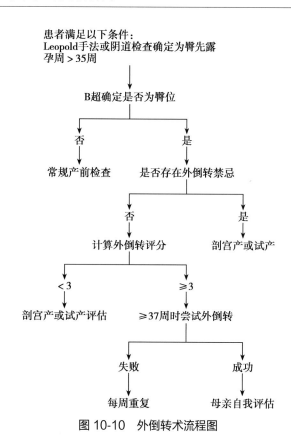

患者满足以下条件：
Leopold手法或阴道检查确定为臀先露
孕周＞35周

B超确定是否为臀位

否　　　　是

常规产前检查　　　是否存在外倒转禁忌

否　　　　是

计算外倒转评分　　　剖宫产或试产

＜3　　　≥3

剖宫产或试产评估　　　≥37周时尝试外倒转

失败　　　成功

每周重复　　　母亲自我评估

图 10-10　外倒转术流程图

二、外倒转术操作步骤

1. 体位　孕妇取仰卧位，双下肢屈曲略外展，暴露出整个腹部，术者一般立于孕妇右侧。

2. 手术中再次超声明确胎位、胎心、胎盘位置、脐带是否绕颈，呈跨颈或围脖状。

3. 胎心监护确认有反应型。

4. 若需要硬膜外麻醉，术前输平衡液 1 000ml 预防低血压。

5. 给予 β 受体激动剂如特布他林松弛子宫。

6. 松动先露部　外倒转术最好在先露部尚未衔接前进行。若先露部已部分入盆，应先松动先露部，术者先以两手自下腹两侧从先露部的下方向上推动，使之松动；若不成功可将孕妇臀部垫高，取仰卧位半小时，利于先露部离开骨盆入口。不建议从阴道试图上推松动胎臀。

7. 转动胎儿　一手扶持胎头成俯屈状，并将胎头轻轻向子宫下部推移，另一手将臀部轻轻向上推，上推臀部的力量应大于下推胎头的力量，两手动作互相配合，转动需轻柔而有力，不可用暴力。

8. 转胎动作可一气呵成或间断性进行，多数情况下胎儿以"前滚翻"方向转动，遇到阻力不可强行转动，可等待片刻后再次转动胎儿，一

般要求转动胎儿不超过 2 次完成。转动胎儿过程中观察孕妇有无腹痛，阴道是否有流血。于操作间歇时要勤听胎心，如胎心加快或变慢应观察 4~5 分钟，待恢复正常再继续进行，如不恢复应停止。外倒转术成功后立即超声确定胎心率，若正常则持续胎心监护至少 30 分钟～2 小时。

三、外倒转术并发症的预防

1. 胎盘早剥　如胎盘位于子宫前壁，腹部的操作可引起胎盘剥离和出血，导致胎儿宫内缺氧甚至胎死宫内。因而手术前应确定胎盘位置，前壁胎盘者风险增加，应充分评估，特别注意操作手法。

2. 胎膜早破　一般较少发生，大多发生在已接近预产期，并已有不规则宫缩；或已临产，宫口略开张，手术操作可引起胎膜早破。若在手术中出现横位、肩先露，但又未能转成头位或臀位，此时易并发脐带脱垂，危及胎儿生命，需要启动紧急剖宫产。

3. 脐带缠绕　胎儿颈部或胎儿其他部分，发生脐带缠绕，可引起脐循环中断；在罕见的情况下，可出现脐带断裂。

4. 复合先露　指胎头与肢体同时先露如胎儿手部或足部。一般是由于转胎时小肢体没有随躯干离开骨盆入口；大多数情况下，能自然纠正或于临产后纠正，但若未能及时纠正，容易诱发脐带并发症。

5. 脐先露　即胎膜未破，脐带前置于先露前方。

6. Rh 阴性血型　于术后应给予孕妇肌注抗 D 免疫球蛋白 300μg。

四、外倒转术中麻醉相关问题

对于外倒转术是否使用麻醉、麻醉方式的选择、剂量等问题目前尚有争议。近期研究提示，与单纯应用宫缩抑制剂相比，硬膜外麻醉联合应用宫缩抑制剂可能提高外倒转术的成功率。也有些研究建议如果有前次外倒转术失败史或因惧怕疼痛而拒绝外倒转术的孕妇，可在硬膜外麻醉下再尝试，麻醉深度仅仅达到镇痛水平即可，若需紧急剖宫产，可迅速从镇痛麻醉水平转为手术麻醉。

（马润玫　谢　敏）

第四节　手术难点与技巧

一、外倒转术基本原则和技巧

1. 若胎儿头臀两极在母亲骨盆两对侧,向胎体前方转(前滚翻)。

2. 若胎儿头臀在母亲骨盆同侧,则向胎体后方转(后滚翻)。

3. 若胎儿双腿屈曲(混合臀),向胎体前方转(前滚翻)。

4. 若腿直臀位,向胎体后方转(后滚翻)。

5. 若胎儿头臀两极在母亲骨盆两对侧且双腿伸展(腿直臀位),首先尝试向胎体后方转(后滚翻)。

6. 若胎儿头臀在母亲骨盆同侧 + 混合臀,首先尝试向胎体前方转(前滚翻)。

二、外倒转术失败的原因

1. 母体原因　可能的原因有:①腹壁过紧或孕妇肥胖;②操作时,没有充分松解胎儿臀部;③孕龄偏大。外倒转术的最佳孕周,初产妇臀位应为孕 36 周,经产妇为 37 周,因为在此之前孕周太早还有自然回转的机会;超过孕 37 周,胎儿增大,羊水量减少,手术难度和并发症将增加。

2. 胎儿原因　可能的原因有:①胎儿姿势:胎儿在宫内的姿势关乎手术成败。若胎儿下肢伸直,胎儿呈直立位,影响其俯屈,造成倒转术困难,有时胎儿俯屈不良,使胎位摸不清,尤其是胎头藏在孕妇肋缘下面,此时需把胎头从肋缘下面握住,由助手推动胎儿臀部。②子宫畸形,单角或鞍形子宫。③羊水量偏少。④胎儿偏大。

(马润玫　谢　敏)

视频 10-1　臀位外倒转术

参考文献

1. 刘新民 . 妇产科手术学 .3 版 . 北京:人民卫生出版社,2002 :920-933.
2. 郑怀美 . 妇产科手术失误及处理 . 云南:云南科技出版社,1998 :198-201.
3. 乐杰 . 妇产科学 .7 版 . 北京:人民卫生出版社,2008 :199.
4. Wong WM,Lao TT,Liu KL.Predicting the success of external cephalic version with a scoring system.A prospective,two-phase study.The Journal of reproductive medicine,2000,45(3):201-206.
5. Impey L,Murphy DJ,Griffiths M,et al.External Cephalic Version and Reducing the Incidence of Term Breech Presentation.British Journal of Obstetrics and Gynaecology,2017,124(7):e178-e192.
6. American College of Obstetricians and Gynecolo-gists' Committee on Practice Bulletins Obstetrics.Practice BulletinNo.161 :External cephalic version.Obstet Gyneco,2016,127(2):e54-e61.

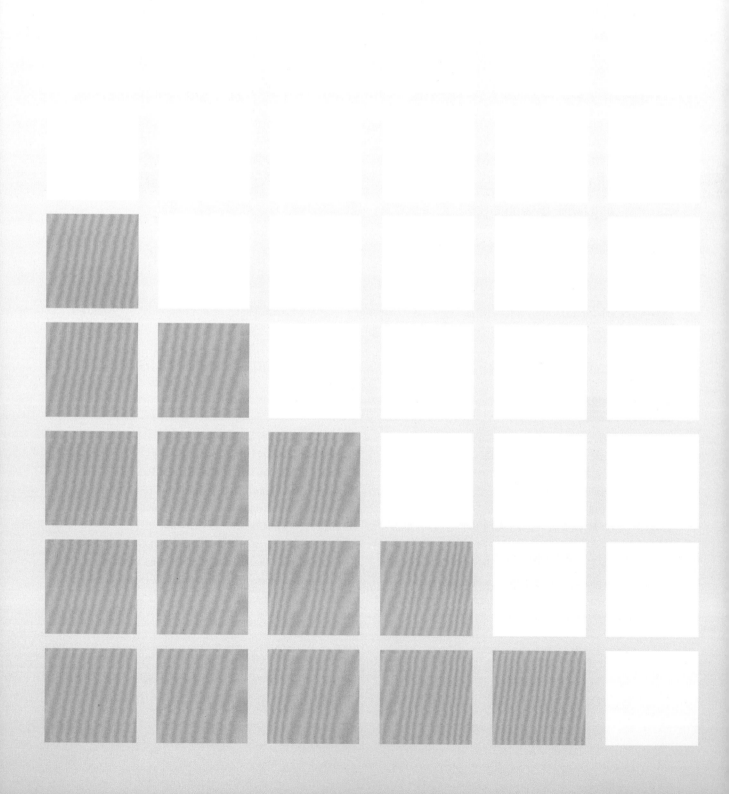

Practical
Obstetric Surgery

第十一章

毁胎术

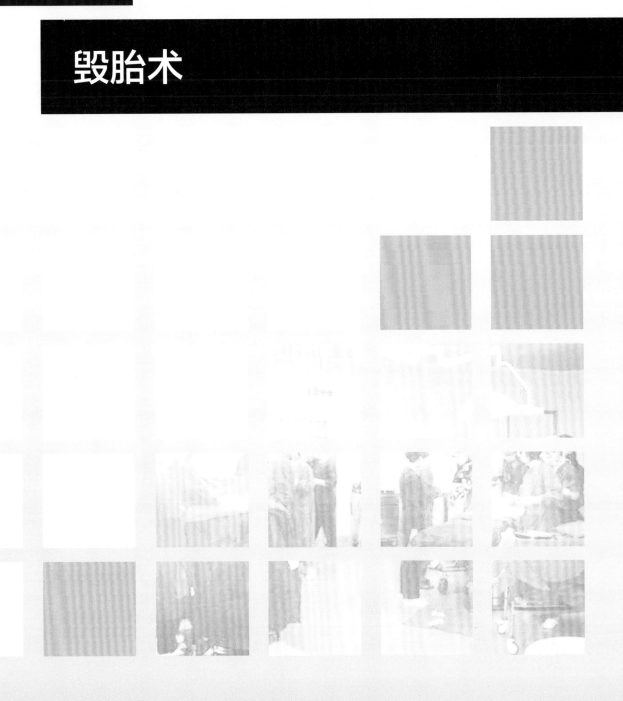

19世纪中叶,梗阻性分娩常常导致胎死宫内,剖宫产术不仅挽救不了胎儿的生命,还可导致产妇死亡。Simpson在1860年尝试当梗阻性难产存在时,可以让助产士来实施缩小胎头,使其可以经阴道娩出,从而挽救母亲的生命。

随着社会的进步,剖宫产术技术不断提高。在发达国家剖宫产术被视为较毁胎术(destructive operations)文明的技术,毁胎术仅用于畸形胎儿或实施于引产脑积水胎儿,在现代产科中几乎不被采用,成为逐渐消失的技术。而对于发展中国家,由于临床条件有限或当地特殊的社会及风俗习惯,产妇拒绝行剖宫产手术时,需实施毁胎术以挽救母亲生命,而且当产科医生缺乏剖宫产术的训练或不具备实施剖宫产术的条件时,毁胎术也可以帮助母亲安全分娩,并且不遗留子宫瘢痕,产妇再次妊娠时可避免发生子宫破裂等严重并发症。因此在某些病例中行毁胎术要比剖宫产术更适合。2009年英国学者也在反思,当宫颈完全扩张或严重肩难产时,毁胎术比剖宫产可以减少远期并发症,因此发达国家的产科医生及产妇应转变对毁胎术的看法,毁胎术可以避免不必要的剖宫产术,所以毁胎术应该存在。

毁胎术的应用取决于临床情况和产科水平,能否安全地实施剖宫产术是前提。在施行毁胎术前,产科医生必须掌握熟练的手术技巧,明确手术的原则。若为重度头盆不称且胎儿存活,应行剖宫产术;如果是横产式、肩先露或复合先露引起的梗阻性分娩且胎儿存活,剖宫产术比内转胎位术和臀牵引术相对安全,后两者容易导致子宫破裂,使母儿死亡风险增大。如果胎儿已经死亡,但存在头盆不称时需实施穿颅术,而横产式可实施断头术,当胎儿出现严重脑积水或畸形出生后无法生存或出现严重的神经系统功能紊乱,行穿颅术后可从阴道分娩。

值得注意的是毁胎术的手术器械均比较尖锐,毁胎后锐利的碎骨暴露在产道中,如不提防,有软产道损伤的危险,故术后均应详细检查产道,了解有无子宫破裂或宫颈、阴道等软组织损伤,并应预防产后出血及感染。因此,非常有必要培训低年资产科医生,让他们能掌握并施行毁胎术。每一例梗阻性分娩的患者都要有个体化的措施,参与此分娩过程的医务人员必须做出有效的决定,才不会导致孕产妇死亡或其他病率,从而降低风险。

第一节 穿 颅 术

穿颅术(craniotomy)指用器械穿破胎儿头颅,排出颅内组织,缩小胎头,以利从阴道分娩。

一、术前评估及术前准备

(一)适应证

1. 胎儿脑积水。

2. 明确诊断胎儿严重畸形。

3. 各种头位的死胎,胎头娩出困难,为避免软产道裂伤。

4. 臀先露或横位内倒转术后胎儿死亡,胎头娩出受阻。

(二)禁忌证

1. 骨盆入口前后径小于5.5cm;虽经穿颅亦不能自然分娩者。

2. 有先兆子宫破裂征象。

(三)手术条件及手术前准备

1. 宫口开全或近开全。

2. 胎头先露部应达盆底。

3. 导尿排空膀胱。

4. 将穿颅器、碎颅器、长剪刀、长组织钳、长针头、单叶宽阴道拉钩等消毒备用(图11-1)。

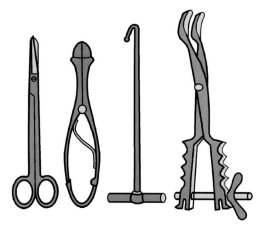

图11-1 毁胎术器械

二、手术步骤

1. 取膀胱截石位。

2. 消毒外阴,铺巾,导尿。

3. 阴道检查 确定胎头囟门及矢状缝的位置、先露部高低等情况,胎膜未破者应先行人工破膜。

4. 固定胎头 助手可于产妇耻骨联合向下推、压胎头并固定。

5. 切开头皮 用单叶宽阴道拉钩扩开阴道,以长组织钳钳夹囟门及颅缝处皮肤,向下牵引,再剪开钳夹处的头皮 2~3cm(图 11-2)。

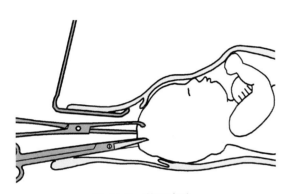

图 11-2 剪开皮肤

6. 穿颅 右手握闭合的穿颅器,在左手保护下送入阴道,放入头皮切口内,用压力和钻力使穿颅器尖端穿透囟门或颅缝,垂直刺入颅腔,此时,有种落空感。顶先露时以囟门或骨缝作为穿刺点(图 11-3),颜面先露则经眼窝(图 11-4)或由口腔经上腭刺入(图 11-5),臀位分娩后出头时以枕骨大孔或颈椎刺入(图 11-6)。脑积水可用长针头刺入囟门或颅缝放水。并用示、中两指将刃部固定于穿刺点上,避免刺进时滑脱损伤产道软组织。

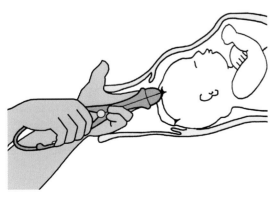

图 11-3 经囟门穿刺

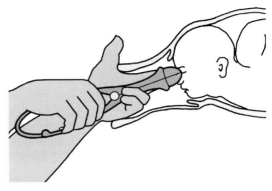

图 11-4 经眼窝穿刺

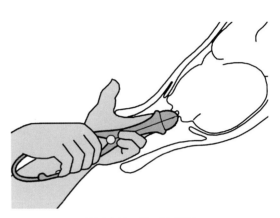

图 11-5 经口腔穿刺

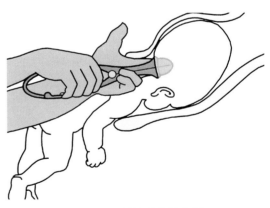

图 11-6 经枕骨大孔穿刺

7. 扩大穿孔 刺入颅内后,张开穿颅器,旋转并多次张开,以进一步扩大穿孔。

8. 破坏排除脑组织 打开进入穿颅器的轴锁,使穿颅器顶端张开,并向左右旋转以毁碎脑组织(图 11-7),可见脑组织或液体大量流出,亦可用负压吸引管吸引颅腔内脑组织或液体。胎头缩小后,将穿颅器合拢,在左手保护下由阴道取出。

9. 碎颅、牵引 若脑组织排出后,胎头未能迅速娩出,可用碎颅器夹住并压轧颅骨。先将碎颅器的内叶插入穿颅孔直入颅底,该叶凸面指向额骨内面(图 11-8),然后放入外叶凹面向着额骨外面(图 11-9),经阴道检查确认无宫颈、阴道壁夹在两叶之间,做适当调整将两叶扣合,拧紧柄部螺旋(图 11-10)。然后持碎颅器沿产轴渐渐牵出胎头(图 11-11),左手应始终置胎儿头周围,注意防止颅骨片伤及阴道壁。如无碎颅器,可用有齿长钳数把紧夹颅骨,另将手指伸入胎儿口部扣住上腭协同牵出胎儿。牵引时,应边牵边将胎儿面部向母体盆腔后方旋转,以利娩出。

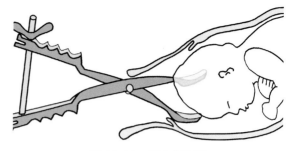

图 11-10 固定钳颅器

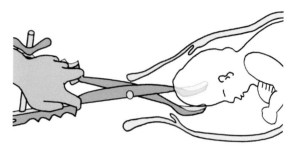

图 11-11 牵拉钳颅器娩出

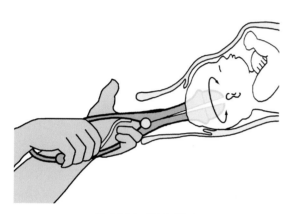

图 11-7 张开、捣碎

三、并发症防治

软产道损伤及膀胱、直肠损伤是穿颅术最常见的并发症。

1. 宫口未开全或骨盆极度狭窄而强行穿颅术等,所有器械活动受限可伤及阴道及外阴。断骨、碎骨牵拉时划伤阴道及外阴。外阴、阴道有炎症、瘢痕,毁胎术时易受损。骨盆狭窄或宫颈未开全时行毁胎术,造成宫颈裂伤,并上延至宫体造成子宫破裂。

2. 器械进入阴道必须在手的保护下进行。穿颅前用剪刀或刀,剪或割开准备穿刺的头皮,防止穿刺时遇头皮打滑、失控损伤母体。

3. 剪开头皮,置穿颅器应在直视下进行,器械进出阴道时必须在手的护盖下。

4. 穿刺时一定固定好胎头。防止穿颅器滑脱损伤母体。

5. 穿颅器放入颅内应直达颅底,并将颅骨夹牢。如果未达颅底而只夹住颅顶部,牵拉时易滑脱或将骨片撕下。穿颅器、长剪刀在穿颅时由于某种原因胎头不能固定而滑脱,可伤及宫颈。钳颅器误钳住宫颈,牵拉时可引起宫颈撕脱伤。术后检查阴道宫颈是否裂伤,排除子宫破裂,根据具体情况及时处理。

6. 使用宫缩剂预防产后出血。

7. 使用广谱抗生素预防感染。

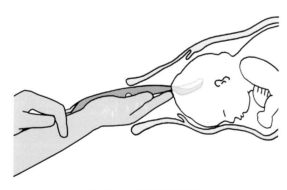

图 11-8 置钳颅器内叶

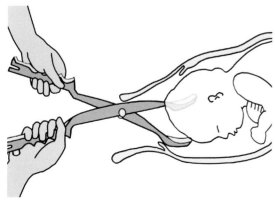

图 11-9 置钳颅器外叶

四、手术难点与技巧

这是最常用的毁胎术,手术实施的难易程度与安全性取决于骨盆狭窄的程度、胎头大小及术者经验。穿颅时需注意:

1. 头颅穿刺点选择　以最近于阴道口、能直视、易穿破的胎头部位为穿刺点,如顶先露时以囟门或骨缝作为穿刺点,颜面先露则经眼窝或由口腔经上腭刺入,臀位分娩后出头时以枕骨大孔或颈椎、下颌骨后为刺入口。

2. 助手固定胎头　助手于母腹壁上,用双手固定胎头于骨盆腔,或用组织钳,钳夹头皮固定之。

3. 插入穿颅器　右手持穿颅器,在左手掌及示指的掩护下进入颅腔,穿颅器须与头颅垂直进入,防歪斜滑离刺破口,损伤母体。

五、手术相关问题的研究与探讨

1. 大部分脑积水胎儿合并脊柱裂脊膜膨出者,可用 6 号吸宫管经脊柱裂孔送入颅腔,脑积液自行流出,胎儿头径缩小后即可顺利牵出。不需行会阴侧切。

2. 部分未合并脊柱裂脊膜膨出的脑积水胎儿以及臀位产需毁胎时,可用咬骨钳咬开胎儿胸椎椎管后将 6 号吸宫管从椎管直送入颅腔,吸管接通吸引器,抽吸脑积水、脑组织,头径缩小后即可顺利牵出。不需行会阴侧切。

关键点

1. 根据不同胎位选择最佳穿刺部位。以最近阴道口,最易穿透处实施。

2. 手术操作要轻柔准确,器械在阴道中必须用手保护,防止软产道损伤。

3. 碎颅器放入颅内一定要达颅底,并夹牢颅骨,以免滑脱。

4. 如无穿颅器可用长剪刀代替,再用数把有齿长钳钳夹颅骨作为牵引。

（范　玲　周　莉）

第二节　断　头　术

断头术(decapitation)用于横位产、胎儿已死亡,胎臂脱出,胎肩嵌顿于骨盆腔,不适于进行内外联合倒转牵引术及骨盆无明显狭窄者。

一、术前评估及术前准备

(一) 适应证

1. 横位死胎无实施内倒转条件者。

2. 双头畸形。

3. 双胎双头绞锁,第一胎已死。

(二) 手术条件及手术前准备

1. 宫口开全或近开全,胎肩进入盆腔,胎颈接近宫口。

2. 无先兆子宫破裂。

3. 导尿排空膀胱。

4. 宫缩强者可用乙醚麻醉或静脉麻醉。

二、手术步骤

1. 取膀胱截石位。

2. 消毒外阴,铺巾,导尿。

3. 阴道检查　探清宫颈扩张情况、胎胸嵌入程度、胎头及胎颈部位。

4. 断头　将脱出的手臂适当用力向胎头对侧牵拉,使胎儿颈部下降,同时,另一只手可勾住胎颈以利操作。手臂未脱出者,可先设法使其牵出。胎儿颈部位置低者,安放线锯多无困难;位置较高放置有困难时,可将线锯系于一"顶针"上,套在手指上缓缓带入产道,设法将环由颈后绕送到颈前取出(图 11-12),在线锯两头接上拉柄(图 11-13),抓住线锯两头来回拉锯,使颈椎离断(图 11-14),但不要离断胎颈下面的皮肤,以利于牵出胎头。

121

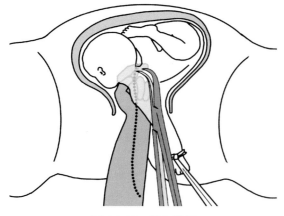

图 11-12 送入线锯

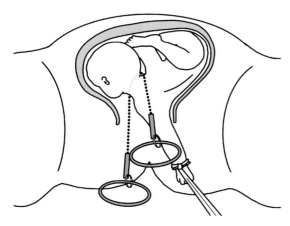

图 11-13 接上拉柄

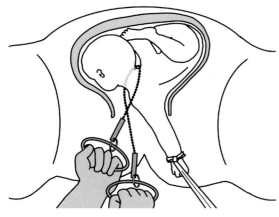

图 11-14 来回拉动

5. 娩出躯干 断头后,缓缓牵拉脱出的手臂,即可娩出躯干(图 11-15)。牵拉前,可用组织钳夹住胎颈断端皮肤,以防骨骼断端刺伤阴道。

6. 娩出胎头 将手伸入产道,以中指或示、中两指插入胎儿口部,钩住下颌,使胎儿枕骨向上,按臀位后出头机转娩出胎头(图 11-16)。

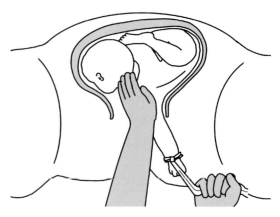

图 11-15 牵出胎体

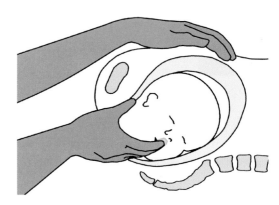

图 11-16 牵出胎头

三、并发症防治

1. 软产道损伤为常见并发症,切断胎颈后牵出胎头或胎体时要用手护住颈椎断端,以免损伤软产道。

2. 术后常规检查阴道、宫颈、宫腔,若发现损伤及时处理。术后严密观察产妇血压、脉搏及宫缩,给予宫缩剂。

3. 施全麻者应立即行人工剥离胎盘术,预防产后出血。

4. 应用抗生素预防感染。

四、手术难点与技巧

1. 手术难点之一是线锯的放置,需靠术者一手的示、中指与拇指的配合,助手协助将胎臂尽量向胎头所在的对侧牵拉,以利于手术操作。

2. 此类病例的子宫下段多高度扩张变薄,操作时要特别慎重,注意轻缓,并尽量勿凸出指掌关节,以防造成子宫破裂。拉锯时应牵开阴道前后壁,保护软产道免遭损伤。

3. 必须在宫口开全、胎胸完全嵌入阴道、经阴道检查可顺利扪及胎头及胎颈时进行。断头后不要将皮肤完全切断,以利于胎头娩出。

五、手术相关问题的研究与探讨

1. 由于线锯较锋利,可用一块纱布包住线锯的一端,然后送入,这样较安全。有困难时,可用数把组织钳或用有齿长钳夹住胎儿颈部断端,协同牵引,牵出时注意勿使碎骨戳伤产道软组织。

2. 如发生断头后单胎头无法取出,可用产钳固定后,宫颈钳牵引脊柱及周边组织,行穿颅及产钳协助胎头娩出。

3. 如断头之颈部皮肤也完全断裂致胎头脱离躯干,可将一导尿管自一侧腋下穿过,套住该上肢,并适当用力牵拉使其娩出;同法再娩出另一侧上肢,随后躯干娩出。

关键点

1. 由于线锯较锋利,亦可用一块纱布包住线锯的一端,然后送入,这样较安全。

2. 保护颈椎残端,避免软产道损伤。

3. 全麻者立即人工剥胎盘,预防产后出血。

（范 玲 周 莉）

第三节 除脏术与断臂术

除脏术(evisceration)包括移除胎儿腹部和胸部的内容物,目的是使胎儿体积缩小,从而可以经阴道取出。虽然此术式仅用于死胎,有时也需用于腹部或胸部由于积液或肿瘤而膨胀的胎儿。

一、术前评估及术前准备

(一) 适应证

1. 忽略性横位、羊水流尽、宫缩甚紧、胎头位置高、胸腹部挤入阴道、胎手脱垂于外阴部,行断头术困难者。

2. 胎儿有胸腹部畸形或肿瘤、胎儿胸腹部过大(胸腔积液、腹水)等。

3. 胎儿联体畸形。

(二) 禁忌证

1. 有先兆子宫破裂征象者。

2. 骨盆明显狭窄或畸形。

3. 宫口未接近开全。

(三) 术前准备

将长剪刀、胎盘钳或卵圆钳及单叶宽阴道拉钩消毒备用。

二、手术步骤

1. 取膀胱截石位,消毒外阴、阴道及脱出于外阴的胎儿上肢,铺消毒巾,导尿,排空膀胱。

2. **阴道检查** 检查骨盆是否狭窄、先露部位高低。

3. 扩张阴道,外牵脱垂之胎手,暴露其胸腔肋间隙或腹腔,选择距阴道口最近、在直视之下做切口(图 11-17)。

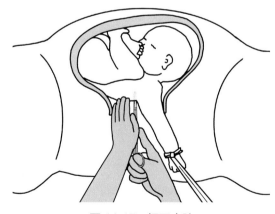

图 11-17 切开皮肤

4. 术者左手入阴道,扶持切口点,右手持长剪刀在左手掩护下,垂直慎重剪破死胎腹、胸皮肤,扩张切口,避免斜歪损伤阴道。

5. 以卵圆钳入胎体切口,进入胎儿胸部或腹部,夹除其内脏器(图 11-18),使其胸腹腔塌陷,体积缩小,用以下方法娩出胎体。

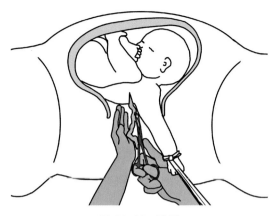

图 11-18 除脏

(1)牵拉胎儿上肢,胎体折叠娩出。

(2)伸手入宫腔寻找胎足,行内倒转以臀牵引术牵出胎儿。

(3)脱出的手不能内回转,可行断臂术。将此手上臂中段皮肤、肌肉切开,将肌肉向肩上推,从肩关节处扭断或用剪刀切断上肢,这样使骨断端有上臂肌肉遮掩,不至于损伤软产道。在脱垂手失去牵拉情况下行内倒转术,牵出胎足,娩出胎儿。

三、并发症防治

1. 操作过程中动作要轻柔,防止损伤产道或子宫破裂。剪刀操作以手指引导。

2. 术后检查阴道、宫颈是否裂伤,及时做相应处理,必要时缝合之。

3. 密切观察产妇的一般情况、血压、脉搏,并注意子宫收缩是否良好、有无产后出血等。使用宫缩剂,促进子宫收缩,防止产后出血。

4. 应用抗生素预防感染。

四、手术难点与技巧

1. 有时胎胸位置较高,助手尽量向下牵拉出胎臂,以便于暴露及固定。

2. 剪开胸壁时,尽可能在直视下进行操作,引导手必须定位准确。剪刀的前端不必张开过大,以免伤及周围组织。

3. 操作时动作轻柔、准确。

五、手术相关问题的研究与探讨

1. 除脏术多由腋窝进入,需注意局部解剖。若不能在直视下剪开肋间隙,剪刀操作必须以手指引,防止损伤软产道。

2. 断臂术必须从肩关节处断开,且保证没有骨碴,此操作并不是很难,只要沿着骨缝一点一点剪开并扭转即可。

关键点

1. 选择距阴道口最近的、可直视下操作的部位为切口。

2. 断臂选择关节处。

3. 剪刀不必张口过大,保护软产道,避免损伤。

(范 玲 周 莉)

第四节 脊柱切断术

脊柱切断术(spinal amputation)是将胎儿脊柱切断分离成两部分,再先后娩出。临床上应用机会极少。

一、术前评估及术前准备

(一) 适应证

忽略性横位死胎、无肢体脱出或胎头位置较高摸不到胎颈,而先露部为腰椎者。

(二) 禁忌证

1. 有先兆子宫破裂征象者。

2. 骨盆明显狭窄或畸形者。

3. 宫口未接近开全或未开全者。

(三) 术前准备

线锯及 2 根塑料管消毒备用。

(四) 麻醉与体位

全身麻醉。取膀胱截石位。

二、手术步骤

1. 严密消毒外阴,导尿,阴道检查证实为腰椎先露,用线锯在手指的引导和护盖下,从宫腔后壁绕过胎儿的躯干送往宫腔前方,紧贴胎儿皮肤拉出,将2根消毒塑料管套在线锯两端,装好线锯拉柄,前后交叉,锯断脊柱(图11-19),分别牵出胎儿的两个部分。

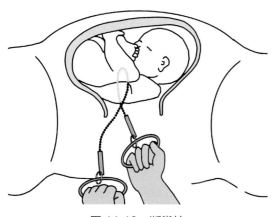

图 11-19　断脊柱

2. 如取出时困难,可将胸、腹腔的内脏剜除,再牵出胎儿;亦可先施行内脏剜除术,再用剪刀进入胎儿腹腔切断脊柱。

三、并发症防治

1. 放置器械或碎胎骨质断面可致阴道、宫颈、膀胱、直肠损伤;不规范或粗暴的操作可使子宫破裂。术中注意操作过程中要动作轻柔。牵拉线锯时,必须保护周围组织,术后仔细检查子宫及软产道有无损伤,并及时给予相应处理。

2. 术后感染　术后要密切观察产妇的一般情况、血压、脉搏,应用抗生素,防治感染。

3. 注意子宫收缩是否良好、有无产后出血等,给予宫缩剂促进子宫收缩。

四、手术难点与技巧

嵌顿性横位死胎临床上比较罕见,而一旦出现嵌顿性横位死胎宫壁即紧裹胎体导致送线锯比较困难,这时可以在除脏术的基础上横断脊柱将胎体一分为二分别娩出。

先除脏能在关键时刻使子宫腔容积逐渐缩小,既减轻患者的痛苦同时避免发生子宫破裂,又有利于下一手术步骤的进行。该术式也可作为应用断头术及除脏术不能完成时的补救措施。

该术式存在两点技术难点,其一脊柱非软组织不易横断;其二锐性操作易出现副损伤。采取的措施是:①在椎体间横断脊柱;②锐性操作时最好在手指指引下轻柔进行;③尽量沿子宫后壁进入,因此时子宫前壁下段较薄,从前壁进入操作易致子宫破裂。

五、手术相关问题的研究与探讨

胎头高者行断头术时困难,除脏术后部分病例胎儿下降并不满意,较大的胎儿亦不能强行折叠娩出,而胎头较高时胎颈被拉长,胎儿胸腹由于强力宫缩的挤压而嵌入盆腔,胎儿脊柱相对位置较低,是横断脊柱的有利条件。而腹壁系软组织,除脏后腹腔容积减小,腹壁牵拉较易,横断腹壁后脊柱弯曲下降,加之脊柱体积小,术者示指便于钩取,剪断脊柱,操作即可成功。除脏的目的是横断脊柱,横断脊柱是在除脏的基础上进行,适度地牵拉胎手,暴露胎儿胸部,直视下操作是安全除脏的一个重要步骤,以此法处理胎儿胸腹嵌入盆腔较深的忽略性横位,由于逐渐减小了子宫腔容积,术者的手几乎不进入子宫腔,即使有宫缩,只要不强行牵拉胎肢和脊柱,就可避免子宫破裂及软产道损伤。

关键点

1. 线锯在手指的引导和护盖下,从宫腔后壁绕过胎儿的躯干送往宫腔前方。

2. 可以在除脏的基础上横断脊柱分别娩出胎儿两个部分。

(范 玲　周 莉)

第五节 锁骨切断术

锁骨切断术(clavicle amputation;clavicotomy;cleidotomy)是切断胎儿的锁骨,缩短胎肩峰间径以利胎儿娩出的手术。

一、术前评估及术前准备

(一)适应证

1. 穿颅术后胎肩娩出困难者。

2. 无脑儿畸形肩娩出困难者。

3. 正常活胎胎头娩出后娩肩困难时。

(二)手术条件及手术前准备

1. 宫口开全或近开全。

2. 骨盆真结合径大于5.5cm,估计缩小肩径后能经阴道娩出。

3. 取膀胱截石位,会阴阻滞麻醉,紧急情况下无须麻醉。

二、手术步骤

1. 胎头娩出后其锁骨已暴露在外阴口,直接用剪刀切断锁骨。

2. 锁骨在阴道内,需伸手在阴道内查清胎肩及锁骨之位置,而另一手持弯剪刀在前手的引导下剪断锁骨中部,使肩围缩小。

3. 如仍有娩出困难,可做另一侧锁骨切断。

三、并发症防治

1. 非直视下操作,有误伤母体的可能;剪断的锁骨断端锐缘露于皮肤之外,也可能扎伤母体产道,操作过程中要注意保护阴道组织,并用手护盖锁骨断端,避免扎伤产道。

2. 如系正常活胎,不得已采用锁骨切断术,在娩出后行锁骨固定术,包括外科处理,皮肤切口进行缝合,两肩用绷带进行"8"字包扎。

四、手术难点与技巧

1. 如果锁骨在阴道内位置较高,常在非直视下操作,必须扪清锁骨位置,在用手保护和引导下操作,勿伤及母体组织。

2. 指压钝性折断锁骨法 由于胎儿锁骨较细,指压多无困难,且皮肤完整,不会因锁骨断端的锐缘造成母体损伤。指压折断锁骨时,用力方向应远离胸腔的方向,以免折断的锁骨穿破胎儿胸膜。

五、手术相关问题的研究与探讨

1. 锁骨切断前必须确定胎儿已死亡或为无存活可能的严重畸形胎儿。偶尔为抢救正常胎儿发生肩难产,不得已需采取此法时,应告知家属,知情同意后再操作。

2. 正常活产胎儿,产程中要严密观察产程,判断发生肩难产的可能性,并掌握肩难产的处理手法,尽量避免正常胎儿肩难产时采取此术。

关键点

1. 查清锁骨与胎肩的位置。
2. 保护软产道,避免锁骨断端的锐缘伤及母体。

（范 玲 周 莉）

第六节 头皮牵引术

一、术前评估及术前准备

(一)适应证

头皮牵引术(willette forceps scalp traction)适用于低置胎盘或边缘性前置胎盘、胎死宫内、阴道出血不多、产妇一般情况好。

(二)术前准备

1. 必须在输液、配血、做好随时可剖宫产术准备的情况下进行。

2. 向家属交待病情,征得其同意后实施。

二、手术步骤

1. 取膀胱截石位。

2. 消毒外阴,铺巾,导尿。

3. 阴道检查 术者以中、示指进入阴道内,自穹窿部逐渐移行至宫颈口,轻轻探查是否触及胎头或羊膜囊,确诊为边缘性前置胎盘,只要宫口开 2cm,即行人工破膜。确定胎头囟门及矢状缝的位置、先露部高低等情况。

4. 固定胎头 助手可于产妇耻骨联合下推、压胎头,固定。

5. 术者左手示指和中指抵住胎头做指引,右手持头皮钳伸入宫颈直达胎儿头顶部的头皮,充分张开钳叶后夹住头皮。钳尾部系一绷带,悬吊一个 0.5kg 重的沙袋或一支 500ml 生理盐水瓶,水平位挂于床尾进行持续牵引。

6. 当胎头下降达阴道口时,取下头皮钳。

三、并发症防治

1. 前置胎盘应注意产时、产后出血 开放静脉,准确评估出血量,严密观察产程,一旦阴道出血增多,应立即停止牵引,取下头皮钳,改行剖宫产术,并采取相应措施预防产后大出血及 DIC。

2. 头皮钳钳夹要准确,勿将软产道当作头皮钳夹,避免软产道损伤。

四、手术难点与技巧

1. 因胎盘低置,人工破水时有可能碰到胎盘导致大出血发生,故操作前要明确胎盘附着于子宫前壁还是后壁,避开胎盘并在输液下小心进行。

2. 尽量多夹些头皮,以避免滑脱导致重复操作。

3. 牵引时勿用强力,防止宫颈裂伤。

五、手术相关问题的研究与探讨

完全性前置胎盘但超越宫颈内口 2cm 以内,如胎儿已死亡,为减少对产妇的损伤避免剖宫产,可试行阴道分娩。临产前先行子宫动脉栓塞术,临产后宫口扩张 2cm 左右行人工破水,然后行头皮牵引术,利用重力为牵引力使胎头下降,压迫胎盘,达到止血目的,可以成功地分娩。当然,在产程中要严密观察阴道出血量,如出血过多,应随时改行剖宫产术结束分娩。

关键点

1. 探清胎头和羊膜囊行人工破膜。

2. 左手示指、中指做指引,右手持头皮钳准确钳夹胎儿头皮。

3. 必须在输液、配血、做好随时可剖宫产术准备的情况下进行。

(范 玲 周 莉)

参考文献

1. 傅才英, 吴佩煜. 手术学全集(妇产科卷). 北京: 人民卫生出版社, 1995: 391-399.

2. 刘新民. 妇产科手术学. 3版. 北京: 人民卫生出版社, 2003: 920-933.

3. 杨鹂, 高小南. 实用妇产科手术图解. 天津: 天津科技翻译出版社, 2002: 860-873.

4. 孙国玉, 王晓华, 孙志杰等. 产科毁胎术术式改进—脊柱横断术. 内蒙古医学, 2003, (35) 2: 173.

5. 史常旭. 现代妇产科手术与技巧. 北京: 人民军医出版社, 2004: 162-167.

6. 中华医学会编著. 临床技术操作规范妇产科分册. 北京: 人民军医出版社, 2007, 193-196.

7. 刘元姣, 洛若愚. 实用妇产科手术与并发症治疗. 2版. 北京: 科学出版社, 2007: 390-397.

8. 任虹平, 徐咏莲. 毁胎术在孕晚期引产中的应用. 临床医学, 2007, 27 (8) : 73.

9. 方小玲, 丁依玲, 刘凤英. 妇产科手术及有创操作常见问题与对策. 北京: 军事医学科学出版社, 2010: 182-195.

10. 许怀瑾. 实用小手术学. 北京: 人民卫生出版社, 2011: 600-607.

11. D. Maharaj, J. moodley. Symphysiotomy and fetal destructive operations. Best practice & research clinical Obstetrics and Gynaecology, 2002, 16 (1) : 117.

12. Singhal SR, Chaudhry P, Sangwan K, et al. Destructive operations in modern obstetrics. Arch Gynecol Obstet, 2005, 273 (2) : 107.

13. Mahendra N. Parikh. Destructive operations in obstetrics. J Obstet Gynecol India, 2006, 56 (2) : 113.

14. Steel A, Fakokunde A, Yoong W. Management of complicated second stage of labour in stillbirths: A review of the literature and lessons learnt from two cases in the UK. Journal of Obstetrics and Gynaecology, 2009, 29 (6) : 464.

15. Pooja Sikka, Seema Chopra, Arun Kalpdev, et al. Destructive operations—a vanishing art in modern obstetrics: 25 year experience at a tertiary care center in India. Arch Gynecol Obstet, 2011, 283 (5) : 929.

Practical
Obstetric Surgery

第十二章

软产道损伤手术

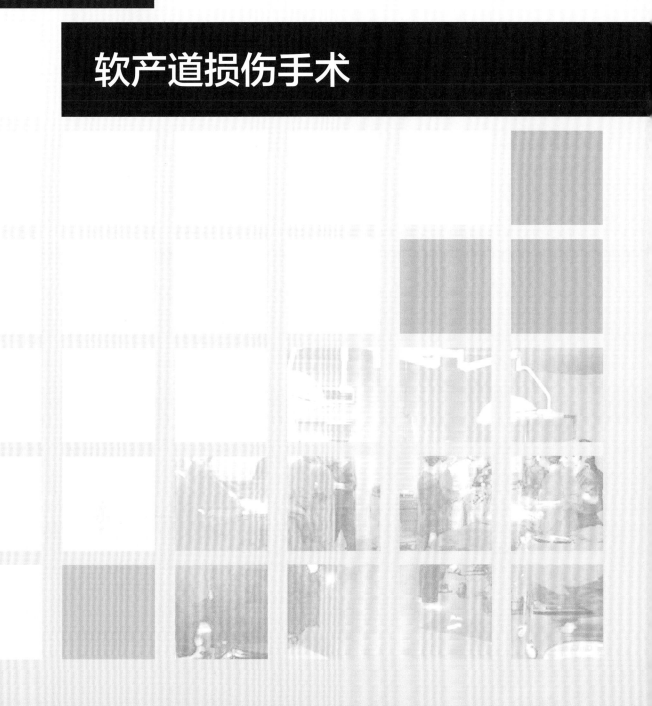

软产道是指子宫下段、子宫颈、阴道、盆底及会阴等软组织所组成的弯曲管道。分娩过程中胎儿经过软产道,造成软产道及邻近器官(膀胱、直肠等)发生撕裂称为软产道损伤。包括会阴阴道裂伤、宫颈撕裂、子宫破裂、子宫内翻、产道血肿、尿道损伤、膀胱损伤等。软产道有一定的伸展性,能承受一定程度的张力和压力,但超过其最大扩张限度,如急产/产力过强、巨大胎儿、胎位异常、软产道病变不能有效扩张或助产操作不当,均可导致不同程度的软产道损伤。及时识别和规范处理软产道难产高危因素,严重的软产道损伤是可以预防或减少的,及时识别和规范修复软产道损伤,可以避免严重结局,如血肿、失血性休克、尿瘘、粪瘘等。

第一节　会阴切开缝合术

一、概述

会阴切开缝合术是产科常用手术,旨在扩大软产道出口。既往认为,阴道分娩时,为减少会阴阻力,避免会阴严重裂伤、保护盆底功能,同时认为外科切开容易修补且愈合更好,因此会阴切开术被普遍施行于产妇。自 20 世纪 60 年代以来,欧美妇产科医师与助产士已逐渐不再偏好会阴切开术,会阴切开术不再作为分娩例行手术。1996年,美国爱母分娩行动得到 WHO 及 UNICEF 的支持,倡导会阴切开率 ≤ 10%,争取 ≤ 5%。循证医学已证明,阴道分娩时没有必要做常规会阴切开术,仅用于有指征且知情同意的产妇。常用的切开方式有会阴侧斜切开及正中切开两种。侧斜切开不致因切口延长累及肛门直肠,但需剪开组织较多,出血也多,缝合后组织肿胀、疼痛较重。正中切开组织少,出血少,易对合,术后疼痛较轻,缺点是可能因切口延长发生肛门直肠损伤。临床应用以前者为多。

二、术前评估与术前准备

产前评估盆底及会阴条件,尤其在第二产程,根据胎儿情况、产程进展、头盆关系、盆底及会阴条件,以及助产者的经验等,经知情同意,以下情况酌情考虑会阴切开术:

1. 会阴坚韧、水肿或瘢痕形成、胎头娩出前阴道流血、持续性枕后位、耻骨弓狭窄等,估计会阴裂伤不可避免。

2. 初产妇阴道助产,如产钳术、胎头吸引术及臀位助产术,取决于助产人员的判断,不建议正中切开。

3. 第二产程过长、宫缩乏力、胎儿宫内窘迫(尤其是Ⅲ类胎心监护经宫内复苏无效者)、产妇存在合并症或并发症(如妊娠期高血压疾病、妊娠合并心脏病等)须尽快结束分娩者。

4. 肩难产、巨大儿、早产儿胎头明显受压者。

5. 偶尔用于为扩大手术视野的经阴道手术。

三、手术步骤

(一) 会阴斜侧切开缝合术

左右均可,临床上以左侧多见。自后联合中线向左或右旁切开 45° 切开会阴。切开组织包括处女膜、阴道黏膜及黏膜下组织、皮肤及皮下脂肪组织、球海绵体肌、会阴浅横肌、会阴深横肌、甚至肛提肌内侧纤维。

1. 取仰卧屈膝位或膀胱截石位,常规消毒外阴阴道、导尿、铺无菌巾。

2. 麻醉　椎管内麻醉、阴部神经阻滞或局部麻醉。分娩镇痛使用椎管内麻醉。阴部阻滞麻醉操作如下:将一手中、示指伸入阴道,触及坐骨棘做指引,另一手持长针注射器,在肛门与坐骨结节中点进针,注射 0.5% 利多卡因 5~10ml,先皮下注射一皮丘,将针头刺向坐骨棘尖端内下方阴部神经经过处,回抽无血,注射 1/2 后,边退针边注射,逐步退回至皮下向阴唇后连合方向沿拟切开的切口做扇形注射。若为阴道助产术准备,宜做双侧阴部神经阻滞麻醉,可更好地松弛盆底组织。如正中切开时,则在会阴体局部行浸润麻醉。建议预计 1~2 次宫缩胎儿可以娩出时实施。

3. 切开　左手中、示指伸入阴道内,撑起左侧阴道壁并推开胎儿先露部,右手持会阴切开剪刀或钝头直剪刀,沿阴道内手指引导,剪刀一叶置于阴道内,另一叶置于阴道外,使剪刀切线与会阴后联合中线呈旁侧 30°~60° 角,于胎头拨露后、着冠前、会阴高度扩张变薄后、宫缩开始时,剪开会阴4~5cm。如有出血,纱布压迫或立即1号丝线结扎止血。

4. 宫缩时保护会阴,协助胎头俯屈,使胎头以最小径线在宫缩间歇期缓慢通过阴道口。

5. 缝合　胎盘娩出检查完整后,消毒阴道外阴,阴道纱条填塞阴道后穹窿及阴道上段,上推子宫,暴露阴道下段,仔细检查产道有无裂伤、血肿,探明切口顶端及底部。缝线选择需要针对组织的类型及愈合时间(皮肤及皮下黏膜5~7天,肌层7~14天)。有感染风险可选择抗菌可吸收缝线。

(1)缝合阴道黏膜:用中、示指撑开阴道壁,暴露阴道黏膜切口顶端、底部及整个切口,用2-0可吸收线,自切口顶端上方0.5cm处开始,间断或连续缝合阴道黏膜及黏膜下组织,直到处女膜缘,对齐创缘,不留死腔。

(2)2-0可吸收线间断缝合会阴体肌层、会阴皮下组织,可以选择防刺伤针。

(3)3-0或者4-0可吸收线皮内缝合会阴皮肤。

6. 检查　取出阴道内纱条,仔细检查缝合处有无出血或血肿。常规肛诊检查有无缝线穿透直肠黏膜。如有,应立即拆除,重新消毒缝合。

(二) 会阴正中切开缝合术

会阴正中切开术是沿会阴后联合正中垂直切开会阴体,切开的组织包括处女膜、阴道黏膜、皮肤及皮下组织、会阴中心腱。手术助产、胎儿大或接产技术不够熟练者均不宜采用。常仅采用局部浸润麻醉,沿会阴联合正中点向肛门方向垂直切开,长2~3cm,注意不要损伤肛门括约肌。其他步骤同斜侧切术。

四、并发症防治

会阴切开缝合术最常见的并发症是感染、水肿、裂开等。接产、缝合时清洁消毒创面,仔细止血、缝合不留死腔、对合组织结构,术后保持外阴局部清洁消毒,是防治并发症的重要措施。除非有感染高危因素,不常规用抗菌药物。

五、手术难点与技巧

1. 把握会阴切开时机和深刻领会接产要领,是减少会阴切开创伤、防止软产道撕裂和手术并发症的关键。

2. 于胎头拨露后、着冠前、会阴高度扩张变薄后、宫缩开始时剪开会阴,宫缩时保护会阴,协助胎头俯屈,使胎头以最小径线在宫缩间歇期缓慢通过阴道口。

3. 要充分暴露切口,探明切口顶端及底部,缝合第一针超过顶端0.5cm,逐层缝合,松紧适宜,不留死腔,避免盲目缝合穿透直肠。

4. 术毕取出阴道内纱条避免遗留异物,行直肠指检探查缝线是否穿透直肠。

六、手术相关问题的研究与探讨

分娩是一个自然过程,应尽量避免不必要的干预。研究表明,会阴切开术并没有降低软产道损伤发生率,术后对女性性唤起和性高潮虽然没有影响,但产后12~18个月内会发生较多的性交疼痛和阴道润滑障碍。会阴切开术可能减少早产儿颅内出血风险。会阴切开术并不能有效预防肛门括约肌撕裂伤,可能还会增加重度会阴撕裂伤的发生率。

循证医学业已证明,阴道分娩时没有必要做常规会阴切开术,倡导会阴切开率≤10%、争取≤5%,仅用于有指征且知情同意的产妇。

(王晓东　周　淑)

第二节　会阴阴道裂伤修复术

一、概述

会阴撕裂发生率53%~79%,Ⅰ度和Ⅱ度常见。会阴撕裂常伴有阴道下段的撕裂,这种裂伤称为会阴阴道裂伤。分娩过程中,受胎先露压迫支撑,阴道皱襞伸展、变薄、变长,阴道由原来的闭合管道极度扩张;同时肛提肌向下、向外扩展,肌纤维伸长并与肌束分离,会阴体厚度逐渐由原来的5cm变为数毫米。会阴阴道极度变薄扩张,便于胎儿通过阴道及阴道口娩出,因此会阴与阴道是分娩最易受损部位。医务人员要掌握会阴、阴道、宫颈、子宫等软产道损伤的诊断及修补技术。肛门括约肌复合体由两部分组成。外括约肌是围绕肛门的厚、环形的横纹肌。内括约肌位于肛管和外括约肌之间,是薄且致密的结肠黏膜下层纵向平滑肌纤维的延续,在头侧超过外括约肌 1cm。外括约肌为随意肌,负责静息状态下直肠对粪便的控制,内括约肌为非随意状态下维持静息状态肛门的关闭。

没有活动性出血或者改变解剖结构的Ⅰ度撕裂不需要干预,但阴蒂周围、尿道周围、阴唇的撕裂出血或者原有解剖位置的改变需要进行缝合。

二、术前评估与术前准备

胎儿胎盘娩出,常规检查胎盘胎膜完整性后,若阴道口仍有持续鲜血流出,在排除子宫出血后,应常规行阴道宫颈检查,前次剖宫产阴道分娩者,还应经阴道 - 宫腔探查子宫下段完整性。

会阴阴道裂伤通过阴道检查即能识别。为有助于评估裂伤和采用恰当的修复方案,常将会阴阴道裂伤进行 4 度分类:

1. Ⅰ度裂伤　会阴部皮肤和 / 或阴道黏膜撕裂,未达肌层,出血不多。

2. Ⅱ度裂伤　会阴撕裂深达会阴体肌层、未累及肛门括约肌。阴道后壁,常沿两侧阴道沟向上延伸,重者达阴道穹窿,导致阴道后壁呈舌形撕裂,解剖结构模糊,出血较多。

3. Ⅲ度裂伤　会阴阴道撕裂累及肛门括约肌。

Ⅲa 外括约肌 <50% 深度受累。

Ⅲb 外括约肌 >50% 深度受累。

Ⅲc 内括约肌同时受累。

4. Ⅳ度裂伤　肛门内外括约肌、阴道直肠隔、直肠前壁和直肠黏膜受累。

根据会阴阴道裂伤分度,由手术分级授权者按相应修复方案即时止血恢复组织结构。对于复杂会阴阴道裂伤,应由有丰富手术经验的手术分级授权高年资医师完成修复术。

三、手术步骤

(一) Ⅰ度会阴阴道裂伤修复术

Ⅰ度会阴阴道裂伤可能伴有阴蒂及尿道口周围、大小阴唇皮肤黏膜的损伤、处女膜环的断裂。可用 2-0 可吸收线间断缝合止血、恢复组织结构,或酌情连续缝合。3-0/4-0 可吸收线行会阴皮肤皮内缝合。

(二) Ⅱ度会阴阴道裂伤修复术

Ⅱ度会阴阴道裂伤常致会阴浅横肌、深横肌甚至肛提肌及其筋膜撕裂,常沿两侧阴道沟向上延伸,重者达阴道穹窿,导致阴道后壁呈舌形撕裂。

1. 阴道纱条填塞阴道后穹窿及阴道上段,上推子宫,暴露会阴阴道裂伤部位。

2. 2-0 可吸收线间断缝合撕裂的会阴体肌层。

3. 2-0 可吸收线缝合撕裂的阴道壁黏膜,缝合部位应超过裂口顶端 0.5cm,缝合会阴皮下组织。

4. 3-0/4-0 可吸收线行会阴皮肤皮内缝合。

5. 取出阴道纱条,常规行直肠指检,检查直肠黏膜的完整性及有无缝线暴露(若有要即时拆除),并感觉肛门括约肌的收缩力及有无血肿形成。

(三) Ⅲ、Ⅳ度会阴阴道裂伤修复术

Ⅲ、Ⅳ度会阴阴道裂伤修复术的重点是恢复组织结构,促进功能康复。

1. 充分暴露撕裂部位,清洁冲洗撕裂创面。

2. 缝合直肠前壁　裂口内松松塞入一条无菌纱布,用细圆针和 3-0/4-0 延迟吸收线间断内翻缝合撕裂的直肠前壁黏膜下及肌层组织,注意勿穿过直肠黏膜层,但要使黏膜对合,边缝边退出纱布;再间断或者连续内翻缝合直肠肌层(避免穿透直肠黏膜)及筋膜加固(图 12-1)。

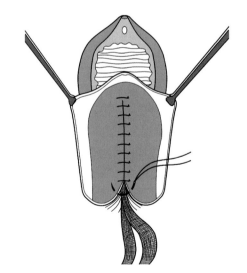

图 12-1　间断内翻缝合直肠前壁黏膜下及肌层组织

3. 用 Allis 钳夹两侧挛缩的肛门括约肌断端,尽可能完整拉出,用 7 号丝线或 2-0 可吸收线端 - 端或重叠缝合数针;再将两侧肛提肌相对缝合覆盖直肠壁上,缝合其他会阴体肌层。

4. 2-0 可吸收线缝合撕裂的阴道黏膜、会阴皮下组织,3-0/4-0 可吸收线行会阴皮肤皮内缝合。

5. 取出纱条,常规行直肠指检。

四、并发症防治

会阴阴道裂伤修复术最常见的并发症是裂开、感染、血肿,肛门功能不全、性交困难、直肠瘘等。修复缝合时清洁创面,仔细止血、不留死腔,对合组织结构以及修复术后保持局部清洁消毒,控制大便稀软通畅,Ⅱ度(复杂)及以上会阴阴道裂伤及时应用抗菌药物预防感染等,上述措施是防治并发症的重要措施。术后及时锻炼盆底肌肉对恢复盆底功能具有积极意义。

五、手术难点与技巧

会阴阴道裂伤是阴道分娩常见并发症,恰当止血、组织结构良好对合以及创面清洁处理,是良好愈合和功能恢复的关键。

1. 充分暴露、正确识别和评价会阴阴道裂伤分度是修复的基础。阴道纱条填塞后穹窿及阴道上段上推子宫,良好的麻醉如阴部神经阻滞麻醉、静脉麻醉甚至硬膜外麻醉,术者示指和中指的巧妙应用等,是清晰暴露、准确手术的关键。

2. 撕裂创面的清洁处理,包括 0.5% 甲硝唑液、1% 聚维酮碘液等冲洗创面,是Ⅱ度以上裂伤修复的必要手术步骤,可进一步辨明解剖结构,判定修复方案,防治产后感染。

3. 止血是修复的第一要务。产时软产道高度扩张,会阴阴道及盆底撕裂的血管产后回缩,导致止血困难。仔细探查创面出血及血肿情况,恰当止血,防治创面积血和血肿形成是撕裂修复的首要任务。要求超过撕裂顶端 0.5~1.0cm “8”字缝合,缝合复杂的阴道壁撕裂及会阴体撕裂不能留死腔。对无活跃性出血的修复困难的复杂阴道撕裂,阴道纱条填塞压迫可能更有效,但应注意填塞压迫撕裂顶端以上的阴道穹窿及撕裂两侧的阴道侧壁,防止出血及血肿形成。

4. 组织结构对合是修复的重点。断裂处女膜缘及肛门括约肌的完整对合是修复组织结构的标志,缝合修复直肠壁及阴道壁是手术的基础,缝合修复肛提肌及会阴体肌层是盆底功能康复的关键。

5. 直肠腔为高压腔,要防止粪瘘发生。直肠壁修复缝合要密实,针距 0.5cm。要求内翻对合,

黏膜下层进、出针尽量靠撕裂缘,浆肌层进、出针距撕裂缘 0.5cm。为避免缝线穿过直肠黏膜,必要时助手示指可置入肛门内作引导。

六、手术相关问题的研究与探讨

1. 深刻理解并正确把握接产要领是预防会阴阴道裂伤的关键。

2. 凡产后子宫收缩良好而有阴道持续流血者,常规行阴道宫颈检查,正确评估会阴阴道裂伤分度,由手术分级授权者按相应修复方案即时止血恢复组织结构。检查会阴阴道下段有无撕裂、撕裂部位、深度、广度等。复杂Ⅱ度及以上裂伤,应警惕阴道穹窿及宫颈的撕裂,或累及膀胱直肠的撕裂,同时要探查排除阴道深部血肿形成。

3. 满意的麻醉效果和患者配合对于清晰的暴露和准确的修复缝合是非常重要的。阴部神经阻滞麻醉适合大多数会阴阴道裂伤修复术,是修复Ⅲ、Ⅳ度会阴阴道裂伤的理想麻醉,对不能耐受手术不适感而不配合手术者,可以选择静脉麻醉。对于修复耗时较长的复杂会阴阴道裂伤,硬膜外麻醉持续给药可以提供良好的麻醉效果。将局部麻醉药注入局部组织,也可以获得良好的麻醉效果。

4. Ⅱ度撕裂连续缝合优于间断缝合。关于直肠壁缝合,传统采用细圆针和 3-0 可吸收线间断内翻缝合撕裂的直肠前壁全层,把线结打在肠腔内,再间断内翻缝合直肠肌层(避免穿透直肠黏膜)及筋膜加固。目前多数文献推荐前文介绍的新方法。手术者也可根据各自的经验、技能和具体情况选择。

5. 会阴阴道裂伤修复术后应书写完整的手术记录。其内容应包括对撕裂的详细描述和相应的分度;修复的简单步骤;修复术后完整检查结论,包括阴道黏膜及处女膜缘对合完好,无活跃性出血或血肿,肛门括约肌张力存在/收缩力好,直肠壁无缺损、无缝线暴露等。

6. 关于会阴阴道裂伤二期缝合问题　撕裂修复失败或超过 12 小时未修复,组织水肿或有明显感染征象,2~3 个月后再行修补术,也可尝试在水肿消退后(72 小时),以促进功能康复为目的恢复解剖结构。

7. 建议Ⅱ度以上会阴阴道裂伤修补术使用抗生素防治感染。

(王晓东　周　淑)

第三节 宫颈撕裂缝合术

一、概述

几乎每例产妇都可能发生宫颈撕裂,特别是初产妇。当宫颈撕裂超过 1cm、伴有出血、需要缝合时才称为宫颈撕裂。宫颈撕裂为分娩期并发症,是阴道分娩中最常见的软产道损伤之一。严重的宫颈撕裂可延及阴道穹窿,甚至阴道上 1/3 段或子宫下段,因大量出血、盆腔血肿可危及产妇生命。宫颈撕裂的发生率初产妇约为 10%,经产妇约为 5%。

二、术前评估及术前准备

产力过强宫颈未充分扩张、胎儿过快娩出、宫颈未开全施行助产手术、产钳或胎吸助产夹带宫颈、产程中行手指或器械盲目人工扩张宫颈、宫颈病变不能有效扩张、第二产程延长、巨大胎儿等,均是造成宫颈撕裂的高危因素。第二产程延长,子宫颈长时间受压局部缺血水肿,容易发生撕裂,严重时可发生坏死而呈环状撕脱。

对于有子宫颈病变、产程进展 / 宫口扩张缓慢尤其是第二产程延长、急产 / 产力过强、巨大胎儿、助产等导致宫颈撕裂高危因素的产妇,产后应常规进行阴道宫颈检查。宫颈撕裂常伴有持续性少量活动性流血,血色鲜红。凡产后子宫收缩良好而有阴道持续流血者,即应常规进行阴道宫颈检查。严重的宫颈撕裂可能不表现为外出血,而以内出血为主,形成阔韧带血肿或腹膜后血肿,若不能及时识别,可危及产妇生命。

对有宫颈撕裂高危因素的产妇,产后子宫收缩良好而有阴道持续流血者,产后常规阴道宫颈检查即能识别评估宫颈撕裂。充分暴露宫颈,用两把无齿卵圆钳依次交替夹住袖口状的宫颈口边缘,从 12 点钟处开始,循序详细检查宫颈一周,避免遗漏。对波及阴道穹窿的宫颈撕裂,还应经阴道 - 宫腔探查子宫下段完整性;对有内出血表现者,应即时行剖腹探查,评估子宫下段撕裂、阔韧带等盆腔出血 / 血肿情况。

子宫颈侧壁的肌肉及结缔组织成分少,撕裂一般多发生在 3、9 点钟处,以纵行撕裂居多。撕裂不超过 1cm,常无明显出血,无须特殊处理,产后可自然愈合而遗留横行的裂口痕迹。超过 1cm 的全程纵行撕裂,伴有活动性出血,应立即行宫颈撕裂缝合术;撕裂程度不等,多见为 2~3cm。严重的宫颈撕裂,应积极合血备用,由有丰富手术经验的手术分级授权高年资医师即时评估修复,若撕裂延及子宫下段,按子宫破裂处理。

三、手术步骤

1. 宫颈检查发现子宫颈撕裂超过 1cm,将两把无齿卵圆钳分别夹住撕裂的宫颈两侧裂缘,向下牵拉,尽量暴露撕裂全貌,直视撕裂的顶端。

2. 2-0 可吸收线于撕裂顶端 0.5cm 以上 "8" 字缝合第 1 针,继而间断内翻缝合撕裂的宫颈全层,至宫颈游离缘上 0.5cm 为止。

3. 对宫颈环形撕裂或撕脱者,可横向间断缝合止血。

4. 对波及阴道穹窿的宫颈撕裂,或宫颈撕裂向上延伸超过宫颈阴道部不能暴露撕裂顶端,按子宫破裂行剖腹探查,在直视下处理高位撕裂。

四、并发症防治

宫颈撕裂缝合至宫颈游离缘上 0.5cm 为止,不能缝合至宫颈边缘,以防宫颈缩复后形成宫颈管狭窄。

五、手术难点与技巧

1. 凡产后子宫收缩良好而有阴道持续流血者,即应常规进行阴道宫颈检查,循序详细检查宫颈一周,避免遗漏。

2. 缝合宫颈要掌握两个 0.5cm 原则,即第 1 针于撕裂顶端 0.5cm 以上 "8" 字缝合,可有效缝扎撕裂处已经回缩断裂的血管;最末 1 针至宫颈游离缘上 0.5cm 为止,不能缝合至宫颈边缘,以防宫颈缩复后形成宫颈管狭窄。要求内翻缝合。

六、手术相关问题的研究与探讨

对波及阴道穹窿的宫颈撕裂,或宫颈撕裂向上延伸超过宫颈阴道部不能暴露撕裂顶端,不要勉强经阴道修复,可剖腹探查,评估子宫下段撕裂、阔韧带等盆腔出血 / 血肿情况,在直视下处理高位撕裂,避免误伤输尿管。

(王晓东　周　淑)

第四节　子 宫 破 裂

一、概述

子宫破裂是指子宫体部或子宫下段于分娩期或妊娠期发生裂伤,为产科最严重的并发症,分娩期最多见,因出血、感染威胁母亲生命,围生儿死亡率高,多发生于老少边穷地区。随着患者人文素质、住院分娩率和产科质量的提高,城乡妇幼卫生保健网的建立和逐步健全以及交通运输条件改善,其发生率已显著下降。

子宫破裂高危因素包括梗阻性难产、瘢痕子宫、滥用宫缩剂、阴道助产手术损伤、暴力压腹助产以及子宫畸形和子宫壁发育不良、子宫本身病变等。常根据破裂原因、破裂时间、破裂部位、破裂程度和破裂发生阶段等因素进行分类,对临床警示和识别意义较大的分类是按破裂发生阶段分为先兆子宫破裂和子宫破裂。

二、术前评估及术前准备

凡妊娠晚期或分娩期出现以下情况,应按子宫破裂启动应急预案,抑制宫缩,合血备用,通知超声科医师、麻醉医师及有丰富手术经验的手术分级授权高年资医师合作处理,积极按子宫破裂行剖腹探查,做到三早,即早诊断、早手术、早输血。

1. 有子宫破裂高危因素者,在待产分娩过程中出现异常腹痛,子宫局部或一侧压痛,甚至触及逐渐增大压痛包块,同时出现混合性出血表现或腹膜刺激症状体征。

2. 产程中胎先露下降受阻,出现病理缩复环未及时处理,继而子宫阵缩消失而出现腹痛难忍、呼叫、烦躁不安、脉搏呼吸加快、排尿困难、血尿、腹部板状、压痛、胎心改变或听不清、阴道可能有鲜血流出、拨露或下降的胎先露部消失(胎儿进入腹腔内)、宫口回缩。

3. 妊娠晚期或产程中,瘢痕子宫于子宫瘢痕部位压痛,继而出现类似上述子宫破裂的症状和体征;或瘢痕子宫阴道分娩后经阴道 - 宫腔探查子宫下段及宫腔壁不完整。

4. 产后阴道宫颈检查发现宫颈撕裂波及阴道穹窿,或宫颈撕裂向上延伸超过宫颈阴道部不能暴露撕裂顶端。

B 超检查对可疑病例、不全子宫破裂、子宫后壁下段破裂等有确诊价值,对胎盘早期剥离有助于明确鉴别诊断,能清楚显示胎儿与子宫的关系及确定有无血肿形成,可估计腹腔内出血量等。

三、手术步骤

子宫破裂剖腹探查术,根据年龄、产次、生命体征、子宫破裂的程度、破裂时间长短、子宫裂口是否整齐、创面有无感染、当时当地医疗救助及社会经济交通条件等,决定行子宫破裂清创缝合修补术或子宫切除术。对年轻有再生育要求者,应尽力行子宫破裂清创缝合修补术。

1. 剖腹取出胎儿及其附属物。

2. 全面探查子宫及宫旁损伤出血灶,包括全面剖腹探查识别评估子宫撕裂、阔韧带血肿、膀胱损伤、直肠损伤等,全面阴道宫颈检查评估宫颈、阴道撕裂等。

3. 子宫破裂在 12 小时以内、裂口边缘整齐、无明显感染,患者生命体征平稳、一般情况较好,容易修复、耗时短,即行子宫破裂清创止血缝合修复术,用 1-0 可吸收线缝合子宫裂口。否则考虑子宫切除术(参见剖宫产子宫切除术)。

4. 清除宫旁积血及血肿,仔细止血。清创止血缝合困难,可行双侧髂内动脉结扎术,必要时行子宫切除术,甚至盆腔填塞压迫止血。

5. 仔细探查,清创修复膀胱、输尿管、直肠等损伤。

6. 阴道宫颈检查证实宫颈、阴道撕裂,行经腹 - 阴道联合会阴阴道裂伤修复术,保留子宫者,行经腹 - 阴道联合宫颈撕裂缝合术。

四、并发症防治

1. 出血和感染是子宫破裂威胁母亲生命的

两大主要原因。积极液体复苏和输血治疗是剖腹探查的基础;缝合修复子宫破口、清除血肿,全面探查宫旁损伤出血灶、仔细止血修复,必要时行子宫切除术,是控制出血、防治感染的关键。

2. 全面探查子宫周围组织脏器损伤,包括阔韧带血肿、膀胱损伤、直肠损伤、宫颈及阴道等,即时清创止血缝合。

3. 清创止血缝合过程中要辨明组织解剖结构,防止误夹、缝扎、损伤膀胱、输尿管及盆腔大血管及静脉丛等。

4. 即时应用抗菌药物防治感染。

五、手术难点与技巧

1. 全面探查识别子宫及宫旁损伤出血灶,及时清创止血缝合。

2. 对血流动力学不稳定、子宫破裂修复及清创止血缝合困难者,应积极行子宫切除术,必要时盆腔填塞压迫止血。

六、手术相关问题的研究与探讨

1. 待产分娩过程怀疑子宫破裂,应立即采取措施抑制子宫收缩,缓解子宫破裂的进程。可肌内注射哌替啶 100mg 或静脉注射硫酸镁、β 受体激动剂等。

2. 子宫破裂胎儿未娩出者,即使死胎也不应经阴道先娩出胎儿,应迅速剖腹取胎。避免加重子宫撕裂、增加出血、促使感染扩散。

3. 挽救生命比留住子宫更重要　出血和感染是子宫破裂威胁母亲生命的两大主要原因。血流动力学不稳定、子宫复杂性撕裂如撕裂延及宫颈或多发性撕裂、撕裂修复失败或超过 12 小时未修复、组织水肿或有明显感染征象,应积极行子宫切除术。手术者也可以根据患者具体情况和各自经验技能,尽可能清创止血缝合、争取保留子宫。

4. 剖宫产后试产(trial of labor after cesarean delivery,TOLAC)　剖宫产率飙升和子宫肌瘤手术指征泛滥,前次剖宫产术和子宫肌瘤切除术成为瘢痕子宫最常见的原因。实施 TOLAC 的首要条件,是前次剖宫产的指征在此次妊娠中不复存在以及此次无新的剖宫产指征。TOLAC 过程中应密切观察头盆不适应、产力过强和子宫先兆破裂征象,高度警惕子宫破裂,必要时应紧急剖宫产结束分娩并同时行子宫破口修补术。近年来剖宫产后阴道分娩(vaginal birth after cesarean section,VBAC)率较高。美国促进产科服务联盟(CIMS)以及 WHO、UNICEF 倡议,剖宫产术后阴道分娩率 ≥ 60%,争取 ≥ 75%,但有资料显示,因担心子宫瘢痕不能承受产力牵拉而发生先兆破裂甚至破裂,瘢痕子宫再次妊娠经阴道分娩率仅为 3%,绝大多数没有给予瘢痕子宫试产机会即行择期剖宫产,试产病例中有 1% 发生子宫瘢痕不全破裂或完全破裂。瘢痕子宫再次妊娠分娩的安全性与前次手术技术、子宫切口修复情况、术后炎症及盆腹腔脏器粘连等因素密切相关,在严格控制剖宫产率的同时,必须规范剖宫产术的机构和岗位技术准入,规范剖宫产术操作流程。建议常规剖宫产术的机构和岗位技术准入明确为"二级及以上医院的主治医师及以上职称人员",并规范剖宫产术操作标准流程。

(王晓东　周　淑)

第五节　子宫内翻

一、概述

子宫内翻是指子宫底部向宫腔内陷入,使子宫内膜面向外翻出,甚至自宫颈翻出,为产科罕见而严重的并发症,是第三产程的并发症,最主要的原因是在胎儿娩出后子宫张力未恢复的松软状态下脐带受到猛力拉拽。至 20 世纪上半叶,因诊治不及时,休克、出血、感染等导致病死率高达 12%~40%,可发生希恩综合征;急性子宫内翻,若未及时发现并抢救,急剧发生的创伤性休克和出血/低血容量休克,可导致产妇在 3~4 小时内死亡。但如能及时发现,在休克复苏的同时及时行子宫内翻复位术,加强防治感染,预后良好。

根据子宫是否翻出宫颈,将子宫内翻分为不完全内翻(Ⅰ度)和完全内翻(Ⅱ度和Ⅲ度),其中Ⅱ度子宫内翻是指子宫底翻出于子宫颈外但位于阴道口内。根据子宫内翻病程分为:子宫翻出后宫颈尚未缩紧的急性子宫内翻,约 83.4%;子宫翻出后宫颈已缩紧的亚急性子宫内翻,约 2.6%;以及子宫翻出宫颈回缩已超过 4 周的慢性子宫内翻,约 13.9%。

二、术前评估及术前准备

子宫内翻通常引起剧烈下腹痛和神经性(创伤性)或失血性休克。凡在胎儿娩出后出现剧烈腹痛、阴道大量出血及休克,休克程度与出血量不符,应想到急性子宫内翻的可能性。当内翻子宫已脱出宫颈口或阴道口时,诊断并不困难。胎盘未剥离的子宫内翻,易被误诊为娩出的胎盘,而再次牵拉会加重病情及疼痛。阴道 - 腹部双合诊可明确诊断子宫内翻并确定内翻程度。腹部可摸不到子宫底,而在耻骨联合上可触及顶部凹陷松软球体;阴道内可摸到松软球体,周围可摸到环状的子宫颈。有时在翻出的子宫左右角可见到输卵管进入子宫腔开口的凹陷。

B 超检查可以看见完全性子宫内翻的声像特征。对黏膜下肌瘤、宫颈肿物、阴道血肿等有鉴别意义。

发现子宫内翻,应在积极防治感染和休克液体复苏的同时,镇静止痛,合血备用,通知麻醉医师及有丰富手术经验的手术分级授权高年资医师合作处理,评估产妇一般状况及休克程度、产道及内翻子宫局部情况如损伤、水肿、坏死、感染等,积极准备进行经阴道子宫内翻徒手复位术。必要时行 B 超检查。

三、手术步骤

子宫内翻一旦发生,立即停止使用宫缩剂,开放静脉通道,在积极防治感染和抗休克复苏的同时,呼叫经验丰富的专科医师,同时呼叫麻醉科、手术室、检验科、输血科或其他专科人员,必要时转运至手术室。在镇静止痛和麻醉基础上,由有丰富手术经验的手术分级授权高年资医师,采用不同的方法及时复位。对于严重感染或组织坏死者、复位困难失败者,应做子宫切除术(经阴道)。

1. 麻醉 全麻或静脉麻醉。

2. 急性子宫翻出,子宫颈尚未回缩紧束翻出之宫体,可行经阴道子宫内翻徒手复位术。通常在子宫内翻发生 1 小时内进行,成功率 75%~80%。方法如下:

膀胱截石位,导尿。一手伸入阴道,手指缓慢扩张子宫颈后,手掌托住翻出的宫底,以最后翻出的宫腔壁先还纳、先翻出的宫腔壁后还纳的顺序依次向上推送还纳翻出的宫腔壁,缓缓上推,最后还纳宫底;另一手置于耻骨联合上相协助,帮助扩张子宫底部凹陷。当翻出部分完全复位时,停止麻醉,在宫腔内的手变成握拳式,抵住子宫底,使内翻子宫完全复位,保持 3~5 分钟,并注射宫缩剂,增加子宫肌壁的张力,减少出血,防止再次内翻,待子宫收缩后,视宫缩、子宫下段和宫颈缩复情况慢慢退出。若复位后子宫仍处于乏力状态,子宫颈和下段收缩力差,扩张明显,可在宫腔内填塞纱布,24 小时后取出,防止再次翻出。

宫颈收缩环过紧,可皮下注射 1:1 000 肾上腺素 0.3ml 或静脉注射地西泮 10mg 或肌内注射阿托品 0.5mg,协助松弛宫颈翻转环。

3. 如经阴道徒手复位失败,行经腹子宫内翻复位术,包括经腹组织钳牵拉子宫复位术(Huntington 手术)、经腹子宫后壁子宫切开复位术(Haultain 手术)和经腹子宫前壁子宫切开复位术(Dobin 手术)。其中 Huntington 术式(图 12-2)是基础,要点是松解、扩大子宫翻出后形成的"杯口"狭窄环。

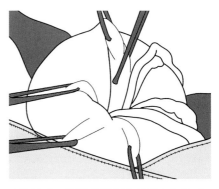

图 12-2 经腹组织钳牵拉子宫复位术

打开腹腔,暴露盆腔,探查发现子宫内翻呈杯口状凹陷,其内可见输卵管及各对韧带;松解、扩大子宫翻出后形成的"杯口"狭窄环,松解方法包括全身麻醉、子宫松弛药物、手法松解和手术松解,手术松解切口要求以输卵管及各对韧带为标志,正中纵行切开子宫壁及"杯口"狭窄环(图 12-3),切开子宫前壁前要下推膀胱;采用两把组织钳由"杯口"下 2cm 开始逐渐上提翻出子宫壁直到完全复位;切开子宫者,在向上牵拉子宫底的同时,术者左手加戴一只手套,示指从切口伸入阴道内,将宫体向上挑起,使子宫复位;复位后加强子宫收缩、缝合子宫切口。

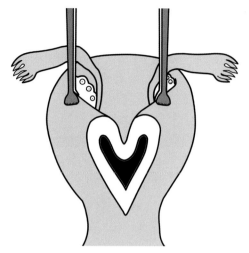

图 12-3　正中纵行切开子宫壁及内翻"杯口"狭窄环

经腹组织钳牵拉子宫复位术联合经阴道子宫内翻徒手复位术,助手经阴道依次向上推送还纳翻出的宫腔壁协助经腹牵拉复位,可减少Huntington术式难度,增加成功率。

慢性子宫内翻可选择经阴道子宫后壁切开复位术。以子宫底两侧输卵管口凹陷处作为标记,自宫体开始正中纵行切开宫后壁至切开宫颈翻转环为止,并沿宫颈翻转环横形切开阴道后穹窿打开腹腔;用两手手指握住子宫体切口两侧缘,将子宫浆膜面翻出,使子宫复位(图12-4);将宫颈向上牵拉,1-0可吸收缝线逐层缝合子宫后壁切口,缝毕将子宫从后穹窿切口送入腹腔;3-0可吸收缝线缝合腹膜及阴道后穹窿切口。也可选择经阴道子宫前壁切开复位术,但操作较经阴道子宫后壁切开复位术更困难。自子宫体切开内翻子宫前壁近宫颈翻转环,通过前壁切口,剪刀伸入内翻子宫浆膜"腔"横行剪开膀胱子宫反折腹膜,把膀胱自

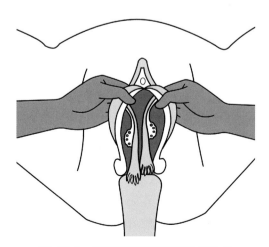

图 12-4　经阴道子宫后壁切开复位术

宫颈附着部位向上推开,再继续切开子宫前壁及宫颈翻转环;沿宫颈翻转环横形切开阴道前穹窿,打开腹腔;或首先用两把组织钳钳夹内翻子宫的宫颈翻转环两侧向下牵拉,沿宫颈翻转环横形切开阴道前穹窿黏膜,将膀胱自宫颈附着部位向上推开,再横形剪开膀胱反折腹膜,打开腹腔(图 12-5)。

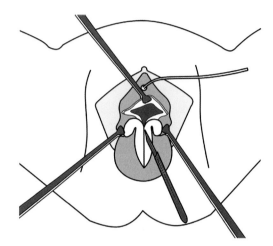

图 12-5　经阴道子宫前壁切开复位术

4. 子宫切除术　手法复位失败后行手术复位者,复位困难者或翻出子宫有坏死、感染者应考虑行子宫切除术(经阴道)。

四、并发症防治

子宫内翻在非直视下经阴道徒手复位,复位不充分造成子宫周围的韧带伸展不良甚至再次翻出。复位一定要充分,将子宫体上推至脐部水平,使子宫各韧带充分伸展。另外,复位动作粗暴或顺序错乱均可导致子宫破裂,操作时间不宜过长,操作要准确轻柔,力争一次复位成功。

五、手术难点与技巧

1. 积极防治感染和休克复苏、镇静止痛和麻醉,是子宫内翻复位的基础。

2. 子宫内翻复位过程中用温盐水纱垫包裹保温翻出的子宫,可维持子宫循环和张力、保护子宫内膜。

3. 徒手复位术的原则是最后翻出的部分先行复位,操作时间不宜过长,操作要准确轻柔,力争一次复位成功。

4. 松解宫颈翻转环及子宫翻出后形成的内翻"杯口"狭窄环,对子宫内翻复位至关重要。

5. 经腹 - 阴道联合子宫内翻复位术,助手经阴道依次向上推送还纳翻出的宫腔壁协助经腹牵拉复位,可减少手术难度,缩短手术时间,增加成功率。

六、手术相关问题的研究与探讨

实施计划生育和规范处理第三产程,子宫内翻是可以预防的。循证医学证据表明,胎儿前肩娩出后及时使用缩宫素维持子宫张力,是规范处理第三产程的主要措施。积极牵拉脐带主动娩出胎盘无循证医学证据支持。

1. 宫缩抑制剂 一旦确诊子宫内翻,在复位前停止使用宫缩剂。直接手法复位失败率为 1/3,当血流动力学不稳定时,应直接开腹;血流动力学稳定时可使用宫缩抑制剂如硫酸镁或 β 受体激动剂,再次尝试复位。硝酸甘油 $50\mu g$/ 次静脉滴注,最多 4 次。

2. 胎盘的处理 子宫内翻,如胎盘与内翻子宫壁粘连未剥离,可于复位后剥离胎盘,避免复位前剥离胎盘加重出血及休克。如因胎盘附着而复位困难或胎盘部分剥离而伴有大出血者,可先剥离胎盘。

3. 休克 急性子宫内翻导致子宫各韧带、输卵管、卵巢及腹膜突然猛烈受到牵拉、挤压,受到严重刺激而引起下腹部剧痛,迅速出现面色苍白、脉搏细数、血压下降等神经性(创伤性)休克表现,并很快陷入休克状态,休克与出血量可不成比例;急性子宫内翻,因子宫壁松软收缩无力、内翻"杯口"狭窄环或宫颈翻转环嵌顿翻出的子宫体阻滞血液回流,也常伴有严重的阴道流血,使产妇陷入失血性休克状态。神经性(创伤性)和失血性休克交互作用,导致休克加重,休克复苏更困难。若小肠袢也随子宫内翻偶然通过内翻"杯口"狭窄环陷入内翻子宫的凹陷内造成嵌顿肠梗阻,会加重神经性(创伤性)休克。

4. 子宫内翻休克复苏 在积极液体复苏和输血治疗的同时,镇静止痛和全麻对神经性(创伤性)休克复苏具有积极意义。

5. 防止复发 子宫复位成功后,加强子宫颈及子宫体收缩,以加强子宫肌壁张力,防止复发。

6. 抗菌药的使用 积极使用抗生素防治感染。

(王晓东 周 淑)

第六节 术 后 管 理

加强软产道手术后各个环节的管理,包括健康教育、一般管理和特殊管理。子宫损伤修补术后参照开腹手术术后管理常规。

一、健康教育

在产前保健阶段,通过孕妇学校、网络课堂、门诊咨询等形式向孕妇传播妊娠、分娩和产后康复的知识、技能和常识。

二、清洁卫生

包括会阴清洗、坐浴等参照正常分娩。

三、疼痛管理

1. 局部治疗 冰袋冷敷,每次 10~20 分钟。

2. 局部麻醉 可以选择喷雾麻醉剂。

3. 口服止痛药 包括非甾体类止痛药和对乙酰氨基酚。对于会阴Ⅲ或者Ⅳ撕裂缝合者可以使用阿片类止痛剂。

四、预防便秘

产后一般可以给高膳食纤维饮食和多喝水,也可补充纤维素,或者服用大便软化剂和 / 或轻泻药预防便秘。会阴Ⅲ和Ⅳ度裂伤缝合后应保持大便稀软,避免直肠给药。

五、特殊关注问题

1. 建议Ⅱ度以上会阴阴道裂伤手术使用抗生素防治感染。

2. 会阴阴道裂伤感染局部出现红肿热痛,经清洗、坐浴等局部处理,必要时清创引流。

3. 伤口裂开 产妇可表现为疼痛、烧灼感、分泌物异常或自觉有会阴崩开的感觉。伤口可以部分或完全裂开,大部分无感染,但也有合并感染。伤口裂开经局部处理,可以开放伤口期待治疗或者二次缝合。有研究显示,期待治疗与二次缝合 6 个月预后无差异。

4. 血肿　产后阴道或外阴血肿一般产后 24 小时内出现,迅速增大会引起疼痛。血肿大部分能通过症状、体征和检查确诊,辅助检查有助于判断血肿大小、部位,常用超声检查评估。处理方案取决于血肿的大小和位置。未扩大的血肿可以采取冰敷镇痛等保守治疗,扩大的血肿可考虑清创或选择性动脉栓塞治疗。

关键点

1. 复杂会阴阴道裂伤　断裂处女膜缘及肛门括约肌的完整对合是修复组织结构的标志,缝合修复直肠壁及阴道壁是手术的基础,缝合修复肛提肌及会阴体肌层是盆底功能康复的关键。

2. 宫颈撕裂　第 1 针于撕裂顶端 0.5cm 以上"8"字缝合,间断内翻缝合撕裂的宫颈全层,最末 1 针至宫颈游离缘上 0.5cm 为止。

3. 子宫破裂　抑制子宫收缩,积极液体复苏和输血治疗是积极剖腹探查的基础;缝合修复子宫破口、清除血肿,全面探查宫旁损伤出血灶、仔细止血修复,必要时行子宫切除术。

4. 子宫内翻　停止使用宫缩剂,在积极液体复苏和输血治疗的同时,镇静止痛和全麻;松解宫颈翻转环及子宫翻出后形成的内翻"杯口"狭窄环,对子宫内翻复位至关重要;经腹-阴道联合子宫内翻复位术更容易、成功率更高。

(王晓东　周　淑)

参考文献

1. World Health Organization Division of Family Health Maternal Health and Safe Motherhood. Care in normal birth: a practical guide. Report of a technical working group. World Health Organization; Geneva, 1996.

2. 中国妇幼保健协会助产士分会. 会阴切开及会阴裂伤修复技术与材料选择指南 (2019). 中国护理管理, 2019, 19 (3): 453-456.

3. Royal College of Obstetricians and Gynaecologists. The management of third-and fourth-degree perineal tears. Green-top Guideline No. 29. London: 2015.

4. American College of Obstetricians and Gynecologists. Practice bulletin no. 198: Prevention and management of obstetric lacerations at vaginal delivery. Obstet Gynecol. 2018; 132 (3): e87-102.

5. Obstetrical Anal Sphincter Injuries (OASIS): Prevention, Recognition, and Repair. J Obstet Gynaecol Can, 2015, 37 (12): 1131-1148.

6. 李孟达, 刘映舞. 妇产科新手术. 北京: 北京医科大学中国协和医科大学联合出版社, 1999: 172-176.

7. 苏应宽, 刘新民. 妇产科手术学. 2 版. 北京: 人民卫生出版社, 1992: 244-253.

8. 王晓东, 刘淑芸, 熊庆, 等. 829 例头位分娩异常产程处理分析. 华西医科大学学报, 1999, 30 (2): 231.

9. 许茜, 陈立波, 李晓梅. 108 例软产道损伤的临床分析. 中国妇幼保健, 2005, 20 (8): 939.

10. Dali SM, Rajbhandari S, Shrestha S. Puerperal inversion of the uterus in Nepal: case reports and review of literature. Obstet Gynaecol Res. 1997, 23 (3): 319-25.

11. 刘正飞, 孙琴, 张丽, 等. 492 例瘢痕子宫妊娠分娩结局临床分析. 现代预防医学, 2010, 37 (21): 4056.

Practical
Obstetric Surgery

第十三章

宫颈环扎术

第一节　概　　述

一、宫颈环扎术与宫颈功能不全

自从 1955 年 Shirodkar 及 1957 年 MacDonald 描述了宫颈环扎术（cervical cerclage procedures）的临床应用以来,这两种宫颈环扎术尤其是 MacDonald 描述的宫颈环扎术,成为临床最常用于宫颈功能不全的抗中期妊娠丢失和抗早产的手术方式。迄今尚无证据显示何种手术方式更为优越。宫颈环扎术在抗早产中的作用和对围产结局的影响在各研究报道中的结论也不尽相同。尤其对相关研究进行的荟萃分析的循证医学探讨,认为宫颈环扎术还不能在有中期妊娠丢失的低、中风险人群中得到预防作用的证实,有研究显示,对有宫颈变短的妇女进行 Shirodkar 预防性环扎并不能减少早产。无论是 Shirodkar 还是 MacDonald 描述的宫颈环扎术,一般描述的都是在妊娠宫颈形态变化不大的情形下进行的手术;而上述环扎指征也仅限于有中期妊娠丢失或早产史者,或仅仅考虑的是宫颈问题。目前研究显示宫颈环扎术在高危人群中有一定的预防作用,而高危人群普遍是指曾 3 次或以上的中期妊娠丢失或早产史或伴有宫颈缩短者。

在此后的临床中,依据临床检查指征、临床目的和手术时机等,又有病史指征、超声指征和体检指征之分,有预防性和治疗性之分以及紧急手术等诸多的不同。临床上经常遇到因 1 次或 2 次中期妊娠丢失后在非孕期检查明确地诊断为宫颈功能不全者;也不乏历经 1 次或 2 次中期妊娠丢失史而此次中期或中晚期妊娠遭遇宫颈口扩张胎囊突入阴道的求医者;更有甚者不仅仅是宫颈口已经开大、胎囊突入阴道,还会伴有规律的宫缩;甚至还会遇到无"史"可言,初次妊娠中期或中晚期就表现宫颈进行缩短或宫颈口开大甚至胎囊突入阴道者。对于这些复杂表现的发病群体,宫颈功能不全最有可能的仅是母体对于妊娠排斥的一种"可见"临床表象,如母体存在的自身免疫性疾病、异常的凝血 - 纤溶问题、异常的血脂 / 脂肪酸氧化代谢、糖代谢异常和 / 或胰岛素抵抗问题等,这些都是引发宫颈扩张表现的母体潜在因素,尤其是

在初次妊娠即表现出宫颈功能不全的病例中,这些潜在因素是不能忽视的。既针对宫颈进行环扎手术,又要多重针对母体进行相对应因素的妊娠排斥力减缓和抑制才是获得抗早产实践成功的关键。治疗性质的环扎术尤其是紧急状况下的宫颈环扎术在临床中抗早产的作用已经受到了重视和肯定。ACOG 曾推荐的病史指征性的宫颈环扎术是有 3 次或 3 次以上不明原因中孕期流产及早产史,方可行预防性环扎,到了 2014 年,ACOG 则建议对有 1 次或 1 次以上的无临产或胎盘早剥状况存在的与无痛宫颈扩张相关的中期妊娠丢失史就可行预防性环扎。可见,临床警觉性在提高。但是,无论是有无中期妊娠丢失的病史,都不能让此次妊娠成为下次妊娠的不良历史,临床医生不能放过可以行宫颈环扎术的时机,不能放过通过宫颈环扎术加固宫颈可阻抑的早产临产和早产进程机会。

宫颈环扎术可以单方面仅就宫颈功能不全而言,也可以宽泛地试用于各种不同原因——除外不适于继续妊娠者——导致的宫颈缩短开放。例如,目前国外关于宫颈环扎术的研究报道多仅限于宫颈功能不全病例,国外报道的宫颈环扎术指征也多限于无宫缩者,而对于既有宫颈扩张又伴有宫缩的已经达到早产临产诊断标准的病例研究报道很有限。早产临产者存在宫缩和宫颈的双重变化,另外,也存在母体多种不同影响因素。短宫颈变化或宫颈口扩张,是各种因素导致早产临产和走向早产分娩的最后通路,宫颈功能不全仅仅是宫颈变化或单方面因素,对于复杂的病例,既存在机械性的改变又存在化学方面的生化效应,单纯的宫缩抑制剂和单纯的宫颈环扎术都不可能有效阻断病程,所以,此时的双重阻断显得非常重要。此外,有针对母体因素的干预措施才是保证宫颈环扎术成功保胎的举措。多年来,笔者研究组不仅注意到宫颈功能不全宫颈的自身变化,还注重研究宫颈变化是受多重因素影响的综合征表现之一,在临床实践中,笔者研究组采用紧急环扎术联合宫缩抑制剂双重阻断宫颈和子宫变化,并同时查找母体诱发因素进行针对性干预,成功地

减少了 34 周前的早产率,取得了良好抗早产效果。可见,出现宫缩并非是宫颈环扎术的禁忌。在临床实践中,无论是预防性还是选择性宫颈环扎术抑或是紧急情况下实施的治疗性宫颈环扎术,或者宫口开大又有宫缩可以说是进入早产临产,都可以考虑多重阻断干预。不过,越是这种复杂的临床情况,手术的技术和技巧、手术前后的宫缩管理以及术后病症的监测、母体病理因素的查找和处置,都是获得宫颈环扎术后保胎成功的重要环节。

二、常用宫颈环扎术式

宫颈环扎术施术时间有孕期环扎和孕前环扎之分,孕前环扎仅适用于不适合孕期实施环扎术者;手术方式有经阴道环扎及经腹环扎,经阴道环扎是常用术式,经腹环扎主要用于不适合经阴道手术者。

1. 经阴道宫颈环扎术　临床常用 Shirodkar 环扎及 MacDonald 环扎。Shirodkar 环扎是在膀胱下缘 1cm 处,切开宫颈黏膜,在宫颈内口水平进行缝扎,理论上宫颈功能不全是宫颈内口松弛的表现,预防性环扎应当首选在此水平进行,但此手术有一定的操作难度,易出血。McDonald 环扎术是不切开阴道黏膜,在相当于宫颈内口处行黏膜下、肌层荷包缝合,方法简单效果良好,当宫颈内口进行性开大时,多进行此术式。

2. 经腹宫颈环扎术　早在 20 世纪 60 年代就有文献描述经腹宫颈环扎术。是指在子宫颈峡部进行环扎,分为开腹环扎及腹腔镜下环扎。适应证:适用于宫颈极短或严重损伤的宫颈结构缺陷难以施行孕期阴道手术的患者,或者由有经验医生判断经阴道环扎术失败不适合再行阴道环扎术的病例;腹腔镜下宫颈环扎在孕前、非孕及妊娠妇女均可进行。优点:孕期可以在最接近宫颈内口的水平或非孕期的子宫峡部水平实施环扎,减少了缝线移动的风险;直接在宫颈内口水平阻止了宫颈漏斗的形成,阻止了宫颈管的开放;无阴道内操作过程,减少了感染的风险;可以留缝线在原处,有益于再次妊娠。对于经阴道环扎失败者选择此术式效果较好。缺点:创伤性较大;由于线带或者缝线的植入,分娩时需要剖宫产,增加了一次手术;另外如果胎儿畸形,则需拆除缝线(可经阴道拆线),方能使胎儿经阴道娩出。

三、宫颈环扎术类别和术语

目前有关宫颈环扎术的一些术语尚存争议。根据不同病情实施的环扎术分为预防性环扎术和治疗性环扎术;根据手术实施的紧迫性又有紧急环扎术概念,也有急症环扎术的说法;根据环扎术的效果进行的再次环扎术为一次环扎术后的援救环扎术(补救环扎术);根据环扎线又有单道线环扎和双重线环扎。

1. 预防性(选择性)环扎术　对诊断为宫颈功能不全者在妊娠早中期(13~16 周)宫颈变化尚未开始之前进行,主要环扎对象是病史指征者或孕前明确宫颈功能不全者,而双胎妊娠或多胎妊娠并非预防性环扎的指征。

2. 治疗性环扎术　当妊娠期宫颈发生变化或已经发生早产临产时所采取的以干预为目的、进行病程阻断的环扎为治疗性环扎术,主要环扎对象是孕期有宫颈功能不全的检查指征或超声指征者。

3. 紧急和急症环扎术　当早产临产或宫颈功能不全者宫颈进行性开大或胎囊突入阴道内并伴有规律宫缩时采取的环扎为紧急环扎。宫颈口扩张和胎囊的脱出可以有各种表现形式:可见有内口和颈管已经全程扩张而仅见外口尚闭合的"碗状",也可见宫颈不同程度的开大及胎囊不同程度和形状的突入阴道,也可见胎儿肢体经宫口嵌入阴道或胎头衔接下降将宫口和突入阴道的胎囊压挤向一侧者,无或有不同程度感觉的宫缩表现等。紧急环扎是紧急状态下的急症手术,二者区别在于手术时间选择问题,一般在入院的 24 小时内完成宫颈环扎术为宜,属于治疗性环扎术范畴。

4. 援救环扎术(rescue cerclage)　Kimberly 在 2006 年的报道中提出"援救环扎术"的定义:B 超监测宫口扩张 1.5cm 以上或者胎胞突向阴道时采取的环扎。显然这个概念是针对病情紧急状态而言的援救,但这无法很好地将援救环扎术与紧急环扎术区分开来。笔者提出的"援救环扎术"定义应为本次妊娠中第一次环扎失败以后的再次补救环扎,此时的"援救"是针对"环扎手术"而言,也是重复环扎术。援救环扎可以是 1 次,也可以是 2 次、3 次以上的补救环扎。

5. 双重线环扎术　当宫颈处瘢痕较坚硬不易拉紧环扎线时,可酌情行第二道线加固缝扎;或者宫颈口已经开达 6~7cm 时胎囊突入阴道且张力较大,尤其宫颈已经变得很薄,缝线过紧很易损伤宫颈组织,不够紧则术后胎囊有可能再次膨出形成大的水滴状囊,故此时需要双重线环扎。

6. 指征性环扎术　国外有学者提出宫颈环扎术应分为病史指征性环扎术、体检(发现)指征性环扎术和超声指征性环扎术三种,而不建议应用紧急环扎术和援救环扎术等术语。显然这样几种指征性称谓是针对发现宫颈功能不全的方式方法而言,尚缺乏对病情和病程乃至病因等因素的关注。宫颈环扎不过是一种手术,应用指征、时机和方式方法应注意个体化原则,注意临床宫颈具体情况和母体整体病因和病程机动灵活处置。

(1)病史指征性环扎术:多指预防性和选择性环扎术。但实际上针对的病症包括:存在宫颈损伤或已经丧失正常解剖结构者,必要时尚需要在孕前进行宫颈修补术;有 ≥ 1 次的排除胎盘早剥或其他因素,与宫颈功能相关的中期妊娠丢失或早产史者;有不明原因无痛性宫颈扩张导致的中孕期流产及早产史;在孕前已经有宫颈功能不全的明确诊断者或存在宫颈功能损伤且孕前经宫颈检查确诊的宫颈功能不全者。

(2)体检指征性环扎术:包括:"孕前检查指征",即孕前经宫颈检查确诊的宫颈功能不全者;"孕期指征"是紧急或急症环扎术对象,是指在孕期体检时发现宫颈口开大、胎囊突出宫颈外口者;

但实际上存在伴或不伴有高风险因素的有 / 无宫缩的宫颈变化者,相互间存在明显的病情程度和病因方面的差异;此外注意无痛感频繁宫缩与明显痛感宫缩不同,显示分娩的紧迫性问题,前者一般可以提供我们阻抑早产的临床机会,但是,除了宫颈环扎术外还需要积极抑制宫缩并查找诱因进行处置。

(3)超声指征性环扎术:一般定义为多在妊娠中期经阴道超声发现宫颈长度变短(宫颈长度 ≤ 25mm)者而行的宫颈环扎术。有人称为治疗性、补救性或援救性环扎术,包括单胎有早产史或中期妊娠丢失史;单胎无风险因素而妊娠期宫颈进行性缩短者;双胎妊娠者;有或无风险因素的宫颈缩短者存在宫缩者;目前的循证医学研究显示单纯的单胎妊娠宫颈缩短并不能作为宫颈环扎术的指征,应该动态观察进展情况,而双胎妊娠宫颈长度变短增加早产风险。所以,对于有不明原因早产或中期妊娠丢失史,此次妊娠宫颈 <25mm,经动态监测呈进展性缩短变化且不能经临床干预阻抑者;有或无不明原因早产或中期妊娠丢失史,此次妊娠宫颈 <20mm,经动态监测呈进展性缩短变化且出现 20 分钟内 4 次以上的无痛感的频繁宫缩者。可见宫颈超声变化同样与妊娠史、宫缩、妊娠状况相互间存在明显的病情程度和病因方面的差异,需要具体分析酌情对待。

(杨 孜)

第二节　术前评估及术前准备

一、把握正确的手术时机

如果患者有 1 次或 1 次以上排除胎盘早剥或其他因素,而与宫颈功能不全相关的中孕期流产及早产史、有不明原因无痛性宫颈扩张导致的中孕期流产及早产史、在孕前已经有宫颈功能不全的明确诊断者或存在宫颈功能损伤者,建议在13~16 周进行选择性环扎。术前需要评估胎儿发育及明确胎儿暂无发育畸形,环扎术后仍然需要继续进行胎儿畸形的产前和超声筛查等系列检查以及必要的产前诊断。此外,最关键的是针对母体查找导致以往中孕期流产及早产的潜在问题并给予相应的干预和治疗。有早产高危因素者推荐

进行超声监测,出现宫颈变化时行治疗性环扎;对于妊娠期宫颈缩短或有宫颈漏斗形成者,应当谨慎选择紧急环扎术;但注意,单纯的宫颈缩短至2.5cm 并不是紧急环扎术的指征,还需要进行母体各种高危因素和诱发因素的评估和筛查,并进行宫缩监测以及宫颈动态观察,也就是需要对孕妇整体状况进行评估和观察;有些宫颈缩短孕妇可以维持妊娠到近足月或预产期;中期妊娠宫颈在 1.0~1.5cm,需要更为密切的观察和相应筛查,有宫颈进展趋势者则需要适时宫颈环扎。如果在明确胎儿有存活能力前出现了进行性宫颈变化显示宫颈功能不全,则以完成紧急环扎术为好;在妊娠期间通过超声和 / 或体检发现宫颈功能不全证

据,宫颈进行性变短、宫颈口开大或胎囊突出宫颈外口者,行紧急宫颈环扎术;不管是上述何种情形手术前应当排除炎症存在。

妊娠中晚期是否进行宫颈环扎术还应考虑以能够将妊娠维持到新生儿最佳生存胎龄时限为宜。故有些病例如存在 NICU 医疗费用问题,即使是妊娠 28 周或 30 周后仍可考虑行紧急宫颈环扎术,以提高胎儿成熟度,减少 NICU 住院费用以及减少早产儿远期并发症的后续问题。

二、宫缩抑制剂的选择

对于宫颈功能不全者一般在术后给予宫缩抑制剂。对于存在宫缩或达到早产临产诊断标准的病例需要在收治时就积极给予宫缩抑制剂,尤其是宫口开大,胎囊已经突入阴道很深的病例更需要强力抑制宫缩,使膨大的胎囊张力减低也有利于宫颈环扎术的操作。

三、与患者和家属进行沟通交流获得知情同意

对于宫口开大胎囊已经突入阴道者更需要强化沟通,获得知情同意后还要进行心理辅导,增强信心,减缓紧张情绪,并掌握术后的注意事项和自我监测观察。获得患者的信任。

四、人员技术准备

对于胎囊突入阴道较深及宫口开大的病例最好由高年资医师和有经验的医师实施操作。

五、麻醉选择和注意事项

麻醉可以选择全身麻醉或者脊髓麻醉;可以是连续硬膜外麻醉,也可以是单次腰麻。对于宫口开大胎囊已经突入阴道者,尤其要注意避免麻醉后的恶心和呕吐,以免腹压增加使已经突入阴道的胎囊压力更大,增加手术难度或致胎膜破裂丢失手术机会;对于阴道深、软组织厚的病例,对于宫口开大胎囊已经突入阴道者尤其要注意麻醉肌松效果,避免造成在深井中操作情形;估计手术难度大和操作艰难的手术不宜选择单次腰麻;对于阴道松弛的预防性环扎术也可采取局部麻醉方法:1% 利多卡因 8~10ml 宫颈旁注射,深度 1cm,回抽无血后每侧注入 4~5ml。也可以采取局部双侧阴部神经阻滞麻醉。避免药物注入血管内。

六、排除以下手术禁忌证

1. 胎儿畸形　宫颈环扎术前必须排除胎儿畸形,在早中期妊娠阶段实施预防性环扎术,之后还需要孕期的一系列胎儿畸形筛查和产前诊断。
2. 胎盘早剥。
3. 绒毛膜羊膜炎。
4. 存在所有不适宜继续妊娠的并发症和合并症。

(杨 孜)

第三节　手 术 步 骤

一、经阴道宫颈环扎术

1. 体位　患者取膀胱截石位。
2. 常规消毒外阴,铺无菌巾单。
3. 消毒阴道和宫颈　对于宫口开大且胎囊突入阴道的病例用窥器直视下消毒阴道和宫颈及穹窿;必要的阴道和宫颈管的细菌普通培养和厌氧菌培养(对于宫口开大或胎囊突出的病例,宫颈管环境视同阴道环境,不需要重复阴道部的细菌培养)。
4. 采用局部麻醉　可在术前自行排空小便;采用局域麻醉病例行导尿,并了解膀胱底位置。

5. 手术方式
(1) MacDonald 手术:用单叶阴道拉钩暴露宫颈,用卵圆钳或宫颈钳夹持宫颈前唇轻轻向下牵拉,靠近阴道穹窿部宫颈内口水平自宫颈 11 点处进针,在 9~10 点处出针,继而环宫颈缝绕数针,最后在 1 点处出针,逐渐将环绕宫颈的缝线收紧,将宫颈管缩小到 5~10mm,在阴道前穹窿部打结扎紧(图 13-1)。
(2) 改良 Shirodkar 手术:用单叶阴道拉钩暴露宫颈后,横行切开宫颈前唇的阴道黏膜,上推膀胱,切开宫颈后唇的黏膜,用卵圆钳或 Allis 钳将宫颈前后唇拉近,从切开的黏膜下由前向后进针,

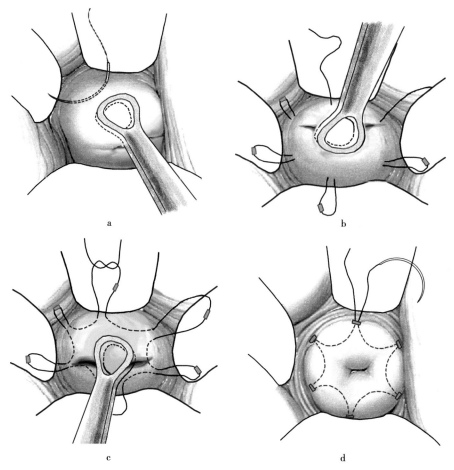

图 13-1 MacDonald 手术

a.靠近阴道穹窿部宫颈内口水平自宫颈 11 点处进针;b.环宫颈缝绕数针并在 1 点处出针;
c.在阴道前穹窿部打结;d.将环绕宫颈的缝线收紧使宫颈管缩小到 5~10mm 径线

再由后向前进针,从切开的黏膜下出针打结,连续缝合黏膜并包埋线结(图 13-2)。

若胎囊突入阴道堵塞于阴道,不能见到宫颈,可以用小块生理盐水纱布附于胎囊之上略加遮盖,以一个单叶阴道拉钩单向拉开右上部分阴道,得以暴露一个象限(9°~12°)的宫颈边缘,再用无齿卵圆钳夹住此处宫颈略加牵拉,同时在 9°~12°区间进针和出针。胎囊突出较大较深、宫颈较薄者,针间距离酌情调整在 1.5cm 左右,行针漂浮,避免穿透宫颈,也要避免进针时刺穿胎膜。继而依次行局部暴露及局部进针和出针,依据宫颈开大情况环宫颈缝绕数针,最后在 1 点处出针。胎囊突出较大较深者,注意抑制宫缩减轻胎囊张力,同时取头低脚高位,轻轻牵拉缝线,必要时可轻轻施力推送胎囊,逐渐收紧缝线和打结。对于胎囊突出较大较深者,有时宫颈缩紧后较短,可以在此线水平之上再环扎一道,成为 2 道双重线环扎。

(3)局域麻醉病例留置导尿管;观察宫颈色泽有无变化。

(4)听胎心,胎儿宫内监测;观察宫缩,必要的宫缩抑制剂;抗感染及相应的感染指标监测。

(5)处理同时存在的母体诱发因素。

二、经腹宫颈环扎术

1. 术前准备 同上述。

2. 麻醉选择 可以选择全身麻醉或者局域性脊髓麻醉。可以是连续硬膜外麻醉,可以是腰麻,也可以选择联合麻醉或腰麻后置管备用。

3. 手术操作步骤

(1)体位:平卧位。

(2)留置尿管;消毒,铺无菌巾单。

(3)下腹部横切口打开皮下浅深筋膜,分离腹直肌,打开腹膜。

(4)打开子宫膀胱前筋膜,稍下推膀胱,暴露宫颈峡部。

(5)非孕期手术在子宫峡部水平,孕期手术选择在相当于子宫颈内口水平,在子宫动脉下方,采用宽带线(如 5mm 宽慕丝线),贴近宫颈组织,由

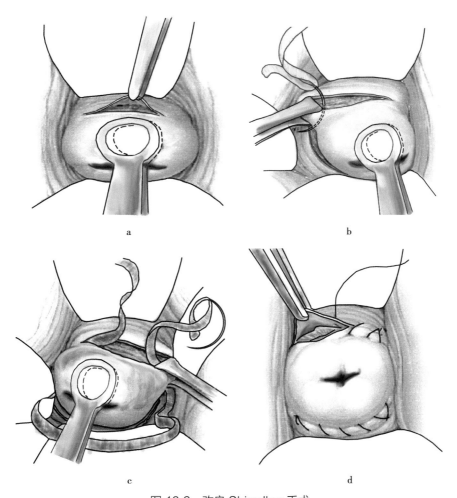

a

b

c

d

图 13-2　改良 Shirodkar 手术

a. 横行切开宫颈前唇的阴道黏膜,上推膀胱;b. 从切开的黏膜下由前向后进针;

c. 再从黏膜下由后向前出针;d. 连续缝合黏膜并包埋线结

一侧从前向后进针,再在另一侧由后向前进针,注意在将线带放置平顺后逐渐收紧打结。两端带针可以分别从两侧由后向前进针,但不利之处是收紧线带时线带将会在组织中行走较长路线,对组织造成损伤的可能性大。对于宫颈口开大的病例,注意进针的水平、角度和深度,避免损伤胎膜,导致胎膜破裂。线带要抚平顺,避免以后尤其宫缩活动时线带像刀具样割裂组织(图 13-3)。

(6)常规关腹。

(7)术后注意事项:抗感染及相应的感染指标监测;妊娠期手术在术后注意听胎心,胎儿宫内监测;观察宫缩,必要时用宫缩抑制剂。

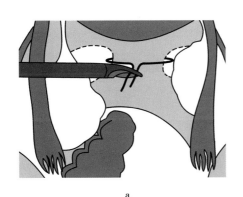

a

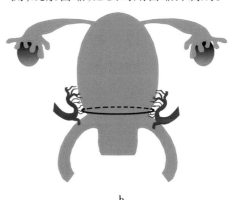

b

图 13-3　经腹宫颈峡部环扎术

a,b:环扎线位于子宫峡部水平

(杨　孜)

第四节 并发症防治

一、宫颈环扎术并发症监测和预防

无论是预防性环扎术还是紧急宫颈环扎术，报道的成功率有很大的差异，对其抗早产的有效性也一直是有争议的话题。之所以如此，其中不能忽视的影响因素是术后的管理问题。来自国外的研究资料很少有涉及此类问题的探讨和分析。宫颈环扎术抗早产成功的关键一方面在于术前和术中的环节，另一方面预防并发症，避免因并发症而提前终止妊娠是重要环节之一，此外积极监测和处置母体诱发因素和存在的病理因素是综合性抗早产的关键。

宫颈环扎术并发症有：感染、绒毛膜羊膜炎、胎膜破裂、缝线易位、宫颈裂伤、膀胱尿道损伤、早产临产和早产分娩。

1. 感染预防 宫颈环扎术后给予广谱抗生素预防感染。有细菌培养结果后可以按照药敏结果选择抗生素。注意监测血象变化和 C 反应蛋白变化。注意监测宫内感染的各项指标。

宫颈环扎术后酌情给予 1~3 天抗生素预防感染，监测感染指标，详见前述。

2. 缝线易位 宫颈环扎术后注意超声监测宫颈变化，发现宫颈有进行性缩短或宫口开大时，注意进行阴道窥视检查，及早发现缝线易位，必要时进行重复环扎术或是援救环扎术。预防缝线易位方法是在实施宫颈环扎术时注意缝针、缝线选择（见后述）。此外，对于预防性宫颈环扎术要注意缝针穿入宫颈组织而不是仅漂浮缝在阴道黏膜层。在宫颈组织极薄的紧急宫颈环扎术中注意选择圆针，缝线不宜穿过组织过浅过少，以免术后宫缩致子宫压力大时，组织豁裂和缝线易位。

3. 膀胱尿道损伤 尤其在宫颈变短宫口开大的紧急环扎术中注意探查清楚膀胱底，避免贪图高位缝扎水平而损伤膀胱尿道。

4. 宫颈裂伤 掌握拆除缝线的时机，避免宫缩过强时缝线成为切割宫颈组织的一把"刀"。

5. 宫缩和早产临产预防 注意宫缩监测和宫颈超声监测，直到孕妇掌握自我监测的指标。避免孕妇紧张焦虑，及时采取相应的干预措施。

注意孕妇营养，保证胎儿生长体重在第十百分位数上。

二、宫缩监测和宫缩抑制剂应用问题

对于预防性宫颈环扎术和宫颈功能不全的紧急宫颈环扎术，一般在术前并没有宫缩，出现的术后宫缩与手术和缝线刺激有关，此时宫缩抑制剂应用时间不需要太长。一般在手术后 24~48 小时应用。此后仍需注意监测宫缩，如有宫缩，需要继续或再次给予宫缩抑制剂。

对于在术前已经存在规律宫缩尤其是宫口开大者，宫缩抑制剂应用不可忽视，术前术后都需要强有力的宫缩抑制剂压抑宫缩。宫缩抑制住后可以停用宫缩抑制剂，但仍需要有严密的宫缩和宫颈监测。如有宫缩，需要继续或再次给予宫缩抑制剂。目前尚无一线宫缩抑制剂可言，可以依据患者情况酌情选用调整。

对于宫颈功能不全或术前已经存在规律宫缩尤其是宫口开大者，都有可能存在母体潜在或已知的病理性诱发因素，注意进行对应性干预和治疗的同时，要警惕有进展性的宫颈变化和宫缩发生，故应注意监测并及时进行宫缩抑制剂的再启用。

三、宫颈监测问题

宫颈环扎术后注意宫颈的超声监测，尤其是对于接受紧急宫颈环扎术者。监测频率可以是 1 周 1 次，也可以是 2 周、4 周 1 次，要依据病例个案情况而定。注意动态监测优于单次检查。

四、环扎线拆除时机

经阴道环扎术：预防性环扎术可在妊娠达 37~38 周时；对于宫颈口开大和胎囊突入阴道较深的紧急宫颈环扎术在妊娠达 35 周后，有宫缩随时拆除环扎线避免宫颈损伤；早产临产者进入不可逆转阶段；难免流产阶段；出现临床感染征象立即拆线，并且实施引产或催产，必要时酌情及时剖宫手术结束分娩；出现胎儿宫内窘迫应当拆除缝线结束妊娠。

胎膜破裂本身不是拆除环扎线的指征。对于孕龄不足 32~34 周发生胎膜早破，可以带线保胎，但要监测感染指标、预防感染，这不仅仅是针对带线者而是针对所有早产胎膜早破者。一旦发现临床感染征象立即拆除环扎线。

（杨 孜）

第五节 手术难点与技巧

一、针对早产临产的干预性宫颈环扎术

早产临产是存在宫颈变化和宫缩的发动，即指达到了早产临产诊断标准者。针对早产临产的干预性宫颈环扎术在国外几乎未见报道，而且被认为宫缩抑制剂应用仅限于 24 小时。早产临产时，对于妊娠维持的风险不仅仅来源于解剖结构的宫颈口的功能障碍，还存在着宫缩力的机械性使动作用。更需要关注和极其重要的是，早产临产与足月妊娠临产存在着本质上和机制上的不同以及宫颈变化的明显不同。所以，单纯的宫颈环扎术并不能阻止分娩或延缓分娩；此时，要在强有力抑制宫缩的同时行紧急环扎术，方得以有延缓早产分娩发生时间的可能；此外，要认真查找母体潜在诱发因素，例如对于发现存在的自身免疫性疾病，相应的药物治疗和皮质激素应用是减缓妊娠排斥力和延迟分娩的关键措施之一。目前针对此类病例的宫颈环扎术效果研究虽然国外报道不多，但是笔者的临床研究显示紧急环扎术以及多重管理可以在一些病例获得延迟分娩、减少 34 周前早产的发生率。可以说，这是有临床意义、值得尝试和深入探索之路。

二、孕前宫颈环扎术

绝大多数文献报道均建议在孕期进行宫颈环扎。因存在一些不确定性因素，如对受孕的影响、对胎儿发育的影响等，除非是考虑到孕期的预防性环扎存在相当的难度，否则并不推荐实施孕前环扎术。

三、双胎之一胎娩出后的宫颈环扎术

20 世纪 90 年代后伴随辅助生殖技术的发展，多胎妊娠逐渐增多，也有病例在孕中期发生流产。这些家庭的生育和妊娠来之不易，往往寄期望于双胎余存宫内的第二个胎儿，但是临床医生常常显得束手无策。早在 1956 年，Dorgan 和 Clarke 就报道并推荐使用过双胎之一胎娩出后的延迟二胎分娩的宫颈环扎术。另有 Hamersley 一项小样本研究显示，双胎妊娠其中一胎宫内死亡后，延迟数周再分娩对存活胎儿有利且对孕妇无害。该项研究也包括了 6 例双胎妊娠在第一个胎儿分娩后施行了宫颈环扎术，同时应用抗生素和抑制宫缩药物，认为延迟分娩对存活胎儿有益，可改善其临床预后。可见，在临床实践中，极端病例需要极端对待，特殊病例需要特定个案处理的原则。

四、胎囊突出堵塞阴道如何暴露宫颈进行操作

一般教科书介绍的 MacDonald 手术（图 13-1）或改良的 Shirodkar 手术操作方法（图 13-2）都是针对宫颈解剖结构改变不大的适于预防性环扎的手术操作方式。但是当宫口已经开大而且胎囊已经突出宫颈外深度较大并且堵塞住阴道时，此时只见胎囊不见宫颈，而且往往胎囊只剩薄薄的一层羊膜，完全可以清楚见到其内胎儿肢体，当宫缩时可见到明显的胎囊压力改变，此时的操作有一定难度。首先要管理好宫缩，尽可能抑制宫缩，并注意在宫缩间歇时操作。注意取头低位，争取宫缩间歇时水往低处流。可以先用小块生理盐水纱布盖在膨大的胎囊上，避免误伤导致破裂。暴露宫颈采用局部突破战术，用阴道拉钩暴露一个象限后用无齿卵圆钳挟住局部宫颈并缝针。可以用单叶拉钩，先在 9~12 点处的位置稍稍拉开后，用卵圆钳夹住宫颈轻轻外牵，从局部进针；再向下移动拉钩，用卵圆钳夹住下方的宫颈，暴露后在局部进第二针，再以递进式依次环宫颈完成局部暴露和依次局部进针，步步逼近，点点突破，完成缝线环绕。因宫颈已经开大，这样的病例仅仅缝 4 针已不够，可能需要进针 5~6 次或更多，进针数应视宫颈具体情况而定。

五、如何掌握进针的深度和位置

避开宫颈两旁血管进针。预防性环扎有见宫颈肥大者，而且胎囊突出者也可以有不同形式的表现(图13-4)，视宫颈具体情况考虑好环绕宫颈的针数和进针深度。对于宫颈口开大宫颈已经菲薄的病例，针距一般在1.5cm左右，不宜过密也不宜过大；行针距离以能固定住缝线又不易脱落和豁开为宜；进针宜浅，避免伤及胎囊。对于接受预防性环扎的病例，宫颈组织较韧厚，进针深度以达宫颈组织内2mm左右为宜，注意进针不能仅仅漂浮在阴道黏膜上，避免日后宫颈回缩缝线滑脱，以既能够固定住缝线不致滑脱又能减少缝线日后对组织的切割力为宜。对于有宫颈手术或外伤史的宫颈局部粘连者可以先进行局部瘢痕切开松解或粘连分离。

六、如何考虑环扎线的高度问题

国外虽有研究认为缝线高度与妊娠结局相关，但该项报道的研究组与对照组在术前就存在着宫颈状况的明显不可比性，故此种结论还有待进一步推敲或思考。可以说，理论上是在宫颈内口水平环扎为好，或是越接近内口高度环扎越佳(图13-5)。对于预防性宫颈环扎术，有可能会尽力将缝线高度接近宫颈内口水平。但当宫颈口已经开大、胎囊已经堵在阴道里的病例，除经腹环扎术外，可以说经阴道的环扎已经很艰难，此时以尽可能达到的缝扎高度为宜，但要注意膀胱位置的改变，进针时避免损伤膀胱(图13-6)。此外，临床上会遇到胎囊堵在阴道里的，只能先尽最大能力在刚刚能暴露的宫颈边缘进针将开大的宫颈收拢，然后在此基础上再向靠近宫体部位行2道线双重环扎，依据具体情况可以保留双道环扎线，也可以拆除第一道缝线仅保留一道缝线(图13-7)。

七、如何将突出的胎囊复位至宫内

各种方法需要灵活的运用和实施。有用Foley导尿管法，对于胎囊楔入宫颈管或略膨出入阴道的采用Foley尿管球囊注水30ml的方法；也有用纱布裹着刮勺等器械较宽大的把柄慢慢向宫颈内推送膨出的胎囊，但这只适用于宫口开得不大，胎囊张力不大且楔入宫颈管进入阴道不深的情形，而对于宫口开得较大且胎囊突入阴道较多的病例则会陷入"压下了葫芦起了瓢"的境地。其实，在这种胎囊突入阴道很深、甚至宫口开得很大的情形下只需要取头低位，在宫缩的间歇将缝线慢慢地收紧并"造势"成推压水往低处流之势，就可见胎囊慢慢顺势退回宫颈内。不过要注意，有时膨大的胎膜犹如吹胀后又泄了气的气球样，膨大松软皱缩的胎膜会滞留在宫口外，此时要逐渐将胎膜送回宫颈环扎线水平之上才能最后收紧缝线。

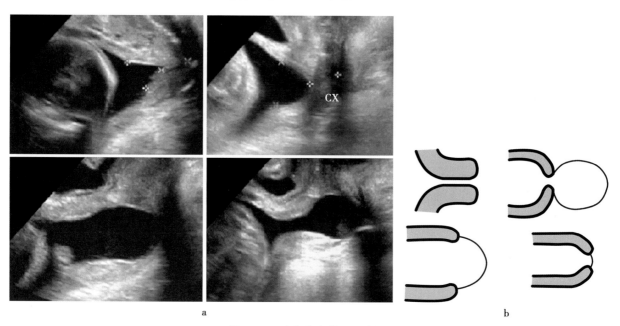

图13-4　胎囊突出的不同变化
a.胎囊突出者在超声下的不同表现；b.宫颈与胎囊的不同关系
（左上角为正常状态下的宫颈与胎囊）

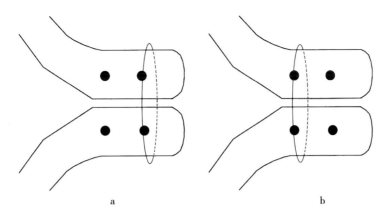

图 13-5 宫颈环扎线高度选择

a,b:与 a 相比,b 所示宫颈环扎线更接近宫颈内口,效果更好

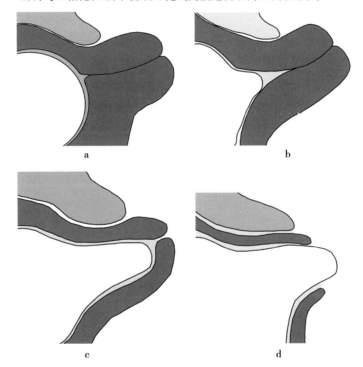

图 13-6 宫颈与膀胱的不同位置关系变化

各图显示膀胱与宫颈的不同距离和位置

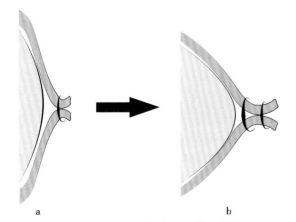

图 13-7 双重线宫颈环扎示意图

a. 在刚暴露的宫颈边缘进针将开大变薄的宫颈收拢,被拢合在一起的宫颈较短;b. 在第一道线基础上行第二道线双重环扎

八、存在宫颈裂伤的宫颈环扎注意点

对于曾经接受过宫颈环扎术,尤其还有过带线急症流产和分娩者,都有可能存在宫颈的陈旧性撕裂伤。对于这样的病例,如果能在妊娠前检查清楚宫颈状况最好。但是,临床上绝大多数病例是在未知或宫颈已经开大、胎囊已经突入阴道的情形下接受治疗。此时,了解清楚宫颈状况尤为关键。宫颈陈旧性裂伤也可以有多种表现形式,有的宫颈呈残垣断壁状或被截断状,这还是较易缝扎的状况;有的则表现为不同部位和高度的横行穿透伤呈"多疮多孔"状;还有的呈不同部位和不同深度的纵向裂伤,甚至高达宫颈内口

水平,当胎囊突出较大时,修补难度随之增加。环扎时要对宫颈进行仔细检查。对于疮孔和纵裂要进行修缮后再行环扎,避免环扎术后和 / 或宫缩再起时还纳的胎囊由这些疮孔或裂口部位膨出。

(杨 孜)

第六节 手术相关问题的研究与探讨

一、缝针选择问题

1. 对于在早中孕期实施的预防性宫颈环扎术,尤其是存在宫颈瘢痕的病例,因宫颈组织较坚韧,以选择角针为宜,避免进针困难增加宫颈牵拉从而诱发术后宫缩。

2. 对于宫口开大胎囊已经突入阴道者,此时宫颈组织往往很薄很软,以选择圆针为宜,减少组织损伤,并避免和减少术后宫缩引发的宫颈组织豁开。

3. 对于缝针的选择并无一定要求,但是无论实施何种宫颈环扎术,预防性或胎囊在阴道内的紧急环扎术,缝针均不宜过于粗大或过长。选择直径约2cm的半圆曲度的胖圆针或胖角针为宜,针眼既能使缝线穿过,与缝线连接过渡平滑,针体又不至于过粗而增加组织损伤,而且针的曲度和长度又适宜在狭窄的阴道内回旋有余,尤其当很大的胎囊阻挡在阴道内时可以避免损伤或划破胎囊(图 13-8)。

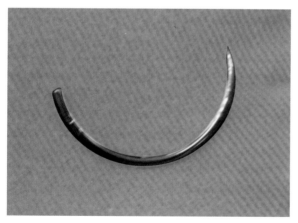

图 13-8 环扎术缝针选择

二、缝线选择问题

对于宫颈环扎术的缝线有多种选择,有 10 号丝线、2 号尼龙线双股或丝带线及多股丝线等。最好的缝线以有涩度而不滑,宽度适中易固定而不损伤组织为佳。笔者在临床中采用 2 号不可吸收的聚酯或尼龙线 2 根穿过胖圆针或胖角针由 4 股编织成 2mm 宽的带状线,使得穿过组织的针道线道吻合,同时线带涩而不滑,宽度适中易固定,尤其对于宫口开大宫颈组织很薄且有宫缩的病例有很小的切割力,对组织创伤小,保证宫颈环扎术保胎的成功,现在已经在临床广泛应用(图 13-9)。

三、是不是 MacDonald 术式和 Shirodkar 术式适用所有的情况?

在临床实践中,并不是 MacDonald 术式和 Shirodkar 术式适用所有的情况。在有些病例,如曾经历环扎失败的孕妇,宫颈已经被缝线截断或曾经历宫颈锥切术宫颈成断壁残垣等,甚至有些病例几乎无宫颈可言。对于这样的非正常宫颈形态的情形,无法施行环绕宫颈的环扎式缝扎术。此时如果还能够抓起少许宫颈,也可以做"U"形缝合。仍然不能"U"形缝合者,可以行"对合托底"的交叉缝合术,将开大的宫口关闭(图 13-10)。

四、如何适中掌握宫颈口环扎线紧度

预防性环扎是较容易操作的手术,宫颈形态无变化,胎囊也未脱出,环扎后宫颈口宽度在 4~5mm 即可。但对于宫口开得较大、胎囊突出较多的病例,此时胎囊有如吹胀的气球,即使回缩后也不能恢复到原有弹性程度,宫颈口的任何小缝隙都有可能使胎囊再次溜出宫颈口,形成水滴状或白炽灯泡状的大水囊。对于这样的病例,宫颈口缝线的紧度以不影响宫颈组织血供为限度,并能避免留有的缝隙能使羊水沥出在环扎宫颈口外再形成水囊。笔者推荐宫颈口缝线的紧度以达到用小指轻触轻松握拳后尺侧小指屈曲形成的陷凹感觉度即可(图 13-11),并要在手术台上观察一会宫颈的色泽变化。如果色泽无变化,此时不必担心宫颈环扎过紧问题,因为开大的宫口在抑制宫缩后及环扎术后宫颈都会逐渐回缩,此外,随妊娠进展,宫颈组织也有变化,缝线会随之相应变松而不会影响宫颈组织的血液循环。否则会出现"衣带渐宽"的被动境地,也就是胎囊再次溜出宫颈口。

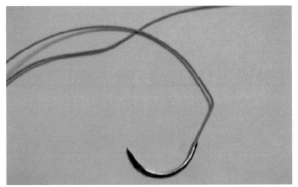

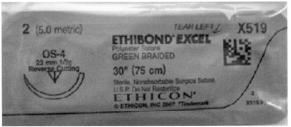

a

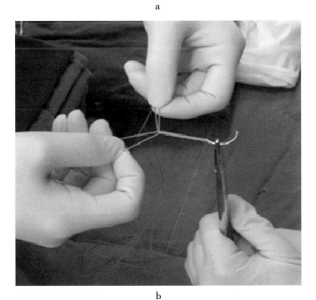

b

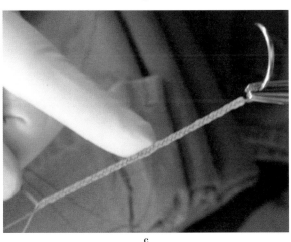

c

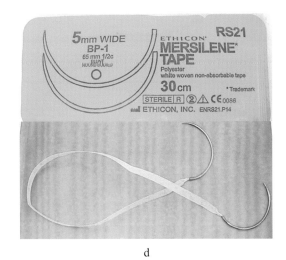

d

图 13-9　环扎术缝线选择

a. 采用 2 号不可吸收的尼龙线;b. 2 根线一起穿过胖圆针或胖角针;c. 4 股线一起编织成 2mm 宽的带状线;d. 宽带线(如 5mm 宽慕丝线)

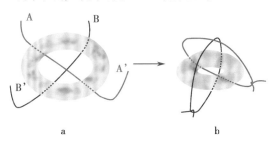

a　　　　　　　b

图 13-10　非正常形态的宫颈残端交叉对合托底缝扎示意图

a. 对合托底、交叉缝合非正常形态的宫颈残余部分;b. 收紧缝线,将开大的宫口关闭

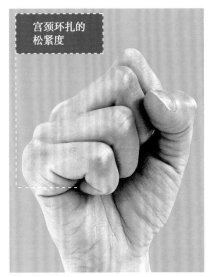

图 13-11　宫颈环扎紧度示意图

五、何时考虑双重线环扎宫颈

对于宫口已经开大 6~7cm 以上,胎囊严重突入阴道的病例,必要时酌情实施双重线环扎。此

时,第一道缝线环绕高度很难达到较高境地,可能只能抓起不到1cm长的宫颈组织,而且,宫颈组织极薄,既要承受来自宫腔的压力还要承受缝线的切割力。双重线环扎既可起到一定的加固作用,也可以避免已经松弛的胎囊从狭小的宫口再次突入阴道形成白炽灯泡状的大水囊。依据宫颈具体情况和环扎状况再决定保留2道线,还是1道线。对于宫口开的较大且第一道缝扎组织较少者,可以在此基础上再向近宫颈内口方向环扎第二道线,并保留2道缝线24小时,之后拆除近外口的第一道缝线。保留一道缝线的优点是可以减少感染,并且利于宫颈形态的恢复。

六、再次宫颈环扎术的临床循证问题

针对同一次妊娠期间首次环扎失败后的再次宫颈环扎术,也就是重复的宫颈环扎术,是针对手术干预方法的援救环扎。因为实施重复环扎手术

的病例影响因素复杂、难以对照研究,故尚无循证资料参考。

七、如何看待宫颈环扎术后的阴道流液问题

接受预防性宫颈环扎术者除非是胎膜破裂,否则不应该阴道流液。对于接受预防性宫颈环扎术者出现阴道流液,要进行胎膜完整性的检查。

对于宫颈口开大、胎囊突入阴道内较大的病例,在宫颈环扎术后有阴道流液较常见,这是因为在这样的病例往往绒毛膜已经破裂仅存一层羊膜,所以有羊水的渗出。在临床上经常被误认为是胎膜破裂羊水流出,甚者有时值班人员会误拆除宫颈环扎线,这样的案例并不少见。环扎术后当宫颈逐渐回缩后这种情况会消失,所以不必紧张,重要的是检查准确,必要的超声检查会帮助医生看到宫颈上方的完整的胎囊。

关键点

1. 实施预防性宫颈环扎术要注意掌握指征,避免过度干预。

2. 妊娠期单纯宫颈缩短2.5cm的病例,注意多方面监测和保守性处理,有进行性宫颈功能不全证据时进行治疗性环扎术。

3. 实施胎囊突出到阴道的宫颈环扎术,注意缝针缝线的选择和手术技巧。

4. 紧急宫颈环扎术的术前和术后都要注

意宫缩的管理。

5. 注意并发症的监测和管理。

6. 注意术后孕期的管理并且取得患者的全面配合。

7. 注意母体诱发因素和潜在病理状况的评估、筛查和检查,并给予及时的干预和治疗,注意多重抗早产的干预和处理是保证宫颈环扎术抗早产成功的要素。

(杨 孜)

宫颈环扎术视频征集了国内几位专家的手术方式,可参考,见视频13-1。

▶ ❚❚ ■ ↻   视频13-1 宫颈环扎术

参考文献

1. Stupin JH, David M, Siedentopf JP, et al. Emergency cerclage versus bed rest for amniotic sac prolapse before 27 gestational weeks. A retrospective, comparative study of 161 women. European Journal of Obstetrics & Gynecology and Reproductive Biology, 2008, 139: 32.

2. Drakeley AJ, Robert s D, Alfirevic Z. Cervical cerclage for prevention of preterm delivery: Meta-analysis of randomized trials. Gynecol Obstet, 2003, 102: 621.

3. ACOG criteria set. Cervical cerclage, number 17. Int J Gynecol Obstet, 1997, 56: 211.

4. Ressel GW. ACOG releases bulletin on managing cervical insufficiency. Am Fam Physician, 2004, 69: 436.

5. American College of Obstetricians and Gynecologists. ACOG Practice Bulletin No. 142: Cerclage for the management of cervical insufficiency. Obstet Gynecol. 2014; 123 (2 Pt 1): 372-9.

6. Stupin JH, David M, Siedentopf JP, et al. Emergency cerclage versus bed rest for amniotic sac prolapse before 27 gestational weeks. A retrospective, comparative study of 161 women. Eur J Obstet Gynecol Reprod Biol, 2008, 139: 32.

7. Brown R, Gagnon R, Delisle MF; MATERNAL FETAL MEDICINE COMMITTEE. Cervical insufficiency and cervical cerclage. J Obstet Gynaecol Can. 2013; 35 (12): 1115-1127.

8. Brown R, Gagnon R, Delisle MF. No. 373-Cervical Insufficiency and Cervical Cerclage. J Obstet Gynaecol Can. 2019; 41 (2): 233-247.

9. 郭艳军, 杨孜, 刘朝晖, 等. 早期早产临产不同干预措施的探讨. 实用妇产科杂志, 2007, 23: 605.

10. 杨孜. 紧急宫颈环扎术在抗早产中的应用价值. 中国妇产科临床杂志, 2008, 9: 405.

11. 郭艳军, 杨孜, 刘朝晖. 宫颈环扎术在早产治疗中的应用, 中国妇产科临床杂志, 2008, 9: 209.

12. Scheib S, Visintine JF, Miroshnichenko G, et al. Is cerclage height associated with the incidence of preterm birth in women with an ultrasound-indicated cerclage？ Am J Obstet Gynecol, 2009, 200 (5): e12.

13. Cunningham FG, Leveno KJ, BloomSL, et al. Williams Obstetrics, 23rd. Edition: New York: McGraw-Hill Com Inc, 2010: 706-756.

14. Whittle WL, Singh SS, Allen L. Laparoscopic cervico-isthmic cerclage: surgical technique and obstetric outcomes. Am J Obstet Gynecol, 2009, 201: 364. e1-e7.

15. Liddell HS, Lo C. Laparoscopic cervical cerclage: a series in women with a history of second trimester miscarriage. J Minim Invasive Gynecol, 2008, 15: 342.

16. Poggi SH, Vyas N, Pezzullo JC, et al. Therapeutic cerclage may be more efficacious in women who develop cervical insufficiency after a term delivery. Am J Obstet Gynecol, 2009, 200 (1): 68.

17. Kimberly A, DeStefano, Jung-Tzu Lin. Rescue Cerclage We Can Make a Difference. Gynecol Obstet, 2006, 107: 64.

18. Incerti M, Ghidini A, Locatelli A, et al. Cervical length ≤ 25mm in low-risk women: a case control study of cerclage with rest vs rest alone. Am J Obstet Gynecol, 2007, 197 (3): 315.

19. Rust OA, Atlas RO, Meyn J, et al. Does cerclage location influence perinatal outcome？ Am J Obstet Gynecol, 2003, 189 (6): 1688.

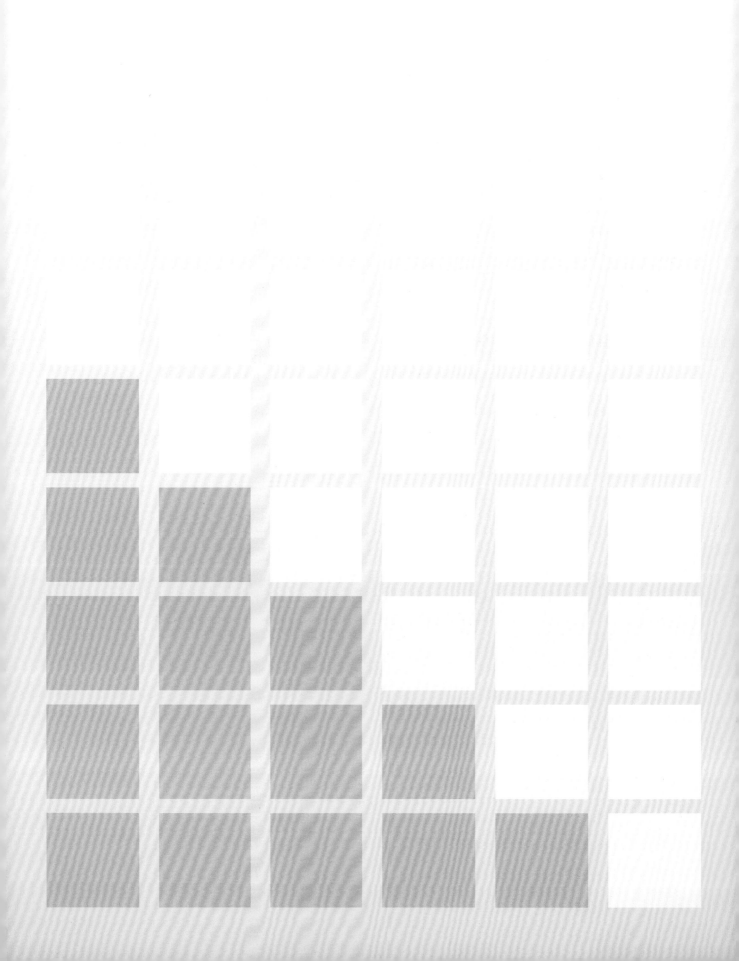

Practical
Obstetric Surgery

第十四章

剖宫产术

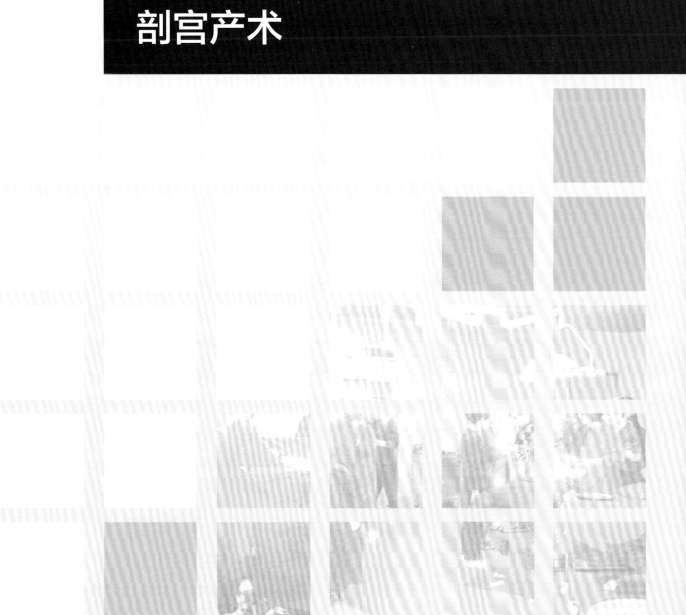

第一节　概　　述

凡是孕龄达28周的妊娠,通过剖腹、切开子宫娩出胎儿的手术可称为剖宫产术,以往也有定义为剖腹切开子宫取出胎儿及其附属物的手术称为剖宫产术。而不足28周妊娠时剖腹切开子宫取出胎儿及其附属物的手术称为剖宫取胎术更为确切。实际上剖宫产术的目的应是为保证母婴安全,若没有母婴安全就失去了剖宫产术的本来目的。剖宫产术主要用于解决高危妊娠的分娩问题,对于高危妊娠而言,剖宫产术起到了重要作用。近年来随着输血、麻醉及抗生素等相关领域的发展,剖宫产手术安全性已得到了极大的提高。但不能因此而滥用此术,否则将增加手术中意外情况以及远期并发症的发生风险。因而,严格掌握手术指征,规范手术操作极为重要。

剖宫产是产科常见而重要的手术,古典式剖宫产术(子宫体部剖宫产术)因并发症多,目前已极少采用;腹膜外剖宫产术因操作复杂、并发症较多,目前也很少采用;经腹子宫下段剖宫产术是目前临床应用最广泛的剖宫产术式,新式剖宫产术(包括以色列的 Stark 术式和中国香港的周基杰术式)即是对传统经腹子宫下段剖宫产术的某些步骤进行了一定改进,以达到剖宫产手术更快、更安全的目的。

（徐先明）

第二节　术前评估及术前准备

了解胎儿宫内情况,如胎儿大小、胎位、胎盘位置、先露高低以及有无手术适应证和禁忌证,若有内科合并症及并发症,应请相关专业医生共同商定手术中可能出现意外情况的处理对策。详细询问孕妇生育及手术史,充分估计剖宫产术中可能出现的意外情况,如腹腔粘连、胎盘植入、前置胎盘等。

择期手术前禁食大于6小时,禁饮水大于4小时,皮肤清洁,备血,做好新生儿复苏及抢救准备。

术前常规检查:血、尿常规、血型鉴定及凝血功能检查是最基本的检查项目,必要时根据病人的具体情况行心电图、肝、肾功能等生化检查了解重要脏器功能有无异常。

一、手术适应证

当临床医生和/或患者认为剖宫产相比阴道分娩可能会带来更好的母体和/或胎儿结局时,可实施剖宫产术。因此,剖宫产术的适应证可分为两大类:内科/产科适应证及产妇要求,让孕产妇充分了解分娩的知识并采取适宜的支持性措施减轻其对阴道试产的担忧有利于减少产妇要求的剖宫产。

1. 胎位不正　横位无法矫正,或胎儿畸形,行毁胎术有困难者。初产妇臀位胎儿体重估计超过 3 500g 者。

2. 绝对骨盆狭窄、胎儿过大者或相对头盆不称者。

3. 极低体重儿(小于 1 500g),剖宫产较安全。

4. 因患其他疾病生命垂危,需抢救胎儿者。或母亲有其他严重疾病不宜继续妊娠而短期内又无法经阴道分娩者。

5. 胎儿窘迫需尽快娩出胎儿者。

6. 子宫颈未开全而有脐带脱出时。

7. 两次以上胎、婴儿死亡和不良产史。

8. 孕妇血小板减少担心胎儿的血小板也少,若经阴道分娩受挤压而引起新生儿脑内出血。

9. 前置胎盘、胎盘早剥。

10. 其他,如瘢痕子宫、软产道梗阻、软产道特殊感染等。

二、手术禁忌证

1. 胎死宫内　若胎儿过大或母亲有阴道

流血,如前置胎盘、胎盘早剥等情况仍需行剖宫产术。

2. 胎儿畸形 若胎儿畸形阴道分娩有困难者如联体双胎等也可行剖宫产术。

3. 孕妇全身情况不佳暂不能耐受手术 孕妇合并严重的内、外科疾病,暂时不能耐受手术者,应进行积极有效治疗,待病情好转后再行手术。

4. 严重胎儿宫内窘迫,胎心持续下降到 70 次 /min 以下,剖宫产应慎重,应知情告知胎儿可能在剖宫产手术过程中胎死宫内。麻醉起效后应常规听胎心。

(徐先明)

第三节 经腹子宫下段剖宫产术手术操作要点

一、切开腹壁打开腹腔

剖宫产腹壁切口主要采用下腹正中纵切口和下腹横切口。

(一)下腹正中纵切口操作要点

1. 切开皮肤和皮下脂肪 在脐与耻骨联合中点之间做纵切口,切口下端距耻骨联合上 1cm 为宜,顺次切开皮肤和皮下组织。

2. 切开腹直肌前鞘和分离腹直肌 钝性分离腹直肌时动作不宜粗暴,避免损伤腹直肌和其下的血管。

3. 打开腹膜 先用手指钝性分离腹膜外脂肪,即可清楚看到腹膜和其下方的子宫,术者和助手用中弯止血钳(Kelly 钳)轻轻提起腹膜,用刀切开,并用剪刀向上向下扩大切口。

(二)下腹横切口操作要点

1. 切口位置 一般采用 Pfannenstiel 切口,即耻骨联合上两横指(3cm)的浅弧形切口。切口的长度以 12~13cm 为宜(图 14-1)。

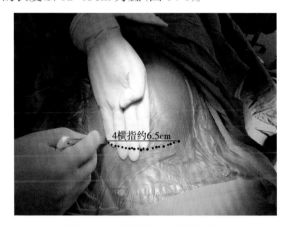

图 14-1 腹壁切口的选择方法

2. 切开腹壁,打开腹腔 切开皮肤层(表皮及真皮),于中线处切开脂肪 5cm 长,在中线两侧筋膜各切一小口,钝头弯剪沿皮肤切口的弧度向两侧稍剪开筋膜(注意剪刀尖应向上翘,勿损伤筋膜下方的肌肉组织)(图 14-2)。

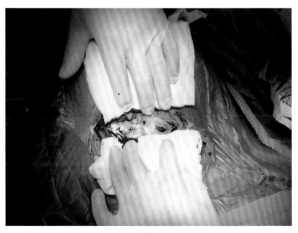
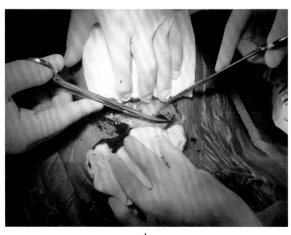

a b

图 14-2 切开腹壁
a. 在正中线两侧分别切一小口约 2cm;b. 锐性剪开腹直肌前鞘

术者和助手也可分别用两示指从中线向两侧一并撕拉开脂肪及筋膜至与皮肤切口等长；也可先撕开皮下脂肪层后再撕开筋膜层（图14-3a、b），皮肤及皮下出血用纱布压迫止血，一般不需结扎，少数较大的血管断裂出血者，可用蚊式止血钳钳夹至开腹，多可达到止血的目的。撕拉脂肪层对

腹壁血管损伤较少（图14-3c）。

术者和助手分别用鼠齿钳（Allis）提起筋膜上切缘中线两侧，示指钝性向脐孔方向从筋膜下游离两侧腹直肌，并用钝头弯剪剪断筋膜与腹白线的粘连；同法用Allis提起筋膜下切缘中线两侧，将锥状肌从筋膜下游离（图14-4）。

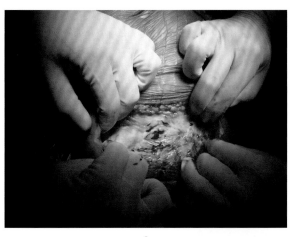

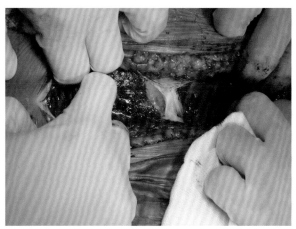

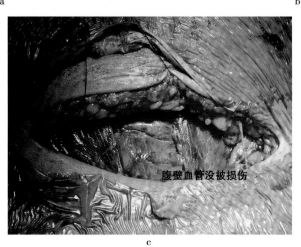

图 14-3　钝性撕开
a.钝性撕开皮下脂肪；b.钝性撕开腹直肌前鞘；c.钝性撕开腹壁切口不易损伤腹壁切口下的血管

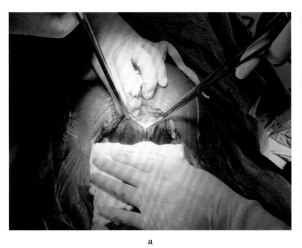

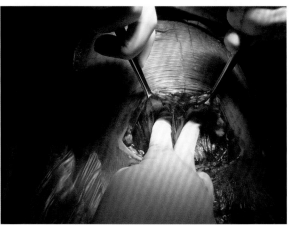

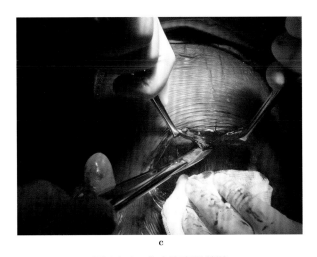

图 14-4 分离腹直肌前鞘

a. 用鼠齿钳提起腹直肌前鞘上缘;b. 术者示指中指钝性分离
腹直肌与前鞘间隙;c. 锐性游离腹直肌前鞘与腹直肌附着处

用 Kelly 钳沿中线分离两侧腹直肌,并用手指上下钝分(注意手指应垂直,勿向腹直肌下方弯曲以免损伤其下的血管),如有锥状肌阻挡,应从中间剪开。向两侧钝性拉开腹直肌,暴露腹膜外脂肪,手指钝性分离腹膜外脂肪,暴露腹膜(图 14-5)。

Kelly 钳轻轻提起腹膜,先用刀切开一小孔或用 Kelly 钳打洞,再用剪刀向两侧各横向剪开 1~2cm(横向剪开的目的是避免撕开时向下损伤到膀胱肌层),然后左右撕开腹膜(图 14-6)。

主刀和助手双手重叠放入腹腔,提起两侧腹壁和腹膜,向两侧牵拉以扩大腹壁和腹膜切口,用力应均匀、缓慢、逐渐增强,此时主刀应评估腹壁切口各层大小是否能顺利娩出胎儿,必要时扩大切口(图 14-7)。

二、暴露和切开子宫下段

操作要点

1. 暴露子宫下段 观察子宫旋转方向,子宫下段形成情况(宽度和高度),看清子宫膀胱腹膜反折(子宫下段上缘的标志)和膀胱的位置,必要时用右手进入腹腔探查。耻骨上放置腹腔拉钩,充分暴露子宫下段(图 14-8)。

2. 切开子宫下段 将子宫扶正,于子宫下段腹膜反折下2cm之中线处,横弧形(弧形凹面向上)切开反折腹膜及子宫肌层长约 3~4cm,术者用左手示指和右手拇指分别放在子宫切口两端绷紧切口,减少羊水进入切口血窦的可能,待羊水基本吸净后,术者两手指均匀用力,缓慢地向两侧稍呈弧形撕开子宫切口至约 10cm 长(图 14-9)。

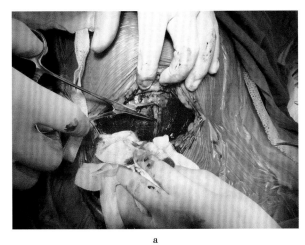
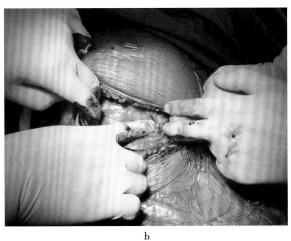

图 14-5 分离腹直肌,暴露腹膜

a. 在腹白线处钝性分离腹直肌间隙;b. 向两侧拉开腹直肌暴露腹膜外脂肪并用手指钝性推开腹膜外脂肪暴露腹膜

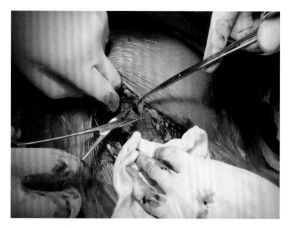

图 14-6　提起腹膜钝性或锐性打开腹腔

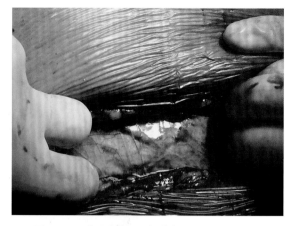

图 14-7　向两侧拉开腹壁全层暴露子宫下段

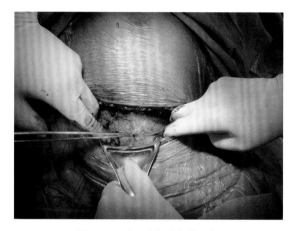

图 14-8　识别膀胱腹膜反折

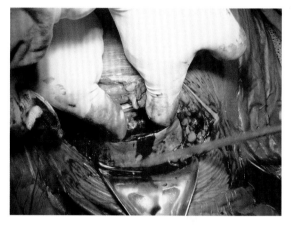

图 14-9　切开子宫下段

用两指向外支撑切口吸除羊水及切口边缘血染,这样
可以减少切口出血及降低羊水栓塞的风险

三、娩出胎儿和胎盘

操作要点

1. 子宫切口扩大后,继续快速吸净羊水,移除耻骨上腹腔拉钩;术者以右手进入宫腔,四指从胎头侧方越过头顶到达胎头后方,托胎头于掌心,手掌要达到枕额周径平面;术者手指以盆底为支点,屈肘向上向孕妇足方用力,同时助手左手向上向孕妇头方提起子宫切缘上份,右手在宫底加压,利用杠杆原理缓慢将胎头娩出子宫切口。

2. 胎头娩出后,术者立即用手挤出胎儿口、鼻腔中液体(图 14-10);继而助手继续向下推宫底,主刀顺势牵引,娩出前肩、后肩和躯干;主刀将胎儿置于头低位,再次用手挤出胎儿口鼻黏液和羊水,助手钳夹切断脐带,胎儿交台下人员处理。

3. 胎儿娩出后,台下人员在静脉输液中加入缩宫素(常规是 500ml 晶体液加入缩宫素 10U,给药速度根据病人反应调整,常规速度是 250ml/h)

以预防产后出血,术者和助手迅速用卵圆钳钳夹子宫切口出血点,要特别注意钳夹好切口两端,以免形成血肿,卵圆钳钳夹困难时可换用 Allis。钳夹切口完成后,子宫肌壁注射缩宫素 10U(前置胎盘、多胎妊娠、羊水过多等产后出血高危产妇,可考虑直接宫壁注射麦角新碱或卡前列素氨丁三醇)。

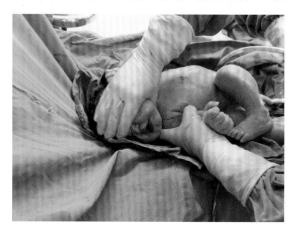

图 14-10　胎儿娩出后在台上挤出口咽部黏液及羊水

4. 给予宫缩剂后,不要急于徒手剥离胎盘,耐心等待胎盘自然剥离后牵引娩出,以减少出血量。娩胎盘时要注意完整娩出胎膜,特别注意子宫切口边缘及宫颈内口上方有无胎膜残留。

5. 胎盘娩出后,检查胎盘胎膜是否完整,并用卵圆钳钳夹纱布块擦拭宫腔 3 次,蜕膜组织过多者,可用有齿卵圆钳伸入宫腔悬空钳夹清除。

四、缝合子宫

用 1-0 可吸收线,分两层连续缝合。第一层从术者对侧开始,先用两把 Allis 钳夹好切口顶部,在其外侧 0.5~1cm 做 "8" 字缝合后,打结,不剪断缝线,然后全层连续缝合至术者侧,最后一针扣锁缝合,也要超出角部 0.5~1cm。第二层从主刀侧向对侧将浆肌层(包括反折腹膜)做连续包埋缝合,应在第一层缝线中间进针,缝到对侧后,与第一层保留的缝线打结(图 14-11)。

五、关腹

1. 关腹前先检查子宫及双附件有无异常,如发现异常则相应处理。彻底清除盆腹腔积液,仔细清点纱布器械无误。

2. 2-0 可吸收线或 1 号丝线连续缝合腹膜。

3. 检查、止血,2-0 可吸收线或 4 号丝线间断缝合腹直肌 2~3 针。

4. 2-0 可吸收线或 4 号丝线间断或连续缝合腹直肌前鞘或筋膜。

5. 0 号丝线间断缝合皮下脂肪。

6. 4-0 可吸收线皮内缝合或 1 号丝线间断缝合皮肤。

7. 切口覆盖纱布,按压宫底,挤出宫腔内积血。

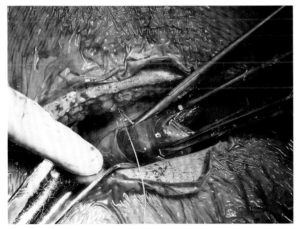
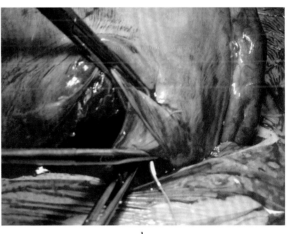

a　　　　　　　　　　　　b

图 14-11　缝合子宫

a. 在切口外缘 0.5~1.5cm 处开始缝合子宫,图示为肌层缝合;b. 在切口外缘 0.5~1.5cm 处开始缝合子宫,图示为子宫肌壁全层缝合

(徐先明)

第四节　并发症防治

一、切口感染的预防

国内外大量研究表明,切口感染多为患者自身皮肤表面的细菌所致,因而,手术前的皮肤消毒要严格规范。如按不同消毒剂要求进行,同时要保证足够的消毒范围,因为术中常有羊水外溢造成污染范围扩大。腹壁缝合时要注意对合整齐,不留无效腔,止血彻底。

二、子宫切口血肿的预防

子宫切口血肿是剖宫产术中比较多见的并发症,若术中规范操作多可避免。首先,子宫切口第一针应缝合在切口顶端外侧 0.5~1cm,以防回缩的血管漏扎。其次,打结宜紧勿松。

三、避免子宫切口愈合不良

在缝合子宫切口第 1 针时打结应松紧适度以达到止血为度,针距一般以 1.5cm 为宜,子宫切口上下段对合整齐,尤其是对于子宫上下段厚薄不一更应注意,因为子宫切口下段多较薄,缝合时可以切口下缘全层与上缘子宫肌层对合缝合。

四、避免胎儿损伤

胎儿损伤多为切开子宫时先露部误伤、胎儿娩出时骨折等。前者可以小心切开子宫切口,切开方法采用"漂切法",即用刀腹分次轻轻划开(切勿用刀尖做深切,以免损伤胎儿,对羊水过少及再次剖宫产时尤其应小心),边切边用左手示指触摸感觉,当感觉仅有极薄的肌纤维未切开时,改用 Kelly 钳划开肌纤维及胎膜,助手立即吸羊水。必要时适度上推胎先露以助形成小的羊膜囊,这样可以避免胎儿损伤。胎儿娩出时动作应轻柔,不用暴力,按正确的分娩机转娩出胎儿。

五、产后出血

详见第十六章。

(徐先明)

第五节　手术难点与技巧

剖宫产术使用得当对于减少母儿并发症、保证母婴健康发挥了重要作用,若使用不当也会导致严重的母婴并发症。这些并发症的发生多与手术中突发的困难有关。因此重视剖宫产手术中的一些突发困难的处理及防范对于减少母婴不良预后有重要意义。以下就常见的突发困难分别进行讨论。

胎儿娩出困难

胎儿娩出困难是剖宫产术中最多发生的问题,也是术中需要最短时间有效解决的问题。常见的原因有麻醉效果不佳使得肌肉松弛不够,腹壁及子宫切口选择不当、胎儿过大、胎儿过小、胎头高浮、胎位异常、胎头深陷等。当然术者的经验及手术操作技巧也是重要的影响因素之一。通常子宫切开只要没有多量出血,且没对胎儿进行刺激,一般胎儿在宫内不会有太大危险,当然原有胎儿宫内缺氧另当别论。因此,在娩出胎儿前应吸尽羊水,预防羊水栓塞。娩出胎儿一定要沉着、稳健、宁慢勿快,避免急躁、粗暴,切忌一见胎头就急欲娩出而行暴力引起胎儿损伤和子宫切口的撕裂。一旦失败反而增加胎儿宫内缺氧的机会。

(一)胎头深陷的处理

何为胎头深陷? 这对于不同经验的医生可能会有不同的定义,通常在剖宫产中娩出胎儿时,由于胎头过低致使术者无法或很困难从胎头侧面顺利把手伸入到胎头的顶部(底部),导致胎儿娩出困难者即可考虑是胎头深陷。胎头深陷的原因多数是由于产程中宫口已经扩张到 5cm 以上,头先露时颅骨的最低点已下降到坐骨棘水平以下。剖宫产率越低的地区或医院这种情况发生率越高,发生胎头深陷的多数产妇是在产程发动后进行剖宫产的。宫口扩张越大、先露越低发生这种情况的机会也就越大。

在经验不足时多数术者的处理方法是强行或用暴力把手伸入胎头侧面再强力进入先露底部,有时勉强会成功,但这种做法的最大危险是,极易造成子宫下段切口的撕裂,这种撕裂可以是切口延长性撕裂,也可能是切口纵向性撕裂。前者可能会造成阔韧带撕裂而出现严重出血,甚至损伤输尿管。纵向性撕裂可致切口缝合困难,且影响子宫切口的愈合。有时术者与助手轮流操作以求快速娩出胎儿,但这种做法,若不是由于术者或助手的技术问题,有时也同样会发生上述错误。加上反复操作会加重对胎儿的刺激,使得胎儿的自主呼吸增加,从而增加胎儿羊水吸入及胎儿宫内缺氧的风险。有时术者勉强把手插入胎头与骨盆之间,但用力方向不对也难以娩出胎儿,且会导致严重的子宫撕裂。正确的处理方法应该是,术前应对胎头深陷有所预估,在阴道分娩试产过程中,如产程已进入活跃期尤其是在进入第二产程先露较低时,产程进展不顺改行剖宫产者就应想到有胎头深陷的可能。这时手术应由技术比较熟练的医生进行,台下备用助产士或医生以备必要时协助。

1. 调整体位,使头低臀高　此法适用于深陷的胎头与骨盆壁之间可以容下术者四指时,术者上半身弯曲,右肩适当向术野靠近(术者立于产妇右侧为例),使右臂与子宫的长轴平行,以利右手四指插入胎头与骨盆之间,等待宫缩间隙期以持续缓慢的斜向上的力量使胎头逐渐移动至子宫切口处,若无法判定子宫收缩与否,应把手置于胎头下方,向前上方用力需持续达1分钟以上,多数情况下会发现胎头突然松动。这与子宫收缩间隙期到来有关,有时术者操作数秒或数十秒不成功又更换术者再次进行操作。上述困难依旧,反而增加胎儿宫内缺氧的风险。一旦胎头上移,则按常规即可轻易娩出胎儿。本法的原则是使胎头缓慢水平地退出骨盆腔,若违背平行原则,一是胎头上移困难,二是因手臂紧压子宫切口的下缘,使其张力增加,导致娩出胎头过程中切口撕裂。

2. 上推胎肩法 若在子宫切开前预估到有可能胎头深陷,可以用手触摸胎头位置,再次证实胎头深陷,这时子宫下段切口应适当向上移到子宫体与子宫下段交界下2cm,这里子宫肌层较厚,切开后扩张性较好,在娩出胎儿时不易撕裂。子宫切开后,可发现切口下是胎儿的肩部,进一步确实胎头深陷。此法适用于深陷的胎头与骨盆壁之间难以容下术者四指时。主刀先用双手示指和中指分置左右胎肩,以持续向斜上的力量上拉胎肩,使胎头从盆腔脱出至切口水平,再娩出胎头,同样持续用力的时间也可以达到1分钟以上,胎儿多会在宫缩间隙期向上松动,接着以常规方法娩出胎儿。

3. 阴道内上推胎头法 估计出头困难者,术前外阴阴道消毒,在切开子宫前,台下助手应做好上推胎头的准备。术中确实困难者台下助手用手指持续向上用力推动胎头,胎头松动后再于台上娩出胎儿。

4. 使用单叶产钳 若术者对产钳操作比较熟练也可用单叶产钳助娩胎儿,用剖宫产出头产钳插入胎头下方,持续缓慢用力,逐渐将胎头撬出切口。忌用大角度暴力上撬胎头,以避免子宫下段的严重撕裂。

(二) 胎头高浮的处理

胎头高浮与胎头深陷相反,多见于择期剖宫产术,尤其是在未足月、胎儿偏小时更易发生。有时与术者用力不当,把正常位置的胎头上移过多后也可造成胎头高浮。通常的做法是,需在切开子宫前有所预估,适当把子宫下段切口位置取高一些,这样可以减少多数胎头高浮。切开子宫后待羊水流净后,助手应先在宫底施加一定的持续性的推力,使胎头下降至切口下方后,主刀再进手取胎头,主刀和助手一定要充分利用杠杆原理,多可顺利娩出胎儿。若胎儿过大,胎头高浮,用上述方法难以起效时也可使用双叶产钳助娩。更应注意用双叶产钳助娩时应动作稍缓慢以免子宫切口撕裂。对于胎儿过小的胎头高浮,术者也可以用手进宫腔,抓取胎儿足部行内倒转后以臀位娩出胎儿,有时反较头位更方便娩出胎儿。这种情况在胎儿越小时成功可能性越大。对于胎儿偏大者不宜用此法。

(三) 出血多时手取胎盘的技巧

子宫收缩差,胎盘尚未剥离时,最好不要手剥胎盘,以免出血过多,这时首先应是尽快使子宫收缩,待子宫收缩后再行手剥胎盘。若子宫收缩差,胎盘已有部分剥离且出血多时,术者可用左手(左立位者用右手)伸入腹腔置于子宫底部,按压子宫底部及体部,也可稍做按摩后分别用拇指和小指压迫左侧和右侧的子宫动脉,可以明显减少因子宫收缩乏力引起的出血,且可促进子宫收缩。这时若子宫收缩仍不满意,可用宫缩剂后,使子宫满意收缩后再行手剥胎盘。

(徐先明)

第六节 手术相关问题的研究与探讨

一、腹壁切口选择

腹壁切口无论是横切口还是纵切口,都可选择,一般纵切口肌肉损伤小,故术后膜壁粘连较横切口更少。但横切口美观、愈合快,尤其对腹壁脂肪厚的孕妇更为适用。因此,腹壁切口应依据病人的个体要求以及病人的病情来选择。与纵切口相比,横切口更美观且术后疼痛和疝形成风险可能更小。虽然纵切口临床应用有减少的趋势,但在以下情况中建议使用纵切口:胎儿宫内窘迫必须迅速分娩胎儿者、在需要暴露充分的手术时、患者有出血体质时,横切口皮下或筋膜下血肿形成的风险增加时。因此,对一些可能出现危重并发症孕妇如凶险性前置胎盘、妊娠合并巨大卵巢囊肿、合并凝血功能障碍者,建议选择下腹正中纵切口。对于横切口有多种选择,可以选择耻骨联合上缘切口、耻骨联合上 2~3cm、下腹皮下脂肪横行自然皱褶处(骨盆线处,也称 Pfannenstiel 切口),也可用双侧髂前上棘连线下 2~3cm 的横切口,此为 Stark 术式的切口(Joel-Cohen 切口),尽管有不少研究认为这种切口具有显著的短期优势,包括减少发热、术后疼痛、镇痛需求、失血少、手术时间(总时间和做切口至分娩的时间)和住院时间都相对较短,但这一切口位置太高,不太美观;而周基杰术式的切口(耻骨联合上 1~2cm)位置太低,增加手术困难,初学者操作较难。此处恰在阴毛线水平或稍下方,术后阴毛遮盖后美观,但个别病人因为此位置毛孔多,瘢痕有时反而可能较明显。因此,一般仍推荐骨盆线切口。切口的大小应根据胎头双顶径的大小来选择,对于异常胎位者如臀先露、横位等,可以适当选择较大切口以避免后出头困难。

二、子宫下段切口的选择

子宫下段切口常采用子宫下段横切口,传统手术方法是适当下推膀胱,在膀胱后方的子宫下段切开子宫,这种术式对膀胱功能有一定的影响,增加膀胱子宫的粘连,同时,切口撕裂延长时可增加损伤膀胱、输尿管及血管的机会。近年来国内外学者均推荐不下推膀胱,在子宫体与子宫下段交界处下方 2cm 处选择切口,可以减少上述损伤的机会,切口愈合良好,且减少子宫切口出血量(图 14-12)。

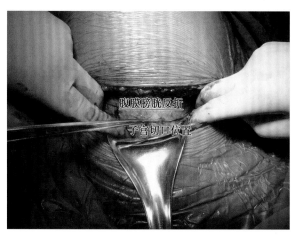

图 14-12　子宫下段的解剖结构的识别
用镊子能轻松提起腹膜处即为子宫切口位置

子宫下段纵切口现临床很少采用,由于下段较短,手术切口不能延长,胎儿娩出困难,切口只能向上延至子宫体下部,使子宫肌肉损伤,增加下次手术风险。因此这种切口只能用于孕周较小时,一般建议在足月妊娠时不采用此类切口。

三、子宫切口缝合问题

子宫切口缝合目前大概有两种缝合方法,即单层缝合法及两层缝合法,目前,有大量循证医学证据表明,子宫切口两层缝合法有利于子宫切口愈合,国外曾有作者进行一项大样本回顾性研究显示,子宫切口单层缝合再次妊娠时子宫破裂的风险比双层缝合明显增加。目前尚无证据表明单纯连续缝合和连续扣锁缝合之间的近远期有何差异,但因单纯连续缝合更为简单易行,故推荐应用。

四、腹膜缝合问题

缝合腹膜可能会增加部分腹膜牵拉痛,而不缝合腹膜这种疼痛会减少,但目前有更多的文献支持缝合腹膜,再次手术时腹腔内的粘连会比不缝合腹膜更少,因而建议应缝合腹膜,但不必过分收紧缝线。这更符合外科手术原则。

五、剖宫产手术中子宫肌瘤的处理问题

对于剖宫产过程中或产后出血风险高的女性(例如,合并较大的胎盘后或子宫前壁下段纤维瘤),当纤维瘤位于子宫下段时,有时需要行皮肤纵切口并且行后路的或经典的子宫切开术以获得足够的视野。应尽一切努力避免在子宫切开时切到瘤体,否则若不首先切除纤维瘤就可能无法缝合切口。对合并有症状的带蒂纤维瘤女性行择期剖宫产时可以行肌瘤切除术。由于存在发生严重出血的风险,肌壁间肌瘤切除术,术中出血风险达 20% 以上,子宫切除术及输血风险都明显增加,因此,应避免行肌壁间肌瘤切除术。对于子宫肌瘤切除术既往史行计划剖宫产的时机,美国妇产科医师学会(American College of Obstetricians and Gynecologists,ACOG)推荐有既往子宫肌瘤切除术史的女性在妊娠 37 周至 38⁺⁶ 周之间行剖宫产术,而对于既往行广泛性子宫肌瘤切除术的女性(类似于既往有经典子宫切开术史的患者),也可以考虑早在妊娠 36 周时分娩。

六、自然、温和或以家庭为中心的剖宫产术

提倡产科人文关怀及温馨分娩的背景下，近年出现自然、温和或以家庭为中心的剖宫产方法，以改善无并发症剖宫产女性的分娩体验。这种方法试图尽可能复制阴道分娩的特征，以使剖宫产手术更有利于产妇家庭。具体做法是在保障安全的前提下，于分娩过程中播放母亲或父亲选择的背景音乐并调暗灯光；减少外部噪声；使用透明手术洞巾，并妥善放置，使得母亲和父亲能够看

到胎儿的出生过程；避免母体镇静；允许胎儿娩出时采用子宫娩出结合主动的医师协助，以模仿阴道分娩过程；尽可能解放母亲的优势手/手臂及胸/乳房，以便她能抱住和哺育婴儿；促进产后尽快母婴皮肤接触和哺育。在不需要行紧急剖宫产术的情况下，常规采取以家庭为中心的剖宫产，患者通过直接观察生产过程和剪断脐带成为剖宫产术的主动参与者。以家庭为中心的剖宫产对于产妇和婴儿都是安全的，并且生产体验更好，母乳喂养率更高，母婴早期互动性也有所提高。

关键点

1. 严格掌握手术指征。
2. 完善术前各项准备。
3. 腹壁切口大小适中。
4. 娩胎儿前尽量吸净羊水。
5. 胎头及胎盘娩出应稍慢。
6. 子宫切口缝合时需在两顶端外侧 1cm 左右，以免遗漏退缩的血管。

（徐先明）

视频 14-1　经腹子宫下段剖宫产术

第七节　紧急剖宫产

紧急剖宫产术（emergency cesarean section，ECS）是指为了挽救母胎生命，通过剖宫产术快速终止妊娠的手段。其中由于缺乏临床循证医学证据，对决定手术至胎儿娩出的时间（decision to delivery interval，DDI）尚未统一。显然缩短 DDI 可明显改善新生儿的预后，降低新生儿发病率及死亡率，但随之也更容易发生手术以及麻醉相关并发症，需要我们在保证安全的前提下实施。这取决于助产机构的团队协作、设备设施、胎儿宫内情况以及决定手术时机等。目前我国并没有要求所有的紧急剖宫产术都做到 DDI 在 30 分钟以内，而是提出 30 分钟的原则，要求助产机构有进行紧急剖宫产术的能力。也有国家如美国使用

决定手术至手术划皮的时间（decision-to-incision interval，DII），而不是 DDI。常见需要紧急剖宫产的情况有：羊水栓塞、急性胎儿窘迫、脐带脱垂、胎盘早剥、子宫破裂以及前置血管破裂等。

一、紧急剖宫产术指征

紧急剖宫产术不同于急诊剖宫产术。实施的指征包括：

1. 胎儿宫内危险不可逆转时　紧急剖宫产术常用于一些无法逆转的胎儿宫内不良情况，包括急性胎儿窘迫、严重胎盘早剥、脐带脱垂、子宫破裂、前置胎盘大出血、前置血管出血、器械助娩失败等。但不包括可以逆转的情况，例如医源性的子宫

过度刺激、区域麻醉后的低血压、体位性低血压等。

2. 剖宫产终止妊娠是抢救孕产妇的最有效措施时 以抢救孕产妇为主要目的的濒死期剖宫产术,如心搏骤停、呼吸衰竭,病因包括羊水栓塞、肺栓塞、麻醉意外和心脏疾病等。此时通过心肺复苏(CPR)可能仍无法恢复自主循环,而终止妊娠使子宫缩小,减轻对主动脉 - 下腔静脉的压迫,增加心输出量,故分娩是复苏过程之一。此时 DDI 越短越好,要求剖宫产术在心搏骤停的 4 分钟内开始,5 分钟内娩出胎儿,从而改善孕产妇的血流动力学状态,提高母体存活率。

二、紧急剖宫产实施

1. 术前准备 包括留置导尿管、开放静脉通路、备血同时留取血样检测需要的检验项目,如血常规、输血前感染性指标(乙肝丙肝标记物、艾滋病及梅毒筛查)等。由于紧急剖宫产术时间非常有限,并不常规推荐必须留置导尿管,如果人员紧缺的情况下可以在手术结束后立即留置导尿管,此时手术医师注意防止膀胱损伤。

2. 知情同意 实施紧急剖宫产术,患者和 / 或委托人必须签署术前知情同意书,建议与术前准备及核查同时进行。实际上知情同意书签署时间的问题往往影响我们的"5 分钟"或"30 分钟"原则。这在今后需要找出解决的方法。建议管理及法律部门制定相关规定,当医生认为紧急情况时可以在不进行知情同意的情况下直接实施紧急剖宫产手术。

3. 术前核查 紧急剖宫产术仍不能免除术前核查制度。需要包括手术医生、麻醉师、手术护士、巡回护士在内的所有人员参加,确认手术部位、手术方式以及麻醉方式。提高安全手术意识,体现团队协作。

4. 麻醉方式 剖宫产术麻醉方式的选择取决于是否有分娩镇痛、手术的紧急程度、母体的生命体征、医生和患者的倾向性以及医疗安全。

(1)首选全身麻醉,优点是迅速和安全,但风险是插管困难、胃内容物反流误吸入肺、子宫收缩乏力和产后出血以及新生儿窒息。

(2)如果存在可有效分娩镇痛的硬膜外置管,通过加药及辅助局麻也可以达到和全麻一样的 DDI。

(3)考虑到新生儿窒息的问题,也有选择局麻进腹后即刻全麻。但因此产生的疼痛对患者的影响目前无循证医学报道。

5. 预防性抗生素使用 在保证安全的前提下,建议预防性使用抗生素,有效的抗生素使用可以明显减少术后感染。有队列研究发现,预防性使用抗生素可以降低子宫内膜炎和切口感染。一般考虑头孢菌素。

6. 切口的选择 手术者可以选择自己最擅长的手术切口,但同时考虑一些特殊情况,如胎位、前置胎盘等。子宫切口通常选择子宫下段横切口,切口必须足够大,必要时为了避免伤及子宫血管或泌尿道,选择 T 形或 J 形子宫切口。如胎先露很低需要阴道上推胎头时应避免对胎头颅骨过度施压,注意动作轻柔,同时避免切口选择过低。对于胎头高浮、未衔接者,预先准备好剖宫产产钳。

三、紧急剖宫产术后人文关怀

紧急剖宫产对产妇的心理和身体造成极大影响,发生创伤后应激综合征的可能性极大,包括睡眠障碍、焦虑、抑郁等。因此术后需要对产妇进行这方面的评估和人文关怀。

四、紧急剖宫产的流程

详见图 14-13,图 14-14。

五、提高有效紧急剖宫产术的关键因素

1. 术后反馈 建议每次紧急剖宫产术后,协作团队进行回忆、讨论和总结,提出持续改进的措施,提高手术安全性。因此建议分娩机构制定适合本单位的紧急剖宫产术核查表,在术后进行关键点的核查。

2. 硬件设施

(1)有条件的建议在产房内设手术室,配备麻醉机、心电监护仪、气管内插管相关物品、抢救药品和设备等。否则要保证产房、急诊和病房与手术室之间转运绿色通道的通畅,能够快速转运至手术室。

(2)报警呼叫系统。

(3)简易紧急剖宫产手术包。

3. 团队协作 包括产科医生、麻醉师、助产士、手术室护士、新生儿医生,通过平时的刻意练习,能够在紧急情况下,建立快速反应团队。证据显示可以明显缩短 DDI。

4. 刻意演练 少见紧急事件只有通过平时定期模拟,刻意练习,才能不断提高技能,改善患者的结局。通过刻意练习还可发现不足,提出持续改进的措施。

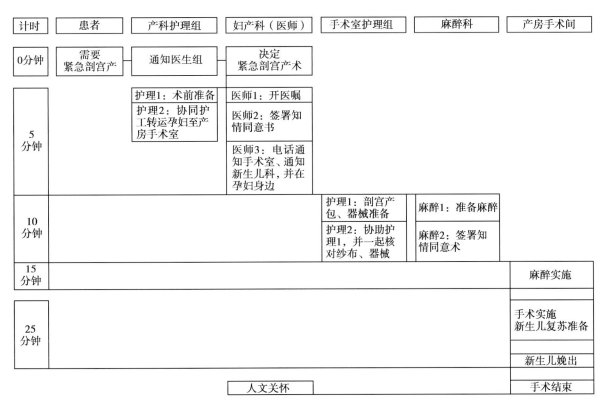

图 14-13　30 分钟紧急剖宫产手术流程图

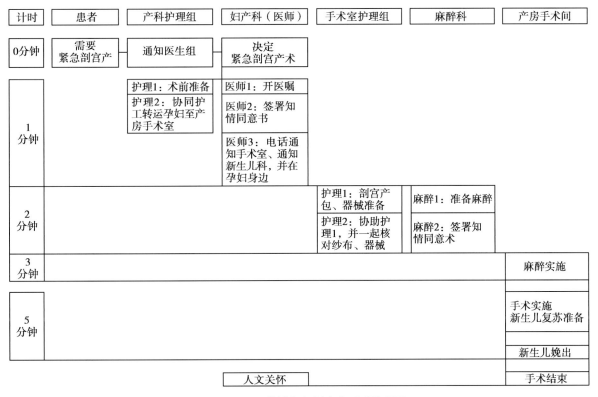

图 14-14　5 分钟紧急剖宫产手术流程图

（张丽文　古　航）

第八节　产科并发症时剖宫产的难点和注意事项

一、子痫前期与剖宫产

(一) 概述

子痫前期 (preeclampsia, PE) 是目前导致孕产妇和围产儿高并发症及高死亡率的主要原因之一,约 15% 妊娠期相关死亡是该病所致,尤其早发型 PE,其特点为发病早、病情重,常伴有较多其他并发症,有更高的围产期病死率,是严重的产科问题。因剖宫产能使胎儿迅速脱离母体不良环境,提高围产儿生存率,同时又可避免产程对孕妇的刺激,临床上常常对子痫前期孕妇采用剖宫产终止妊娠,因此有必要对剖宫产的每个细节加以关注,以期获得最佳产科结局。

(二) 手术前病情监测与评估

1. 孕妇病情监测与评估　应根据孕妇病情选择下列检查。

(1) 血压监测:用合适的袖带测血压。采取 24 小时动态血压监测,最好能了解到血压变化规律,并根据血压变化情况酌情增减降压药。

(2) 血液:包括血常规、网织红细胞、凝血功能、外周血涂片有无异常红细胞,这些检查是基本需要的。

(3) 了解肾脏功能:尿常规意义不大,24 小时尿蛋白定量对蛋白排出量的精确估计有帮助,测定尿酸、肌酐、尿素氮变化可以了解肾脏功能。

(4) 心脏:心电图、如怀疑有器质性心脏病,建议超声心动图。

(5) 肝脏:转氨酶、乳酸脱氢酶、白/球蛋白、胆红素等了解肝脏受损及鉴别诊断,肝脏 B 型超声波用于排除肝脏病理变化。

(6) 脑:酌情选择脑电图、脑血流图、脑计算机断层扫描、MRI、眼底检查,如临床高度怀疑颅脑血管病变,上述检查必须进行。

(7) 其他:血气分析,必要时行肺功能检查。

2. 胎儿宫内状况评估

(1) 电子胎心监护:孕 32 周后行无应激试验 (non-stress test, NST) 对了解胎儿有无宫内窘迫、是否需立刻终止妊娠有一定意义,临床尤其要关心胎心变异性及胎动后胎心变化,但结果可靠性差,尤其在应用硫酸镁解痉情况下。孕 28~32 周,约 15% 的 NST 为无反应型,对于临床参考指导意义弱,不常规推荐。如孕妇已有宫缩,建议做连续电子胎心监护。

(2) 胎肺成熟度:如决定在孕周 <34 周前终止妊娠,建议尽量完成糖皮质激素促胎肺成熟一个疗程;若孕周 ≥ 34 周后终止妊娠,有证据提示胎肺不成熟者亦可考虑促胎肺成熟。

(3) B 超:检查羊水量、胎儿生长发育指标评估胎儿宫内发育情况;观察胎盘后间隙以排除胎盘早剥;监测脐血流、胎儿大脑中动脉血流频谱及生物物理评分等可进一步了解胎儿宫内安危。

(三) 终止妊娠时机

1. 孕周与终止妊娠的时机　综合国内外文献,孕 24 周前发病的早发型 PE 孕妇,期待治疗中胎儿死亡率、母体并发症发生率均很高,期待治疗获益不多。所以比较一致的观点是:<24 孕周的早发型 PE 不必花费太多的医疗资源、冒太大的风险进行期待治疗,仅从孕周而言,应该终止妊娠,终止妊娠方法是选择引产并阴道分娩;>24 孕周只要母体情况稳定,在尚未出现严重并发症时采取期待疗法,尽可能延长孕周至 32 周,甚至 34 周,但由于重度早发型 PE 期待治疗中母胎所承受的风险,所以很多学者认为一旦孕周达 34 周,可以选择终止妊娠。

2. 胎儿宫内情况与终止妊娠的时机　PE 终止妊娠时机的选择还有一个很重要的关注点是胎儿宫内状况,对于早发型 PE,需连续监测胎儿宫内情况,包括 B 超测量胎儿大小、脐动脉多普勒血流比值、羊水量、电子胎心监护等,但这些检查仅代表胎儿当时的宫内状况而没有远期预测意义,所以还得注意早发型 PE 新生儿预后不良因素,包括母胎免疫耐受异常、滋养细胞侵袭能力降低、胎盘浅着床、螺旋动脉狭窄、胎盘血管出现急性动脉粥样硬化、胎盘缺血缺氧、血流灌注下降导致的胎儿生长受限 (fetal growth restriction, FGR) 等,约 30%PE 患者并发 FGR。因此,对于早发型 PE 胎儿宫内情况的评估至少是每周 1 次,特别关注下述几个方面:

（1）脐动脉血流监测：可预测胎儿酸中毒，可有效降低因 FGR 导致的围产儿病率及死亡率。如脐动脉搏动指数正常，可每 2 周复查 1 次；一旦出现脐动脉舒张末期血流逆转或缺失，提示可能需要分娩干预。

（2）大脑中动脉血流：因孕 32 周前，大脑中动脉血流预测酸中毒和不良结局有限，不作为单独预测依据，但对于孕 32 周后，如果脐动脉舒张末期血流正向，而大脑中动脉搏动指数降低（<第五百分位）对于新生儿酸中毒有一定预测价值，可考虑分娩干预。

（3）胎儿静脉导管：对新生儿酸中毒和不良结局有预测价值。若脐动脉血流异常，建议评估静脉导管血流，若出现静脉导管 a 波减少、缺失甚至反向等，往往需考虑终止妊娠。

（4）电子胎心监护：监护中胎心率的短变异是预测胎儿宫内安危的有效参数，若短变异≤ 3 毫秒，或监护提示频发晚期减速和重度变异减速，建议尽快终止妊娠。

（5）超声测量：对于 FGR 者建议每 2 周超声评估胎儿大小，同时最大羊水池深度法较羊水指数法诊断是否合并羊水过少更为有意义，但不作为独立预测指标。

3. PE 病情严重程度和终止妊娠的时机　对于 PE，应加强产前检查，如病情稳定，胎儿生长发育良好，可继续妊娠至 37 周后终止妊娠。如在监护过程中，病情加重，出现母胎并发症，病情发展为重度，则按照重度处理。

2019 年美国妇产科医师协会（ACOG）关于妊娠高血压和子痫前期指南描述了 PE 病情严重需要终止妊娠的情况，但也强调即使出现这些情况也不是终止妊娠的必需条件，还要结合孕周综合考虑。PE 病情严重是指：①血压控制不佳（包括持续收缩压≥ 160mmHg 或舒张压≥ 110mmHg 或降压药反应差）；②母体临床表现严重，包括：持续性或难治性头痛；视物模糊；持续性右上腹疼痛或腹痛使用止痛药无效；③中风；④HELLP 综合征；⑤肾功能受损（血清肌酐>1.1mg/dL 或基础值 2 倍以上）；⑥肺水肿；⑦子痫；⑧疑似胎盘早剥或非前置胎盘的产前大出血；⑨胎心监护异常；⑩死胎；⑪发生孕周过早胎儿无存活能力；⑫持续的脐动脉舒张期血流倒置。

（四）并发症防治

1. 子痫发作的治疗　对 PE 患者而言，分娩、手术和疼痛刺激往往会诱发子痫发作，因此强调根据子痫的病理生理变化，熟练掌握各种药物应用，对于控制抽搐和防治并发症至关重要。

（1）控制抽搐

1）地西泮 10mg，静脉缓注，可重复应用。

2）硫酸镁 4~6g 加 10% 葡萄糖液 20ml，静脉缓注，继用硫酸镁 7.5~15g 加 5%~10% 葡萄糖液 500~1 000ml，静脉滴注（一般均用 1.5g/h 速度）。

3）如患者仍有烦躁，可加用冬眠合剂（氯丙嗪 50mg、哌替啶 100mg 和异丙嗪 50mg），先用 1/3 或 1/2 量静脉滴注，根据患者烦躁、抽搐情况可再追加。

（2）其他治疗

1）控制高血压：如收缩压≥ 160mmHg 或舒张压≥ 110mmHg，有强烈降压指征，通常在发现血压高 30~60 分钟内静脉使用拉贝洛尔或口服硝苯地平。注意应用时必须有心电监护仪监测，并根据血压下降情况调整，一旦血压下降到（130~140）/（80~90）mmHg，即停止用药。

2）为降低颅内压，选用甘露醇 250ml，快速静脉滴注，心衰病人禁用。

3）应用广谱抗生素，预防吸入性肺炎。

（3）护理：①专人特别护理；②避免灯光、声音、疼痛等刺激；③防止外伤。

（4）如为产前子痫，抽搐控制后，再根据具体情况，尽快选择合适的方式终止妊娠。

2. 剖宫产术中大出血　因 PE 患者剖宫产时，子宫肌层水肿，子宫肌纤维分离，收缩差，此外，孕期子宫血循环增加达非孕时 60 倍，加重了剖宫产术中大出血，因此，手术前需充分考虑，一旦发生大出血，启动产后出血处理程序，最大程度减少产后出血，必须强调选择宫缩剂时，注意对心率、血压的影响，慎用前列腺素类或麦角新碱类宫缩剂。

3. 手术中心功能衰竭发作的治疗　PE 患者往往由于严重高血压治疗不及时，后负荷上升、手术前后不恰当扩容治疗，诱发心功能衰竭发作。因此要关注心功能衰竭的早期表现，包括：心悸、气短、呼吸困难、咳嗽、咳粉红色泡沫痰，颈静脉怒张，心率 >110 次 /min，呼吸 >20 次 /min，可伴有血压异常升高，听诊肺部明显湿啰音。治疗包括：

（1）立即放置 1kg 沙袋于腹部，以减少血流动力学改变。

（2）尽量不用或少用宫缩剂，禁用麦角类宫缩剂。

（3）产后，可立即注射吗啡或哌替啶。

（4）改善心功能：同时用西地兰 0.2~0.4mg 强心，呋塞米 20~40mg 静脉推注，有利防治肺水肿和改善肾功能。

（5）控制液体速度,24 小时总液体量控制在 1 000ml,有产后出血应输血,但注意速度。

（6）产后 72 小时,尤其是 24 小时,是危险期之一,要严密观察心率、呼吸、血氧饱和度、血压等。

（7）心功能≥Ⅲ级,不宜哺乳。

（五）剖宫产术的难点与技巧

一般 PE 剖宫产术并无特殊性,本章节主要针对早发型先兆子痫的剖宫产术,其存在胎儿孕周小、子宫下段未伸展等特点,现将注意事项做以下诠释。

1. 可选择下腹正中纵切口或横切口。

2. 因早发型 PE 的病理基础为小血管痉挛,血管脆性增加,故进腹过程中需严密止血,如选择横切口更容易形成血肿,尤其注意腹直肌层血肿形成,横切口时小心腹壁浅动脉,肌肉撕裂时注意腹壁深动脉。

3. 子宫切口的选择　早发型 PE 因孕周小,子宫下段形成差,下段处横径窄细,且因疾病所致的蛋白丢失,致使子宫下段组织水肿,质脆,张力差,故进腹后选择子宫下段应略偏上处作一横切口,切开子宫时需谨慎,以防止误伤胎儿先露部,切开子宫无把握时,可以划开子宫下段浆肌层后借助鼠齿钳上提切口上下缘,再进一步切开子宫下段肌层,并将子宫下段切口向两侧延伸微微上翘,尽量降低切口裂伤及切口血肿的发生。

4. 切口缝合　考虑到此类患者可能存在早产儿预后不良、会再次生育等问题,要求缝合子宫切口时,尽量对合好子宫下段切口上下缘,双层缝合下段切口,达到止血、愈合及恢复原有的解剖形态。Bujold 等回顾分析了 1 980 例产妇,其中单层缝合 489 例,双层缝合 1 491 例,结果发现单层缝合组中再次妊娠子宫破裂发生率为 3.1%,而双层缝合组为 0.5%,多因素回归分析显示单层缝合与再次妊娠子宫破裂显著相关,单层缝合后再次妊娠子宫破裂的风险比双层缝合高近 4 倍。

5. 关腹　需注意关腹前仔细检查各创面的渗血情况,严密止血,以防血肿发生。

（六）手术相关问题研究与探讨

1. 手术前准备　因存在剖宫产术中、产后子痫发作可能,手术开始前需有相应的抢救准备。而早发型 PE 孕周小,且可能因胎盘循环不良继发胎儿生长受限,故手术开始前需配备新生儿科医生在场,力争第一时间抢救早产儿。

2. 手术中异常情况应对　因子宫肌层水肿,往往在胎儿娩出后子宫收缩力差,子宫收缩时肌纤维呈分离状,故宫缩乏力所致产后出血发生率明显增加,需尽早启动应对宫缩乏力的产后出血处理流程。

3. 手术后特殊用药问题

（1）硫酸镁:了解手术前硫酸镁应用情况,如术前硫酸镁应用量不足,术后 24 小时内应继续用硫酸镁静脉滴注,防止产后子痫发生。

（2）镇痛:防止伤口疼痛诱发子痫。

（3）宫缩剂的应用:尽量避免大剂量应用宫缩剂,在应用硫酸镁的情况下加强宫缩,使用最低有效剂量。

（4）抗凝:对部分有高凝状态患者,可适当使用肝素、低分子肝素等抗凝药物,可减少术后血栓性疾病的发生。

（七）文书记录

1. 手术指征记录　尤其对于医源性早产需提供明确剖宫产理由。

2. 子宫的描述　如记录子宫是否存在水肿,是否存在下段形成不良等。

3. 术中特殊情况　子宫切口选择部位,有无行特殊切口如"T""L"型切口,术后避孕建议等。

4. 强调再次妊娠复发问题及再次妊娠预防复发的建议。

关键点

1. 恰当掌握终止妊娠指征及时机。

2. 术中止血应更严密。

3. 防范 PE 在围手术期出现严重并发症。

二、多次剖宫产术后剖宫产术

（一）概述

近年来剖宫产率快速上升,以至于两孩政策开放后,多次剖宫产术更是占有相当比例,但剖宫产术毕竟是一种创伤性手术,术后并发症多,其凸显出来的问题也越来越多。

虽多次剖宫产与首次剖宫产在术式上原则上并无不同,但随着剖宫产次数增加,盆腹腔粘连的形成及加重,子宫切口瘢痕弹性差、愈合不良致使切口伸展困难、凶险性前置胎盘发生率数倍增加等，最终使得重复剖宫产孕周提前、手术难度加大、风险显著提高。

（二）手术前评估

1. 尽可能查看既往手术记录，多次剖宫产不应视为一般剖宫产，应在术前对可能发生的情况进行全面评估，特别对多次剖宫产术后可能存在的盆腹腔粘连及胎盘异常种植情况做全面评估，做到心中有数才能达到游刃有余。

2. 如原有剖宫产史合并前壁型前置胎盘，即凶险性前置胎盘者，需在有良好医疗救护条件的医院手术，做好再次剖宫产术前最佳准备工作。

（1）有顺畅的外科、泌尿外科会诊，高度疑似胎盘植入穿透膀胱者可考虑膀胱镜检查，放置输尿管支架等提前介入措施。

（2）有效大静脉通路的提前建立。

（3）对疑似胎盘异常（植入、穿透）存在手术中出血风险增加者或任何有术中大出血倾向的孕妇可行术前髂血管或者腹主动脉球囊预置，以便尽可能减少术中出血及减缓出血速度，争取保留子宫。

（4）选择最佳手术时机和地点。

（5）安排经验丰富的产科医生上台手术，有资深的产科专家在场，必要时立刻组织抢救。

（6）早产儿或新生儿抢救可能性较大时，新生儿科医生提前到场。

（7）加强手术中、手术后的生命体征监测。

（8）术前联系血库，准备充足的血源；有条件可行术中自体血回收。

（9）术前谈话：应向孕妇及家属交待手术风险及切除子宫的可能性。

3. 术前通过影像学可对胎盘位置及是否植入做出全面估计，考虑是否术前预防性介入治疗。

（1）超声诊断量化标准，彩色多普勒超声做以下几项评估：①子宫肌层与胎盘回声区之间的缺失/不规则；②子宫浆膜和膀胱之间的高回声界面变薄或中断；③存在胎盘内高速湍流腔隙流（>15cm/s）；④子宫浆膜和膀胱交界处血管过多；⑤胎盘内不规则血管弯曲汇合为特征胎盘面。每个项目2分（负0分，正2分），若评估≥8分者推荐术前预防性介入治疗。

（2）磁共振成像（MRI）检查：近期较多文献认为MRI在胎盘植入诊断方面具有绝对优势，MRI对组织分辨率高，对血流敏感，能够清楚看到胎盘的立体情况，还可清楚地显示出子宫与胎盘的关系。有研究提示有剖宫产史的孕妇同时存在前壁前置胎盘，MRI对胎盘植入的诊断敏感度88%，特异度100%。对于超声可疑胎盘植入的病例，MRI大多能最终明确诊断。

（三）并发症防治

1. 粘连与脏器损伤 一般手术粘连随剖宫产次数增加而加重，严重时解剖结构破坏，无层次，整个子宫体紧密粘连在下腹壁，无法进入腹腔。因此再次剖宫产术分离粘连时尽量小心，最好用手指钝性分离粘连，粘连紧密者可锐性分离，打开腹膜时尽量靠近脐部，以防因瘢痕收缩所致膀胱位置牵拉上移，对有粘连者打开的腹膜只要足够娩出胎儿即可。对于膀胱与子宫广泛粘连者，手术十分困难，术者应注意从粘连顶部贴近子宫壁开始，以锐性及钝性分离下推膀胱，分离到能暴露下段为宜，不必将膀胱推得太低，以避免出血过多，同时需尽量避开曲张的子宫静脉。

2. 剖宫产术中大出血 因在多次重复剖宫产术时，子宫下段瘢痕宽大，肌纤维减少，子宫收缩差，此外，孕期子宫静脉大量增加达非孕时数倍，直径可达2cm，如有胎盘附着前壁时更加明显，种种因素加重了剖宫产术中大出血，因此，术者手术前需充分评估，一旦发生大出血，启动产后出血处理程序，最大程度减少产后出血。

3. 手术后再次粘连 多次手术再次粘连难于避免，主张缝合膀胱反折腹膜，可减少粘连，尽量清除盆腹腔内积血、羊水，亦可降低粘连机会。

（四）手术难点与技巧

1. 关于原瘢痕 不论前次剖宫产选用的是下腹部正中纵切口，还是下腹部横切口，常规尽量切除原瘢痕，经原切口进腹，不增加腹部手术瘢痕数。若术前已估计本次手术操作存在困难（如盆腔严重粘连、凶险性前置胎盘等），可不考虑原先的横切口瘢痕，直接选择下腹部正中纵切口，一切以方便手术操作为宜。

2. 腹膜辨认 正常腹膜透亮、薄，血管清晰可见，如果腹膜与脏器粘连则表现为异常增厚，腹膜附有盘曲血管，膀胱粘连可能大。

3. 子宫切口的选择 子宫切口可以选择在瘢痕组织上方1~2cm处做横切口，这样可避免因瘢痕组织弹性差而造成胎儿娩出困难或瘢痕部位裂伤血管出血。因子宫下段往往菲薄，切开下段时需谨慎，避免对胎儿先露部的锐器损伤。为避免子宫下段切口往薄弱处撕裂，可考虑用剪刀弧形剪开子宫下段，而非徒手钝性撕开下段切口，同时注意避免伤及两侧子宫血管。若为凶险性前置胎盘时,尚需注意如何避开胎盘或选择胎盘薄弱处进子宫,尽快娩出胎儿。一般认为:沿着胎盘边缘选择子宫切口相比"打洞"穿过胎盘组织取胎者的母源性失血和新生儿贫血发生率显著降低。娩头时要缓慢以手掌为支点托出胎头,因前置胎盘者容易合并胎位异常,注意非头位者尽量选择内倒转或直接牵拉胎足以臀位娩出;头位者往往胎头高浮,助娩前助手可尽量固定宫底,以最佳的手术技巧助娩。对于凶险性前置胎盘、胎盘植入穿透显著者,术前评估预行子宫切除者,可考虑行子宫体部切口减少胎盘部分的大出血概率,娩出胎儿后可快速缝合切口,后立即行子宫切除。

4. 关于术中出血问题 对于术前有髂血管球囊预置者,娩出胎儿同时充盈球囊,减少娩出胎盘过程中的出血;若术前未行髂血管球囊预置者,娩出胎儿后将子宫托出腹壁外,压脉带捆扎宫颈内口水平面,暂时阻断子宫动脉以减少出血量及速度,快速处理胎盘问题。

5. 胎盘创面出血止血问题 若为凶险性前置胎盘,因子宫下段肌层菲薄,胎盘附着面出血或胎盘植入者,面积小者可予修剪处理,面积大者尽量清除胎盘后创面可多个"8"字缝扎止血,必要时可行子宫动脉上行支结扎。除外胎盘因素的出血,仅考虑子宫肌层菲薄收缩不良者,可术中同时行宫腔填塞处理。缝扎子宫时避免缝扎填塞物。

6. 子宫切口缝合 注意可将原先瘢痕适度修剪,强调切缘正确对合,针距适度,缝线松紧是影响切口愈合的首要因素。止血要彻底,尤其是切口两侧角,因血管粗大,静脉充盈,损伤后容易出血多,血肿形成,因此,对切口两角缝合要特别仔细,以"8"字缝合较稳妥。而对于切口下方往往大面积成片菲薄之处,可缝扎2~3个"8"字,缩窄重塑子宫下段。

7. 腹膜缝合问题 主张缝合膀胱反折腹膜,腹膜化后的切口表面光滑无渗血,可减少粘连。逐层关腹期间,需注意避免因粘连而缝扎多余组织,以免损伤邻近脏器。因瘢痕组织血供差,容易发生愈合不良的情况,故尽量修剪瘢痕后再予缝合。

（五）手术相关问题研究与探讨

1. 麻醉 多次手术麻醉有难度,应尽量选择区域麻醉,因该麻醉方式能给母亲和新生儿带来的风险较低,当然,要求熟练的麻醉师施行,并注意麻醉剂量的掌握。

2. 凶险性前置胎盘 需关注以下方面:

(1)主刀和助手的熟练配合。

(2)选择子宫切口要尽可能避开胎盘,不能避开则从子宫下段胎盘较薄处(或边缘处)切入,迅速推开胎盘,破膜娩出胎儿。

(3)不强行剥离胎盘,胎儿娩出后宫壁注射缩宫素,如出血不多可稍做等待,尽量让胎盘自娩。

(4)若胎盘附着面出血可以控制时,主张快速缝合子宫,保持子宫的连续性、完整性。

（六）文书记录

1. 术前对手术需行设计 如计划腹壁切口选择,子宫切口选择,是否预行子宫切除;

2. 子宫下段描述 如是否开窗,菲薄面积,血管分布,胎盘是否有穿透等;

3. 术中特殊情况 记录是否盆腹腔粘连,子宫切口选择部位,切口下方有无胎盘,子宫创面缝合部位,子宫动脉是否处理,术中有无特殊的预止血方式如子宫下段压脉带捆扎、髂血管球囊预置充盈等,有无切口裂伤、原切口有无修剪等。

关键点

1. 术前充分估计手术难度。

2. 由有经验的医生实施手术。

3. 有致密粘连或前壁前置胎盘时需多学科合作。

三、多胎妊娠剖宫产术

（一）概述

多胎妊娠的发生率增加已引起围产工作者的高度关注,其发生与种族、年龄及遗传等因素有关。多胎妊娠自然发生率为 $1:89^{(n-1)}$（n 代表一次妊娠的胎儿数）,随着近年来辅助生育技术的盛行,导致双胎妊娠的发生率成倍增长,三胎妊娠的发生率更是上升了 10 倍。与单胎妊娠相比,双胎妊娠的围产儿死亡率、发病率以及远期神经系统发育异常发生率上升 5~10 倍,而多胎妊娠则更甚。双胎妊娠时母体各系统负担显著加重,使妊娠期各种并发症的发生率较单胎妊娠明显升高,且发病更早,病情更重,因此在妊娠期正确和及时处理各种并发症是改善多胎妊娠母儿预后的重要措施。虽然没有证据表明对所有双胎或多胎行择期剖宫产术可降低围产期死亡率和发病率，但多胎妊娠剖宫产率在全世界范围内均是不断上升的。

（二）手术前病情监测与评估

1. 贫血 多胎妊娠时母体的血浆容量较单胎妊娠时增加更多（10%以上），且对铁及叶酸的需要量增加。双胎、三胎及四胎以上妊娠孕妇的贫血发生率分别为40%、70%及75%以上。妊娠期贫血可引起母体多系统损害及胎儿生长受限，并增加产后出血、产褥感染、产后抑郁等疾病的发生风险。因此，需动态监测血红蛋白的变化，及时纠正贫血，贫血者推荐铁的补充量为100~200mg/d，叶酸为1mg/d，增加蛋白质的摄入。

2. 子痫前期 多胎妊娠时高血压不仅更常发生，且发生时间更早、病情更严重。有报道双胎较单胎妊娠高血压的发生率增加3~4倍，三胎妊娠时严重先兆子痫的比例更是明显升高。目前对双胎与多胎高血压疾病的评估标准与单胎的评估标准基本相似，但多胎妊娠孕妇在评估时客观指标的切割值等方面是否应与单胎妊娠有所差别，少有研究涉及。但无论如何，临床医生要重视多胎妊娠并发高血压，一旦发现血压增高，要根据病史、体征、24小时尿蛋白、肝肾功能进行细致评估。多胎妊娠合并妊娠高血压的治疗原则基本上与单胎妊娠相同，但因多胎妊娠时体内水、钠潴留更严重，血容量增加更多，治疗中应慎用扩容治疗，严格控制输液量及输液速度。

3. 羊水过多 双胎中羊水过多的发生率为10%~12%，其中单绒双羊又比双绒双羊双胎高4倍。尽管如此，诊断为羊水过多时还是应该首先排除胎儿畸形。

4. 胎膜早破 多胎妊娠时宫腔压力增高及胎位异常，使胎膜早破的发生率明显增加，有报道其风险为单胎的2倍。胎膜早破可增加感染、早产、羊水过少、脐带脱垂等严重并发症的发生率。因此，一旦发生阴道流液即应慎重评估是否发生了胎膜早破。34周前破膜而又无早产征象时应予预防感染、促胎肺成熟及抑制宫缩等处理，同时监测母儿健康状况，一旦保守治疗过程中出现临产、绒毛膜羊膜炎、胎盘早剥、胎儿窘迫等征象时应立即终止妊娠。

5. 妊娠期肝内胆汁淤积症 双胎妊娠妊娠期肝内胆汁淤积症（intrahepatic cholestasis of pregnancy，ICP）的发生率是单胎妊娠的2倍，其发生可能与双胎妊娠的胎盘较大、分泌更多的雌孕激素有关。ICP的高发孕周为妊娠32~35周，对多胎妊娠患者而言，通常这一时期已经是临产或手术分娩的关键时期，一旦发生ICP可能对胎儿的安全影响更大。因此，有必要对多胎妊娠孕妇血胆酸筛查的时间适当提前，即妊娠30~32周，以便更及时地发现这一并发症。

（三）剖宫产术指征与分娩时机

1. 双胎妊娠剖宫产术分娩指征

（1）伴有孕妇严重并发症，如先兆子痫、胎盘早剥或脐带脱垂。

（2）潜在胎儿高危因素，如选择性胎儿生长受限、双胎输血、胎儿监护异常。

（3）异常胎先露，如第一胎儿为肩先露、臀先露。

（4）单羊膜囊双胎。

（5）连体畸形无法经阴道分娩。

2. 多胎剖宫产术分娩指征 三胎或三胎以上妊娠，估计胎儿能存活者，应选择剖宫产为宜。

3. 双胎妊娠的分娩时机 绒毛膜性为重要参考指标，同时需要根据母儿情况慎重选择，既要考虑到母体有无合并症或并发症，又要兼顾胎龄，防止医源性早产。

（1）对没有并发症及合并症的双绒毛膜双胎妊娠，可期待至孕38周考虑终止妊娠。

（2）对没有并发症及合并症的单绒毛膜双羊膜囊双胎，可严密监测下至妊娠34~36周分娩。

（3）对没有并发症及合并症的单绒毛膜单羊膜囊双胎，可严密监测下至妊娠32~34周分娩。

（4）对有并发症及合并症的单绒毛膜双羊膜囊双胎，可严密监测下至妊娠34周分娩。

（5）对于复杂性双胎，如双胎输血综合征、选择性生长受限、多胎之一畸形或死亡、多胎之一胎膜早破或早产等，个体化精确评估，估计胎儿出生后能存活，均应适时终止妊娠。

（6）合并有母亲并发症时，应积极控制疾病，在确保母亲安全的前提下，适时终止妊娠，通过糖皮质激素促胎肺成熟等手段尽量提高围产儿存活率。

4. 多胎妊娠的分娩时机 对三胎及三胎以上的多胎妊娠孕妇，孕期管理的终极目标在于选择一个最恰当的、对母儿均有利的时机终止妊娠，以保证母儿的安全。围产医学工作者们一直在摸索，但至今仍无法拟定一个客观的、可量化的标准来作为选择终止妊娠时机的依据。有学者主张三胎妊娠孕 34 周或每个胎儿体重 >2 000g 即可决定终止妊娠,但实际情况复杂多变,临床实践中很难单纯地依据孕周和胎儿体重估计来进行判断,多胎伴有的复杂的绒毛膜性、母亲的并发症、不同等级医疗机构对新生儿的救治能力等势必会影响最终的决定。因此,分娩时机的选择应根据母儿的情况及当地的围产医疗水平,在预防并发症及促胎肺成熟的情况下尽可能延长孕周。基层医院可选择进行胎儿宫内转运,可有效地提高围产儿预后。但有宫内环境不宜继续妊娠者需及时终止妊娠,以防胎死宫内。

(四)并发症防治

1. 围产儿损伤　双胎、多胎妊娠剖宫产术目的是减少围产儿损伤,但由于早产与各种姿势的胎位使得围产儿损伤常有发生,最常见的是骨折与刀割伤。为防范此类问题,应做到手术前充分了解每个胎儿的胎方位、规范操作、安排有经验医生手术。

2. 医源性早产　双胎、多胎妊娠早产的比例远高于单胎,尤其是 <34 周早产的发生率高,随着胎儿数量的增加,早产率增加,新生儿发育多不成熟,使新生儿中枢神经损伤及呼吸窘迫综合征(respiratory distress syndrome,RDS)等的发病率也明显升高,且经出生后随访发现其在体格发育、智商等远期预后方面低于单胎儿。当然,作为剖宫产,最为担心的是医源性早产,因此要做到严格掌握剖宫产时机,有条件的单位做围产期胎肺成熟度测定,正确应用促胎肺成熟药物。

3. 产后出血　无论是因双胎妊娠生理性子宫肌纤维过度延伸,或双胎妊娠合并病理情况,如前置胎盘、羊水过多,胎儿体重大等均可导致产后出血。因此,需要手术前有充分估计,开通静脉通路,做好输血输液准备,备好血源,一旦发生出血,按产后出血指南处理,双胎或多胎妊娠孕妇为产后出血高危人群,因此,排除前列腺素用药禁忌前提下,术中前列腺素制剂或卡贝缩宫素可作为预防产后出血一线用药。

(五)剖宫产的难点与技巧

1. 手术前准备　手术开始前需开通静脉通路,做好输血输液准备,考虑到手术产、多个新生儿的问题,术前需有足够的医护人员在旁待命,新生儿医生数与新生儿数相等。

2. 麻醉方式　首选对血流动力学影响最小

的硬膜外麻醉,也可选择全身麻醉。

3. 切口　腹壁切口常规选择下腹部正中纵切口,进腹后打开子宫下段前再次确认第一胎先露,切开子宫下段。

4. 胎儿的处理顺序　切开子宫下段后,对第一胎行破膜,破膜后缓慢放羊水,以免引起不必要的急性胎盘早剥而影响第二胎的血氧供应。待第一胎娩出后,切勿对第二胎急于破膜,助手在腹部尽可能将第二胎维持纵产式,并适度下推先露,如第二个胎位为非纵产式,则先明确胎位,也可在子宫外腹腔内行外倒转术,失败者则破膜后行宫腔内倒转术,具体操作详见横位内倒转。两个胎儿娩出的间隔时间尚无定论,多根据手术具体情况而定。

5. 子宫缝合　考虑到双胎子宫肌纤维过度延伸,故建议在关闭子宫下段时予以缝合适当多的子宫肌层组织,同时可以行方块缝合子宫下段肌层缩窄子宫体积。

(六)手术相关问题研究与探讨

1. 多胎和前置胎盘　多胎妊娠的前置胎盘发生率均略高于单胎妊娠。多胎妊娠时胎盘面积大,有时可扩展至子宫下段甚至宫颈内口形成前置胎盘,Francois 等对 29 268 例妊娠研究发现,单胎妊娠合并前置胎盘发生率 0.18%,多胎妊娠合并前置胎盘发生率 0.46%,但由于多胎胎儿肢体遮挡,超声对胎盘位置的诊断敏感度相对降低。手术时需注意进腹后子宫下段血管分布及饱满度,提前识别术前未发现的前置胎盘,从而选择合适的子宫下段切口(尽量避开胎盘较厚处)。

2. 胎盘早剥　多胎胎盘早剥的发生率增加,可能与多胎妊娠高血压发病增加及分娩时第一个胎儿娩出后宫腔压力骤减有关,胎盘附着面缩小,也易发生早剥。

3. 胎儿先天畸形　畸形发病率比单胎妊娠高两倍,除了合并单胎所有畸形以外,还可能发生双胎妊娠特有的畸形,所以施行剖宫产术时需慎重,当然,超声扫描对筛查和诊断胎儿结构畸形具有重要价值。

4. 产后出血　双胎若两个胎儿体重合计超过 5.5kg,或双胎羊水过多者更是产后出血高风险人群,多胎者更甚,有条件者可术中给予自体血回输。此外,待胎儿胎盘娩出后宫腔大,宫缩剂使用后收缩仍欠佳者,即便尚未发生产后出血者,亦可考虑预防性使用宫腔填塞术减少后期出血风险,注意术毕延长手术室观察时间,使得一旦产后出血发生时可争取最佳处理时间。

（七）文书记录

1. 胎位记录 描述每个胎位及娩出每个胎儿的操作。

2. 胎盘记录 核实绒毛膜和羊膜性质。

3. 术中特殊情况 记录宫缩情况,子宫张力,术中有无为预防出血增加相关操作等。

关键点

1. 术前应准备新生儿复苏、开放多条静脉通路。

2. 防止宫缩乏力导致产后出血。

四、非头位胎位时的剖宫产术

（一）概述

非头位胎位包括臀位、横位或斜位等。引起胎位不正的原因有子宫发育不良、子宫畸形、骨盆狭小、盆腔肿瘤、胎儿畸形、羊水过多或过少、前置胎盘等因素。其中臀位是最常见的胎位异常,占足月胎儿的3%~4%,而横位占0.2%~0.5%,是最危险的胎位异常。尽管普遍报道非头位剖宫产术比阴道分娩安全,但还是存在一定比例的新生儿损伤,最常见的是新生儿骨折。一旦发生新生儿损伤,初生婴儿的生活质量将会受到影响,医生也会产生负疚心理,医疗纠纷等更是接踵而来。因此,剖宫产术中对新生儿产伤尤其是骨折的细节预防措施及处理尤为关键。

（二）手术前监测与评估

1. 常规了解胎位 可通过四步触诊法了解胎方位。

2. 精确了解胎先露 一般通过四步触诊法难于精确了解胎先露,但可借助于阴道检查和超声检查进一步确定胎先露。尤其对于横位者,如能在术前确定胎背方向(向母体头侧或足侧)对手术方案设计有很大参考意义。

3. 其他 鉴于此类胎位常常由子宫畸形、盆腔肿瘤、胎儿畸形、前置胎盘等原因所致,超声检查时需一并了解,对手术方案规划有切实帮助。

4. 手术前基本保障 结合非头位胎位手术的不良结局的高危因素,如孕龄小、妊娠年龄大、羊水过多或过少、胎儿生长发育受限、巨大儿、瘢痕子宫、胎盘位置异常等再进行手术分级管理,尽量降低不必要的因操作经验缺乏而发生的新生儿产伤风险。同时考虑到臀位胎头嵌顿、后出头娩出困难等情况发生,故手术前对新生儿科医生的在场有一定的要求。

（三）剖宫产指征及终止妊娠时机

1. 横位

(1)剖宫产指征:横位>28周,活胎。

(2)终止妊娠时机:①达37周,即使无产兆,也应考虑;②>28周,一旦发生胎膜早破、正规宫缩。

2. 臀位

(1)剖宫产指征:①估计胎儿体重>3 500g;②足先露;③伴骨盆轻度以上狭窄;④同时存在产科其他合并症和并发症。

(2)终止妊娠时机:①择期剖宫产>39周,过早选择性剖宫产易发生新生儿湿肺;②>28周,一旦发生胎膜早破、正规宫缩。

（四）并发症防治

非头位胎位剖宫产术新生儿产伤发生率1.1%,常见为皮肤划伤,占64%,其他类型如头皮血肿、锁骨骨折、面瘫、臂丛神经损伤、颅内出血和长骨骨折。其中一项多中心研究发现新生儿长骨骨折在此类剖宫产者中发生率0.1%,尽管已远低于阴道分娩者的0.5%,但仍不可完全避免。关于骨折部位的分布,新生儿髋骨骨折文献偶有报道,而肱骨骨折的报道明显少于股骨骨折,锁骨骨折与股骨骨折相对常见。

1. 新生儿皮肤划伤 臀先露与头先露的组织性质完全不同,显然在切开子宫下段时没有明确的子宫软组织和胎头硬组织的分别,因此极易划伤胎儿臀部。所以剖宫产时避免紧急、着急的心态,需掌握一定剖宫产基础者才能实施臀位剖宫产术,一旦有新生儿损伤,根据切口特征处理:如切口小、浅、无活动出血,一般不必处理;切口大、深、出血较多者,可以细针线间断缝合,并尽早拆线。

2. 新生儿骨折 多由于娩出胎儿时手法不当或过于粗暴所致。注意即使剖宫产娩臀位时也按照臀位分娩机转进行,应尽量根据胎儿方位、先露类型顺势用力,手法轻柔,如为横位要转成臀位或头位。如娩胎儿过程有异常者,在新生儿娩出后应及早通过查体、X线摄片等及时发现新生儿有无骨折情况,如存在骨折则应根据骨折部位、程度进行相应处理。

(五)手术难点与技巧

1. 切口选择 非头位剖宫产选择腹壁切口时,强调初学者尽量避免横切口,取下腹正中纵切口,且腹部切口应足够大,术前对胎儿大小应有充分估计。有报道因腹壁切口过紧,两侧腹壁切口紧紧嵌卡胎体,当术者强行牵拽胎足,可造成术者握持部位软组织挫伤、皮下出血。进腹后常规选择子宫下段横切口,子宫切口第一刀应不小于2cm,缓缓切入肌层可清晰见到胎膜和胎儿部分,避免采取刀尖刺入宫壁的小切口,因为子宫肌层致切口下端呈漏斗型,视野不清,易误伤胎儿身体。

2. 娩臀位手法 与阴道分娩操作相似,按臀牵引的机转进行操作,需循着关节屈曲方向牵拉。有报道因牵拉方向不正确致髋关节脱臼的教训,或因粗暴的助娩行为导致新生儿不同程度损伤。

(1)单臀先露:需轻柔地牵引胎儿骨盆,协助伸直的下肢娩出。通常先用双手拇指示指置于胎儿腹股沟处持续均匀往外牵拉,前侧下肢屈曲娩出后,可轻柔地旋转胎臀使另一侧髋部转至前外侧,重复操作娩出对侧,随后操作按臀先露分娩机转。有研究对新生儿股骨中段厚度进行X线测量,发现该处骨质薄脆,且股骨上、中1/3交界处为着力薄弱点,是骨折多发处,因此,强调牵拉胎儿时需尽量减少在股骨的用力点,双手置于髋关节处为主要着力点;以减少股骨骨折的风险。而旋转胎儿的过程中产科医生将拇指置于骶骨上,示指环绕髂嵴,握持大腿以免损伤腹腔脏器,用灭菌治疗巾包裹胎体以防止滑脱。

(2)足先露或混合先露:轻柔地牵引胎儿一脚或双脚,娩出膝关节,向外牵引胎足至髋部娩出,再轻柔地牵引胎儿躯体,强调尽量避免单足牵引造成骨质或软组织挫伤,余操作同前。

(3)胎儿上臂处理:需有条不紊地完成以下操作,即在没有过度牵拉的情况下,胎儿上肢屈曲于胸前,用两手指由胎肩沿肱骨下滑,夹持上肢使其紧贴前胸外展以娩出肘部和前臂,将胎儿旋转90°

使对侧肩胛骨转至子宫切口处并重复上述步骤。上肢娩出后将胎儿骑跨在医生左前臂,并继续往外牵拉,直至切口处见胎儿枕骨后翻转娩胎头,翻转娩胎头注意点在于左手示指和中指压住胎儿鼻两侧的上颌骨,而右手中指按压胎儿枕部,其余手指置于胎儿双肩以保护胎儿颈椎。切忌上提胎体硬拽手臂而发生上肢骨折、臂丛神经损伤等后果。

(4)对脐带的关注:随着躯干娩出,胎头下降压迫脐带,理论上需在2~3分钟内结束分娩,以免新生儿窒息。

(5)少数情况下遇到后出头困难者,可将子宫下段横切口两侧略向上撕裂,扩大切口。

3. 娩横位手法 先徒手转为臀位或头位娩出。进腹腔后行子宫下段切口之前,以手触摸再次确认胎位(胎头和胎臀的方位),而后切开子宫下段行破膜,缓慢吸羊水,以免较快吸净羊水致内倒转操作困难。伸手入宫腔内循胎背寻找并握住胎足,横位时如胎背在母体前方,则牵引下方的胎足(通过踝关节和腕关节活动的异常来辨别胎足和胎手);如胎背在母体后方,则牵引上方胎足;胎背朝向宫底,则牵引母亲腹壁的胎足;若胎背朝向宫颈,则牵引靠近子宫后壁的胎足,以保证内倒转时胎背始终在母体前方,以减少牵引时的阻力。具体方法是沿子宫侧壁牵引其上方的胎足,用示指和中指握紧胎足,缓慢向下牵引,同时另一手在子宫外协助向上推胎头,内外配合慢慢将胎儿变成臀位足先露,此后按足先露娩出胎儿。若出现胎手先露,建议将手回纳宫腔内后,循胎肩胎背再娩胎足。无论是何种胎位,动作均需轻柔,以免造成不必要的胎儿损伤。

(六)手术相关问题研究与探讨

新生儿长骨骨折的早期处理非常重要。即便发生新生儿长骨骨折者,若得以早期处理,大多无远期后遗症。关键在于发现,因此对于娩出过程困难者,尤其可能闻及"crack"音者,建议出生后随即X线摄片检查评估。

总之,非头位胎位的剖宫产术中胎儿损伤,尤其新生儿骨折大多与臀先露部深固定或横位手先露,子宫下段形成差或者弹性差,扩张困难及术者不熟悉非头位胎位的分娩机制等有关。而改善方式,目前缺乏对应数据和有效推荐。可通过加强妇产科医务人员的技术培训,术前准确评估,提高麻醉效果,避免过度牵拉,保证子宫切口和腹壁切口足够大,助娩注意各关节屈曲方向,可能可降低部分新生儿损伤。

(七) 文书记录

1. 胎位记录 如足先露牵引双足、单臀先露牵引髋关节、横位胎背朝向、内倒转牵引胎足等详细记录娩出过程。

2. 术中特殊情况 记录有无切口裂伤、有无延长切口、有无娩胎头困难、有无闻及"crack"音等。

关键点

1. 臀位剖宫产术适用于足先露或胎儿偏大阴道分娩风险大的孕妇。

2. 横位足月是剖宫产术的绝对指征。

3. 避免因娩胎儿手法不当造成胎儿的损伤。

五、胎儿生长受限剖宫产术

(一) 概述

胎儿生长受限 (fetal growth restriction, FGR) 是导致围产儿患病和死亡的重要原因,其围产儿死亡率是正常者 3~8 倍,占死胎病因的 30%,且有较高早产和产时窒息发生率。我国 2019 年 FGR 专家共识中提及目前没有关于 FGR 胎儿分娩模式的 RCT 研究,若存在脐动脉舒张期血流缺如或倒置者推荐剖宫产分娩。

(二) 术前评估及术前准备

1. 建议在具备相关新生儿最佳抢救经验和设备的中心分娩,分娩时需配备新生儿复苏抢救人员,做好新生儿复苏准备,出生后注意清理声带下的呼吸道,病情特别危重时 NICU 医生到场抢救。

2. 对于预计在孕 34 周之前分娩的 FGR,建议产前完成糖皮质激素促胎肺成熟疗程;若孕龄介于 34~37 周间,预计 7 天内有早产风险,且孕期未接受过糖皮质激素治疗的,也建议产前使用糖皮质激素。

3. 对于孕 32 周之前分娩的 FGR,建议使用硫酸镁保护胎儿和新生儿的中枢神经系统。

4. 终止妊娠前需慎重评估胎儿出生缺陷,如染色体异常 (尤其是 18 三体综合征)、胎儿感染 (如巨细胞病毒、风疹病毒等) 或其他先天性异常。

(三) 剖宫产适应证及手术时机

1. FGR 的胎儿对缺氧耐受性均相对差,可适当放宽剖宫产指征,如母体存在不宜经阴道分娩的合并症或并发症则剖宫产。

2. 若脐动脉舒张末期血流检测和其他监测结果均正常,应建议维持妊娠到 37 周。

3. 胎龄 <34 周者应密切监护下延长孕周。

4. FGR 者在观察或治疗过程中出现以下情况者应考虑及时终止妊娠:①孕周已超过 34 周,治疗效果差;②胎儿窘迫、胎盘功能减退:若出现胎儿生物物理评分、脐静脉血流异常,特别出现脐动脉舒张末期血流缺如或倒置;③胎儿停止生长 3 周以上;④妊娠合并症或并发症加重,继续妊娠对母儿不利者。

(四) 手术难点与技巧

1. 麻醉方式 可选择全身或区域麻醉。

2. 选择切口 可选择下腹部正中纵切口或横切口,要求切口足够长,以免在娩出胎儿过程中造成不必要的胎儿损伤。而胎儿生长受限者往往孕周无法达预产期,子宫未充分扩张,子宫肌层厚,子宫下段形成欠佳及易出血,作子宫下段横切口时需略偏上。因胎儿生长受限容易合并羊水少,故对此类患者切开子宫下段时需谨慎,初始不宜小切口,以免将胎儿先露部划伤。虽钝性或锐性扩大子宫切口在小样本试验中得出的结果是没有显著差异,但切忌暴力,以免切口延裂。此外,由于子宫相对小,肠管容易在手术野出现,操作时需小心肠管损伤问题。

3. 娩胎儿 因胎儿偏小,更容易发生骨折和组织受伤,因此,助娩和牵拉胎儿务必轻柔。

4. 子宫缝合 娩出胎儿后关闭子宫切口时需考虑到再次分娩可能,子宫肌层建议缝合两层。

(五) 并发症防治

1. 母体并发症多与原本存在的相应妊娠合并症或并发症有关,术中及术后应进行针对性管理,如为先兆子痫并发胎儿生长受限者,往往表明母体疾病较为严重,手术后需加强监测。

2. FGR 者出生早期新生儿易发生窒息、低体温、低血糖、红细胞增多症等并发症,故在手术前合理应用糖皮质激素,出生时应请新生儿科医生到场评估,术后送至高危儿监护室观察和治疗为宜。

3. 施行此类剖宫产时,往往孕周小,子宫下段尚未形成,子宫下段弹性差,娩出胎儿过程中发生骨折可能性大,需注意动作轻柔、规范。

(六) 手术相关问题研究与探讨

1. 导致 FGR 的病因非常复杂,甚至有许多在宫内是无法明确的,如何避免由胎儿染色体或基因异常、胎儿结构异常、先天性病毒感染等导致的 FGR 剖宫产术,以减少母体不必要的损伤,是术前评估的重点也是难点。

2. 风险评估常用指标

(1) 羊水量:不作为唯一监测指标,羊水量的解读应基于单个羊水池的最大深度,没有证据表明羊水测量哪种方法在预测不良围产结局中更优。

(2) 胎儿血管多普勒波形:单纯脐动脉搏动指数(pulsatility index,PI)增高,大脑中动脉正常,为早期 FGR;脐动脉 PI 增高,大脑中动脉 PI 下降,说明出现脑保护效应,血液最新分配,是中重度 FGR;脐动脉舒张末期血流缺失,表示严重缺氧。

(3) 如果静脉导管心房收缩期流速下降或反流,右心房阻力增加为胎儿心力衰竭。

(4) 胎心监护:胎儿心率变异是胎儿宫内安危最有用的预测因子:短变异 ≤ 3 毫秒(分娩 24 小时内)与酸中毒(54.2% *vs.* 10.5%)和早期新生儿死亡(8.3% *vs.* 0.5%)相关。

(5) 生物物理评分(BPP):不推荐在早产 FGR 胎儿中进行 BPP 监测。BPP 对该组胎儿酸中毒的预测是不准确的,假阴性率可高达 11%。

(6) 定期超声检查:胎儿估计体重的动态改变可预测围产儿期预后,同时可发现其他异常。

(七) 文书记录

1. 孤立的 FGR 不是剖宫产指征,FGR 胎儿伴脐动脉舒张血流倒置或缺如大多建议剖宫产终止妊娠。

2. 术中对子宫下段情况需详尽描述,如形成、血管情况及有无行特殊切口如 T 形或体部纵切口,指导再妊娠注意事项。

关键点

1. 剖宫产时应到具有新生儿最佳抢救经验和设备的中心分娩。

2. 分娩时需配备新生儿复苏抢救人员,做好新生儿复苏准备。

3. 术前应排除胎儿畸形,评估可能的母亲并发症。

六、早产剖宫产术

(一) 概述

根据我国国情,早产(premature delivery)是指在 28 孕周至 37 孕周之间(196~258 天)的分娩。此时娩出的新生儿称早产儿。早产儿死亡原因主要是围产期窒息、颅内出血、畸形,早产儿即使存活,亦多有神经智力发育缺陷,不良预后的发生率较高。近年来由于早产儿治疗学及监护手段的进步,虽生存率明显提高,但伴随早产剖宫产比例亦同时上升。

(二) 术前评估和准备

1. 对于被评估为不可避免的早产者,应停用一切宫缩抑制剂。

2. 手术开始前需与新生儿科沟通,胎儿娩出前需新生儿科医生到场,并准备好相应的新生儿抢救准备(尤其做好早产儿气管插管准备),对未完成激素促胎肺成熟者,需做好新生儿娩出后立刻使用肺表面活性物质准备。

3. 当延长妊娠的风险大于胎儿不成熟的风险时,应选择终止妊娠,妊娠 <34 周根据个体情况决定是否终止妊娠。

4. 对于 34 周前的早产强调术前应用糖皮质激素治疗,>34 周、有证据表明胎肺未成熟者仍推荐使用激素促胎肺成熟,可改善围产儿预后。

(三) 剖宫产指征及分娩时机

早产剖宫产术评估关键点在于分娩时机的选择。对早产者分娩时机的选择是改善围产儿结局的关键所在。对于早产分娩方式的争论一直存在,多认为当孕妇存在严重疾病和 / 或存在胎儿生长受限,或有宫内缺氧直接证据,或存在其他剖宫产指征(如非头位、瘢痕子宫、梗阻性产道、前置胎盘、胎盘早剥等)建议剖宫产终止妊娠。

1. 妊娠 <34 周尽量延长孕周,但出现非头位,且早产不可避免时,根据个体情况决定是否终止妊娠。

2. 宫内感染为早产保胎禁忌,如有宫内感染明确证据,且短期内无阴道分娩条件者,则应尽快剖宫产终止妊娠。

3. 有其他剖宫产指征者可行剖宫产术,但应在结合孕周、胎儿大小,估计早产儿存活可能性较大的基础上选择。

(四)手术难点和注意事项

1. 腹壁切口 考虑可能需再次生育情况选择腹壁切口,并且要求切口足够长,切勿因胎儿小而行小切口处理,以免在娩出胎儿过程中造成不必要的胎儿损伤,最常见为早产儿骨折。

2. 子宫下段切口 早产往往孕周小,子宫下段尚未形成,故选择子宫下段切口不宜过高或过低,切口需向两侧微微上翘后撕开,因切口处肌层往往较厚,撕开困难或切口不够大时,可组织剪锐性剪开,减少累及宫旁血管,同时确保子宫切口足够大。而破膜后切勿过快吸净羊水,以致宫腔骤然缩小使得胎儿娩出困难。

3. 远离足月的胎膜早破早产者 子宫下段形成不良导致子宫切口的处理困难更大。且切开子宫娩出胎儿过程中发生骨折可能性大,若为单臀或混合臀先露,容易在胎儿肢体娩出时牵引不适当出现股骨骨折可能;若为肩先露,则胎儿单手或单肩容易脱出于切口不易回纳,而致早产儿肱骨、锁骨骨折;而对于头先露高浮者,娩头时术者以指尖为着力点或采用拉钩等不适当的器械粗暴上撬胎头,容易发生颅骨凹陷性骨折。

(五)并发症防治

1. 早产者发生各种骨折可能性大,手术安排事先考虑人员资质,选择有经验、有准入资质的医生实施手术,尽量减少早产儿损伤风险。在胎儿娩出困难,需延伸子宫下段切口时,尽量避免 T 型切口。

2. 关闭子宫切口选择双层缝合,以期降低再次妊娠子宫破裂风险。所有长期使用宫缩抑制剂者均需考虑预防产后出血。

3. 保胎时间长者产后亦须预防血栓治疗。

(六)手术相关问题研究与探讨

1. 早产儿脐带结扎延迟 可降低早产儿贫血、低血糖发生风险,但目前对于延迟时间尚存争议,30 秒 ~2 分钟不等。

2. 早产的主要风险还是在胎儿损伤,因此有学者提出即使剖宫产也尽量保证胎膜完整性,认为对特别小孕周者,剖宫产可以连同胎膜一起娩出新生儿。

(七)文书记录

1. 手术指征 孤立性早产不是剖宫产指征。

2. 术中对子宫下段特殊情况需详尽描述,如下段形成、血管情况及有无行特殊切口如 T 形或体部纵切口,指导再妊娠注意事项。

3. 胎儿娩出过程中如有不顺利者,务必与新生儿科医生做好交接,以求早发现早处理早产儿分娩并发症。

关键点

1. 剖宫产前应评估或促胎儿肺成熟。

2. 腹壁切口应足够大。

3. 术中对胎头高浮应有预估。

七、产程异常与剖宫产术

(一)概述

产程异常可看作难产的代名词,其本身不是致病因素,而是一种潜在的病理征象,多为分娩产力、产道、胎儿及精神心理四个因素影响的结果。

(二)术前评估和准备

产程异常需要进行剖宫产手术者,术前和术时可因其剖宫产指征的不同而出现不同的状况,尤其近年来新产程观念的影响致使产程异常的时长远超旧产程下的处理。故而,术前对于母儿状态的准确评估是围手术期的必要处理。

1. 产程时间过长或滞产者常存在不同程度水电解质紊乱、酸中毒、宫缩乏力、子宫及宫颈水肿等情况,术前尽量予以处理和纠正,包括补液、电解质补充、低蛋白纠正等,除非酸中毒严重如 pH<7.1,一般不刻意纠酸治疗。

2. 对于不协调宫缩者的宫缩抑制剂使用问题,有循证数据支持两者在母儿预后方面无显著差异,因此,不支持使用。

3. 此外,由于在手术决定与施行之间多有一定的时间差,故而对于胎儿宫内缺氧严重者在手术开始前必须再次评估胎儿情况,如胎心率持续 <80 次 /min,持续 10 分钟以上不缓解,往往说明胎儿已处于濒死状态,此时对于是否还需施行手术应极其慎重,一般不主张实施剖宫产手术。

（三）并发症防治

1. 切口撕裂 此类手术易发生切口撕裂,手术开始前主刀需对产程时间、宫口大小、先露高低、胎位、胎儿情况等充分了解,再设计手术方案,最简单易掌握的要领是宫口越大,子宫下段选择切口越高,若胎头深入盆,手术者的左手要小心进入胎儿先露最低处,轻柔地往宫底方向托,胎儿娩出后,常规检查子宫切口。

2. 严重感染 鉴于产程时间长,宫口开大者,手术后发生感染可能增加。因此,产程中不要随意做阴道检查,剖宫产手术中,待胎儿娩出后需更换手套和冲洗宫腹腔,降低产褥感染的发生。

3. 深静脉血栓形成、肺栓塞 公认与血栓、栓塞性疾病相关特异危险因素是高凝状态、盆腔血管损伤及胎盘附着处血管壁损伤、剖宫产、产褥期活动减少、感染、液体丢失多等。显然,产程中剖宫产术具备了上述所有高危因素,因此要注意抗感染、鼓励产妇多活动、多饮水,必要时抗凝治疗。

（四）手术难点与技巧

潜伏期、活跃早期的剖宫产术与普通剖宫产术相同,故此处主要针对活跃晚期及第二产程时剖宫产术的难点和注意事项。

1. 腹壁切口 麻醉成功后,考虑到尽量缩短胎儿娩出时间,腹壁切口首选下腹部正中纵切口,且切口宜大。

2. 避免损伤膀胱 进腹时需警惕因胎头压迫时间过久可能存在的尿潴留,可考虑先自子宫下段推动先露部,尽量排空膀胱后再打开膀胱反折腹膜。

3. 子宫切口选择 切开子宫下段时,位置要恰当,子宫下段切口不宜过低,一般规律是宫口越大,切口位置越高。

4. 娩胎头 台上医生一手托住胎头的最低点,借助杠杆作用帮助胎头上移,这样不会因用力过猛而致子宫切口过度延伸,在此期间,台上助手切勿在胎头被托出切口前过早按压宫底。

5. 对于胎儿深固定或第二产程阴道助产失败中转剖宫产者,往往存在共同特点,即上托胎头困难,无论是产道水肿或是胎儿因素,如何娩出安

全胎儿尽量降低母儿不良结局是产科医生需要考量的重点。有 4 项设计严谨的 RCT 研究提示对于此类第二产程剖宫产者,可尝试娩胎臀或胎足牵出胎儿,相较从阴道内上推胎头娩出胎儿,前者产道裂伤、子宫内膜异位发生率及新生儿 NICU 入住率均显著低于后者;两者间的手术时间、平均产后出血和住院时间略有差异,但无实际意义;而关于胎儿损伤问题,两者无差异。

（五）手术相关问题研究与探讨

1. 子宫切口位置选择过低 因子宫切口选择过低处为宫颈组织,宫颈组织的特点是平滑肌少、结缔组织多、愈合能力差,且切口过低靠近阴道,易致感染,下段较窄,容易撕裂,不利愈合。因此提倡宫口越大、产程越长、选择切口位置相对越高。此外,子宫下段肌层大多水肿,切开时避免造成胎儿的利器伤,撕开下段切口往两侧上翘,以减少切口向下裂伤的机会。

2. 子宫下段切口选择过高 如切口位于子宫体部与下段交界处,切口上下缘肌层厚薄不均,缝合时对合不良,易愈合不佳。缝合子宫切口的要求是尽量上下缘对合,避免穿过子宫内膜,用可吸收缝线双层缝合较佳。

3. 先露过深 娩出胎儿存在一定的技巧性:产科医生需一手上推胎儿肩膀,另一手自子宫切口和嵌入阴道的胎头间进入骨盆腔,用手掌缓慢上托胎头,若此步操作困难,可让台下助手自阴道内放置一手,3~4 个手指指腹呈杯状托住胎头并上顶,尽量避免 1~2 个手指指尖操作。胎儿娩出后主刀医生需立即更换手套,胎盘娩出后需对宫腔及时冲洗,对此类产妇重点关注子宫切口感染、愈合不良的问题,故特别强调术后预防性使用抗生素,并要求积极纠正产妇一般情况,如贫血、低蛋白等状态。

（六）文书记录

关于产程异常剖宫产的文书记录的重点:

1. 时间 决定手术时间,手术开始时间,胎儿娩出时间及手术操作总时间。

2. 胎心率 提供决定手术时的胎儿监护图形并文字记录属于哪一类胎心监护图,记录手术前胎心率,对于异常胎心率手术开始前需再评估手术必要性。

3. 术中特殊情况 记录有无切口裂伤、有无做特殊切口(T 形或 L 形),便于交待再次妊娠风险问题,记录是否更换手套和冲洗宫腔等。

关键点

1. 常规使用抗生素预防感染。
2. 子宫切口选择恰当，以防其撕裂及胎

儿娩出困难。

3. 术后防止母亲静脉血栓形成。

八、胎儿窘迫时剖宫产术

(一) 概述

胎儿窘迫(fetal distress)的诊断存在一定困难，诊断过于宽泛，临床上往往根据母亲情况、羊水量及性状、胎心率及胎儿监护图形间接判断。当然，实际工作中存在对胎儿窘迫的过度诊断，尤其是随着胎儿电子监护的广泛使用，对临产前的胎儿窘迫过度诊断显得更为明显，故临床医生要重视综合评估。

胎儿宫内缺氧往往由多种原因所引起，与母亲的合并症及妊娠并发症密切相关，妊娠不结束，病理状况无法根本纠正，即使经过处理，也不能根本上解除导致缺氧的原因，故在治疗的同时还应考虑让胎儿尽早脱离缺氧环境。

(二) 术前评估和准备

1. 一旦诊断胎儿窘迫，即为紧急剖宫产手术的指征，应争分夺秒施行手术。若为真正的胎儿窘迫，应在做出决定后 5~6 分钟做好手术准备，10~15 分钟内娩出胎儿，能减少死产、重度窒息、严重缺氧等远期损害。评估一个单位快速反应能力的一个重要指标是紧急剖宫产从决策到分娩间隔时间(DDI)，据报道，分娩室的 DDI 是 14.5 分钟，手术室 DDI 是 30.0 分钟，局麻比全麻 DDI 更短，在人员比例足够前提下更可达到 DDI<30 分钟要求。

2. 新生儿处理准备　新生儿窒息是胎儿窘迫的延续，慢性缺氧对新生儿神经行为及 2 岁时的智能测试的影响比产时急性缺氧更严重，而且慢性缺氧后续新生儿窒息的影响更明显。因此，术前需做好新生儿复苏的人力、物力准备，新生儿科医生到场等候及实施抢救。所有产科医生及助产人员也应能熟练进行新生儿复苏。术后加强新生儿近期和远期随访。

(三) 剖宫产指征

1. 慢性胎儿窘迫伴急性窘迫，排除胎儿缺陷者。

2. 宫缩应激试验(contraction stress test, CST)/缩宫素诱发宫缩的缩宫素激惹实验(oxytocin challenge test, OCT)阳性者，胎儿储备功能较差，难于耐受临产的压力负荷者。

3. 超声显示羊水过少，尤其是羊水指数 <4cm 者，胎儿生物物理指标 <6 分。

4. 分娩期紧急手术指征　对于存在下列情况，短期内阴道分娩困难或阴道助产无把握者，应选择紧急剖宫产：①胎心率持续 ≥ 160 次 /min，尤其 ≥ 180 次 /min；或 ≤ 110 次 /min，尤其 ≤ 100 次 /min，伴羊水粪染者；②羊水少伴 II° 及以上粪染者；③胎心监护出现频发晚减、重度变异减速、可变减速伴晚减混合图形、延长减速，以上减速伴基线变异或消失，或减速后基线不能恢复到 100 次 /min以上；④头皮血气 pH ≤ 7.15。

(四) 手术难点和注意事项

1. 麻醉　根据娩出胎儿的急迫程度选择合适的麻醉方式。一般可选择硬膜外或腰 - 硬联合麻醉，个别紧急手术时甚至可行局部麻醉，但胎儿娩出后再追加麻醉药物。

2. 手术步骤　同普通剖宫产术，但要求尽快娩出胎儿，争取缩短分娩间隔时间，建议腹壁切口选择手术者熟悉的切口，快速进腹，对于创面的小血管渗血暂不处理，待关腹后再行仔细止血。胎儿娩出后术者尽快清理新生儿呼吸道，尤其是羊水污染、黏稠的，以减少胎粪吸入性肺炎发生。

3. 娩胎头　对于非临产者可能存在胎头高浮现象，往往存在抓取、控制和娩出困难，强调进腹后充分评估产轴方向，子宫下段先做一小切口，缓慢释放羊水，协助胎头下降至切口位置，适度俯屈胎儿，后延长子宫切口再行胎头娩出。

4. 关闭子宫切口和腹腔　操作与普通剖宫产术相同，要求术毕仔细检查，彻底止血，这是对前期快速进腹可能忽略止血细节的进一步弥补。

(五) 手术相关问题与研究

1. 脐带绕颈绕体过于紧密者　先行松弛脐带后再娩出胎儿，娩出后稍延迟脐带结扎。

2. 分娩时机的选择　分娩时机应根据胎儿缺氧程度、胎儿成熟度及母体情况综合考虑。在选择分娩时机时既要考虑到让胎儿脱离缺氧的危险环境,又要考虑到胎儿出生后的存活能力。

3. 慎重对待胎儿窘迫　既然目前对于胎儿窘迫的诊断存在一定局限性,那就需要每位产科工作者掌握胎儿窘迫剖宫产指征,避免过度诊断的同时,更需避免剖宫产死婴发生。目前认为对胎儿窘迫的正确评估来源于监测指标,公认的观点是分娩期的胎心宫缩描记图(cardiotocography,CTG)有较高临床价值,基线变异率消失伴随胎心率减速者新生儿酸中毒发生可达 1.5~3 倍,Ⅱ类监护图中胎心率基线若低于 90 次 /min,往往与酸中毒相关性密切,且胎心率减速 <70 次 /min 者新生儿酸中毒达 3 倍之高。

(六) 文书记录

关于胎儿窘迫的文书记录的重点:

1. 胎儿窘迫表现为何种类型,如胎心率异常、羊水异常、超声提示的宫内环境不良等。

2. 急迫性胎儿窘迫需记录 DDI 时间,慢性宫内缺氧需重点记录手术时机的选择。

3. 术中特殊记录情况　记录羊水量、性状、气味,脐带情况、胎盘情况及新生儿出生时 Apgar 评分和血气分析。

关键点

1. 剖宫产时机要考虑胎儿娩出有一定的存活能力。

2. 一旦决定应尽快娩出胎儿。
3. 做好新生儿复苏准备。

九、脐带脱垂时剖宫产术

(一) 概述

脐带脱垂(umbilical cord prolapsed,UCP)属于罕见且紧急的产科并发症之一,发生率 0.1%~0.6%,且在非头位、多胎妊娠及小孕周人群中更高发。因显性 UCP 大多容易使脐血管机械性受压或脐血管痉挛致胎盘循环障碍,如不能及时处理可致胎儿很快死亡。而隐性 UCP 提前诊断往往较困难,反复胎心率异常,或突发严重延长减速为常见临产表现,占 67% 以上,因此处理容易滞后。在 20 世纪,UCP 的发生率由 1:150 降至 1:500,估计与经产妇增加有关,而与此同时,在过去的 50 年中,设施良好的医院围产期死亡率由 50%~60% 降至 2%~15%,估计与不断攀升的高剖宫产率有关。

(二) 术前评估和准备

一旦发生 UCP,第一步处理是快速评估胎儿是否成活。分娩方式常为剖宫产,若阴道分娩或阴道助产可短时内解决问题亦可尝试,后者常见于第二产程。行剖宫产术的前提是胎儿必须存活,大多情况下是直接通过触摸脐带的血管搏动来确定胎儿是否存活,也可通过胎心多普勒仪听诊胎心或超声波检查来确定,如胎心 <100 次 /min,实施剖宫产术需慎重,主张进入手术室和实施麻醉后再次评估,如胎心持续 <80 次 /min,胎儿预后差,应果断放弃剖宫产手术。

临床发现 UCP,是绝对的急诊,需即刻呼叫,并启动紧急剖宫产快速预警机制,高效率的医院应该有一支快速反应队伍,一旦有此类信号,麻醉师、洗手护士、动作熟练的手术医生、新生儿科医生分别立刻到达手术室,做好新生儿复苏一切准备,包括抢救设备,使得新生儿娩出后得以及时抢救。英国皇家妇产科学院(Royal College of Obstetricians and Gynecologists,RCOG)建议 DDI 时间小于 30 分钟可优化围产儿结局,尤其是已发生胎儿窘迫者。当然,DDI 低于 30 分钟的限制并不一定改善新生儿结局。

此外,分娩前需要持续胎心监测并记录直至胎儿娩出。同时,建议面罩给氧增加胎儿氧供。多种方式可尽可能缓解胎儿娩出前的脐带受压问题,见表 14-1。

对于 UCP,做出正确诊断并快速决策是非常关键的,同时配合冷静高效的快速反应团队处理方可获得最佳围产结局,使得母儿风险降至最低。

表 14-1

脐带脱垂处理原则

呼叫帮助

持续胎心监测

面罩给氧

即刻分娩

> 剖宫产或特定条件下的阴道分娩/阴道助产
>
> 通知麻醉师、新生儿科医生和手术室护士

孕妇及家属沟通

脐带减压/上推先露

> 两手指深入阴道内上推先露部
>
> 抬高臀位或胸膝位
>
> 导尿管充盈膀胱 500~750ml

回纳脐带(较少应用)

> 小样本试验提示当脐带脱出长度 <25cm,宫口扩张 ≥ 4cm,2 分钟内上推先露可能可有效回纳脐带

宫缩抑制剂

> 不作为一线处理,但在计划 DDI 时间较长者可考虑使用

保持脐带的湿润度和弹性

(三)手术难点及注意事项

1. 麻醉选择　胎心正常且稳定者,剖宫产手术麻醉尽量选择脊椎麻醉,反对快速但危险性更高的全身麻醉;极少数情况胎心不稳定者也可在局麻下进行快速操作。

2. 手术准备同时,对充盈膀胱者需在剖宫产术前或打开腹膜前开放导尿管,排空膀胱。

3. 手术操作　建议首选下腹部正中纵切口,进腹后不急于止血,迅速取子宫下段横切口,术者娩到胎儿先露部后,行阴道脐带回纳的操作者方可松手,娩出胎儿后迅速交与手术台下。DDI 手术时间虽不是影响围产儿预后的唯一因素,但也是重要因素之一。同时手术者需更换手套和冲洗宫腔,降低产褥感染的发生。因 UCP 剖宫产要求的是争分夺秒娩出胎儿,故而初始未能彻底止血,在缝合子宫下段切口后,需对膀胱腹膜反折、腹膜、肌层、筋膜、脂肪层各层严密止血,慎防产后血肿形成。

(四)手术相关问题与研究

1. 发生 UCP 的关键处理为立即解除脐带受压,无论脐带是否脱于阴道外,均需用手将脐带回纳和保护,在先露偏低的情况下可用指尖上推先露,以避免脐带受宫颈、先露和骨性骨盆的压迫。要求动作轻柔,尽量减少不必要的操作,以降低血管痉挛的发生。除此之外,也可同时采取臀高位或胸膝卧位,借助重力起辅助作用,或是留置尿管,让膀胱充盈至少 500ml 液体以抬高胎儿先露部和缓解脐带受压。而产妇送往手术室过程中,要求持续保持上述操作,尽量减少脐带受压。

2. 围产儿预后与 UCP 发生到分娩的间隔时间有明显的关系,若脐带血循环阻断超过 7~8 分钟,则胎死宫内。一般认为从胎心率开始下降到娩出胎儿的时间在 20 分钟之内者,预后较好,否则,病死率很高,即使存活者也可能存在神经系统后遗症。因此,UCP 的处理方法以最短时间内终止妊娠,急诊剖宫产常为首选。

3. 鉴于 UCP 的危险性及不可预见性,临床医生更关心 UCP 的高危因素,凡临产前有影响先露衔接异常者,均可发生 UCP,如臀位、横位、骨盆狭窄、头盆不称及胎儿偏小等,其他促成因素尚包括:脐带过长、羊水过多者,脐带长度超过 75cm 发生 UCP 机会为正常者 10 倍。

(五)文书记录

关于 UCP 的文书记录的重点:

1. 记录显性脱垂或是隐性脱垂,脱垂前有无诱因如人工破膜、转胎位等操作,发现脱垂时胎心率,如何保护脐带的持续搏动,发现 UCP 至胎儿娩出间隔时间等;

2. 术中特殊记录情况　记录是否更换手套和冲洗宫腔等。

关键点

1. 一旦发生脐带脱垂,应先评估剖宫产是否能娩出成活儿。

2. 剖宫产前尽量持续缓解脐带受压。

3. 剖宫产时应尽快娩出胎儿,同时做好新生儿复苏准备工作。

（贺晶　梁珌）

十、产钳失败转剖宫产术

(一)概述

产钳失败再行剖宫产是临床不常发生的情况,其原因在于产钳术前的判断失误。一旦确认产钳失败,应更改分娩方式,及时采取剖宫产娩出胎儿。术中注意子宫切口选择及胎儿娩出手法,避免损伤膀胱及产道,并且做好新生儿复苏准备。

(二)术前评估和准备

1. 评估确认产钳是否失败 发生产钳失败时,更改分娩方式要慎重。重新进行腹部检查和阴道检查,确定不能经阴道分娩,才能决定剖宫产。必要时产妇运送到手术室后,再做一次阴道检查。临床上偶尔也发生过胎方位异常,认为不能阴道分娩,送到手术室后,由于搬动过程中产妇体位改变,胎方位自然纠正,胎头下降,最后阴道分娩。这在经产妇更多见。千万避免上台切开子宫后,又从阴道分娩。

2. 密切监测胎心 确定胎儿存活,若发生胎儿窘迫,应行紧急剖宫产术,上台前做好新生儿抢救的准备。

(三)并发症的防治

1. 新生儿窒息 尝试产钳时阴道操作多对胎儿刺激大、时间长,易发生胎儿窘迫或原有的胎儿窘迫加重,由于胎头深陷,或阴道操作多刺激子宫,可能导致子宫痉挛性狭窄环,造成胎儿娩出困难。因此产钳失败转行剖宫产时易发生新生儿窒息,一旦决定更改分娩方式,应及时呼叫儿科医生到场,做好新生儿窒息复苏抢救准备。

2. 产道损伤 胎儿深陷增加取头难度,容易造成子宫切口撕裂,引起出血。娩出胎头时术者手掌置于胎头下方,不可上翘,而应轻轻向孕妇头侧方向推动,或可让台下助手轻轻上推胎头暴露于子宫切口处。胎儿娩出后仔细检查子宫切口,如有延裂及血肿及时修补处理。

(四)剖宫产的难点和技巧

1. 切口选择 产钳失败时剖宫产往往产程较长,子宫下段拉长变薄,严重者子宫上下段交界处可能上移。子宫切口位置选择太低,一则损伤膀胱,二则切口位置低甚至切口在宫颈。此时应该注意辨别子宫体部与子宫下段交界处。膀胱腹膜反折的特点是薄且无脂肪组织,识别其位置是切口选择的关键。应在子宫体部与子宫下段交界处下 2cm 处,做大约 10cm 的子宫下段横切口。

2. 娩出胎头 产钳失败时剖宫产常常是在第二产程晚期,胎头大多数已降到了盆底,深嵌在盆壁之间,造成取头困难。这时手术应由技术熟练的医生进行。术者右手手掌置于胎头最低处固定不用力,左手抓住右手前臂轻轻上提,使胎头向上暴露于子宫切口水平,再缓慢轻柔娩出。必要时由台下助产士或医生经阴道上推胎头,才能托出胎头。

3. 产道损伤 胎儿娩出后,检查产道是否存在损伤,特别是子宫下段和宫颈。在关腹后,缝合阴道切口前要探查阴道、宫颈,以免宫颈撕裂、阴道血肿没有得到及时诊断和处理。

(五)手术相关问题及研究

产钳失败再行剖宫产对母儿危害较大,不仅使孕妇产道损伤、产后出血以及感染的风险增加,亦使新生儿容易发生窒息或产伤。为减少或者杜绝此类情况发生,应尽量减少产钳失败对孕妇的损伤,应注意以下几点:

1. 警惕术前判断失误,包括:①胎头位置判断错误,如胎方位检查错误、前不均倾误认为枕横位、高直后位误认为枕后位;②胎头高位判断错误,如胎方位异常或相对性头盆不称时胎儿头部受压时间过久导致颅骨重叠、胎头变形、产瘤形成,产瘤在阴道口显露,实际上胎头骨质部分还在坐骨棘以上;或者产妇骨盆浅者常造成先露低的假象;③宫口未开全误认为宫口开全。

2. 对于困难的产钳手术,应谨慎操作。尽量在行会阴切开前先试拉产钳,如放置钳叶时遇阻力不能深入,或放置产钳后钳锁不易合拢,或牵引 2~3 次胎先露仍不下降,应检查原因。如确认无法产钳分娩,尽快改为剖宫产。因术前未切开会阴,可减少对孕妇的损伤。

关键点

1. 剖宫产前需确认产钳失败无法经阴道分娩。

2. 术中选择恰当子宫切口,避免产道撕裂。

3. 做好新生儿窒息复苏准备。

十一、胎盘早剥时剖宫产术

(一) 概述

胎盘早剥危及母儿的生命安全。母儿的预后与处理是否及时有密切关系。胎儿未娩出前，胎盘可能继续剥离，难以控制出血，持续时间越长，病情越严重，并发凝血功能障碍等合并症的可能性也越大。若胎盘剥离面超过胎盘的1/2或以上，胎儿多因严重缺氧而死亡。因此，一旦确诊，必须及时终止妊娠。终止妊娠的方法根据胎次、早剥的严重程度、胎儿宫内状况及宫口开大等情况而定。如短期内无法经阴道分娩，尤其是孕妇情况恶化时，或者存在胎儿窘迫时，均应及时行剖宫产终止妊娠，同时做好产后出血、DIC等并发症的防治。

(二) 术前评估和准备

1. 孕妇病情评估和术前准备

(1)监测生命体征，快速建立静脉通道、保暖、必要时供氧，留置导尿管，记尿量。同时确定出血量，隐性的胎盘早剥可无阴道流血，但胎盘与子宫壁之间可积聚大量血液及血凝块，应根据生命体征、休克指数、皮肤温度与色泽、尿量、患者有无口渴感以及精神意识状态等综合评估出血量。

(2)完善实验室指标进一步评估病情严重程度，取血行全血计数、交叉配血、凝血功能、肝肾功能、血气分析等；尽早通知麻醉医生参与抢救，通知手术室做好手术准备，通知血库准备血液、凝血因子等；与家属谈话告知疾病的危险性及手术风险；安排高年资有经验的医生上台手术。

(3)纠正休克和DIC。术前如发生休克或DIC，积极输血、迅速补充血容量及凝血因子，维持血流动力学稳定，纠正凝血功能障碍。胎儿未娩出前，胎盘可能继续剥离，进一步释放组织凝血活酶进入孕妇血液循环。因此，经积极输血及凝血因子，待病情稍有好转，应尽快进行手术，同时继续补充血容量和凝血因子。

2. 胎儿宫内状况评估

(1)电子胎心监护：胎盘早剥出血引起胎儿急性缺氧，围产儿死亡率高达11.9%，是无胎盘早剥者的25倍，存活的新生儿亦可能留有神经系统后遗症。因此一旦考虑胎盘早剥，需进行连续电子胎心监护监测胎儿宫内状况。胎心监护可出现胎心基线变异消失、变异减速、晚期减速、正弦波形和胎心过缓等。出现以上胎儿窘迫的表现，应及时分娩。

(2)超声检查：超声除了协助了解胎盘部位及早剥程度外，在多普勒未闻及胎心情况下，可明确胎儿是否存活，有助于评估病情和分娩方式。

(3)如胎儿存活，通知新生儿科医生到场做好新生儿复苏抢救准备，新生儿行脐血血气分析了解宫内缺氧情况。

(三) 终止妊娠的时机、剖宫产指征

终止妊娠的时机视孕龄和母儿状况而异，强调根据足月或未足月、胎儿存活或死亡或胎儿窘迫、孕妇状况稳定或恶化(DIC、休克、肾衰等)进行个体化处理。

重型胎盘早剥，特别是初产妇不能在短时间内结束分娩者；有胎儿窘迫征象需抢救胎儿者；重型胎盘早剥，胎儿已死，产妇病情恶化，处于危险之中又不能立即分娩者；破膜引产后，产程无进展者，均应及时行剖宫产术。

(四) 并发症的防治

1. 产后出血　胎盘早剥发生子宫胎盘卒中时，将影响子宫平滑肌收缩，可导致产后出血，出血量多时可致休克。部分胎盘早剥与先兆子痫有关，由于低血容量显示血压正常，必须密切监测容量，早期识别低血容量，补充足够血液。同时，胎盘早剥并发的DIC也是其发生产后出血的原因。应在胎儿娩出后立即预防性给予强力的宫缩剂如前列腺素制剂、麦角新碱等促进子宫收缩。药物无法控制出血时，应及时采用手术方式如宫腔填塞、子宫压迫缝合、子宫动脉结扎、子宫动脉栓塞等止血，如仍未能控制出血需行子宫切除术。

2. DIC的处理　胎盘早剥可能并发凝血功能障碍，尤其在胎盘剥离面积大、胎儿死亡时，大量组织凝血活酶释放进入母体血液循环，激活凝血系统，大量凝血因子消耗，出现消耗性凝血病和低血容量休克风险极大。需建立静脉通路，积极输血和凝血因子。胎盘早剥时，以纤维蛋白原的消耗最为显著，尤其需要补充冷沉淀和纤维蛋白原。输血目标：血细胞比容>30%，血红蛋白>100g/L，尿量>30ml/h，纤维蛋白原>2g/L。当已发生胎儿死亡时，孕妇的抢救是治疗的重点。孕妇预后与是否积极采取补充足够液体和输血治疗更相关，而不是间隔多长时间后分娩。

3. 急性肾损伤　胎盘早剥发生严重产后出

血时,大量失血导致低血容量,肾实质灌注减少,导致急性肾前性肾损伤。且严重胎盘早剥约有一半发生在妊娠高血压、妊娠合并慢性肾炎的患者,肾内小动脉痉挛,肾小球前小动脉极度狭窄,造成肾脏缺血。胎盘早剥大量出血时,可在此基础上加重肾灌注减少,出现急性肾功能衰竭。

当患者出现少尿(尿量 <17ml/h)或无尿(尿量 <100ml/24h)时,应及时补充血容量,若血容量补足后仍少尿,可静推呋塞米 20mg,必要时重复用药。液体复苏后恢复足够的尿量、肾功能改善符合肾前性疾病的诊断。若患者对上述治疗无反应,即未出现尿量增多和血肌酐水平下降,则提示急性肾衰竭可能。若出现氮质血症、电解质紊乱、代谢性酸中毒,则应及时行血液透析治疗。

(五) 剖宫产的难点与技巧

1. 子宫胎盘卒中的处理　胎盘早剥尤其是隐性剥离发生内出血时,如出血量多,大量血液积聚在胎盘与子宫壁之间,压力增加使血液渗入子宫肌层,导致子宫肌纤维分离、断裂甚至变性。当血液经肌层浸入浆膜层时,子宫表面呈现蓝紫色瘀斑,以胎盘附着处最为明显,称为子宫胎盘卒中(uteroplacental apoplexy),又称库弗莱尔子宫(Couvelaire uterus)。

剖宫产术中若发现为子宫胎盘卒中,除了在娩出胎儿后及时使用宫缩剂、按摩子宫外,还可用温盐水纱垫热敷,多数可以止血。但与其他原因引起的宫缩乏力相比,子宫胎盘卒中引起的宫缩乏力可能对宫缩剂以及子宫按摩等标准的治疗方法不起反应,此时应及时采用保守性手术控制出血,如宫腔填塞、子宫压迫缝合、子宫动脉结扎等,手术方式的选择以手术者的操作经验为主,尽量选择最快、最熟练的手术方式以争取尽快止血。如经上述宫腔填塞、压迫缝合后仍未能完全控制出血,在患者血流动力学稳定的情况下,有条件时可行子宫动脉栓塞术。以上处理均无效时,应果断行子宫切除术以挽救患者生命。

2. DIC 时的剖宫产处理　胎盘早剥并发 DIC 时,剖宫产切口出血很难控制,术前术中稳定患者状态、纠正凝血功能障碍非常重要。术前应常规检查凝血功能,充分备血(包括新鲜冰冻血浆、冷沉淀、红细胞悬液等)以及凝血物质(纤维蛋白原、凝血酶原复合物等)。如胎儿窘迫或母体状态不稳定,应在输血和凝血因子同时紧急剖宫产。如胎儿死亡,则先积极输血纠正 DIC,待凝血功能指标改善再行剖宫产。如 DIC 造成剖宫产术中出血不能控制,应行子宫切除术。同时,发生 DIC 时应注意手术各创面止血,避免发生血肿,建议术中放置腹腔和腹壁引流。

(六) 手术相关问题研究与探讨

1. 胎盘早剥出现急性胎儿窘迫的分娩时机　决定剖宫产后的应对速度是新生儿结局的一个重要影响因素。宫内缺氧时间的长短——胎心减速到胎儿娩出的时间间期(bradycardia to delivery internal,BDI)是新生儿发展为永久性缺血缺氧性脑病的重要影响因素。在不可逆因素所致的胎心减速中,脐动脉 pH、BE 与 BDI 成反比,每延长 1 分钟,脐动脉 pH 下降 0.011。Kayani 报道应对速度与新生儿结局的关系,共 33 例临床确诊的胎盘早剥伴胎儿心动过缓,22 例无神经系统后遗症的存活儿中,15 例在 20 分钟内分娩;11 例死亡或脑瘫儿中,8 例在 20 分钟后分娩。因此在严重胎盘早剥存在胎儿窘迫时,必须马上启动紧急剖宫产流程,以最快速度安全娩出新生儿。术前通知新生儿科医生到场,做好新生儿复苏准备。

2. 妊娠期高血压疾病导致的胎盘早剥的处理　部分胎盘早剥与妊娠期高血压疾病有关,由于低血容量而显示血压正常,必须密切监测容量,早期识别低血容量,补充足够血液。剖宫产术后继续硫酸镁解痉、控制血压、镇痛,预防子痫发作。严重胎盘早剥导致产后出血及失血性休克,经救治后往往出现低蛋白血症,而先兆子痫患者本身易合并有低蛋白血症,因此术后需关注血清白蛋白水平,必要时输注白蛋白。同时注意出入量,避免过度补充液体导致肺水肿和心衰。

3. DIC 患者的术后观察　胎盘早剥继发 DIC 的患者,剖宫产术后需严密观察其生命体征、宫底高度、阴道流血、尿量,定期复查血常规、凝血功能,继续补充血容量和凝血因子直至 DIC 纠正和贫血改善。随访肝、肾功能,如有异常及时处理,防止肝肾功能衰竭。同时应用广谱抗生素预防感染。胎盘早剥急诊剖宫产是产褥期静脉血栓栓塞症的高危因素,产后 6~12 小时应予低分子肝素预防。

十二、子宫破裂时剖宫产术

（一）概述

子宫破裂为产科最为严重的并发症之一，威胁母儿生命，孕产妇病死率 12%，围产儿死亡率 90% 左右。其他不良结局包括严重出血、膀胱撕裂伤、子宫切除术相关的并发症，以及宫内缺氧相关的新生儿并发症。在医疗资源丰富的城市地区，子宫破裂大多与剖宫产后阴道试产有关，但在医疗资源有限的农村地区，许多子宫破裂与梗阻性难产有关。也见于除剖宫产史以外的瘢痕子宫、缩宫素使用不当、手术助产时产伤、子宫肌壁病理改变如子宫畸形、胎盘植入、多产等情况。随着剖宫产率的增高，子宫破裂发生率亦增加。一经确诊，应尽快处理。

（二）术前评估和术前准备

1. 评估子宫破裂的程度 子宫破裂初始症状缺乏特异性，有时诊断较为困难，甚至可能延误。子宫破裂程度的判断主要根据病史、临床表现及体征。先兆子宫破裂主要表现为病理缩复环、下腹压痛、胎心率改变、排尿困难及血尿等。子宫破裂主要为下腹压痛、反跳痛、胎心不规律或消失及下腹触及胎儿肢体。产程中出现大量阴道出血，除了考虑前置胎盘、胎盘早剥外，有上述危险因素者还要考虑子宫破裂的可能。B 超能快速了解子宫、胎儿、腹腔积血情况，是重要的辅助诊断方法。

先兆子宫破裂时，如果处理及时，可保证母儿安全，并避免发展到子宫破裂。应先给予大量镇静剂如哌替啶 100mg 肌内注射以抑制宫缩，行术前准备，尽快剖宫产结束分娩以争取活婴。应避免阴道助产，即使胎儿已死亡也不宜经阴道分娩以免发展到子宫破裂。

2. 评估母儿状况 子宫完全破裂者易发生大出血导致孕妇休克、胎儿宫内缺氧甚至死亡。需重点评估孕妇的生命体征、血流动力学是否稳定，一旦有休克表现，立即积极抢救，包括输血、输液（至少建立 2 条静脉通道快速补充液体）、吸氧、

抗生素预防感染，并及时剖腹手术抢救产妇生命。即使死胎也不应经阴道分娩以免破口增大、出血增多及感染扩散。

3. 评估麻醉方式 应根据患者的血流动力学稳定性及分娩的紧急性选择行局部或全身麻醉。胎盘早剥时常并发凝血功能障碍，此时为降低硬膜外血肿和脊髓血肿的风险，选择全身麻醉可能更为安全。

（三）手术指征及时机

只要怀疑子宫破裂，就应急诊剖腹手术。宁可积极诊断子宫破裂，也不能漏诊，因为任何延误将减少孕产妇、胎儿的生存机会。有两项关于剖宫产术后阴道试产（trail of labor after cesarean section，TOLAC）的研究评估了从确认胎心异常到分娩的时间间隔与新生儿预后的关系。Holmgren 报道在子宫破裂发生后 30 分钟内施行手术是降低围产期胎儿永久性损伤以及死亡的主要治疗手段。从确认胎心异常到分娩的时间间隔大于或等于 18 分钟时，新生儿并发症发病率会增加。但 Bujold 的报道显示，18 分钟内分娩并不能完全预测新生儿情况良好，23 例在 18 分钟内分娩的新生儿中有 2 例发生缺血缺氧性脑病。围产儿结局的严重性很大程度上取决于子宫破裂后胎盘剥离的程度。临床上不应过度关注多长时间进行剖腹手术可能发生或不发生新生儿并发症，而应尽一切努力尽快剖腹探查手术。

对先兆子宫破裂者应用镇静剂抑制宫缩后尽快剖宫产，对子宫破裂者予纠正休克、防止感染，无论胎儿是否存活均应尽快剖腹探查，既能明确诊断，又能进行手术修补。剖腹探查手术的原则是力求简单、迅速，能达到止血目的。

（四）并发症的防治

1. 器官损伤 当复杂子宫破裂导致骨盆漏斗韧带、阔韧带内血肿，解剖关系不清时，应注意输尿管与骨盆漏斗韧带的交叉，避免损伤输尿管。有时复杂破裂延及膀胱、阴道穹窿、直肠，要仔细检查，注意修补。

2. 感染 由于子宫破裂多与梗阻性难产、

剖宫产后阴道试产有关,且一旦子宫破裂可能导致产后出血,这些都增加了感染的风险,因此建议术前、术中及术后大剂量应予广谱抗生素防治感染。

(五)剖宫产的难点与技巧

1. 手术步骤 首先迅速剖腹取出胎儿和胎盘,吸净盆腔积血和羊水,检查子宫破裂情况,如有活跃出血,用卵圆钳或鼠齿钳钳夹止血,然后根据子宫破裂的程度和部位、手术至发生子宫破裂的时间以及有无严重感染等决定进一步手术方式。

2. 手术方式的选择 手术方式取决于子宫损伤的程度、产妇生命体征是否平稳、将来的生育要求及医生的技术。

(1)子宫修补术联合限期剖宫产术:适用于发生在孕中期、破裂口小、出血量少,孕妇及胎儿情况良好的患者。

(2)子宫破裂修补术联合紧急剖宫产术:适用于子宫破口整齐、距破裂时间短、无明显感染,或者全身情况差不能承受大手术的患者。

(3)紧急剖宫产术联合子宫次或全切除术:次全子宫切除术适用于子宫破口大、不整齐、有明显感染的患者。全子宫切除术适用于破口大、撕裂超过宫颈的患者。若存在累及膀胱、输尿管、血管和其他盆腔器官的损伤,则需仔细辨认解剖结构予以修补。

(4)特殊情况的处理:穿透性胎盘植入并子宫破裂:一旦发生,均需手术治疗,视胎盘植入部位、植入面积及子宫破裂程度行全子宫或次全子宫切除术或部分子宫肌层切除术以及子宫修补术,如胎盘植入侵及盆腔其他器官,可在手术时酌情一同处理。

(六)手术相关问题研究与探讨

1. 子宫破裂重在预防 应重视子宫破裂的高危因素,加强产时管理,密切观察产程,及时识别异常,严格掌握缩宫素和其他宫缩剂使用指征,严格规范各种阴道手术指征,尤其困难的产钳和内倒转术。

2. 规范瘢痕子宫的管理,包括分娩方式和分娩时机。

(1)对既往剖宫产史者,需严格掌握阴道试产的指征。若前次剖宫产适应证仍存在,或前次剖宫产术式为子宫体部者,或虽在子宫下段,但有严重感染撕裂或术后可疑切口愈合不良者,或两次剖宫产史者,则为阴道试产的禁忌证。根据既往剖宫产切口的位置,选择再次剖宫产的时机。如为子宫下段剖宫产史,或为子宫下段纵切口剖宫产史,则在妊娠 39 周终止妊娠;如前次子宫切口涉及较厚的子宫肌层,则在妊娠 37~38 周终止妊娠;如为古典式剖宫产史,则在妊娠 36~37 周终止;但若既往子宫切口的位置不明,应仔细询问患者的产科病史判断切口位置以决定分娩时机。

(2)对既往子宫肌瘤切除术史者,应个体化处理。如手术时进入宫腔或切除多个肌瘤,推荐妊娠 37~38 周之间剖宫产;若既往行类似古典式剖宫产子宫切口的子宫肌瘤切除术史,应在妊娠 36 周时终止妊娠;既往肌壁间子宫肌瘤切除术,在连续产时胎儿监测、产程早期进行硬膜外麻醉镇痛及有能力行紧急剖宫产的条件下可以进行阴道试产。但目前国内多在腹腔镜下行肌瘤切除术,肌层缝合强度可能与开腹手术不同,也与手术医生的技术水平、缝合层数等有关,应仔细回顾既往肌瘤切除的手术记录,权衡剖宫产与阴道试产的利弊。

(3)对于既往子宫破裂史者,目前关于最佳的分娩时机尚无共识。其中既往宫底部位破裂的患者再次破裂的风险最高,建议妊娠 36 周择期剖宫产。既往子宫下段破裂者再次破裂的风险相对较低,可在妊娠 37 周行剖宫产手术。

关键点

1. 只要怀疑子宫破裂,就应急诊剖腹手术。

2. 手术方式取决于子宫损伤的程度、孕妇生命体征是否平稳、将来的生育要求及医生的技术。

3. 预防子宫破裂应重视高危因素、加强产时管理和瘢痕子宫的管理。

十三、外阴、阴道静脉曲张与剖宫产术

(一) 概述

单纯外阴阴道静脉曲张是产科常见病,多数在分娩后自行恢复,且没有很好的治疗方法。多数患者因考虑经阴道分娩易出现静脉曲张破裂或合并其他并发症而行剖宫产终止妊娠。

经阴道分娩危险性较大的原因主要在于:大阴唇皮下富有脂肪组织、弹性纤维及静脉丛,但无肌肉,妊娠期外阴阴道组织中小静脉显著增多,且高度扩张,形成许多大的血管瘤样静脉束,胎头拨露、着冠及胎儿娩出时,阴道口周围组织张力增大,易出现曲张静脉破裂,并形成难以控制的血肿。

预防血肿形成的措施如下:①分娩前可局部给予 50% 硫酸镁湿热敷,降低其张力。②在胎头拨露时,可考虑行会阴正中切开或侧切术,角度可稍有改变,尽可能避开曲张静脉。③分娩过程中一旦胎头拨露、着冠,要尽快结束分娩,防止曲张静脉随会阴组织张力增大而破裂。④胎儿及胎盘娩出后要仔细检查软产道损伤情况。若发现有曲张静脉破裂,应迅速用丝线或可吸收线行八字缝合,结扎止血。阴道内也要仔细检查,以防不易发现的小静脉曲张破裂,造成阴道内血肿形成。⑤会阴切开缝合时也要尽可能避开伤口旁曲张的静脉。⑥妊娠期及产后应对孕产妇进行健康卫生指导,保持外阴清洁,防止曲张静脉因外因破裂。

(二) 术前评估及术前准备

1. 评估剖宫产的必要性 外阴、阴道静脉曲张并非阴道分娩禁忌证,但在严重静脉曲张的情况下,经阴道分娩易出现静脉曲张破裂或合并其他并发症,因而孕妇可能要求或者产科医生建议行剖宫术产终止妊娠。分娩方式的评估需综合考虑曲张静脉的部位、大小、张力等因素,估计对经阴道分娩无明显影响,且无其他产科并发症者可考虑经阴道分娩。

2. 术前谈话告知剖宫产或阴道分娩的利弊 应告知孕妇及家属,外阴、阴道静脉曲张并非阴道分娩的禁忌证,但严重静脉曲张增加产时曲张静脉破裂和血肿形成的风险,而通过采取一定的措施可以预防产时曲张静脉破裂或血肿形成。而剖宫产虽然可避免以上风险,但也相应增加手术的相关风险,包括静脉血栓栓塞等,严重时造成肺栓塞危及产妇生命。此外,再次生育时,有前次剖宫产术史的孕妇前置胎盘、胎盘植入等的风险均增加。在充分知情同意、经其权衡利弊后再行择期剖宫产术。

3. 评估是否合并其他疾病 对于外阴、阴道静脉曲张的孕妇,应注意是否由其他病因引起。如合并腹壁静脉曲张,需排除肝脏疾病如肝硬化等。此外,还应排除其他罕见疾病。注意孕妇是否合并有腿部外侧和腰背部曲张血管或肢体肥大症,如存在需考虑静脉畸形骨肥大综合征(Klippel-Trenaunay syndrome),这是一种罕见的先天性疾病,其特征是毛细血管畸形、静脉畸形或静脉曲张及肢体过度生长,伴或不伴淋巴管畸形。对于合并这些疾病的孕妇,应协同相关科室如消化科、血管外科等共同商定围产期处理。

(三) 终止妊娠的时机、剖宫产指征

外阴、阴道巨大的丛状静脉曲张,或孕期曾发生曲张静脉自发破裂出血、阴道曲张静脉脱出者,为避免阴道分娩时血管破裂造成严重出血或血肿,应行剖宫产术终止妊娠。

终止妊娠的时机应在临产时或孕 39 周之后。这主要出于降低新生儿并发症的考虑。文献报道,孕 39 周前选择性剖宫产分娩的新生儿呈现与提早分娩相关的一些并发症,如呼吸窘迫综合征、新生儿适应性问题如低体温、低血糖和入住 NICU 的风险增高。

(四) 并发症的防治

2015 年 RCOG 发布的降低妊娠期和产褥期静脉血栓栓塞风险的指南中,有症状的或膝部以上、或合并静脉炎、水肿及皮肤改变的明显静脉曲张是静脉血栓栓塞症(VTE)的危险因素之一,风险评分为 1 分,选择性剖宫产、急诊剖宫产也均为 VTE 的危险因素,评分分别为 1 分和 2 分。根据 RCOG 的推荐,因产褥期 VTE 风险较妊娠期高 2~5 倍,因此产后 VTE 预防应更为积极,危险因素评分 ≥ 2 分者,推荐产后给予低分子肝素抗凝预防 VTE 至少至产后 10 天。因此,因外阴、阴道静脉曲张行剖宫产术的产妇,术后 6~12 小时应考虑抗凝治疗,同时加强宣教,鼓励产后尽早下床活动、使用弹力袜,或腿部充气压力泵。如合并其他 VTE 危险因素,则更应及时启动 VTE 预防。

> **关键点**
>
> 1. 充分评估最佳分娩方式。
> 2. 排除其他疾病引起的外阴、阴道静脉曲张。
> 3. 术后预防静脉血栓栓塞。

十四、尖锐湿疣与剖宫产术

(一) 概述

尖锐湿疣是由人乳头瘤病毒(HPV)感染引起的,其中90%是由于非致癌HPV 6或11型引起,以皮肤黏膜疣状增生性病变为主要表现的性传播疾病,可表现为丘疹样外阴病变,也可累及阴道和宫颈。经HPV母婴传播感染的婴幼儿可表现为黏膜、结膜或喉部病变,甚至幼年型呼吸道乳头瘤样增生(juvenile-onset respiratory papillomatosis, JRP),但较罕见,发生率约为1/400。妊娠期母婴传播的具体机制尚未阐明,越来越多的研究表明,尖锐湿疣可能引起病毒血症,除产道传播外还存在宫内传播。有学者采用PCR法检测了105例母亲分娩时的宫颈刮片及其106例新生儿鼻咽分泌物的HPV DNA,并对病毒进行了分型,结果发现39例(36.8%)新生儿HPV DNA阳性,其中29例与母亲标本中的病毒分型一致,且有5例为剖宫产娩出的新生儿,该结果证实了如果产妇存在宫颈HPV感染(即使是亚临床感染),其新生儿容易受累,且HPV可经垂直传播途径引起宫内感染;剖宫产不能阻止新生儿感染HPV,但可降低其感染率。尽管新生儿HPV(尤其是6、11型)感染多由垂直传播引起,但临床上婴幼儿HPV相关的皮肤、黏膜疾病却并不多见。此外,还有文献报道HPV感染与死产、胎儿生长受限、高胆红素血症、胎儿畸形无关。因此,到目前为止,HPV感染不是剖宫产指征,也没有证据证明HPV感染者不可以妊娠。

(二) 术前评估及术前准备

对于尖锐湿疣孕妇术前准备应注意消毒隔离。严格执行无菌操作技术,操作时戴手套,接触患者前后认真消毒洗手。一次性用品专门放置并做好标记,避免污染其他物品。

(三) 剖宫产指征、终止妊娠的时机

若妊娠足月,发现病灶广泛存在于外阴、阴道和宫颈时,经阴道分娩极易发生软产道裂伤,甚至大量出血,或巨大病灶堵塞软产道时,均应择期行剖宫产术终止妊娠,一般于孕39周分娩。有研究认为破膜与分娩的间隔时间可能是影响新生儿HPV感染的一个重要因素。因此,如在择期剖宫产术前胎膜破裂或临产,应尽快行剖宫产术终止妊娠。

(四) 手术相关问题研究与探讨

在对患尖锐湿疣的孕妇行剖宫产术时更应注意无菌操作,手术区域要与外阴部彻底隔离。产时清理新生儿呼吸道等操作可能导致黏膜损伤,后者是HPV感染新生儿的途径之一。故应采用正确的吸黏液方法,严格控制负压,手法轻柔,吸痰管进出呼吸道可采用旋转手法以减少呼吸道黏膜损伤。产后指导产妇在喂养、接触婴儿前洗手和消毒,避免婴儿接触到污染区、污染物如内裤或被污染的乳头。

对于分娩时母亲存在尖锐湿疣的儿童,幼年期如出现声音嘶哑、气息声、偶发呼吸窘迫、间歇性呼吸道阻塞以及失声等表现,应注意JRP可能,如体格检查显示覆盖在真声带、假声带、声门下区和气管表面多个疣状、息肉样物,则可明确诊断,通常JRP需多次手术治疗。

> **关键点**
>
> 1. 剖宫产不能阻止HPV垂直传播,存在广泛或巨大病灶阻塞产道或易导致出血时宜行剖宫产术终止妊娠。
> 2. 围手术期注意消毒隔离。
> 3. 产时清理新生儿呼吸道时避免损伤其咽喉部。

十五、生殖道畸形剖宫产术

(一) 概述

先天性子宫畸形（congenital uterine anomaly，CUA）是女性生殖器官发育异常中最常见的一种，由胚胎时期米勒管缺如或发育不全、侧向融合缺陷、纵向融合缺陷所致。有关子宫畸形的分类标准，美国生殖医学学会（American Fertility Society）的米勒管缺陷分类系统是沿用已久的标准，该系统将子宫畸形分为子宫发育不全、纵隔子宫、双子宫、双角子宫、弓形子宫、单角子宫以及己烯雌酚所致的子宫发育不全。但该分类系统未列入对阴道、宫颈、输卵管及肾脏系统相关畸形的识别及证实。此后欧洲人类生殖与胚胎学会（European Society of Human Reproduction and Embryology，ESHRE）和欧洲妇科内镜学会（European Society for Gynaecological Endoscopy，ESGE）分别发布了分类系统。但目前尚无公认的 CUA 分类系统。由于宫腔形态异常，子宫畸形者多合并胎位异常，从而导致剖宫产率增高。文献报道子宫畸形的剖宫产率高达 70% 以上。

(二) 术前评估及术前准备

1. 确定子宫畸形的类型及妊娠部位　临床工作中在决定分娩方式时需核实子宫畸形的类型和妊娠部位。应根据孕前的影像学检查（包括超声、MRI、子宫输卵管造影）准确判断子宫畸形的类型，尤其是区分双角子宫和纵隔子宫，并识别阴道、宫颈有无相关畸形。但子宫畸形者多数无明显症状，故孕前很可能并未发现。此时应根据早孕期超声确认子宫畸形类型及妊娠的部位，如在双子宫的哪一侧子宫、双角子宫和纵隔子宫的哪一侧宫腔。

2. 对阴道试产者严密监测产程进展和子宫破裂风险　子宫畸形孕妇产前如无产道梗阻、胎位异常、胎儿窘迫，可选择阴道试产。但由于子宫发育不良、宫腔形态异常、宫缩缺少极性和对称性，易导致宫缩乏力、潜伏期延长、活跃期停滞，甚至发生子宫破裂。因此，需严密监测宫缩、先露下降、胎心情况，警惕子宫破裂的发生，及时处理并发症的发生。一旦出现产程进展缓慢，应重新评估阴道分娩的可能性，放宽剖宫产指征。双子宫单侧妊娠时，如未孕侧子宫位于子宫直肠窝或存在阴道纵隔，应注意胎头下降情况，警惕梗阻性难产。

3. 做好新生儿复苏准备　剖宫产时应请新生儿科医生到场。

(三) 剖宫产指征、注意事项

子宫畸形本身并不是剖宫产的绝对指征。子宫畸形合并妊娠的分娩方式，应根据子宫畸形的类型、胎儿大小、胎位、产力、产道等多个因素综合评估，选择合理、个体化的分娩方式以减少母儿并发症。

1. 双子宫妊娠

(1) 剖宫产指征

1) 双子宫单侧妊娠，枕先露可经阴道分娩，但因为子宫发育不良，容易出现子宫收缩乏力，应密切注意产程进展，出现产程异常时需行剖宫产术。

2) 未孕子宫嵌顿在骨盆入口阻碍产道时需行剖宫产术。

(2) 注意事项

1) 双子宫妊娠者妊娠侧子宫相对偏小，应注意子宫切口的选择。大多数可作子宫下段横切口，宜先切一小口再用剪刀弧形向两侧剪开以防手撕时向两侧角撕裂。胎儿娩出困难时应考虑倒"T"形切口，避免强行牵拉引起胎儿损伤。如果子宫下段较窄，也可采取跨越宫体及子宫下段的纵切口，以避免两侧撕裂出血。

2) 术后应经阴道扩张未孕子宫宫颈，以利非孕子宫内蜕膜管型和恶露的排出。

2. 双角子宫妊娠　根据双侧宫角分开的程度分为完全双角子宫，即从宫颈内口处分开，或不全双角子宫，即在宫颈内口之上分开。仅在宫底部有凹陷者也称弓形子宫。

(1) 剖宫产指征

1) 双角子宫胎位异常率高，大多数需要剖宫产。

2) 弓形子宫可以充分试产，根据产科指征行剖宫产。

(2) 注意事项

1) 根据子宫下段宽窄决定做子宫下段横切口或跨越宫体及子宫下段的纵切口。

2) 有时胎盘嵌顿在子宫另一角内，应沿脐带走行查找。

3) 有两个宫腔者，应分别用卵圆钳探至宫颈，并尽可能刮出全部宫腔内蜕膜。

4) 缝合时注意不能人为造成无效腔，要保持两侧宫腔引流通畅。

3. 纵隔子宫妊娠　根据纵隔的部位可分为完全和不完全纵隔子宫，前者纵隔从宫底直到宫颈内口或外口,常合并阴道纵隔。后者纵隔下方在宫颈内口上方的任何部位。

(1)剖宫产指征

1)不完全纵隔子宫可以经阴道分娩,注意产程进展,根据产科指征行剖宫产。

2)完全纵隔子宫可能影响宫口扩张,应放宽剖宫产指征,以免宫颈被纵隔过度牵拉而造成损伤。

(2)注意事项

1)不完全纵隔子宫:根据子宫下段宽窄决定做子宫下段横切口或跨越宫体及子宫下段的纵切口。

2)完全纵隔子宫应行跨越宫体及子宫下段的纵切口剖宫产。

3)酌情行纵隔切除术:如果胎盘附着在纵隔上,常常会形成植入性胎盘,宜一并切除。

4. 单角子宫妊娠 单角子宫为一侧副中肾管发育完好,形成一个发育较好的单角子宫伴有一侧发育正常的输卵管。对侧副中肾管发育完全停止。

(1)剖宫产指征:由于单角子宫宫腔相对狭小容易发生胎位异常,或者由于子宫肌层发育不良、宫缩乏力造成产程异常甚至发生子宫破裂,所以单角子宫宜做剖宫产。但早前 Akar 等报道了单角子宫妊娠的分娩方式占比,该组病例剖宫产率为 33.8%(22/65),其中半数是由于胎位异常。由此可见,单角子宫并非阴道分娩的禁忌证,对于没有其他产科指征的单角子宫患者,经选择后可以考虑阴道试产。

(2)注意事项

1)大多可行下段横切口。如果下段狭窄,应行跨越宫体及子宫下段的纵切口。

2)由于子宫肌层发育不良,容易宫缩乏力,应加强宫缩剂应用,预防产后出血。

5. 残角子宫妊娠 残角子宫为先天发育畸形,由于一侧副中肾管发育不全所致。残角子宫往往不与另一侧发育较好的子宫腔沟通,但有纤维束与之相连。残角子宫妊娠是指受精卵着床于子宫残角内生长发育。残角子宫壁发育不良,不能承受胎儿生长发育,常于妊娠中期时发生残角子宫自然破裂,引起严重内出血。偶有妊娠达足月者,分娩期亦可出现宫缩,但因不可能经阴道分娩,胎儿往往在临产后死亡。如未确诊而盲目试产也会引起残角破裂。B型超声显像可协助诊断。

确诊后应及早手术,切除残角子宫及同侧输卵管,并将残角子宫的圆韧带对称地缝合固定于正常单角子宫的同侧,以防术后发生子宫变位。

(四)剖宫产时机

有关子宫畸形终止妊娠的时机目前尚无明确的指南或专家共识推荐。剖宫产时机选择应根据子宫畸形的类型、胎儿大小、胎儿成熟度等因素个体化处理。如无其他产科指征,可考虑妊娠38~39周行剖宫产术终止妊娠。

(五)并发症的防治

1. 子宫切口延裂 子宫畸形者往往子宫旋转向一侧,不易矫正,子宫肌层发育不良、下段狭窄、张力差,如直接按正常妊娠子宫剖宫产操作行子宫下段横切口,易导致切口偏于一侧,进而在娩出胎儿时造成切口延裂,或者切入未妊娠的子宫侧。因此进腹后应先探查子宫下段方向,如旋转向一侧应先予纠正,探查子宫下段宽度,选择正中部位做一小切口,再用剪刀弧形向两侧剪开以防手撕时向两侧角撕裂。胎儿娩出困难时应考虑倒"T"形切口,避免强行牵拉引起胎儿损伤。也可行子宫下段纵切口剖宫产术,切口跨越宫体及子宫下段,相对比较安全,不易发生延裂。

2. 产后出血 子宫畸形者子宫肌层发育不良、血管和神经分布异常,术后易发生子宫收缩乏力而导致产后出血。此外,畸形子宫血管发育缺陷,往往存在子宫血供不足,妊娠时为了满足胎儿需要,胎盘绒毛往往向子宫肌层浸润以增加血流供应,从而导致胎盘粘连、植入,造成术中、术后大出血。因此,对于子宫畸形者,应切实落实产后出血预防措施,减少产后出血的发生。术前常规备血,术中及早使用强效子宫收缩剂,仔细检查防止胎盘残留,酌情对双子宫和纵隔子宫患者未孕侧宫腔行刮宫术,预防因蜕膜脱落、阴道出血时间长而增加产褥感染和晚期产后出血风险。术后严密监测产妇生命体征、宫缩、恶露及尿量,及早发现产后出血。

(六)手术相关问题研究与探讨

1. 术中明确子宫畸形分类 由于大多数子宫畸形者无明显症状,因此部分患者仅在妊娠后超声检查时发现异常。由于妊娠物影响,超声诊断子宫畸形的准确性可能存在不足。因子宫畸形行剖宫产时,术中应仔细探查子宫、宫腔及附件情况,进一步核实子宫畸形的类型。比如单角子宫者,常合并另一侧残角子宫存在,应在术中确定诊断。

2. 子宫畸形矫形术 剖宫产术中是否同时行子宫畸形矫形术,取决于子宫畸形的类型。对纵隔子宫的子宫纵隔在剖宫产同时可一并切除予以矫正,完全子宫纵隔切除时不能超过宫颈内口,切除纵隔组织后需彻底缝合止血,防止产后出血发生。对于残角子宫,有认为应在剖宫产时切除。但如患者有再次生育的意愿,应综合考虑。残角子宫伴残角宫腔者孕前可能存在严重痛经症状,且术后易发生宫腔积血,以及下次妊娠发生残角子宫妊娠可能。但手术创面大、进入宫腔、再次妊娠子宫破裂风险大,需长期严格避孕。因此需向产妇充分告知病情后酌情选择手术方案。而残角子宫无残角宫腔时,如切除界面选择不当可引起单角子宫肌层损伤,故可选择不予切除。

> **关键点**
>
> 1. 剖宫产前应评估子宫畸形类型。
> 2. 正确选择子宫切口,避免切口延裂。
> 3. 结合子宫畸形类型及生育意愿选择是否同时行子宫畸形矫形术。

十六、子宫脱垂时剖宫产术

(一) 概述

妊娠期子宫脱垂极为罕见,发生率仅为 1/10 000~1/15 000,国内外文献多为个案报道。妊娠期子宫脱垂轻者导致宫颈溃疡、感染,重者可造成流产、早产,以及急性尿潴留和尿路感染,甚至母儿死亡。同时分娩期宫颈扩张阻滞、宫颈水肿所致的宫颈难产、宫颈撕裂、子宫下段破裂等较为常见。由于宫缩乏力亦容易发生产后出血。子宫脱垂一般在孕中期末可自发缓解而无并发症,孕期新发的子宫脱垂常在孕晚期首次发现。早期识别和恰当的孕期管理、根据子宫脱垂的严重程度实施保守处理,可有助于平稳度过孕期并自然分娩。妊娠期子宫脱垂的产时处理应根据脱垂的严重程度、孕周和孕妇的意愿个体化处对待。

(二) 术前评估及术前准备

术前应评估子宫脱垂的程度、宫颈水肿、延长的情况,预判术中子宫切口的选择,备好强效宫缩剂预防产后出血,预防性应用抗生素控制感染。

(三) 剖宫产指征、终止妊娠的时机

1. 剖宫产指征 分娩方式根据孕妇意愿、宫颈状况、产程进展个体化处理。一般可经阴道试产,但宫颈严重水肿、延长,或者脱垂的子宫无法回纳,宫颈无法充分扩张可致宫颈难产,如产力过强易导致宫颈裂伤、子宫破裂,甚至并发腹膜后血肿、休克危及生命,周围组织水肿明显者分娩时可能损伤膀胱、尿道和直肠,导致泌尿生殖道瘘与粪瘘,故选择剖宫产更为安全。

2. 剖宫产时机 最好行择期剖宫产术,在子宫收缩开始前手术。若脱垂的子宫无法回纳,继续等待将加重静脉回流障碍、导致胎儿缺氧甚至胎死宫内,因此应及时行剖宫产术。

(四) 并发症的防治

1. 产后出血 宫颈严重水肿、延长时,易导致子宫收缩乏力引起产后出血。术中应积极应用强效宫缩剂,或采取保守手术如 B-lynch 缝合术、双侧子宫动脉上行支结扎术等预防产后出血。

2. 感染 子宫脱垂时间长者常并发宫颈溃疡和感染,剖宫产术后产褥期抵抗力下降,易发生产褥感染。术前应预防性应用抗生素,术后严密观察感染征象和炎症指标。

(五) 剖宫产的难点与技巧

1. 严重子宫脱垂者可能子宫下段位于盆腔深部,术时需要助手经阴道上推宫颈以利手术。

2. 子宫及周围脏器损伤 如脱垂时间长,子宫及周围组织受压导致严重水肿,剖宫产时可能引起子宫下段撕裂以及膀胱、输尿管的损伤,可根据术中具体情况行古典式剖宫产术,避免周围脏器损伤。

(六) 手术相关问题研究与探讨

剖宫产术是否同时行宫脱垂的手术治疗尚存争议,因分娩后子宫脱垂多可自然恢复,多数观点赞成待子宫阴道等组织完全复旧后,再根据脱垂程度手术。但对剖宫产后子宫仍脱垂Ⅱ度以上者,应立即给予适当处理,包括应用冰袋、硫酸镁湿敷宫颈、减轻水肿,之后还纳宫颈,可阴道填塞甘油凡士林油纱,或子宫托支持宫颈,降低产后子

宫持续脱垂的风险。

产褥期应嘱产妇注意休息,并保证一定时间的俯卧位以促使子宫前倾位,产后进行盆底肌肉锻炼,加强盆底组织张力,避免产后过早参加劳动,积极治疗慢性咳嗽、便秘等内科疾病,防止未恢复的子宫再次脱垂。

关键点

1. 宫颈严重水肿、延长,或者脱垂的子宫无法回纳者以剖宫产终止妊娠较为安全。

2. 术中恰当选择子宫切口,避免损伤。
3. 产后适当处理,防止再次脱垂。

(顾蔚蓉　李桂英　李笑天)

第九节　产科合并症时剖宫产术的难点和注意事项

一、心脏病时剖宫产术

(一)概述

妊娠合并心脏病可分为两类,第一类为心脏病合并妊娠:是指受孕前心脏已出现病变、在此基础上妊娠,常见的心脏病变包括风湿性心脏病、先天性心脏病、高血压性心脏病、二尖瓣脱垂、肥厚性心肌病和各种心律失常等,临床上以风湿性心脏病和先天性心脏病合并妊娠最为多见。第二类为与妊娠相关的心脏病,例如妊娠高血压性心脏病、围产期心肌病等。妊娠合并心脏病的发病率为1%~2%。近年来,妊娠合并风湿性心脏病的比例有下降趋势,而先天性心脏病合并妊娠、特别是经过外科治疗后的先天性心脏病合并妊娠的比例在上升。无论何种心脏病变,都对剖宫产和麻醉过程中血流动力学变化的耐受能力下降,需要充分评估和做好各种防治措施才能保证母亲和胎儿平安度过围手术期。

(二)术前评估及术前准备

1. 剖宫产术前心脏功能的综合评估　剖宫产指征主要由产科指征及孕妇的心脏功能决定,但可适当放宽剖宫产指征。心功能Ⅲ~Ⅳ级、肺动脉高压、肺淤血、严重的右向左分流、活动性风湿热等,或者既往有心衰史的孕妇宜选择剖宫产终止妊娠。

2. 剖宫产的时机　妊娠合并心脏病患者有剖宫产指征时,应做好术前评估和准备,尽可能行择期剖宫产。合并产科急危重症,例如子宫破裂、胎盘早剥、产前大出血等情况时,在准备紧急剖宫产的同时需要兼顾心脏功能的评估。严重心衰时不是剖宫产的最佳时机,应在内科医生的指导下积极纠正心衰,心衰纠正后,心功能得到改善时及时终止妊娠。注意治疗措施应该适应不同的基础心脏疾病和不同血流动力学改变,除非已明确基础疾病的病理生理改变及明确失代偿的原因,否则一成不变的强心利尿治疗有时是危险的,甚至是致命的。但如果心衰严重,经内科治疗无效,继续发展将危及母儿生命时,无论孕周大小,均应在处理心衰的同时急诊剖宫产,以减轻心脏负担,挽救母亲生命。特别高危的患者可考虑术前留置有创性的肺动脉漂浮导管,有助于进行针对性的个体化治疗。

3. 术前准备　术前完善心电图、超声心动图等检查,必要时要行胸片检查。术前必须检测血尿常规、肝肾功能、心酶学指标、血液学指标等,充分评估心脏病患者有无出现其他重要脏器的并发症,如肺、肝、肾以及感染等情况。术前可行多科会诊讨论,包括心内科、心外科、麻醉科、ICU等,根据心脏病的种类及手术史,充分评估孕妇的心功能、耐受手术的程度以及手术麻醉分级,制订出详尽的围手术期救治方案。对于有口服药物治疗的孕妇,手术当天一般不宜停药,应维持原药物方案。具体服药时间和剂量可以和心脏专科医生协商后决定。

4. 抗凝剂的使用　对于换瓣术后使用抗凝剂的患者,围手术期要防止术前术后抗凝剂的用量不够或过量使用。一般情况下术前3~5天停止使用华法林,改用皮下注射低分子肝素。择期手术前12~24小时停用低分子肝素。出现紧急情况需要急症手术而抗凝剂未做调整时,应立即行凝血功能检查,并针对所使用的抗凝药物采取相应的拮抗措施,口服华法林者,可以使用维生素$K_1$10~20mg肌内注射,病情严重者可予以静脉缓慢推注。使用肝素或低分子肝素抗凝治疗并伴有出血倾向者,可以谨慎使用鱼精蛋白拮抗。手术后没有明显出血倾向者,术后24小时恢复抗凝治疗,术后第一天开始服用华法林并联合使用低分子肝素抗凝,3~5天后复查INR,若INR在1.5~2.0区间,可停用低分子肝素,继续使用华法林。

5. 其他 贫血可加重围手术期心脏病患者血流动力学的紊乱,诱发心衰和休克的风险。对术前就有中度贫血的孕妇,可在选择性手术之前适当多次少量输血改善贫血程度,有感染征象者要及时予以抗感染治疗。

(三)手术技巧及麻醉

1. 手术及麻醉方式 手术方式多选用子宫下段剖宫产术,有特殊情况者可选用古典或其他子宫切口的剖宫产术。麻醉首选对血流动力学影响较小的硬膜外麻醉或硬腰联合麻醉,麻醉后孕妇外周血管扩张,静脉回心血量减少,可以减低心脏负荷,但也相应影响了心输出量。故麻醉时应避免血压下降过低过快,诱发心衰。持续硬膜外麻醉的主要危害是母亲低血压,对有心内分流而出现肺动脉高压或者主动脉狭窄的患者危害较大,心脏排血量急剧减少,直接影响母儿血供。所以最好由高年资或技术熟练的麻醉医生进行操作和实施术中的管理。对于血流动力学极不稳定的心脏病患者可采用气管内全麻。

2. 手术技巧 对于心脏病合并妊娠的患者,应选派技术熟练和配合良好的手术团队,特别是配备有经验的麻醉医生,协助维持术中血流动力学的稳定。这样可以缩短手术时间,减少术中出血,有利于产妇病情的控制。紧急情况下术中可以视病情通过调节手术台改变患者体位辅助维持回心血量平稳。胎儿娩出后预防应用宫缩剂加强宫缩,但禁用麦角类宫缩剂。术中出血量的估计一定要准确,应该充分备血但不宜提前取回大量血液制品,避免过量快速输血造成医源性急性心衰。对于创面渗血较多,或者剖宫产术后仍有很高出血风险的产妇,应该留置腹腔引流管观察

出血量,术后根据腹腔引流量的变化决定术后使用抗凝剂的时机。当出血量和产妇生命体征或血红蛋白下降不相符的时候,要积极寻找原因,及时行腹部超声检查,排除术后血肿及腹腔内出血的可能。

(四)并发症的防治

产后出血、贫血、感染、心衰和血栓栓塞是心脏病的严重并发症,应积极预防。孕期及分娩期无心衰表现的孕妇在产后仍可出现心功能失代偿,故产褥期也仍然需要加强监护。

1. 严密监护 麻醉前后、术中术后应予心电及血氧饱和度的监护,严密监护孕妇的生命体征,血氧饱和度的进行性下降要警惕肺水肿的发生,术后予至少6小时以上的心电、血氧饱和度监测,对高危心脏病或术后生命体征不稳定的特殊患者可术后24小时连续监护,重病患者应转ICU监护。

2. 液体的管理 手术中应避免使用影响心功能的药物或者选用对心肺循环和血流动力学影响较小的药物。麦角新碱可增加周围血管阻力,故不用于心脏病孕妇。低浓度缩宫素不引起循环变化,但应避免术中缩宫素的滴注速度过快引起心动过速、心脏负荷突然加重诱发心衰。术中术后应严格控制补液量及速度,宁慢勿快,宁少勿多。注意体液平衡,记录24小时出入量。

3. 预防感染 心脏病患者围手术期感染的预防尤为重要,特别对于换瓣术后、既往有细菌性心内膜炎病史、复杂的发绀性先天性心脏病、二尖瓣脱垂伴反流、风湿性心脏病、肥厚型心肌病以及绝大多数先天性心脏病患者要预防性使用抗生素,可选用广谱类抗生素,首选青霉素类和头孢菌素类。细菌性心内膜炎首选青霉素类抗生素,体温正常后不宜立即停药,可以再适当延长抗生素使用时间,预防用药从临产开始至产后7~10天。

4. 防范心衰 术中术后以及产后72小时内是患者最容易发生心衰的时期,特别是充血性心力衰竭。对心脏病患者术后要严密监护,特别要强调高级别护理等级,应与普通产妇区别对待,要强调产妇充分休息,要特别注意产妇有无心衰前兆,注意控制补液速度及补液量,如果产妇已经可以进食就应尽量减少不必要的补液,避免医源性因素诱发心衰。

5. 警惕切口血肿 有报道术后使用抗凝剂会使部分患者增加切口血肿的风险,术后要注意

观察患者症状体征,监测体温和血象变化,出院前可复查妇科超声了解盆腔及切口情况。

6. 回奶及避孕 心功能 Ⅲ~Ⅳ级,或有心衰史,不宜哺乳,术后应及时给予回奶药,选择合适的方法避孕。

关键点

1. 充分的术前评估与准备。
2. 把握好手术时机。
3. 术中的麻醉管理与用药。

4. 注意围手术期心衰的防治。
5. 产后的哺乳与避孕。

二、糖尿病时剖宫产术

(一)概述

妊娠期血糖控制不好的孕妇容易出现大于胎龄儿、巨大胎儿或胎儿生长受限、妊娠高血压、产程中宫缩乏力、胎儿窘迫等并发症,因此糖尿病孕妇的剖宫产率高于正常妊娠者。而围手术期患者进食不规律、手术的创伤、麻醉等均可能影响血糖的水平,增加围手术期并发症发生的风险。因此糖尿病孕妇除了常规剖宫产需注意的事项外,在围手术期管理好血糖水平非常重要。

(二)术前评估及术前准备

1. 妊娠并发高血糖本身不是剖宫产的指征,如果无头盆不称,可经阴道试产。如果合并巨大胎儿、严重的微血管病变、严重的 FGR 或胎位异常等可考虑剖宫产终止妊娠。妊娠期血糖控制不佳,胎儿偏大(尤其估计胎儿体重大于 4 000g 者)或者既往有死胎、死产史者,应适当放宽剖宫产手术指征。

2. 糖皮质激素可应用于妊娠 24~36 周有晚期流产和早产风险等指征的妊娠期糖尿病患者;但必须强调的是使用后一定要密切监测孕妇血糖,否则易漏诊由激素诱发的酮症酸中毒,对孕妇和胎儿安全构成潜在危险,特别是对血糖控制不佳的 GDM 孕妇,若有使用糖皮质激素的指征时,要极为慎重,仔细评估使用前后的风险,并密切监测和控制血糖,以预防酮症酸中毒的发生。对于 1 型或 2 型糖尿病合并妊娠并同时使用胰岛素控制血糖的患者,如果需要使用糖皮质激素,必须严密监测血糖,根据血糖水平增加胰岛素的剂量。对于有应用糖皮质激素的指征但伴血糖显著升高者,暂不宜使用,应先采取措施管控血糖,待血糖

(五)手术难点与技巧

剖宫产术中娩出胎儿时腹部加压动作应轻柔,若胎头高浮,可使用剖宫产产钳协助娩出胎头。选择手术操作熟练、配合良好的医生主持手术,术中止血要彻底,尽量缩短手术时间。

水平平稳后再重新评估糖皮质激素的应用时机。

3. 关于终止妊娠的时机 无需胰岛素治疗而血糖控制达标的 GDM 孕妇,在严密监测下可等待至预产期评估引产时机;对于孕前糖尿病合并妊娠的孕妇,应根据血糖控制情况和其他合并症因素共同决定是否在妊娠 38~40 周选择性引产,有研究认为对无需胰岛素治疗的孕前糖尿病合并妊娠患者,选择性引产是降低巨大儿发生率的有效手段,胎儿死亡率及新生儿 ICU 入院率较期待治疗者低,而剖宫产率并未增加;孕前糖尿病及需胰岛素治疗的 GDM 孕妇,若血糖控制良好且无母儿并发症,严密监测下,也可期待至妊娠 38~39 周左右终止妊娠;血糖控制不满意、伴微血管病变或出现母儿并发症等,应及时收入院观察,根据病情决定终止妊娠时机。

4. 择期剖宫产前的准备 妊娠糖尿病患者有剖宫产指征者术前要完善血尿常规、生化、电解质、肝肾功能、心电图等检查,行眼底检查了解有无糖尿病视网膜病变,产科超声测量胎儿生长发育的指标,尤其要测量胎儿的腹围以及估重。制定围手术期血糖监测方案,并及时调整胰岛素的使用方案。妊娠期应用胰岛素控制血糖并需择期剖宫产终止妊娠者,术前晚上可继续使用中效或长效胰岛素,手术当天停用所有皮下注射胰岛素,根据其空腹血糖水平及每日胰岛素用量,改小剂量胰岛素持续静脉滴注(具体用法详见表 14-2)。

5. 产时中转剖宫产前的准备 临产时情绪紧张、疼痛和消耗可使血糖波动,故临产后应鼓励产妇进食糖尿病餐,并在产程中密切监测血糖水平,一般情况下每 1~2 小时应监测一次末梢血糖,血糖水平异常者应缩短监测频率。产程中一般应

停用皮下注射胰岛素,改为静脉输注,根据产程中测得的血糖值调整静脉输注的速度和剂量(详见表14-2),此表格适用于产程中或术中胰岛素的使用。尽量使术中血糖控制在6.7~10.0mmol/L。

表14-2 小剂量胰岛素持续滴注的临床应用

血糖 (mmol/L)	胰岛素 (U/h)	静脉输液种类	配伍原则 (输液速度 125ml/h)
<5.6	0	5% 葡萄糖/乳酸林格液	不加胰岛素
5.6~7.8	1.0	5% 葡萄糖/乳酸林格液	500ml+4U
7.8~10	1.5	0.9% 氯化钠注射液	500ml+6U
10~12.2	2.0	0.9% 氯化钠注射液	500ml+8U
>12.2	2.5	0.9% 氯化钠注射液	500ml+10U

(三)并发症的防治

1. 产后出血 糖尿病孕妇合并羊水过多和巨大胎儿的发生率增加,产后出血风险增加。术前要做好预防产后出血的准备,有高危因素的孕妇在胎儿娩出后应预防性使用宫缩剂,减少产后出血的发生。

2. 糖尿病孕妇合并产科感染的风险增加,术后可用广谱抗生素预防感染。

3. 预防新生儿低血糖 新生儿出生后及早喂糖水或开奶,出生后半小时内应查血糖、监测呼吸等,如出现异常及时转儿科。早产儿或胎肺不成熟新生儿需转新生儿科监护和救治。

4. 择期手术禁食时间长,需要监测血糖,必要时予以补液,注意预防围手术期低血糖或酮症酸中毒。术前若经过长时间试产的孕妇也同样要监测血糖和尿酮体,注意尿量、血钾,注意维持一定补液量,鼓励尽早进食,若发现疲倦、淡漠、皮肤干燥脱水、尿少、血糖升高或者血钾降低等症状体征,应该要警惕酮症酸中毒的可能。

5. 产后胰岛素应用 剖宫产后至少每2小时监测血糖一次,直到饮食恢复。若血糖不稳定,应缩短监测的频率,还应同时监测尿酮体及血酮体,警惕产后低血糖及酮症酸中毒的发生。血酮体除了抽血也可采用更为简便的血酮体试纸监测。一般情况下术后6小时可进流质饮食,一旦恢复正常饮食,停止静脉滴注胰岛素并及时行血糖轮廓试验。产后所需胰岛素往往较孕前明显减少1/2~2/3,可根据产后血糖水平调整剂量。产后血糖恢复正常者无须继续胰岛素治疗。原有1型和2型糖尿病孕妇产后胰岛素用量应减少至分娩前的1/3~1/2,具体可参考产后监测的血糖水平进行调整。

关键点

1. 掌握好妊娠糖尿病终止妊娠的时机。
2. 术中血糖的管理与胰岛素的正确使用。
3. 注意预防胎儿与新生儿的并发症。
4. 产后胰岛素的应用和血糖的监测。

三、胸廓畸形时剖宫产术

(一)概述

胸廓畸形发病率低,国内文献报道发病率为0.13‰~0.9‰,国外文献报道发病率为0.43‰~0.72‰。胸廓畸形的常见病因包括外伤、骨结核、脊柱先天发育异常、脊髓灰质炎和佝偻病等。20世纪60年代以后脊髓灰质炎和佝偻病的患病率明显下降,目前主要致病因素为骨结核和外伤。部分患脊柱侧弯的孕妇,若产检时体检不仔细,容易漏诊。胸廓畸形的孕妇呼吸运动主要依靠横膈,故肺活量下降,残气量增加,容易发生肺不张及肺部感染。肺功能的减退,易引起肺源性心脏病和心功能衰竭。随着妊娠期需氧量增加,心肺负担进一步加剧,可导致孕妇心、肺功能下降,子宫胎盘氧供减少,母儿并发症增加,低体重儿的发生率及围产儿死亡率明显增高。胸廓畸形的治疗原则基本同非孕患者,关键在于保持呼吸道畅通,改变通气功能,纠正缺氧,积极预防和控制呼吸道感染,有效纠正心衰,适时终止妊娠。

(二)术前评估及术前准备

1. 术前请胸外科、呼吸内科等相关专科会诊,评估肺功能,建议行肺功能测定。

2. 由于胸廓畸形常合并脊柱及骨盆变形,有可能改变骨产道的形态,影响胎先露的入盆,胎头高浮、悬垂腹及胎位异常的发生率增高。不利于经阴道分娩,难产发生率会增加,所以产前要行头盆评分,出现头盆不称者需剖宫产终止妊娠。

3. 胸廓畸形产妇对分娩的耐受性较低,容易诱发呼吸、循环衰竭,故术前要详细评估心肺功能。

(三) 手术方式及麻醉

1. 术前麻醉医生要仔细了解胸廓畸形的原因和程度,心肺功能的状况,评估手术过程中的病理生理改变对心肺功能的影响,选择适合的麻醉方式。若脊柱变形较少,可以使用硬膜外麻醉,否则需选用全麻。

2. 体位 胸廓变形严重,手术时不能平躺的患者可以采用半坐卧位或侧卧位。

(四) 并发症的防治

1. 围手术期药物的选择 胸廓畸形的孕妇以先天性疾病为主,病程长,大多心肺功能欠佳,因此术中、术后避免使用加重心脏负担的药物。

2. 围手术期的监护 剖宫产术前后加强监护,严格控制补液量及速度,持续心电监护血氧和生命体征指标,记录 24 小时的出入量。

3. 鼓励产妇术后尽早下床活动,鼓励咳痰,可使用化痰药物帮助排痰。

4. 使用有效的抗生素预防感染。

5. 术后需慎用呼吸抑制剂。

(五) 手术注意事项

1. 胸廓畸形的孕妇多合并脊柱及骨盆的变形,胎先露难以入盆,容易造成胎位异常、胎头高浮或者悬垂腹,后者可导致子宫下段在术中难以暴露,手术难度增加。手术前需仔细辨别胎先露性质及先露高低,有条件的可予超声确认,手术切口不宜过低,否则会造成出头困难或者缝合困难。

2. 胸廓畸形的孕妇再次妊娠引起心、肺等严重并发症的风险一样很高,建议术后采用有效的避孕措施。

3. 由于骨发育不良造成的胸廓畸形还要注意有无合并其他骨质改变疾病的可能,例如骨质疏松,要避免加腹压以减少肋骨骨折等的风险。

4. 胸廓畸形孕妇需评估褥疮风险,避免术中术后长时间卧床引起畸形骨质受压,造成褥疮及感染。

关键点

1. 掌握胸廓畸形对剖宫产手术的影响。
2. 充分的术前评估。
3. 注意围手术期管理和手术的技巧。
4. 掌握相关并发症的防治。

四、重症肝病时剖宫产术

(一) 概述

妊娠期肝病包括妊娠合并肝脏疾病(例如合并病毒性肝炎、肝硬化、酒精或药物引起的肝损伤)和妊娠期相关肝脏疾病(例如急性脂肪肝、妊娠肝内胆汁淤积症、妊娠剧吐、HELLP 等)。妊娠期重症肝病常见于妊娠合并重症肝炎、肝硬化、妊娠期急性脂肪肝以及药物引起的急性肝损伤。妊娠期并发重症肝病通常进展迅速,无特效治疗药物,妊娠期急性脂肪肝死亡率更是高达20%~85%。妊娠期并发重症肝病治疗原则是保护肝脏、预防肝性脑病、纠正出凝血功能异常、尽快终止妊娠。

(二) 术前评估及术前准备

1. 完善实验室检查 监测血常规、肝功能、肾功能、凝血功能、血糖、胆汁酸等指标。肝功能衰竭时可出现明显低血糖,胆汁酸升高是肝损伤

的表现,而且与胎儿窘迫有关,这两个指标容易被忽视,需要特别注意。肝炎病原学检查,注意排除急性病毒性肝炎的可能。行腹部超声检查,了解肝脏有无占位性病变或脂肪变。请消化专科医生指导用药,评估肝功能受损程度。一旦诊断重症肝炎、急性脂肪肝等重症肝病,应尽快联系转诊,转诊到具备抢救能力的上级医院,首选综合性医院。

2. 产后出血的防治 重症肝病多合并凝血功能障碍,术前需备好浓缩红细胞、新鲜血浆、冷沉淀及纤维蛋白原等血制品。

3. 剖宫产指征 除了产科指征外,若孕妇肝病病情恶化,如慢性肝炎的急性发作,经积极治疗无好转,评估不宜继续妊娠,应及时终止妊娠。妊娠合并重症肝炎经积极处理后,应尽快终止妊娠。妊娠期肝脏负担较非孕期重,如果发生肝功能衰竭,病情将十分凶险。所以一旦确诊,应积极治疗,应在补充凝血因子及血小板,纠正低蛋白血症后尽

快果断终止妊娠,倾向选择最快的分娩方式——剖宫产终止妊娠,以提高孕妇救治的成功率。

4. 重症肝病如遇病因诊断困难,需要行肝脏穿刺活检明确诊断时,必须慎重。因为此时常伴有凝血功能的障碍,很可能会造成穿刺之后的大量内出血,加重病情进展。

(三) 并发症的防治

1. 产后出血的预防　胎儿娩出后应立即应用宫缩剂预防产后出血。对有严重产后出血高危因素的孕妇,要备好止血的药物和器械,并做好子宫切除的准备。

2. 预防感染　出现肝衰竭的患者,无论有无感染征象,均应给予对肝肾功能影响小的广谱抗生素预防感染。

3. 急性肾衰竭　孕期出现重症肝病,极易并发急性肾衰。需监测尿量和肾功能的各项指标,必要时及时行血液透析。

4. 维持体液平衡,围手术期保持足够的血容量,监测尿量,警惕尿少,预防肾衰竭。

5. 给予口服或者静脉注射胃黏膜保护剂,预防应激性消化道出血。如合并凝血功能障碍,可补充相应的新鲜血浆、冷沉淀、血小板及纤维蛋白原等成分血和血制品。

6. 手术后要继续监测血常规、肝酶、肝功能、肾功能、出凝血功能、胆汁酸等指标,继续使用多烯磷脂酰胆碱、葡醛内酯等护肝药物治疗。必要时可使用人工肝支持治疗,使肝代谢得到一定程度的代偿,度过肝衰危险期。

7. 某些因素可诱发或加重肝性脑病。肝功能异常时,药物在体内半衰期延长,患者大脑的敏感性增加,对麻醉、止痛、安眠、镇静等类药物耐受性下降,如使用不当,可出现昏睡,甚至昏迷。术前术后慎用镇静药物,地西泮、东莨菪碱可减量使用并减少给药次数。

8. 无论何种病因的重症肝病均不宜哺乳,术后应及时给予回奶药。

关键点

1. 掌握重症肝病的常见原因。
2. 充分的术前评估。
3. 重视凝血功能的变化。

4. 重视相关并发症的防治。
5. 慎重选择药物,禁用诱发或加重肝功能异常的药物。

五、凝血功能障碍时剖宫产术

(一) 概述

妊娠合并血液系统的疾病(如白血病、血小板减少症、再生障碍性贫血)、或其他严重内科疾病(如系统性红斑狼疮、重症肝病、产科并发症如重度胎盘早剥等)都会引起凝血功能障碍,导致产前或产后出血,严重危及母儿生命安全。产科医生应与血液科及相关专科医生加强合作,重视病史,密切监护孕妇,制订适宜的治疗方案,保障母儿安全,减少围手术期出血。

(二) 术前评估及术前准备

1. 重视病史　孕期检查注意询问家族史、既往史、妊娠前是否有血小板减少病史、是否合并有高血压、蛋白尿等先兆子痫的病史、是否有外伤史等。要追问孕前及孕早期的检查结果,特别不能忽视早孕期的初筛检查,这往往是判断孕妇既往血液疾病史还是妊娠导致的血液疾病的重要依据。妊娠期遇见补铁治疗贫血但疗效不佳或出现无法解释的贫血、感染、发热和出血,或少见的颅内出血、消化道出血等,应高度怀疑合并血液系统疾病,例如再生障碍性贫血、白血病等。应及时进行血液检查,必要时作骨髓穿刺来确诊。

2. 积极查找原因　出现腹痛伴有高张性子宫收缩以及胎心异常者要高度警惕胎盘早剥的可能。血小板减少的原因很多,但治疗方案、疾病预后差别较大。妊娠相关血小板减少症、妊娠合并免疫性血小板减少症等,一般预后良好;血栓性血小板减少性紫癜、溶血性尿毒症综合征可引起孕期及产后出血,预后较差。两者都是血栓性微血管病,鉴别较为困难,溶血性尿毒症综合征一般无神经精神症状,常发生产后急性肾衰、无尿。因此需要多学科会诊,及时诊断,积极治疗。

3. 术前准备要充分　术前血液科、麻醉科、儿科、重症监护科的医生应参与制订治疗及麻醉方案,加强支持治疗,预防和控制感染。免疫相关的血小板下降还可以使用激素和丙种球蛋白冲击治疗，做好孕产妇出血的救治准备：术前备好红细胞、血浆、血小板等血制品以及纤维蛋白原、凝血酶原复合物等凝血因子，备好缩宫素等促子宫收缩药物，选用广谱抗生素抗感染等。血小板 $>100 \times 10^9/L$ 时硬膜外麻醉是安全的，在充分准备下择期手术；血小板在 $50 \times 10^9/L \sim 100 \times 10^9/L$ 的孕妇使用硬膜外麻醉还是气管内麻醉，需要麻醉科医生充分评估病情后决定。血小板 $<50 \times 10^9/L$ 时，不宜行硬膜外麻醉，需输注血小板至少达 $50 \times 10^9/L$ 方可行剖宫产术。若需紧急手术，出血风险极高，必须积极准备血小板，及时补充。

4. 积极治疗原发病　非手术期血小板 $>50 \times 10^9/L$ 一般不需治疗，但需动态监测血小板的变化。当血小板 $<20 \times 10^9/L$，常伴有危及生命的出血，特别是自发性脑出血和内脏出血的风险极高，可用免疫球蛋白 $0.4g/(kg \cdot d)$，同时加用激素和输注血小板。因白细胞减少发生的严重感染和严重的颅内出血是再生障碍性贫血孕产妇死亡的主要原因。在严重血液病病情未控制之前应严格避孕，不能妊娠。妊娠中晚期再障，治疗以支持疗法为主，包括休息、加强营养、定期多次输血，血小板应保持在 $20 \times 10^9/L$ 以上，适当使用激素，选用广谱抗生素预防感染。

5. 围手术期的管理　再障患者病情平稳时可选择阴道分娩，但要考虑缩短第二产程，防止产后出血。在计划分娩前，应纠正 Hb 至 80g/L、血小板达 $(30 \sim 50) \times 10^9/L$ 以上，并且准备充足血液制品。产后仔细检查软产道，缝合伤口，防止产道血肿形成。有产科手术指征行剖宫产时，仔细检查创面，严格止血，加强宫缩。血小板 $<50 \times 10^9/L$ 时，可于剖宫产当天术前及术中根据血小板的计数结果，分次输注血小板，每输注一个单位机采血小板可以提升血小板 $(20 \sim 30) \times 10^9/L$，尽可能保持术中血小板 $>50 \times 10^9/L$。术后严密监测血小板计数及凝血功能，防止发生严重的产后出血。

(三) 并发症的防治

1. 密切监测危急症状与体征　对于严重性的血液系统疾病如再生障碍性贫血、血栓性血小板减少性紫癜和溶血性尿毒症综合征以及产科的并发症如重度先兆子痫、HELLP 等，易引起难以纠正的出血性疾病，危及母婴安全。所以围手术期应重视患者的症状，如头痛、呕吐、咯血等，密切监测生命体征、尿量、尿色等，借以判断病情的进

展，以便及时调整治疗方案。多数 HELLP 患者产后要经历一个临床和实验室的恶化期，通常产后 24~48 小时血小板计数达到最低点，若出现休克和大量腹腔积液，都应该怀疑肝包膜下血肿破裂的可能。

2. 罕见并发症的监测　血栓性血小板减少性紫癜很罕见，且常继发于先兆子痫、HELLP 综合征、感染及妊娠等。如果 HELLP 综合征患者病情在产后 72 小时进一步恶化，血小板进行性下降，LDH 快速升高，外周血中找到破碎的红细胞，排除其他疾病，要警惕血栓性血小板减少性紫癜和溶血性尿毒症综合征。此时应考虑血浆置换的治疗方案。当怀疑血栓性血小板减少性紫癜时输注血小板要极为慎重，因血小板输注可能会加剧临床症状，如神经精神症状、昏迷等。

3. 新生儿的处理　妊娠合并出凝血障碍的新生儿均应按高危儿处理，新生儿应留脐血查血常规，了解有无贫血、溶血或者血小板下降，如血小板过低或紫癜者，可用激素治疗。免疫性血小板减少症因母乳中含有抗血小板抗体，以人工喂养为宜。

4. 切口的护理　会阴伤口及剖宫产术应充分止血缝合，防止血肿发生。为了剖宫产术后能更好地观察出血和渗出的情况，术后可留置腹腔引流管持续引流。产后应用宫缩剂及广谱抗生素，预防出血及感染。产后需监测血常规和凝血功能，记录产后出血量，了解贫血及血小板情况，注意观察产道及手术伤口有无血肿。

5. DIC 的防治　若产后阴道出血不止，血液不凝固，已缝合的伤口有渗血，虽然压迫仍出血不止，注射后针孔有出血，需警惕 DIC 可能，需要立即复查凝血指标，积极治疗。DIC 病情是否能控制和扭转，在很大程度上取决于产科病因的去除。病因的去除对控制 DIC 的发展十分重要，处理原发病及时终止妊娠，感染性休克并发 DIC 时，迅速果断地清除病灶(如切除子宫等)。肝素最好用于 DIC 的早期，即高凝期，但这种时期往往 DIC 尚未被发现。因此肝素使用范围有限，使用应该谨慎。

6. 产后避孕　术前应向再障、白血病等重症血液系统疾病的孕妇交待产后避孕的事宜，病情稳定的女性是可以继续生育的，但是再次妊娠有可能使原有病情波动，建议选择合适的避孕方法，对不宜再生育者建议在剖宫产的同时行双侧输卵管结扎。

关键点

1. 确定凝血功能障碍的病因并做相应处理。
2. 围手术期及时补充凝血物质,纠正凝血功能异常。
3. 掌握各种凝血物质的应用指征与剂量。

六、肾移植术后剖宫产术

(一) 概述

1958年,Murray等首次报道肾移植患者成功妊娠的病例,这引起了人们对肾移植患者生育能力恢复的重视,器官移植后妊娠逐渐受到移植界及妇产科界的关注,美国、英国分别于1991年和1997年成立国家移植妊娠登记处,欧洲也有相应的透析移植协会负责移植妊娠登记。美国报道肾移植术后孕妇妊娠的总体活产率73.5%。但是肾移植患者术后妊娠仍然存在较大的风险,首先,妊娠可能导致肾脏负担加重,引起肾功能恶化,妊娠状态也可能对移植物造成威胁,长期使用免疫抑制药物可以使妊娠期及产后的感染率升高。肾移植后妊娠是高危妊娠,综合欧美多个指南建议移植和受孕的间隔至少12~24个月,即进行肾移植的女性服用妊娠期安全的药物,直到肾功能稳定后再怀孕,这通常是移植后一年以上。孕期产检必须由产科医生和移植科医生共同监护。

1. **分娩方式** 移植肾一般置于髂窝,很少阻挡产道,因此多数学者认为,肾移植术后孕妇足月经阴道分娩是可行的,推荐阴道分娩。但根据美国国家移植妊娠登记处的资料表明,截至2011年,肾移植孕妇的剖宫产率达56.9%。在以下情况可以考虑行剖宫产术:①具备产科指征;②骨盆异常;③移植肾受压或头盆不称。

2. **终止妊娠的时机** 接受肾移植的女性平均分娩孕周为36周,早产率和免疫抑制药物的种类及移植与妊娠间隔的时间无显著关系。终止妊娠的时机除了产科因素,主要由孕妇的肾功能改变以及合并症的严重程度决定。肾功能持续恶化,危及移植肾存活或者因产科原因不宜继续妊娠时,应及时终止妊娠。Murray认为有以下指征之一需要终止妊娠:①移植肾肌酐清除率 <50ml/min;②尿蛋白持续增加;③肌酐明显上升;④泌尿生殖系统严重疾病;⑤发生排斥反应。

(二) 术前评估及术前准备

1. 建议与移植科、内科、麻醉科等MDT共同讨论制定肾移植孕妇的分娩计划。

2. 肾移植妇女的分娩方式应根据移植肾的状态、产科情况并综合考虑产妇意愿决定,术前或分娩前应完善包括肾功能、凝血功能等在内的相关检查。

3. 尽管接受肾移植的孕妇大多数是剖宫产分娩的,但肾移植并不是阴道分娩的禁忌证。

剖宫产与出血风险增加、血栓栓塞、感染、手术并发症(例如输尿管损伤)和肾移植损伤有关。

4. 肾移植患者的剖宫产手术应由资深的产科医生操作。接受了肾肝移植、双肾移植的妇女在怀孕和分娩期间,由包括移植和外科医生在内的多学科团队对孕妇进行管理。复杂双重移植尽可能在移植中心进行管理和分娩。

5. 监护体温、尿量、肾功能、蛋白尿、血压情况。妊娠期用蛋白:肌酐比值(uPCR)或白蛋白:肌酐比值(uACR)进行蛋白尿的定量检查。

6. **免疫抑制药物的用法** 肾移植术后免疫稳态的建立是一个动态过程,鉴于个体差异性和免疫系统复杂性,不可能采用统一免疫抑制模式,应遵循选择性、协调性和特异性的用药原则。推荐的妊娠期安全使用的免疫抑制剂包括糖皮质激素、羟氯喹、硫唑嘌呤和钙调磷酸酶抑制剂(calcineurin inhibitor,CNI),利妥昔单抗仅作为妊娠早期治疗的最后手段,但都仅在获益大于对胎儿潜在的危险时使用。环磷酰胺、吗替麦考酚酯、来氟米特和甲氨喋呤有致畸作用,妊娠期禁忌使用,并应在受孕前3~6个月停用。

(1)钙调磷酸酶抑制剂:移植受者的研究显示钙调蛋白抑制剂(如环孢素或他克莫司)不增加致畸风险,妊娠期可以安全使用。妊娠期由于环孢素和他克莫司分布容积的变化及肝脏代谢增加,自妊娠中期开始,药物剂量需逐渐增加至妊娠前的20%~25%。同时为减少药物的副作用,降低潜在的药物毒性,应使用有效的最低剂量,维持药物浓度在低治疗窗,且需在产后快速减量至妊娠前剂量。

(2)利妥昔单抗:利妥昔单抗可通过胎盘,导致新生儿发生 B 细胞耗竭,自妊娠中期至足月其发生率和严重程度逐渐增加。因此,建议利妥昔单抗仅作为妊娠早期治疗的最后手段,但是胎儿宫内暴露于利妥昔单抗对免疫系统发育的影响尚不确定。推荐母体曾使用利妥昔单抗的新生儿,在常规疫苗接种前应监测 B 细胞,必要时延迟疫苗接种。

由于移植受者个体存在年龄、体重、胃肠道等功能差异,并受遗传因素、环境因素和药物间相互作用等诸多因素影响,再加上妊娠不同时期代谢的变化,所以药物在受者体内的代谢过程差异较大。因此,定期进行免疫抑制剂血药浓度监测,优化给药剂量,确保有效预防排斥反应,对于移植受者具有十分重要的意义。

(三)并发症的防治

肾移植后妊娠对母亲的危险主要包括感染、蛋白尿、高血压、贫血和急性排斥反应,对胎儿的危险主要是低出生体重和早产。因先兆子痫、肾功能减退、胎儿窘迫、胎膜早破等原因导致肾移植后妊娠患者早产率达 45%~60%。

1. 感染 肾移植术后孕妇泌尿系统感染和急性肾盂肾炎的风险增加。尿培养应该每月进行,所有无症状的菌尿都必须治疗。也建议进行病毒感染的监测。

2. 急性排斥反应 可以在剖宫产术后出现,因此,产前必须请移植科的专科医生会诊,制订用药方案,以便产后可以及时调整免疫抑制药物的剂量。产褥期需要继续监护体温、尿量、肾功能、蛋白尿、血压、环孢霉素和他克莫司的血浆浓度。围产期的激素使用应足量以预防产后排斥,如果怀疑发生排斥,可以行肾穿刺活检明确诊断。产后 6 个月内要加强免疫抑制剂的用量,并继续注意监测移植肾的功能。

3. 胎膜早破 肾移植术后孕妇胎膜早破的发生率为 20%~40%,应选用不损害肾功能的抗生素预防感染。

4. 产科并发症 肾移植后孕妇特别是之前就有高血压的患者,30% 会发生先兆子痫,因此孕早、中期每 2~4 周监测孕妇的血压、肾功能、体重、尿蛋白,尤其应重视晚孕期的监护,每周 1~2 次复诊,若上述指标恶化,应收入院监护,必要时及时终止妊娠。

(四)围手术期注意事项

1. 由于移植肾多位于髂窝,下腹部纵切口优于横切口,可减少同种异体移植损伤的风险。

2. 手术中需要管理液体平衡。维持正常液体容量、避免脱水和肺水肿。严格无菌操作,做好产后出血的预防。

3. 手术中严禁使用腹部加压,避免损伤移植肾,必要时可选择使用剖宫产产钳助娩胎头。使用对肾功能影响较小的抗生素预防感染。

4. 由于产后机体代谢的改变,需尽快检查钙调神经蛋白抑制剂(他克莫司、环孢霉素)的浓度以指导免疫抑制剂药物浓度的调整。

5. 虽然国外有肾移植后女性 2 次或者多次妊娠成功的报道,但对于无再次妊娠计划的女性,在计划分娩前就与患者讨论产后避孕方式的选择问题。采用避孕套避孕是安全有效的;剖宫产同时行输卵管结扎也是可靠安全的;避孕药有效,但长期使用有引起高血压和血栓的风险,并影响免疫系统,因此不宜长期服用;宫内节育器有引起感染的风险,一般不做推荐。

6. 常用的免疫抑制药物他克莫司、环孢霉素、硫唑嘌呤用药期间可哺乳。CTX 在药物治疗 36 小时之后方可哺乳。由于缺乏足够的资料和数据,使用 MMF、利妥昔单抗期间不主张哺乳,因此术后应该及时给予药物回奶。

7. 肾移植产妇的新生儿易合并呼吸窘迫综合征、肾上腺皮质功能不全、血细胞生成抑制、淋巴细胞再生不良、败血症、CMV 感染等,出生后应加强新生儿监护。

8. 建议孕期和产后妇女尽可能避免服用影响钙调磷酸酶抑制剂代谢的药物(如红霉素、克拉霉素)。

关键点

1. 肾移植患者在孕前、孕期、分娩期和产褥期应由包括移植科、产科等在内多学科团队共同监护和管理。

2. 肾移植孕妇终止妊娠时机和方式应由多学科团队依据肾功能和产科因素等共同决定。

3. 多学科团队指导肾移植患者孕期和围产期免疫抑制剂、抗生素等药物的使用。

七、呼吸衰竭剖宫产术

（一）概述

妊娠期急性呼吸衰竭是指原来呼吸功能正常、由于突发原因导致呼吸抑制、肺功能突然衰竭、动脉血氧分压 <60mmHg 的状况。这种急症是孕产妇死亡的重要原因之一。其病因有成人型呼吸窘迫综合征、血栓栓塞、羊水栓塞、静脉气体栓塞、异物吸入、严重呼吸道感染、哮喘持续状态、心脏病、各种原因导致的肺水肿、重度先兆子痫、妊娠期急性脂肪肝等。除各种疾病特有的表现外，临床上主要表现为因呼吸衰竭所致的缺氧、二氧化碳潴留而引起的多脏器功能紊乱，如呼吸困难、发绀、精神及神经症状如狂躁、昏迷、抽搐等。若并发肺动脉高压，可导致右心衰竭，重者并发心室颤动或心搏骤停。治疗原则为：病因治疗、一般支持治疗、抗感染、保持呼吸道通畅、给氧治疗、增加通气、机械通气治疗、适时终止妊娠等。

（二）术前评估及术前准备

1. 积极查找病因 寻查病因非常重要。对严重气胸或气道阻塞等导致的呼吸衰竭，如果积极治疗，去除病因，呼吸衰竭可逐渐缓解，为产科的下一步处置创造条件。胸部 X 线检查及 CT 可了解肺部疾病涉及部位及程度，对评估病情和查找病因非常有帮助。

2. 持续给氧治疗 呼吸衰竭对机体造成最直接的危害就是低氧血症，因此给氧治疗是最基本的处理措施。鼻导管给氧最为方便，可给患者辅助呼吸以增加通气量。给氧同时要保持呼吸道通畅，注意清除口、咽、喉部的分泌物，解除支气管痉挛。也可选用面罩给氧，效果更好。若上述措施不能改善氧供，必须建立人工气道，给予持续的心电和血氧饱和度测定。

3. 积极抗感染 对于呼吸系统感染所致的呼吸衰竭，主张静脉使用两种以上广谱抗生素。根据痰液细菌培养及药物敏感试验选择和调整抗生素类型。输注抗生素过程中液体不宜过多过快，以免加重心脏负担。

4. 纠正酸碱平衡失调及电解质紊乱 由于二氧化碳排出障碍，引起呼吸性酸中毒，缺氧使组织低氧代谢，乳酸蓄积，细胞内氢离子浓度升高，而产生代谢性酸中毒，缺氧情况下，离子经细胞膜的正常交换、运输功能受到破坏，出现高钾血症及低钠血症。呼吸衰竭时，酸碱平衡失调及电解质

紊乱情况是错综复杂的，而且变化快，故在治疗时，要进行血清钾、钠、氯和二氧化碳结合力动态观察。有条件时须测定血气分析、心电图，根据化验结果，结合临床情况，积极治疗。

5. 胎儿的监护 妊娠期间出现呼吸衰竭必须评估继续妊娠或终止妊娠可能对母儿安全带来的益处及风险。母儿任何一方出现风险，尤其母亲安全受威胁时，在积极抗呼吸衰竭的同时必须终止妊娠。需 34 周前终止妊娠的孕妇可给予地塞米松促胎肺成熟，但应用前要评估母亲血压、感染以及血糖等指标。合并严重高血压尤其是严重的肺动脉高压、严重感染等情况下禁用地塞米松。所有呼吸衰竭的孕妇都应同时监护胎儿有无宫内窘迫的情况。妊娠期肺炎病情常较重，易发展为菌血症或败血症，可因内毒素而致毒血症，常合并高热，对重症肺炎还应监测胎儿有无合并宫内感染。

6. 呼吸衰竭的病因是决定终止妊娠的时机和选择分娩方式的考虑因素之一。结核、哮喘、异物吸入等都不是剖宫产指征，可在纠正呼吸衰竭、低氧血症、酸中毒、电解质失衡后，根据胎龄、胎儿宫内情况及有无产科并发症决定终止妊娠的时机及方式。呼吸衰竭病因已去除或病情控制满意且无产科手术指征者，可以尝试阴道分娩，但临产后应严密监护，持续电子胎心监护，给氧，缩短第二产程，行阴道助产，预防产后出血及感染。对哮喘的孕妇禁用前列腺素预防或者治疗产后出血。若呼吸衰竭合并心衰，则在积极治疗心衰的同时，可选择剖宫产尽快终止妊娠以减低心脏负担。

（三）并发症的防治

1. 手术相关并发症的防治 麻醉平面的控制要精确，麻醉时注意手术台倾斜度，禁止头低位，打完麻醉后立即协助孕妇躺平，调整好手术台倾斜度，保持头高脚低，麻醉平面稳定之前尽量不要随意翻动孕妇，避免由于麻醉平面的波动，诱发突然的心跳呼吸骤停。必要时可采取坐位下腰麻联合硬膜外麻醉方法，严格控制麻醉平面。

2. 抗感染 积极使用足量有效的广谱抗生素预防感染，并根据痰培养以及药敏的结果调整抗生素的种类。预防继发感染。

3. 呼吸衰竭并发症的防治 呼吸衰竭常常合并有心衰，此时应及时给予强心药物，应请呼吸科及心内科专科医生到场指导抢救。如使用洋地黄类药物需注意，因为心肺功能衰竭患者对洋地

黄类药物的耐受性差,洋地黄的剂量应该减量使用。可雾化吸入药物,促进痰液排出,保持气道的通畅。剖宫产术后将产妇转入重症监护室监护。

4. 慎用镇静、镇痛药物 禁用对呼吸中枢和心脏功能有抑制的药物。

5. 消毒隔离措施 近年来暴发过几次流感病毒的流行,如 H5N1、H1N1 等,对起病急、病情进展迅速的孕妇,要注意了解孕妇有无接触史,诊断不明的孕妇先采取预防性隔离措施,尽快进行咽拭子检测,请专科会诊,此类孕妇病情恶化快,

母儿死亡率高,一旦确诊需尽快终止妊娠,术后转重症监护室并按程序做好消毒和隔离。

6. 积极治疗原发病 剖宫产术后应继续治疗原发病,哮喘患者继续预防哮喘发作,维持控制哮喘用药,肺炎患者继续加强抗生素治疗。重症患者应延期哺乳或减少哺乳次数,控制或预防感染。活动性肺结核孕妇产后应立即与婴儿隔离,不能哺乳,并行正规治疗,痰涂片及培养均阴转后才能母婴同室。婴儿应接种卡介苗预防感染。

> **关键点**
>
> 1. 确定呼吸衰竭的病因并做相应处理。
> 2. 术前充分评估呼吸功能。
> 3. 围手术期呼吸的管理以及相关药物的使用。
> 4. 禁用对呼吸中枢和心脏功能有抑制的药物。

(王子莲 詹雁峰)

第十节 剖宫产术对母儿健康的影响

国内近十几年的剖宫产率明显升高,以北京妇产医院为例,20 世纪 60 年代剖宫产率 <5%,70 年代末到 80 年代为 20%,90 年代上升到 40%。虽然剖宫产术是处理高危妊娠和异常分娩、挽救孕产妇和围产儿生命的有效手段,但剖宫产率上升到一定水平后,新生儿窒息的发生率并没有明显的下降,与阴道分娩相比,剖宫产产妇死亡的相对危险性回升,且平均住院时间、分娩费用大幅度增加,因此,应对剖宫产对母儿健康的影响引起足够重视。

一、剖宫产术与母亲健康的关系

(一)术中并发症

文献报道,剖宫产术中母儿并发症的发生率高达 10% 以上,现在就剖宫产的术中并发症探讨如下。

1. 仰卧位低血压综合征 妊娠晚期长时间取仰卧位时,由于增大的妊娠子宫压迫下腔静脉,使回心血量减少,有效循环血容量不足,血压下降或伴有头昏、眼花甚至晕厥等症状,上述综合征称仰卧位低血压综合征。常发生在硬膜外麻醉的剖宫产中。

(1)原因:常见原因有以下几点:①蛛网膜下腔阻滞平面过高或硬膜外麻醉范围过广,使交感神经广泛阻滞,导致周围血管扩张。静脉回心血量减少,甚至心交感神经阻滞而导致心肌收缩力减弱,其结果是血压下降,常伴有心率减慢;②妊娠晚期,硬膜外静脉丛的体积扩大,硬膜外腔间隙减少 50%,加之增大子宫的压迫和脊柱代偿性前突,药液极易在蛛网膜下腔内扩散而致麻醉范围过广。若麻醉平面高达胸椎以上即可诱发血压下降;③妊娠增大的子宫直接压迫下腔静脉,使回心血量减少,致血压下降。

(2)防治:应注意术前对脱水、失血者尽量补足血容量,并应先建立静脉通道。硬膜外麻醉通常选 L_1~L_2 间隙进针,麻醉平面不要过高。麻醉后取左侧 15°~30° 卧位。如术时采取仰卧位,出现血压下降后应立即处理(包括将子宫用手左移或右侧垫腰垫或将床向左侧倾斜,如果无明显改善,尽可能用升压药以避免长时间低血压),同时吸氧。进入腹腔后,操作应轻巧,避免牵拉刺激。当产妇血压低于 100mmHg 或血压下降原值的

20% 时,胎儿可发生宫内窘迫,应进行必要的升压处理,包括限制麻醉用药、加快输液速度、补充血容量、使用麻黄碱 15~20mg 静脉注射。

2. 子宫异常出血

(1)子宫切口出血:子宫下段剖宫产术时,若切口部位有较粗大血管,或前置胎盘附着于子宫前壁或与切口邻近时,则切口出血较多。子宫切口出血的处理:①术中如发现子宫壁切口表面有粗大曲张血管时,可先在预定切口上、下将血管缝扎,可避免切开宫壁时失血;②遇有子宫切口出血时,可先压迫或钳夹出血部位,待吸净视野血液后再缝扎止血;③通常按常规缝合子宫切口后即可止血。如仍有出血,可用可吸收线缝合止血,注意缝线不应穿透子宫内膜层。缝合切口两侧角均应超越 0.5cm 左右,以免因血管退缩而漏缝。

(2)子宫切口延长及血管破裂出血:剖宫产术中子宫切口裂伤常见于子宫下段横切口剖宫产术。切口裂伤可沿宫颈向下,甚至延长至阴道壁上段或向两侧横行撕裂,裂伤可波及子宫血管,甚至伸向阔韧带。

1)原因:子宫切口裂伤出血的常见原因是:①子宫切口过小;②子宫切口过低;③胎头过大;④胎头过低;⑤产程延长,局部受压致组织水肿;⑥娩胎头过急、用力不当或手法粗暴。

2)预防:①子宫切口的高度一般在反折腹膜下 1.5~2.0cm,胎头深陷者切口应稍低,因子宫下段拉长,反折腹膜位置相对提高,可选择在反折腹膜下 3cm 处;②切口大小通常以 10~12cm 长度为好,两端应呈向上的弧形;③对于滞产、胎头嵌顿盆腔者,应在术前做好外阴消毒,一旦出头困难可由助手自阴道上推胎头,可减少术者娩头的困难;④娩头时可将胎头转成枕前位或枕后位以缩小胎头娩出径线,也可置入双叶短产钳,将胎头牵出,以避免因暴力娩头造成子宫切口撕裂。

3)处理:①迅速钳夹切口撕裂的尖端及出血血管,及时缝扎止血,缝合切口及裂伤处;②仍有出血者可"8"字缝合,但不可缝合过密;③当裂伤延及阔韧带时,为避免缝扎输尿管,应先打开阔韧带,暴露出血点及输尿管,将输尿管自裂伤附近游离后,再钳夹、缝扎出血点,必要时可经腹膜外纵行切开膀胱,直视下向输尿管内插入输尿管导管,此时容易触知输尿管,然后再钳夹、缝扎出血点,拔除输尿管导管,用 2-0 可吸收线缝合膀胱壁两层后,关腹。

(3)宫腔内表面局部出血:多是胎盘剥离面出血,其特点是即使宫缩良好,局部仍有明显出血。可采用 0 号或 1 号可吸收线 "8" 字缝合出血部位,但要注意勿穿透子宫全层而误缝周围组织。

(4)子宫收缩乏力性出血:原因与阴道分娩相似,此外剖宫产所致子宫本身的创伤也是原因之一。术中发生宫缩乏力性出血时,可依次采取如下措施。

1)使用缩宫剂:①缩宫素:仅对子宫体有作用,剖宫产术中,在胎儿娩出后常规给予缩宫素 20U 子宫肌壁肌注,促进子宫收缩及胎盘剥离;②麦角新碱:适用于子宫下段收缩不佳、无禁忌证者,0.2~0.4mg 注射于子宫下段或臀部、手臂等肌肉注射;③前列腺素 F2α(PGF2α):对子宫体及子宫下段均有较强收缩作用,当缩宫素与麦角新碱作用不佳时,可用 PGF2α 250μg 子宫体或子宫下段肌注,宫缩仍欠佳,15 分钟后可重复给药;④对有宫缩乏力性子宫出血倾向者,可在胎儿娩出后给予缩宫素 20U 子宫壁肌注后,或直接给予卡贝缩宫素 100μg 静脉滴注预防产后出血。

2)按摩子宫:将子宫娩出腹腔,用手按摩刺激子宫底及双手前后按压子宫体或用温盐水纱布按摩子宫,多能奏效。

3)填塞宫腔:一般只有在上述方法无效时方可使用。填塞纱条后观察片刻,证实有效后再缝合子宫切口,切莫误缝纱条。24 小时后取出宫纱,取纱条时可缩宫素 10U 加入乳酸钠林格氏液 500ml 静脉点滴。

4)缝扎大血管:对上述方法止血无效且要求保留生育功能者,可行盆腔血管结扎术止血:①子宫动脉上行支结扎术:对中央性前置胎盘和子宫胎盘卒中无效;②骨盆漏斗韧带结扎术:当结扎子宫动脉后仍有出血时,可再缝扎胎盘附着侧骨盆漏斗韧带,日后可吸收线脱落,血管可再通;③髂内动脉结扎术:适用于中央性前置胎盘、阴道穹隆部裂伤,或经结扎子宫血管后子宫下段、宫颈及阴道部仍有活动性出血者。

5)切除子宫:上述各种方法均无效者,可考虑子宫次全切除术。

(5)胎盘粘连或植入出血:处理包括:①B-Lynch 法缝合术;②可吸收线 "8" 字缝合出血处;③结扎子宫动脉上、下行支或髂内动脉;④植入部分行部分切除再行修补术;⑤宫腔填塞纱条或水囊压迫止血;⑥胎盘植入部位注射甲氨蝶呤;⑦术中或术后行腹主动脉球囊压迫或髂内动脉栓塞;⑧必要时切除子宫。

(6)凝血功能障碍性出血

1)原因:①合并全身出血倾向性疾病,如血液病及肝病;②与本次妊娠有关的病理情况,如胎盘早剥、妊娠高血压综合征、死胎稽留过久、羊水栓塞及宫内感染等。上述因素均可引起术时及术后出血。

2)诊断:凝血功能障碍性出血主要表现为出血及血不凝、继之休克、栓塞症状和溶血性贫血,实验室检查可协助诊断。

3)处理:①根据病因进行相应处理;②产前或术中输入相应的凝血物质或新鲜血浆以补充凝血因子;③补充血容量纠正休克;④对无法控制的出血应果断地切除子宫。

3. 脏器损伤

(1)膀胱损伤

1)原因:①切开壁腹膜时误伤膀胱,主要原因有严重粘连致膀胱异位、膀胱因膨胀顶部上升、膀胱发育或解剖异常、子宫下段拉长而使膀胱位置随之上升;②子宫下段剖宫产分离膀胱时因粘连而损伤;③腹膜外剖宫产分离膀胱筋膜时损伤膀胱;④娩出胎头时子宫切口撕裂而累及膀胱;⑤胎盘植入侵及膀胱,术中切除部分膀胱,行膀胱修补术。

2)预防:①术前应导尿,术中保持导尿管通畅,防止膀胱膨胀;②切开壁腹膜时尽可能靠近头端,确认腹膜后方可切开;③对有严重粘连者,分离膀胱应谨慎;④避免行子宫下段纵切口;⑤娩出胎头时勿粗暴。

3)处理:发现膀胱损伤后应立即修补或待胎儿娩出后修补。可用 2-0~3-0 可吸收线缝合膀胱肌层及浆肌层,不要穿透黏膜层,以防日后形成结石。修补术后应持续导尿 7~15 天。有条件者请泌尿外科医生协助修补。

(2)输尿管损伤:主要是子宫切口撕裂累及输尿管或因裂伤处出血而盲目钳夹、缝扎止血所致。当可疑输尿管损伤时,应打开后腹膜,观察结扎上方输尿管是否增粗、其内压力是否增加,如误扎输尿管应立即拆除结扎线。输尿管轻度损伤(颜色、蠕动均正常)可不必处理,重者则需放置输尿管导管以引流尿液,同时行输尿管损伤修补术,术后持续导尿 7~14 天。

(3)肠管损伤

1)原因:剖宫产术中肠管损伤罕见。主要危险因素有:①前次腹部手术和可能导致粘连形成的盆、腹腔感染史;②产程延长或麻醉不满意而致鼓肠者。遇有上述因素在切开腹膜时易误伤肠管,小肠损伤的机会较结肠多,而腹膜外剖宫产则可避免肠管损伤。

2)处理:①小肠浆膜或浆肌层撕裂者,可用 1 号丝线间断缝合,不穿透黏膜层;②小肠全层损伤者,应立即将创口周围的肠内漏出液吸净,行肠修补术。纵行裂伤宜横向缝合,以防术后肠狭窄。对损伤严重者可行损伤肠段切除术和肠吻合术,此时最好由外科医生协助处理;③结肠全层损伤者,因术前未做肠道准备,不宜行简单的肠修补术或肠段切除术和吻合术,一般主张行结肠造瘘术,先控制腹腔内感染,待损伤愈合后,再闭合结肠瘘。但若破口小、术前肠道已准备,亦可行缝合术而不造瘘。肠吻合术后禁食、胃肠减压。肠蠕动恢复、肛门排气后,可行流质饮食。注意补充水、电解质,给予广谱抗生素。注意:不管是大肠或小肠损伤,均建议由外科医生协助处理,以避免肠愈合不良,出现肠坏死、肠瘘等并发症。

4. 羊水栓塞

(1)剖宫产术中羊水栓塞的原因

1)宫腔内压力过高:如强直性子宫收缩、挤压宫底使宫内压力过高,羊水沿裂伤的宫颈内静脉或胎盘边缘血窦进入母体血液循环。

2)子宫血管异常开放:如子宫破裂、前置胎盘和胎盘早剥等使子宫血管异常开放,羊水由此进入母体血液循环。

3)子宫切口血管开放:羊水可从子宫切口处开放的血管进入母体血液循环。

(2)主要病理生理及临床表现

1)病理生理:主要变化有急性呼吸循环衰竭、急性弥散性血管内凝血和多脏器功能障碍。

2)临床表现:主要是憋气、呛咳、呼吸困难、发绀、心血管功能障碍、出血和意识障碍甚至昏迷。心电监护可见血压降低,血氧饱和度下降。

(3)治疗原则:高流量面罩吸氧,纠正肺动脉高压,抗过敏,抗休克治疗,防治 DIC 及肾衰竭。

(4)剖宫产术预防羊水栓塞的措施:提倡子宫下段切口。切开子宫及破膜后,及时吸净子宫切口周围羊水,然后娩出胎儿。胎儿娩出后,待吸净残留羊水后再给予宫缩剂及娩出胎盘。

5. 过敏性休克 据报道,剖宫产术前或术中给予麻醉药之后,孕妇出现突发血压降低、意识丧失、凝血功能异常等过敏性休克表现,如抢救不及时,可能出现孕妇及胎儿生命危险。

6. 胎儿损伤 剖宫产术中对胎儿的误伤主要有:

(1) 锐器所致损伤:即切、剪伤。误切胎儿的常见部位为头、面及臀部。误剪胎儿的常见部位为胎唇、耳及手或足。切口小、浅、无活动出血者不必处理。切口大、深、出血多者应用小针、细线间断缝合,及早拆线。为避免切开子宫时误伤胎儿,最好仅切开子宫肌壁,而保留胎膜完整性,或仅留一薄层肌层,再钝性分开肌层。

(2) 剖宫产产钳:常见的有胎儿面神经损伤,面、耳、颈部软组织损伤和颅骨骨折。操作时手法应轻巧,避免暴力牵拉。

(3) 徒手暴力所致损伤:主要致颅骨骨折和上、下肢骨折。原因主要是暴力牵拉或手法不当。发现新生儿骨折,应及早转新生儿科固定。

(二) 术后并发症

1. 剖宫产术后病率与感染 剖宫产术后病率及感染率是细菌通过各种途径侵入手术伤口及胎盘剥离面引起产褥期生殖器及全身的炎症。临床上,剖宫产术后感染多以盆腔急性炎症出现,如炎症未能控制,细菌经血行或淋巴管向周围扩散可发生盆腔结缔组织炎、腹膜炎、盆腔血栓性静脉炎,严重者可发生败血症及中毒性休克。剖宫产术后感染还包括呼吸系统感染、泌尿系统感染及乳腺炎等。

(1) 剖宫产术后感染常见致病菌及常用抗生素:剖宫产术后感染的常见致病菌为大肠埃希菌、金黄色葡萄球菌及厌氧菌。常用抗生素为青霉素、氨苄西林、庆大霉素及甲硝唑,必要时使用二代或三代头孢菌素。

(2) 易感因素:剖宫产术后感染除与细菌的种类、数量和毒性有关外,机体的抗病能力是另一重要因素。

1) 产前易感因素:妊娠合并营养不良、贫血、糖尿病、已存在的生殖道感染、胎膜早破(>12小时)等。

2) 临产后易感因素:产程延长、频繁的阴道检查,特别是阴道检查没有严格无菌操作等。

3) 手术中易感因素:术前准备不足,特别是紧急剖宫产,凝血功能不佳,术中出血较多和手术器械污染等。

(3) 防治措施:提高机体抗病能力,做阴道检查时,应在严格消毒下进行。对有上述易感因素、术前体温>37.5℃者,手术前后应予抗生素治疗。对已发生术后感染者应给予广谱或敏感抗生素治疗,对并发呼吸系统和泌尿系统感染、乳腺炎和血栓性静脉炎者也应对症处理。

2. 腹壁与子宫切口感染、子宫腹壁瘘 腹壁与子宫切口感染除与一些易感因素有关外,还与缝线反应、缝合部位组织坏死、血肿形成、创口感染有关。

子宫腹壁瘘系由子宫切口感染、坏死并与腹壁粘连形成瘘管所致。子宫腹壁瘘的诊断主要依据碘油造影或向瘘道内注入亚甲蓝液观察是否经阴道流出,盆腔核磁对明确诊断也有重要作用。对腹壁切口感染范围小者可行清创术;对范围大者应行扩创,尽量去除坏死组织和缝线,促使伤口愈合。对已形成子宫腹壁瘘者治疗方法有:①引流、搔刮、碘仿纱条填塞,配合抗生素治疗,促使瘘道闭合;②开腹探查并切除瘘管;③病情严重者需切除子宫。

3. 子宫切口愈合不良

(1) 影响子宫切口愈合的因素

1) 全身因素:是否存在引起子宫切口感染的因素、是否合并影响切口愈合的慢性全身性疾病、有无营养不良以及不适当的应用皮质激素等因素。

2) 切口部位:子宫下段横切口优于子宫体部各类切口,但如在子宫下段与体部交界处切开也妨碍切口愈合。

3) 操作:应轻柔、迅速、准确,缝合的松紧及疏密应适度,以恢复解剖关系,避免将子宫内膜缝入切口内,止血应牢靠,但应避免多次盲目缝扎。

4) 缝线:以 1-0 或 1 号可吸收线缝合较好。

5) 手术时机:择期手术比急诊好,无合并症的手术以孕周近 39 周为佳,因子宫下段形成好并且胎儿已基本成熟。

(2) 处理:加强支持治疗,清创并敷以碘仿纱布或扩创、清除坏死组织后再缝合。对瘘已形成致大出血者可考虑子宫切除术。

4. 出血 剖宫产术后出血按其发生时间分为术后早期出血和晚期出血。

(1) 剖宫产术后早期出血:从接产起至胎儿娩出后 24 小时内总失血量 >1 000ml 为剖宫产术后

出血。

1)病因:①宫缩乏力是剖宫产术后早期出血最常见的原因,常见于滞产后剖宫产、未临产剖宫产、子宫肌纤维过度膨胀(巨大儿或双胎、多胎妊娠孕妇)、子宫肌壁变性、子宫发育不良或畸形、使用子宫收缩抑制药物、子宫肌瘤、某些全身性疾病、宫腔积血及膀胱充盈等;②胎盘、胎膜残留;③软产道损伤;④凝血功能障碍。

2)诊断:术后出血可为急性大量出血,也可以是少量持续出血,伴有或不伴有失血性休克。①宫缩乏力:又称子宫弛缓性出血,触诊子宫软,按摩或挤压子宫后子宫收缩并有凝血块流出;②胎盘、胎膜残留:子宫收缩好转后,仍有阴道出血;③软产道损伤:胎儿娩出后阴道即有鲜红色血液流出;④凝血功能障碍:凝血功能检测异常或伴有全身出血倾向。

3)处理:处理原则是查找原因、止血和补充血容量。①子宫收缩乏力性出血:按摩子宫、使用宫缩剂、填塞宫腔、子宫压迫缝合术、结扎血管等止血技术;②胎盘、胎膜残留性出血:行清宫术,应用大刮匙,避开子宫切口缝合处;③子宫切口出血:手术止血,根据情况来选择,可手术止血或介入治疗;④凝血功能障碍性出血:补充凝血因子,必要时切除子宫。

(2)剖宫产术后晚期出血 指手术分娩24小时后,在产褥期内发生的大出血,占产后出血总数的1%~4.4%,一般发生在术后2~6周,多发生在术后10~19天内。

1)原因:①胎盘附着部位复旧不全:多因感染而影响胎盘附着部位复旧,局部蜕膜脱落出血;②子宫切口愈合不佳或感染裂开:常因术中子宫切口出血、反复缝合过密过紧所致;③胎盘、胎膜残留出血:少见;④子宫内膜炎。

2)处理:①使用宫缩剂;②应用强有力的抗生素;③疑有胎盘胎膜残留时可在上述治疗后行清宫术;④如果出血严重或上述治疗无效时,可行血管栓塞术或切除子宫;⑤全身支持治疗。

5. 肠梗阻 剖宫产术后偶有肠梗阻发生。麻痹性肠梗阻可由严重的感染、电解质紊乱所致,或由机械性肠梗阻发展而来,听诊无肠鸣音或气过水声。机械性肠梗阻多由肠粘连所致,表现为腹胀、阵痛及呕吐,停止排气排便,听诊肠鸣音亢进,有气过水声,X线腹部平片示肠段内液平面。治疗包括静脉补液、纠正电解质紊乱和酸碱失衡、

控制炎症和胃肠减压。保守治疗无效或病情加重,应尽早剖腹探查,解除机械性肠梗阻的原因。

6. 盆腔、下肢静脉血栓栓塞 妊娠期血液本身多呈高凝状态,血液中纤维蛋白原升高;增大的子宫压迫下腔静脉,阻碍静脉血液回流,使盆腔及下腔静脉血流缓慢,易形成静脉血栓。加之剖宫产麻醉时,下肢静脉扩张,血流缓慢,手术操作损伤血管壁、术后产妇卧床时间相对较长,肢体活动少,静脉输液时间较长,这些因素均可导致下肢静脉血栓形成。

7. 慢性盆腔痛、盆腔粘连 采用腹腔镜手术探查慢性盆腔痛的原因时发现,有67.2%患者有剖宫产史,有剖宫产史者发生慢性盆腔痛的危险是无剖宫产史者的3.7倍($OR=3.7$),认为剖宫产史是慢性盆腔痛的主要病因。腹膜的炎性反应、异物反应、对腹膜的剥离及缝合导致的组织缺血等,均可引起粘连的形成,导致盆腔粘连。盆腔粘连最常见症状包括盆腔疼痛以及不孕、不育、性生活不适等。

8. 子宫内膜异位症 剖宫产术后子宫内膜异位症常见于腹壁切口处,异位结节随月经周期增大伴疼痛,保守治疗效果不佳。关于缝合子宫切口是否同时缝合子宫内膜问题说法不一。多数学者主张缝合子宫切口时不穿透内膜层,也有少数人认为即使将子宫内膜缝入子宫切口内也不会发生子宫内膜异位症。

9. 再次妊娠易发生前置胎盘或胎盘植入 剖宫产后子宫内膜有退行性变和炎症改变,再次受孕后底蜕膜往往发育不全、血供减少,使胎盘面积扩大,发生前置胎盘增多。因剖宫产后子宫瘢痕处内膜局部常有缺损,受精卵在缺损处着床不能充分的蜕膜化,绒毛侵入肌层造成胎盘植入。Silver RM 等人对 30 132 名剖宫产女性进行前瞻性队列研究,发现随着剖宫产次数增加,孕妇胎盘植入的发生率随之增加,而且前置胎盘并发胎盘植入的风险也增加。同样,Makoha FW 等人分析 1997 年 1 月 ~2002 年 1 月 3 191 名多次剖宫产女性并发症发现,随着剖宫产次数增加,孕妇再次妊娠发生前置胎盘、胎盘植入、子宫切除术风险增加。

既往有剖宫产史、此次妊娠为前置胎盘,且胎盘附着于原子宫瘢痕部位者,常伴有胎盘植入,常称为凶险型前置胎盘。大约50%的胎盘植入都合并剖宫产史,并且随剖宫产次数增加,胎盘植入

发生风险将更大。

10. 瘢痕妊娠增加孕期流产风险 剖宫产术后再次妊娠,如孕囊附着在瘢痕部位会增加前置胎盘或胎盘植入的风险,因此也增加了早产、术中出血、切除子宫等风险,如孕早期流产,易发生孕囊附着部位子宫穿孔、破裂、出血多等并发症,需要在子宫动脉栓塞情况下行人工流产术。

11. 再次妊娠剖宫产率增加 Guise JM 等对 1980 年 ~2009 年 9 月发表的文献资料进行整理分析发现,有剖宫产史孕妇进行阴道试产发生子宫破裂风险(4.7‰)明显高于选择再次剖宫产者(0.3‰),由于孕妇及医生为避免子宫破裂的发生而倾向选择较为安全的再次剖宫产,因此再次剖宫产机会明显增加。

12. 剖宫产后不孕风险及辅助生殖概率增加 剖宫产术后发生感染、盆腔粘连等,均可增加女性不孕及异位妊娠风险,从而辅助生殖概率增加。

13. 围产期子宫切除风险增加 由于剖宫产术中或术后并发症,如威胁生命的子宫出血、剖宫产术后再次妊娠并发前置胎盘或胎盘植入、瘢痕妊娠所致子宫破裂等,均可导致围产期子宫切除的风险增加。

二、剖宫产对新生儿健康的影响

剖宫产为降低孕产妇病死率及围产儿死亡率发挥了重要作用。但是国内外有关资料显示,剖宫产增加到一定水平时(20%~30%),围产儿病死率确有明显降低,但若剖宫产率继续增加(40%~50%),反而会增加围产儿病死率,究其原因剖宫产对新生儿还有不利影响。进一步降低围产儿死亡率显然不是单靠剖宫产能解决的,还需要加强对高危妊娠的预防和治疗,健全妇幼保健体系及新生儿窒息复苏的实施。

(一) 新生儿湿肺及肺透明膜病

阴道分娩过程中,胎儿胸腹腔被产道挤压时胎儿肺内、呼吸道液体可在出生后自口鼻流出,可减少新生儿湿肺及羊水、胎粪吸入性肺炎的发生。选择性剖宫产,无宫缩、胎儿头和胸壁未受到挤压,娩出后新生儿受到大气压的刺激促使肺呼吸,易发生羊水或胎粪吸入,导致新生儿呼吸障碍,出现特发性呼吸窘迫综合征,有学者称之为剖宫产儿综合征。若潴留在肺泡内的液体较多,出生后易发生湿肺,潴留在肺泡内液体中的不能被

蒸发的物质如纤维蛋白等可黏附在肺泡及支气管壁上,形成嗜伊红膜,阻碍了气体交换导致呼吸困难,称为肺透明膜病(RDS)。

剖宫产儿综合征的临床特点是出生时正常,生后 4~6 小时发病。出现进行性呼吸困难,逐渐出现发绀伴呼气性呻吟等缺氧为主症的综合征。更易发生于早产、FGR 和糖尿病产妇的新生儿。

为预防剖宫产儿综合征,进行择期剖宫产时,最好选择在 39 周左右。术时应采取左侧卧位,注意掌握麻醉深度,高危新生儿产后转入儿科进行治疗。

(二) 新生儿损伤

剖宫产造成的产伤临床并不少见,主要是皮肤切伤和骨折。皮肤损伤多见于头皮、脸部及臀部;新生儿骨折多发生于足位、臀位及双胎妊娠娩出时,手术者不恰当牵拉所造成,以股骨和肱骨骨折较多见。

(三) 新生儿黄疸增加

有报道认为剖宫产可能是引起新生儿高胆红素血症的原因之一。王雪梅等将 2 382 例新生儿分为剖宫产组和非剖宫产组,对微量血清胆红素监测结果进行分析,结果显示剖宫产组高胆红素发生率明显高于非剖宫产组。

(四) 免疫功能低下

有报道,剖宫产儿体内免疫因子(IgG、IgA、IgM、C3、C4)的含量明显低于阴道分娩者。所以剖宫产娩出的新生儿对感染的抵抗力较阴道分娩的新生儿可能更为低下,易患感染性疾病。

(五) 对儿童脑功能影响

剖宫产时产妇在麻醉状态下出现的低血压会致使胎儿缺氧,当胎头娩出时外界压力骤减脑血管扩张,同时肺未受压容易出现肺透明膜病造成呼吸困难脑缺氧。这一系列的缺血缺氧过程对新生儿的脑功能不可避免地产生影响,用新生儿 20 项行为神经进行评分,在出生后第 7~14 天剖宫产儿均低于自然分娩儿,原因是剖宫产儿没有经过分娩自然挤压过程,而影响脑神经的成熟。但随着日龄增加,脑神经功能在 28 天基本恢复正常。

(六) 对儿童感知觉的影响

胎儿出生时经历的阵阵强有力的宫缩挤压过程,是胎儿最早最重要的感知觉学习经历。国外研究报道剖宫产影响新生儿的嗅觉学习能力,剖宫产属于一种干预性分娩,使胎儿被动地在短时间被迅速娩出,缺乏必要的刺激考验,特别是皮肤

肌肉关节未经刺激过程,影响了儿童对各种感觉刺激信息在中枢神经系统的有效组合,导致感觉统合失调。表现为本体感、本位感差等感觉统合失调和一系列心理行为问题。

(七)对学龄期儿童的影响

剖宫产与自然分娩新生儿智能发育差异无统计学意义,但学龄期儿童在感觉、运动和听知觉方面仍有差别。部分剖宫产后学龄期儿童出现动作不协调等感觉运动和听知觉的障碍,造成部分孩子学习障碍,学习能力下降,造成部分社会适应能力下降。剖宫产术在解决难产和妊娠合并症及并发症、降低母儿病死率方面发挥了重要作用。但过高的剖宫产率,放宽剖宫产指征,不但不能降低母儿病死率,反而影响了母儿的健康。因此,医务工作者要有高度的责任心、精湛的技术、良好的医德医风、严格掌握剖宫产手术指征,保障母儿的安全、健康,减少并发症。

(张 惠 张为远)

第十一节 剖宫产术缝合材料与技术

一、概述

剖宫产术是处理难产及高危妊娠的重要手段,是产科最重要的手术。据估计 2018 年我国剖宫产手术约 500 万例,剖宫产技术、相关手术材料的选择以及围手术期管理均会影响剖宫产患者的预后,并对其将来的生育产生重要影响。为了规范剖宫产术的实施,2014 年中华医学会妇产科学分会制定了《剖宫产手术的专家共识》,对剖宫产手术指征、术前准备及手术步骤等提出了相应建议。随后 2018 年剖宫产术缝合技术及材料选择专家共识协作组在参考中华医学会外科学分会相关缝合技术与材料选择专家共识的基础上,结合我国现状进一步制定了《剖宫产术缝合技术及材料选择专家共识(2018)》。现结合上述的专家共识及国外相关研究简要介绍剖宫产缝合材料和技术,期望进一步规范剖宫产的相关技术,并进一步降低剖宫产术的相关并发症,切实保障剖宫产患者的健康。

虽然剖宫产手术过程包括切开、止血、缝合,看似并不复杂,但是围手术期的管理尤其重要。围手术期管理涉及手术指征及手术时机的确定、术前准备、知情同意书的签署、围手术期抗生素的选择、术后管理、术中术后突发情况的处理、新生儿复苏,可以在相应章节找到细节。本节介绍剖宫产术的切开、止血、缝合三个步骤要点,重点介绍缝合材料选择与技术。

二、剖宫产术的切口选择

通常剖宫产术可以选择两种腹壁切口:腹壁横切口(Pfannenstiel 或 Joel-Cohen 切口)或腹壁纵切口。两种切口各有优缺点,腹壁横切口美观,术后疼痛及切口疝的发生率较低,而腹壁纵切口手术视野好,娩出胎儿时间更短。鉴于此,对于初次剖宫产患者可选择腹壁横切口,而对于存在严重盆腔粘连估计手术困难、可能需要探查及附加手术或者需要快速娩出胎儿的患者可考虑腹壁纵切口。对于既往有下腹部开腹手术史患者可以选择原手术切口并剔除手术瘢痕。

腹壁各层的切开方法依据术者的经验及偏好而定,总体原则是避免造成严重损伤,尽量减少失血,并尽量缩短皮肤切开至胎儿娩出的时间。分离腹壁各层组织时可以使用手术刀或者电刀。可以锐性或钝性延长筋膜切口。尽量避免切断腹直肌,保持腹直肌完整性。可以采取手指钝性或者组织剪锐性打开腹膜,注意避免误伤膀胱、肠道及其他可能粘连在腹壁下的组织器官。

常规剖宫产术的子宫切口建议选择子宫下段中上 1/3 处的横切口,长约 10cm。如果子宫下段形成良好时建议钝性分离打开子宫,这样可以减少子宫切口出血及子宫旁血管损伤的风险。如果早产、子宫下段形成差、横位等患者可以选择子宫下段偏高的子宫切口甚至子宫体部切口,如果前置胎盘或胎盘植入等患者应该酌情选择切口位置,尽量避免切开胎盘。通常情况下当子宫下段形成良好时,不必剪开膀胱腹膜反折并下推膀胱,除非是子宫下段形成不良或膀胱与子宫下段粘连者。

三、剖宫产术的止血

整个剖宫产过程的止血是手术是否成功的关

键环节,如果止血技术欠佳,常可导致患者失血增多,甚至导致腹壁、盆腹腔、阔韧带、后腹膜、盆底等部位血肿,发生严重产后出血甚至致命性产后出血,可能影响腹壁及子宫切口愈合,也可能出现产褥感染及晚期产后出血,影响产妇的远期预后。

止血技术主要涉及腹壁切口各层止血、子宫切口止血以及胎盘剥离面止血三方面。

腹壁切口各层次的止血在于正确选择切口及按照解剖层次切开。对于初次剖宫产患者或者没有盆腹腔手术史及盆腹腔粘连患者,只要术者具备一定的手术经验,按照解剖层次切开腹壁各层,避免损伤脂肪层、腹直肌下方血管及腹膜上粗大血管,通常不会发生严重出血。对于明显出血点,可以采取钳夹、局部缝扎、电凝等方式止血。如果术前评估患者存在严重腹壁及盆腹腔粘连,建议由经验丰富的医生进行手术,尽可能避免盆腹腔脏器损伤,减少腹壁切开导致的出血。子宫切口的止血通常是依靠胎儿娩出后有效的切口钳夹、正确的切口缝合来实现。对于子宫切口血窦丰富、出血明显的患者快速缝合子宫切口并加强宫缩可以起到较好效果。对于子宫切口延裂的患者可以依赖局部缝扎或者同侧子宫动脉上行支的结扎止血。胎盘剥离面的止血通常只需要加强宫缩即可,但是对于产后出血高风险患者需要运用子宫背带式缝合、宫腔填塞、双侧子宫动脉上行支结扎、双侧子宫动脉栓塞等手段,对于前置胎盘、胎盘植入等患者尚需局部缝扎、宫颈提拉式缝合等手段止血。上述止血操作的细节可以在本书的相应章节中查找。

四、剖宫产术的缝合

剖宫产术的缝合根据手术步骤分为子宫切口缝合,壁腹膜、腹壁肌肉及筋膜缝合,皮下脂肪及皮肤的缝合。

1. 子宫切口的缝合 子宫切口缝合的目标是恢复解剖结构、止血、降低切口感染风险。子宫切口缝合推荐连续单纯双层缝合。可分为子宫肌层及脏腹膜两层的缝合。通常第一层缝合从术者对侧开始,用鼠齿钳夹好切口顶部,对齐子宫切口上下缘,多使用1-0可吸收线,从一侧子宫切口顶端外0.5~1.0cm开始连续单纯缝合子宫肌层全层,针间距约1.5cm,与切缘间距约0.5cm,尽量不穿透内膜,注意对合切口两侧组织。缝合至切口顶端,最后一针扣锁缝合或单独缝合打结,注意超过

切口顶端0.5~1.0cm。第二层缝合从术者侧向对侧继续使用1-0可吸收线将子宫切口浆肌层连续缝合,进针应在第一层针距间,缝到对侧后与第一层保留的缝线打结,也可以单独打结。缝合完毕后常规检查切口是否有出血,如有出血需单独缝合止血。

关于子宫切口的缝合材料,目前国内大多使用1-0合成可吸收缝合线,其抗张强度大、柔韧性好、操作方便、对组织损伤小、反应小,在缩短手术时间、促进子宫切口愈合等方面明显优于铬制肠线、丝线等。2018年《剖宫产术缝合技术及材料选择专家共识(2018)》推荐在同等条件下选用含抗菌剂(如三氯生)的可吸收缝线,可有效降低剖宫产手术部位感染,并减少线结反应和切口疼痛。

因为剖宫产的缝合过程可能发生针刺伤及职业暴露,目前的研究认为对有体液传播疾病风险的孕妇实施剖宫产手术时,选择防刺伤针可以降低职业暴露风险,因此对于剖宫产手术推荐临床医生使用防刺伤针缝合子宫切口。

2. 壁腹膜、腹壁肌肉及筋膜的缝合 缝合壁腹膜、腹壁肌肉及筋膜可以恢复解剖关系,加强腹壁抗张强度,减少切口疝的发生率。尽管有研究认为剖宫产手术可以不缝合壁腹膜,但是理论上缝合壁腹膜可以恢复解剖结构,重建解剖屏障,减少感染风险,减少出血及粘连形成。因此2018年专家共识建议采取适合的缝合材料和缝合技术闭合腹膜,推荐连续单纯缝合,针距不宜过大,以减少腹膜张力。可以选择1-0或者2-0可吸收线缝合壁腹膜,有条件者选择具有防刺伤针并含抗菌剂的可吸收缝线。

腹壁肌肉的缝合建议选择2-0可吸收线间断缝合2~3针,恢复腹直肌的解剖结构,增强腹壁强度,减少切口疝的发生,有条件者选择具有防刺伤针并含抗菌剂的可吸收缝线。

筋膜缝合同样可以恢复解剖结构,加强腹壁的抗张强度,减少切口疝的发生。缝合材料可以选择1-0或者2-0可吸收线,也可以选择具有防刺伤针并含抗菌剂的可吸收缝线。缝合筋膜时应注意避免损伤腱膜下肌层,仅缝合腱膜,针间距约1.0cm,与切缘间距约0.5cm,疏密得当,两侧打结不宜过紧,并且可以将两侧的线结打在筋膜深层,避免患者术后活动时出现切口两侧的牵扯痛。

3. 皮下脂肪、皮肤的缝合 剖宫产术皮下脂肪层及皮肤的缝合直接影响腹壁切口的愈合及美

观。通常认为合理的皮肤缝合可以减小皮肤瘢痕形成,并减轻不适。而有效的皮下脂肪缝合可以消除无效腔、降低感染、减小张力,促进切口良好愈合,增加切口美容效果。

皮下脂肪层推荐间断缝合,缝合前应该彻底止血,应该根据切口长度和脂肪层渗血情况适当调整缝合间距。若皮下脂肪太厚可以分层缝合皮下脂肪以减少张力。纵切口根据切口长度及张力需增加缝合针数。皮下脂肪缝合推荐使用2-0或3-0可吸收线,有条件者选择具有防刺伤针含抗菌剂的可吸收缝线。

皮肤横切口的缝合建议选择采用4-0可吸收线进行连续皮内缝合,可使切口美观,无需拆线,可以减少住院时间。有条件者可采用倒刺线缝合皮肤,以进一步减少张力。皮肤纵切口可采用细线外缝,或在充分减张的情况下用可吸收线或倒刺线进行连续皮内缝合。

(姚 强 刘兴会)

参考文献

1. 胡蓉,李笑天,紧急剖宫产流程建立与实践,中国实用妇科与产科杂志,2019,35(9):993-996.

2. ACOG Committee Opinion No. 475: Antenatal Corticosteroid Therapy for Fetal Maturation. Obstet Gynecol, 2011, 117 (2) : 422.

3. Sayed Ahmed WA, Hamdy MA. Optimal management of umbilical cord prolapsed. Int J Womens Health, 2018, 21 (10) : 459-465.

4. Sujata A. Dalvi. Difficult Deliveries in Cesarean Section. The Journal of Obstetrics and Gynecology of India, 2018, 68 (5) : 344-348.

5. Hofmeyr GJ, Barrett JF, Crowther CA. Planned caesareansection for women with a twinpregnancy. CochraneDatabaseofSystematicReviews 2015, Issue12. Art. No. : CD00655326. ACOG Practice Bulletin No. 202: Gestational Hypertension and Preeclampsia. Obstet Gynecol, 2019, 133 (1) : e1-e25.

6. American College of Obstetricians and Gynecologists. ACOG committee opinion no. 764: Medically indicated late-preterm and early-term deliveries. Obstet Gynecol, 2019, 133: e151.

7. 谢幸.妇产科学.9版.北京:人民卫生出版社,2018:109.

8. Van de Velde M. Low-dose spinal anesthesia for cesarean section to prevent spinal-induced hypotension. *Curr Opin Anaesthesiol*, 2019, 32 (3) : 268-270.

9. Toguchi M, Iraha Y, Ito J, et al. Uterine artery embolization for postpartum and postabortion hemorrhage: a retrospective analysis of complications, subsequent fertility and pregnancy outcomes. Jpn J Radiol, 2020 Mar; 38 (3) : 240-247.

10. Yang M, Du Y, Hu Y. Complete salpingectomy versus tubal ligation during cesarean section: a systematic review and meta-analysis. J Matern Fetal Neonatal Med, 2019 Nov 21; 1-9.

11. Alfouzan W, Al F M, Abdo N, et al. Surgical site infection following cesarean section in a general hospital in Kuwait: trends and risk factors. Epidemiol Infect, 2019, 147: e287.

12. Abe K, Kuklina E V, Hooper W C, et al. Venous thromboembolism as a cause of severe maternal morbidity and mortality in the United States. Semin Perinatol, 2019, 43 (4) : 200-204.

13. Dolivet E, Delesalle C, Morello R, et al. A case-control study about foetal trauma during caesarean delivery. J Gynecol Obstet Hum Reprod, 2018, 47 (7) : 325-329.

14. Li Y, Zhang C, Zhang D. Cesarean section and the risk of neonatal respiratory distress syndrome: a meta-analysis. Arch Gynecol Obstet, 2019, 300 (3) : 503-517.

15. Baumfeld Y, Walfisch A, Wainstock T, et al. Elective cesarean delivery at term and the long-term risk for respiratory morbidity of the offspring. Eur J Pediatr, 2018, 177 (11) : 1653-1659.

16. 刘兴会,徐先明,段涛,等.实用产科手术学.北京:人民卫生出版社,2014:92-101.

17. 剖宫产术缝合技术及材料选择专家共识协作组.剖宫产术缝合技术及材料选择专家共识(2018).中国实用妇科与产科杂志,2018,34(4):405-408.

18. F Gary Cunningham, Kenneth J Leveno, Steven L Bloom, et al. Williams Obstetrics (25th edition) McGraw-Hill Education. 567-591.

Practical Obstetric Surgery

第十五章

前置胎盘相关手术

第一节　概　　述

前置胎盘是常见的妊娠晚期并发症,病情易突然加重而危及母儿安全。正常的胎盘附着于子宫体部的前壁、后壁或侧壁,远离宫颈内口。关于胎盘位置异常的分类,近年来已不再使用既往的四型分类,新的两型分类法更符合临床实际,因为既往所谓的胎盘完全覆盖和部分覆盖宫颈内口,临床诊断和处理难以截然分开。

2018 年 RCOG 的分类建议是:当胎盘直接覆盖宫颈内口,为前置胎盘;对于妊娠超过 16 周的孕妇,在经腹或经阴道超声检查中,当胎盘边缘距离宫颈内口小于 20mm 时,为低置胎盘。

胎盘边缘与子宫颈内口的相互关系随着孕周增加、子宫下段延长、子宫颈管的消失和子宫颈口的逐渐扩大而改变。Taipale 等用阴道超声检查了 6 428 例 12~16 周妊娠的孕妇,发现有 156 例胎盘边缘越过子宫颈内口 15mm,至分娩时仅有 8 例为前置胎盘。诊断时期不同,分类也不同。建议以临床处理前的最后 1 次检查来确定其分类。

如果前置胎盘附着部位底蜕膜缺陷,胎盘绒毛异常附着、侵入或穿透子宫下段肌层、侵蚀子宫周围组织器官,则是前置胎盘的严重类型,前次剖宫产瘢痕部位内膜愈合不完全且留有缺陷,是前置胎盘并植入的最大风险。Chattopadhyay 首先提出:既往有剖宫产史、此次妊娠为前置胎盘,且胎盘附着于原子宫瘢痕部位者,常伴有胎盘植入,考虑为凶险性前置胎盘。凶险性前置胎盘发生的高危因素有子宫切口单层缝合,其植入性胎盘发生率高于多层缝合,因此剖宫产时应逐层缝合

子宫切口和尽量恢复正常子宫内膜层完整性;多次剖宫产后,瘢痕面积增大,子宫前壁由于血供不足,纤维增生及创伤修复而出现缺损;产妇高龄是引起胎盘植入的独立高危因素。

近 30 年来,随着剖宫产率的不断增加,植入性胎盘发生率增加了 10 倍。如 20 世纪 30 年代植入性胎盘发生率为 1/30 000,80 年代上升至 1/2 500,2006 年则高达 1/540。Miller 报道,1985~1994 年间 155 670 例分娩中,62 例为植入性胎盘,发生率为 1/2 510。Kayem 报道,1993~2002 年间,31 921 例分娩中,33 例为植入性胎盘,发生率为 1.03‰。Wu 报道,1982~2002 年间,植入性胎盘发生率高达 1/533。

植入性胎盘由多种原因引起,其中剖宫产是主要因素。临床观察发现,有过前置胎盘和剖宫产史,发生前置胎盘并植入风险率高达 67%。前置胎盘并植入的发生率随剖宫产次数而增加,有 1 次剖宫产史前置胎盘并植入的发生率增加 2 倍。统计表明,没有剖宫产者胎盘植入的风险率为 3.3%,而有过 1、2、3、4 次剖宫产的女性发生胎盘植入的风险率分别为 11%、40%、61% 和 67%。引起前置胎盘并植入的其他因素包括刮宫(诊刮和人工流产)、子宫内膜 / 息肉 / 黏膜下肌瘤切除术、子宫内膜炎、宫腔镜手术、子宫动脉栓塞和宫腔放疗等。

前置胎盘相关的手术为剖宫产术及各种辅助的止血操作。

(王谢桐)

第二节　术前评估及术前准备

一、明确诊断

术者在术前应对每一例患者胎盘位置、与子宫内口的关系有全面的了解,若是首次剖宫产者,尽可能在术前能明确有无胎盘植入。必要时术者应与 B 超医生共同确定胎盘附着子宫的具体位

置,以利手术中选择合适的切口。

二、患者的术前准备

在保证孕妇安全的前提下保胎治疗,尽量延长孕周以提高新生儿存活率,降低新生儿病率。期待疗法适用于孕周小、胎儿存活、阴道流血量不

多、一般情况良好、无需紧急分娩的患者,可以在家保胎,需要有人陪伴,确保如果出血、腹痛或宫缩时有立即住院的条件。加强患者教育,告知长期卧床有导致血栓的风险。

当临床上高度怀疑胎盘植入但该医疗单位不具备胎盘植入处置条件时,应在保证患者安全的前提下及时将患者转运至有处置条件的医院进一步治疗,可降低胎盘植入患者不良结局发生率。

期待治疗过程中一旦发生严重出血,无论孕周大小,均应考虑终止妊娠。若妊娠晚期反复多次少量阴道流血,应促胎肺成熟,充分与患者及家属沟通,适时终止妊娠。若孕期没有子宫破裂或阴道出血等情况发生,至胎儿成熟,择期剖宫产。择期剖宫产比继续期待治疗发生大出血时急诊手术是更合适的选择。对于无症状的前置胎盘合并胎盘植入者可于妊娠36周后终止妊娠。无症状的完全性前置胎盘,妊娠达37周,可考虑终止妊娠;边缘性前置胎盘满38周可考虑终止妊娠;部分性前置胎盘应根据胎盘遮盖子宫颈内口情况适时终止妊娠。

应做到对患者及家属进行充分的术前知情告知,告知手术的必要性、危险性及预防危情发生的具体措施。若时间允许应在术前纠正患者贫血,依据手术出血风险大小准备足量的血源。必要时应把准备的血制品带入手术室备用。

三、医务人员的准备

选择经验丰富的医疗团队进行手术,若合并

胎盘植入的可能性较大,术前做好充分周密的准备及多科室的合作是降低孕产妇发病率和死亡率的重要保障。强调多学科团队合作,尽早寻求有力的帮助。在有良好医疗救护设备的医院救治,剖宫产是唯一选择。术前会诊讨论应包括产科、介入科、妇科、泌尿科、麻醉科、手术室、血库、新生儿科。准备合适、足够的血源,向孕妇及家属交待风险,子宫切除、周围脏器损伤、大量输血、入住ICU的可能性。

四、切口选择

若无瘢痕子宫,可以选择横切口,对于前置胎盘并植入的剖宫产手术无论前次手术是何切口,均应选择腹部纵切口,以利于下一步手术操作的进行。

五、麻醉选择

应由具有产科麻醉经验的医师进行操作。麻醉方式可以为硬膜外阻滞、蛛网膜下腔及硬膜外阻滞联合麻醉和经气管全身麻醉,具体方式应根据患者胎盘有无植入及程度、估计出血量、手术治疗方案及手术时间综合考虑。伴有胎盘植入患者出血量可多达1 000~8 000ml,因低血压及凝血功能障碍有增加脊椎硬膜外血肿的风险,选择全身麻醉,或手术过程中将区域性麻醉改为经气管全身麻醉较为安全,且便于扩大手术范围和延长手术时间。

(王谢桐)

第三节 手 术 方 法

孕妇取平卧左侧15°,如采用全麻,待消毒铺巾准备好开腹后再开始麻醉。

一、切开腹壁

采用下腹旁正中纵切口,必要时将切口延长至脐以上。逐层切开腹壁,有时可能遇到子宫下段与腹壁粘连严重,子宫下段不能暴露,此时不要盲目分离,以免分破胎盘附着部位的粗大血管而导致严重出血。应向上寻找游离的腹膜,切开后进入腹腔,选择宫体切口娩出胎儿。此种粘连多见于新式剖宫产术不缝合膀

胱反折腹膜和腹膜,致使子宫下段肌层与腹壁粘连。

二、切开子宫肌层

如果下段没有粘连,开腹后可见子宫下段较宽隆起,表面常有粗大的血管,此时不要切开腹膜下推膀胱。注意选择子宫切口应尽量避免切开胎盘。术前应行B超检查,以确定胎盘边缘在子宫下段的位置。如果胎盘占据整个下段前壁,应考虑宫体剖宫产;但若系弥漫样胎盘,胎盘不仅占据整个下段前壁,而且占据大部分宫体,此时若选择

宫体剖宫产仍不能避免切开胎盘,则只有选择胎盘开窗,尽量避开子宫大血管迅速切开胎盘,快速娩出胎儿,如遇大血管出血,助手应迅速用手指捏住,娩出胎儿后,将脐带中的血液挤向胎儿,避免新生儿失血性休克。由于宫体切开肌层厚出血多,对于胎盘没有完全附着在下段前壁者,尽量利用下段没有胎盘附着的部位切开子宫。如果术前考虑胎盘植入,切忌触动胎盘。若系弥漫性胎盘附着于子宫前壁,无法施行子宫前壁的宫体剖宫产,可以向上延长腹壁切口直至可以将含有胎儿的子宫从腹腔娩出,于子宫底部实施宫体纵切口以避开胎盘。

三、娩出胎儿

应小心娩出胎儿,避免胎儿损伤,因为若非子宫下段切口,切口下可能不是胎儿的头部或臀部,胎儿的上肢可能自切口脱出,此时可将胎儿肢体轻轻还纳入宫腔,仔细探查距离切口较近的胎儿头部或臀部。术者应充分了解之前的超声检查情况,对于胎儿位置做到心中有数。娩头困难时,手进入宫腔找到胎儿双足轻轻牵拉娩出。胎儿娩出后,立即静滴缩宫素 10~20U,宫体肌肉注射麦角新碱 0.2mg 或卡前列氨丁三醇注射液 250μg。轻轻牵拉脐带,观察胎盘能否自行娩出,对于怀疑胎盘植入者切忌尝试手剥胎盘。

四、缝合子宫切口

对于前置胎盘没有植入或植入范围较小者,胎盘剥离后的子宫下段采用子宫血管结扎缝合止血、压迫等处理后,出血多能控制。常规缝合子宫切口。

五、子宫切除术

若胎盘不能娩出决定行子宫切除术,则即刻用 10 号线全层缝合子宫切口以止血(图 15-1)。根据胎盘附着的位置,若非中央性前置胎盘并植入行次全子宫切除即可,中央性前置胎盘应行全子宫切除(图 15-2)。全子宫切除术可因前置胎盘并植入下段肥大增宽,使输尿管紧贴子宫颈,加上妊娠组织柔软或出血等,宫颈可能触诊不清(可伸手入切口触摸宫颈),输尿管触及不准。如果处理主韧带时不能紧贴宫颈,易致输尿管损伤。关于术中的难点和控制出血的方法在后面讨论。

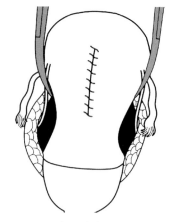

图 15-1　全层缝合子宫切口止血

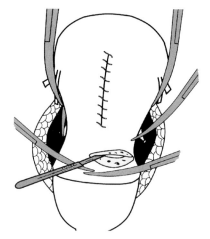

图 15-2　次全子宫切除

六、放置引流

对于术中出血较多或发生了凝血机制障碍者,术后应于直肠窝放置引流。可放置正压引流,因负压引流的负压作用使管子上的引流孔紧贴在组织上,在凝血机制障碍时可能引起器官表面的出血。引流管应于术后 24~48 小时拔除。

七、术中其他非手术问题

1. 应用广谱抗生素　前置胎盘剖宫产往往手术时间偏长,术前常有活动性阴道流血,术中及术后出血的可能性大,这些因素容易导致术后感染,因此应按照围手术期抗生素使用规范,在术中使用广谱抗生素预防感染。

2. 术中自体血液回收技术　该技术减少了异体血的输入机会,但应该注意自体血中的胎儿或其他成分进入循环的可能。术中自体红细胞回输可将同种异体红细胞输血量减至最小,特别对于产后大出血风险高、术前血红蛋白浓度低、罕见血型、拒绝同种异体血液产品(宗教信仰)的患者。注意在进行自体红细胞回输时,将回收的"异物"保持在绝对最低限度至关重要,包括羊水、胎儿皮脂、微生物、胎儿血液和外科手术中使用的液体(如止血剂)等。需知细胞回收设备可能无法充分过滤这些污染物,并可能直接输回母体循环并导致并发症,包括栓塞、同种免疫作用和血栓形成等。

3. 大量输血策略　前置胎盘患者手术创面大,手术止血困难,腹腔脏器暴露时间长,容易出现"致死性三联征",即低体温、酸中毒和凝血功能障碍。这一病理过程与创伤性凝血病基本相

似,因此,在快速明确止血的同时,应早期使用血液或血液制品。推荐红细胞、新鲜冰冻血浆、血小板的比例为1:1:1,出现凝血功能障碍时还应使用凝血因子产品(如重组活化凝血因子Ⅶ)和氨甲环酸。同时应预防和治疗低体温、酸中毒及低钙血症。是否限制性液体输入,止血前容许性低血压在产科是有争议的,因为产妇的特殊性,在产科大量出血时常常不易止血,加之估计出血量不准或隐性积血如宫腔、阴道积血,易于出现严重不良结局,故应维持血压并尽快输注血液制品。

(王谢桐)

第四节　并发症防治

前置胎盘剖宫产的主要并发症是产后出血,出血的原因主要是子宫收缩乏力、胎盘粘连或植入。在出血较多时可以继发凝血功能障碍而加重产后出血,形成恶性循环。常用的防治方法有以下几种。

一、血管阻断术

其目的是防止胎盘植入患者严重产后出血,主要采用子宫动脉结扎、止血带阻断子宫血管、髂内动脉结扎、经皮双侧髂内动脉栓塞术(internal iliac artery embolization,IIAE)、经皮双侧子宫动脉栓塞术(uterine artery embolization,UAE)和腹主动脉球囊阻断术(intra-aortic balloon occlusion)。髂内血管结扎、子宫动脉上行支结扎简便易行,可避免X线暴露,可减少40%~70%的盆腔血液供应,但有效率只有40%~70%。因此近年来逐渐被IIAE、UAE以及腹主动脉球囊阻断术取代,但在缺乏血管栓塞介入设备的医院,血管结扎对治疗盆腔广泛出血仍是值得考虑的方法。腹主动脉下段器械阻断术操作难度较大,目前仅有个案报道。选用何种方法应综合考虑患者的具体情况、各方法的治疗效果、并发症、对胎儿的影响以及医院实际水平。

1. 双侧子宫动脉上行支结扎术　对于前置胎盘剥离后下段的出血,子宫动脉上行支结扎也有一定的效果。将子宫提起并向一侧牵拉,以充分暴露子宫峡部两侧跳动的子宫动脉。子宫动脉

结扎水平位于靠近子宫边缘的子宫下段部分,即子宫剖宫产切口下方2~3cm处。缝扎前需先下推膀胱。使用大的无创针带可吸收缝线。子宫动静脉缝扎在血管内侧2~3cm处自前向后进针,包括子宫肌层全层,再从紧贴侧壁血管的阔韧带透明处平行穿回前壁。为了能结扎整体动静脉组织,避免损伤子宫血管,且子宫肌层内子宫动脉上行支缝合包括2~3cm的肌层组织是很重要的。在第一针控制出血不佳或持续子宫下段出血的病例,可行第二针缝合。在充分下推膀胱后第二针结扎在第一针下方3~5cm处。这一针可缝扎大部分供应子宫下段的血管及一支供应宫颈的分支(图15-3)。术中注意结扎子宫动脉上行支时,应一并结扎部分子宫肌层;可吸收线不宜过细,以免缝线断裂;不做"8"字缝合,以免血管扭曲,形成动静脉瘘;经过阔韧带时必须在无血管区穿出,以防形成阔韧带血肿。出血不能控制时,可考虑子宫切除。

2. 止血带阻断子宫血管　止血带的使用有许多优点,它操作简单,止血迅速可靠,安全易行,无需特殊器械和手术技巧。紧急情况下,止血带的使用可使术者有时间考虑下一步处理,比如呼叫等待有经验医师到来,或者等待血制品到来,或者其他止血方法的实施。术者也可以较从容地仔细检查胎盘附着情况,决定下一步处理方案。也有一些情况不适合使用止血带,比如胎盘植入到子宫周围器官。方法:在胎儿娩出后,迅速处理子

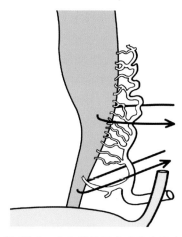

图 15-3　分步结扎子宫动脉上行支

宫切缘出血,在确定胎盘植入后,将子宫提出腹壁切口外,用止血带尽可能低地直接捆扎剖宫产切口下方子宫颈部分,暂时阻断子宫动脉血管。阻断子宫血管后,一般情况下出血会得到暂时控制,术者可以进一步确定胎盘植入情况,并考虑下一步处理方案。若考虑行切除子宫,需重新放置止血带。首先用止血钳钳夹双侧卵巢固有韧带及输卵管,然后在圆韧带下阔韧带基底部打洞,放置另一根止血带,扎紧后去除第一根止血带,再分步切除子宫,在钳断主韧带前松开止血带。

3. 双侧髂内动脉结扎术　髂内动脉结扎的作用有争议,有研究认为双侧髂内动脉结扎以后其侧支循环立即开放,且随时间推移侧支循环开放数目逐渐增多,失败率超过 50%。

双侧髂内动脉结扎可有两种结扎方法:①沿骨盆漏斗韧带切开后腹膜,再沿卵巢静脉向上向下延长后腹膜切口,游离一段卵巢动、静脉,并向外牵拉开,在其下方可看到髂总动脉,沿髂总动脉向下可找到髂内、髂外动脉分叉处。输尿管由外上向内下方跨越髂总动脉,应注意保护。细心分离髂内动脉周围的结缔组织,在距分叉 2~3cm 处结扎髂内动脉。②首先找到腹主动脉分叉处,再沿髂总动脉向下,扪到髂内、外动脉分叉处,切开后腹膜,显露血管,即可清晰看到髂内动脉走向内下方盆腔。牵开位于其内侧缘的输尿管,分离髂内动脉周围结缔组织,在距分叉 2~3cm 处结扎。结扎前后均应触摸股动脉或足背动脉的搏动,以免误扎髂外动脉。

4. 压迫阻断腹主动脉下段　腹主动脉器械阻断是指在腹主动脉的肾动脉水平以下,腹主动脉分叉以上阻断血流,以控制盆腔、骨盆、下肢出血。

低位腹主动脉阻断时,自腹膜外脂肪层分离,注意保护输尿管,直至暴露出脊柱前方的腹主动脉。选腹主动脉分叉处上方 2~3cm 处,游离出一小段腹主动脉段,注意避免损伤下腔静脉,也可上下游离,同时结扎单侧或双侧髂内动脉。将备好的阻断带绕过腹主动脉,两头穿过长约 2cm、直径 1cm 的橡皮管,再将橡皮管推至紧贴腹主动脉,抽动阻断带两头,至手触髂总动脉搏动消失为度,低位腹主动脉阻断操作完成,记录开始阻断时间。也可以使用科斯格罗夫柔性钳(cosgrove flex clamp)(图 15-4)。如手术时间较长,术中也可恢复血流 10~15 分钟,以减少盆部、下肢缺血性损伤。

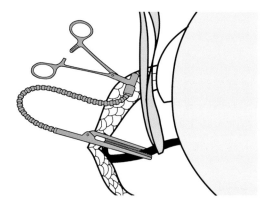

图 15-4　科斯格罗夫柔性钳(cosgrove flex clamp)
阻断腹主动脉下段

如果出血汹涌,其他止血方法难以控制,低位腹主动脉阻断术的实施因为视野模糊不清晰较难进行时,术者于双侧髂总动脉分叉稍上方(2~3cm),用手指将腹主动脉压向脊柱侧,低位阻断腹主动脉,每 10 分钟放松 1 次,以减少盆腔、下肢缺血性损伤。笔者医院有 2 例前置胎盘并植入的病例在其他止血方法不能奏效、出血不能得到有效控制、患者生命垂危的情况下,采用此方法取得了良好的效果。

双侧髂内动脉结扎术以及腹主动脉阻断术可以控制盆腔出血,但是手术难度对于产科医师较大,不宜轻易采用。

二、子宫压迫缝合术

子宫压迫缝合术用于前置胎盘、胎盘粘连引起的产后出血时,需结合其他方法,可先在胎盘剥离面做局部缝合,出血减少后再行子宫 B-Lynch 缝合术。Arduini 报道了 9 名前置胎盘并植入的病例,前置胎盘并植入的诊断基于超声和临床表现,采用以下处理方案:①预防性经股动脉置管于降主动脉,可行盆腔血管栓塞;②剖宫产采用Stark 切口(位置较高的腹部横切口);③使用 1-0可吸收线在胎盘床的出血区域从内膜到肌层行2cm 的四边形缝合,不穿透浆膜,即 Affronti 技术,根据出血的严重程度做 4~6 个 Affronti 的缝合(图 15-5);④ 2-0 可吸收线准备 B-Lynch 压迫缝合;⑤将 Bakri 球囊从子宫切口插入宫腔和注入100ml 生理盐水;⑥拉紧 B-Lynch 缝合线并打结,缝合子宫切口,把子宫放入腹腔;Bakri 注水 500ml以上,常规关腹。如果保守治疗失败,结扎或栓塞子宫动脉,仍不成功则行子宫切除。球囊 24 小时取出。平均失血量 1 620ml(1 100~2 340ml)。笔者曾遇 1 例前置胎盘并部分植入的病例,胎儿娩出后牵拉脐带后胎盘大部分娩出,但原瘢痕部位胎盘浅植入,徒手剥离胎盘后子宫下段前壁很薄,于子宫下段两个 Cho 四边形缝合后出血减少,再行一个 B-Lynch 缝合,出血停止,探查宫腔及下段有引流间隙,缝合子宫切口。在手术室观察 1小时无明显出血,术后 5 天出院,随访半年时子宫

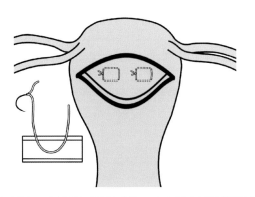

图 15-5　在子宫下段行 Affronti 宫腔内四边形缝合

恢复正常大小。此类产妇子宫恢复较慢,恢复至正常大小的时间较长。

RCOG 指南(2005)建议这项技术适用于前置胎盘并植入大量出血。英国母婴健康秘密调查机构(the Confidential Enquiry into Maternal and Child Health,CEMACH)2004 年的报告也提出B-Lynch 缝合在治疗前置胎盘中可能起作用,产科医生应熟悉所有可以用于止血的干预方法,如B-Lynch 缝合。并根据需要,求助于外科或放射医生。所有科室都应定期更新和演练涉及多学科的大出血治疗方案。

子宫压迫缝合术包括很多方法:B-Lynch 缝合法、Cho 四边形缝合法和 Hayman 改良法等。B-Lynch术式无法完全解决胎盘剥离面局部出血活跃的问题。而 Cho 四边形缝合法和 Hayman 改良法,都采用了子宫前后壁对缝的方式,在出血较活跃的局部将前后壁缝扎在一起或形成贴合的补丁块。但是这可能会干预子宫复旧的生理过程及导致宫腔引流不畅,增加了宫腔粘连和感染的潜在威胁,而且补丁缝合法也未起到压缩子宫和减少子宫动脉分支血流的目的。在临床实践中,将两种术式结合使用,治疗植入性胎盘去除后的创面出血效果更好。

宫腔填塞术治疗胎盘植入引起的出血,仅适于创面渗血,其应用价值目前尚有争议。各地在临床实践中创造了多种子宫压迫缝合的方法,如:子宫下段横向折叠缝合、子宫下段纵向提拉缝合、子宫下段平行垂直压迫缝合、低位 B-Lynch 缝合、子宫下段波浪式加压缝扎并结合子宫动脉上下行支结扎术等。各种方法依据术者的习惯和经验以及术中具体情况多样化相结合进行使用。

（王谢桐）

第五节　手术技巧及难点、疑点

一、腹部切口的选择

术前手术者应亲自进行超声检查以了解胎盘的具体位置,以利术中确保子宫切口避开胎盘附着位置,特别是胎盘植入部位。对于术前没有诊断前置胎盘并植入的病例,若开腹后发现子宫下段血管迂曲怒张、子宫下段膨隆明显增宽时,应引起高度警惕,考虑胎盘植入可能,子宫切口应避开

血管迂曲怒张区域,避免切到胎盘,在怒张血管的上方切开子宫。下推膀胱界限不清楚或有明显出血时应及时请泌尿外科会诊,排除侵犯膀胱后再行进一步处理。

二、膀胱侵犯的处理

膀胱是前置胎盘并植入最常侵犯的器官,膀胱受累显著增加了术中出血和并发症的发病率。

Washecka 和 Behling 对 54 例前置胎盘并植入侵犯膀胱病例报告的荟萃分析发现产前血尿 17 例（31%）。母体术后有较多的泌尿系统并发症，包括膀胱撕裂（26%）、尿道瘘（13%）、血尿（9%）、输尿管断离（6%）、膀胱容量小（4%）及膀胱部分切除术（44%）。共有 3 名产妇死亡（5.6%）、14 例胎儿死亡（25.9%）。

当彩色多普勒超声诊断胎盘植入时，应进一步行磁共振检查协助诊断，确定是否侵犯膀胱。当磁共振检查怀疑有膀胱植入时，选择膀胱镜检查进一步确诊。当胎盘植入有镜下的血尿，应想到胎盘侵犯的可能，膀胱镜检要很小心，尤其膀胱后壁异常，应避免电烧和组织活检。剖宫产开腹后如果见膀胱与子宫下段紧密粘连、界限不清并布满增生迂曲血管时，避免尝试分离膀胱子宫反折腹膜。此时可先切开膀胱，一是可以明确是否存在膀胱植入及植入膀胱的程度，如果累及部位不包括膀胱三角区，累及的部分可以切除；二是必要时可利用膀胱切口，放入输尿管支架，预防子宫切除时输尿管损伤。

Matsubara 描述的胎盘植入侵犯膀胱时的手术操作如下（图 15-6）：打开膀胱顶部，用缝合器切开缝合膀胱侧壁；膀胱后壁的上部留下不动与子宫一起切除，从膀胱三角以上横断膀胱后壁，进入宫颈前壁表面。借助宫颈钳金属的硬度，横切阴道穹窿。下面的带三角区的膀胱后壁未受损伤。

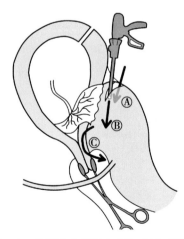

图 15-6　前置胎盘并植入侵犯膀胱时的处理

在子宫切除时如发现子宫下段与膀胱粘连，也可以由子宫后方入手，即先切断骶韧带进入阴道后，再沿阴道周围向前分离膀胱，出血会较少，亦可分清子宫颈、阴道及膀胱的界线。

前置胎盘并植入膀胱受累的患者需要认真制定围手术期管理规划，需要泌尿科和 / 或妇科肿瘤学专家会诊。术前膀胱镜及输尿管支架可能有助于术中辨识输尿管，以减少这些损伤的风险。膀胱植入者有时可能需要膀胱切除，因此有计划的膀胱切开术有助于确定膀胱受累的程度和输尿管的位置。

三、血管介入治疗

前置胎盘并植入尤其是累及膀胱、直肠和子宫周围器官剖宫产或子宫切除术时，手术前腹主动脉、髂内动脉前支或子宫动脉预防性置入阻塞性球囊导管或栓塞导管有助于手术操作，也有利于减少手术中和手术后出血。阻塞性球囊导管在胎儿娩出立即膨胀球囊，于手术结束后闭锁球囊。如出现产后出血则可重新膨胀或栓塞血管以有效控制出血。如果不考虑胎儿情况，可于手术前行髂内动脉前支或子宫动脉栓塞。

2001 年 Kidney 报道 5 例植入性胎盘患者于剖宫产后和子宫切除前，髂内动脉置入球囊导管有效地防止手术出血。Carnevale 报道了 21 例超声或 MRI 诊断胎盘植入的病例，在手术前预防性髂内动脉球囊置入。平均 X 线检查时间是 7.5 分钟，球囊堵塞时间是 164 分钟，外科手术时间是 260 分钟，估计平均失血量 1 671.5ml，没有手术相关的母儿死亡。认为该方法可以减少术中失血。在手术前先将血管气球置入至髂内动脉，也有人在输尿管内置入支架。子宫以宫体纵切口垂直方法切开后，暂不要剥离胎盘，先将血管内球囊膨胀以阻断髂内动脉，可减少动脉脉搏压力约 85%，此时再行全子宫切除。

选择性动脉栓塞可有针对性地栓塞某一动脉和 / 其分支，如髂内动脉和子宫动脉。盆腔血管栓塞并不影响日后的月经和生育力。月经重建率为 83%，再次妊娠率为 15%，再次妊娠植入性胎盘发生率为 18%。盆腔动脉介入治疗可有针对性插入盆腔动脉末端进行血管造影和血管栓塞，即时评价介入止血效果。但有的作者认为既已开腹，结扎髂内动脉更为简单、安全、可靠。

1. 髂内动脉栓塞　对于胎儿不能存活者可以考虑剖宫产子宫全切除手术前，先将髂内动脉或子宫动脉栓塞，可以减少子宫切除时的失血。

2. 预防性髂内动脉球囊栓塞　剖宫产手术前将血管栓塞球囊置入髂内动脉，暂不充盈。娩出胎儿,暂不剥离胎盘,先将球囊膨胀以阻断髂内动脉,可减少动脉压力85%,此时再行全子宫切除,可减少手术时出血。双侧髂内动脉球囊阻断或双侧子宫动脉球囊阻断虽可以减少术中出血量,但部分子宫存在异位供血,如卵巢动脉和/或髂外动脉参与供血,单纯阻断双侧子宫动脉或双侧髂内动脉的止血效果理论上较阻断腹主动脉差。阻断双侧子宫动脉或双侧髂内动脉需要超选择插管,耗时长,所受射线暴露剂量增加,胎儿虽经保护,仍将遭受辐射影响。

3. 腹主动脉球囊阻断　腹主动脉球囊阻断术辅助剖宫产,可以减少失血量和输血需求,改善手术视野,减少子宫切除率,许多学者主张使用。但也存在反对的声音,主要是部分学者认为阻塞球囊无法阻止灾难性出血,因为妊娠期间盆腔通过丰富的血管脉络丛维持血液供应;而且使用球囊也存在导致血管破裂和血栓栓塞等并发症的风险,FIGO2018建议慎重使用动脉球囊阻断术。笔者所在医院自2013年开始,对于超声胎盘植入评分高的病人,有选择地使用腹主动脉球囊阻断术,收到了良好效果。

剖宫产术前1小时,产妇在介入科置入主动脉球囊。剖宫娩出胎儿后立即充盈球囊阻断腹主动脉,应用宫缩剂、子宫动脉上行支结扎、“8”字缝合、Cho四边形缝合、B-Lynch缝合,保留子宫。基本止血后抽空球囊恢复血流,结扎出血点彻底止血。对于完全性植入或大面积穿透性植入导致子宫难以修补者,在阻断状态下行子宫切除术。此时的子宫切除,由于胎盘已经剥离下段变小,且血流阻断,手术容易,出血也会较少。

球囊阻断术后并发症主要是由股动脉穿刺引起,最常见的是发生股动脉血栓,但由于代偿循环良好,一般不出现症状。表现为穿刺侧下肢足背动脉搏动明显减弱或不能触及,但无下肢缺血症状,部分表现为穿刺侧下肢活动后易疲劳。术后随着血栓溶解,足背动脉搏动可逐渐恢复,最晚在术后1月恢复。出现血栓应请血管外科会诊以确定保守或手术治疗。其他少见并发症有:导管鞘偏粗导致术后穿刺点出血、股动-静脉瘘及假性动脉瘤。球囊长时间压迫腹主动脉是否引起局部血管内膜损伤尚不明确。鉴于上述风险,应严格掌握此技术的适应证。

(王谢桐)

第六节　术后管理

前置胎盘尤其是合并植入时,手术时间长、操作多,常伴大量术中出血,容易发生术后并发症,如产后出血、宫腔积血、感染、子宫坏死、胃肠道功能异常、脏器损伤或功能障碍、泌尿生殖道瘘、血栓形成等。应加强术后管理,必要时入住重症监护病房。

一、出血

出血是术后最常见而严重的并发症,原因有子宫乏力、宫腔积血、子宫下段止血不良,术中大量出血造成的消耗性凝血功能异常也是重要因素。

术后应注意观察阴道流血量、宫底高度及导尿管是否通畅(防止尿潴留影响子宫收缩)。不明原因的单次阴道流血≥100ml应引起重视。子宫乏力性出血可迅速给予宫缩剂,恢复良好宫缩,同时注意排除其他原因的出血;对于胎盘胎膜残留所致者,根据不同情况可在超声引导下用卵圆钳或大刮匙小心谨慎清宫;对于宫腔积血,通过应用宫缩剂,按压宫底或手指扩张宫颈口,多能解决,必要时行清宫术;前置胎盘者如术后仍不断渗血,可将宫颈向外牵引,于阴道前后穹窿填塞小纱布块,或用止血球囊压迫子宫下段及宫颈部胎盘附着面;严密监测凝血指标,成分输血保持纤维蛋白原在2g/L以上,血小板7.5×10^9/L。处理无改善者紧急介入治疗或剖腹探查。

二、多脏器功能障碍

术中术后大量失血所致的低血压未得到有效控制,手术麻醉时间长,容易诱发多器官功能障碍。应建立产科危急重症救治相应的制度、规范和流程,定期开展应急演练,提高沟通的顺畅性,加强团队的协作能力,提高团队的应急能力。对于以下情况应考虑相关脏器功能障碍的可能并由

ICU 等多科会诊治疗：

1. 意识改变　淡漠、谵妄、烦躁不安、意识不清、乱语。

2. 体温变化　持续高热（≥39℃）或者体温不升（≤35℃）。

3. 呼吸变化　SpO₂≤90%；RR≤16 次 /min 或≥25 次 /min；不能一口气说完一句话。

4. 循环变化　BP≤90/60mmHg 或≥160/100mmHg；HR≤50 次 /min 或≥120 次 /min，血压较基础血压下降或上升≥30%。

5. 危急值　Mg^{2+}<0.4mmol/L 或 >3mmol/L；PLT≤30×10⁹/L；Hb≤60g/L；APTT>80s；PT>25s；Fbg<1.5g/L；pH≤7.2 或≥7.55；K^+<3.0mmol/L 或 >6mmol/L。

6. 疼痛问题　反复诉有剧烈疼痛，经常规处理无法缓解。

三、感染

术后应严密观察产妇体温变化、腹部敷料有无渗血、切口有无红肿、硬结、阴道有无异常出血、恶露有无异味等，24 小时拔出尿管并协助产妇下床活动，有利于恶露排出、胃肠蠕动及排尿功能的恢复，促进血液循环，减少术后感染的发生。合理应用抗生素。剖宫产术后感染的特点是以 G+ 化脓性球菌、大肠埃希菌、厌氧菌 C 为主的混合性感染，故应选用广谱抗生素（如氨苄青霉素、羧苄青霉素、头孢菌素）加抗厌氧菌类（如甲硝唑或替硝唑）。

在术前 0.5~2.0 小时内或麻醉开始时给予抗生素，使手术切口暴露时局部组织中已达到足以杀灭手术过程中入侵切口细菌的药物浓度。如果手术时间超过 3 小时，或失血量 >1 500ml，可在手术中再次给抗生素预防感染。抗生素的有效覆盖时间应包括整个手术过程和手术结束后 4 小时，总的预防用药时间为 24 小时，必要时延长至 48 小时。但污染手术可依据患者感染情况及术后体温变化延长抗生素使用时间。对手术前已形成感染者，应根据药敏结果选用抗生素，一般宜用至体温正常、症状消退后 72~96 小时。对感染不能控制者，宜尽早行子宫切除术。

四、早期发现脏器损伤

术中的腹腔粘连、膨大的子宫下段，大量的出血常致术野不清晰，应注意防止脏器损伤，术中未能及时发现者，加强术后管理，及时采取补救措施。术中术后发现的脏器损伤，一定及时请相关科室会诊，产科医生不要自作主张进行干预。损伤修复后的术后管理要根据相关学科的处理常规。

1. 肠管损伤　术后出现严重恶心呕吐、腹痛、腹胀、腹部压痛、腹腔积液、发热等症状应想到肠管损伤的可能，及时请外科会诊，行超声及 X 线检查。如能及时发现、及时修补，多数愈后较好，至少不会发生严重的并发症。如果疏忽大意，即使是极小破口，也会引起严重后果。肠修补术后应禁食、胃肠减压，待肠蠕动恢复后进流食，术后应用广谱抗生素。

2. 膀胱损伤　术中损伤膀胱多可肉眼辨知，如损伤处有尿溢出，甚至见到或触及膀胱内导尿管。如为部分膀胱肌层损伤，仅有较多出血而无溢尿，则不易被发现，术后有可能发生局部炎性肿胀、疼痛及膀胱刺激症状。

术后发现膀胱损伤不严重者保留导尿管 7~10 天拔除；膀胱损伤的裂口位于膀胱底 >2cm 者，应做耻骨上造瘘，膀胱内放置蘑菇头导尿管，术后 2 周拔出尿道内导尿管，夹紧耻上尿管，试尿成功再拔蘑菇头导尿管。

如发生膀胱阴道瘘，可从膀胱内注入亚甲蓝溶液确诊，膀胱阴道瘘是膀胱局部组织于术后 7~10 天发生坏死所致。故估计可能发生膀胱瘘者，持续留置导尿管 1 周左右可预防，同时给予抗生素预防或控制感染。如已发生膀胱阴道瘘者，待日后根据情况行修补术。

对于术中已经进行修补的膀胱损伤，术后持续导尿，肌层完全损伤者导尿至少 1 周，部分损伤者导尿时间可酌减。

3. 输尿管损伤　多在缝扎子宫切口撕裂出血时损伤，有时也因输尿管移位。输尿管完全切断而开放者，可因其断端溢液而发现。如断端被结扎，则结扎部近端输尿管充盈，蠕动增强。拆除结扎线后溢尿可证实；也可切开膀胱插入输尿管导管或借助膀胱镜插入输尿管导管来证实。若术中双侧缝扎而术后发生尿闭，或术中可能误扎一侧输尿管而术后该侧腰痛，或术后发生不明原因的输尿管阴道瘘或输尿管子宫阴道瘘时，应考虑输尿管损伤。

如误扎或部分缝扎一侧输尿管，当时未发现，则术后长期发热，伴损伤侧腹痛、腰痛、肾区叩痛等,尿液引流通畅后则体温下降,腹痛、腰痛减轻。确诊常用静脉尿路造影。早期也可用 B 超检查该侧有无肾盂或输尿管积水。

　　缝扎部分输尿管者,需要开腹拆除缝线。拆除缝线后应观察结扎部位蠕动及血运有无变化,蠕动、血运良好者可不作处理;如有压痕,应放置输尿管导管,15 天后拔除;若输尿管蠕动不恢复,局部有损伤,应切除损伤段,行输尿管吻合术或输尿管膀胱再植术。

　　4. 血肿　前置胎盘剖宫产术后血肿是常见的并发症,应提高手术技能,加强术后管理。结扎子宫动脉时损伤血管、下推膀胱时层次不准确、血管结扎不可靠、凝血功能异常,是术后发生盆腔血肿的常见原因;如撕拉腹直肌方法不正确可造成血管损伤,发生筋膜下血肿。术中产妇血压偏低,渗血不明显但术后血压恢复可继续渗血,是诱发血肿形成的因素。当出现低血容量临床表现与显性失血量不一致时应考虑血肿的可能。

　　发现血肿后是否需要开腹止血,主要依据是否继续出血及血流动力学是否稳定。一般血肿都可自然吸收,但合并感染可形成脓肿,产妇伴有感染表现。对于盆腔脓肿可以超声引导下放置引流管,抗生素冲洗,多数结局良好;对于筋膜下血肿,可以外敷中药,促进血肿吸收;形成脓肿者,脓液经筋膜、腹壁伤口排出。局部伤口需换药,逐步愈合。

　　5. 子宫坏死　各种子宫压迫缝合、血管结扎和缝合止血的操作都可能会造成子宫坏死或局部坏死。双侧子宫动脉结扎术同时行压迫缝合术,会增加子宫缺血坏死的风险。对于术后持续性体温升高者,应尽早行超声及 CT 等相关检查,以排除子宫感染、坏死。如超声或 CT 等检查提示宫腔内杂乱气体样或不均质强回声,应考虑子宫坏死可能。超声多普勒检查子宫肌层的血流情况,对于判断有无坏死有一定价值。笔者医院曾有对子宫局部坏死者,采用宫腔抗生素冲洗的保守方法治疗成功的病例。如术后持续体温升高,保守治疗无效,应及时剖腹探查。有的病例会出现部分坏死的子宫经阴道脱出的情况。探查常见子宫增大、质软呈皮囊样,缺血坏死有较多脓液;有的失去正常子宫形态,坏死的子宫肌层贴附于邻近组织器官如肠管和大网膜;或切口处较多脓液,切口及周围组织苍白,腹腔可见较多脓苔附着。行"子宫次全 / 完全切除术 + 盆腔引流术",多术后

恢复良好。

五、假性结肠梗阻

　　假性结肠梗阻又称 Ogilvie's 综合征,1948 年 Ogilvie 最先报道,剖宫产术后多见,但也可发生于子宫切除术后,临床表现类似结肠机械性梗阻,但无结肠器质性病变原因。其确切病因尚不十分清楚。目前认为与下列因素有关:支配远端结肠的交感神经被阻断,而副交感神经作用引起局部局限性痉挛;妊娠后体内孕激素大量增加,肠管平滑肌张力下降,蠕动减少。产程延长及手术时对腹膜和肠管刺激可能为诱发因素。

　　常见表现为剖宫产术后 2~5 天出现腹胀、腹痛、恶心、呕吐。腹部膨隆,触痛明显,肠鸣音可亢进,随着症状加重,出现发热,白细胞升高及心动过速等全身反应。X 线显示结肠扩张,多为盲肠与升结肠显著扩张,但见不到液平。钡剂灌肠时,可见钡剂顺利从直肠进入升结肠、盲肠,整个结肠明显扩张,而无机械性梗阻现象。病情严重时,可发生结肠坏死,肠穿孔,引起弥漫性腹膜炎。电解质检查一般无低钾表现。

　　早期诊断并及时处理很重要。一般行保守治疗,禁食、胃肠减压、肛管排气、使用解痉剂。维持水、电解质平衡。中药保留灌肠,有时腹胀可迅速缓解。出现下列情况时行手术治疗:保守治疗无效;X 线显示盲肠扩张宽度 >9cm,易发生穿孔;并发肠穿孔。手术方式根据具体情况实施,一般行盲肠造口术,可防止结肠穿孔,有结肠穿孔者行肠修补术,如合并结肠坏死时应行结肠切除术。

　　术后应让患者经常更换体位,早期下床活动,如术后发生腹胀,应限制饮食,行插管排气。医生对本病应有足够的认识,及时处理,防止结肠极度扩张、坏死甚至穿孔,出现严重腹膜炎。

六、血栓形成

　　剖宫产本身就是血栓形成的高危因素,长时间手术、多次的盆腔手术操作、止血措施的应用和较长时间卧床,都可使血栓形成的风险显著增加。妊娠相关的深静脉血栓最常见的首发症状是肢端疼痛和肿胀。当症状或体征提示新的深静脉血栓形成时,推荐行近端静脉的压迫超声,必要时行磁共振成像直接扫描血栓。因为孕期 D- 二聚体通常升高,D- 二聚体检测对于排除 VTE 没有帮助。

　　血栓发生在深盆腔静脉的妇女常无症状,直

至肺栓塞的症状发生。因此加强产后深静脉血栓的监测和预防,据其情况提供个体化的预防措施很重要。鼓励病人在床上多翻身或屈伸膝、踝、趾关节;早期下床活动,避免长时间的半卧位,不放膝垫。应用分级加压长筒袜或间歇性序贯充气泵。有明显高危因素者,术后 24 小时开始低分子肝素抗凝治疗。

(王谢桐)

第七节　手术相关问题的研究与探讨

一、前置胎盘并植入的诊断

剖宫产子宫瘢痕处胎盘植入在妊娠期和分娩时均可发生严重的产科大出血,出血量多者可达 30 000ml,威胁孕产妇生命,早期诊断和术前充分准备是将并发症降低到最小的关键。彩色多普勒超声和磁共振检查是前置胎盘并植入的主要诊断方法。随着产前保健对高风险孕妇的重视及辅助检查水平的提高,大多数前置胎盘并植入患者能在产前被发现,但胎盘植入程度的评估仍较困难。由于该病可能无任何临床症状,如果没有产前诊断和充分术前准备,而是在产时或术中发现胎盘不能自行剥离,徒手剥离时发现胎盘部分或全部植入子宫壁甚至侵犯周围组织,强行剥离时多发生致命性出血。

1. 超声检查　腹部和阴道超声检查是诊断植入性胎盘最简便和准确的方法之一。妊娠晚期,植入性胎盘超声影像特征包括:①子宫底蜕膜与子宫肌层界限不清,其间缺乏清晰的低回声带;②胎盘附着处子宫肌层菲薄,厚度≤1mm,或完全消失;③胎盘内出现多个大小不等和形态不一的血管腔隙,外观呈瑞士干酪样结构。胎盘内血管腔隙越多则植入性胎盘风险越高;④膀胱后壁不完整或断裂,即子宫和膀胱间组织界面完整性被不规则侵入胎盘绒毛所阻断,是诊断植性入胎盘特异性征象。以上 4 个征象中出现 2 个以上,诊断植入性胎盘的阳性预测值从 48% 增加至 86%。妊娠第 15 周其诊断植入性胎盘的敏感性和特异性分别为 97% 和 100%。

比较而言,腹部超声难以观测多次剖宫产后胎盘侵袭膀胱的程度和范围,而阴道超声可准确地观测胎盘和膀胱关系,以及胎盘浸润子宫肌层情况,有助于妊娠早期诊断植入性胎盘。临床观察发现,人类胎盘形成和发育具有一定规律性。妊娠早期,妊娠囊多位于子宫底部,并被浓厚的子宫肌层所包绕,极少位于子宫下段。如妊娠囊附着于子宫下段瘢痕处,将被不规则和菲薄的肌层所围绕而形成剖宫产瘢痕妊娠,日后将形成植入性胎盘,超声检查可于妊娠第 10 周发现。

2. 三维超声和彩色多普勒血流图　三维超声和彩色多普勒血流图有利于观测植入性胎盘组织内部血管结构、分布和血流变化,以及与周围组织器官的关系,诊断植入性胎盘和前置胎盘的价值优于普通灰阶超声检查。

由于彩色多普勒血流图可清楚地反映胎盘内血管和血流以及胎盘与子宫肌层间血流分布,因此有助于早期诊断植入性胎盘。植入性胎盘彩色多普勒血流图呈现以下特点:①胎盘内血管异常扩张伴有弥漫性血窦血流;②胎盘内出现不规则血管湖(窦)伴有局灶性间隙血流;③胎盘和膀胱出现异常血管网;④宫颈上方出现脉冲性波动、异常扩张的血管;⑤胎盘和膀胱间低回声区带无血管形成。以上图像诊断植入性胎盘的敏感性为 84%~100%。

正常胎盘绒毛与子宫蜕膜间有清晰的界限,而子宫肌层无异常血流或血窦影像。植入性胎盘内血流丰富,出现异常血窦或血肿。由于植入性胎盘的血管位于胎盘下方,使胎盘悬浮于扩张的血管和血窦之上,而胎盘下方有明显的静脉丛或血流信号区域。当胎盘植入子宫肌层和膀胱壁时,胎盘与子宫肌层(或膀胱壁)间出现血运丰富的血窦或低回声区(图 15-7)。

3. 磁共振成像　磁共振成像有利于观测胎盘和软组织血流变化,不仅可诊断植入性胎盘,也可确定植入性胎盘的临床类型,预测近期发生出血的风险。能更清楚地显示胎盘侵入肌层的深度、局部吻合血管分布及宫旁侵犯情况,可提供准确的局部解剖层次,指导手术路径。磁共振诊断宫底部和子宫后壁植入性胎盘的敏感性和特异性均优于超声检查。

磁共振检查诊断植入性胎盘呈现的典型的影像包括:①胎盘-子宫肌层界面出现增厚、强回声结节样团块,并在胎盘母体面扩展为增光带;②胎盘内增强光团突入子宫肌层;③胎盘内出现异常 T_2 增强病灶、大小不等的胎盘血管湖或囊腔;④胎盘与子宫周围器官(膀胱、直肠、宫颈、输尿管等)组织界限不清(图15-8)。以上影像学手段诊断植入性胎盘的敏感性和特异性分别为88%和100%,阳性和阴性预测值分别为100%和82%。

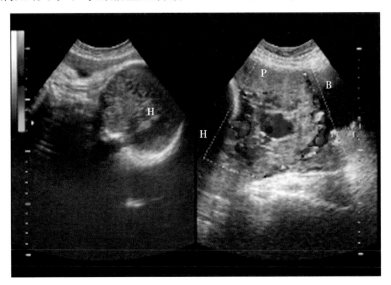

图 15-7 前置胎盘并植入的彩色多普勒血流图
H:胎头;P:胎盘;B:膀胱

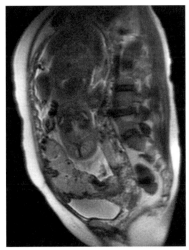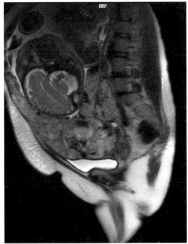

图 15-8 前置胎盘并植入的磁共振成像

钆显影增强剂(gadolinium-enhanced images)可观测动脉期胎盘与子宫(或膀胱)的关系,有利于诊断穿透性胎盘。虽然有些学者认为妊娠期磁共振检查是安全的,但也有学者认为应严格检查适应证,尽量避免于早期妊娠进行磁共振检查。

4. 膀胱镜 膀胱镜用于观测胎盘侵蚀膀胱的部位、范围和程度,为剖宫产或手术治疗提供依据。在剖宫产术前放置输尿管导管,可防止术中损伤。

二、前置胎血剖宫产时如何选择麻醉

考虑胎盘植入严重、可能发生明显术中出血者首选全麻,更利于暴露并保持手术中血流动力学的稳定。区域麻醉(腰硬联合麻醉)一般也能满足手术需要。

三、前置胎盘并植入胎盘原位保留的保守治疗

胎盘原位保留的目的是保留子宫,减少产后

出血量和手术并发症。近年来,胎盘原位保留主要有两种方式:

(1)部分胎盘和/或部分子宫壁切除,然后行子宫缝合和/或子宫重建;在子宫血流暂时阻断情况下,谨慎行胎盘剥离,缝合剥离面出血部位,必要时行子宫下段环行缝扎术。

(2)胎盘原位保留,部分胎盘植入或完全性胎盘植入均可以行胎盘原位保留。经处理后患者出血量少、生命体征平稳,且满足以下条件者可选择胎盘原位保留:①患者要求保留生育功能;②具备及时输血、紧急子宫切除、感染防治等条件;③术中发现胎盘植入,但不具备子宫切除的技术条件,可在短时间内安全转院接受进一步治疗者。由于20%~30%的胎盘原位保留者在保守治疗过程中因感染、晚发性产后出血需行子宫切除,故胎盘原位保留这种处理方式仍有争议。2012年美国ACOG专家共识不推荐胎盘植入患者胎盘原位保留。基于目前的临床资料,选择胎盘原位保留时应充分告知患者该方法的局限性。

2004年Lam等报告两次子宫下段剖宫产史的前置胎盘并植入的孕妇,在36周行剖宫产,靠近胎盘端结扎脐带,胎盘留置于子宫内,术后胎盘慢慢缩小,血管减少,于产后56天经阴道排出一片灰白色胎盘组织。香港Chan等报道了3例前置胎盘并植入的病例,均在剖宫产后将胎盘留在子宫内,出血的患者采用子宫动脉栓塞进行控制,3个病例均成功保留患者子宫,也没有并发症。2002年Butt报告1例30周妊娠的前置胎盘并植入,因严重产前出血行宫体剖宫产并保留胎盘在子宫内,但因术后第6天发生大量阴道出血而行子宫切除术,共输血2 000ml。说明胎盘保留的方法是有风险的。名古屋大学医院分步治疗前置胎盘植入的方案为:当确诊或怀疑前置胎盘植入时,应在剖宫产前储存自体血,宫体前壁采用纵切口,避免损伤胎盘,当胎盘不能自然剥离时,不采取手剥胎盘而将其保留原位。结扎卵巢韧带后关腹。在手术当天或次日,经血管造影对子宫的供血动脉进行检测,然后用明胶海绵颗粒和/或弹簧圈进行栓塞。一个星期后,进行全子宫切除术。剖宫产术后或全子宫切除术前放置输尿管导管,以避免损伤输尿管。18例胎盘植入,5例穿透性胎盘。其中4例采用分步法。分步法的病例术中失血量明显减少。

关键点

1. 术前明确诊断包括明确胎盘位置,有无胎盘粘连、植入。

2. 术前充分地知情告知手术的必要性及危险性,备足血源。

3. 手术应由经验丰富的医生进行。

4. 多学科的团队合作必不可少。

（王谢桐）

第八节 凶险性前置胎盘相关手术处理

凶险性前置胎盘(pernicious placenta previa, PPP)是由1993年Chattopadhyay等学者首先定义的,指既往有剖宫产史,此次妊娠为前置胎盘者,其发生胎盘植入的风险约为50%。随着凶险性前置胎盘发病率的不断增加,对其研究也越来越深入,目前更多学者建议:既往有剖宫产史,本次妊娠为前置胎盘,且胎盘附着于原子宫切口瘢痕部位者称为凶险性前置胎盘。目前国内外不少学者开始探讨凶险型前置胎盘的病因及发病机制,但至今尚无定论。目前比较认同的发病机制是前次剖宫产术导致子宫内膜和平滑肌的完整性遭到破坏,子宫底蜕膜破坏、屏障作用消失、绒毛组织侵蚀力与蜕膜组织之间的平衡失调,严重者甚至可能出现胎盘绒毛完全穿透子宫肌层达浆膜层。

一、凶险性前置胎盘术前评估及准备

凶险性前置胎盘常伴有胎盘植入和胎盘穿

透,可导致难以控制的严重产后出血、子宫切除等并发症,病情严重者甚至危及孕产妇生命。需要在术前做好凶险性前置胎盘患者的综合评估,选择恰当的方式进行治疗,做好充分术前准备,以预防产后出血,保障母婴健康。

影像学检查是产前评估病情的重要方法,同时可为手术提供重要指导和依据。超声和磁共振成像(MRI)检查是主要的影像学方式。超声检查是目前凶险性前置胎盘的主要产前检查,可以诊断和评估有无胎盘植入,具有无创性、经济性、简便易行的特点,操作简单,且可多次重复检查,对孕妇及胎儿无害,易被患者接受。MRI 检查具有检查视野广,多平面,多方位成像,尤其对软组织分辨率高等特征。虽然 MRI 并不是常规筛查胎盘植入的手段,但其在评估凶险性前置胎盘,特别是胎盘植入深度等方面具有很高预测价值,尤其对于子宫前壁绕过宫颈内口到达后壁的胎盘植入者和肥胖、多胎妊娠等特殊患者,MRI 检查具有明显优势。四川大学华西第二医院学者根据患者术前常规检查及 MRI 检查结果,筛选出凶险性前置胎盘患者发生剖宫产术中大出血相关的危险因素,包括孕次、剖宫产次数、术前血红蛋白、子宫颈管长度、子宫切口瘢痕区域胎盘厚度、子宫前壁肌壁间或表面流空血管影、T_2 加权像下的胎盘内异常低信号影、膀胱后壁肌层低信号不连续、胎盘附着位置,同时制定出预测患者术中大出血风险评估量表,可用于术前筛选出凶险性前置胎盘患者发生术中大出血风险的高危人群,指导临床医生在术前合理评估患者的病情,做到更好的预防和应对处理。目前临床上诊断凶险性前置胎盘,多采取超声联合磁共振成像检查,可更准确诊断和评估患者的病情严重程度,更好地指导临床实践。

凶险性前置胎盘的处理需要临床多学科的相互配合,并组建多学科管理团队,实施标准化操作流程。多学科协助具体包括:产科、新生儿科、麻醉科、输血科、检验科、影像学科、ICU 等相关科室。有效地构建一个能够全面处理凶险性前置胎盘的多学科卓越医学团队,能够显著改善患者预后,降低严重产后出血的发生率及与之相关的风险。

二、凶险性前置胎盘的手术处理

凶险性前置胎盘的手术处理方式包括保留子宫、不保留子宫。不保留子宫的手术方式包括子宫次全切除术和全子宫切除术,本章节主要叙述保留子宫的凶险性前置胎盘的手术处理。由四川大学华西第二医院几位专家发明的三种手术方式,即子宫双切口剖宫产术式、子宫下段波浪式加压缝合重建术、宫颈提拉止血法,已在临床使用多年,并得到较好的效果,下面具体介绍这三种手术步骤及操作要点。

(一)子宫双切口剖宫产术式手术步骤及操作要点

1. 适应证　胎盘主要附着于子宫前壁下段的凶险性前置胎盘患者。

2. 步骤

(1)全麻后取腹部纵切口,逐层开腹。进入腹腔后仔细检查子宫形态,尤其是子宫下段情况,根据术前彩超、核磁共振检查结果及术中探查,确定胎盘附着位置。

(2)避开胎盘,在子宫前壁体部或子宫底部做第一个子宫横切口,迅速娩出胎儿。结扎脐带后迅速连续双层缝合关闭第一个子宫横切口。

(3)打开膀胱腹膜反折,钝锐结合分离下推膀胱,在双侧阔韧带无血管区打洞,置血浆管一根,拉紧后捆绑子宫下段,应用宫缩剂加强子宫收缩。

(4)在子宫下段胎盘植入处做第二个子宫横切口,人工剥离娩出胎盘,修剪子宫前壁胎盘植入处菲薄的子宫肌壁组织,行宫内缝合止血,松开捆绑的血浆管,若仍有出血,必要时结扎双侧子宫动脉上行支、下行支或行宫腔球囊填塞压迫胎盘剥离面止血。

(5)连续双层缝合关闭第二个子宫横切口。

(6)检查无出血后逐层关腹。

(7)术后处理:术后给予缩宫素促进子宫收缩,抗生素预防感染治疗。

3. 操作要点　在子宫体部避开胎盘做第一个横切口,通过安全的区域娩出胎儿,避免不可控制的大出血。同时在子宫下段做第二个横切口娩出胎盘,有利于观察缝合子宫下段甚至子宫颈部的出血点。术中用血浆管低位捆绑子宫下段有助于阻断子宫动脉及静脉血流,有效减少术中出血。

4. 注意事项　该术式能有效减少凶险性前置胎盘术中出血量及输血量,减少子宫切除率,该术式对子宫创伤相对较大,增加术后感染及再次妊娠子宫破裂风险,要求术后严格避孕,尽量避免再次妊娠(图 15-9)。

子宫双切口术式示意图

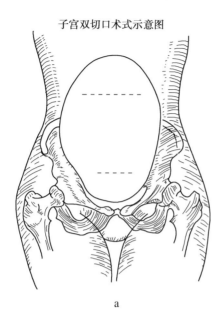

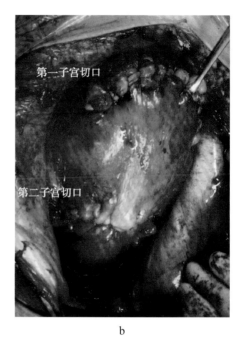

第一子宫切口

第二子宫切口

a

b

图 15-9　子宫双切口剖宫产术式

a.凶险性前置胎盘子宫双切口剖宫产术示意图；b.凶险性前置胎盘子宫双切口术中缝合后外观

（二）子宫下段波浪式加压缝合重建术

子宫下段波浪式加压缝合重建术是由刘兴会等学者针对凶险性前置胎盘且子宫下段宽而菲薄、传统"8"字缝合无法止血或修补重建者的手术方式，目的在于对凶险性前置胎盘子宫下段薄弱区进行止血和修复重建，以达到减少出血、输血及保留子宫的目的，可同时联合使用子宫动脉结扎术等其他止血措施。

1. 适应证　凶险性前置胎盘、胎盘植入等产后出血高危者，子宫下段宽而菲薄，传统"8"字缝合无法止血或修补重建，且有保留生育功能意愿者。

2. 步骤

（1）腹部切口：取腹部纵切口或绕脐纵切口；

（2）下推膀胱：暴露子宫下段；

（3）子宫切口：避开胎盘和子宫下段血管怒张区，或者选择胎盘较薄区域；

（4）捆绑子宫下段：娩出胎儿后迅速用止血带捆绑子宫下段，同时使用强有力宫缩剂（缩宫素＋麦角新碱或卡前列腺素氨丁三醇等），出血多时使用氨甲环酸，等待胎盘剥离；

（5）剥离胎盘：评估胎盘植入范围及深度，若可能保留子宫，尝试人工剥离胎盘，必要时切除部分受累肌壁；若无法保留子宫，尽早行子宫切除术，避免强行剥离胎盘引起致命性大出血；

（6）评估出血情况：暂时松开子宫下段止血带，评估胎盘剥离面出血情况，若出血多且迅速，立即再次捆绑子宫下段；

（7）子宫下段波浪式加压缝合重建术：充分暴露子宫下段菲薄区，于菲薄区外肌层较厚处的一侧肌壁进针、菲薄中间区域平行螺旋缝合 3~4 针、于对侧肌壁出针，呈"波浪形"，于子宫下段前壁打结；根据患者子宫下段长度，重复此步骤 2~3 次，直至子宫下段重建及止血满意。详见手术示意图（图 15-10a）及手术效果图（图 15-10b）；

（8）子宫动脉结扎术：若上述方法止血不满意，结扎双侧子宫动脉（上行支或上下行支）；

（9）其他止血方法：可根据术中出血情况，选择性加用"8"字缝合、方块缝合、B-Lynch 缝合术或宫腔填塞（纱条或球囊，B-Lynch 缝合者除外），必要时可行术后介入栓塞术（保留子宫者）；

（10）子宫切除术：若上述保守治疗无法有效止血，尽早行子宫切除术。

3. 操作要点　该手术主要包括两大操作要点，一是要充分下推膀胱，暴露出子宫下段出血及薄弱区域，有利于加压缝合止血及重建，以避免损伤膀胱；二是要重视缝合间距合理，防止发生局部供血不足及坏死。

4. 注意事项　下推膀胱时要注意找清界限，尽量下推至膀胱，避免损伤膀胱、输尿管。如果使用子宫下段波浪式加压缝合重建术及联合其他保守治疗手术止血失败，术中应当机立断，及

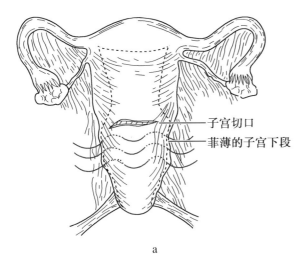
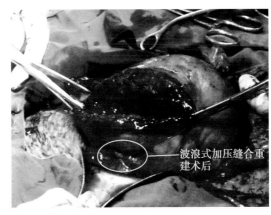

子宫切口
菲薄的子宫下段

波浪式加压缝合重建术后

a　　　　　　　　　　　　　　　b

图 15-10　子宫下段波浪式加压缝合重建术
a.示意图;b.效果图

时行子宫切除术,防止发生致命性大出血及孕产妇死亡。

（三）宫颈内口成形术

1. 适应证　宫颈内口成形术(cervical internal os plasty)是由四川大学华西第二医院产科专家发明的针对凶险性前置胎盘剖宫产术中薄弱子宫下段胎盘剥离面渗血明显者,创新性提出的一项安全、操作简便的新术式。

2. 步骤　术者将左手掌置于子宫下段后壁、拇指对合置于宫腔,探查位于子宫下段后壁的"薄弱区域"(缺乏子宫肌层)。该薄弱区上端为受损自子宫下段环形肌纤维分离移位的子宫体纵行肌纤维末端,用组织钳自此薄弱区向下伸入近宫颈内口,钳夹位于该薄弱区下端的子宫下段环形肌纤维,轻轻向上提拉感觉阻力并出现环形条带,利用可吸收缝线"8"字缝合此子宫下段环形肌纤维条带和移位的子宫体纵行肌纤维末端,缝合覆盖胎盘附着面薄弱区域,达到止血目的,同时恢复子宫颈解剖学内口的正常解剖结构(见图 15-11)。

3. 操作要点　胎盘剥离后,该"薄弱区域"由于肌纤维断裂、肌纤维收缩功能受损,容易出血且止血困难。剖宫产术中需有效修复断裂的肌纤维,恢复正常的解剖结构,方能达到彻底止血的目的。术者用 2-0 可吸收线将提拉出的子宫下段环形肌纤维"8"字缝合于其上方的子宫体纵行肌纤维末端,肌纤维得到重新修复,成功止血的同时恢复子宫颈解剖学内口的正常解剖结构。若仅缝合黏膜和蜕膜则容易导致组织切断,达不到缝扎止血的效果。

4. 注意事项　宫颈内口成形术最大优势为可以修复子宫下段薄弱区域及恢复宫颈解剖学内口的正常解剖结构,有利于患者再次妊娠。但是,值得注意的是,宫颈内口成形术的禁忌证为胎盘完全穿透子宫肌层、凶险性前置胎盘患者无法剥离胎盘而直接进行子宫切除术,以及非前置胎盘附着部位引起的出血。

三、凶险性前置胎盘术中止血方式

凶险性前置胎盘术中具有极高的出血风险,易导致失血性休克、弥散性血管内凝血(DIC)等症状,导致产妇切除子宫,因此,为尽可能降低患者的术中出血量和子宫切除风险,保障母儿健康,目前越来越多的术中止血方式应用于凶险性前置胎盘剖宫产术中,主要止血术式如下:

1. 盆腔血管结扎术　妊娠期盆腔血管网极其丰富,导致产后出血的主要血供有子宫动脉、卵巢动脉以及阴道、宫颈、直肠、膀胱和圆韧带内血管。结扎血管的目的是减少子宫供血,血流压力减小以利于血栓形成,促进止血,盆腔血管结扎术是凶险性前置胎盘剖宫产术中的有效止血术式。

剖宫产术中盆腔血管结扎术主要有髂内动脉结扎术、子宫动脉结扎术、卵巢固有动脉结扎术。髂内动脉结扎手术容易损伤输尿管及髂内静脉或误扎髂外动脉,要求术者有较高的手术技巧和盆腔解剖知识。目前临床实践中,由于双侧髂内动脉球囊阻断术的应用,髂内动脉结扎术应用较少,更多是术中行子宫动脉上行支及下行支结扎术。

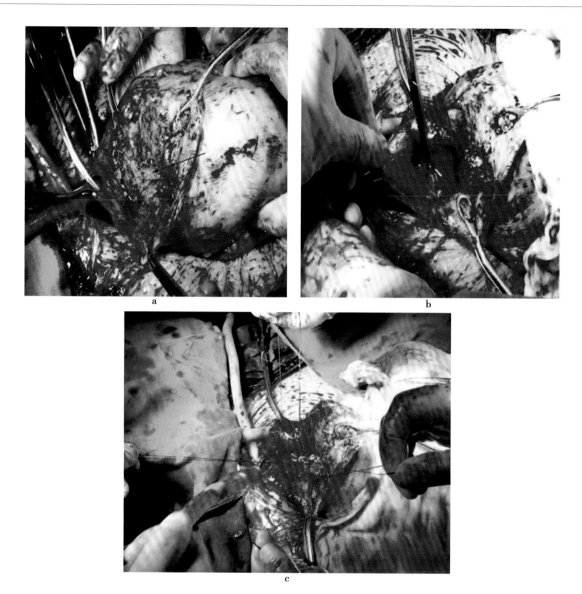

图 15-11　宫颈内口成形术

a. 暴露子宫下段胎盘附着的损伤薄弱区域出血面（蓝色箭头所示）；b. 组织钳钳夹位于薄弱区域下端的子宫下段环形肌纤维；c. 采用可吸收缝线"8"字缝合子宫下段环形肌纤维和移位的子宫体纵行肌纤维末端

2. 子宫压迫缝合术　子宫收缩乏力是发生产后出血的主要原因之一，子宫压迫缝合术是 20世纪 90 年代后期开始的治疗产后出血的新方法，由宫腔从外向内压迫子宫止血，是促进子宫收缩、控制术中出血最为有效的方法之一。目前临床常用的子宫压迫缝合术，具体术式包括 B-Lynch 缝合术，Hayman 缝合术，Cho 缝合术。

3. 宫腔填塞术　宫腔填塞是一种治疗产后出血的传统方法，主要包括宫腔纱条填塞和宫腔 Bakri 球囊填塞。

Bakri 球囊是目前用于凶险性前置胎盘患者产后出血最有效的方法之一，其对宫腔具有压迫和填充双重作用，同时 Bakri 球囊具有随

宫腔改变形态，可塑性强，弹性好，不影响子宫正常收缩，过程可逆，可随时改变水囊压力等优点。

4. 剖宫产术中子宫切除　是治疗伴有胎盘植入的凶险性前置胎盘的重要术式之一，但剖宫产术中是否选择切除子宫应当根据具体情况持谨慎态度。剖宫产术中子宫切除术的适应证有：①产前或产时子宫大量出血，保守治疗效果差；②保守治疗过程中出现严重出血及感染；③子宫破裂修补困难；④其他因素需切除子宫。子宫切除术包括全子宫或者次全子宫切除术，二者各有其利弊。全子宫切除术是紧急围产期子宫切除术推荐的手术方法，次全子宫切除术

可减少失血、输血、围手术期并发症和缩短手术时间,但对于宫颈受累的胎盘植入患者,次全子宫切除术可能无效。目前多数学者推荐使用全子宫切除术。

四、凶险性前置胎盘手术的辅助治疗方法

凶险性前置胎盘术中采用辅助治疗手段的应用可有效减少患者的术中出血量,减少异体血输血量,降低子宫切除风险。目前临床应用较多的辅助治疗方法包括术前动脉球囊阻断术和术中回收式自体输血术。

1. 动脉球囊阻断术　动脉球囊阻断术是在数字减影血管造影(DSA)技术下将球囊定位于盆腔动脉血管内,在剖宫产术过程中保持球囊扩张,以阻断盆腔血流,减少术中出血、确保术野清晰、为术中处理争取有利时机。动脉阻断后,子宫血流减少,局部加压后血液易于凝固,且血流减少使子宫肌层处于缺血状态,刺激子宫收缩,压迫血窦止血。该技术已被应用于凶险性前置胎盘的剖宫产术中。目前主要有腹主动脉球囊阻断和双侧髂内动脉球囊阻断两种术式。

2. 术中回收式自体输血术　术中回收式自体输血是一项利用自体血液回输的装置,通过抗凝、过滤、洗涤、浓缩等步骤,对手术的出血或盆体腔内积血进行回收处理后,再回输至患者体内的操作。2017年中国输血指南已将自体血回收技术列入产科使用适应证,且近年来国内外研究显示产科术中自体血回输能有效避免异体输血所导致的疾病传播、溶血反应,能有效节约血源,更加合理安全用血。

五、凶险性前置胎盘手术相关问题

1. 术中原位保留胎盘问题　国外有文献报道在凶险性前置胎患者剖宫产术中原位保留胎盘,即在胎儿分娩后,将植入性胎盘原位留置,期待子宫和胎盘内血液循环逐渐减少,绒毛组织继发坏死,理论上胎盘应会逐渐自行从子宫上脱离。但在保守治疗期间有发生败血症、感染性休克及严重产后出血等并发症的可能。因此采用原位保留胎盘方案的中心必须能够紧急获取血液制品,辅以产科、麻醉科、放射科、泌尿科和妇科肿瘤团队配合。原位保留胎盘是仅对希望保留生育能力产妇的一种选择,需要有足够专业技术的医院进

行长期随访监测。

2. 其他手术方式探讨　近年来国内外学者都在不断探索关于凶险性前置胎盘新的手术方式,"3-P"联合子宫下段T形缝合术是英国学者提出的一种针对前置胎盘伴胎盘植入的新型子宫保留法。该术式主要适用于胎盘附着于子宫下段区域,胎盘植入达子宫浆膜层,膀胱解剖结构良好者。该方法的目的是避免切开胎盘组织,同时切除伴有植入的胎盘组织及其附着的子宫肌层,并重建子宫缺损。具体方法如下:进腹后分离膀胱腹膜反折并下推膀胱,在胎盘附着位置上方避开胎盘,做子宫横切口分娩胎儿,胎儿娩出后,立即结扎双侧子宫动脉,原位保留胎盘,并检查胎盘植入的最低位置。从子宫横切口部位开始向下切开子宫下段,切除整个子宫下段胎盘植入肌层区域,将植入胎盘与周围浆膜分离,最后T形缝合剩余的正常子宫组织,行子宫壁T形重建术。

关于子宫缝合止血术式,近年来国内其他专家也有相关的报道:如子宫下段螺旋式缝合成形术,在术中以出血最汹涌的部位作为缝合的起始区域,将子宫下段宫腔内侧面分为前、后、左、右4个区域,在各自区域内分别自黏膜面向浆膜面、从子宫颈内口水平至子宫腔方向自下而上、连续快速地横向缩窄缝合,下缘达子宫颈内口平面,上缘超过活动出血点上方1cm。缝合时控制深度不超出子宫浆膜层。直至子宫下段的出血停止或明显减少。子宫下段环形蝶式缝扎术,在子宫侧壁肌层内以1号肠线自右后向前贯穿进针,在出针点附近肌层较厚处再次进针,在宫腔内横行跨过薄弱的子宫前壁自内向外出针,再后退至离出针点一半距离处重复自外向内贯穿进针,反复跨过部分薄弱的子宫前壁由内向外出针,如此反复数针直至前壁重叠效果满意。再在子宫侧壁肌层内由前向后出针,于子宫后壁打结。

3. 动脉球囊阻断术的选择　随着介入技术的发展,其在产科手术中止血的应用也逐渐成熟,近年来在凶险性前置胎盘合并植入性胎盘产时、产后大出血处理中,常采用动脉球囊阻断术,目前最常用的是两侧髂内动脉球囊阻断术和腹主动脉球囊阻断术。由于子宫同时接收来自腹主动脉、髂外动脉和股动脉吻合支的血液,髂内动脉球囊只能阻断髂内动脉的血供,不能阻断髂

外及盆腔的其他参与子宫供血的血管,单纯阻断双侧髂内动脉,其减少子宫血供效果并不理想,不能有效控制术中出血。腹主动脉球囊阻断术可阻断腹主动脉,基本阻断盆腔内的所有动脉血供,如有部分供血血管来自髂外动脉,腹主动脉球囊阻断术可达到更好的止血效果,且腹主动脉球囊阻断术具有球囊置入时间短、辐射量低、出血量少的优势,目前越来越多的医院选择腹主动脉球囊阻断术。球囊阻断术可以减少凶险性前置胎盘伴植入性胎盘患者的术中、术后出血量,降低子宫切除率,也有其相应的手术风险及手术并发症,如穿刺部位损伤、血管损伤、动静脉血栓、胎儿辐射暴露、缺血再灌注损伤等,尤其是腹主动脉球囊阻断术可能并发腹主动脉破裂危及病人生命安全。球囊阻断术需严格把握手术指征,严格按规范操作,在保证产科手术安全的前提下尽量减少预置球囊手术时间及阻断时间,减少并发症的发生。

凶险性前置胎盘的处理一直是产科医师面临的技术挑战,尤其是凶险性前置胎盘伴植入的手术处理非常棘手。目前,产科止血处理方法有多种,针对凶险性前置胎盘伴植入患者的手术止血术式越来越多,需根据患者的病情严重程度,进行个体化治疗,联合使用多种术中止血措施,及时采取正确的治疗方案是成功的关键。做到术前对凶险性前置胎盘患者发生大出血风险进行初步预测和评估,并做好充分术前准备,多学科协作,优化围手术期管理流程,尽量降低患者术中大出血及子宫切除风险,提高手术成功率,保障母儿安全。

关键点

1. 术前准备及多学科团队协作是必须的。

2. 各种手术方式均有其优势,但非万能,可联合应用以达止血目的。

3. 任何保守治疗均有可能失败,需当机立断,尽快切除子宫。

4. 充足的血源、生命体征的稳定是避免孕产妇严重不良结局的保证。

（彭　冰　刘兴会）

视频 15-1　凶险性前置胎盘（保留子宫）

视频 15-2　凶险性前置胎盘多种方法止血（双切口）

视频 15-3　子宫双切口在凶险性前置胎盘中的应用

参考文献

1. Chattopadhyay SK, Kharif H, Sherbeeni MM. Placenta previa and accreta after previous cesarean section. Eur J Obstet Gynecol Reprod Biol, 1993, 52: 151

2. Silver RM, Landon MB, Rouse DJ, et al. Maternal morbidity associated with multiple repeat cesarean deliveries. Obstet Gynecol, 2006, 107: 1226

3. Arduini M, Epicoco G, Clerici G, et al. B-Lynch suture, intrauterine balloon, and endouterine hemostatic suture for the management of postpartum hemorrhage due to placenta previa accreta. Int J Gynaecol Obstet, 2010, 108 (3) : 191

4. 李继军, 左常婷, 王谢桐, 等. 腹主动脉球囊阻断术在凶险性前置胎盘并胎盘植入剖宫产术中的应用. 山东大学学报 (医学版), 2016, 54 (9) : 22-25

5. 中华医学会妇产科学分会产科学组. 前置胎盘的临床诊断与处理指南. 中华妇产科杂志, 2013, 48 (2) : 148-150.

6. Jauniaux E, Alfirevic Z, Bhide AG, et al. Placenta Praevia and Placenta Accreta: Diagnosis and Management: Greentop Guideline No. 27a. BJOG. 2019; 126 (1) : e1-e48.

7. 谢幸, 孔北华, 段涛. 妇产科学. 9 版. 人民卫生出版社. 2018.

8. 陈锰, 姚强, 刘兴会. 凶险型前置胎盘的管理策略. 中华围产医学杂志, 2012, 15 (3) : 183-186.

9. Jauniaux E, Ayresdecampos D, Chantraine F, et al. FIGO consensus guidelines on placenta accreta spectrum disorders. Int J Gynaecol Obstet. 2018 Mar; 140 (3) : 261-298.

10. Daijuan Chen, Jinfeng Xu, Pengfei Ye, et al. Risk scoring system with MRI for intraoperative massive hemorrhage in placenta previa and accreta . J Magn Reson Imaging 2020; 51: 947-958.

11. 游泳, 傅璟, 陈洪琴, 等. 子宫双切口新术式在凶险性前置胎盘手术中的应用. 中华围产医学杂志, 2017, 20 (9) : 661-664.

12. 中华医学会围产医学分会. 胎盘植入诊治指南 (2015). 中华围产医学杂志, 2015, 18 (7) : 481-485.

13. Abo-Elroose AA, Ahmed MR, Shaaban MM, et al. Triple P with T-shaped lower segment suture; an effective novel alternative to hysterectomy in morbidly adherent anterior placenta previa. J Matern Fetal Neonatal Med. 2019 Oct 15: 1-5.

14. 乌剑利, 曾万江, 冯玲. 子宫下段螺旋式缝合成形术治疗凶险性前置胎盘. 中华围产医学杂志, 2017, 20 (9) : 640-643.

15. 杨慧霞, 余琳, 时春艳 等. 止血带捆绑下子宫下段环形蝶式缝扎术治疗凶险性前置胎盘伴胎盘植入的效果. 中华围产医学杂志, 2015 (7) : 497-501.

16. 吴向伟, 刘兴会. 凶险性前置胎盘球囊阻断术的应用与副损伤. 中国实用妇科与产科杂志, 2019, 035 (002) : 162-167.

17. Chen M, Liu X, You Y, et al. Internal Iliac Artery Balloon Occlusion for Placenta Previa and Suspected Placenta Accreta: A Randomized Controlled Trial. Obstet Gynecol. 2020; 135 (5) : 1112-1119.

Practical Obstetric Surgery

第十六章

产后出血相关手术

第一节　徒手剥离胎盘术

一、概述

胎儿娩出后半小时胎盘尚未娩出称胎盘滞留。徒手剥离胎盘术,又名人工剥离胎盘术(manual removal of placenta),是采用手法剥离并取出滞留于宫腔内胎盘组织的手术。如何正确、及时地施行徒手剥离胎盘术是预防和减少产后出血的重要环节。

二、术前评估及术前准备

大量研究发现第三产程时间对产后失血量有显著影响,2019 年荷兰学者对 7 603 例单胎阴道分娩的研究表明,第三产程中位数(四分位数间距)为 10 分钟(7~16 分钟);第三产程每增加 10 分钟,产后出血的风险均显著增加;当第三产程超过 60 分钟后,产后出血的风险增至 21.2%。一个回顾性队列研究表明:当第三产程 >10 分钟,产后出血量显著增加(OR=2.1,95%CI 1.6-2.6);>20 分钟出血量呈双倍显著增加(OR=4.3,95%CI 3.3-5.5);ROC 曲线显示 18 分钟为人工剥离胎盘预防产后出血的合理时间间隔。另一个大样本研究表明:第三产程 >30 分钟使输血风险增加三倍,ROC 曲线显示 17 分钟为人工剥离胎盘预防产后出血的理想时间间隔。故多数学者建议 10 分钟为处理线,20 分钟为病理线;但也有学者主张不出血可等待至 60 分钟。

综合国内外文献,徒手剥离胎盘术的适应证为:①胎儿娩出后,胎盘部分剥离引起子宫出血(>100ml),经按摩子宫及应用宫缩剂等处理,胎盘仍不能完全剥离排出者;②阴道分娩胎儿娩出后 10~30 分钟、剖宫产胎儿娩出后 5~10 分钟,胎盘仍未剥离排出者。

术前准备包括:①建立静脉通道;②合血备用;③应用宫缩剂加强宫缩。

三、手术步骤

因剖宫产术中为直视操作较容易,故只叙述经阴道操作的步骤。

1. 产妇取膀胱截石位,排空膀胱。重新消毒外阴并重新铺巾,术者更换手术衣及手套。

2. 术者右手涂抹碘伏,五指并拢成圆锥状,将脐带轻握其中,沿脐带伸入宫腔(图 16-1);左手放在腹壁上,依骨盆轴方向向下推压子宫体。

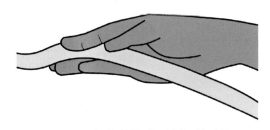

图 16-1　五指并拢成圆锥状,将脐带
轻握其中,沿脐带伸入宫腔

3. 伸入宫腔的右手沿脐带摸到胎盘边缘,如胎盘为已剥离但被宫颈嵌顿者,可将胎盘握住,顺一个方向,旋转取出。若胎盘尚未剥离,术者四指并拢,手背紧贴宫壁,掌面朝向胎盘的母面,以手指尖和手掌的尺侧缘慢慢将胎盘自宫壁分离;固定子宫体的左手与宫腔操作的右手要注意配合动作(图 16-2、图 16-3)。如胎盘附着于子宫前壁,手掌朝向胎盘面操作困难时,亦可手掌朝向子宫前壁贴宫壁剥离胎盘(图 16-4)。

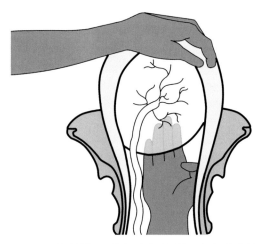

图 16-2　四指并拢,手背紧贴宫壁,掌面朝向胎盘的母面,以手指尖和手掌的尺侧缘慢慢将胎盘自宫壁分离

4. 待整个胎盘剥离后,将胎盘握在手掌中取出(图 16-5)。

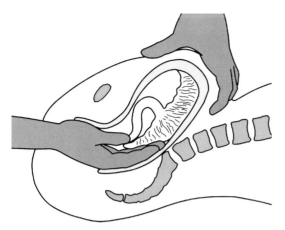

图 16-3　固定子宫体的左手与宫腔操作的右手要注意配合动作

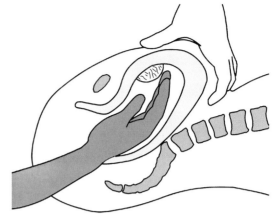

图 16-6　伸手进入宫腔寻找并剥离残留胎盘组织并取出

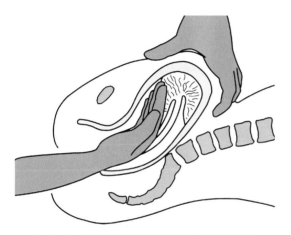

图 16-4　手掌朝向子宫前壁贴宫壁剥离胎盘

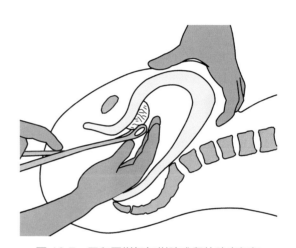

图 16-7　用卵圆钳轻轻钳除残留的胎盘组织

7. 术毕继续给予宫缩剂加强宫缩，同时给予抗生素预防感染。

四、并发症防治

1. 出血　注意产妇一般情况，建立静脉通道，术前应备血。如因失血过多致一般情况差，应在抗休克的同时尽快取出胎盘；但也应注意手术指征，胎儿娩出后不出血者，应耐心等待胎盘自然剥离，切忌在胎儿刚娩出而子宫尚未收缩处于松弛状态时进行操作，以免造成人为的大出血。操作中应待整个胎盘剥离后，将胎盘握在手掌中取出，切忌抓住部分胎盘牵扯，人为造成胎盘破碎，增加出血。植入性胎盘，切勿强行剥离，以免造成不可控制的大出血。

2. 子宫穿孔　在操作时应给予宫缩剂让子宫收缩，手法要正确轻柔，勿强行撕拉，勿用手指抓挖子宫壁。尤其是当胎盘位于子宫角部时，该部肌层较菲薄，胎盘与宫壁界限常不清，操作时应

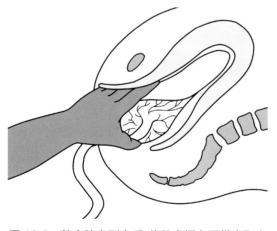

图 16-5　整个胎盘剥离后，将胎盘握在手掌中取出

5. 立即检查胎盘胎膜是否完整，如有残留，再伸手进入宫腔寻找并剥离残留部分并取出（图16-6）。

6. 残留的小块胎盘组织如用手指难以剥离时，可用卵圆钳或大刮匙轻轻进行钳除或刮除（图16-7）。

239

特别小心，以免用力不当穿破宫壁。子宫下段也是一薄弱部位，当子宫下段及宫颈内口已收缩时，动作粗暴易造成子宫下段及宫颈上段不全撕裂，此时最好在麻醉下使宫颈松弛后施行手术。

3. 子宫内翻　要注意手术的适应证，切忌在胎儿刚娩出子宫尚未收缩处于松弛状态时，用力向阴道方向按压子宫底部或用力牵拉脐带；进行徒手剥离胎盘操作时手法要正确轻柔，勿强行撕拉，以免子宫内翻。

4. 感染　要严格无菌操作，应尽量一次完成操作，不可反复进出宫腔，增加感染机会；术毕给予广谱抗生素预防感染。

五、手术相关问题的研究与探讨

1. 剥离时发现胎盘与子宫壁之间界限不清，找不到疏松的剥离面不能分离者，应疑为植入性胎盘，切不可用力强行剥离。遇此情况时可在 B 超引导下操作，如 B 超监测发现胎盘与宫壁间无间隙，牵拉胎盘宫壁随之运动，应高度怀疑胎盘植入，如不出血考虑保守性药物治疗如甲氨蝶呤和／或米非司酮，出血多者考虑急诊介入治疗（子宫动脉栓塞术），必要时行子宫切除术。对部分性胎盘植入，可将已剥离的部分胎盘取出，植入部分胎盘暂行保守治疗。经药物或介入等治疗后，留在宫壁上的残留胎盘组织可因血运不良而自行脱落，或因组织自溶自愈，也可在保守治疗后择期行钳夹术。

2. 手术应该给予镇痛或麻醉以减轻患者的痛苦。可给予哌替啶 50mg 静脉滴注、哌替啶 50mg 及异丙嗪 25mg 肌内注射镇痛镇静；当子宫颈内口过紧或关闭时，可静脉给予硝酸甘油松弛宫颈；必要时可用乙醚吸入麻醉。但情况异常紧急时可以不考虑麻醉。

关键点

1. 把握指征，严格无菌操作。
2. 操作轻柔，勿强行抓挖。
3. 术中、术毕加强宫缩。

（张　力　刘兴会）

第二节　清　宫　术

一、概述

清宫术是产科常用手术操作，用于清除宫内残留组织，适用于不全流产、人工流产所致吸宫不全、中期妊娠引产后或阴道分娩后患者，常为人工剥离胎盘的后续手段，运用得当可有效减少因宫腔残留所致的产后出血或并发症的发生。

二、术前评估及准备

清宫术前应充分评估适应证并做好相应准备。

（一）适应证
1. 不全流产。
2. 吸宫不全。
3. 中期妊娠引产或者阴道分娩胎盘胎膜娩出后仍有部分组织残留。
4. 产后出血及晚期产后出血考虑组织残留。

（二）术前准备
1. 详细询问病史，进行全身检查及妇科检查。
2. 复习相关的实验室资料，如血常规、凝血功能、血 hCG、阴道分泌物检查、超声等。
3. 术前监测患者生命体征，必要时在围手术期持续心电监护。
4. 签署手术知情同意书和／或麻醉知情同意书。
5. 术前排空膀胱。
6. 术前应该建立有效静脉通道，必要时合血备用。
7. 准备宫缩剂如缩宫素、麦角新碱、卡前列素氨丁三醇、米索前列醇等。

8. 清宫术应由经验丰富的医生施行,台下应有助手协助操作。手术医生及助手应掌握清宫术各种并发症的抢救。

9. 有条件者应该在超声监测下完成手术。

三、手术步骤

(一) 体位

患者采取膀胱截石位。

(二) 消毒

常规消毒外阴、阴道并铺巾。

(三) 麻醉

清宫术通常不需麻醉,如果患者不配合可选择宫颈浸润麻醉或者全身麻醉。

(四) 探查子宫

行妇科双合诊检查子宫位置、大小及附件情况。用阴道窥器扩开阴道,消毒阴道及宫颈,用宫颈钳夹持宫颈前唇,沿子宫体方向将探针送至子宫底部,了解子宫大小及子宫位置。如为产后即刻清宫也可不用探针探测宫腔深度。助手可在患者下腹部适当按压子宫底协助术者操作。

(五) 扩宫

对于宫颈口关闭的不全流产或者吸宫不全患者可使用宫颈扩张器扩张宫颈管,由小号到大号循序渐进,通常扩张到比选用的吸头大半号或者1号,或者能够使用卵圆钳进入宫腔。因为孕中期引产及阴道分娩后宫颈口尚未关闭,所以通常不需要这一步骤。

(六) 清宫

对于孕中期引产、阴道分娩、产后出血或晚期产后出血考虑组织残留患者常需使用卵圆钳钳夹出大块组织。建议选择合适的有齿卵圆钳探入宫腔,深度不应超过探查的宫腔深度,轻柔钳夹出组织,切勿动作粗暴,以防子宫穿孔。在整个过程中建议使用超声监测。

(七) 吸宫

如术者感觉已将绝大部分妊娠组织钳夹出来,即可行负压吸引。在无负压下,将吸引器头送入宫腔。然后形成负压,进行吸刮,整个过程动作要轻柔。吸宫时如遇组织堵塞吸引器头,应将组织夹取后再继续吸宫。吸宫时应特别注意两侧宫角及宫底部,如感觉仍有组织,可用刮匙搔刮局部。如感觉到子宫壁已变粗糙,表明妊娠组织已清除干净,可结束手术。

(八) 监测

手术过程中应注意监测患者生命体征、注意询问患者有无特殊不适,注意子宫收缩及阴道流血情况,清宫时可静脉滴注缩宫素 10~20U,必要时给予麦角新碱、卡前列素氨丁三醇及米索前列醇等强效宫缩剂,尽量准确估计阴道失血量。

(九) 完成其他事宜

必要时将清出的组织送检。及时完成医疗文书,并向患者及家属详细交待清宫术后各项注意事项。

四、并发症防治

(一) 出血

中期妊娠引产或者产后子宫大而软,甚至器械无法探及宫底,清宫过程中常合并子宫收缩乏力,可能导致产后出血,因此在手术过程中应关注子宫收缩情况,准确估计阴道流血量,及时按摩子宫,并使用强效宫缩剂。发生产后出血时应按照产后出血抢救流程进行抢救。

(二) 子宫损伤

发生子宫损伤与手术者经验不足、暴力操作、未明确子宫大小及子宫体与宫颈关系、产后子宫大而软、瘢痕子宫、胎盘粘连或者植入等因素有一定关系。

为避免子宫损伤应强调由经验丰富的医生施行手术;由助手在台下协助按摩子宫并确定宫底位置;推荐超声监测下完成手术;如果清宫时感觉妊娠组织与宫壁致密粘连,不应暴力牵拉,如出血不多可待产后 3~7 天加强宫缩后再行处理。

如子宫损伤为探针穿孔又无明显症状者,可加强宫缩、预防感染,待子宫穿孔自愈后再施行手术。如为卵圆钳或吸管穿孔,应严密观察、加强宫缩、预防感染,必要时剖腹探查或者行腹腔镜检查。

(三) 人工流产综合反应

人工流产综合反应是指手术时疼痛或者局部刺激使患者在术中及术毕出现心动过缓、心律不齐、恶心、呕吐、胸闷、头昏、面色苍白、大汗等症状,严重者出现血压下降、晕厥、抽搐等迷走神经兴奋症状。常与患者情绪、身体状况及手术操作有关。术前应该重视精神安慰,手术动作轻柔,避免反复吸刮,可降低其发生率。发现症状后应立即停止手术,给予吸氧,多可自行恢复,严重时给予阿托品 0.5~1.0mg 肌内注射或者静脉滴注。

(四) 感染

注意无菌操作技术,对于有感染危险因素如

胎膜早破超过 12 小时、人工剥离胎盘等患者可预防性使用抗生素。

(五) 远期并发症

有宫颈粘连、宫腔粘连、慢性盆腔炎、月经失调、继发不孕等,应该注意无菌技术、避免过度吸刮,预防性使用抗生素。

五、手术相关问题的研究与探讨

虽然清宫术不是妇产科复杂的手术,但是操作不当可导致严重后果,引发医疗纠纷,应该注意以下几点:

1. 手术前做好医患沟通,交待相关风险,并签署手术知情同意书和 / 或麻醉知情同意书。

2. 手术者应为经验丰富的医生。应有助手在台下协助。手术者及助手均应熟悉清宫术的相应突发事件的诊治。

3. 手术过程中应该注意器械送入宫腔的方向,并注意宫体与宫颈可能存在一定角度,切勿动作粗暴,以防子宫穿孔,如有条件可在超声监测下完成手术。

4. 应收集清出的组织并称重,并与术前超声结果对照,估计是否已完全清除宫内残留组织。必要时送病理检查。

5. 如清宫时感觉妊娠组织与宫壁致密粘连,应该警惕植入性胎盘可能,不应盲目暴力牵拉,可严密观察子宫收缩及阴道流血情况,如果出血不多,可暂行观察。

6. 如果患者发生产后出血或者晚期产后出血,建议行超声检查明确是否存在宫内妊娠组织残留以及残留组织大小,以便指导清宫操作。若产后出血导致患者出现休克征象应在抗休克、促宫缩的同时行清宫术。

7. 中期妊娠引产后或者阴道分娩产后应仔细检查胎盘胎膜是否完整,如果胎盘欠完整建议及时清宫,如果仅有少许胎膜残留,患者出血不多,可加强宫缩,严密观察,待产后 7~10 天复查超声后决定是否清宫。

8. 对于剖宫产术后短期内超声提示"宫腔残留"应该谨慎对待,因剖宫产为直视下娩出胎盘,发生胎盘胎膜残留概率较小,除非病情需要不要盲目清宫。

9. 近年来植入性胎盘患者增多,对于高度怀疑植入性胎盘的患者贸然进行清宫可能导致致命性出血,因此对于此类患者应该在术前做好充分评估,选择在手术室清宫,术前备血,必要时选择宫腔球囊填塞、急诊介入或者开腹止血。

关键点

1. 清宫术应由经验丰富的医生施行,应配备助手在台下协助,推荐超声监测下手术。

2. 术前建立有效静脉通道,准备宫缩剂。

3. 术中关注患者生命体征、子宫收缩及病情变化,尽量准确估计阴道流血量。

4. 清宫术应警惕子宫损伤及产后出血发生。

(姚　强　刘兴会)

第三节　子宫按摩与压迫术

一、概述

按摩或压迫子宫 (uterine massage) 是处理产后出血最简单而应急的方法,不需要任何器械,只需要产科医护人员的一双手。可分为经腹部按摩法(单手法)和经腹经阴道联合压迫法(双手法,bimanual uterine compression)两种方法。

二、术前评估及术前准备

(一) 适应证

产后子宫收缩乏力或前置胎盘产后子宫下段不收缩致产后出血者。

(二) 术前准备

1. 建立静脉通道。

2. 应用宫缩剂。

3. 合血备用。

三、手术步骤

（一）经腹部按摩法

一手在耻骨联合上方上推子宫，另一手拇指在子宫底部前方，其余四指在子宫底部后方，均匀有力地按摩子宫底刺激宫缩，并压迫宫体迫使宫腔内积血排出（图16-8）。若是子宫下段收缩乏力出血，则用一手的拇指和四指放在子宫下段两侧，抓住子宫下段进行按摩（图16-9）。经腹部按摩法对腹壁肥胖的产妇效果较差。

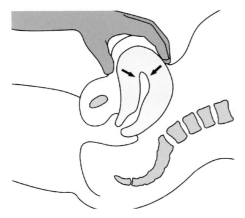

图 16-8　按摩子宫底刺激宫缩

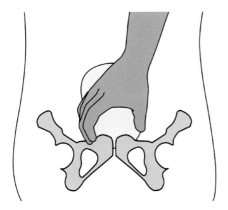

图 16-9　一手拇指和四指放在子宫下段两侧，
抓住子宫下段进行按摩

（二）经腹经阴道联合压迫法

一手戴消毒手套并涂抹碘伏后，伸进阴道，先清理出阴道和子宫下段的积血和血凝块，然后向上挤压子宫，另一只手放在腹部宫底宫体部，与阴道内的手相对应压迫子宫，又可分为下述两种手法。

1. 方法一　将一手伸入阴道内握紧子宫颈部，或置于后穹窿，另一手在腹壁将宫底向下推压，使宫颈和宫体重叠压紧（图16-10）。该法对子宫下段的压迫作用明显，更适用于前置胎盘所致的产后出血。

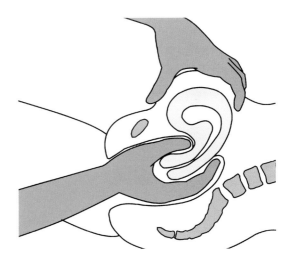

图 16-10　双手操作使宫颈和宫体重叠压紧

2. 方法二　一手伸入阴道，做握拳状置于前穹窿顶住子宫前壁，另一手自腹壁推压宫体后壁并使宫底前屈，两手相对紧压宫体（图16-11）。该法主要着力点在子宫体，更适用于宫缩乏力所致产后出血。

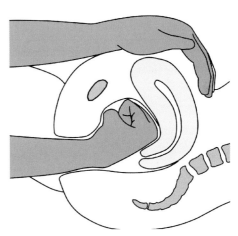

图 16-11　一手自腹壁推压宫体后壁并使
宫底前屈，两手相对紧压宫体

四、手术相关问题的研究与探讨

1. 医生的责任心非常重要，按摩或压迫一定要有效，过轻的压力会导致宫腔积血掩盖病情。长期的临床经验表明一个人用力按压最多可坚持5~10分钟，因此需要多人轮换；经腹经阴道联合压迫法如果一人操作困难，可以两人配合，一人负责经阴道内压迫，另一人负责经腹壁压迫。国外学者的研究也支持上述观点,认为一个人能够有效按压的时间上限是 150 秒,两人组合的有效按压上限是 5 分钟,并认为最好是组成一个抢救小组。

2. 经腹部按摩法和经腹经阴道联合压迫法可以配合序贯应用,出血紧急汹涌时,应迅速实施经腹经阴道联合压迫法,不仅可以清理出阴道和子宫下段的积血,而且更有效,出血控制后改为经腹部按摩法。

3. 按摩或压迫中要反复评价患者的情况,要定时测量阴道流血量。

4. 按摩或压迫时间以子宫恢复正常收缩,并能保持收缩状态为止,有时可长达数小时。

5. 按摩或压迫时要配合应用宫缩剂,可将缩宫素 20~40U 加入 500ml 晶体液中,以 50ml/h 持续泵入,同时应用前列腺素制剂如深部肌内注射卡前列素氨丁三醇和 / 或麦角新碱等。

关键点

1. 迅速组织抢救小组,增强责任心,保证有效按压。

2. 紧急情况先采用双手法,出血控制后改为单手法。

3. 按压时必须配合应用宫缩剂,在缩宫素基础上,及时加用前列腺素制剂和 / 或麦角新碱。

（张 力 刘兴会）

第四节 宫腔填塞术

一、概述

宫腔填塞术(intrauterine tamponade or packing)包括宫腔纱条填塞术(intrauterine gauze packing)和宫腔球囊填塞术(intrauterine balloon tamponade)。

宫腔纱条填塞术是一种古老的方法,对技术要求较高,必须压紧并不留空隙。该方法的应用曾经有争议,有学者认为纱条填塞仅是掩盖了出血的真相,不符合子宫复旧的生理,且担心填塞后宫腔隐匿出血或并发严重感染。近年来国内外产科医生经过长期临床实践后进行重新评价,表明该法应用得当,仍然是一种快速、安全、有效、可行的急救措施。

宫腔球囊填塞是近年来的新方法,较纱条填塞更简单而快速,最近的文献表明它的推广应用减少了子宫或髂内动脉栓塞及其他保守性手术的实施必要。

宫腔填塞的止血原理是:①宫腔填塞可以刺激子宫感受器,通过大脑皮层激发子宫收缩;②宫腔填塞后整个宫腔被充分扩张充满,宫腔内压力高于动脉压,使动脉出血停止或减少;③纱条或球囊也可以压迫胎盘剥离面血管而暂时止血,同时有利于形成血栓而牢固止血。

二、宫腔纱条填塞术

(一) 术前评估和术前准备

1. 适应证 宫腔纱条填塞术适用于宫缩乏力或前置胎盘所致产后出血,经宫缩剂和双手法子宫按压无效者。许多学者的研究均表明此法在剖宫产术中(尤其宫口未开者)应用成功率高,因直视下操作方便,容易填满宫腔,效果明显;而阴道产者,因操作不便,效果较差。

2. 术前准备 ①准备宫腔填塞纱条,宽 4~6cm、长 5~10m、四层、边缘光整,高压灭菌备用;②建立静脉通道;③合血备用;④应用宫缩剂加强宫缩。

(二) 填塞方法

取灭菌宫腔填塞纱条,用碘伏浸透并拧干,从宫底开始自一侧填至另一侧,即 "之" 字形有序填塞,务必填紧,不留空隙。阴道分娩与剖宫产手术时发生产后出血均可行宫腔纱条填塞术,填塞方法稍有不同。

1. 经阴道填塞法 应重新消毒外阴阴道并

重新铺巾,术者更换手术衣及手套,严格无菌操作,可分为以下两种手法:

(1)用手填塞法:术者将一手放在腹壁上固定子宫底,另一手掌心向上,伸入宫腔内,以示指和中指夹持纱布条送入宫腔,从左侧子宫角开始,自左向右折回,呈"之"字形来回填塞,并用除拇指外的四指指尖把纱条压紧(图16-12)。应警惕内松外紧,造成宫腔上部积血而无阴道流血的假象(图16-13)。应自上而下均匀而坚实地填满整个子宫腔,使宫腔内不留死腔(图16-14)。

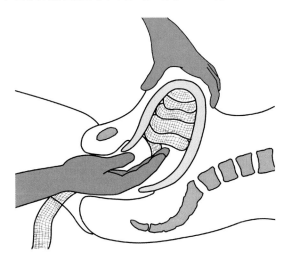

图 16-12　用除拇指外的四指指尖把纱布压紧

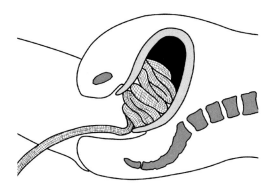

图 16-13　填塞不正确时宫腔上部积血而无阴道流血的假象

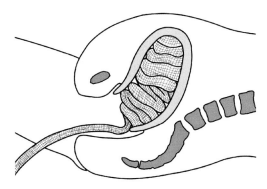

图 16-14　宫腔内不留死腔

(2)用器械填塞法:助手在腹壁上固定子宫底,术者用左手伸入宫腔内为引导,右手持卵圆钳夹持纱布条送入宫腔,填塞方法的次序同用手指填塞法,需填紧(图16-15)。术毕留置保留尿管。

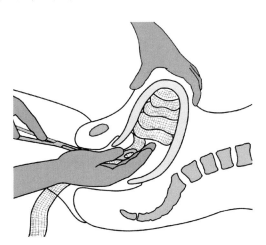

图 16-15　左手伸入宫腔内为引导,右手持卵圆钳夹持纱布条送入宫腔

2. 经剖宫产切口填塞术

(1)对宫缩乏力以宫体为主的出血,填塞从宫底部开始,由上而下呈"之"字形来回填塞,注意两侧宫角部位,用力填实不留死腔。填塞到切口附近时,要根据子宫下段的长度估计剩余部分所需的纱布长度。先用卵圆钳把纱布的断端从宫颈口塞到阴道内 2~3cm,更换卵圆钳再从子宫下段往上填塞纱布,在切口部位汇合。

(2)对前置胎盘以子宫下段为主的出血,先把断端经宫颈塞入阴道内 2~3cm,更换卵圆钳后,迅速将纱条自子宫下端向宫底填塞,注意填紧不留死腔。

(3)填塞完毕先观察有无活动性出血,然后用可吸收线缝合子宫切口,可以分别从切口两端向中间缝合,直视每次进针和出针,避开纱布;缝到中间,当剩下容一指的缝隙时,用手指进宫腔探查已缝合的切口,确定缝线未缝到纱条后关闭宫腔。

(三)手术相关问题的研究与探讨

1. 术前保持静脉通道畅通,监测生命体征,做好输血准备。

2. 填塞前先确定宫腔内没有胎盘胎膜残留和没有产道裂伤。

3. 需要几条纱条填塞时,应在纱条间行牢固的端端缝合。

4. 剖宫产术中填塞纱条,在缝合子宫切口时要特别小心,避免缝到纱条,导致取出困难。

5. 因纱布有很强的吸血作用可能发生隐匿性积血,因此纱条填塞速度要快,而且务必使整个子宫腔和阴道(经阴道填塞者)填满纱条,填塞应紧而均匀,不留空隙,才能达到有效止血的目的。

6. 填塞术中和术后均需配合应用宫缩剂,术毕监测生命体征,密切观察宫底高度和阴道流血量,定期观察尿量。子宫腔内填塞纱条后,若仍存在宫腔内出血,往往表现为低血容量和贫血的症状和体征与阴道流血量不一致;需要根据阴道流血量、宫底高度改变、低血容量表现等情况综合分析,必要时行超声检查以观察有无宫腔内隐匿性积血;一旦确定出血继续存在,需要再次手术或其他处理产后出血的措施。

7. 术中严格无菌操作,术中和术后给予广谱抗生素预防感染。

8. 纱条放置24~48小时取出。取纱条前要备血和应用宫缩剂,建立静脉通道;抽取纱条要在手术室进行,动作要缓慢、轻柔,同时,要应用宫缩剂或按摩宫底等方法促进宫缩。若取出纱条后应用各种方法仍有宫腔内出血,需要再次手术或其他处理产后出血的措施。

9. 文献报道宫腔纱条填塞术前出血量与填塞效果有关,填塞前出血量越少,填塞效果越好,差异有统计学意义。因此,当产后出血经常规处理(子宫按摩或按压加宫缩剂)无效时,应果断采取宫腔填塞术止血。

三、宫腔球囊填塞

(一)术前评估和术前准备

1. 适应证　宫腔球囊填塞适用于阴道分娩后由于宫缩乏力或前置胎盘导致的产后出血应用宫缩剂及子宫按压无效,并且在子宫/髂内动脉栓塞或者手术干预如B-Lynch缝合、子宫/髂内动脉结扎以及子宫切除术之前;剖宫产术中、术后或者既往有剖宫产史者阴道分娩后出现产后出血也适用。

2. 术前准备　准备填塞用器械:可供填塞的球囊有专为宫腔填塞而设计的Bakri球囊导管(Bakri Balloon)和双球囊导管(ebb uterine tamponade system),原用于其他部位止血的球囊如Rusch泌尿外科静压球囊导管和三腔带囊胃管,以及Foley导尿管等;或者当实在没有其他合适物品可用时,甚至可以用尿管和避孕套自制。

Bakri紧急填塞球囊导管是专门用于保守性

治疗产后出血的装置,硅胶球囊膨胀后可用于压迫宫壁止血,导管前端有开口可监测宫腔内出血(图16-16)。

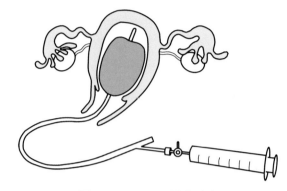

图16-16　Bakri填塞球囊

尿管和避孕套自制球囊最早源于孟加拉国,是将无菌16号橡胶导尿管插入避孕套内,避孕套口处用线扎紧,做成球囊装置来填塞宫腔(图16-17)。

术前还应建立静脉通道,合血备用,并应用宫缩剂加强宫缩。

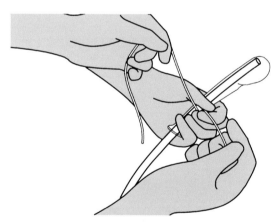

图16-17　自制球囊装置

(二)填塞方法

以Bakri紧急填塞球囊导管为例,可分为经阴道填塞和剖宫产术中经宫腔直视下填塞两种方法。

经阴道填塞时,先留置保留尿管。术者将导管的球囊部分插入子宫腔,确保整个球囊通过了宫颈内口后,注入250~300ml的无菌生理盐水膨胀宫腔,当观察到导管的排血孔出血减少或停止时,表明治疗有效,必要时也可注入500~1 000ml盐水,为防止球囊脱出,阴道内填塞无菌纱布。

剖宫产术中经宫腔填塞时,术者从剖宫产切

口将填塞球囊放入宫腔,末端塞入宫颈,助手经阴道端边注入无菌生理盐水,边通过阴道牵拉末端使球囊底部压迫于宫颈内口,观察到导管的排血孔出血减少时,常规缝合关闭子宫切口,注意不要刺破球囊。

(三) 手术相关问题的研究与探讨

1. 术前保持静脉通道畅通,监测生命体征,做好输血准备。

2. 填塞前先确定宫腔内没有胎盘胎膜残留和大的动脉出血,没有产道裂伤,没有或者已经纠正凝血功能障碍。

3. 在球囊填充期间需要应用宫缩剂和预防性使用抗生素。

4. 球囊一般在放置 12~48 小时后取出。但最近有文献比较了 2~12 小时内取出和 >12 小时取出的利弊,两组出血、输血以及需要其他保守性手术甚至子宫切除的比例无统计学差异,但 >12 小时取出组发热比例明显升高($OR=2.33$,$95\%CI$ 1.07-5.11)。

5. 取球囊前要备血和应用宫缩剂,建立静脉通道,并在手术室进行;应慢慢放出球囊内液体,每 15 分钟放水 100ml,待盐水完全放空后缓慢牵出球囊,切忌强行牵扯。

6. 文献报道,对于宫颈口很松弛者,填塞球囊容易滑脱,可以配合施行宫颈环扎术以加强球囊填塞的效果。

7. 文献证明,即使应用了 B-Lynch 缝合,也可以再联合应用球囊填塞治疗难治性产后出血。

8. 文献表明,球囊填塞联合阴道填塞和子宫按压可以提高止血成功率。

关键点

1. 把握指征,严格无菌操作。

2. 规范填塞,不留死腔。

3. 配合应用宫缩剂及抗生素预防感染。

(张 力 刘兴会)

第五节 子宫缝合止血

一、概述

子宫压迫缝合术(uterine compression suture,UCS)是 20 世纪 90 年代后期兴起的治疗产后出血的一系列新方法,1996 年德国 Schnarwyler 等首先提出宫底部压迫缝合术治疗宫缩乏力性产后出血,但 1997 年英国 B-Lynch 等报道 B-Lynch 缝合术治疗产后出血以后,子宫压迫缝合术才真正开始流行,成功率约为 92%。

子宫压迫缝合术大大提高了产后出血治疗的成功率,在减少严重产后出血的发生和降低子宫切除率,保持器官完整性方面发挥重要作用。子宫压迫缝合术具有操作简单、迅速、有效、安全等特点,并易于在基层医院推广。对传统产科来说,子宫压迫缝合术是一个里程碑式的进展。

二、术前评估及术前准备

子宫压迫缝合术对操作者技术技巧要求低,对医疗器械和材料无特殊要求,但要做好子宫压迫缝合术的有效性和近期、远期并发症的知情告知。操作前要做以下准备:将子宫托出腹腔,行子宫压迫试验,加压后出血基本停止,则成功可能性大。进行子宫压迫缝合后,可立即显现止血效果,即使止血失败也可迅速改行其他手术治疗,不延误抢救时机,故极便于在各级医院尤其是基层医院进行推广。但掌握各种方法的适应证非常重要。

(一) 手术适应证

子宫收缩乏力、胎盘因素(前置胎盘、胎盘粘连等)引起的产后出血,不同子宫压迫缝合术的适应证有所不同。B-Lynch 缝合术和 Hayman 缝合术主要用于子宫收缩乏力性产后出血;CHO 缝合术主要用于子宫收缩乏力性产后出血和前置胎盘引起的产后出血;针对前置胎盘子宫下段胎盘剥离面出血的止血方法有子宫下段水平峡部 - 宫颈压迫缝合法、子宫下段平行垂直压迫缝合法、子宫峡部 - 宫颈环状压迫缝合法、子宫下段横行环状压迫缝合法。子宫压迫缝合术还可用于晚期产后出血经保守治疗无效、孕早、中期流产或引产后的出血等。

(二)手术禁忌证

产道损伤引起的产后出血。

三、手术步骤

(一)B-Lynch 缝合术

1. 压迫试验 将子宫托出腹腔,行子宫压迫试验,加压后出血基本停止,则成功可能性大;下推膀胱腹膜反折,进一步暴露子宫下段。

2. 缝合步骤 先从右侧子宫切口下缘 2~3cm、子宫内侧 3cm 处进针,经宫腔至距切口上缘 2~3cm、子宫内侧 4cm 出针;然后经距宫角 3~4cm 宫底将缝线垂直绕向子宫后壁,于前壁相应位置进针进入宫腔,横向至左侧后壁于右侧相应位置进针,出针后将缝线垂直通过宫底至子宫前壁,与右侧相应位置分别于左侧子宫切口上、下缘缝合。助手双手加压宫体,同时收紧两根缝线,检查无出血即打结。整个缝合过程中助手一直压迫子宫以减少出血(图 16-18)。

(二)Hayman 缝合术

是一种改良 B-Lynch 缝合术,主要用于宫体收缩乏力。压迫试验后下推膀胱腹膜反折,进一步暴露子宫下段;从右侧子宫切口右侧下缘 2cm、子宫内侧 3cm,从前壁进针到后壁出针,然后绕到宫底打结;左侧同法操作(图 16-19)。

(三)CHO 缝合术

1. 缝合步骤 在子宫出血严重处任选第一个进针点,从子宫前壁到后壁贯穿缝合;在第一个进针点一侧 2~3cm,从子宫后壁到前壁贯穿缝合;然后在第二进针点一侧 2~3cm,从子宫前壁到后壁贯穿缝合;在第三进针点一侧 2~3cm,从子宫后壁到前壁贯穿缝合;组成一个方形,然后打结(图 16-20)。

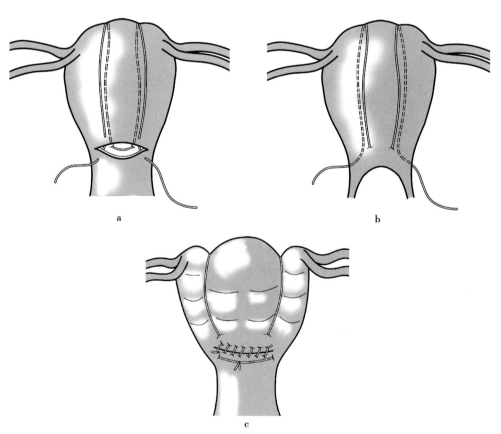

图 16-18 B-Lynch 缝合术
a. B-Lynch 术正面观;b. B-Lynch 术背面观;
c. B-Lynch 术缝合后效果

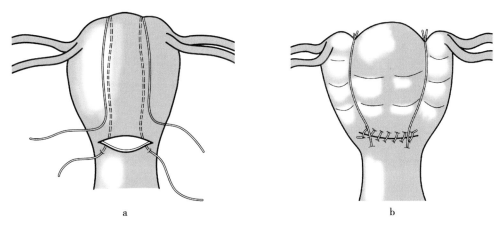

图 16-19　Hayman 缝合术
a. Hayman 缝合术缝合手法；b. Hayman 缝合术缝合后效果

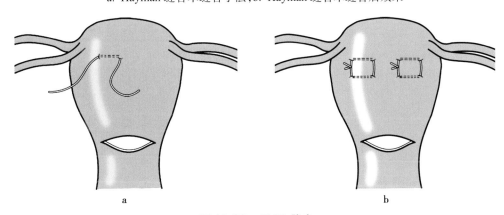

图 16-20　CHO 缝合
a. CHO 缝合术需从子宫前壁到后壁贯穿缝合；b. CHO 缝合术缝合后效果

2. 若为宫缩乏力则从宫底到子宫下段行 4~5 个缝合；若胎盘粘连则需在胎盘剥离面进行 2~3 个缝合；若系前置胎盘剥离面的出血，在缝合之前需下推膀胱。

3. 子宫放回腹腔观察，若正常即逐层关腹。

（四）子宫下段横行环状压迫缝合术

缝合步骤：先进行压迫试验；然后先从右侧子宫切口下缘 2~4cm、子宫内侧 0.5~1cm 处进针

从前壁到后壁，然后缝合线拉至左侧，在与右侧相对应处由后壁到前壁贯穿缝合；助手双手加压子宫下段，同时收紧两根缝线，检查无出血即打结（图 16-21）。

四、并发症防治

（一）缝合线滑脱和肠管套叠

缝线滑脱及滑脱引起的肠管套叠，是进行子

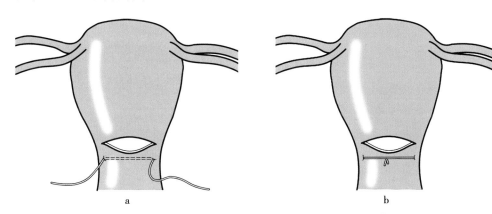

图 16-21　子宫下段横行环状压迫缝合术（TACS）
a. 子宫下段横行环状压迫缝合术缝合手法；b. 子宫下段横行环状压迫缝合术缝合后效果

宫压迫缝合术时常有的担心,目前还没有缝线滑脱和肠管套叠的文献报道。有些学者对经典的子宫压迫缝合术(B-Lynch 缝合术)进行改良,当缝线绕行宫底过程中,分别在子宫前后壁垂直褥式缝合子宫浆肌层 3~4 针,将缝线固定于子宫以防止缝线滑脱。

实际上子宫压迫的效果只需维持数小时,当子宫内膜处血管闭合、血栓形成后,即使子宫复旧缩小,缝线滑脱,一般也不会再增加出血机会。

(二)子宫坏死

1997~2010 年已有 6 例子宫压迫缝合术后子宫坏死的报道:4 例发生在 B-Lynch 缝合术后、2 例发生在 Cho 缝合术后,诊断时间为术后 12 小时~6 个月,坏死部位多出现在宫底部,4 例需切除子宫。子宫坏死可能与缝合太紧影响子宫血供有关,虽然 B-Lynch 缝合术自问世以来没有严重并发症或引起死亡的病例,但随 B-Lynch 技术的广泛推广和普及,其并发症的发生有增加的趋势,需引起重视。

(三)盆腔粘连和宫腔粘连

Crtzias 报道 B-Lynch 缝合时用不可吸收线,术后 4 周腹腔镜检查发现大网膜有粘连、子宫前后壁有粘连,故应避免使用。新型的缝线对周围组织的炎性反应减少,应用单乔线后无相应的不良反应报道。Baskett 在 7 例 B-Lynch 术后再次妊娠行选择性剖宫产的手术中,发现其中只 3 例可见可能前次子宫压迫缝合的痕迹,例如宫底膜状粘连等。

B-Lynch 缝合术因不造成子宫前后壁的贴合,故很少存在宫腔引流不畅的问题。Goojha 等报道 1 例 B-Lynch 缝合联合动脉结扎治疗产后出血后发生严重 Asherman 综合征并导致继发不孕的病例。宫腔粘连主要见于 CHO 缝合术后,目前已经有多例报道。

五、手术难点与技巧

如子宫压迫缝合术使用得当将有利于降低严重产后出血发生率、减少临床用血、减少产科子宫切除甚至孕产妇死亡,需处理以下一些难点和掌握一些技巧。

(一)缝合线的选择

缝线选择对于子宫压迫缝合术十分重要:理想的缝线为可吸收、张力能维持 48~72 小时,且对组织刺激少;针应为无创和较大的钝圆针,大的钝

针更易于持握也更安全;线长更易于操作,可利于较大子宫的缝合打结,且不易滑脱断裂。目前使用的缝合线张力维持时间较短,缝合 7、14、21 天后的缝线张力分别降到最初张力的 60%、20% 和 0,完全吸收则需要 90~120 天。

(二)手术方式选择

针对不同原因引起的产后出血选用合适压迫缝合技术非常重要,B-Lynch 缝合术和 Hayman 缝合术主要用于子宫收缩乏力性产后出血;针对前置胎盘子宫下段胎盘剥离面出血的止血方法有子宫下段水平峡部 - 宫颈压迫缝合法、子宫下段平行垂直压迫缝合法、子宫峡部 - 宫颈环状压迫缝合法、子宫下段横行环状压迫缝合法;CHO 缝合术主要用于子宫收缩乏力性产后出血和前置胎盘引起的产后出血。

不管是针对子宫收缩乏力引起的产后出血还是胎盘粘连或前置胎盘引起的产后出血进行的子宫压迫缝合术,核心之处在于"在需要之处进行缝合(suture where need)"。

(三)手术时机

B-Lynch 以及改良子宫压迫缝合术原来是作为在难治性产后出血、一般药物及保守手术治疗无效的情况下,考虑子宫切除前进行的一项尝试。随着子宫压迫缝合技术的推广,其安全性得到更多的肯定,故选择缝合的时机越来越提前,目前大多的操作者认为在常用药物治疗无效、出血的危险有进一步扩大的可能时即可行子宫压迫缝合术。但对于出血量到多少是合适的缝合时机尚没有达成共识。

2011 年 Kayem 等利用 2007 年 9 月 ~2009 年 3 月期间英国产科监测系统数据分析发现:如果"分娩 - 子宫压迫缝合术"间隔时间在 2 小时以上则子宫切除的风险增加将近 4 倍(OR=4.60,95%CI 1.62–13.1)。对于子宫下段横行环状压迫缝合术,笔者认为中央型前置胎盘剖宫产时如果出血达到 500ml 及以上,可以考虑应用子宫压迫缝合术。

(四)子宫压迫缝合过程的几点注意事项

1. 在进行子宫压迫缝合过程中,助手要用双手持续压迫子宫以减少出血。

2. 完成缝合后打结,松紧要适中,防止过松或过紧。

3. 完成子宫压迫缝合术后,再次评价是否有效以便进一步采取措施。

4. 术中或术后进行知情告知。

六、手术相关问题的研究与探讨

(一) 术后生育问题

子宫压迫缝合术远期影响主要是对下次妊娠的影响：子宫压迫缝合术并不影响受孕，已有很多子宫压迫缝合术后再次妊娠的报道，绝大多数为择期剖宫产，并没有出现严重的妊娠期并发症，如子宫破裂。但子宫压迫缝合术后再次妊娠的报道还太少，子宫压迫缝合术对再次妊娠（包括能否再次妊娠、再次妊娠后妊娠结局的影响）的影响到底如何？还需积累更多的病例。

(二) 各种改良子宫缝合术的评价

自 1997 年出现 B-Lynch 缝合术以来，出现了非常多的改良手术方式：2000 年 CHO 出的 CHO 方形缝合术（多个方形压迫缝合术）、2002 年 Hayman 提出的 Hayman 缝合术（宫体部的纵形压迫缝合术和水平峡部 - 宫颈压迫缝合法）、2005 年 Bhal 和 Pereira 分别提出的 Bhal 缝合术（宫体部双重 U 形缝合术）和 Pereira 缝合术（围绕子宫四周的多重纵形和横行压迫缝合术，缝线并不穿透宫腔）、2005 年 Hwu 提出子宫下段平行垂直压迫缝合法、2007 年 Ouahba 提出的 Ouahba 缝合术（近宫角部和子宫切口上下两侧的压迫缝合术）、2008 年 Hackethal 提出的 Hackethal 缝合术（从宫底部到宫颈 6~16 个间断的水平缝合术）、2008 年 Dedes 提出峡部 - 宫颈环状压迫缝合法、2010 年 Ying 提出子宫下段横行环状压迫缝合法和 2011 年 Zheng 等提出 Zheng 缝合术（缝线并不穿透宫腔），以上方法治疗产后出血的原理与 B-Lynch 缝合术是一样的，只是进针部位和次数的变化以及缝线是否穿透宫腔，都取得不错的效果。但以上研究的病例数还不多或时间太短，需要进一步积累。

关键点

1. 正确选择合适的子宫压迫缝合术。

2. 进行压迫缝合术之前，首先进行子宫压迫试验。

3. 通常选择可吸收缝合线。

4. 建议留置腹腔引流管。

5. 注意术后的随访，及早发现不良结局。

（应　豪　段　涛）

▶ 视频 16-1　B-Lynch 缝合术

第六节　血管结扎

一、概述

血管结扎是在 19 世纪提出的，最早用于浸润性宫颈癌术中止血；产科领域初次报道是用于宫缩乏力、生殖道损伤引起的产后出血的手术治疗，随后将其作为治疗产后出血的一种手术方式被写入多个国家临床指南。术式包括子宫动脉结扎、子宫去血管化、髂内动脉结扎以及盆腔去血管化，成功率在 62%~100%。

1952 年首先由 Waters 报道子宫动脉结扎，经典描述是将子宫动脉分离后结扎子宫动脉，成功率一般在 80%~100%。1966 年 O'Leary 提出的动静脉整体结扎法（O'Leary 缝合），简单快捷，成功率亦达 96%，术后无明显并发症且不影响患者生育及再次妊娠结局。子宫去血管化是在双侧子宫动脉结扎的基础上进行双侧卵巢、子宫血管进一步结扎,减少子宫血供从而治疗产后出血,成功率82.4%~84.6%。1979 年 Tsirulnikov 报道三步法(Tsirulnikov triple ligation)以及 1994 年 AbdRabbo报道逐步法(stepwise sequential ligation)成功率均达到 100%。

髂内动脉结扎术初次报道于 19 世纪 60 年代,成功率一般不超过 50%,髂内动脉结扎术在一定程度上能有效止血,但其手术操作困难,有损伤髂内静脉的风险,并非产科出血的一线手术治疗。随着子宫压迫缝合术、宫内球囊压迫的推广应用,髂内动脉结扎术比较少用,仅用于技术熟练的临床医生,作为切除子宫前的一种尝试。盆腔去血管化是在子宫动脉结扎、髂内动脉结扎术基础上,进一步阻断子宫、卵巢血供以达到止血目的,成功率 64%~71%。

近年来,在妇产科领域也出现了腹腔镜下或经阴道血管结扎术治疗出血的病例,为日后产科出血的微创手术治疗打开另一扇窗口。

二、术前评估及术前准备

(一)血管结扎术的术前评估

1. 手术切口是否足够暴露手术视野。

2. 盆腔脏器解剖　有无解剖异常、局部粘连等。

3. 评估患者产后出血原因、血流动力学是否稳定、生育意愿及手术者技术水平等　子宫动脉结扎对宫缩乏力引起的产后出血较为有效,而对于胎盘粘连引起的产后出血并不那么有效,同时其对子宫撕裂引起的产后出血无效。

4. 评估患者一般情况能否承受完成该项手术过程。

(二)术前准备

除缝线、直角钳等手术器械外,无需特殊医疗器械和材料的准备。结扎血管前应先将患者子宫托出于腹腔外,并向结扎血管对侧牵拉子宫以充分暴露术野,辨认所要结扎的血管、输尿管等重要解剖标志。

(三)手术适应证

血管结扎术适用于对药物等治疗无效的难治性产后出血患者,尤其是宫缩乏力或胎盘因素的出血,或子宫切口撕裂、子宫破裂而局部止血困难者。

(四)手术禁忌证

关于血管结扎手术禁忌证的报道甚少,局部粘连、解剖结构层次不清或手术者不熟悉手术操作、解剖结构或患者血流动力学不稳定均为血管结扎术的相对禁忌证。

三、手术步骤

(一)子宫动脉结扎术

子宫动脉结扎术(uterine artery ligation,UAL)(图 16-22)常用于剖宫产时的产后出血治疗。

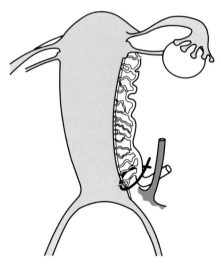

图 16-22　子宫动脉结扎术

1. 将子宫置于腹腔外,下推膀胱腹膜反折。

2. 用大无创针、可吸收线自子宫后壁向前壁、子宫动脉内侧 2~3cm 进针(包括少量子宫肌层),然后在阔韧带无血管区穿过,结扎子宫动静脉。

3. 探查子宫、膀胱、肠管以防意外损伤。

4. 同法处理对侧子宫动脉。该法血管结扎部位选择在子宫动脉上行支行经子宫边缘,位于子宫下段的上部结扎;若已行剖宫产术,在子宫切口下 2~3cm 处结扎。

(二)子宫去血管化

为进一步减少子宫血流,在双侧子宫动脉结扎的基础上进行双侧卵巢、子宫血管阻断,使子宫去血管化(uterine devascularization)从而治疗产后出血。

1. AbdRabbo 逐步法(stepwise sequential ligation)(图 16-23)

(1)用 O'Leary 法结扎双侧子宫动脉上行支。

(2)结扎子宫动脉近端,包括宫颈 - 阴道支;这一步的关键是辨认和保护输尿管。在第一步结扎位置以下数厘米、子宫动脉弯曲入子宫的上方结扎。游离子宫动脉、分离阔韧带。结扎离断圆韧带以便于阔韧带推向侧下方,再次确认输尿管位置。

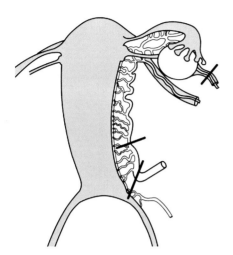

图 16-23 AbdRabbo 逐步法

(3)双侧卵巢悬韧带和卵巢血管结扎。

2. Tsirulnikov 三步法(Tsirulnikov triple ligation) 结扎离断圆韧带及其内在血管,打开膀胱子宫腹膜反折,按 O'Leary 法结扎子宫动脉上行支,然后再结扎子宫 - 卵巢动脉吻合支(图 16-24)。同法处理对侧血管。

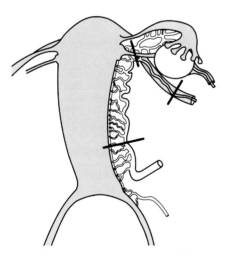

图 16-24 Tsirulnikov 三步法

3. O.Morel 五步法

(1)O'Leary 法结扎双侧子宫动脉上行支。

(2)双侧圆韧带结扎。

(3)双侧卵巢固有韧带结扎(而非卵巢悬韧带结扎)。

(4)双侧子宫动脉近端结扎。

(5)双侧 IIAL(图 16-25)。

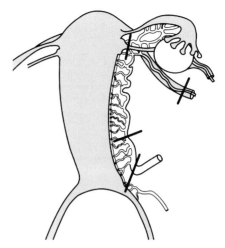

图 16-25 Morel 五步法

(三)髂内动脉结扎术

髂内动脉结扎术(hypogastric artery ligation,HAL/internal iliac artery ligation,IIAL)的手术关键是准确把握腹膜后间隙的髂血管和输尿管的解剖关系:髂总动脉在骶岬水平分为髂内动脉和髂外动脉,输尿管在髂总动脉分叉处穿过。

手术步骤:

1. 在骶岬水平、髂总动脉分叉处,以与输尿管平行的方向切开侧腹膜 8~10cm 打开腹膜后间隙。

2. 将输尿管和腹膜瓣拉向内侧。

3. 切开髂内动脉鞘、向远端游离该动脉直至其后支分叉处。

4. 在髂内外动脉分叉以下 2cm 处用 ligature 钳或直角钳轻轻从髂内动脉后侧穿过结扎线(不可吸收线或可吸收线均可)、间隔 1.5~2.0cm 进行双道结扎(不剪断血管)。

5. 触诊髂外动脉搏动确认髂外动脉血供未被阻断。

6. 同法处理对侧髂内动脉(图 16-26)。

(四)盆腔去血管化

在子宫去血管化的基础上结扎髂内动脉即达到盆腔去血管化(pelvic devascularization)的目的,可以尽可能地减少盆腔脏器血流。

四、并发症防治

临床报道并发症发生率报道各不相同,取决于术者对血管结扎技术、解剖结构的掌握程度,扎实的手术技术可避免手术操作的失败和术后并发症。

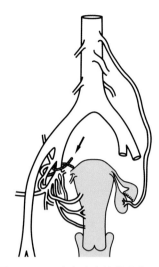

图 16-26 髂内动脉结扎术（IIAL）

1. 损伤（包括输尿管、血管等） 结扎子宫动脉可造成输尿管损伤、结扎髂内动脉可误伤髂内静脉和髂外动脉。结扎子宫动脉要尽量下推膀胱腹膜反折；结扎髂内静脉最好由有妇科肿瘤手术经验的医生进行，结扎髂内静脉前确认有无误扎髂外动脉（触摸足背动脉搏动情况）。

2. 宫腔粘连、子宫内膜缺损、子宫缺血坏死伴持续性感染、卵巢功能受损、继发不孕 此类并发症报道主要集中在结扎卵巢动脉的 AbdRabbo 逐步法子宫去血管化结扎后的患者，目前多用其他子宫去血管化法。

五、手术难点与技巧

（一）结扎过程的几点注意事项

血管结扎需要熟练的外科手术技术，操作不好会出现严重的后果。难治性产后出血的患者往往组织水肿，可造成解剖结构辨认的困难、增加操作难度。操作关键仍是准确把握盆腔解剖结构关系、熟练掌握手术操作技术。

1. 子宫动脉结扎术 Waters 子宫动脉结扎要分离子宫动脉、结扎部位不宜过低易损伤输尿管，O'Leary 法结扎子宫动脉比较快捷、易于操作，故目前子宫动脉结扎以 O'Leary 法为主。

2. 髂内动脉结扎 在左侧髂内动脉结扎时，沿 Toldt 筋膜分离乙状结肠肠系膜可能更容易暴露。辨认输尿管与髂血管走行，注意不要损伤静脉。IIAL 应在臀部动脉分叉处的远端结扎，因此结扎需在髂内外动脉分叉处 2cm 以外。如结扎位置较高（2cm 以内）意味着间歇性跛行的高风险。

最后要通过足背动脉搏动情况来确认髂外动脉有无被误扎。

3. 子宫、盆腔去血管化 虽然 O'Leary（1980）、AbdRabbo（1994）对于卵巢动脉结扎术后随访无并发症、亦不影响再次生育，但鉴于去血管化术后较高的并发症风险且并发症主要集中在卵巢动脉结扎术后，因此不建议同时行卵巢动脉结扎术。

（二）手术失败后的补救

如结扎后仍出血不止、危及患者生命，应及时用其他方法或行子宫切除术。手术失败可能的原因有无法完成操作、出血迅猛或持续、血流丰富侧支循环迅速建立而使得单纯的血管结扎无法有效止血等。只有在患者血流动力学稳定并以血管结扎作为首选手术干预的情况下，可尝试其他手术方式以争取保留生育功能，如子宫压迫缝合术、盆腔血管栓塞术等。

六、手术相关问题的研究与探讨

（一）手术方式的选择

目前临床上无随机对照试验来提示何种手术方式更为有效，指南是基于观察性研究和专家共识得出，因此需要积累更多数据以进一步评估，主张从低风险、保守性的手术方式开始。多个指南将血管结扎术作为非一线止血方案，而作为药物治疗无效后治疗产后出血的一种尝试。加拿大妇产科学会的产后出血指南推荐：子宫动脉结扎应作为产后出血药物治疗无效后的第一选择。

手术方式的选择必须根据术者所掌握的手术技术、经验以及医疗条件来决定。鉴于去血管化术后并发症主要发生于卵巢动脉结扎术后，因此主张行卵巢固有韧带结扎术，而不建议行卵巢动脉结扎术。

（二）手术时机的判定

干预时机对于手术有效性非常重要，多个研究建议积极处理，不能迟疑，必须在出血过多之前实施进行。但临床上关于手术干预的具体时机方面的研究甚少，有待进一步积累经验。

（三）术后再次妊娠问题

临床上已有很多血管结扎治疗产后出血术后妊娠的报道，但病例数不多，使得对术后再次孕育方面的评价所获资料就更为稀少。

关键点

1. 子宫动脉结扎是产后出血药物治疗无效后的第一选择。

2. 子宫动脉结扎时要注意防止损伤输尿管。

3. 髂内血管结扎避免误伤髂内静脉和髂外动脉。

（应　豪　段　涛）

第七节　介　入　手　术

一、概述

产后出血介入手术是在数字减影血管造影（digital subtraction angiography，DSA）设备监视下，利用导管和导丝等器械，选择性插管至子宫动脉或髂内动脉，行双侧子宫动脉栓塞术（uterine artery embolization，UAE）或双侧髂内动脉栓塞术控制出血，保留子宫和生育功能。1979年Brown首次将介入手术应用于治疗产后出血获得成功，国内1992年李选应用介入方法有效治疗产后出血，近30年来，国内介入手术治疗产后出血得到广泛普及和发展，结束了产后出血常规治疗无效需切除子宫的历史，提供了一种迅速有效治疗产后出血的新技术，成为常规保守治疗产后出血无效后首选的治疗技术。

二、术前评估及术前准备

产科医师应充分认识介入栓塞对治疗产后出血的意义。在常规保守治疗产后出血无效时尽早采用介入手术，避免失血性休克导致生命体征极度不稳定和DIC而错失介入手术时机。术前产科医师和介入医师沟通，在生命体征相对平稳，无严重DIC，无严重心肺肝肾等脏器功能障碍并且宜搬动前提下施行介入手术，同时尽可能明确产后出血的原因，有助于介入医师术中选用适当的药物和栓塞材料，例如针对胎盘植入所致产后出血，介入术前应准备甲氨蝶呤（MTX），术中经子宫动脉灌注MTX后再栓塞子宫动脉，如生殖道损伤可能导致创伤性假性动脉瘤或动静脉瘘，术前应准备长效或永久性栓塞材料。

术前常规检查血常规、血型及凝血功能等基本检查项目，并行心电图、肝肾功能等生化检查，了解重要脏器功能有无异常；常规术前禁食、备皮、留置导尿管，开通静脉通道使用500ml生理盐水加入5mg地塞米松（有助于补液和避免术中对比剂过敏）；备齐介入手术所需的药物（对比剂、肝素、利多卡因或MTX）；备齐介入所需导管、导丝、鞘组和栓塞材料。

介入导管室应常规备齐介入所需药品和器械，开通绿色通道，以应对凶险危重产后出血病人。对有明显活动性出血的危重产后出血病人，术前准备不必拘泥于禁食、备皮、术前镇静等细节，以抢救产妇生命为前提，有效减少术前准备时间，急诊介入手术。

（一）手术适应证

1. 经保守治疗无效的各种难治性产后出血的患者，如宫缩乏力性产后出血，胎盘植入、前置胎盘和胎盘粘连导致大出血，软产道撕裂伤大出血。

2. 产后出血1 000ml以上，经保守治疗仍有出血倾向的患者。

3. 胎盘植入处理胎盘前，为控制出血和预防再次出血，避免子宫切除的预防性动脉化疗栓塞。

4. 晚期产后出血经保守治疗后仍有出血或出血倾向的患者。

5. 子宫动脉结扎或子宫切除后仍有活动性出血的产妇。

（二）手术禁忌证

1. 严重的凝血机制异常。

2. 严重的心、肝和肾等重要器官功能障碍的患者。

3. 生命体征极度不平稳的患者。

三、介入手术操作步骤和操作要点

(一)股动脉穿刺

常规采用 Seldinger 技术穿刺右侧股动脉。

1. 穿刺点选择 腹股沟韧带中点下方 1~2cm 股动脉搏动最明显处。

2. 进针角度 将穿刺针对准穿刺点,进针角度为 30°~40°。

3. 穿刺 穿刺针斜行穿入股动脉前壁和后壁,推出针芯后缓慢退针,退至有动脉血从针尾端喷出时迅速插入导引导丝,退出穿刺针鞘,沿导丝送入血管扩张器和血管鞘,撤出导丝和血管扩张器,留置动脉血管鞘,完成股动脉穿刺操作。当导丝导入股动脉有阻力时,不能强行继续送入导丝及沿导丝导入血管扩张器和血管鞘,避免股动脉夹层或内膜损伤。熟练的介入医师常采用改良 Seldinger 技术,穿刺针仅刺穿股动脉前壁,不刺穿血管后壁,减少穿刺局部血肿并发症。

4. 操作要点 股动脉穿刺关键是穿刺点定位准确。穿刺点位置过高,拔管后不易压迫止血,容易引起腹膜后血肿,穿刺点太低导致进入股动脉远侧分支,穿刺点偏向内侧时可误穿股静脉。

(二)髂内动脉插管

1. 导管选择 妇产科血管介入导管常选用导管直径 5F 的眼镜蛇(Cobra)系列导管,也可使用子宫动脉导管、Yashiro 导管、RH 导管和 Simmons 导管,应根据介入医师的操作习惯和患者的血管构型灵活选用合适导管。

2. 导丝 超滑导丝是选择性插管必备介入器械,对于辅助选择性插管,避免血管内膜损伤有重要意义。临床多选用直径 0.035inch(0.088 9cm)的黑泥鳅导丝,导丝前端有 135° 的弯头。

3. 髂内动脉插管操作要点

将 Cobra 导管经动脉鞘进入右侧髂外动脉,在 DSA 透视下,上推导管经右髂总动脉到达腹主动脉分叉,多数情况下导管利用自身头端的弯曲经腹主动脉分叉顺利进入左髂总动脉,Cobra 导管无需成袢直接进入左髂总动脉是使用 Cobra 导管的一大优势,导管进入左髂总动脉后,利用超滑导丝引导将导管导入左侧髂内动脉。选择性右髂内动脉插管需使用成袢技术,成袢技术对选择性髂内动脉以及进一步子宫动脉插管有重要意义。妇产科血管介入常用如下四种成袢技术。

(1)导丝辅助成袢法:将 Cobra 导管插入左侧

髂总动脉,适宜插入 5cm,不宜插入过深,送入导丝硬头至预期袢顶(双侧髂总动脉分叉处),同时向上推进导管和导丝,使插入髂总动脉的导管插入部回退至腹主动脉形成袢,成袢后撤出导丝硬头下拉导管即可选择性进入右侧髂内动脉。注意导丝硬头有损伤袢顶导管可能,操作时应用力柔和,成袢后及时撤出导丝硬头。

(2)肾动脉成袢法:常见于使用 Yashiro 导管和 Cobra 导管,导管头端越过主动脉分叉上行部分进入左肾动脉后受阻,继续推进导管,导管体部会继续上顶形成袢,插入肾动脉的导管头端会退出肾动脉进入腹主动脉,下拉导管使导管头端进入右侧或左侧髂总动脉。

(3)髂内动脉成袢法:将 Cobra 导管插入左侧髂内动脉,不断推进导管,导管头端在髂内动脉分支受阻后,腹主动脉下端的导管体部向上弯曲成袢,扭转导管上推使导管头端进入腹主动脉分叉,调整导管头端角度下拉进入右侧髂总动脉,该法推送导管时尽可能轻柔,为避免导管头端损伤血管,应尽量少用。

(4)子宫动脉导管成袢法:导管在 J 形超滑导丝引导下经右侧髂动脉和腹主动脉分叉,进入左侧髂总动脉和左髂外动脉,当透视下看到预成袢标志时,撤出导丝,上推导管自然成袢。在使用 Cobra 导管或 Yashiro 导管选择性子宫动脉插管失败时,可以先把 Cobra 导管或 Yashiro 导管头端插到左髂外动脉,利用交换导丝撤出 Cobra 导管或 Yashiro 导管,经导丝导入 RUC 导管,重复上述操作,可以提高选择性髂内动脉和子宫动脉插管成功率,减少高值耗材微导管使用率。

(三)选择性子宫动脉插管和造影

精确的双侧子宫动脉插管对于控制和预防产后大出血有重要意义。除非急症产后大出血选择性子宫动脉插管困难,原则上都应选择性子宫动脉插管栓塞,避免膀胱、输尿管等非靶器官的异位栓塞。

子宫动脉插管操作要点:导管进入髂内动脉后,利用 DSA 机路图(road map)技术,确定子宫动脉开口和走行,借助超滑导丝引导,将导管插入子宫动脉。子宫动脉是髂内动脉前干分支,开口可能与其他前干分支重叠,可将 DSA 球管和影像增强器内旋 25°~30°,足侧倾斜 15°~19°,有助于显示子宫动脉开口。技术熟练的介入医师经常可以不借助路图技术,直接根据超滑导丝头端走行确定导丝是否进入子宫动脉,导丝插入子宫动脉稍远侧,导管沿导丝跟进进入子宫动脉,同时同步缓慢回撤导丝,操作应轻柔,避免子宫动脉痉挛或内膜损伤。透视确定导管进入子宫动脉后造影,观察子宫动脉分支走行,明确有无活动性出血和血管损伤(图16-27)。

实际工作中,仅凭单一型号导管难以保证双侧子宫动脉导管插管成功,应根据子宫动脉开口方向、走行灵活选用不同导管。笔者使用超滑5F-Yashiro导管选择性双侧子宫动脉插管成功率较高,子宫动脉插管困难时改用RH导管或使子宫动脉导管,必要时加用微导管,能提高插管成功率。目前临床常用Progreat微导管系统,利用同轴导管技术,经Cobra或RH导管等导入微导管和微导丝,选择性进入子宫动脉。少数情况子宫动脉开口迂曲反折,呈钩形或倒钩形,微导丝和微导管难以通过子宫动脉开口,可人工塑形微导丝头端,提高插管成功率。微导管对于精细的子宫动脉插管有重要意义,临床上子宫动脉插管造影时,如果发现明显的子宫动脉膀胱支或输尿管支,利用微导管避开上述分支血管,对于避免严重的膀胱和输尿管缺血坏死有重要价值。

(四)子宫动脉栓塞

产后出血必须同时栓塞双侧子宫动脉,不应仅栓塞造影时有出血的一侧子宫动脉。双侧子宫动脉在子宫内有大量交通支,一侧栓塞后可以有对侧子宫动脉侧支代偿供血。

产后出血常用栓塞剂为明胶海绵颗粒,将明胶海绵颗粒与适量对比剂和生理盐水均匀混合,用2ml注射器间断推注明胶海绵颗粒,并用生理盐水缓慢冲管,以使明胶海绵颗粒进入子宫动脉远侧分支,堵塞出血血管。当推注明胶海绵颗粒阻力增加时,及时透视下对比剂造影,当对比剂在子宫动脉内停滞或反流时,停止栓塞(图16-27)。如果造影发现创伤性子宫静脉瘘或假性动脉瘤时,可选择长效或永久性栓塞剂,如PVA颗粒或微弹簧圈,栓塞病变血管,避免病变血管再通出血。有子宫动静脉瘘存在时,栓塞时务必谨慎,栓塞剂推注缓慢,密切注意患者术中反应,如有远处肺栓塞时,患者会出现胸痛和咳嗽等症状,应及时停止栓塞,更改栓塞颗粒大小或更换栓塞材料。

对于胎盘因素尤其胎盘植入所致产后出血,栓塞前适量使用甲氨蝶呤(MTX),常规在子宫动脉栓塞前灌注MTX 50mg,使植入的胎盘组织绒毛滋养细胞变性坏死,破坏绒毛滋养层组织。子宫动脉直接灌注MTX提高了局部药物浓度,增加药物效价和疗效,减少化疗副反应。

(五)阴道动脉和阴部内动脉栓塞

少数产后出血病人,如凶险性前置胎盘产后出血、宫颈或阴道等软产道撕裂伤,选择性栓塞阴道动脉或阴部内动脉,可有效控制产后出血。因此,术前和产科医师沟通了解产后出血原因,术中

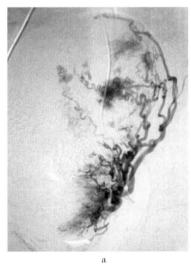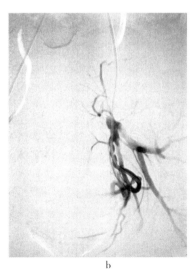

a   b

图16-27　子宫动脉栓塞术治疗宫缩乏力性产后出血
a. 选择性左侧子宫动脉造影,子宫动脉增粗,子宫增大,宫缩不良,宫体有局灶性对比剂浓染和少量对比剂溢出,示活动性出血;b. 左子宫动脉栓塞术后造影,明胶海绵和PVA颗粒栓塞左侧子宫动脉后造影,子宫动脉近侧对比剂呈柱状停滞,有对比剂反流入左臀上动脉等血管。

双侧子宫动脉栓塞术后回退导管,在子宫动脉开口附近或髂内动脉内造影,明确有无阴道动脉、阴部内动脉或其他侧支血管参与出血或子宫供血,对于提高介入成功率有重要意义。

(六)术后处理

介入术后股动脉穿刺点纱布卷覆盖加压包扎,压迫止血,避免穿刺点出血、血肿或假性动脉瘤形成,穿刺侧下肢制动 6 小时,平卧 10~12 小时,注意观察穿刺点有无渗血,观察足背动脉搏动、下肢和臀部皮温和色泽,常规抗感染、镇痛及对症处理。

四、介入手术并发症防治

(一)对比剂不良反应

对比剂不良反应可以表现恶心、呕吐、荨麻疹、呼吸困难、休克和昏迷,对比剂过量可引起心肾受损,近年来,对比剂肾病愈来愈受到临床重视。

介入手术应选用非离子对比剂,对高危病人也可考虑使用等渗对比剂,术前建立静脉通道,常规术前静脉滴注地塞米松 5mg,可有效预防和减轻对比剂不良反应。术中尽可能减少对比剂使用量,避免对比剂肾病发生,术后适量补液补水。介入室应有相关急救药品、氧气和心电监护等设备,相关工作人员应接受对比剂反应防治知识的培训。

(二)插管并发症

股动脉穿刺可导致穿刺部位出血、血肿和假性动脉瘤,严重时腹膜后血肿形成导致出血性休克,常发生于介入治疗后,拔管后应注意穿刺点压迫止血,笔者建议穿刺点手压 2 小时,手压后再用 1kg 沙袋压迫 4 小时,穿刺侧下肢制动 6 小时。注意观察穿刺远侧肢体皮色、温度和感觉,测足背动脉搏动,防止血栓形成。手压时力度适当,既要避免手压力度过重影响下肢供血和力度过轻导致穿刺点渗血,又要避免长时间压迫导致静脉血栓形成,严重时导致致命性肺栓塞。

选择性子宫动脉插管容易导致血管痉挛和子宫动脉内膜损伤,建议使用超滑导管或子宫动脉导管,有助于减少血管损伤,另外导管进入子宫动脉后如遇明显阻力,导管头端不宜强行继续推进,术中发生痉挛时,可予以罂粟碱 1 支直接血管内注射,1~2 分钟后注射对比剂观察是否解痉,产后出血产妇生命体征平稳时,可以暂时停止插管操作,停顿几分钟痉挛多可自然缓解。子宫动脉内膜损伤时应停止继续插管,避免立即拔管,应在损

伤处用明胶海绵颗粒适量栓塞受损血管,并适量后退导管,观察对比剂停滞情况,停滞后拔管。选择性子宫动脉插管时选用合适导管轻柔操作,避免插入过深,以及推注栓塞剂有阻力时避免强力推注栓塞剂,可以减少血管损伤发生率。

(三)动脉栓塞并发症

子宫动脉栓塞后可以出现腹胀、下腹疼痛、发热、恶心和呕吐等栓塞后综合征,多数病人可以自然缓解。疼痛是最常见症状,表现为下腹子宫部位胀痛,如果有明显栓塞剂返流,可能出现臀部甚至下肢和足部缺血性疼痛。如果栓塞后疼痛剧烈,术后可给予强力镇痛剂哌替啶等止痛。发热病人给予消炎镇痛的非甾体药物,常规广谱抗生素预防感染,连用 3 天,避免产后出血介入栓塞病人继发感染。

非靶器官栓塞导致膀胱和输尿管损伤是子宫动脉栓塞或髂内动脉栓塞术后严重并发症。膀胱损伤轻者可无临床症状,尿常规有镜下血尿和白细胞增多,可自愈;中度有尿频和尿急等膀胱刺激症状;重度出现顽固性尿急、尿频、尿痛和血尿。介入术中选择性插管避免误栓膀胱上动脉和下动脉,尽量避开子宫动脉膀胱支,术后常规留置尿管 24 小时,保持膀胱空虚,有助于恢复膀胱血供。输尿管损伤表现为长时间下腹隐痛、肾区叩痛、肾积水和输尿管扩张。输尿管损伤多发生于子宫动脉栓塞时栓塞子宫动脉输尿管支,介入术中造影发现输尿管支时,应避开该支精细栓塞子宫动脉,必要时加用微导管。严重泌尿系统损伤需泌尿外科手术修复。

五、介入手术中难点与技巧

(一)股动脉穿刺困难处理

严重活动性产后大出血病人生命体征不平稳,血压低,脉搏细弱,另外产妇腹股沟穿刺点皮下脂肪厚,增加了股动脉穿刺难度,甚至无法扪及股动脉搏动,可透视下穿刺针对准股骨头内侧 1/3 穿刺;另外,建议同时双侧腹股沟股动脉穿刺插管,提高穿刺插管成功率,双侧股动脉路径同时或依次完成选择性子宫动脉插管,避免成袢技术的使用,减少手术和透视时间,为抢救病人赢得宝贵时间。在实际操作中无法扪及股动脉搏动穿刺时,穿刺针可能穿入股静脉,这时候穿刺针不必拔出,用针芯或短导丝堵住静脉血涌出,利用穿入股静脉的穿刺针或短导丝为指示标志,在股静脉外侧

1cm 股动脉所在位置穿刺进针,能有效提高穿刺成功率。

(二)选择性子宫动脉插管困难的处理

由于产妇大量失血,血容量不足,以及介入术前宫缩剂的使用,盆腔髂内动脉和子宫动脉会痉挛变细,导致选择性子宫动脉插管困难。因而,选择超滑导管以及专用子宫动脉导管对提高选择性插管成功率非常重要。另外,部分产妇处于休克状态,有明显活动性出血,为了挽救患者生命,不必强求选择性子宫动脉插管,双侧髂内动脉前干栓塞同样可以达到止血目的。

(三)预防异位栓塞

双侧子宫动脉栓塞术或髂内动脉栓塞术可以产生严重并发症——异位栓塞,包括输尿管和膀胱缺血坏死、卵巢功能早衰、臀部和下肢异位栓塞等严重并发症。提高双侧子宫动脉插管成功率、避免使用颗粒过小的永久性栓塞剂和预防栓塞剂返流是避免严重异位栓塞的关键。产后出血往往是急症手术,产妇出血量多和生命体征不平稳增加了介入医生操作紧迫感,为争取抢救时间,容易在快速推注栓塞剂过程中发生返流,增加了异位栓塞的概率,应适度降低栓塞剂推注速度和避免栓塞剂堵管,及时使用对比剂观察栓塞程度,对比剂在子宫动脉停滞,表明栓塞成功,应停止栓塞。

六、介入手术相关问题的研究与探讨

(一)栓塞剂的选择

栓塞剂既可栓塞血管达到止血目的,同时也可能导致正常组织缺血坏死,栓塞时应避免过度栓塞导致子宫缺血坏死和卵巢功能早衰。明胶海绵颗粒作为中期栓塞剂,吸收时间在14~90天之间,对人体无抗原性,易于吸收,保证子宫远期血供,为常用栓塞剂,也可以使用明胶海绵胶浆,将明胶海绵剪碎或用手撕碎,放入20ml注射器内,浸泡适量生理盐水,和另一10ml注射器通过医用三通管相连,反复抽吸将明胶海绵打成明胶海绵胶浆,以利沉积于子宫动脉远侧血管分支,止血效果切实可靠。对宫缩乏力性子宫出血,子宫复旧不良,子宫血管明显增粗,血供丰富,或有明显血管损伤导致子宫动静脉瘘或假性动脉瘤,可适量使用PVA颗粒栓塞子宫动脉,可有效止血并防止复发,建议选用500~710μm中等大小PVA颗粒或微球,可有效栓塞毛细血管前小动脉,同时避免过度栓塞导致子宫或盆腔其他器官缺血坏死。

不锈弹簧钢圈仅栓塞出血动脉主干,不宜单独使用,对有明显血管损伤,如存在假性动脉瘤、动静脉瘘或明显活动性出血,可以在使用明胶海绵颗粒或PVA颗粒的栓塞的基础上,联合应用不锈弹簧钢圈,有助于快速止血,增强栓塞效果。对于有再生育要求和可能需重复介入治疗的产妇,不建议使用不锈弹簧钢圈。

(二)预防性产前置管

有瘢痕子宫、前置胎盘、胎盘植入或胎盘粘连的高危产妇,如果产前评估产妇有难以控制的产后大出血风险,产前预防性经股动脉植入动脉鞘组,能够减少动脉栓塞手术中穿刺置管时间,为迅速止血赢得宝贵时间。有大出血风险的高危产妇,如凶险性前置胎盘,可以预防性腹主动脉或双侧髂内动脉内置入球囊导管,待胎儿娩出后迅速充盈球囊,暂时阻断腹主动脉或双侧髂内动脉血流,有助于减少出血,保留子宫,提高手术安全性。

关键点

1. 介入治疗应作为经保守治疗无效的各种难治性产后出血的首选和常规治疗手段;

2. 术前和术中应采取措施尽量保证患者生命体征平稳,预防DIC发生;

3. 介入医生应有娴熟的股动脉穿刺、动脉插管和栓塞技巧,缩短介入治疗时间,提高介入手术成功率,避免严重并发症;

4. 提倡对有术中或产后大出血高风险的高危产妇,开展预防性腹主动脉球囊或双侧髂内动脉球囊阻断术。

（赵福敏　宁刚　李开明）

第八节　动脉内暂时性球囊阻断术

一、概述

动脉内暂时性球囊阻断术,有助于预防和控制胎盘植入剖宫产术中大出血,尤其是凶险性前置胎盘合并胎盘植入术中大出血,减少术中和术后出血量,提高剖宫产手术安全性,并有助于保留子宫或生育功能。剖宫产术中动脉内暂时性球囊阻断术包括腹主动脉球囊阻断术和双侧髂内动脉球囊阻断术两种。根据术前评估的胎盘植入的严重程度、介入医师的操作水平和设备条件,合理选用腹主动脉球囊阻断术或双侧髂内动脉球囊阻断术。

腹主动脉球囊阻断术或双侧髂内动脉球囊阻断术各有利弊。腹主动脉球囊阻断术单侧股动脉穿刺置管,操作简便,术中球囊定位简单,曝光时间短,辐射剂量低,同时阻断双侧髂内动脉和髂外动脉血供,止血效果好,但阻断时间有相对严格的控制,发生血栓、血管损伤或缺血再灌注损伤等并发症概率高。双侧髂内动脉球囊阻断术需要双侧股动脉穿刺置管,双侧髂内动脉分别球囊导管置管,操作相对复杂,手术时间或曝光辐射时间稍长,止血效果弱于腹主动脉球囊阻断术,但阻断容许时间长,安全性高,很少发生血栓或血管损伤等严重并发症。

二、术前评估及术前准备

动脉内暂时性球囊阻断技术本身为有创性并且可能引起相关的并发症,因此对要考虑实施此技术的孕妇应该进行详细的评估,权衡可能存在的风险与益处,与患者及家属进行良好的沟通,需要充分术前准备和术程安排,需要妇产科、麻醉科、ICU、血库、放射科、儿科、泌尿外科或血管外科多科协作。术前准确判断胎盘植入性疾病(placenta accreta spectrum disorders),包括胎盘粘连(placenta accreta)、胎盘植入(placenta increta)和穿透性胎盘(placenta percreta),建立合理的多学科管理,能够帮助产科医师避免在术中出现预期之外的问题,从而改善母婴结局。高龄产妇、高孕次产次、多次刮宫流产史、既往剖宫

产史、前置胎盘、前壁胎盘低置是发生胎盘植入的危险因素。胎盘植入性疾病是导致围产期子宫切除的主要原因,文献报道有64%的胎盘植入性疾病患者子宫切除,难以控制的产前、产后出血使产妇死亡率升高至7%,在合并膀胱侵犯时,这一比例甚至更高。因而,术前准确诊断或判断胎盘植入,尤其是凶险性前置胎盘合并穿透性植入(图16-28),意义重大。

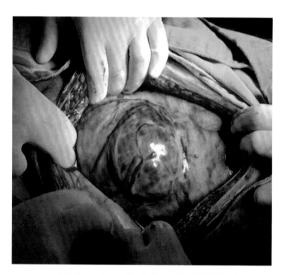

图 16-28　剖宫产术中凶险性前置胎盘合并穿透性前壁植入

超声仍然是诊断胎盘植入性疾病的一线检查,然而 MRI 在术前诊断和指导手术方面的重要性愈来愈得到产科医生的重视。术前 MRI 中子宫肌层变薄、子宫肌层连续性中断、胎盘内 T_2 暗带、胎盘局限性外膨出、胎盘后 T_2WI 低信号线消失、膀胱壁低信号中断和"帐篷征"、胎盘床异生血管等征象对判断胎盘植入和植入的严重程度极为重要(图16-29)。

1. **适应证**　对于可能发生大出血(如凶险性前置胎盘合并胎盘植入)的孕妇。

2. **禁忌证**　孕妇明显活动性出血,甚至子宫或膀胱破裂,生命体征不稳定甚至休克;严重的凝血功能障碍;影响球囊导管植入的严重血管病变;严重的心、肝和肾等重要器官功能障碍的患者。

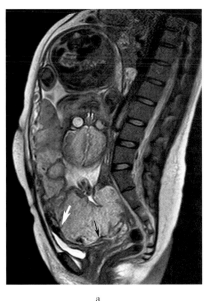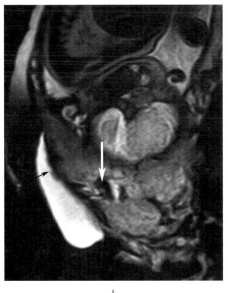

a   b

图 16-29 凶险性前置胎盘合并穿透性胎盘的 MRI 图像

a. 矢状位 T$_2$WI,中央型前置胎盘,子宫下段膨隆,胎盘下缘完全覆盖缩短的宫颈管内口(箭头),子宫前下壁肌层变薄并局部连续性中断,仅见浆膜层(白箭头);b. 矢状位 T$_2$WI,中央型前置胎盘,胎盘植入膀胱(黑箭头),膀胱牵拉上提呈"帐篷征",胎盘内有低信号 T$_2$ 暗带(白箭头)

三、手术步骤

1. 经皮股动脉穿刺 腹主动脉球囊阻断术采用 Seldinger 法右侧股动脉穿刺置管,双侧髂内动脉球囊阻断术采用双侧股动脉穿刺置管,经股动脉置入合适的血管鞘管。

2. 球囊导管定位 在 DSA 下 X 线透视定位球囊,腹主动脉球囊一般定位放置于肾动脉水平下方至髂动脉分叉上方之间(图 16-30),双侧髂内动脉球囊定位放置于双侧髂内动脉主干(图 16-31)。为减少母体和胎儿暴露在辐射之下,尽量减少透视的时间和次数,缩小透视窗。

3. 球囊导管固定 球囊定位后要妥善将导管固定于皮肤上,避免球囊导管移位(图 16-32)。

4. 术中球囊扩张 剖宫产取出胎儿并且钳夹脐带之后,用生理盐水充盈球囊以阻断腹主动脉或双侧髂内动脉。腹主动脉球囊充盈阻断时,足背动脉搏动明显减弱或消失,足趾血氧明显降低,手术过程中出血明显减少,提示阻断有效。腹主动脉球囊阻断应严格控制阻断时间,每隔 15 分钟左右释放球囊 1 次,释放时间约 1 分钟。双侧髂内动脉球囊阻断时间可以单次阻断 30 分钟或更长时间。腹主动脉球囊阻断过程中间断适量肝素盐水抗凝,预防髂动脉或下肢血栓形成,尤其是预防穿刺置管处右股动脉和右髂外动脉血栓形成。

5. 术后管理 术后拔出解除阻断后非充盈状态球囊导管,拔出股动脉穿刺鞘管,穿刺点压迫止血,一般穿刺点压迫止血 2~6 小时,穿刺侧右下肢或双下肢制动 10~12 小时,最长下肢制动 24 小时,密切关注穿刺点有无渗血、血肿形成,密切关注下肢皮温、皮肤颜色和足背动脉搏动情况。

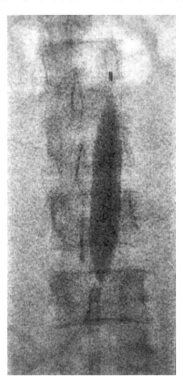

图 16-30 X 线显示位于腹主动脉内球囊

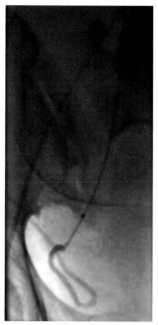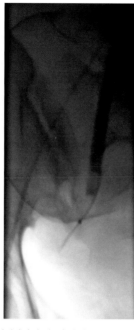

图 16-31 X 线显示位于右侧髂内主动脉内球囊

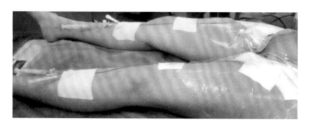

图 16-32 双侧髂内动脉球囊置入,球囊导管固定于双下肢,外联三通和注射器

四、并发症防治

1. 穿刺处血管损伤或血肿形成 这是任何血管操作都可能出现的并发症,因此要求操作者具备熟练的穿刺技巧以及丰富的经验。妊娠晚期孕妇下腹明显膨隆,腹股沟区皮下脂肪厚,如果同时有血压低和脉搏快,可以影响血管穿刺定位,导致穿刺困难。必须穿刺定位准确,穿刺位置过高,会影响术后压迫止血效果,导致穿刺处血肿或假性动脉瘤,穿刺位置低,容易穿入小的股动脉血管分支。动脉球囊阻断术尽可能选用小的穿刺血管鞘组,可以选择直径 14/16/18mm 球囊(Atlas,Bard,USA),使用 7/8F 的血管鞘,不建议使用为 Coda 球囊(Cook,USA),该球囊需要 10/12F 血管鞘,大血管鞘容易损伤血管,导致血栓形成,术后压迫止血困难,导致穿刺部位血肿或假性动脉瘤形成。

2. 术中球囊移位 球囊定位以后要妥善固定球囊导管并且避免搬动体位,一旦术中球囊移位则可能会影响阻断效果。

3. 球囊破裂阻断失败 术中充盈球囊时,要避免囊内压力过高导致球囊破裂。注射器推注生理盐水充盈球囊时,感到推注压力明显增大时,停止充盈球囊。腹主动脉球囊阻断时,为了避免术中球囊意外破裂大出血,建议手术室备用相同型号大小的腹主动脉球囊导管,用于及时更换破裂的球囊导管,在保持穿刺处血管鞘通畅前提下,可在很短时间内完成球囊导管替换。

4. 血栓形成 孕晚期的孕妇血液处于高凝状态,动脉阻断会使得血栓形成的概率更高,尤其是腹主动脉球囊阻断术,同时阻断双侧髂内动脉和髂外动脉血管,发生血栓概率高。有文献报道,球囊相关的右侧髂动脉血栓发生率高达 15.8%,因此在考虑阻断效果的同时,应该重视预防血栓并发症。建议腹主动脉球囊阻断时,经导管间断注入适量肝素盐水抗凝,同时尽量缩短球囊阻断时间,术后严密观察,一旦发现血栓形成及时治疗。双侧髂内动脉球囊阻断术可以不用肝素盐水抗凝。

五、手术难点与技巧

腹主动脉球囊阻断术和双侧髂内动脉球囊阻断术,属于介入微创手术,操作并不复杂,在熟练掌握穿刺和球囊置入定位技术以外,重点需要根据情况选择合适的球囊导管。

腹主动脉球囊导管分为非顺应性和顺应性球囊导管两种,目前临床常用非顺应性球囊导管。非顺应性球囊材质较硬,在额定压力内保持形状及尺寸,不易变形,直径 12mm、14mm 的球囊可通过 7F 鞘管,16mm 和 18mm 球囊用 8F 鞘管,小的血管鞘管可以减少穿刺部位血管损伤、血栓形成或血肿形成概率,如上述 Bard 大直径 Atlas 球囊导管;顺应性球囊材质较软,如 Coda 球囊,特点就是在压力作用下容易变形,通过的鞘为 10~12F,压迫止血困难,容易出现血栓或血管损伤,另外,顺应性球囊充盈时患者有不适感可能较为明显。

双侧髂内动脉球囊导管临床常采用 8mm × 4cm 球囊导管,使用 5F 血管鞘。

腹主动脉球囊阻断术根据术前 MRI 测量的腹主动脉内径选用合适直径球囊,建议选用和腹主动脉内径相仿的球囊。针对球囊大小的选择，文献报道存在差异，有学者选用比阻断部位腹主动脉直径大 1~2mm 的球囊，有学者选用直径相仿的球囊，均取得良好的临床效果。为了避免血管损伤或血栓形成，建议使用和主动脉内径相仿的球囊。

剖宫产术后保留子宫的产妇，拔出球囊导管以后，建议暂时保留腹股沟穿刺部位血管鞘管，观察有无保守治疗仍难以控制的活动性产后出血，如果有明显活动性产后出血，可以利用保留的血管鞘，选择行双侧子宫动脉栓塞术(图 16-33)，控制产后出血，避免切除子宫。

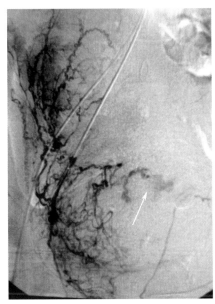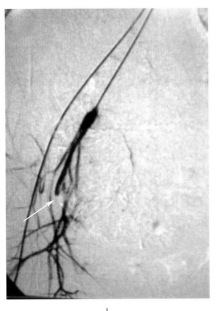

图 16-33　凶险性前置胎盘剖宫产术后出血

a. 选择性右侧子宫动脉造影显示对比剂从子宫动脉下行支溢出(白箭)，子宫下段切口部位有活动性出血；b. 右侧子宫动脉栓塞后造影，子宫动脉远侧分支未见显影，对比剂停滞右子宫动脉近侧干(白箭)

关键点

1. 强调术前和术中多学科会诊和协同的重要性。

2. 重视 MRI 在胎盘植入性疾病的诊断价值，指导合理选用不同的暂时性球囊阻断方式，权衡利弊。

3. 选择合适的直径的球囊导管，术中和术后严密监测，预防和及早处理并发症。

（赵福敏　宁刚　李开明）

第九节　产科血肿清除术

一、概述

产道血肿由产伤所致外阴、阴道旁、阔韧带和后腹膜血管破裂出血积聚而成。出血部位和出血多少不同,所致血肿大小、范围有别、临床表现形式多种多样。外阴部血肿可因肿痛而容易被发现;阴道旁或直肠旁血肿如果不大则常被忽视,即使较大,亦因其部位深在而不易被早期发现;阔韧带血肿因发生于主韧带水平以上及阔韧带疏松间隙内,易形成巨大血肿。

盆腹腔血肿的发生是剖宫产术后的近期并发症之一,其临床处理并无规范化的标准。尤以剖宫产术后阔韧带、后腹膜血肿较为凶险,其出血的主要原因为子宫收缩乏力、胎盘因素、软产道损伤及凝血功能障碍,该病早期不易被发现、进展快、死亡率高,如不及时纠正,易出现失血性休克,造成多脏器功能衰竭甚至死亡。

二、术前评估及术前准备

(一)分析评估产道血肿发生原因

1. 营养不良、贫血、低蛋白血症等因素均可致患者腹壁及器官水肿,血管脆性较大,子宫下段切口附近水肿可致缝线结扎松弛或组织断裂出血,术后水肿消退致子宫切口缝线相对松弛,小血管渗血等易形成局部血肿。

2. 剖宫产后子宫收缩乏力,如巨大儿、产妇精神因素等所致宫缩乏力,术后未早期下床活动致宫腔积血不易流出,宫腔内压力增高,子宫切口可有血液渗出,并积于浆膜下形成血肿。

3. 原发性或继发性血小板减少或合并凝血功能异常、血压高患者,局部切口容易渗血,或当产后一过性低血压,伤口出血不明显,缝扎止血不彻底,待数小时后血压回升,伤口重新出血形成血肿。

4. 分娩损伤及手术损伤,胎儿娩出过快或手术损伤血管致血液局部积聚形成血肿。

5. 宫颈裂伤、子宫侧壁不完全破裂累及子宫动脉及分支,血液聚积阔韧带内或向上延伸形成巨大后腹膜血肿。

6. 手术操作不规范　手术切口位置选择不当,如瘢痕子宫再次剖宫产,切口接近原瘢痕,位置较高,切缘对合不良或血供不足影响愈合,并继发血肿;切口缝合不当:如子宫切口撕裂后反复缝扎,缝合过密则增加局部缝线异物反应,切口缺血、坏死,缝合过稀则达不到止血目的;缝合止血不彻底,如会阴切开撕裂伤口缝合不当,回缩血管未予缝扎,或较大血管未能单独缝扎、结扎,或手术中局部血管断端回缩未及时发现,术后可发生大出血或形成局部血肿。

(二)术前诊断

1. 外阴阴道血肿　外阴阴道血肿是外阴、阴道黏膜下静脉破裂出血积聚所致,主要发生于产程活跃期、分娩期和产褥期。但临床更多见于阴道裂伤或会阴切开裂伤,修复缝合、止血不彻底和残留死腔血液积聚所致。血肿多位于外阴深部及阴道下段侧壁,表现为会阴阴道局部逐渐加重的胀痛和隆起肿块,皮肤、黏膜呈紫红色,触痛明显,易于诊断(图16-34)。肿块一般较小或中等大小。阴道血肿沿阴道侧壁扩散可形成巨大血肿,而外阴体征不明显,由于没有筋膜的限制,血肿可以扩展至坐骨直肠窝。若血肿增大压迫直肠可出现肛门坠胀感,压迫尿道时则可出现尿路刺激症状,甚至排尿障碍。若出血迅速可在产后当时或数小时后出现上述表现,且可出现失血性休克表现,若出血缓慢者可在产后12小时后察觉,阴道检查可明确血肿的部位与范围大小。

2. 阴道旁和直肠旁血肿　局限于阴道旁或直肠旁的血肿,因血肿部位较深,在外阴部见不到,故早期多不被发现,而是在产褥早期表现低热、不明原因的贫血及直肠压迫症状,做阴道检查或肛查发现有张力大、波动感、触痛明显、紫蓝色肿块予以诊断(图16-34)。

3. 阔韧带血肿　阔韧带血肿可引起急性贫血,因该处组织疏松,容量大,疼痛症状不明显,常在产妇出现贫血或失血性休克时才被发现。出血多时,血液沿腹膜后间隙向上延伸至肾周围甚至膈下,也可向阴道或腹腔内延裂(图16-35)。在患侧腹股沟上方或宫体旁可触及肿块,出现压痛、反跳痛,直肠、膀胱压迫症状。双合诊或三合诊检查,可发现盆腔内子宫一侧(或双侧)固定性压痛包块,同时尽早行 B 超检查有助于诊断。

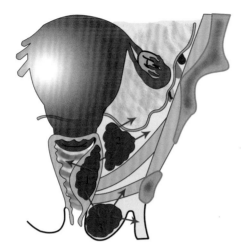

图 16-34　产褥期产道血肿(箭头所示为血肿扩展途径)

1. 阴道血肿;2. 腹膜下血肿;3. 外阴阴道血肿

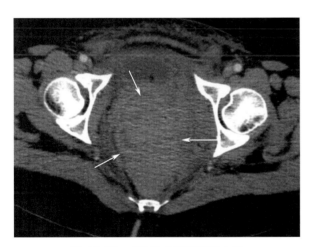

图 16-35　CT 示产后阔韧带血肿

三、手术步骤

(一)外阴阴道血肿

1. 对已局限或出血已停止的小血肿,应保守治疗,予以局部冷敷、预防性使用抗生素,待血肿自行吸收。

2. 若血肿较大,保守治疗困难,局部胀痛明显,如系会阴切开伤口,可拆除伤口缝线,清除血块,暴露出血部位,找到出血点,缝扎止血,闭合血肿腔,缝合宜用可吸收线。如无会阴伤口,则于血肿侧阴道与皮肤交界处切开至血肿,清除血肿后闭合血肿腔。若血肿腔暴露后找不到出血部位,则应用2-0可吸收线间断缝合血肿腔后加压止血,或在血肿腔内填塞止血纱布压迫止血,24~48 小时后取出纱布,并在外阴部冷敷。

(二)阴道旁和直肠旁血肿

1. 对已局限、无感染的小血肿,应保守治疗让其自行吸收。

2. 对较大血肿有压迫症状、感染征象,应于阴道侧壁血肿下缘做切开引流,清除积血,并寻找出血点一并结扎止血。若找不到出血点,只有大片渗血时,可用明胶海绵或止血纱布压迫 24~48 小时后取出。

3. 若已有感染者不论血肿大小均应做彻底引流。

(三)阔韧带血肿

1. 对无继续出血、无明显子宫破裂的较小阔韧带血肿,可卧床休息严密观察,给予止血药和预防性抗生素处理。盆腹腔血肿是否需剖腹探查,须按其血肿范围、血流动力学相关指标变化情况来决定,不可以盲目地剖腹探查,增加手术的风险性。

2. 如盆腹腔血肿较大,伴子宫不全破裂、严重出血性休克者,应立即行剖腹探查。清除血肿,找到出血点,"8"字缝扎血管;拆除子宫下段切口可吸收缝线,全层连续缝合子宫下段切口,缝合子宫下段切口时超过子宫下段切口两侧 1.5~2cm,观察切口无出血、阔韧带、后腹膜血肿无增大后,常规关闭腹腔,为观察手术效果及清除积血,应放置血肿腔内负压引流管,视引流物情况术后 72 小时可考虑拔除引流管,术后加强抗感染等对症治疗。对于子宫不全破裂应根据子宫破裂简单与复杂程度、感染与否、患者年龄、有无生育要求行单纯修补术或行全子宫切除术。

四、并发症防治

(一)防治继发感染

积血是细菌最易繁殖的场所,尤其与产道相通。术后应加强抗感染,严密观察体温、血象等指标的变化情况。

(二)防治再出血

术后严密观察生命体征、引流量多少及颜色,及时发现再出血,对再次出血休克者应再次手术探查或行子宫动脉栓塞术止血。

五、手术难点与技巧

产道血肿简单者,处理也较容易,而复杂的血肿,如发生于阴道旁、直肠旁或阔韧带血肿多不易及早发现,且随血肿的胀大,累及范围较广时,牵涉到盆膈上、下及阔韧带均可同时积血,故手术处理相当困难,应以止血为首要目的。如有继续出血者应想到有较大血管及凝血障碍因素存在,可在给予止血、补液等对症治疗外,针对病因处理。发生于主韧带水平以上血肿,宜取膀胱截石位先开腹探查,同时备腹部和会阴联合手术准备,及时找到出血血管予以结扎。因阔韧带处外侧有输尿管及髂血管,前有膀胱、后靠直肠,处理时切勿发生再损伤。为控制出血和容易寻找出血点,可行髂内动脉结扎;对无明显出血点,或血肿腔不能彻底缝合止血者,可考虑纱布填塞压迫止血,24~48小时后取出。

六、手术相关问题的研究与探讨

(一) 如何预防产后盆腹腔血肿

剖宫产手术的细心操作、彻底止血、术中仔细检查对减少血肿的发生很有帮助。子宫下段切口位置过低或过高,切口弧度欠佳;缝合子宫下段切口未超过切口两端1~2cm,受损回缩的血管未缝扎;胎头深嵌入盆腔或高浮、手法不正确,暴力娩出胎头、胎位不正、胎儿巨大等因素均可引起子宫切口向两侧撕裂(左侧多见),可延伸至阔韧带,向下至宫颈,累及宫旁、子宫血管,发生难以控制的出血,引发阔韧带、后腹膜血肿,危及患者的生命。

1. 严格掌握剖宫产指征。

2. 严格手术操作　正确选择子宫下段弧形切口,尤其是瘢痕子宫再次剖宫产者切口应选择在距原子宫切口瘢痕上或下1.5~2.0cm处切开子宫下段。术者取胎头时动作宜轻柔,助手协助用力向下挤压胎体时不宜用力过猛,以免子宫切口向两端撕裂损伤子宫动脉。

3. 术中妥善止血。

4. 重视妊娠合并症的处理　对于有妊娠合并血液系统疾病、高血压、心脏病、糖尿病等内科合并症患者应及时请内科协助诊治,控制血压、调整血糖,纠正贫血及血小板低下及低蛋白血症,加强围产期保健。

5. 加强护理、早期发现、早期处理　术后严密观察宫缩及阴道出血情况,对于术后咳嗽或高血压患者必要时腹部切口应用腹带加压包扎,嘱患者早期下床活动。对术后不明原因发烧、贫血者及时行B超检查。

(二) 提高剖宫产手术技巧

剖宫产手术应注意以下几个方面:①重视子宫右旋的程度,下段形成的高度与长度、厚薄、瘢痕愈合情况、先露高低,正确选择下段横切口长度10~12cm,两侧稍向上弧形剪开,避免损伤双侧子宫血管。②重视子宫切口部位的选择,恰当的切口部位应选择子宫体部与子宫下段交界处下方2~3cm处。子宫切口不能超越两侧圆韧带根部垂直线处,因两侧阔韧带静脉丛非常丰富,以避免损伤子宫动脉分支。③防止切口向两端撕裂,如遇切口角部撕裂出血时,应仔细检查撕裂部位,从裂口处找出退缩血管,单独缝扎止血,第一针从顶端外0.5~1.0cm进针避免血肿的形成。如娩出胎头后,松弛的圆韧带和阔韧带前叶可下垂影响切口顶端的暴露,尤其在切口撕裂延伸时,应拨开圆韧带和阔韧带前叶,以卵圆钳钳夹子宫切口上下缘牵引下,准确暴露切口顶端。④提高缝合技术,切忌反复盲目缝扎止血,使较多小动脉被刺破引起血肿,而缝合过松亦易形成血肿,切口缝合不宜过紧、过密、过多,切口延裂缝合止血应间断或"8"字缝合,血管可以单独结扎。如发现易出血者,或局部水肿明显等情况时,在子宫壁双侧连续缝合后,可间断加缝几针,并在缝合反折腹膜以前仔细检查子宫创面及子宫膀胱间隙,无渗血后再缝合反折腹膜(即子宫浆膜层)。⑤每一例关腹前应再次检查缝合的子宫切口、膀胱区、双侧宫旁有否渗血及血肿。

关键点

1. 盆腹腔血肿早期不易发现、进展快、死亡率高,如不及时纠正,易出现失血性休克,造成多脏器功能衰竭甚至死亡。

2. 盆腹腔血肿的治疗以止血为首要目的,同时需加强抗感染。

3. 降低产后盆腹腔血肿发病率,关键在于严格掌握剖宫产指征,提高剖宫产手术技巧及剖宫产术后严密观察。

(王　平　王琪琳)

参考文献

1. 刘兴会, 漆洪波. 难产. 北京: 人民卫生出版社, 2015: 244-246.

2. 刘新民. 妇产科手术学. 3 版. 北京: 人民卫生出版社, 2007: 957-959.

3. van Ast M, Goedhart MM, Luttmer R, et al. The duration of the third stage in relation to postpartum hemorrhage. Birth. 2019; 46 (4): 602-607.

4. Cummings K, Doherty DA, Magann EF, et al. Timing of manual placenta removal to prevent postpartum hemorrhage: is it time to act？ J Matern Fetal Neonatal Med. 2016; 29 (24): 3930-3933.

5. Shinar S, Schwartz A, Maslovitz S, et al. How Long Is Safe？ Setting the Cutoff for Uncomplicated Third Stage Length: A Retrospective Case-Control Study. Birth. 2016; 43 (1): 36-41.

6. 谢幸, 孔北华, 段涛. 妇产科学. 9 版. 北京: 人民卫生出版社, 2018: 374-376.

7. Saccone G, Caissutti C, Ciardulli A, et al. Uterine massage as part of active management of the third stage of labour for preventing postpartum haemorrhage during vaginal delivery: a systematic review and meta-analysis of randomised trials. BJOG. 2018; 125 (7): 778-781.

8. Guo Y, Hua R, Bian S, et al. Intrauterine Bakri Balloon and Vaginal Tamponade Combined with Abdominal Compression for the Management of Postpartum Hemorrhage. J Obstet Gynaecol Can. 2018; 40 (5): 561-565.

9. Revert M, Cottenet J, Raynal P, et al. Intrauterine balloon tamponade for management of severe postpartum haemorrhage in a perinatal network: a prospective cohort study. BJOG. 2017; 124 (8): 1255-1262.

10. Einerson BD, Son M, Schneider P, et al. The association between intrauterine balloon tamponade duration and postpartum hemorrhage outcomes. Am J Obstet Gynecol. 2017; 216 (3): 300. e1-300. e5.

11. American College of Obstetricians and Gynecologists. ACOG practice bulletin: clinical management guidelines for obstetrician-gynecologists No. 183: postpartum hemorrhage. Obstet Gynecol, 2017, 130 (2): e175.

12. Royal College of Obstetricians and Gynaecologists. RCOG Green-top Guideline No. 52: Prevention and management of postpartum haemorrhage, 2016: 471-528.

13. American College of Obstetricians and Gynecologists. ACOG practice bulletin: clinical management guidelines for obstetrician-gynecologists No. 183: postpartum hemorrhage. Obstet Gynecol, 2017, 130 (2): e175.

14. Huang YY, Zhuang JY, Bao YR, et al. Use of early transverse annular compression sutures for complete placenta previa during cesarean delivery. Int J Gynaecol Obstet. 2012; 119 (3): 221-223.

15. 应豪. 子宫压迫缝合术: 过去、现在和将来国际妇产科学志, 2011, 3805: 375-377, 389.

16. Chen T, Xu XQ, Shi HB, et al. Conventional MRI features for predicting the clinicautcome of patients with invasive placenta. Diagn Interv Radiol, 2017, 23: 173.

17. Vanlieferinghen S, Piketty M, Blumental Y, et al. Giant retroperitoneal hematoma in the peripartum of a normal delivery, "expectative attitude". Gynecol Obstet Fertil, 2011, 39 (3): e61.

18. Kamina P. Anatomie opératoire. Gynécologie et Obstétrique. Maloine, Paris, 2000: 31.

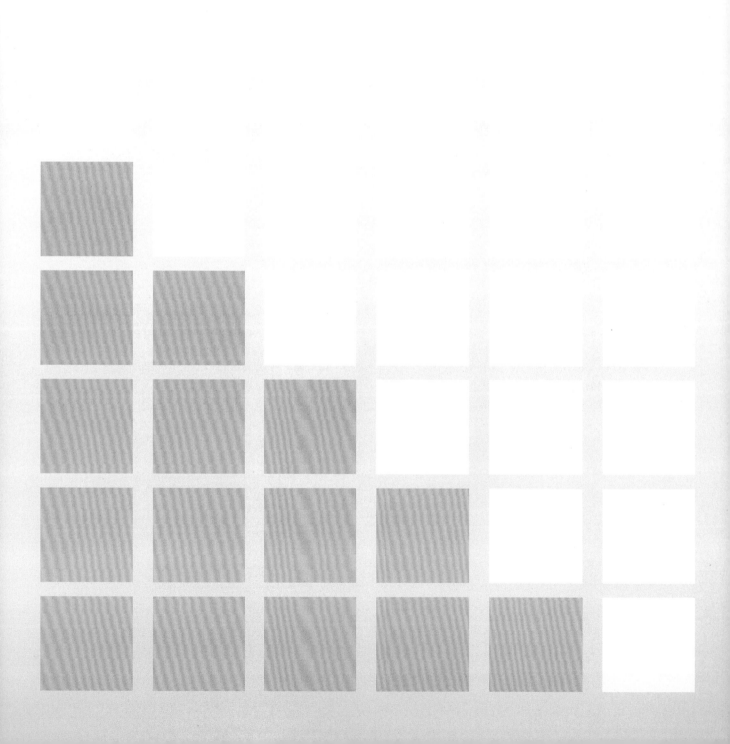

Practical Obstetric Surgery

第十七章

产科子宫切除术

第一节　概　　述

产科子宫切除术是指因产前、产时及产后的各种异常情况或合并严重的疾病需要切除子宫，是产科需要急诊处置的情况。产科子宫切除发生率不同(0.2‰~5.1‰)，美国产科急诊子宫切除的发生率0.80‰~2.28‰，欧洲报道的发生率0.22‰~5.1‰，国内报道的发生率0.38‰~1.77‰。近年来，产科急诊子宫切除率在世界范围内呈逐年上升趋势，可能与剖宫产后再次妊娠发生率增高有关。

自第一例由Soranus报道经阴道切除一例子宫脱垂伴坏疽的子宫手术后，经历了：法国的Baudelocque和德国的Langenbeck开创了现代阴

式子宫切除术，1863年Clay开腹子宫切除术，经阴道、经腹部切除子宫以及最近几十年开展的利用腹腔镜子宫切除，已经成为现代医学最为常见的手术，并被一直沿用至今。

产科子宫切除术按手术途径多为经腹子宫切除术(abdominal hysterectomy)。按手术切除的范围可分为次全子宫切除术(subtotal hysterectomy)和全子宫切除术(total hysterectomy)；按手术紧急程度可分为择期子宫切除术(planned hysterectomy)和紧急子宫切除术(emergency hysterectomy)。

（陈敦金　孙　雯）

第二节　术前评估及术前准备

产科子宫切除，多为生育年龄、年轻女性，子宫切除可丧失生育机能，对产妇的身心健康有一定影响，在保障孕产妇安全情况下，应严格掌握手术指征、禁忌证。通过全面体格检查和完善相关实验室检查，了解子宫出血情况对生命体征的影响以及患者全身各脏器的功能状态。剖宫产时需行子宫切除术者，往往一般状态较差，应尽早实施MDT团队救治、积极给予支持治疗，必要时在给予输血、补液、维持生命体征治疗的同时进行。若有内科合并症和／或产科并发症，应请相关专科医师会诊，共同制订最适合患者的治疗方案，并对术中可能出现的意外情况做出对策。

一、手术适应证

剖宫产子宫切除术总体原则是最大程度保障孕产妇安全，其产科子宫切除术的指征报道不一，但多为宫缩乏力、胎盘因素（包括植入性胎盘和胎盘早剥等）所导致产后出血、难以修复的子宫破裂、难以控制的产科感染、羊水栓塞等产科因素导致凝血机制紊乱等。

1. 子宫原因导致大量出血，经各种保守性止

血方法仍无法控制出血者，包括宫缩乏力、胎盘粘连或植入、胎盘早剥、人工流产或死胎引起凝血机制紊乱等情况。

2. 无法控制的宫腔感染、伴有生命体征不稳定者，包括绒毛膜羊膜炎、胎盘着床部位感染子宫肌炎等。

3. 子宫破裂、穿孔或宫颈裂伤无法修补者，或者修补后很有可能再发生产后出血及再次妊娠发生子宫破裂者，经充分告知病情的患者。

4. 子宫恶性肿瘤合并妊娠，如子宫内膜癌、子宫肉瘤、宫颈癌及附件恶性肿瘤需要行子宫切除患者等。

5. 其他情况，如严重胎盘植入以及其他手术需要行子宫切除，虽没有发生产后出血，但极可能发生晚期产后出血、感染等严重并发症，在充分告知情况下，可以行子宫切除。

二、手术禁忌证

剖宫产子宫切除的禁忌证为相对禁忌证，为最大程度挽救患者生命，可在积极支持治疗情况下，实施剖宫产时子宫切除。

1. 孕妇全身情况不能耐受手术者　应在积

极支持治疗的基础上如输血、止血情况下，待病情好转后再完成手术。

2. 希望保留生育功能，采用其他保守治疗方法有效者。

3. 妊娠合并晚期子宫或宫颈恶性肿瘤不宜行单纯全子宫切除术或权衡病情不能手术者。

三、患者或家属知情同意

产科子宫切除是一种可以挽救患者生命的紧急手术、但导致患者永久生育机能丧失。子宫切除要求医务工作者权衡利弊，择期子宫切除术或紧急子宫切除必须告知患者或家属术前诊断或术中情况、子宫切除的必要性、术中术后的风险以及不能再生育的结果，签署知情同意。

四、术前准备

对分娩前或者剖宫产术前评估有可能子宫切除的患者，如胎盘植入患者，术前充分准备非常重要。包括剖宫产手术前病史、临床症状、辅助检查等；手术过程中血液制品准备，手术人员准备，如选择经验丰富的产科医师、麻醉医师，妇科医师、泌尿外科医师等多学科团队。术前可根据病情选择手术前措施如输血纠正贫血、心血管系统检查、必要时泌尿外科行膀胱镜检查、酌情放置输尿管导管或支架管减少不必要损伤；此外，为最大程度减少出血量，根据病情需要准备术前动脉球囊预先置入等措施。

（陈敦金　孙　雯）

第三节　子宫切除术手术操作要点

产科子宫切除手术步骤虽与妇科常规子宫切除相似，但由于产科子宫切除原因多为严重产科性出血或多次手术腹腔粘连严重，手术视野应完全暴露、解剖结构应清晰、动作应迅速、手术者全面衡量手术利弊及难易且实施快速手术。

一、打开腹腔、切开子宫、取出胎儿

腹壁横切口、腹壁竖切口均可选择，但子宫切口的选择多依据胎盘位置、感染部位、子宫损伤部位等因素，需要行子宫切除时，还应注意：①剖宫产时切口是否能保障手术视野，必要时延长切口边缘、手术视野暴露不清者，可行"丁"字形切口；②计划性剖宫产后子宫切除，如胎盘植入、感染的患者行择期子宫切除术，可选择下腹部正中或旁纵切口，便于术中操作。

打开腹腔、切开子宫、取出胎儿，详见本书第十四章剖宫产术操作要点，考虑盆腔粘连严重者，宜行下腹部纵切口、子宫体部纵切口，手取娩出胎儿。

二、子宫切口和胎盘的处理

胎盘剥离迅速者，可取出胎盘，用大纱布垫填塞子宫腔，粗丝线连续缝合子宫切口以止血。如果出现胎盘粘连、胎盘植入等情况，则不必剥离胎盘避免不必要出血，将其留置宫腔内，用 10 号丝线迅速连续缝合子宫切口止血。

三、次全子宫切除

剖宫产子宫切除不同于妇科择期手术，往往因患者出血多、病情危重，手术快捷，尽快止血才能挽救患者生命。

（一）操作要点

1. 迅速探查腹腔，了解手术难易，即用两把长弯血管钳沿子宫角的两侧钳夹两侧输卵管根部及卵巢固有韧带，用力向上提拉子宫体，使子宫血管紧张，减少子宫出血（图 17-1）。

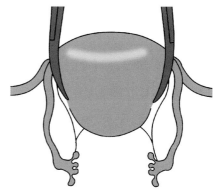

图 17-1　两把长弯血管钳沿子宫角的两侧钳夹两侧输卵管根部及卵巢固有韧带，用力上提拉子宫体

2. 两把中弯血管钳距离子宫 3~4cm 处钳夹并提起圆韧带,于两血管钳之间切断圆韧带,并用丝线缝合远端,分步处理有利于卵巢血管结扎(图17-2),也可将两侧输卵管根部及卵巢固有韧带一并切断并结扎。

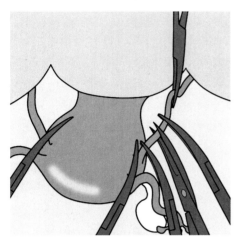

图 17-2　两把中弯血管钳距离子宫 3~4cm 处钳夹并提起圆韧带,于两血管钳之间切断圆韧带

3. 如果剖宫产子宫切口为横切口,剖宫产时已做下推膀胱处理,行子宫切除时则不需处理子宫膀胱反折腹膜。若需要行膀胱处理,自圆韧带断端向内、向下方弧形切开子宫膀胱反折腹膜,适当推离膀胱(图17-3),暴露子宫下段。

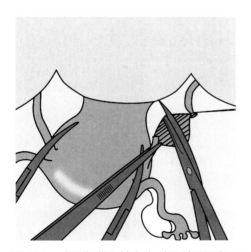

图 17-3　自圆韧带断端向内、向下方弧形切开子宫膀胱反折腹膜,适当推离膀胱

4. 当穿透性胎盘或膀胱与子宫前壁下段粘连紧密,无法下推膀胱时,为减少膀胱损伤,可以行"经子宫后路子宫切除",即:将子宫拉向耻骨联合,暴露子宫后壁下段,近骶韧带处打开子宫后壁下段浆膜,在下段浆膜内用手指顺子宫

侧壁绕向子宫前壁,可分离子宫下段前壁与膀胱,暴露出子宫下段(图17-4,图17-5),暴露子宫血管。

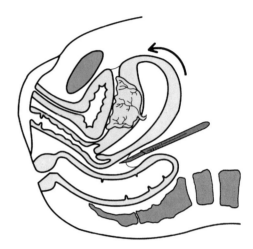

图 17-4　近骶韧带处打开子宫后壁下段浆膜

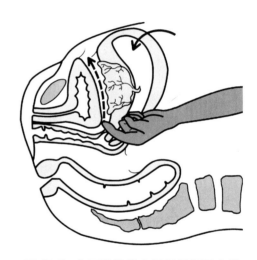

图 17-5　在下段浆膜内用手指顺子宫侧壁绕向子宫前壁,分离子宫下段前壁与膀胱,暴露出子宫下段

5. 将子宫拉向对侧,用血管钳由阔韧带后叶无血管区向前顶起并穿透,用两把中弯血管钳由外向内钳夹输卵管峡部及卵巢固有韧带,在中弯血管钳内侧切断输卵管及卵巢固有韧带,用 10 号丝线缝合其远端,由于产科子宫切除患者宫旁组织多伴有水肿,血管增粗,应仔细结扎血管,同样处理对侧子宫血管(图17-6)。

6. 将子宫拉向对方,用示指下推子宫旁组织或贴近子宫剪开阔韧带后叶,达到子宫骶骨韧带附近,剪开子宫旁疏松结缔组织,达到子宫峡部或子宫内口处,暴露子宫血管(图17-7)。

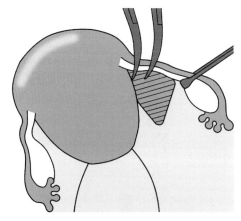

图 17-6　两把中弯血管钳由外向内钳夹输卵管峡部及卵巢固有韧带，在中弯血管钳内侧切断输卵管及卵巢固有韧带

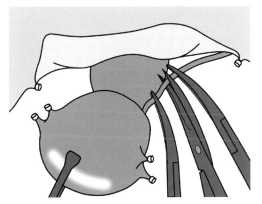

图 17-7　钳夹子宫血管

7. 明确子宫动脉搏动的位置，在子宫颈内口水平或稍高处，钳夹并切断子宫动脉（避免损伤输尿管），用 10 号丝线缝合其远端，由于产科患者解剖结构变化，注意输尿管损伤（图 17-8）。

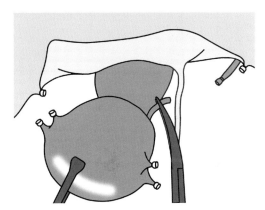

图 17-8　在子宫颈内口水平或稍高处，钳夹并切断子宫动脉（避免损伤输尿管）

8. 判断子宫出血源已切除或者感染灶已能完全清除，达到治疗目的时，自子宫颈内口水平

或其稍高处楔形切除子宫体，使宫颈残端切面与子宫血管断面处于同一水平面。如果子宫切口为横切口，沿着前壁切口向两侧及后方切除子宫体。如果横切口位置较高，可根据需要在其稍下方楔形切除，然后缝合宫颈残端（图 17-9）。

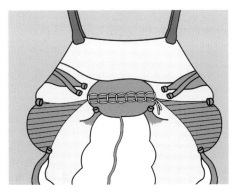

图 17-9　图示已缝合的子宫残端

四、剖宫产时全子宫切除

主要是针对产科性出血，尤其伴前置胎盘需行全子宫切除患者，处理子宫血管及之前各步骤与前述的子宫体切除相同，余操作要点如下：

1. 钳夹子宫骶韧带的宫颈端，在宫颈侧切断并缝扎其远端（图 17-10）。

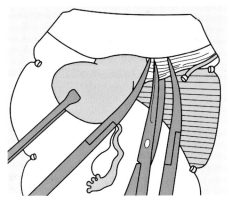

图 17-10　钳夹子宫骶韧带的宫颈端，在宫颈侧切断并缝扎其远端

2. 切开子宫骶韧带间的腹膜，对已行经后路分离子宫后壁下段浆膜者可直接下推直肠。用中弯止血钳钳夹子宫血管与子宫骶韧带内侧，紧靠宫颈侧壁分次切断、缝扎子宫主韧带，直至达阴道侧穹窿顶（图 17-11）。

3. 由于妊娠期间子宫变软，用双手示指触摸前穹窿、后穹窿有一定困难，可以在子宫下段稍低处纵行切开子宫前壁。手指伸入切口内,触摸宫颈与阴道交界处,横行切开阴道前穹窿,钳夹阴道切口下缘及宫颈,环形剪开阴道侧壁及后壁,完整切除整个子宫(图 17-12)。

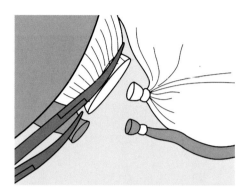

图 17-11 中弯止血钳钳夹子宫血管与子宫骶韧带内侧,紧靠宫颈侧壁分次切断、缝扎子宫主韧带

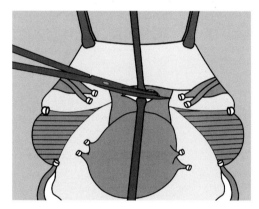

图 17-12 手指伸入切口内,触摸宫颈与阴道交界处,横行切开阴道前穹窿

五、缝合宫颈残端及盆腔腹膜

1. 用 4 把组织钳分别钳夹宫颈残端两侧及前后缘,用碘伏、酒精棉球消毒残端切面,缝合前后缘(不穿透黏膜层)以止血(图 17-13)。再将子宫圆韧带的残端固定缝合于子宫残端的两侧角部。两侧附件需保留者,将其断端高位固定于后腹膜切口边缘顶端处。

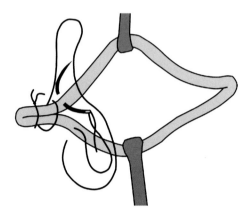

图 17-13 缝合前后缘

2. 用 0 号可吸收线连续缝合术中切开的阔韧带前后叶腹膜,并贯穿圆韧带、输卵管及卵巢固有韧带残端,包埋宫颈残端。对于宫腔感染者,宫颈残端行连续锁边缝合,便于引流,缝合时应仔细检查手术创面止血情况(图 17-9)。

六、关腹

清点盆腹腔纱布、垫子、器械等无误后缝合腹壁各层,详见本书第十四章剖宫产术关腹的操作要点。

(陈敦金 孙 雯)

第四节 子宫切除并发症防治

一、阴道残端血肿的预防

由于产科子宫切除多为剖宫产时子宫切除,最常见指征为产后出血,患者存在不同程度凝血功能障碍,阴道残端血肿为产科子宫切除较为常见的并发症。可以在纠正凝血功能的基础上用 1 号可吸收线行"8"字形间断缝合阴道断端,或者用 1 号铬制肠线锁边缝合,应在手术过程中注意患者补液速度、纠正患者低体温、凝血功能障碍以及酸中毒,为进一步观察患者出血情况,可放置腹腔引流管,不仅有利于排出渗液,而且能尽早发现腹腔出血,及时处理。

二、避免盆腔脏器损伤

子宫前方近膀胱,后与输尿管和直肠等脏器毗邻,产科子宫切除指征多为产科出血、子宫破裂、严重生殖道感染，子宫切除术容易损伤上述脏器。所以，每一步操作，均应辨清解剖结构，操作细致，避免盲目钳夹或剪开组织。切开腹膜、下推膀胱时，容易损伤膀胱，手术前就应该确认。当考虑有穿透性胎盘、子宫下段与膀胱粘连紧密时，可在手术前放置输尿管支架，或可用手指摸清输尿管去向，开展经后路子宫切除手术，必要时打开骨盆漏斗韧带，直视下操作；尤其在处理子宫血管、子宫主韧带及子宫骶韧带时。直肠子宫陷凹粘连时，容易造成直肠损伤，尤其致密粘连时，避免钝性分离。

三、最大程度减少术中出血

子宫切除术需要增加剖宫产手术时间30~60分钟，增加了血液的丢失。处理骨盆漏斗韧带、子宫血管和下推膀胱时，较容易造成术中出血。切断韧带时要留有足够的组织，以免滑脱。钳夹血管时，把子宫拉向对侧，充分暴露血管，牢靠结扎，并在切除子宫后再次检查，必要时加强缝扎。

（陈敦金 孙雯）

第五节 手术难点与技巧

一、粘连

再次剖宫产，尤其合并胎盘植入时，盆腔粘连发生率高，常增加剖宫产时子宫切除手术的困难以及增加脏器损伤风险。粘连疏松者可用手指或刀柄小心钝性分离；粘连致密者，特别是位于直肠子宫陷凹或子宫旁等处的粘连，处理不当容易造成脏器损伤或术中出血。若胎盘植入累及膀胱，与有经验的泌尿外科医师商榷，考虑是否需要施行子宫切除术+膀胱修补术，或行子宫后路子宫切除。不管何种情况的粘连，应使术野清晰，操作时动作轻巧，尽量直视下锐性分离。

二、产科子宫切除

有别于一般的妇科子宫切除，术中的首要任务为尽快止血及切除子宫病变部位。由于妊娠子宫的宫旁与附件区静脉迂曲怒张，加上需行子宫切除患者输液较多，可发生不同程度凝血功能障碍，术中容易损伤血管发生血流不止，此时，应组织救治团队，大胆心细缝合或结扎止血。妊娠宫颈变软、变薄，宫颈与阴道的界限不易区别，可在子宫下段作一纵切口，术者用手指伸入切口内，辨析界限；在手指的指导下，环形切除阴道壁。巨大的子宫占据了盆腹腔，视野暴露不充分，术中可将子宫提出腹腔进行操作，便于手术、也可使子宫血管紧张减少出血。妊娠子宫伴随严重的右旋，可使子宫韧带牵拉过度且不对称，又增加了手术的难度。

（陈敦金 孙雯）

第六节 术后管理

行产科子宫切除患者多数经历了多器官功能、阴道、宫腔等多项临床检查，也经历了大出血、补液、输血、止血、麻醉、子宫切除术等一系列过程，子宫切除术后并发症与妇科择期子宫切除相比明显增加，因此，应当重视术后管理。根据术中情况进行个体化的术后管理，严密监测孕妇生命体征，做好基础护理；在手术中精确计算失血量、纠正血容量同时，及时恢复体温、纠正酸中毒以及凝血功能障碍十分重要，并注意观察阴道或腹腔内的出血情况；因大出血及手术应激，产妇术后容易出现低蛋白血症、肝肾功能损害、凝血功能障碍、电解质紊乱、心力衰竭、肺水肿等严重并发症，需及时对症支持，监测出入量，同时监测血常规、凝血及肝肾功能等；建议使用抗生素预防感染；对于术前有高凝状态或术中输入血液制品较多的孕妇，酌情于产后12~24小时予低分子肝素预防性抗凝;子宫切除后应及时对产妇行心理干预,预防产后抑郁症发生。与预期子宫切除术相比,急诊子宫切除术的出血量、输血率及尿道损伤等病率均增加。因此术后可能出现的并发症风险较常规子宫切除术明显增加,更需注

重术后管理,必要时转入 ICU 进一步监测。术后加强医患沟通,医师和家属共同给予患者心理辅导,减少患者产后抑郁等情况发生,尽量避免医疗纠纷。

(陈敦金 孙 雯)

第七节 手术相关问题的研究与探讨

一、简化手术,精准选择手术方式

次全子宫切除术与全子宫切除术是产科子宫切除常用手术方式。妊娠期子宫及盆腔内相邻脏器的组织和解剖结构发生了变化,产科紧急子宫切除术较妇科子宫切除术更复杂,产科子宫切除应"避繁就简"。因此,如果行子宫次全切除术能达到止血目的,留下宫颈不会增加手术后风险的患者,宜选择子宫次全切除术;但子宫下段或宫颈有明显异常,如前置胎盘或胎盘植入,宜行子宫全切术。两种术式对性功能的影响目前存在争议,尚无定论。有文献报道,次全子宫切除术围术期出血及并发症发生率比全子宫切除术要少,但是保留宫颈的患者发生宫颈疾病的风险增加,如宫颈残端肌瘤或癌。因此,应根据患者的具体情况、病情的需要以及术者的经验,进行全面分析,恰当地做出选择。

二、掌握合理手术时机

合理掌握子宫切除的手术时机对成功抢救产后出血至关重要,延误手术时机也可能错失挽救产妇的机会。一般而言,对于子宫收缩乏力、前置胎盘、胎盘植入等引起的产后出血,经过其他保守治疗仍无法控制出血者,应立即行子宫切除术。错过手术的最佳时机,再施行子宫切除术,将增加手术的难度,如创面渗血、组织水肿、解剖结构不清等问题,会延长手术时间,增加继发感染、弥散性血管内凝血(disseminated intravascular

coagulation,DIC)、多器官功能障碍综合征(multiple organ dysfunction syndrome,MODS)的发生率。更危险的是,产妇一旦因为出血失代偿就失去抢救的时机,危及生命。但是,如果过早施行子宫切除术,虽然可以减少医护人员所承担的风险,却导致剥夺患者生育权利的严重后果。故当出现此类患者时,应请有丰富抢救经验的上级产科医师临场指导,子宫切除术的时机应该选择在预见性地判断出"难以控制并危及产妇生命的严重产后出血"发生前进行。值得注意的是,不能单独依靠失血量作为子宫切除的主要参考指标,应根据出血原因、出血量、出血速度、休克程度、医院条件、受术者的技术及可采取的产科处理措施等情况综合考虑。

三、胎盘因素引起的产科出血

若为前置胎盘合并胎盘植入者,应切除病灶下方 1cm 处。植入面积不大、没有感染、没有穿孔等严重并发症出现时,可通过迅速徒手剥离胎盘、加强子宫收缩、部分切除植入的胎盘组织、局部"8"字缝合、宫腔填塞及介入栓塞等方法尽量保留子宫。若出现穿透性胎盘、子宫穿孔、感染严重、植入面积较大($>1/2$)、药物治疗无效,则需及时考虑施行子宫切除术。当出现复杂性植入性胎盘,子宫前壁胎盘植入严重甚至累及膀胱,导致粘连无法分离者,可考虑经子宫后路子宫切除术。

关键点

1. 剖宫产时子宫切除不同于妇科常规子宫切除，其主要手术指征多为常规方法难以奏效的产科出血。

2. 穿透性胎盘行子宫切除时，膀胱部位处理是关键，除常规方法外，亦可采用经后路子宫切除术，熟练者可减少出血及膀胱、输尿管损伤。

3. 在保障生命体征的前提下，快速、精细、避繁就简手术操作是提高手术成功率的关键。

4. 子宫切除手术中极大程度纠正患者低体温、凝血功能障碍、酸中毒，是保障手术成功的重要因素，手术后患者的精细管理、心理干预是促进快速康复的有效措施。

（陈敦金　孙　雯）

参考文献

1. Committee on Practice Bulletins-Obstetrics. Practice Bulletin No. 183: Postpartum Hemorrhage. Obstet Gynecol. 2017, 130(4):e168-e186.

2. Wei J, Dai Y, Wang Z, et al. Intrauterine double-balloon tamponade vs gauze packing in the management of placenta previa: A multicentre randomized controlled trial. Medicine (Baltimore). 2020. 99 (7): e19221.

3. Belfort MA, Shamshiraz AA, Fox K. Minimizing blood loss at cesarean-hysterectomy for placenta previa percreta. Am J Obstet Gynecol. 2017, 216 (1): 78: e1-e2.

4. 贺芳, 龚景进, 苏春宏, 等. 经子宫后路子宫修补术处理中央性前置胎盘合并胎盘植入的策略. 中华妇产科杂志, 2016, 51 (4): 304-305.

5. 何镭, 刘兴会. 产科紧急子宫切除. 实用妇产科杂志, 2018, 34 (7): 489-491.

Practical
Obstetric Surgery

第十八章

妊娠合并传染性疾病产科围
手术期管理

妊娠期常见的传染性病根据其不同的传播途径,主要分为两类。第一类主要是通过血液和体液传播,也可经母婴垂直传播传给下一代,包括病毒性肝炎、梅毒和艾滋病;第二类是病变位于生殖道,通过性接触传播,包括生殖器疱疹和 HPV 感染等。孕妇感染后,绝大部分病原体可通过胎盘、产道、产后哺乳或亲密接触,感染胎儿或新生儿,妊娠期母体免疫力下降及各个系统负担加重导致的一些生理性的改变,可使传染性疾病在孕期加重,威胁母儿健康。因此,加强该类人群的管理和进行有效的母婴阻断是目前治疗的首要任务,同时医务人员在工作时也应做好自身防护,减少和避免医源性感染和职业暴露的发生。

预防妊娠期传染性疾病母婴传播的有效措施为:①对感染孕产妇定期监测各项指标及随访,规范抗病毒 / 抗生素治疗;②产时住院分娩,提供安全助产服务,分娩时尽量避免有可能增加母婴传播危险的会阴侧切、人工破膜、使用胎头吸引器或产钳助产、宫内胎儿头皮监测等损伤性操作,降低在分娩过程中感染新生儿的概率。HIV 感染产妇产时应用抗病毒药物;③ HIV 感染产妇产后继续应用抗病毒药物,为其所生儿童提供科学的喂养指导与支持、儿童定期随访与检测,为梅毒感染产妇所生儿童提供预防性治疗,定期随访检测,如诊断为先天性梅毒,应及时予以规范治疗;乙型肝炎表面抗原阳性孕产妇分娩的新生儿生后 24 小时内予以接种乙肝疫苗和注射乙肝免疫球蛋白进行联合免疫。艾滋病、梅毒和乙型肝炎是我国经母婴传播导致儿童感染的最重要的 3 种传染病,有效的母婴阻断是减少 3 种疾病母婴传播风险的有效手段。

妊娠合并传染病发生职业暴露最常见的是血源性职业暴露,是指医务人员在从事诊疗、护理、医疗垃圾清运等工作过程中意外被血源性传染病感染者或携带者的血液、体液污染了破损的皮肤或黏膜,或被含有血源性传染病病人的血液、体液污染了的针头及其他锐器刺破皮肤,还包括被这类病人抓伤、咬伤等。血源性职业暴露导致的血液传播性疾病感染对医务人员造成巨大威胁。

发生血源性职业暴露后,首先进行局部处理,其次进行及时记录与上报,做好暴露及传染源的评估,根据评估情况进行暴露后的预防及随访。①局部处理破损的皮肤,一般立即在伤口旁轻轻挤压,尽可能挤出损伤处的血液,再用肥皂液和流动水清洗伤口后用 75% 酒精或 0.5% 碘伏消毒;如果是黏膜或眼睛,则用流动的清水或生理盐水进行冲洗。②记录暴露的情况,包括暴露发生的时间、地点、如何发生以及暴露的部位、有关器具的型号、污染源的类型及数量、暴露的严重程度等。对于传染源,应了解患者的乙型肝炎病毒载量、梅毒或艾滋病的抗体检测情况,相关病史及用药情况,艾滋病患者还应进一步了解该患者的疾病分期、CD4、病毒载量、抗病毒情况及耐药等信息。③及时上报科室负责人及医院相关职业暴露管理部门,做好登记备案,医院相关部门对医务人员外伤事件发生的情况进行登记,包括:发生的时间、地点、经过、具体部位和损伤的情况等,同时进行相关检查和评估。④暴露评估包括暴露的程度(分为一级、二级和三级暴露),暴露源来源是否明确,患者的病毒及抗体检测等。⑤乙型肝炎、梅毒、艾滋病暴露后预防用药方案及随访,详见具体每个章节。

降低血源性职业暴露最有效的两大策略,一是医务人员对标准预防知识的掌握和应用;二是使用安全锐器或针具进行安全操作。①职业暴露预防应进行积极的岗前培训,充分认识职业暴露的危险性和危害性,在工作中科学选用手套、隔离衣、口罩、护目镜等,安全注射、手术,穿戴好合适的防护衣物处理患者接触或污染的物品,避免接触污染物后揉眼睛、抠鼻子、挖耳朵等,及时清洗手及暴露部位的皮肤,注意保护皮肤屏障的完整。在职业暴露后的随访期间,应进行防止再传播的教育。②进行可能接触患者血液、体液的诊疗和护理工作时,必须佩戴手套;在进行有可能发生血液、体液飞溅的诊疗和护理操作过程中,医务人员除需佩戴手套和口罩外,还应带防护眼镜;当有可能发生血液、体液大面积飞溅,有污染操作者身体的可能时,还应穿上具有防渗透性能的隔离服;医务人员在进行接触患者血液、体液的诊疗和护理操作时,若手部皮肤存在破损,必须戴双层手套;③使用后的锐器应当直接放入不能刺穿的利器盒内进行安全处置;抽血时建议使用真空采血器,并应用蝶型采血针;禁止对使用后的一次性针头复帽;禁止用手直接接触使用过的针头、刀片等锐器。

妊娠合并传染性疾病的术后管理包括产妇产后是否继续接受抗病毒药物治疗、产后复查及监测,婴儿产后预防性治疗及喂养指导,重型肝炎及肝衰竭孕产妇的术后管理还包括对疾病本身的个体化治疗及管理,具体详见以下各章节。

第一节　妊娠合并病毒性肝炎

一、概述

病毒性肝炎是我国孕妇最常见的肝脏并发疾病,常见的病原体有甲型(HAV)、乙型(HBV)、丙型(HCV)、丁型(HDV)、戊型(HEV)等肝炎病毒,其中以乙型肝炎病毒最为常见,可发生在妊娠早、中、晚各期,增加流产、早产、死胎和新生儿死亡的发生率,妊娠晚期合并病毒性肝炎易发展成重型肝炎,增加孕产妇死亡率。

乙型病毒性肝炎主要通过母婴传播、血液及体液传播,乙肝孕妇传播给下一代主要通过宫内垂直传播、产时及产后传播三种途径。与成年人和儿童期感染乙型肝炎不同,围产期或新生儿期感染 HBV 更容易变为慢性感染,因而危害更大。1 岁以内的婴儿和 6 岁以内幼儿感染乙型肝炎病毒后分别有 80%~90% 和 30%~50% 将成为慢性病毒携带者。妊娠期及时规范的抗病毒治疗显著降低了高病毒载量孕妇的宫内传播,围产期如何做好分娩前评估及阻断母婴传播十分重要。

二、分娩前评估及准备

1. 病情评估　结合病史、临床症状、体征、实验室及影像学检查综合判断。妊娠合并乙型病毒性肝炎多有非特异性消化系统症状,如食欲减退、恶心、呕吐、腹胀、肝区疼痛,继而出现乏力、畏寒、发热,部分患者有皮肤巩膜黄染、尿色深黄。病情进展可累及多器官系统,出现肝肾衰竭、腹腔积液、肺水肿、肝性脑病等。肝炎活动期可有皮肤、巩膜黄染,部分患者可出现肝掌和蜘蛛痣,肝区叩击痛,肝衰竭患者可有胸腔积液和腹腔积液的相应体征。

妊娠合并病毒性肝炎活动期时,实验室检查通常会发现:①肝脏合成功能受损:凝血功能障碍;胆碱酯酶、白蛋白、胆固醇、空腹血糖降低。白蛋白 ≤ 22g/L、总胆固醇 ≤ 2.0mmol/L 和 PTA ≤ 30% 是妊娠合并肝衰竭患者预后极为不良的征兆。②肝脏代谢功能受损:转氨酶、胆红素、碱性磷酸酶、血氨上升。

根据肝脏功能受损情况,病毒性肝炎主要分为轻、中、重度三种。肝衰竭分为前期、早期、中期和晚期 4 期。影像学检查方面建议妊娠期合并肝病常规进行肝胆脾胰超声检查和肝脏硬度检测,必要时可行磁共振成像(MRI),主要参考指标:肝脏大小、有无肝硬化、占位病变或脂肪变性等异常回声。

根据上述情况,若临床症状持续存在,黄疸加重及胆红素上升速度加快,凝血功能异常并伴有其他并发症时,需严格进行病情评估并及时作出判断与处理,控制病情进一步恶化。

2. 分娩前准备　轻型急症肝炎,积极抗病毒、护肝、对症、支持治疗;妊娠合并重度肝炎、肝功能受损出现凝血功能障碍、妊娠合并肝衰竭等情况者,尽早使用新鲜冰冻血浆、冷沉淀等纠正凝血功能后终止妊娠,必要时尽早使用以血浆置换为基础的人工肝支持系统,对肝衰竭患者的血浆进行处理、交换,模拟肝脏的解毒代谢功能,以帮助失代偿期的肝脏肝细胞再生赢得时间,直至肝功能恢复,或等待肝移植机会。分娩前根据病情的严重程度,进行多学科会诊及救治。

三、分娩方式

1. 阴道分娩　阴道分娩适用于非重型肝炎、已临产且无难产风险的孕妇。

2. 剖宫产　重型肝炎、肝衰竭的患者,经多学科会诊(产科、麻醉科、感染科、ICU、新生儿科、输血科、肝移植科等)积极控制病情后尽快剖宫产终止妊娠为宜。

四、围产期处理

1. 阴道分娩注意事项　根据当时病情评估,具有阴道分娩指征或已临产,不可避免阴道分娩时,应尽量缩短产程并减少子宫与软产道的损伤,避免因子宫收缩乏力,组织创伤,凝血功能异常等出现的严重产后出血并发症。如果合并有凝血功能异常,产后出血可能性大时,可考虑在手术室进行阴道分娩。

2. 剖宫产术难点及技巧

(1)凝血功能障碍者,术前输注部分血制品纠正凝血功能,术中麻醉监测血流动力学,必要时继续输注血制品。根据凝血功能及全身状况,麻醉科会诊后可选择椎管内麻醉和气管内全身麻醉。

(2)轻型肝炎患者腹部切口可选择横切口,重型肝炎及肝衰竭患者首选腹部正中直切口,减少腹部肌肉撕拉,利于术中出血处理及肝脏探查,尽量避免损伤周围组织器官。术中子宫切口选择常规切口,新生儿娩出时避免产伤,降低术中因产伤导致的新生儿感染。娩出胎儿胎盘后,清理宫腔蜕膜,及时使用强有力的宫缩剂。

(3)缝合子宫切口时采用双层缝合,第一层连续缝合,因部分患者容易术后出现腹水,故子宫第二层缝合建议选取间断"U"式缝合,必要时采用鱼骨线密闭缝合伤口,并放置腹腔引流管,所有手术步骤均应动作轻柔,如术中出现难治性产后出血,生命体征不稳定,必要时切除子宫;冲洗盆腹腔,建议分层密闭缝合关闭腹腔,以防止腹水从伤口渗漏,预防伤口愈合不良及血肿的发生。切口止血有利于切口愈合。术中止血应彻底,必要时可利用电器械止血,谨防盆腔血肿发生。

3. 术后管理

(1)产后出血的预防:妊娠合并乙型肝炎尤其是重型肝炎的产妇多合并凝血功能障碍,术后要继续监测血常规、凝血功能、肝肾功能等指标,必要时继续输注血制品纠正贫血及凝血功能。腹部压沙袋时间可根据情况延长,预防腹壁出血形成血肿,同时密切观察宫缩及出血量,注意盆腹腔引流管及宫腔填塞球囊的引流液情况。

(2)术后根据肝肾功能等指标,继续予以异甘草酸镁、多烯磷脂酰胆碱等药物护肝治疗;黄疸者可予以腺苷蛋氨酸、前列地尔等利胆退黄;如患者存在肝性脑病,可加用门冬氨酸鸟氨酸降血氨治疗;为预防应激性消化道出血,予以口服或静脉质子泵抑制剂护胃治疗。另对于重型肝炎尤其是肝衰竭患者,术后应加强抗感染治疗,必要时予以广谱抗生素如美罗培南或亚胺培南抗感染治疗。肝炎活动期患者术后应继续口服抗病毒药物,不得随意停药。

(3)肝衰竭患者术后应转至肝脏外科ICU进行监护,做好血浆置换、人工肝、血液透析的准备。经验性血浆置换,可以清除体内胆红素及小分子、中分子、大分子毒性物质,连续静脉-静脉血液滤过能清除小分子及部分中分子炎性递质及细胞因子,减轻肝脏负担。两者联合可以清除血液中导致肝肾损伤的有害物质和炎症因子,可以终止肝脏损害,稳定肝肾功能。同时,还应注意预防其他并发症,如心肺功能不全、血液系统异常等。由于重症肝炎肝衰竭恢复期较长,在ICU治疗的同时,产科方面也需注意患者产褥期管理。肝衰竭患者病情危重,不宜哺乳,产后尽早回奶,并且应警惕晚期产后出血的发生。

4. 产后随访　分娩后严格进行病情演变的评估与处理。建议高病毒载量产妇继续抗病毒治疗。妊娠期因肝炎活动接受抗病毒治疗者,产后继续治疗,定期监测肝功生化及DNA指标,感染科定期随访。以单纯阻断母婴传播为目的抗病毒治疗,于产后立即或至产后3个月停药,在此期间停药,不影响ALT的异常率。停药后需加强随访和监测肝肾功能和HBV DNA含量。

五、职业暴露

1. 乙型病毒性肝炎亦属于血源性传染病,伤口处理、记录及上报等按程序处理。

2. 发生乙肝病毒暴露后应在24~48小时内完成自身血清的HBsAg相关调查,血清学随访时间为1年,同时,根据情况进行相应处理:①医务人员未曾接种乙肝疫苗(或接种后无反应者),应在24小时内肌内注射高效价乙肝免疫球蛋白HBIG,效价200IU/ml以上,HBIG注射愈早愈好,最晚不得超过48小时。同时建议实行乙肝疫苗的全程接种0-1-6月方案,每次10μg肌内注射。对接种处理的医务人员进行血清学跟踪。②医务人员已接种乙肝疫苗,抗-HBs滴度≥10IU/ml,只需对其进行血清学追踪。③医务人员已接种乙肝疫苗,但检查无抗-HBs反应,或抗体滴度<10IU/ml,应按未接种疫苗情况处理。

六、母婴传播的预防

预防乙肝母婴传播的有效措施为:妊娠期抗病毒药物治疗+安全分娩+新生儿乙肝疫苗和乙肝免疫球蛋白联合免疫。

1. 抗病毒药物的使用　妊娠期肝功能正常而HBV DNA高载量($>2 \times 10^5$IU/ml)的孕妇,为阻断乙型肝炎病毒母婴传播,建议于妊娠28~32周开始抗病毒治疗。乙型病毒性肝炎活动期或肝硬化的孕妇,无论处于妊娠何期,均建议立即开始抗病毒治疗。抗病毒药物推荐选择替诺福韦或替比夫定,替比夫定耐药者,推荐使用替诺福韦治疗。

2. 安全分娩 围产期传播的大多数发生在婴儿分娩时接触受感染的阴道血液和分泌物的情况下,因此从理论上讲,胎儿宫内监护仪,会阴切开术、胎头吸引器或者产钳助产术等侵入性操作可能会增加传播的风险。胎膜早破是否增加乙型肝炎产时母婴传播目前证据不一致。对于高HBV DNA 病毒载量的孕妇分娩时更应重视以上危险因素。

3. 联合免疫 联合免疫是阻断 HBV 母婴传播的重要措施。国家免疫计划及多部指南建议,新生儿在出生 12 小时内接种乙型肝炎疫苗和 HBIG,按 0-1-6 月程序接种 3 剂乙型肝炎疫苗;早产儿或低体重儿除出生 12 小时内接种乙型肝炎疫苗和 HBIG 外,满 1 月龄后,还需按 0-1-6 月程序接种乙型肝炎疫苗(即 0-1-2-7);危重症新生儿,如极低体重儿、严重出生缺陷、重度窒息和呼吸窘迫综合征等,应在生命体征平稳后尽早接种第 1 剂乙型肝炎疫苗。在乙型肝炎疫苗广泛接种之前,我国 HBV 母婴传播率约为 50%,在 HBeAg 阳性孕妇中高达 72%~ 91%。新生儿接受乙型肝炎疫苗联合乙型肝炎免疫球蛋白后,母婴传播率降至 6%。

4. 喂养指导 慢性 HBV 感染孕妇所生婴儿在接受联合免疫治疗后,可以母乳喂养;产后继续应用替诺福韦治疗者,亦可进母乳喂养。替比夫定继续治疗者母乳喂养安全性的研究数据有限。重型肝炎,尤其是肝衰竭患者病情危重,不宜哺乳。

(侯红瑛 高 倩)

第二节 妊娠合并梅毒

一、概念

梅毒是由梅毒螺旋体引起的一种慢性传染病,可分为早期梅毒和晚期梅毒。梅毒传播以性接触传播为主,妊娠合并梅毒发病率约 2‰~5‰,梅毒螺旋体可通过胎盘垂直感染胎儿,如未经治疗,可导致胎儿自然流产或死产、早产或低体重、新生儿死亡或婴儿感染,不良围产结局发生率为 36%~81%。对妊娠合并梅毒的孕妇进行规范治疗后,可预防 94%~99% 的新生儿先天性梅毒。

二、分娩前评估和准备

1. 病情评估 结合病史、孕期是否接受规范治疗、临床症状、体征及实验室检查综合判断。妊娠合并梅毒属于高危妊娠。所有孕妇首次产检行梅毒血清学检查,梅毒高危孕妇在妊娠末 3 个月及临产前再次筛查,妊娠期在 24~26 周超声检查注意发现胎儿先天性梅毒征象,包括:胎儿肝脾大、胃肠道梗阻、腹水、胎儿水肿、胎儿生长受限及胎盘增大变厚等。超声检查发现胎儿明显受累常常提示预后不良。孕期梅毒的治疗时机及是否规范,与新生儿预后密切相关。

2. 分娩前准备 分娩前详细询问梅毒感染孕妇的病史,与病患认真沟通患病原因、传播途径及新生儿宫内感染等内容,并告知治疗时机和用药,积极定期复查。治疗方案首选青霉素,治疗孕妇梅毒的同时,预防或减少婴儿先天性梅毒。做好分娩时隔离防护措施,必要时请新生儿科医师会诊新生儿情况。

三、分娩方式

妊娠合并梅毒不是剖宫产指征,分娩方式依据产科指征确定,无论哪种分娩方式,分娩过程尽量避免软产道损伤及新生儿产伤。产后胎盘送病理检查,先天性梅毒儿胎盘可表现为水肿增厚,或从胎盘或脐带处可发现梅毒螺旋体。

四、围产期处理

1. 阴道分娩注意事项 进行阴道分娩时应做好隔离,分娩处理时,严格减少各种损伤,减少在分娩过程中新生儿感染梅毒的机会,如胎儿宫内监护仪,会阴切开术、胎头吸引器或者产钳助产术等侵入性操作必须严格掌握操作规范。分娩结束后产房进行彻底消毒。

2. 剖宫产手术 进行剖宫产前,参加手术人员,包括手术医生及护士、麻醉医生,均应了解病情,术中做好防护,手术过程应有条不紊,尽量安排高年资或手术技术熟练的手术医生及助手,做好术中配合,尽量避免术中医务人员职业暴露。

3. 产后管理　新生儿出生后,根据母亲孕期梅毒的治疗时机、是否规范,以及分娩前母亲的非梅毒螺旋体抗体检验结果,对新生儿进行处理。

对梅毒感染孕产妇所生儿童进行定期随访,提供梅毒相关检测直至明确其梅毒感染状态。对出生时非梅毒螺旋体抗原血清学试验阳性且滴度高于母亲分娩前滴度的 4 倍,或暗视野显微镜检测到梅毒螺旋体,或梅毒螺旋体 IgM 抗体检测阳性的儿童,诊断为先天梅毒;对出生时非梅毒螺旋体抗原血清学试验阴性或出生时非梅毒螺旋体抗原血清学试验阳性、滴度低于母亲分娩前滴度 4 倍的儿童进行随访,对随访过程中非梅毒螺旋体抗原血清学试验由阴转阳或滴度上升且有临床症状的儿童,或者随访至 18 月龄时梅毒螺旋体抗原血清学试验仍持续阳性的儿童亦诊断为先天梅毒。对诊断先天梅毒的儿童给予规范的治疗,并上报先天梅毒感染的信息。对出生时非梅毒螺旋体抗原血清学试验阳性、滴度低于母亲分娩前滴度的 4 倍但有先天梅毒临床症状的儿童,应当先给予规范的治疗并随访,18 月龄时梅毒螺旋体抗原血清学试验阳性者诊断为先天梅毒,上报先天梅毒感染的信息。

五、职业暴露

1. 发生梅毒职业暴露后,伤口处理、记录和上报同血源性传染病职业暴露的处理流程。

2. 发生梅毒职业暴露后应在 24~48 小时内行自身梅毒相关的实验室检查。

3. 应在暴露完成自身梅毒相关检查后进行预防性治疗。推荐方案:苄星青霉素 240 万 U,1 次 / 周,共 2~3 次;青霉素过敏的人可采取多西环素 100mg 口服,2 次 /d,连用 14 天;四环素 500mg 口服,4 次 /d,连用 14 天;或头孢曲松 1g 肌内注射,1 次 /d,连用 8~10 天;或阿奇霉素 2g 单次口服。

4. 暴露后随访至少 6 个月(分别于 6 周、12 周、6 个月重复检查),在随访期间特别是在前 6 周到 12 周,应使用避孕套等防止给性伴传播。避免怀孕、献血、捐赠器官、组织及精子等。

六、母婴传播的预防

妊娠期对梅毒孕妇进行及时诊断和规范有效的治疗,是预防梅毒母婴传播的主要措施。国内外研究中,对妊娠合并梅毒规范治疗,二期梅毒治疗后可预防 94% 的新生儿患先天性梅毒,一期梅毒和晚期潜伏梅毒如在妊娠 20 周内治疗,则可预防 99% 的新生儿患先天性梅毒,通过及时诊断和治疗妊娠合并梅毒,99% 的孕妇可获得健康婴儿。

1. 梅毒感染孕妇的孕期规范治疗　对于孕早期发现的梅毒感染孕妇,应当在孕早期与孕晚期各提供 1 个疗程的抗梅毒治疗,共 2 个疗程;对于孕中、晚期发现的感染孕妇,应当立刻给予 2 个疗程的抗梅毒治疗,2 个疗程之间需间隔 4 周以上(最少间隔 2 周),第 2 个疗程应当在孕晚期进行。对临产时发现的梅毒感染产妇也应当立即给予 1 个疗程的治疗。在孕妇治疗梅毒期间应当进行随访,若发现其再次感染或复发,应当立即再开始一个疗程的梅毒治疗。所有梅毒感染孕妇的性伴侣应进行梅毒血清学检测及梅毒治疗。

推荐方案:苄星青霉素 240 万单位,分两侧臀部肌内注射,每周 1 次,共 3 次(即 21 天为一个疗程);或普鲁卡因青霉素 G,80 万单位 /d,肌内注射,连续 15 天为一个疗程。替代方案:若没有青霉素,可用头孢曲松,1g/d,肌内注射或静脉给药,连续 10 天为一个疗程;青霉素过敏者可用红霉素治疗(禁用四环素、多西环素),红霉素 500mg,每天 4 次,口服,连服 15 天为一个疗程。

2. 妊娠合并梅毒新生儿预防性治疗　孕期未接受规范性治疗,包括孕期未接受全程、足量的青霉素治疗,接受非青霉素方案治疗或在分娩前 1 个月内才进行抗梅毒治疗的孕产妇所生儿童应进行预防性治疗;对出生时非梅毒螺旋体抗原血清学试验阳性、滴度不高于母亲分娩前滴度的 4 倍且没有临床表现的儿童也需要进行预防性治疗。出生后应用苄星青霉素 G,5 万单位 /kg,分双臀肌内注射。

3. 先天梅毒患儿的治疗　脑脊液正常者:苄星青霉素 G,5 万单位 /kg,1 次注射(分两侧臀肌)。脑脊液异常者:水剂青霉素 G,每天 5 万单位 /kg,分 2 次静脉滴注,连续 10~14 天;或普鲁卡因青霉素 G,每天 5 万单位 /kg,肌内注射,连续 10~14 天。如无条件检查脑脊液者,可按脑脊液异常者治疗。

(高倩　侯红瑛)

第三节　妊娠合并艾滋病

一、概述

艾滋病，即获得性免疫缺陷综合征（AIDS）。其病原体为人类免疫缺陷病毒（HIV），亦称艾滋病病毒。主要经性接触（包括不安全的同性、异性和双性性接触）、血液及血制品（包括共用针具静脉注射毒品、不安全规范的介入性医疗操作、文身等）、经母婴传播（包括宫内感染、分娩时和哺乳传播）。HIV 是全球范围内重要的公共卫生问题，尤其是发展中国家。

二、分娩前准备及评估

1. 病情评估　从初始感染 HIV 到终末期，与 HIV 相关的临床表现是多种多样的。HIV 感染的全过程可分为急性期、无症状期和艾滋病期；但因为影响 HIV 感染临床转归的主要因素有病毒、宿主免疫和遗传背景等，所以在临床上可表现为典型进展、快速进展和长期缓慢进展 3 种转归，出现的临床表现也不同。

HIV/AIDS 的诊断需结合流行病学史、临床表现和实验室检查等进行综合分析。HIV/AIDS 的实验室检测主要包括 HIV 抗体检测、HIV 核酸定性和定量检测、CD4$^+$T 淋巴细胞计数、HIV 耐药检测等。

2. 分娩前准备　对于已确定 HIV 感染的孕妇，主动提供预防艾滋病母婴传播咨询与评估，由孕产妇及其家人在知情同意的基础上做出终止妊娠或继续妊娠的决定。对于选择继续妊娠的孕妇，应给予优质的孕期保健、产后母乳喂养等问题的咨询，并采取相应的抗病毒干预措施，帮助其及早确定分娩医院，尽早到医院待产。所有感染 HIV 的孕妇应在条件允许的情况下，尽量转至专科医院进行分娩。

三、分娩方式

根据英国妊娠和产后 HIV 管理指南，对于服用抗反转录病毒治疗的妇女，应根据 36 周血浆 HIV 病毒载量检查结果决定分娩方式。

1. 阴道分娩　适用于无产科阴道分娩禁忌证，36 周时检查血浆病毒载量小于 50 HIV RNA 拷贝/ml 的女性。分娩时尽量避免可能增加 HIV 母婴传播危险的会阴侧切、人工破膜、使用胎头吸引器或产钳助产、宫内胎儿头皮监测等损伤性操作，减少在分娩过程中 HIV 传播的概率。新生儿出生后应及时使用流动的温水进行清洗，用洗耳球清理鼻腔及口腔黏膜，缩短新生儿接触母亲血液、羊水及分泌物的时间。清理过程操作手法应轻柔，避免损伤皮肤和黏膜。

2. 剖宫产　① 36 周时检查血浆病毒载量为 50~399 HIV RNA 拷贝/ml 的孕妇，结合病毒载量、持续治疗时间、依从性问题、产科因素和孕妇及家属的意见决定。② 36 周时病毒载量 ≥ 400HIV RNA 拷贝/ml，建议择期剖宫产终止妊娠。③预防 HIV 母婴传播的择期剖宫产应在 38~39 周之间实施。

四、围产期处理

1. 一旦发现艾滋病感染孕产妇，无论其是否进行 CD4$^+$T 淋巴细胞计数和病毒载量检测，也无论其检测结果如何，都要尽快开始抗病毒治疗。

2. 分娩前从未接受过抗反转录病毒治疗或 HIV RNA>400 拷贝/ml，或未知 HIV RNA 水平，可用齐多夫定，首剂 2mg/kg 静脉注射，然后 1mg/（kg·h）持续静滴直至分娩。

3. HIV 感染母亲所生儿童应在出生后尽早（6~12 小时内）服用抗病毒药物。HIV 阳性孕产妇急产的新生儿，国内外共识是应用三药治疗（但是一定要配备相关的感染科和儿科医生，承担儿童并发症的诊疗）。

4. 产后母婴管理　所有感染 HIV 的孕妇均应终生接受抗反转录病毒治疗。产妇应在产后 4~6 周内由多学科团队（MDT）的相关成员进行复查，必要时进行心理健康的评估。对产妇提供避孕措施，结合抗反转录病毒药物的选择，给予妇女最佳的避孕方案。HIV 感染孕产妇所生儿童满 1、3、6、9、12 和 18 月龄时分别对其进行随访，提供常规保健、生长发育监测、感染状况监测、预防营养不良指导、免疫接种等服务，并详细记录随访的相关信息。

五、母婴传播的预防

预防艾滋病母婴传播应该综合考虑 3 个原则：①降低 HIV 母婴传播率；②提高婴儿健康水平和婴儿存活率；③关注母亲及所生儿童的健康。预防艾滋病母婴传播的有效措施为：尽早服用抗反转录病毒药物干预＋安全助产＋产后喂养指导。

1. 抗反转录病毒药物干预　所有感染 HIV 的孕妇不论其 CD4$^+$T 淋巴细胞计数多少或临床分期如何，均应终生接受 HAART。首选方案：替诺福韦/恩曲他滨（或替诺福韦＋拉米夫定或阿巴卡韦/拉米夫定或阿巴卡韦＋拉米夫定）＋洛匹那韦/利托那韦（或拉替拉韦）。婴儿应在出生后尽早（6~12 小时内）开始服用抗病毒药物，首选奈韦拉平（NVP）或齐多夫定（AZT）。

2. 阴道分娩和剖宫产手术中尽量避免损伤性操作及新生儿产伤，降低在分娩过程中 HIV 传播的概率。

3. 应当对 HIV 感染孕产妇所生儿童提倡人

工喂养，避免母乳喂养，杜绝混合喂养。对于因不具备人工喂养条件而选择母乳喂养的感染产妇及其家人，要做好充分的咨询，指导其坚持正确的纯母乳喂养，且在整个哺乳期间必须坚持抗病毒治疗，喂养时间最好不超过 6 个月，同时积极创造条件，尽早改为人工喂养。

六、职业暴露

1. 发生 HIV 职业暴露后，伤口处理、记录和上报同血源性传染病职业暴露的处理流程。

2. 其次进行预防性用药，首选推荐方案为替诺福韦/恩曲他滨＋拉替拉韦或多替拉韦等整合酶抑制剂，在发生 HIV 暴露后尽可能在最短的时间内（尽可能在 2 小时内）进行预防性用药，最好不超过 24 小时，但即使超过 24 小时，也建议实施预防性用药。用药疗程为连续服用 28 天。

3. HIV 职业暴露后的监测　发生 HIV 职业暴露后立即、4 周、8 周、12 周和 6 个月后检测 HIV 抗体。一般不推荐进行 HIV p24 抗原和 HIV RNA 测定。

（高　倩　侯红瑛）

第四节　妊娠合并生殖道感染相关疾病

一、概念

妊娠合并常见的生殖道感染相关疾病包括生殖器疱疹和 HPV 感染导致的尖锐湿疣。

生殖器疱疹是由单纯疱疹病毒（HSV）感染外阴、肛门生殖器皮肤黏膜引起的性传播疾病。导致生殖器疱疹的单纯疱疹病毒有 HSV-1 型和 HSV-2 型，多数生殖器疱疹由 HSV-2 引起，主要表现为生殖器或肛门周围散在或者簇集小水泡或溃疡。在发达国家，近年来 HSV 生殖器感染率普遍呈上升趋势。在我国，HSV-2 血清学阳性率约为 10.80%~23.56%。HSV 主要通过性接触传播，还可经过母婴传播。妊娠期生殖器疱疹致新生儿受累者，约 85% 是分娩时经产道而感染，10% 为产后感染，仅 5% 为宫内感染，从而导致早产、胎儿生长受限、新生儿皮肤感染、神经系统感染等。

人乳头瘤病毒（HPV）感染是常见的女性下生殖道感染，属于性传播感染。主要通过性生活

接触传播，也存在垂直传播，主要是胎儿通过产道时因吞咽含 HPV 的羊水、血、分泌物而感染，也存在宫内垂直传播。育龄妇女感染率高，妊娠期 HPV 的感染率约 20%~30%。根据 HPV 亚型，致病力大小或致癌危险性大小不同可分为低危型和高危型两大类。高危型 HPV 感染具有致癌潜能，低危型则易导致生殖道及肛周疣，其中 HPV6、11 亚型与 90% 的生殖道疣以及 96% 的尖锐湿疣有关。HPV 感染过程通常分为潜伏感染期、亚临床感染期、临床症状期和 HPV 相关的肿瘤期。

二、孕期筛查与治疗

1. HSV　孕期对有 HSV 感染史、有临床症状或可疑病变的孕妇，进行生殖器疱疹的实验室检测。临床常用的实验室检查方法包括：病毒培养、HSV-DNA 扩增、HSV 抗原检测以及 HSV 特异性抗体的检测。

孕早及孕中期使用阿昔洛韦的安全性尚未得

到证实,故孕36周前的孕妇发生复发感染发作时不推荐进行抗病毒治疗,但如果症状非常严重或孕妇不能耐受时,可采取个性化的治疗。此时需尽量避免使用抗病毒新药,而使用最低有效剂量的阿昔洛韦进行治疗。如果发生了胎膜早破且需要延长孕周,则建议立即进行抗病毒治疗,直至分娩。活动期感染的产妇,如果乳房没有活动性损伤,可以进行哺乳,哺乳期可继续使用阿昔洛韦和伐昔洛韦。

2. HPV　应常规对妊娠前的女性开展宫颈高危型HPV分型检测和液基细胞学检查,如检测结果阳性,建议阴道镜检查,阴道镜发现可疑病灶,给予宫颈活检,如发现宫颈癌或癌前病变,待宫颈病变治愈后,再考虑生育。妊娠期HPV感染多为一过性,且目前没有针对妊娠期HPV感染的治疗手段,如果盲目进行HPV DNA筛查不仅无法进行治疗,还可能引起孕产妇焦虑情绪。因此妊娠期不建议常规行HPV DNA筛查,仅当细胞学检测提示异常时作为补充检查方法。孕期不推荐预防性HPV疫苗接种。

低危型HPV感染导致的尖锐湿疣,在妊娠早期应尽早采用物理方法如液氮冷冻或手术治疗。人工流产可增加患盆腔炎性疾病和HPV上行感染的危险性。高危型HPV感染导致宫颈癌前病变,对于有生育要求的年轻女性,孕前CIN根据阴道镜检查的具体发现来进一步处理。孕期CIN消退的现在较多见,进展至更高级别病变的比例很低。一般建议如果孕期发现CIN,可以保守观察而无需进一步处理。

三、分娩方式及预防母婴传播的注意点

1. HSV　有生殖器活动性疱疹或前驱症状者建议剖宫产分娩,即使病变远离外阴,例如位于臀部或者大腿上,由于仍存在同时感染宫颈或者阴道病毒的风险,同样建议剖宫产分娩。如果发生胎膜早破,剖宫产的预防作用会随着破膜时间延长而减弱,为了预防新生儿疱疹,剖宫产应尽量在胎膜破裂的四个小时之内实施。

有感染但分娩时没有活动性生殖器病变,不是剖宫产指征,可密切监护下进行阴道分娩。分娩时应避免有创操作,如人工破膜、使用头皮电极、胎头吸引器或者产钳助产术等,尽量减少新生儿暴露于HSV的机会。

2. HPV　HPV感染或妊娠合并尖锐湿疣并不是剖宫产指征。有观点认为,低危型HPV的孕妇,经产道分娩时传播给婴儿可引起幼年性喉乳头状瘤,尤其是6和11型HPV,但剖宫产能否预防婴幼儿呼吸道乳头瘤的发生,目前仍存在争议,因为新生儿喉乳头状瘤的发病率非常低,并且剖宫产虽能够降低新生儿经阴道接触HPV导致感染的风险,但并不能完全阻断感染,胎儿还可能通过宫内传播方式感染HPV。所以剖宫产并不能完全阻断母婴间的垂直传播。如病灶局限于外阴部,可经阴道分娩,若病灶广泛存在于外阴、阴道、子宫颈,阻塞产道,阴道分娩极易发生软产道裂伤,导致严重出血,最好在胎膜未破前行剖宫产。

(侯红瑛　高　倩)

第五节　新型冠状病毒肺炎孕产妇分娩及手术管理

2019年12月,湖北省武汉市出现了新型冠状病毒肺炎疫情,2020年1月21日,该病作为急性呼吸道传染病纳入《中华人民共和国传染病防治法》规定的乙类传染病,按甲类传染病管理。

2020年1月12日,世界卫生组织(WHO)将其命名为2019冠状病毒(Corona Virus Disease 2019,COVID-19)。

新型冠状病毒属于β属的冠状病毒,有包膜,颗粒呈圆形或椭圆形,常为多形性,直径60~140nm。其基因特征与SARS-CoV和MERS-CoV有明显区别。目前研究显示与蝙蝠SARS样冠状病毒(bat-SL-CoVZC45)同源性达85%以上。体外分离培养时,新型冠状病毒96个小时左右即可在人呼吸道上皮细胞内发现,而在Vero E6和Huh-7细胞系中分离培养需约6天。

鉴于孕产妇特殊的病理生理特点,临床管理与普通人群不完全相同。尤其是分娩期存在过度通气导致呼吸道病毒暴露的可能性,羊水、阴道分泌物、血性液体喷溅等均可能增加病毒传播的风险,需要做好全方位精细化的管理。

一、分娩时机

根据中华医学会发布的《妊娠期与产褥期新型冠状病毒感染专家建议》的专家组意见:SARS-CoV-2 感染不是终止妊娠的指征,终止妊娠时机宜个体化;主要取决于母体的疾病状况、孕周以及胎儿的宫内情况;在保障孕产妇安全前提下,应结合孕周予以考虑。

1. 新型冠状病毒感染孕产妇是否有提前终止妊娠的产科指征,如前置胎盘、先兆子痫、臀位等,需要根据产科具体情况进行判断,掌握好终止妊娠的时机。

2. 若新型冠状病毒感染孕产妇没有提前终止妊娠的产科指征,但是经治疗母体新型冠状病毒感染的病情未见好转,不宜继续妊娠,可考虑终止妊娠。

3. 若新型冠状病毒感染孕产妇诊断为重型或危重型,应保障孕产妇安全,不论孕周大小,应考虑提前终止妊娠。

4. 对于轻型或普通型新型冠状病毒感染孕产妇是否应当适度提前终止妊娠,仍待商榷。但在疫情严峻的特殊情况下,妊娠 32~34 周以后及时终止妊娠可能有益于孕产妇后续的治疗及其安全。

总之,目前的产科专家的观点普遍认为:终止妊娠需根据孕产妇病情,母亲安全优先的原则,同时需多学科讨论,结合重症医学专家的意见处理。

二、分娩方式

建议尽可能采取剖宫产术终止妊娠:

1. 减少孕产妇在分娩过程中因体力消耗而导致的抵抗力下降,避免病情进一步加重。

2. 产程中孕产妇过度通气、羊水、阴道流血及阴道分泌物等增加感染防控难度。

3. 产程中一旦发生突发问题需要中转剖宫产手术时,可能因感染防控措施难以快速到位,增加包括医务人员在内的病毒感染扩散的风险。

4. 重型或危重型 COVID-19 孕产妇需在多学科共同讨论及管理下选择剖宫产术分娩。

三、围产期的管理及感染防护

制定分娩预案:包括分娩前准备、产时防护、产程中监护及管理、新生儿抢救准备、紧急剖宫手术预案等。在保障孕产妇及新生儿安全的前提下,重点强调在分娩全程中加强医务人员感染防控。

1. 医院分娩室应设"两门、三通道"。

(1)两门:即划分清洁区、潜在污染区(缓冲区)和污染区,三区之间应有门隔开并有明显标志。

(2)三通道:病人通道、工作人员通道、污物通道。

2. 疑似和确诊患者分别安置于负压产室。如没有负压产室,应安置在远离其他产室且通风良好的独立产室,并注意风向,风向应吹向污染区,避免工作区域污染。

3. 分娩期防护必须贯穿整个分娩过程,包括阴道检查、人工破膜等。

4. 减少房间内的物品,减少助产人员,即 2~3 名技术娴熟的医生和助产士。

5. 医务人员进行严密防护　使用一次性帽子、一次性防护服、鞋套、N95 防护口罩、护目镜/面屏防护,双层手套罩住防护服衣袖。并严格按照"七步洗手法"使用含酒精或过氧化氢的消毒液进行手部消毒。

四、围手术期的管理及感染防护

疑似或确诊 COVID-19 孕产妇的剖宫产术与普通剖宫产术主要的区别在于防控病毒传播。手术预案的内容应涵盖环境、设备和物资要求,COVID-19 的感染传播防控是重中之重。

1. 术前准备

(1)制定各环节的人员分工:术前需产科、麻醉科、呼吸科、儿科和手术护士共同制定手术和防护方案。特殊需求请提前说明,例如胎盘植入患者手术需准备分腿床、加温毯、加温输血仪等。确定 COVID-19 孕产妇及新生儿专用转运通道,转运人员防护要求及转运通道消毒措施等。提前准备新生儿转运暖箱及设备。进入污染区的医务人员需要三级防护,转运新生儿的医务人员在缓冲区交接,采取二级以上防护,并用专用转运暖箱或车将新生儿转运至新生儿隔离观察区域。

(2)患者转运:疑似或确诊 COVID-19 的孕产妇应全程佩戴医用外科口罩,按事先确定的从接诊区域转运至手术室的路线,用专用转运电梯。提前清空无关人员、关闭门窗、空调,转运完成后及时消毒,避免造成院内感染(患者之间、患者与医务人员之间等)。术后尽快将患者使用专用转运电梯及转运通道送回隔离病房或负压病房,并完成通道和电梯消毒。

2. 术中准备

(1) 手术间:疑似或确诊 COVID-19 孕产妇的手术尽可能在负压手术室完成。术前将不用的设备尽量移出手术间,并将空调回风口用 1 000mg/L 含氯消毒剂纱布包裹。术中保持手术间房门关闭,并做明确标识提醒其他医务人员避免误入。

(2) 医务人员的防护:所有参与手术的人员按照三级防护,由于剖宫产手术羊水或血液喷溅风险大,建议同时带护目镜和面屏。

(3) 手术人员分工:尽量减少手术人员数量,由高年资医师手术,新生儿科医师提前到场准备。手术间外缓冲区备医务人员进行协调,必要时负责传递手术中临时需要的紧急物品等,缓冲区医务人员按照二级以上防护。

(4) 物品准备:尽量使用一次性手术包及用品。按照感染控制要求对涉疫情的物品和器械等进行明确标识,独立区域放置并优先消毒处理。

3. 麻醉方式　建议采用椎管内麻醉,以降低插管、拔管过程中的病毒传播可能性。已行气管插管的 COVID-19 孕产妇,可采取全身麻醉下剖宫产手术。麻醉医师严格采用三级防护,特别预防气管插管过程中的暴露感染。

五、分娩后新生儿早期管理

为减少新生儿暴露感染,疑似或确诊孕产妇分娩的新生儿尽早结扎脐带,及时清洁母血及羊水,不进行脐带挤压、不延迟脐带结扎,尽早评估后转运至新生儿科,转运过程需注意防护隔离,建议使用婴儿暖箱。

1. 疑似或确诊 2019-nCoV 感染产妇分娩的重症新生儿以及疑似或确诊 2019-nCoV 感染的新生儿转入新生儿隔离诊治病区。

2. 转入隔离观察病区或隔离诊治病区后,隔离观察或诊治的期限需 14 天以上;达此期限一般情况良好者,若母亲解除隔离患儿亦可解除隔离,若母亲仍在隔离期间,新生儿可出院家庭护理。

六、产程中及分娩后的标本采集

规范处置流产胚胎、胎儿及胎盘等组织。按照国家卫生健康委员会《新型冠状病毒实验室生物安全指南(第二版)》等,对 COVID-19 孕妇的胎盘,应按传染性疾病污物处理。

1. 当需要行胎盘组织样本检测时,按相关规定处置。建议分娩时有条件者立即采集脐血、羊水和新生儿的咽拭子、痰、下呼吸道分泌物、血液等标本检测,判断新生儿是否感染新型冠状病毒。

2. 分娩后送检以提高检出阳性率,还可采集胎盘组织检测是否存在病毒感染所致胎盘炎症改变,以明确是否存在胎盘垂直传播。

七、医务人员术后处理

1. 术后在手术间(污染区)脱去最外层手套、面屏、手术衣及外层帽子、鞋套。

2. 在手术间缓冲区脱去内层防护服、长腿套、手套,并进行手部清洁。

3. 消毒后进入清洁区,在清洁区进行淋浴、更换工作衣。确认没有感染暴露的人员可以免除隔离。否则应进行为期 14 天的医学观察,观察期间出现异常应及时就医。

八、术后物品处理

1. 少量患者血液、体液等污染的物体表面应使用一次性吸水材料蘸取 5 000~10 000mg/L 含氯消毒剂小心移除。大量血液、体液等污染时,应使用一次性吸水材料覆盖,使用 5 000~10 000mg/L 含氯消毒剂浇在吸水材料上,30 分钟后,小心清除干净。

2. 物体表面用 1 000mg/L 含氯消毒剂等擦拭。

3. 室内空气使用过氧化氢,按照 $30ml/m^2$ 的剂量喷雾→作用 30 分钟→常规擦拭清洁消毒→再喷雾→再作用 30 分钟→通风处理。

4. 可复用的医疗器械用 2 000mg/L 含氯消毒剂浸泡,经初步处理放在专用器械箱内。一次性废弃物按照医疗废物管理,双层密闭包装。涉疫情医疗垃圾或器械在转运前需在外包装再次使用 1 000mg/L 含氯消毒剂全面消毒,并有清晰标识,与医疗废物收集人员重点交接,优先转运。

5. 胎盘按照涉疫情人体组织处理,用两层标本袋装好,并外喷 1 000~2 000mg/L 含氯消毒剂后,进行焚烧处理。

九、职业暴露

1. 皮肤被污染物污染时,应立即消除污染物,再用一次性吸水材料蘸取 0.5% 碘伏或 3% 过氧化氢消毒剂擦拭消毒 3 分钟以上,使用清水清洗干净。

2. 眼睛等黏膜被污染物污染时,应用大量生理盐水冲洗或 0.05% 碘伏冲洗消毒。

3. 针刺伤等锐器职业暴露后,立即在伤口旁由近心端向远心端轻轻挤压,挤出损伤处的血液,用肥皂液和流动水进行冲洗,再用 75% 酒精或 0.5% 碘伏消毒,包扎伤口。

4. 呼吸道暴露后,用大量的生理盐水或过氧化氢漱口,并根据暴露情况评估是否需要医学观察,需医学观察者,居家隔离 14 天,观察期间如出现呼吸道症状,立即至发热门诊就诊。

5. 职业暴露者可酌情服用抗病毒药进行预防。

(肖 梅 赵 蕾)

参考文献

1. 赵英仁,王贵强,张文宏,等.中国乙型肝炎病毒母婴传播防治指南 (2019 年版).中华传染病杂志, 2019, 37 (7): 388-396.

2. Society for Maternal-Fetal Medicine (SMFM). #38: Hepatitis B in pregnancy screening, treatment, and prevention of vertical transmission. Am J Obstet Gynecol, 2016, 214 (1): 6-14.

3. 中华医学会妇产科学分会感染性疾病协作组,樊尚荣,等.妊娠合并梅毒的诊断和处理专家共识.中华妇产科杂志, 2012, 47 (2): 158-160.

4. World Health Organization. WHO guideline on syphilis screening and treatment for pregnant women. World Health Organization, 2017.

5. Curry S J, Krist A H, Owens D K, et al. Screening for syphilis infection in pregnant women: US Preventive Services Task Force reaffirmation recommendation statement. JAMA, 2018, 320 (9): 911-917.

6. 中国疾病预防控制中心性病控制中心,王千秋,等.梅毒、淋病、生殖器疱疹、生殖道沙眼衣原体感染诊疗指南 (2014). 2014, 47 (5): 365-372.

7. 中华医学会感染病学分会艾滋病丙型肝炎学组,马萍,等.中国艾滋病诊疗指南 (2018 年版).中华内科杂志, 2018, 57 (12): 867-884.

8. Gilleece Y, Tariq S, Bamford A, et al. British HIV Association guidelines for the management of HIV in pregnancy and postpartum 2018. HIV medicine, 2019, 20 (S3): S2-S85.

9. Swamy G K, Riley L E. Assessment and Treatment of Pregnant Women With Suspected or Confirmed Influenza. Obstetrics and Gynaecology, 2018, 132 (4): E169-E173.

10. Money D M, Steben M. No. 208-Guidelines for the management of herpes simplex virus in pregnancy. Journal of Obstetrics and Gynaecology Canada, 2017, 39 (8): e199-e205.

11. 陆小年,徐金华.尖锐湿疣治疗专家共识 (2017).临床皮肤科杂志, 2018 (2): 23.

12. 薛凤霞,刘宏图,刘朝晖.女性下生殖道人乳头瘤病毒感染诊治专家共识.中国实用妇科与产科杂志, 2015, 31 (10): 894-897.

13. 国家卫生健康委.关于印发新型冠状病毒肺炎诊疗方案 (试行第七版) 的通知. 2020.

14. 蒲杰,刘兴会.新型冠状病毒肺炎疫情下围产期全程防控的分类管理建议.中华妇产科杂志, 2020, 55 (3): 153-156.

15. 国家产科医疗质量管理和控制中心.新型冠状病毒肺炎孕产妇分娩期管理建议.中华妇产科杂志, 2020, 55 (3): 150-152.

Practical Obstetric Surgery

第十九章

产科手术切口管理

第一节　会阴切口管理

一、切口选择

文献报道,会阴切口有多种类型,包括:会阴正中切口、改良的会阴正中切口、J形切口、会阴斜侧切口、会阴侧切口、会阴前正中切口等,目前尚没有会阴切口命名的国际标准,临床上较常用的是会阴正中切口和会阴斜侧切口。

会阴正中切口易于操作和修复,可以减轻产后疼痛及产后性交困难,然而,会阴正中切开术增加肛门括约肌(Ⅲ度会阴裂伤)或直肠(Ⅳ度会阴裂伤)损伤的风险。会阴斜侧切开术可降低Ⅲ、Ⅳ度会阴裂伤的可能性,但会阴斜侧切开术的缺点包括修复困难、失血较多、产后早期不适、性交困难等。

二、切口管理

(一)术前

会阴切口的术前管理主要是把握手术指征及做好术前准备工作。

限制性会阴切开术是目前最佳选择,不建议常规行会阴切开术,鼓励医生根据临床判断来决定何时需要进行会阴切开术。没有足够的客观的证据来明确会阴切开术的适应证。被认可的会阴切开适应证包括:①会阴组织弹性差:过紧(充分扩张不足以娩出胎头)、水肿或脆性增加、瘢痕等,估计分娩时会阴裂伤不可避免者;②因母儿有病理情况急需结束分娩者;③产钳或胎头负压吸引助产者(视母胎情况和手术者经验决定);④早产胎头明显受压者。

术前准备:①在进行会阴切开术之前,必须征得患者的同意,在时间允许的情况下有必要针对会阴切开术的风险、益处和替代方案进行明确沟通,让孕妇充分知情;②评估会阴条件决定会阴切口的类型;③确保充分麻醉。

(二)术中

会阴正中切口应从会阴后联合开始,避开前庭腺体,向下切开会阴体。每个孕妇的理想切口长度是不同的,因为它取决于会阴体的相对大小。会阴斜侧切口也从会阴后联合开始,切口应横向,与中线呈45~60度角,避开肛门括约肌。会阴切开术的顶点必须充分暴露以确保止血。

分娩后必须仔细检查有无会阴裂伤,并进行直肠检查以评估肛门括约肌及直肠有无损伤。Ⅰ度会阴裂伤可以用可吸收线连续缝合或使用黏合剂闭合;Ⅱ度会阴裂伤需分层缝合,皮下组织建议使用可吸收缝线进行连续缝合,皮肤可以用可吸收线皮内缝合或使用黏合剂闭合。对于全层肛门外括约肌损伤,一定要做到肌肉端端修复或重叠修复。第二产程过程中行会阴按摩(助产士把润滑的两个手指放入孕妇阴道内,朝着直肠方向向下按压阴道,然后向两侧移动手指)有助于减少Ⅲ、Ⅳ度裂伤的发生。

如果术中创面出血,通过压迫或缝扎的方法多数可以止血,但极少数情况下会形成大的血肿,需清除血肿并缝合。阴道口以及会阴缝合区域邻近肛门,容易受到污染,因此,一定要注意无菌操作。

(三)术后

术后注意事项:①监测生命体征、伤口感染的症状和体征、产妇是否疼痛和有无尿失禁等情况;②保持外阴清洁,教育患者如何进行适当的伤口护理,但除非有感染高危因素,并不常规应用抗生素;③如果有会阴肿胀疼痛,24小时以内可湿敷冰袋,24小时以后可以用硫酸镁湿热敷,或进行超短波、红外线照射。若疼痛明显,可适当应用解热镇痛药物;④对Ⅲ、Ⅳ度会阴裂伤的患者,可以应用缓泻剂软化大便,预防便秘的发生。

有Ⅲ、Ⅳ度会阴裂伤病史的妇女再次阴道分娩时会阴裂伤复发风险存在较低,可根据孕妇及胎儿具体情况尝试阴道试产。然而,在告知相关风险后,如果患者要求进行剖宫产,应放宽剖宫产手术指征。

(赵先兰　赵会丹)

第二节 剖宫产手术切口管理

尽管剖宫产手术在世界范围内被广泛应用，但世界范围内剖宫产技术的共识尚未达成，手术技术的实施一般取决于操作者的个人经验和偏好、患者的特点以及干预的时机和紧迫性。

剖宫产术是一类手术的集合，绝非某一特定的手术。根据剖宫产手术指征的不同，手术分级也不同，手术难易程度及操作过程也不尽相同。如胎位异常剖宫产术、阴道试产失败的剖宫产术、前置胎盘胎盘植入患者的剖宫产术、瘢痕子宫患者的重复剖宫产术、5分钟紧急剖宫产术、合并多发性子宫肌瘤的剖宫产术、合并症患者的剖宫产术、危重症患者的剖宫产术等。剖宫产切口管理的具体措施在总的原则下可以适当调整。

一、切口选择

（一）腹壁切口的选择

1. 腹壁横切口　与纵切口相比，选择横切口的孕产妇手术后切口不适感的发生率更低，比较美观。腹壁横切口包括：

（1）Joel-Cohen切口：切口位于双侧髂前上棘连线下大约3cm处，切口呈直线。缺点是位置偏高，不够美观。

（2）Pfannenstiel切口：切口位于耻骨联合上两横指（3cm）或下腹部皮肤皱褶水平略上，切口呈浅弧形，弯向两侧髂前上棘。其切口位置偏低较为美观，切口张力小，术后反应轻微，切口更容易愈合。

2. 腹壁纵切口　位于脐耻之间下腹部正中，长约10~12cm。其优点为盆腔暴露良好，易掌握与操作；其不足之处为术后疼痛程度较重，切口愈合时间较长，不够美观。

特殊疾病剖宫产腹壁切口的选择：①对于合并胎盘植入患者的剖宫产术，多数国外的共识推荐选择下腹部纵切口，利于盆腹腔更好的暴露及特殊子宫切口的选择，但应个体化，亦可选择原腹壁横切口并适当延长达到更好的术野暴露，满足进一步选择合适的子宫切口利于术中止血的要求，同时也减少手术创伤。②对合并症患者可根据病情需要个体化选择腹壁切口，如合并心

功能不全的患者可适当延长腹壁切口利于胎儿娩出，合并急腹症的患者多选择腹壁纵切口利于探查。

（二）子宫切口选择

子宫下段横切口损伤小，再次妊娠时子宫破裂发生率低，已经成为剖宫产的首选手术方式，多选择子宫下段中上1/3处的横切口，膀胱子宫反折腹膜下1~2cm，长约10cm。子宫下段形成良好时建议钝性分离打开子宫，这样可减少失血以及产后出血的发生率。是否下推膀胱目前尚无统一的结论。

特殊情况子宫切口选择：合并前置胎盘或胎盘植入的孕妇避开胎盘中央附着部位酌情选择子宫切口位置，如胎盘上缘子宫体部横切口、子宫双切口、J形切口等。

二、切口管理

（一）术前

术前管理主要包括：抗生素应用预防感染和皮肤消毒。

1. 抗生素预防性应用

（1）剖宫产手术切口分类：剖宫产切口通常被归类为Ⅱ类切口，既有皮肤菌群感染的风险，同时也有阴道菌群感染的风险。在考虑预防性抗生素应用种类、皮肤切口准备和阴道准备时，需要考虑这些微生物感染的风险。

（2）抗生素种类：剖宫产术前预防性使用抗生素，可选用第一代头孢菌素针对皮肤菌群进行感染预防。在产程中中转手术或胎膜破裂的妇女中，尤其注意预防感染。

（3）抗生素应用时机：既往由于担心胎儿暴露，这些抗生素通常是在钳夹脐带后使用。然而，近期更多的研究及共识推荐在剖宫产前30~60分钟使用抗生素，这样可以降低伤口感染的风险。

2. 消毒　包括皮肤准备及阴道准备两个部分，对于剖宫产前的腹部皮肤消毒，氯己定醇比聚维酮碘溶液更可取，强调消毒范围要足够，消毒需彻底。对于进入产程或胎膜早破的孕妇，在剖宫产前使用聚维酮碘溶液阴道制剂进行阴道擦洗是

否可降低感染的发生尚不明确。

（二）术中

1. 缝合腹壁各层 ①关腹腔之前，要清理腹腔，检查是否有活动性出血、清点纱布和器械。②酌情缝合脏腹膜和壁腹膜。③肌层是否常规闭合目前尚无定论。④连续或间断缝合筋膜组织。⑤酌情缝合皮下组织。现无高质量的证据明确对皮下组织进行缝合的优劣，有一些研究指出对于皮下组织深度大于4cm的情况，缝合皮下组织可以减少切口裂开的风险。⑥皮肤可间断缝合或连续皮内缝合，亦可选用钉皮钉或医用胶闭合，三种方法在伤口感染及并发症方面总体上没有差异，但皮内缝合和医用胶闭合皮肤切口美容效果更佳。

2. 缝合子宫切口 单层缝合子宫切口的安全性和效果尚不明确。目前，建议采用双层连续缝合子宫切口。注意子宫切口两边侧角的缝合，缝合应于切口侧角外0.5~1.0cm开始；第一层单纯连续缝合子宫肌层全层，第二层单纯连续缝合子宫肌层中外1/3~1/2；要注意针距、缝针距切缘的距离及缝线松紧度。

（三）术后

1. 切口护理 每天都要对切口进行检查，不必每天换药，但需明确敷料有无渗液、切口周围有无红肿，监测生命体征，特别是体温。现有研究对术后换药时间及敷料类型的选择暂无明确更优的推荐。

2. 术后切口疼痛的管理 术后给予含有阿片类镇痛药物的镇痛泵，可缓解剖宫产术后的切口疼痛。也可使用非甾体抗炎药镇痛，以促进恢复。

3. 出院时指导 告知产妇出院后保持伤口清洁干燥，注意切口有无红肿、皮温升高、渗液等感染的症状，有感染迹象需要及时就医。

（四）肥胖患者腹壁切口管理

肥胖患者切口感染、脂肪液化风险增加，但目前对于肥胖患者切口管理方面的研究相对较少，大多问题尚未得出确定性意见，临床工作中可根据既往经验酌情处理。①对于肥胖孕妇，术前是否需要增加抗生素的应用剂量尚需进一步随机对照研究，现有研究显示增加抗生素的剂量可能有益；②对于肥胖患者，横切口与纵切口的优势尚无定论，但横切口可以降低切口张力并减少并发症；③对于肥胖患者，若需紧急手术，决定手术至娩出胎儿的时间间隔较长，临床工作中若遇此类情况，应早做准备。④预防性负压伤口治疗对肥胖妇女切口愈合可能有用，但尚有较大争议。

（赵先兰 赵会丹）

第三节 产科手术切口愈合不良的处理

切口愈合是一个复杂的过程，可分为三个阶段：炎症期或渗出期、纤维组织增生期、瘢痕形成修复期。切口愈合不良指切口愈合的三个阶段出现明显的停滞或延迟导致切口长时间不愈合。

切口愈合不良主要表现为感染、裂开、血肿形成、积液或积脓、脂肪液化、瘢痕过度增生或挛缩等，主要发生于一些有高危因素的孕产妇。子宫、腹壁及会阴切口愈合不良的表现形式及处理方法稍有不同。

手术部位感染（surgical site infection，SSI）是最常见的引起切口愈合不良的原因，根据感染的深度不同可分为浅表切口感染（感染仅涉及皮肤及皮下组织）、深部切口感染（感染涉及筋膜层和肌肉层）及器官或腔隙感染（腹腔或子宫）。剖宫产术后切口感染常表现为浅表切口感染、深层切口感染和子宫内膜炎，少数情况下表现为腹腔或子宫脓肿。

一、子宫切口愈合不良

随着全世界剖宫产率的上升，剖宫产并发症也随之增加。包括近期并发症及远期并发症，近期并发症主要有切口感染、裂开、血肿形成、产后出血、周围脏器损伤；远期并发症主要有盆腹腔粘连、子宫内膜异位症、不孕、再次妊娠时瘢痕妊娠、前置胎盘、胎盘植入、子宫破裂等。子宫切口愈合不良主要表现为：剖宫产术后子宫瘢痕憩室（cesarean scar diverticulum，CSD）、切口感染、切口裂开、切口部位血肿形成。

（一）剖宫产术后子宫瘢痕憩室

1. 定义 所谓CSD是指剖宫产术后子宫切

口愈合不良,子宫瘢痕处肌层变薄,形成一与宫腔相通的凹陷或腔隙,导致部分患者出现一系列相关的临床症状。

2. 原因

(1)剖宫产手术的相关因素:①子宫切口位置选择不当,切口位置选择过高或过低,均可影响切口愈合,增加 CSD 的发生风险。②子宫切口缝合方法使用不当:子宫切口缝合疏密或松紧度不当均易导致切口愈合不良,形成潜在腔隙。切口缝合时包含子宫内膜与否、单层或者双层缝合、连续或间断缝合等均与切口愈合密切相关。③剖宫产术次数:子宫前壁下段肌层厚度与剖宫产术次数呈负相关,子宫前壁下段肌层厚度越薄、剖宫产时孕周越大,发生 CSD 的风险越高。

(2)感染因素:胎膜早破、宫内感染、生殖道感染等造成剖宫产术后子宫切口感染的风险增加。

(3)全身状态:贫血、低蛋白血症或者围手术期使用大剂量激素等高危因素可导致子宫切口愈合不良。

(4)其他因素:如子宫切口发生子宫内膜异位症等。

3. 影响

(1)CSD 患者多无明显的临床症状,有症状者仅约 6.9%,主要表现为异常阴道出血、继发不孕、慢性盆腔痛、经期腹痛等;其中异常阴道出血表现为剖宫产术后出现经期延长、经间期阴道出血、性交后阴道出血,且这些症状不能用其他妇科疾病所解释。

(2)瘢痕妊娠:若再次妊娠胚胎着床于瘢痕处,形成瘢痕妊娠,继续妊娠发展成胎盘植入风险较大,多数需尽早终止妊娠;

(3)再次妊娠时子宫破裂。

4. 诊断　CSD 的诊断应根据患者病史、症状及影像学检查进行综合判断。典型的超声影像学表现为子宫前壁下段剖宫产子宫切口处浆膜层连续而肌层不连续,存在 1 个或数个边缘模糊的楔形或囊状液性暗区,尖端突向浆膜且与宫腔相通,此处子宫肌层厚度减小(图 19-1);宫腔镜检查:宫腔镜下可见子宫峡部前壁剖宫产术后子宫切口处凹陷形成憩室结构,切口下缘的纤维组织形成"活瓣",凹陷内可见陈旧积血或黏液,憩室内局部血管增生、迂曲扩张,有时可见较薄的子宫内膜生长。

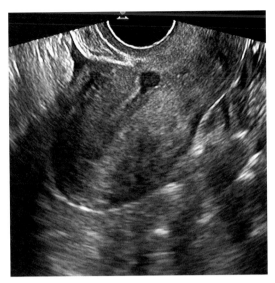

图 19-1　瘢痕憩室超声表现

5. 处理　治疗原则是改善临床症状、消除憩室、恢复解剖结构、降低再次妊娠并发症。CSD 的治疗包括药物治疗及手术治疗。

(1)药物治疗:通常选择短效口服避孕药,主要适用于以异常子宫出血为临床表现、目前无生育要求、拒绝接受手术患者的短期治疗。目前推荐使用 3 个周期,药物治疗可改善患者异常子宫出血的症状,但对促进憩室愈合无作用,停药后症状复发率高。

(2)手术治疗

1)手术指征:诊断为 CSD 且有相应的临床症状,影响生活质量,有治疗需求者。

2)手术治疗的主要原则:通过切除或烧灼憩室内异常的黏膜组织和扩张增生的血管,从而达到改善症状的目的;对于有生育需求的患者,需同时缝合加厚子宫切口处组织的厚度。

3)手术方法:目前的手术方法主要以微创手术为主,包括宫腔镜手术、腹腔镜(可联合宫腔镜)手术及阴式手术。

6. 预防

(1)严格把握剖宫产术指征,降低剖宫产率是预防 CSD 的根本。

(2)在剖宫产术无法避免时,应重视选择合适的手术时机以及子宫切口位置,严格执行无菌操作避免术后感染的发生,术中应充分清除蜕膜、胎盘组织并确切止血,子宫切口缝合时应注意缝合技术以及选择适当的缝线。

(二)子宫切口部位感染

子宫切口部位感染属于前文提到的切口部位

感染中的器官感染,可合并腹壁切口感染或腹腔感染,亦可单独存在。

1. 原因

(1)母体因素:肥胖、严重贫血、营养不良、肝病、高血压、糖尿病、自身免疫性疾病长期应用皮质激素、合并阴道炎等。

(2)妊娠和分娩相关因素:前置胎盘、胎盘植入、胎膜早破、妊娠期反复出血、分娩时阴道检查的次数过多等。

(3)手术操作相关因素:手术者的操作因素如切口对合不佳或切口选择过高过低、急诊剖宫产等,术中手取胎盘可增加子宫内膜炎的发生风险。

(4)手术后相关因素:休息差、营养不足、低蛋白血症、贫血、糖皮质激素长期应用等。

2. 诊断　子宫切口部位感染致愈合不良主要表现为术后长时间不同程度的发热、腹痛及子宫局部压痛、阴道出血或脓血性分泌物;妇科超声是诊断子宫切口愈合不良的重要辅助手段。切口愈合良好超声表现为:厚薄一致、回声均匀的实性中等回声。切口愈合不良超声表现为:子宫切口呈实质非均质性回声团或无回声区为主的混合性回声团,为局部炎症反应(图19-2);或子宫切口区局部回声中断,内见斑片状强回声,为子宫切口局部裂开、溃疡。MRI对评估盆腹腔软组织的感染情况及有无脓肿有一定作用。

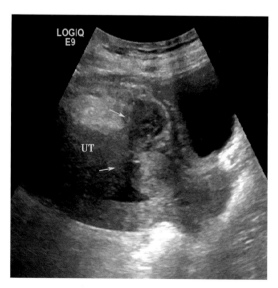

图19-1　子宫切口愈合不良

3. 影响　子宫切口部位感染可导致产后出血或晚期产后出血;急性期恢复后可导致切口愈合不良瘢痕憩室、非孕期异常出血、慢性下腹部不

适、再次妊娠时瘢痕妊娠或子宫破裂。

4. 处理　子宫切口感染致愈合不良的治疗应个体化,主要根据炎症反应的程度、表现及有无大量阴道出血。

(1)对于一般情况良好,阴道出血少的患者可给予广谱抗生素,行细菌培养后根据培养结果应用敏感抗生素,辅以宫缩剂、营养支持及中药活血化瘀等保守治疗,临床上多数患者经保守治疗可获得满意的结局;

(2)对于切口局部感染坏死、炎性渗出物聚集的患者,单纯保守治疗效果欠佳,可超声引导下穿刺抽吸脓液、冲洗创面,促进炎症恢复。

(3)对于盆腔大的血肿/脓肿保守治疗效果欠佳,通过穿刺清除困难或失败的患者,尽早行开腹血肿/脓肿清除。

(4)对于B超提示切口全层裂开阴道出血多的患者需行开腹修补手术,但炎症坏死物脱落累积血管导致的大出血可考虑子宫动脉栓塞术介入治疗。

5. 预防

(1)术前严格掌握剖宫产术指征,积极处理妊娠合并症和并发症,做好皮肤及阴道准备。

(2)术中合理选择子宫切口,勿过高或过低;注意子宫切口的缝合技巧及缝合材料的选择;围手术期预防性应用抗生素。

(3)术后监测恶露、体温、炎症指标;如果系困难手术或术后可疑感染者应加强抗感染治疗。

(4)加强营养,改善贫血、低蛋白血症。

二、腹壁切口愈合不良

腹壁切口愈合不良主要表现为切口感染、裂开、血肿形成、脂肪液化等。按切口愈合等级,乙级和丙级愈合视为愈合不良。切口愈合不良可导致产妇术后疼痛程度增加、疼痛时间延长、延迟恢复正常活动、慢性盆腔疼痛、抑郁等,同时不可避免地增加住院时间及医疗费用,并导致需要后续的清创处理或二次缝合。

(一) 感染

1. 高危因素　包括孕妇本身的高危因素和切口相关的高危因素。如高龄、糖尿病、肥胖、低蛋白血症、贫血、应用皮质激素、慢性肾功能不全、慢性肺部疾病;重复切口、切口污染、切口部位水肿、急症手术等。

2. 表现　诊断切口感染主要依据临床表现,

主要表现为切口周围发红、硬结、皮温升高、切口部位疼痛、切口渗液。从伤口流出的液体可能是浆液性的或脓性的。严重的感染也可能表现为发热或其他全身症状;切口部渗出物细菌培养对术后切口感染的诊断价值有限。

3. 处理

(1)对于轻中度感染,红肿硬结的面积小于5cm不伴有系统性感染的迹象(白细胞计数升高、发热、生命体征改变)时,可给予口服抗生素,通常是头孢菌素类。

(2)真皮或皮下组织的脓液聚集可形成脓肿,多数为金黄色葡萄球菌和耐甲氧西林金黄色葡萄球菌等革兰阳性球菌引起的感染,治疗需切开引流,同时配合静脉抗生素应用,选用对上述细菌有效的抗生素。

(3)对于更严重的感染,特别是切口有脓性分泌物流出时,应该拆除缝线打开切口,探查皮下有无积液、积血或积脓,彻底清创,清除坏死组织和碎片,用生理盐水充分冲洗,评估筋膜层的完整性以及有无深层次的感染。应取创面拭子进行培养和药敏试验,指导抗生素的选择,通常经验性静脉应用头孢菌素和甲硝唑或其他覆盖泌尿生殖系统病原体的广谱抗生素。在获得培养结果后视效果必要时对抗生素进行调整。伤口敷料应视情况每日更换一到两次,一旦感染被清除,尽早给予二次缝合。

(4)处理感染伤口同时给予对症支持治疗,纠正贫血及低蛋白血症、控制血糖等,促进感染伤口尽快愈合。

4. 预防 目前被证明有效的预防措施包括:术前预防性应用抗生素、术前严格消毒,其余因素如切口类型、伤口负压治疗、皮下引流、冲洗皮下组织等对切口感染的预防作用尚不明确。

(二)切口裂开

1. 原因 切口裂开多数继发于切口部位感染,主要发生于合并贫血、低蛋白血症、慢性肾病、糖尿病、长期口服皮质激素或免疫抑制剂的患者。

2. 处理

(1)切口局部浅层裂开:可通过切口换药并更换敷料,蝶形纱布拉紧裂开的组织促进伤口愈合;

(2)急性大面积切口裂开:应急诊清创缝合;

(3)慢性切口裂开:要保持切口清洁干燥,预防感染,待新生肉芽长出后,考虑做二期缝合。

3. 预防

(1)围手术期积极治疗原发病,纠正贫血及低蛋白血症;

(2)注意缝合方法,深筋膜层作为承担张力的主要解剖层次缝合要紧密,不可过稀疏过松,缝合皮下组织可减少切口裂开的风险。

(3)有条件时可预防性使用负压伤口治疗系统。

(三)切口部位血肿形成

各种原因造成切口内持续性出血导致血液聚集形成局限性血肿,可位于切口浅层或深部,较多见于肌肉及腹膜之间。

1. 原因

(1)患者合并妊娠高血压、血小板减少症、妊娠急性脂肪肝、重症肝炎等基础疾病导致血小板减少、凝血因子功能障碍;

(2)术中止血不彻底或术后血压波动,血凝块脱落或结扎血管的缝线脱落导致出血;

(3)围手术期过早过量使用或联合使用抗凝和抗血小板药物。

2. 处理

(1)若术中创面容易渗血,术后立即给予腹部加压,如腹部切口处放置盐袋、使用腹带;

(2)局限性小血肿通常不需行手术清除便可自行吸收,同时辅助以芒硝、大黄外敷促进血肿吸收;

(3)较大血肿吸收时间较长,且有继发感染的风险,可超声引导下穿刺抽吸血肿,血肿减少后期待自行吸收,若穿刺抽吸困难则需行血肿清除术;

(4)持续性的出血以及渗液或较大动静脉损伤,需急诊手术探查。

3. 预防

(1)在关闭切口前恰当处理每个可能存在的出血点,彻底止血;

(2)术中发现有出血倾向,应选择放置引流管,观察术后引流情况;

(3)合理使用抗凝药物;

(4)围手术期积极处理贫血及低蛋白血症等基础疾病。

(四)脂肪液化

1. 手术切口脂肪液化是指手术切口处脂肪细胞变性坏死、细胞破裂后脂滴流出,在切口内形成一定量的液态脂肪,并伴有局部无菌性炎症反应的现象。多发生于术后3~7天。肥胖是腹部切口脂肪液化的主要原因,贫血、低蛋白血症、糖尿病、术中使用高频电刀均增加脂肪液化的风险。

2. 临床表现 切口于术后 3~10 天有淡黄色液体渗出或挤压切口局部可流出淡黄色渗液,一般不伴切口红肿、硬结、体温及局部皮温正常,可有疼痛。

3. 处理措施 挤压排液法同时辅助微波、理疗或大黄、芒硝外敷。发现脂肪液化,不必急于拆除缝线,可每日换药挤压切口周围组织排出渗液,多数切口可自行愈合。

三、会阴切口愈合不良

会阴切口愈合不良与腹壁切口愈合不良基本相同,包括术后切口感染、裂开、脂肪液化。感染、裂开是导致会阴切口愈合不良的主要原因。

(一) 切口感染

1. 原因 感染主要由产前合并阴道炎、胎膜破裂时间过长、反复阴道检查、产时未严格无菌操作、缝合留有无效腔、组织对合不齐或对位过密过紧、产后会阴切口护理不当、产后出血、营养不良等引起;

2. 临床表现及处理 会阴切口感染多是局部的,可以通过清创及会阴伤口护理,辅助以理疗照射来解决。极少数情况下,会阴切口感染会形成脓肿,需要切开脓肿促进脓液排出,部分脓肿可自发性破裂引起切口裂开。极端情况下,感染扩散致坏死性筋膜炎,如果得不到有效的评估和治疗,可能会导致产妇死亡。

(二) 切口裂开

会阴切口裂开多由会阴切口感染或缝合时对合不良引起。

1. 对于不累及直肠或肛门括约肌的浅层会阴切口裂开,正确的会阴护理,保持会阴清洁干燥,切口在数周内可自然愈合。感染控制后早期缝合切口使切口对合可以缩短切口的愈合时间。

2. 在罕见的情况下,会阴切口修复不完全可形成直肠阴道瘘,修复此类瘘管比较困难,应根据大小和位置的不同,由熟悉瘘管修复技术的专业人员来进行处理。

(赵先兰 赵会丹)

参考文献

1. KALIS V, LAINE K, DE LEEUW JW, et al. Classification of episiotomy: towards a standardisation of terminology. BJOG, 2012, 119 (5): 522-526.

2. AMERICAN COLLEGE OF OBSTETRICIANS-GYNECOLOGISTS. ACOG Practice Bulletin. Episiotomy. Clinical Management Guidelines for Obstetrician-Gynecologists. Obstet Gynecol, 2006, 107 (4): 957-962.

3. 中国妇幼保健协会助产士分会 . 会阴切开及会阴裂伤修复技术与缝合材料选择指南 (2019). 中国护理管理 , 2019, 19 (3): 453-457.

4. 中华医学会妇产科学分会产科学组 . 剖宫产手术的专家共识 (2014). 中华妇产科杂志 , 2014, 49 (10): 721-724.

5. CAUGHEY AB, WOOD SL, MACONES GA, et al. Guidelines for intraoperative care in cesarean delivery: Enhanced Recovery After Surgery Society Recommendations (Part 2). Am J Obstet Gynecol, 2018, 219 (6): 533-544.

6. WILSON RD, CAUGHEY AB, WOOD SL, et al. Guidelines for Antenatal and Preoperative care in Cesarean Delivery: Enhanced Recovery After Surgery Society Recommendations (Part 1). Am J Obstet Gynecol, 2018, 219 (6): 1-10.

7. GURUSAMY KS, TOON CD, DAVIDSON BR. Subcutaneous closure versus no subcutaneous closure after non-caesarean surgical procedures. Cochrane Database Syst Rev, 2014 (1): CD010425.

8. CORONIS COLLABORATIVE GROUP, ABALOS E, ADDO V, et al. Caesarean section surgical techniques: 3 year follow-up of the CORONIS fractional, factorial, unmasked, randomised controlled trial. Lancet, 2016, 388 (10039): 62-72.

9. CAESAR STUDY COLLABORATIVE GROUP. Caesarean section surgical techniques: a randomised factorial trial (CAESAR). BJOG, 2010, 117 (11): 1366-1376.

10. 胡小靖 , 漆洪波 . ACOG "正常分娩抗生素预防性应用" 指南 (2018) 解读 . 中国实用妇科与产科杂志 , 2019, 35 (6): 666-671.

11. CONNER SN, TUULI MG, LONGMAN RE, et al. Impact of obesity on incision-to-delivery interval and neonatal outcomes at cesarean delivery. Am J Obstet Gynecol, 2013, 209 (4): 3381-386.

12. HUSSAMY DJ, WORTMAN AC, MCINTIRE DD, et al. Closed Incision Negative Pressure Therapy in Morbidly Obese Women Undergoing Cesarean Delivery: A Randomized Controlled Trial. Obstet Gyne-

col, 2019, 134 (4): 781-789.

13. HYLDIG N, VINTER CA, KRUSE M, et al. Prophylactic incisional negative pressure wound therapy reduces the risk of surgical site infection after caesarean section in obese women: a pragmatic randomised clinical trial. BJOG, 2019, 126 (5): 628-635.

14. 中华医学会计划生育学分会. 剖宫产术后子宫瘢痕憩室诊治专家共识. 中华妇产科杂志, 2019, 54 (3): 145-148.

15. VIKHAREVA O, RICKLE GS, LAVESSON T, et al. Hysterotomy level at Cesarean section and occurrence of large scar defects: a randomized single-blind trial. Ultrasound Obstet Gynecol, 2019, 53 (4): 438-442.

16. VERMANDERE M, AERTGEERTS B, AGORITSAS T, et al. Antibiotics after incision and drainage for uncomplicated skin abscesses: a clinical practice guideline. BMJ, 2018, 360 (2): 1-8.

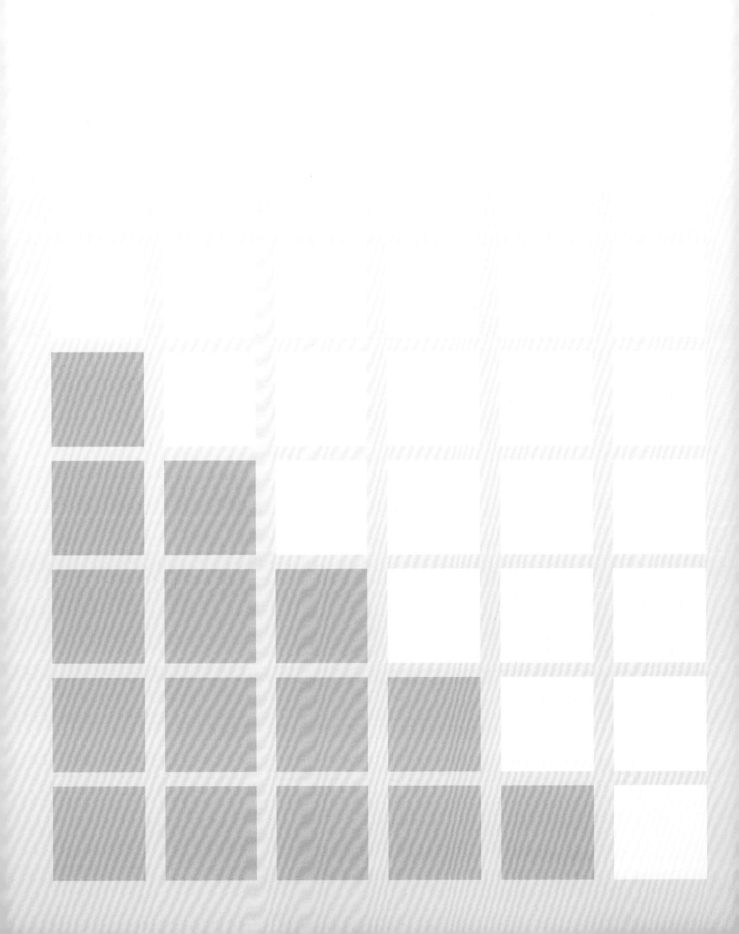

Practical
Obstetric Surgery

第二十章

妊娠期非产科手术

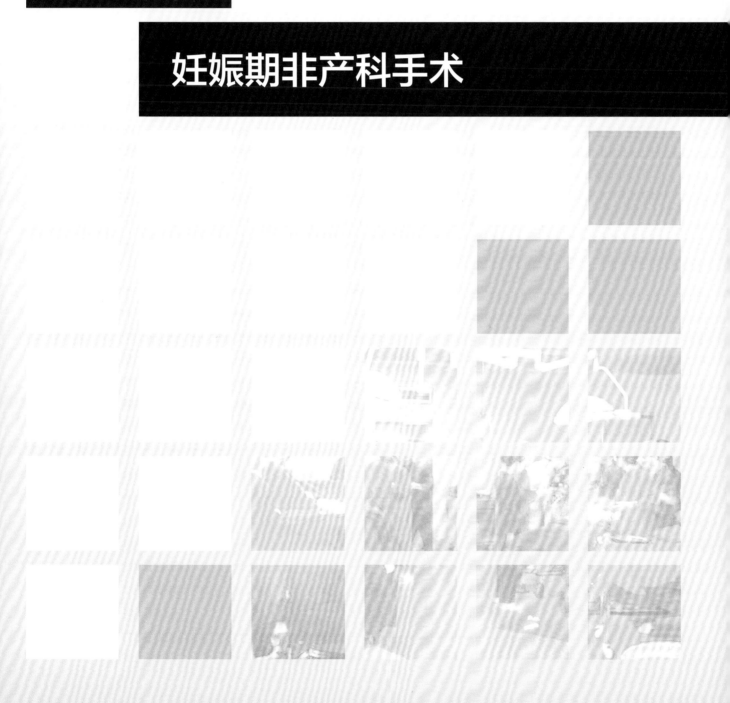

第一节　概　　述

在妊娠这个特殊时期,仍会合并各种外科急症,正常妊娠时所发生的生理性改变可对机体潜在非产科疾病造成影响。妊娠期的非产科疾病将会对妊娠、分娩及产褥期造成危害,甚至波及下次妊娠,值得产科医生重视和关注。由于妊娠时解剖和生理的改变,合并疾病症状隐匿,体征不典型,实验室检查不确切,辅助检查受限制,导致疾病不易早期识别、诊断和治疗。针对妊娠合并非产科疾病的治疗还要充分考虑对胎儿的影响,如时机延误,可能导致严重并发症危及母婴生命。妊娠是一个相对漫长的时期,合并疾病是否可保守处理、外科手术时间的选择、终止妊娠的时机与方式等问题需要综合考虑、多学科合作诊断及处理。基于此本章节重点讲述了妊娠期非产科手术的产科管理。

（邹丽　赵茵　刘晓夏）

第二节　妊娠合并急性阑尾炎

急性阑尾炎是妊娠期最常见的外科急腹症,常见于孕中期,发病率占妊娠总数的 $1/2\,000 \sim 1/1\,000$,占妊娠期间非产科手术的 25%。阑尾位于右髂窝,属腹膜内器官,与盲肠的关系恒定,随盲肠的位置而变异,并决定了病人的压痛部位。随着妊娠子宫的增大,阑尾会逐渐向后、外上移位,导致压痛部位上移、肌紧张、压痛、反跳痛等体征不明显,影响诊治。妊娠期因大网膜不易包裹炎症部位、免疫抑制状态等致炎症扩散阑尾穿孔率高,并引起弥漫性腹膜炎和败血症,同时诱发宫缩,导致流产、早产、胎儿丢失。故妊娠期出现急腹症表现需首先排除急性阑尾炎,当临床上高度怀疑急性阑尾炎时,应在抗感染治疗的同时准备手术探查,防止母儿严重并发症的发生。

一、临床表现

1. **腹部症状及体征**　妊娠早期与普通人群阑尾炎表现基本一致,妊娠中晚期压痛点会上移,大部分位于右侧腹。根据炎症进展,阑尾炎的腹部症状和体征可分为以下三个阶段:

（1）上腹疼痛逐渐移至脐周:是由阑尾肿胀,刺激所支配的内脏神经产生的牵涉痛,性质难以描述,多涉及脐周较大范围。

（2）转移性的局部压痛反跳痛:随着炎症进展,阑尾周围渗出,累及所处壁腹膜引起定位清楚的压痛及反跳痛(常位于麦氏点),累及腹壁肌肉导致腹肌紧张,产生典型的局部腹膜刺激三联症。妊娠期盲肠位置的变异、阑尾随增大子宫发生位移,可导致下腹痛或腰背痛,但大体位于身体右侧腹。需注意,因中晚孕期增大的子宫隔开了阑尾与腹壁,使得局部反跳痛不易引出,体征不明显。

（3）全腹压痛、反跳痛:妊娠期子宫使得大网膜上抬,不易包裹炎症部位,加之妊娠期免疫抑制状态,易发生阑尾穿孔及炎症扩散,表现为阑尾破裂时压力骤减,局部疼痛减轻,随后出现弥漫性腹膜炎表现。妊娠期阑尾炎特有的压痛点:Bryan 试验,嘱患者右侧卧位,妊娠子宫移到右侧引起疼痛是妊娠中晚期阑尾炎特点。除此之外其他阑尾炎的体征妊娠期尤其是晚孕期不易引出,但也有部分辅助诊断意义:如结肠充气试验(Rovsing 征),腰大肌试验(Psoas 征),闭孔内肌试验(Obturator 征),肛门指检,在直肠右前方扪及压痛肿块。详见第 9 版《外科学》。

2. 消化道的一般症状如恶心、厌食、腹胀、腹泻、便秘等。

3. 全身中毒症状如乏力、发热、心率增快,严重时出现感染性休克、败血症样表现。

4. 炎症可诱发宫缩,下腹阵发性疼痛、见红。出现流产、早产、临产等产科急诊。炎症同时伴发宫缩,需注意识别,以免耽误诊治。

二、辅助检查

1. 实验室指标　白细胞计数、中性粒细胞比、C 反应蛋白升高可提示炎症的发生,但并不特异;尿常规可排除泌尿系感染或结石,大便常规有助于排除急性胃肠炎、结肠炎,肝肾功能正常可排除急性脂肪肝、HELLP 综合征,血脂肪酶、淀粉酶可排除急性胰腺炎。综上,尚无特异性指标提示急性阑尾炎的发生,但相关实验室检查可作为重要的鉴别诊断依据。

2. 影像学检查

(1)B 超:孕妇首选超声进行检查,阑尾炎 B 超诊断标准为:阑尾直径大于等于 7mm,横切面呈同心圆征。孕晚期 B 超准确率较妊娠早中期下降,动态复查可增加检出率。

(2)磁共振:超声结果存疑时推荐使用 MRI 明确诊断。MRI 的优点在于无辐射,软组织辨识率高,可扫描全腹,鉴别其他难以诊断的急腹症。急性阑尾炎 MRI 影像特征:阑尾直径大于等于 7mm,阑尾壁厚度大于 2mm,T_2 加权图像显示腔内高信号,阑尾周围出现低信号的脂肪渗出模糊影。

3. 腹腔镜检查　可直观观察阑尾情况,也能分辨与阑尾炎有相似症状的其他脏器疾病,明确诊断亦可同时行阑尾切除术,对难以鉴别的阑尾炎有明显优点。不适用于孕晚期妇女。

三、诊断

1. 诊断要点　急性阑尾炎的诊断依靠病史、临床症状及体征、辅助检查,必要时手术探查。因本病在孕妇中发病率占比最高,穿孔率高于一般人群且后果严重,因此,一旦诊断需要手术治疗,故孕妇出现腹痛和消化道症状时,应该首先怀疑阑尾炎。

早孕期阑尾炎的表现同正常人群,出现典型的转移性的右下腹压痛、反跳痛,伴随恶心、呕吐、发热、乏力等消化道及全身症状可高度怀疑急性阑尾炎。孕中晚期腹痛部位上移,肌紧张、压痛、反跳痛均不明显,需特别注意部分以全身中毒症状为首发表现的孕妇。B 超提示阑尾水肿或炎症表现可基本确定阑尾炎的诊断,完善相关实验室检查重点在于排除其他急腹症情况。若 B 超无法确定的急腹症,再考虑使用 MRI 确诊。

注意评估胎儿情况,了解胎动、听胎心、完善胎心监护,注意阴道出血症状,完善胎儿及宫颈、胎盘 B 超排查先兆临产、胎盘早剥等。

2. 鉴别诊断　需要与急性阑尾炎鉴别的常见疾病如下:

(1)孕早期:异位妊娠、卵巢肿瘤蒂扭转、黄体破裂、急性盆腔炎、流产等,根据病史和症状体征可初步排除,B 超可协助鉴别。

(2)孕中晚期:需与其他急腹症和妊娠期并发症鉴别,如急性胰腺炎、急性胆囊炎、急性胃肠炎、泌尿系结石或感染、HELLP 综合征、妊娠合并急性脂肪肝、胎盘早剥、子宫破裂、子宫肌瘤红色变性等。

(3)其他少见的疾病:回盲部肿瘤,克罗恩病,Meckel 憩室炎,肠梗阻等,MRI 有助于鉴别。

四、治疗

妊娠期急性阑尾炎强调早期诊断并及时手术治疗,以避免母儿的严重并发症。妊娠期高度怀疑急性阑尾炎时主张积极手术探查。除非起病缓慢且症状较轻,在充分告知病情进展穿孔、流产、早产风险的前提下给予抗生素保守治疗。保守治疗期间需密切观察病情变化,病情加重时,及时手术治疗。

1. 治疗原则　明确诊断后应积极抗感染的同时行手术探查,术后继续予以抗感染及抑制宫缩治疗。除非有产科急诊指征,原则上不同时行剖宫产手术。

以下情况可先行剖宫产再行阑尾切除,切口选择下腹正中纵切口:

(1)近预产期或病情较重,胎儿基本成熟具备宫外生存能力;

(2)阑尾穿孔并发弥漫性腹膜炎,盆腔感染严重,子宫已有感染征象;

(3)术中暴露阑尾困难。

2. 手术治疗

(1)围手术期处理:围手术期选择针对厌氧菌的抗生素,建议甲硝唑和青霉素类或头孢菌素联合使用,围手术期预防早产及流产的发生。

(2)麻醉方式:根据病情及手术方式选择合适的麻醉方式。建立良好静脉通路,以便纠正围手术期母体低血压致子宫胎盘血流量减少相关的胎儿反应。

(3)手术方式:研究表明腹腔镜手术中气腹压力过大可导致胎盘灌注减少,对妊娠中晚期的孕妇来讲可增加流产及早产概率。开腹手术增加产妇并发症,如伤口感染、出血、脓肿形成,肠梗阻,静脉血栓栓塞症等。综上,应根据子宫大小与胎儿孕周选择手术方式,一般在孕 <26 周使用腹腔镜进行诊断和治疗,晚孕期以开腹手术为宜(按照外科会诊意见为主)。

(4)腹腔镜手术要点:术中手术床可左侧倾斜30 度,以利阑尾暴露。术中操作轻柔,尽量避免刺激子宫。如感染明显,必要时可放置腹腔引流管。

3. 支持治疗 营养支持,维持水电解质平衡;监测生命体征、感染征象(如体温、白细胞计数、C 反应蛋白、局部体征);休息(卧床休息者鼓励四肢活动以避免静脉血栓),避免刺激腹部。

4. 产科及相关处理 从产科角度来看,由于胎儿耐受性差,为避免诱发宫缩,外科手术后可转至产科病房监护。围手术期处理原则:加强抗感染;抑制宫缩避免早产、流产;监测胎儿宫内状态。妊娠晚期可通过胎心电子监护及超声,必要时行胎儿生物物理评分(Manning 评分)。

术后疼痛、恶心、呕吐等对症治疗,包括质子泵抑制剂和抗呕吐药,如甲氧氯普胺,在孕期使用是安全的。孕期所有口服止痛药都可以使用,包括阿片类止痛药,但超过 32 周避免使用非甾体抗炎药以免导致胎儿动脉导管早闭。术后建议采取加压袜、术后早期下床等预防血栓,必要时预防性抗凝治疗。

关键点

1. 妊娠合并急性阑尾炎强调早期诊断并及时手术治疗,以避免母儿的严重并发症;

2. 妊娠期高度怀疑急性阑尾炎时主张积极手术探查;

3. 无产科急诊指征,原则上不同时行剖宫产手术。

(邹 丽 赵 茵 刘晓夏)

第三节 妊娠合并急性胆囊炎

急性胆囊炎(cholecystitis)和胆石症(cholelithiasis)是妊娠期较为常见的急腹症,仅次于阑尾炎,居第二位,以妊娠晚期更为多见。有一半以上急性胆囊炎继发于胆石症。妊娠合并急性胆囊炎和胆石症的临床表现与非妊娠妇女相同,但由于妊娠时解剖和生理的改变,往往症状隐匿,体征不典型,不易早期识别,诊断和治疗易被延误,从而导致严重并发症发生如胰腺炎、胆总管炎、胆囊积脓、穿孔、胆总管囊肿破裂及急性腹膜炎,甚至危及母婴生命。

一、临床表现

1. 症状 临床表现与非妊娠期相似。

(1)腹部疼痛:突发右上腹或剑突下剧烈绞痛,发病 12~24 小时达高峰,可放射到右肩、后背,甚至可达左上腹或下腹部。疼痛发作多在夜间,常伴有诱因如饮食不当、饱食、油腻饮食、过度劳累或其他因素。

(2)常伴有恶心、呕吐、腹胀等消化道症状。

(3)黄疸:妊娠期间,由胆囊炎或胆总管结石病引起的黄疸仅占 5%。

2. 体征 查体可有右上腹胆囊区有压痛、肌紧张,一般触不到胆囊。病人吸气时,右侧第九肋软骨下缘压痛(Murphy 征)在妊娠妇女中很少见,较严重的病例,导致胆囊积脓,可触及包块,或有明显黄疸。体温一般在 37.5℃ 左右,随病情发展可出现不同程度的发热,如发展为急性化脓性胆囊炎,可有寒战、高热。上腹部出现腹膜炎体征。

二、辅助检查

1. B 超 首选。能清楚观察到胆囊体积增大,壁增厚,胆囊颈部结石嵌顿,胆囊周围积液等。据报道准确率高达 90% 以上,假阳性者很少。有部分胆石症患者存在但 B 超不能显示,特别是急性病人麻痹性肠梗阻致过多气体在小肠内积聚时。

2. 实验室检查　血常规检查（全血细胞计数及分类）、淀粉酶、生化检查、尿液分析。C反应蛋白升高（≥30mg/L），白细胞计数增加伴细胞核左移。肝功 AST、ALT、碱性磷酸酶可能轻度升高，部分患者伴有血清胆红素，血、尿淀粉酶升高。

3. 当合并有急性胰腺炎和胆管炎时借助磁共振、胰胆管造影、胆管内窥镜超声、逆行胆管造影、增强 CT 等影像学检查对诊断有一定帮助并可指导进一步的治疗。CT 检查在妊娠期急性胆囊炎合并胆道疾病患者不推荐使用，如病情需要，需经患者及家属同意后行逆行胆管造影，术中可给予孕妇铅屏保护，以保护胎儿免受放射线的照射。

三、鉴别诊断

由于妊娠时解剖和生理的改变，合并急性胆囊炎及胆石症，往往症状隐匿，体征不典型，不易早期识别，诊断和治疗易被延误。因而有发生坏死、穿孔、胆汁性腹膜炎和胆源性胰腺炎的危险。对妊娠合并不明原因的中上腹疼痛伴恶心、呕吐，应注意把急性胆囊炎及胆石症作为鉴别诊断的疾病之一，同时及时联系妇产科和肝胆外科医师会诊。

（1）由于妊娠子宫增大，使母体腹腔脏器位置略有变化，故常与妊娠合并阑尾炎、急性胃肠炎相混淆。

（2）妇产科医生常易于将其腹痛误诊为妇产科相关疾病，如妊娠早期易误诊为早孕反应，妊娠晚期易误诊为先兆早产、胎盘早剥等，对外科急腹症缺乏充分的认识。

（3）严重的先兆子痫或 HELLP 综合征，也可表现有右上腹痛和肝功能异常，常伴有血小板减少症。

（4）急性胰腺炎：因胰腺的位置较深，体征常不典型，血清淀粉酶升高，B超可见胰腺水肿，若出现坏死性胰腺炎时，病情严重，可危及母儿生命。

四、治疗

以往急性胆囊炎或胆石症的治疗方法与非孕妇相似，常采用药物保守治疗。保守治疗在孕期内有较高的复发率，且有 25% 到 50% 的孕妇出现

无法缓解的胆囊炎需要进行胆囊切除术。孕晚期胆囊炎复发增加早产风险，胆囊切除术难度增加。有研究表明，保守治疗的孕妇会更加痛苦，再次急诊入院的次数增加，剖宫产率增加，术后胃肠外营养时间延长等。由于这些原因，与保守措施相比，越来越多选择积极手术治疗。一项荟萃分析发现，妊娠期行胆囊切除术不会增加早产或孕产妇及胎儿死亡率。

1. 保守治疗　部分妊娠期胆石症是无症状的，为暂时的，29% 患者直径 >10mm 的结石在产后将会自行消失。因此病情较轻者可采取保守治疗。

（1）饮食控制：在发作期应该禁食禁水，必要时胃肠减压。缓解期给予高糖、高蛋白、高维生素，低脂肪、低胆固醇饮食。

（2）支持治疗：补充液体电解质，纠正水、电解质紊乱及酸碱失衡。

（3）对症治疗：发作期给予解痉镇痛药物，如阿托品，必要时肌注哌替啶。缓解期给予利胆药物。

（4）抗感染：应用高效广谱抗生素，头孢菌素类在胆汁中浓度较血液高，且对胎儿无不良影响，应作为首选。其中头孢哌酮在胆汁中的浓度是血液浓度的 100 倍，是治疗严重胆道感染的有效抗生素。妊娠早期应避免使用氯霉素和四环素，妊娠晚期禁用磺胺类药。

（5）经皮经肝胆囊穿刺引流术：超声引导下经皮经肝胆囊穿刺引流术（PTGD）作为一种胆囊炎急性炎症期的过度治疗，虽然不是急性胆囊炎伴颈部结石嵌顿的根治方法，但它可以使患者免于急诊手术，转而选择相对安全的择期手术，避免了急性炎症期全身麻醉和急诊手术所带来的风险。如药物保守治疗无缓解、手术风险高的患者，PTGD 可以迅速引流出胆囊内淤积的胆汁，降低胆囊内压力，改善胆囊壁血液循环，不仅可以有效缓解腹痛症状，还控制了胆囊急性炎症的进一步发展，避免胆囊坏疽、穿孔等严重并发症的出现，同时也为患者选择手术提供了保障。妊娠期急性胆囊炎合并胆石症患者，手术和麻醉都有可能对孕妇和胎儿造成不良影响，而 PTGD 创伤小，缓解症状快，对胎儿影响小，符合损伤控制性处理的原则，使孕妇有分娩后择期行胆囊切除术的机会。

（6）急性胆囊炎伴有胆总管结石时，可行经

内镜逆行性胰胆管造影术（ERCP），解除胆道梗阻，由于 ERCP 操作会对胎儿造成一定程度的辐射暴露，应尽量选择在妊娠中晚期进行，同时需要严格控制放射时间、剂量及采取铅衣保护等措施以减少暴露。具有不用开腹，创伤小，操作时间短，并发症较外科手术少，住院时间也大大缩短的优势。

2. 手术治疗

（1）手术指征：①经保守治疗无效，病情反复发作或加重者；②有明显的腹膜炎体征，或疑为坏疽性胆囊炎、胆囊穿孔、胆囊周围积液；③合并有胆总管结石、急性胆管炎，出现梗阻性黄疸；④并发急性坏死性胰腺炎；⑤妊娠期胆绞痛反复发作（>3 次）的胆石症。

（2）手术时机

1）孕早期手术治疗可能导致流产，腹腔镜手术需全麻，应根据病情权衡利弊决定是否手术。

2）孕中期手术流产风险降低，此时胎儿各器官已发育，子宫对手术野影响小，比较适宜手术。

3）孕晚期，宫底增高达上腹部，影响手术野的暴露及孕妇心肺功能等，腹腔镜手术难度增加。有学者仍认为妊娠晚期发病者如病情许可维持妊娠至足月，先行剖宫产术再行胆囊切除术。

4）治疗时要兼顾所用药物及手术对胎儿的影响，必须注意监测胎儿情况，根据妊娠周数和胎儿的发育状况采取相应措施，尽量保证母胎安全。对于重症患者，如非手术治疗无效，需行外科手术治疗，此时以抢救孕妇生命为主，如胎儿有存活希望应尽早剖宫产。如果胎儿不能存活或已经死亡，病情允许应尽可能引产。若病情较重即使死胎，也应剖宫取胎同时探查并处理胆囊胰腺等。

（3）手术方式：手术力求简单，减少对腹腔的干扰。根据具体情况决定行开腹手术或腹腔镜手术。孕中期，腹腔镜下胆囊切除术是妊娠期急性胆囊炎及胆石症的理想选择。与经腹胆囊切除术相比，腹腔镜手术损伤小、出血量少、手术时间及住院时间短。术后可尽早活动。小切口降低了产程和分娩可能带来的切口疝和切口裂开的发生率。

3. 产科处理

（1）预防流产、早产，可采用相应产科措施如保胎药物等。

（2）如果在妊娠 24~34 周进行手术，推荐在术前应用糖皮质激素促胎肺成熟。

（3）妊娠合并急性胆囊炎及胆石症并不是终止妊娠的适应证，如无产科指征，原则上不考虑同时行剖宫产术。如估计胎肺已成熟，且有产科指征时，一般先剖宫取出胎儿，然后再处理腹部原发病，这样既可避免增大的子宫妨碍手术操作，又可防止原发炎性病灶的细菌和毒素扩散到子宫切口，还可为抢救围生儿赢得时间。

关键点

1. 妊娠合并急性胆囊炎的保守治疗在孕期内复发率较高，孕晚期胆囊炎复发增加早产风险；

2. 治疗原则与非妊娠期相似，腹腔镜手术可在整个妊娠期内采用，进行胆囊切除；

3. 如无产科指征，原则上不考虑同时行剖宫产术。

（邹　丽　赵　茵　刘晓夏）

第四节　妊娠合并肠梗阻

妊娠期肠梗阻(intestinal obstruction)是妊娠期非产科急腹症的第三常见原因,妊娠中的发生率为 1/16 000~1/1 500。粘连所致占梗阻的60%~70%,肠扭转大约占 25%,其他罕见的原因包括肠套叠、绞窄性疝、癌症和憩室炎,占妊娠期肠梗阻的 5%。其中肠扭转的风险随着妊娠的进展而增加,特别是在以下三个时期:① 16~20周子宫升入腹腔时;② 32~36 周之间胎儿下降至骨盆时;③产后子宫迅速缩小,肠袢急剧移位时。由于诊断、治疗不及时或术前准备不充分,妊娠合并肠梗阻临床结局比非孕期病情严重,且死亡率高。该病可并发肠穿孔、坏死、电解质紊乱和休克,若发现和治疗不及时将严重危害母儿健康。

一、病因和分类

1. 按梗阻原因分类　机械性、动力性和血运性。

2. 按肠壁血运有无障碍分类　单纯性肠梗阻和绞窄性肠梗阻,绞窄性肠梗阻肠段血运障碍,继而引起肠坏死、穿孔,需要尽早手术治疗。

3. 按梗阻程度分类　完全性和不完全性肠梗阻。

二、临床表现

1. 症状体征　妊娠期合并肠梗阻受增大子宫的影响,常失去典型症状和体征。

(1)症状:妊娠期肠梗阻的临床表现与非妊娠期的相似,如腹痛阵发性加重、腹胀、恶心、呕吐、大便和肛门停止排气或排便。这些症状在妊娠期可能会减弱或不典型,某些绞窄性肠梗阻如肠套叠、肠系膜血管栓塞或血栓形成,可排血性黏液样粪便。当孕妇出现顽固性呕吐时,尤其是在妊娠早期,必须提高警惕排除肠梗阻。

(2)体征:腹部查体可见肠型及肠蠕动波,腹部压痛,叩诊呈鼓音,有腹部振水音,听诊肠鸣音亢进,有气过水声或金属音。

2. 辅助检查

(1)B 超:超声检查简便、无创、安全、诊断正

确率高,且可重复进行,孕期运用较方便。但在评估肠管和肠系膜血管方面有一定的局限性。

(2)X 线检查:对高度怀疑为妊娠期肠梗阻的患者,当无急诊超声诊断结果或超声诊断结果不明确时,应行 X 射线摄片检查。X 线腹部平片检查可见肠段扩张、积液和气液平面。由于妊娠期肠梗阻绝大多数发生于妊娠中、晚期,此时进行 X射线摄片检查对胎儿影响较小,且腹部立卧位片显示的阳性率较高。

(3)结肠镜检查:既可以诊断也可以治疗结肠扭转,治疗乙状结肠扭转效果优于盲肠扭转。

(4)CT 和 MRI:对小肠肠梗阻诊断更有益,目前 CT 技术的 X 射线照射剂量很小,虽有风险,但必要时不应拒绝相关检查,以避免延误腹部急症的诊断和处理。

(5)实验室检查:由于失水和血液浓缩,白细胞计数、血红蛋白和血细胞比容都可增高;脱水导致尿比重增加;查肝肾功能、电解质、血气分析了解酸碱失衡、电解质紊乱和肾功能的状况;呕吐物及粪便隐血阳性,可考虑肠管血运障碍。

三、诊断

首先根据肠梗阻的临床表现的共同特点,确定是否为肠梗阻,进一步确定梗阻的类型和性质:机械性还是动力性肠梗阻(动力性肠梗阻一般无需手术治疗)、单纯性还是绞窄性肠梗阻(绞窄性肠梗阻必须尽早进行手术),最后明确肠梗阻的部位和原因。妊娠期引起肠梗阻的常见原因包括:粘连性肠梗阻、肠扭转,其他包括肠套叠、绞窄性疝气、癌症和憩室炎。注意:请外科会诊协助诊治。

1. 诊断要点

(1)过去有无手术史或盆腔炎病史。

(2)典型的临床症状,腹痛、腹胀、呕吐、肛门停止排便排气,呕吐出现时间与梗阻部位高低有关,腹痛阵发性加重,间隔缩短表现为持续性绞痛时应警惕绞窄性肠梗阻。

(3)查体:肠胀气,肠鸣音异常表现。

(4)及时做 X 片,协助诊断。

2. 有以下表现者应考虑绞窄性肠梗阻的可能

(1)腹痛急性发作且剧烈,初始即为持续性剧烈疼痛,或在阵发性加重之间仍有持续性疼痛;

(2)呕吐出现早而频繁,呕吐物、肛门排出物、腹腔穿刺液血性;

(3)病情发作迅速,早期出现休克症状,抗休克治疗后改善不明显;

(4)出现腹膜炎表现,体温上升、脉率增快、白细胞计数增高;

(5)腹胀不对称,腹部局部隆起或触及有压痛的肿块(孤立胀大的肠祥);

(6)X 线检查见孤立扩大的肠祥;

(7)经积极的非手术治疗症状体征无明显改善。

3. 鉴别诊断

(1)妇产科急症,与早产、妊娠剧吐、子宫破裂、子宫肌瘤变性、隐性胎盘早剥、先兆子痫呕吐等相鉴别。

(2)妊娠期不完全肠梗阻有时还需与其他的内外科疾病相区别,如阑尾炎、胃炎等。

四、治疗

妊娠合并肠梗阻的治疗取决于梗阻的性质、程度、类别、部位及孕周,该病的治疗原则是纠正肠梗阻引起的水、电解质紊乱及酸碱失衡,解除肠梗阻和进行恰当的产科处理。

1. 保守治疗

(1)禁食,胃肠减压。胃肠减压对手术后粘连所引起的小肠梗阻的治疗非常有效。

(2)根据水电解质紊乱情况补充液体及电解质,并给予充分的营养支持。

(3)孕期合理膳食营养,多食蔬菜、水果等植物纤维,保持大便通畅。

(4)给予广谱抗生素预防感染,首选氨苄西林或头孢菌素类并加甲硝唑。

2. 手术治疗

(1)绞窄性肠梗阻一经确诊立即行外科手术。

(2)单纯粘连性肠梗阻、不完全性和麻痹性肠梗阻可严密观察并保守治疗 12~24 小时仍不缓解应行手术治疗。

3. 产科处理　经保守治疗缓解者可继续妊娠。

(1)肠梗阻经保守治疗缓解者应积极保胎、继续妊娠。

(2)肠梗阻发生于妊娠早期需手术治疗者可先行人工流产,部分患者流产后梗阻可自行解除。

(3)妊娠中期若无产科指征不必终止妊娠者,术前术后均应积极保胎治疗。

(4)妊娠晚期尤其是孕 34 周以后,估计胎肺已成熟,可先行剖宫产术再行肠梗阻手术。

关键点

1. 妊娠合并肠梗阻时,要特别注意及时诊断出绞窄性肠梗阻的可能;

2. 治疗方法与非妊娠期患者相同,但需尽早开始治疗;

3. 绞窄性肠梗阻一经确诊立即行外科手术;

4. 经保守治疗缓解者可继续妊娠。

(邹 丽　赵 茵　刘晓夏)

第五节　妊娠合并急性胰腺炎

急性胰腺炎(acute pancreatitis)是妊娠期常见的急腹症之一,发病率约 1/10 000~1/1 000,初产妇多于经产妇,发生在孕早、中、晚及产褥期分别占 19%、26%、50~53% 和 20%~38%,围产儿病死率为 20%~50%。妊娠合并急性胰腺炎具有发病急、并发症多、治疗困难、病死率高等特点,严重时威胁母儿健康,是妊娠合并外科急腹症病死率的重要因素。

一、病因及发病机制

与非妊娠期不同的是绝大多数急性胰腺炎孕妇很少酗酒,酒精不是妊娠合并急性胰腺炎的主要原因。多数学者认为妊娠合并急性胰腺炎主要与胆石症和高血脂有关。常见病因为胆石症(包括胆道微结石)、高脂血症,还有其他病因如壶腹乳头括约肌功能不良、逆行性胰胆管造影术(ERCP)后、十二指肠乳头旁憩室、外伤性、药物性、高钙血症、腹部手术后、自身免疫性胰腺炎等。妊娠合并急性胰腺炎多为轻症,无器官障碍与局部并发症,高达 10% 的轻型胰腺炎发展为重症胰腺炎,其死亡风险可达 15%。如果感染发展,病死率会进一步升高,严重威胁母婴健康。

二、按严重程度分级

(1)轻症急性胰腺炎:占急性胰腺炎的多数,不伴有器官功能衰竭及局部或全身并发症,通常在 1 至 2 周内恢复,病死率极低。

(2)中度重症急性胰腺炎:伴有一过性(<48 小时)的器官功能障碍,早期病死率低,后期如坏死组织合并感染,病死率增高。

(3)重症急性胰腺炎:约占急性胰腺炎的 5%~10%,伴有持续的器官功能衰竭(>48 小时),重症急性胰腺炎早期病死率高,如后期合并感染则病死率更高。

三、临床表现

1. 症状、体征

(1)腹痛:妊娠合并急性胰腺炎临床表现与非妊娠妇女相同,突发性持续性中上腹部疼痛常为本病的主要临床表现和首发症状。腹痛多见于进食高脂肪饮食、饱食后发作,疼痛呈阵发性加剧,多位于左上腹,可放射至腰背肩部。多伴有恶心、呕吐、腹胀、发热、黄疸等。由于妊娠期宫底升高,胰腺位置相对较深,腹痛症状可不典型。

(2)全身性炎症反应综合征:重症急性胰腺炎可出现脉搏细速、四肢厥冷等休克症状;多达 10% 的孕妇可出现全身炎症反应综合征(SIRS),可导致多器官功能衰竭,如心力衰竭、急性肺损伤、肾功能衰竭、休克、DIC 等并发症。一系列的炎症反应可诱发宫缩,并使胎儿宫内缺血缺氧,可导致流产、胎儿生长受限、早产和死胎等。

(3)妊娠期高脂血症胰腺炎:大多数临床表现较轻,预后较好。正常情况下,怀孕期间高脂饮食和雌、孕激素等激素影响可使胆固醇、甘油三酯水平逐渐升高,当血浆甘油三酯水平 >11.3mmol/L 时,急性胰腺炎的发病风险增加,同时研究表明家族性高甘油三酯血症为胰腺炎的高危因素。严重病例可发生乳糜颗粒血症和乳糜腹水。

(4)体征:腹胀常与腹痛同时存在,轻症者常表现为上腹部轻压痛,无明显肌紧张。重症者可出现压痛、反跳痛、腹肌紧张,范围较广,可延及全腹。肠蠕动减弱或消失,移动性浊音阳性等腹膜炎、腹腔积液体征。少数重症患者因出血经腹膜后途径进入皮下,可导致左腰部及脐周皮肤有青紫色斑(Grey-Turner 征,Cullen 征)。腹部因液体积聚或包裹性坏死及假性囊肿形成可触及肿块,多在起病 4 周后。

2. 辅助检查

(1)胰酶测定:血清、尿淀粉酶测定是最常用的诊断方法。血清淀粉酶≥正常值上限 3 倍,有诊断意义。动态检测血淀粉酶不断升高更有意义,血清淀粉酶一般于腹痛后 8 小时开始升高,24 小时达高峰,约 4~5 日降至正常;尿淀粉酶在发病后 24 小时升高,48 小时达高峰,1~2 周恢复正常。血清淀粉酶正常时不能排除急性胰腺炎,当胰腺广泛坏死时,淀粉酶也可不增高。必要时可行腹腔穿刺检测腹腔积液淀粉酶。当血清淀粉酶的活性下降或降至正常时,血清脂肪酶活性的测定有互补作用,一般在起病后 24~72 小时升高,持续 7~10 日,其持续时间较长,其敏感性和特异性优于淀粉酶。与淀粉酶一样,血清脂肪酶与疾病严重程度不成正相关。

(2)电解质:中、重症急性胰腺炎往往合并有电解质紊乱,表现为低钾血症、低钙血症、低钠血症,因此,电解质检查十分重要。

(3)血清标志物:C 反应蛋白,发病 72 小时后 >150mg/L 提示胰腺组织坏死;动态测定血清 IL-6 增高提示预后差。血清胆红素和天冬氨酸转氨酶水平升高可能表示胆石症。在排除胆源性等常见胰腺炎致病因素后,甘油三酯 >11.3mmol/L(肉眼可见脂血)或甘油三酯 5.65~11.3mmol/L,血清呈乳糜状则可诊断为高脂血症性胰腺炎。

(4)B 超:超声检查在诊断急性胰腺炎中有辅助作用,是首选的影像学诊断方法。超声下见胰腺体积弥漫性增大,胰腺实质结构不均匀。出血坏死性胰腺炎可见粗大强回声区;胰腺周围渗液积聚呈无回声带状区域等。另外,超声可排除胆囊炎、胆石症、胰腺囊肿或脓肿,还可以观察子宫、胎儿及胎盘情况,但重症者常因肠道积气显像受到干扰。

(5)CT 检查:增强 CT 是诊断急性胰腺炎的"金标准",CT 能较清晰显示胰腺肿大、胰管扩张、胰腺坏死部位和范围及胰内外液区范围,加强扫描显影尤佳,诊断率可达 95%。是近年来作为动态观察病变和确定手术指征(配合穿刺抽吸证实有无感染)较可靠的方法。

(6)MRI 检查:可提供与 CT 相同的诊断信息。MRI 可提供与 CT 相同的诊断信息,且对胎儿相对安全,是可选的辅助检查。

(7)腹腔穿刺:腹腔穿刺液淀粉酶测定常高于正常,若 >1 500IU/L 且为血性液,是诊断重症胰腺炎的有力证据。

(8)ERCP 检查:ERCP 对于胆源性妊娠期急性胰腺炎(Acute pancreatitis in pregnancy,APIP)的诊断具有特殊的意义,其可在明确胆管内结石情况的同时,行取石治疗,解除造成胰腺炎的病因。但由于该检查手段完全将孕妇暴露于放射线下,应交待相关风险,权衡利弊。

四、诊断要点

1. 诊断标准　急性胰腺炎诊断标准参照中华医学会外科学分会胰腺外科学组制定的《急性胰腺炎诊治指南(2014 版)》中有关急性胰腺炎诊断标准。临床上符合以下 3 项特征中的 2 项即可诊断:①与急性胰腺炎相符合的腹痛;②血

清淀粉酶和 / 或脂肪酶活性至少高于正常上限值 3 倍;③腹部影像学检查符合急性胰腺炎影像学改变。

2. 鉴别诊断　妊娠合并急性胰腺炎诊断较非孕期困难。文献报道约 1/3 能及时确诊,1/3 误诊为产科疾病,1/3 误诊为胆道疾病。

(1)临产:妊娠合并急性胰腺炎时体征可不典型,炎症刺激子宫,可引起宫缩而掩盖腹痛,易误诊为临产。

(2)胎盘早剥:有腹膜炎时,腹肌紧张、板状腹、压痛,甚至休克,易被误诊为胎盘早剥。

(3)其他产科并发症:如与妊娠剧吐、异位妊娠破裂、先兆子宫破裂、流产、早产及重度先兆子痫并发 HELLP 综合征等相鉴别。

(4)需与妇科急腹症和内外科急腹症鉴别:包括消化道溃疡穿孔、肠梗阻、胆囊炎、胆石症、急性阑尾炎、重度肝炎、脾梗死和脾破裂、肾盂肾炎、肾周围脓肿、肠梗阻及肠系膜血管栓塞等。

五、治疗

通过早诊断、早治疗以控制疾病进展,保障母婴生命安全。目前妊娠合并急性胰腺炎的治疗也日趋保守化,并取得较好的疗效。但若为胆源性胰腺炎或重症胰腺炎,则应积极手术治疗。为防止盲目早期急诊手术,多主张在病情允许下,采用非手术疗法,进行内科治疗和重要器官功能支持,以减少病死率及手术率。但重症胰腺炎的病变发展不一,临床表现复杂多变,故需严密动态观察病情、频繁地综合分析生命体征、腹部征象及有关的辅助资料,随时准备中转手术。

1. 非手术治疗　轻型急性胰腺炎或水肿型胰腺炎采取保守治疗多数可治愈,大部分学者认为,在出现胰腺坏死感染前应采取以器官功能维护为中心的保守治疗。

(1)一般处理:血尿常规、肝肾功能、血糖、血清电解质等的测定,心电监护,血气分析,动态观察腹部体征和肠鸣音改变,记录 24 小时出入量变化。

(2)常规禁食、禁水:对有腹胀者进行胃肠减压,直至腹痛消失,以保持胰腺充分休息。

(3)补液、营养支持治疗:通过静脉途径营养支持,中心静脉插管,给予胃肠外高营养,注意水电解质平衡和补充微量元素、维生素。

(4)抗休克综合疗法及防治多器官功能障碍的针对性治疗:通过补液可以在早期改善微循环状

态,降低全身炎症反应综合征及器官功能衰竭的发生率。补液可使用乳酸钠林格注射液或生理盐水,不推荐使用羟乙基淀粉(可能增加肾功能衰竭以及死亡的风险)。补液速度宜在 5~10ml/(kg·h),最终达到心率 <120 次 /min,平均动脉压 65~85mmHg,尿量 >0.5~1ml/(kg·h),血细胞比容 35%~44%。

(5)镇痛解痉:疼痛剧烈时可考虑镇痛治疗,首选注射盐酸哌替啶 50~100mg,可加用阿托品,不推荐应用吗啡或其他胆碱能受体拮抗剂,因为吗啡可使 Oddi 括约肌痉挛,胆碱能受体拮抗剂会诱发或加重肠麻痹。

(6)抑制胰液外分泌及抗胰酶疗法:质子泵抑制剂或 H2 受体拮抗剂可通过抑制胃酸的分泌而减少促胰酶素的分泌,进一步降低胰酶的分泌,同时也可预防应激性溃疡的发生。生长抑素类制剂可抑制胰腺的内、外分泌,从而改善胰腺的生理功能。由于其可能对胎儿的生长发育有潜在的影响,国际上对于生长抑素类制剂是否可安全应用于孕妇治疗中仍未做出明确规定。

(7)预防和治疗感染:给予大剂量广谱抗生素,抗革兰阴性菌和厌氧菌为主,建议联合青霉素或头孢菌素类抗生素使用。一般选用对胎儿无害及能渗入胰腺组织的广谱抗生素,如头孢噻肟、头孢他啶、亚胺培南等。严重病例应依据血、腹腔液或脓培养及药敏试验选用抗生素,一般 2~3 种抗生素联合用药。

(8)其他:中药治疗、降脂治疗及针对其他病因的治疗措施。

2. 手术治疗

(1)手术指征:对于病情较重,有以下症状者建议手术治疗:①腹膜炎持续存在,不能排除其他急腹症;②重症胆源性胰腺炎伴壶腹部嵌顿结石,合并胆道梗阻感染者,应尽早手术解除梗阻;③胰腺坏死,腹腔内大量渗出液体,迅速出现多脏器功能损伤者应手术消除坏死组织并充分引流;④合并肠穿孔、大出血或胰腺假性囊肿。

(2)手术时机和方式:胆源性胰腺炎患者,孕早期推荐保守治疗,对于没有手术禁忌证的孕中期胆源性胰腺炎患者可行内镜手术如 ERCP,解除胆道梗阻,由于 ERCP 操作会对胎儿造成一定程度的辐射暴露,应尽量选择在妊娠中晚期进行同时需要严格控制放射时间、剂量及采取铅衣保护等措施以减少暴露。有观点认为整个孕期进行腹腔镜下胆囊切除术都是安全的,如果推迟妊娠期有症状的胆石症患者的手术干预会导致自然流产率升高和早产。腹腔镜手术和内镜下 ERCP 检查联合 Oddi 括约肌切开术相比传统开腹手术,有创伤小、住院时间短和并发症少的优点,推荐孕中期行手术治疗,疗效佳,早产率低。而孕早期胎儿不稳定,手术时易流产,孕晚期子宫过大可能妨碍手术视野和操作,手术难度大,孕晚期可先终止妊娠,再行外科手术。

3. 产科处理 产科处理是在内外科治疗的基础上,密切监测产科情况如宫缩、胎心及患者阴道分泌物情况,给予胎心监护及 B 超检查等检测胎儿在宫腔内发育情况,对于有早产征象的患者,需要及时给予硫酸镁抑制宫缩以及地塞米松以促进胎儿肺成熟。

是否终止妊娠应在保证母体生命安全的前提下,根据病情决定,对于高脂血症胰腺炎,终止妊娠是很好的降低血脂的方法,血脂水平在产后 24 小时内可下降 15%~20%。而胰腺炎并不是终止妊娠的适应证,尤其轻型胰腺炎,出现以下情况可终止妊娠:①明显流产或早产;②胎儿出现宫内窘迫、窒息或死亡;③出现严重的感染或发展为多器官功能障碍综合征(MODS);④妊娠晚期,促胎肺成熟后胎儿能存活,可终止妊娠解除增大的子宫对胰腺的压迫,从而减轻胰腺炎症状。终止妊娠的方式常选用过程快、对母婴影响小的剖宫产术。

关键点

1. 妊娠期胰腺炎有典型临床表现,应早诊断、早治疗以控制疾病进展,保障母婴生命安全;

2. 轻症保守处理,若为胆源性胰腺炎或重症胰腺炎,则应积极手术治疗;

3. 是否终止妊娠应在保证母体生命安全的前提下,根据病情决定。

(邹 丽 赵 茵 刘晓夏)

第六节　妊娠合并子宫肌瘤

子宫肌瘤是女性最常见的,由子宫平滑肌组织增生而形成的良性肿瘤(图20-1)。子宫肌瘤的发病率难以准确统计,估计育龄期妇女的患病率可达25%,根据尸体解剖统计的发病率可达50%以上。妊娠合并子宫肌瘤属高危妊娠,估计发生率为0.1%~3.9%。近年来随着孕期超声的普及、高龄孕妇的增加及剖宫产率的升高,妊娠合并子宫肌瘤的发病率及诊断率均有上升趋势。

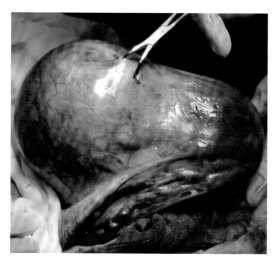

图 20-1　妊娠合并子宫肌瘤
剖宫产术中所见后壁子宫肌瘤

一、妊娠合并子宫肌瘤的诊断

大多数妊娠合并子宫肌瘤的孕妇无临床症状,且触诊时不易发现,易漏诊。妊娠合并子宫肌瘤的类型分布如下:浆膜下肌瘤占27.5%;黏膜下肌瘤占18.1%;带蒂的黏膜下肌瘤占10.9%;肌壁间肌瘤占23.9%;宫颈肌瘤占11.6%;胎盘后子宫肌瘤占8.0%。

1. **症状体征**　根据肌瘤的部位和并发症状,可以表现为腹部包块、不规则阴道流血、尿频、腰腹疼痛等。体征:子宫增大与停经月份不符;子宫不对称性增大;一侧盆腔包块等。中期妊娠后,当子宫肌瘤发生红色变性时,可有发热、恶心、呕吐、腹膜刺激征、持续性剧烈腹痛、血象升高等

2. **辅助检查**　超声诊断简便易行,准确性较高。图像不典型时,MRI能够帮助诊断,并能非常准确定位肌瘤位于子宫浆膜层、黏膜层或肌层;子宫肌瘤数量、大小、与周围组织的关系;还可用作评估妊娠合并子宫肌瘤的分娩方式、治疗方案和随访肿瘤变化的依据。

二、妊娠与子宫肌瘤的相互影响

1. **子宫肌瘤对生育能力的影响**　肌瘤的位置、大小、数目、宫腔形态影响妊娠。如子宫黏膜下肌瘤、大的肌壁间肌瘤造成宫腔变形,影响受孕。手术治疗可提高妊娠机会并可获得良好的妊娠结局。

对于其他部位的子宫肌瘤,既往多数学者建议对有生育要求特别是未生育者首选手术切除治疗方法。但切除肌瘤后的妊娠发生子宫破裂的风险增加,近年来的观点认为妊娠前并不需要预防性行子宫肌瘤切除,需个体化处理。

2. **子宫肌瘤对妊娠及分娩的影响**　孕早期合并肌瘤者自然流产发生率20%~30%,较无肌瘤者高2~3倍;多发子宫肌瘤者的流产率约是单个肌瘤者的3倍;流产与肌瘤大小无关,与肌瘤的位置有关,子宫体部肌瘤流产率高。

合并肌瘤者导致宫腔形态异常,胎膜压力不均,可发生胎膜破裂、早产;肌瘤位于胎盘附着处增加胎盘早剥风险;多发肌瘤压迫宫腔可致胎儿生长受限、胎位异常。子宫肌瘤增加了产后出血、胎盘滞留以及肌瘤切除术后子宫破裂风险。宫颈肌瘤可引起宫颈形态改变或导致宫颈机能不全。

3. **妊娠对子宫肌瘤的影响**　妊娠期子宫肌瘤易发生红色变性,占比13.3%~40%。还有包膜破裂、蒂扭转。

妊娠早期,子宫肌瘤形态学变化不大;妊娠中晚期,部分肌瘤可增大,易发生红色变性及各种退行性变。

三、妊娠合并子宫肌瘤的处理

1. **妊娠期对子宫肌瘤的处理**　妊娠合并

子宫肌瘤的患者大多期待治疗,对合并肌瘤变性者可先行保守治疗。一般不主张在妊娠期间行子宫肌瘤切除,因手术可导致失血过多、流产、早产、肌瘤切除术后的子宫壁切口于孕晚期破裂等风险。以下情况可考虑手术干预:浆膜下子宫肌瘤蒂扭转、继发感染、肌瘤异常增大或嵌顿于盆腔,影响继续妊娠;肌瘤短期增大、恶变可能;肌瘤压迫邻近器官,出现严重不适症状等情况。

子宫肌瘤红色变性以保守治疗为主,保守治疗无效,宜在 24 周前进行手术。保守治疗包括:①对症处理:休息、补液支持治疗、适当使用止痛剂、肝素等;②预防流产、早产,有宫缩者使用宫缩抑制剂;③使用抗生素等。

2. 分娩期对子宫肌瘤的处理

(1)分娩期处理原则:妊娠合并子宫肌瘤的分娩方式,应根据肌瘤大小、部位及母儿情况而定;影响产程进展的应行剖宫产终止妊娠。

剖宫产术中是否同时行子宫肌瘤切除术尚存争议,但术者技术欠缺、医院输血急救条件差、不易暴露的肌瘤以及靠近子宫动静脉、输卵管间质部的大肌瘤、危重孕妇等,则不主张在剖宫产术同时行子宫肌瘤切除术。

肌瘤较小,不阻碍产道可经阴道分娩,不需特殊处理。肌瘤较大者,处理目前存在争议:无症状者,到足月时待其自然分娩;肌瘤 >8cm 者行选择性剖宫产。有学者则认为剖宫产术中是否行子宫肌瘤切除术取决于子宫肌瘤的类型及位置,而与肌瘤的大小及数目无关。

(2)剖宫产术中肌瘤切除切口的选择:①剖宫产切口应选子宫下段横切口,而子宫肌瘤切除切口则根据具体情况灵活选择;②浆膜下肌瘤或向外突出的肌壁间肌瘤可由浆膜面切开切除,或做肌瘤蒂根部缝扎;③黏膜下肌瘤取宫腔切口切除;④如果肌壁间肌瘤大部分凸向宫腔的也可考虑宫腔内切口。

(3)剖宫产术中肌瘤切除的技术要点:①切除前常规应用宫缩剂或阻断血管;②肌瘤部位周围怒张的大血管先结扎;③切开肌瘤包膜时,尽量保留多的子宫肌壁,留足够的浆膜层以备浆膜化;④对包膜部位和营养血管及出血点逐个止血;⑤可先行荷包缝合以减少出血、避免无效腔;⑥最好先连续缝合,尽快止血,再间断加固缝合;⑦切除肌瘤后进行子宫修复时,尽量注意分层对齐,避免将黏膜缝入肌层,引发子宫内膜异位症。

(4)剖宫产术中肌瘤切除的注意事项:①对于直径 >8cm 的肌瘤、不易暴露的肌瘤(如子宫下段及宫颈部肌瘤、黏膜下肌瘤)及靠近子宫动静脉、输卵管间质部的大肌瘤应谨慎对待,以免造成大血管的破裂及输卵管、输尿管的损伤;②对于年龄较大,无再生育要求、多发肌瘤、疑肌瘤恶变、胎盘植入肌瘤内者,可行子宫切除术;③对妊娠合并心脏病、心力衰竭、子痫、弥漫性血管内凝血等危重孕妇,应尽量缩短手术时间,不主张在剖宫产同时行肌瘤切除,以保证患者安全。

(5)术后处理:①术后连续静滴催产素 6~8 小时;②术后应用广谱抗生素;③密切监测生命体征、注意血红蛋白浓度及血小板的变化,警惕内出血及感染。

3. 妊娠合并子宫肌瘤的产褥期处理　产褥期注意阴道出血、腹痛、体温变化等情况,对剖宫产术中同时行肌瘤手术者,术后积极应用缩宫素及广谱抗生素。一般不主张在产褥期做肌瘤切除术或子宫切除术。

关键点

1. 妊娠合并子宫肌瘤的患者大多期待治疗,对合并肌瘤变性者先行保守治疗。一般不主张在妊娠期间行子宫肌瘤切除术;

2. 分娩方式应根据肌瘤大小、部位及母儿情况而定;影响产程进展的应行剖宫产终止妊娠;

3. 剖宫产术中是否同时行子宫肌瘤切除术尚存争议,应根据子宫肌瘤的类型及位置、术者技术水平、医院输血急救条件等决定。

(邹　丽　赵　茵　刘晓夏)

第七节　妊娠合并卵巢肿瘤

妊娠合并卵巢肿瘤较常见,但合并恶性肿瘤较少。合并良性肿瘤以成熟囊性畸胎瘤及浆液性囊腺瘤居多,占妊娠合并卵巢肿瘤的90%,合并恶性肿瘤者仅占2%~5%,以无性细胞瘤及浆液性囊腺癌居多。妊娠期卵巢肿瘤若无并发症一般无明显症状。随着诊断性超声的广泛使用,卵巢囊肿及肿瘤更易在妊娠早期发现。中期妊娠时易并发肿瘤蒂扭转,扭转后静脉回流受阻,肿瘤高度充血,血管破裂,瘤体增大,继之动脉也受阻,肿瘤坏死,破裂。晚期妊娠时肿瘤可引起胎位异常,分娩时肿瘤位置低者可阻塞产道导致难产,或肿瘤破裂。妊娠时因盆腔充血,肿瘤迅速增大,并有肿瘤扩散的风险。

一、临床表现

1. 症状、体征　临床表现缺乏特异性。

2. 卵巢肿瘤发生蒂扭转或破裂时可能有如下临床表现:

(1)病史:既往有卵巢肿瘤病史。

(2)既往可有反复发作下腹痛,随体位改变加重或减轻。突然发作一侧下腹剧痛,持续性、阵发性加剧。病情严重时,腹痛可放射至腰骶及下肢,常伴恶心、呕吐甚至休克。

(3)体格检查:下腹压痛,肌紧张,反跳痛,肿瘤增大时腹部可触及。内诊检查后穹窿触痛及宫颈举痛。蒂扭转时可触及肿瘤明显增大,靠近宫体侧压痛,以蒂部最明显。

3. 辅助检查

(1)B超:对于确定肿瘤性质及生物学潜能有一定价值。提示可疑恶性肿瘤相关的超声特征包括:内部可见疣状或乳头状结构、边界不规则、伴有分隔、回声杂乱、伴有腹水。有其中这些特征的任何一项时,都应尽早做进一步检查。

(2)MRI:根据肿块大小和影像学技术找到潜在的恶性肿瘤,极为重要。

(3)术前血清肿瘤标志物:价值有限,因为妊娠期β-HCG、AFP、CA-125都会出现生理性升高。CA-125在孕早期轻微增加,孕中期则回到正常。对于已确诊的卵巢恶性肿瘤,特异性的肿瘤标记物可用于监测病程进展。

二、诊断

1. 诊断要点

(1)既往有卵巢肿瘤病史。

(2)B超及MRI:附件区肿物回声。

(3)卵巢肿瘤发生蒂扭转或破裂时:腹痛突然,持续性,阵发性加剧。严重时可伴有恶心,呕吐及休克。

2. 鉴别诊断　大多数卵巢包块随着妊娠进展而移至腹腔,对于没有随着妊娠进展移动而留在盆腔的肿块,应考虑其他可能,如骨盆肾、子宫肌瘤、结直肠或膀胱肿瘤。妊娠期卵巢囊肿蒂扭转应与阑尾炎、盆腔脓肿等相鉴别。

三、治疗

治疗方法应根据孕周及病情严重程度而异。

1. 良性肿瘤　妊娠期合并良性卵巢肿瘤的处理仍有争议。手术探查会增加流产和新生儿并发症,如果妊娠期必须手术,发现于早期妊娠者,可等待至妊娠13周后手术,以免引起流产;发现于妊娠晚期者,将手术推迟到足月或产后更为理想。如病情加重立即剖腹探查。

2. 恶性肿瘤

(1)应尽早手术并终止妊娠,处理原则同非孕期。

(2)剖腹探查时发现是卵巢恶性肿瘤,处理同未孕妇女。

3. 妊娠期卵巢囊肿蒂扭转或破裂　及时手术治疗。术中注意事项:术时应先在扭转蒂部靠子宫的一侧钳夹后,再切除肿瘤和蒂瘤,钳夹前不可先将扭转的蒂回复,以防血栓脱落造成重要器官栓塞。

关键点

1. 妊娠期合并良性卵巢肿瘤可期待至中孕进行手术；

2. 恶性肿瘤应尽早手术并终止妊娠，处理原则同非孕期；

3. 当合并卵巢肿瘤发生蒂扭转或破裂应急诊探查。

（邹 丽 赵 茵 刘晓夏）

第八节 妊娠相关乳腺癌

妊娠相关乳腺癌（pregnancy-associated breast cancer，PABC）通常定义为在孕期或分娩后 1 年内诊断的原发性乳腺癌，是妊娠期最常见的恶性肿瘤，其发病率高达 0.04%。妊娠相关乳腺癌的发生发展与普通乳腺癌一样，均与遗传、生理及环境因素相关。一些研究表明有：乳腺癌家族史，尤其是存在 BRCA1 和 BRCA2 基因突变的妇女更容易在孕期发生乳腺癌。JERNSTROM 等人认为母乳喂养可以在一定程度上减少 BRCA1 突变的妇女患乳腺癌的概率，但对 BRCA2 基因突变的影响不大。文献报道称 PABC 的平均发病年龄在 32 至 38 岁之间，多项研究表明：妊娠相关乳腺癌发病率增加可能与整体生育年龄推迟相关。

一、临床表现

1. 症状、体征　与普通乳腺癌相类似，妊娠相关乳腺癌常表现为患侧乳腺孤立的无痛性肿块，肿块较大，质地坚硬，活动差，边界常不清，肿瘤后期可以蔓延至乳房皮肤，牵拉皮肤出现乳头内陷，累及乳腺淋巴管时，可出现皮肤橘皮样变，偶可见乳头溢血、溢液。

妊娠对乳腺癌病程进展的影响尚未明了，乳腺癌是否在孕期妇女中表现为较高的侵袭性尚存争议。但由于孕期和哺乳期妇女激素刺激可导致乳腺腺体增生和肥大，同时伴有乳房肿胀发硬，肿块界限模糊，因此诊断的延误非常普遍。导致 PABC 患者就诊时多数肿瘤直径较大，常伴有淋巴结转移，分期较晚，预后较差。

2. 辅助检查

（1）B 超：超声检查无电离辐射，且在区分囊实性包块方面具有很高的灵敏度和特异性，是探查乳腺和腋区肿块首选影像学检查方式。尤其在检查恶性乳腺肿块时，超声检查比乳房 X 线照相术检查更敏感。值得注意的是：孕期和哺乳期乳腺出现的生理变化可能会改变乳腺癌的典型超声特征。

（2）乳房 X 线照相术（钼靶检查）：在适当的胎儿屏蔽下，胎儿暴露于钼靶检查时的辐射量约为 0.004mGy，远低于致胎儿畸形的 0.05mGy，风险基本可以忽略不计。但由于妊娠期乳腺腺体含水量、乳腺实质密度增加，乳腺钼靶检查的假阴性率可达 35%~40%。不建议妊娠期间常规行乳腺钼靶检查。

（3）MRI：在妊娠期和哺乳期 MRI 检查的有效性及安全性仍在考虑之中，其增强剂钆络合物对胎儿有潜在毒性，不常规推荐妊娠期行增强 MRI 检查。但若乳腺活检结果不确定，则可以通过 MRI 来区分肿块囊实性病变情况来明确诊断。与非妊娠病例一样，在 Ⅰ 期和 Ⅱ 期肿瘤中，若预计转移风险较低，可以考虑将骨骼 MRI 推迟到产后进行。

（4）骨扫描：仅在 MRI 不确定或 MRI 不可用的情况下才推荐骨扫描。

（5）粗针活检：乳腺癌组织学检查有助于明确肿瘤分级和亚型，粗针活检作为首选检查方法，其灵敏度可达约 90%。怀孕或哺乳期间新发可触及的肿块且在 2 周内无法消退的，均建议行粗针穿刺。与细针穿刺（FNA）相比，它为肿瘤类型、分期和受体情况提供了更多的信息，有利于医师制定治疗计划，同时方便了患者咨询，但粗针穿刺活检后有发生乳瘘可能。一般超声引导下的粗针穿刺活检为检查乳腺癌细胞学和组织学情况最优的方法。

二、诊断

1. 诊断要点

(1) 妊娠期乳腺孤立性肿块。

(2) 对于乳腺实性肿块,应通过临床体检,影像学检查和粗针活检三联评估对肿块进行检查,如果这三项评估中的任何一项异常提示存在恶性肿瘤可能,建议行肿块切除术。

(3) 一旦诊断为乳腺癌,应对常见的转移灶进行检查排除是否有存在转移,包括胸部 X 线、肝脏超声、骨骼 MRI 和骨扫描检查。

2. 鉴别诊断

需要注意与乳腺增生结节,哺乳期积乳囊肿,哺乳期乳腺炎,妊娠期或哺乳期纤维腺瘤等疾病相鉴别。

三、治疗

妊娠期间乳腺癌的治疗需根据疾病分期、胎龄大小及病人意愿综合考虑,由肿瘤科、妇产科、儿科等多学科讨论后做出临床决策。一般而言,对 PABC 患者的治疗可以参考常规乳腺癌诊疗指南,适当进行一些修改尽量减少对胎儿的危害。

1. 产科处理

不建议常规行治疗性终止妊娠。

数据表明在妊娠早期终止妊娠并不能有效改善乳腺癌患者预后,因此不建议常规行治疗性终止妊娠。是否治疗性终止妊娠,需要全面考虑患者的意愿、病情进展情况、乳腺癌多模式治疗对胎儿的影响、产妇或孕妇的预后等多种情况。

2. 手术治疗

外科手术仍是 PABC 治疗的首选治疗方式,理论上说手术可以在孕期任何时间段进行,对胎儿的风险最小,手术治疗不应因妊娠推迟。

3. 化学治疗

孕期不能进行局部放疗,但若不进行放疗会存在术后复发可能性,因此需要补充化疗,包括术后化疗和新辅助化疗。化疗有助于改善孕产妇的远期生存结局,淋巴结转移与否均推荐常规化疗。但化疗药物常都具有高致畸风险,还会增加孕妇流产风险、导致胎儿宫内生长发育迟缓、胎膜早破或早产等不良影响,一般禁止用于妊娠早期的癌症患者。在妊娠中晚期进行化疗是可行的。建议在分娩前的 3 周内停止化疗,因为化疗所致的中性粒细胞或全血细胞减少可能会增加孕产妇感染或出血的风险。

4. 放射治疗

妊娠期乳腺癌患者不建议常规行放射治疗。目前也有观点妊娠并不是乳腺癌放射治疗的禁忌证,在充分告知患者的情况下,可让患者自行选择是否放疗。

5. 靶向治疗

曲妥珠单抗为乳腺癌的靶向治疗药物,研究发现曲妥珠单抗与流产、胎儿肾衰竭和相关羊水过少以及早产有关,因此不建议孕妇使用该药。

6. 其他辅助治疗

妊娠及恶性肿瘤均为深静脉血栓的危险因素,预防性使用低分子肝素是合理的。

7. 治疗后妊娠

PABC 患者均为育龄期女性。乳腺癌治疗后能否妊娠,妊娠时机选择,是育龄期患者及临床医生的难题。对于年轻乳腺癌患者来说,临床医生应充分告知治疗方法对其生育能力及胎儿造成的可能影响。同时可以建议患者通过辅助生育技术保留其生育能力。对于分期早、无淋巴结转移、预后尚佳的激素受体阴性的患者可建议其治疗后再次妊娠。有关何时妊娠至今尚无定论,一般建议乳腺癌患者可在术后 2~3 年再次妊娠。由于他莫昔芬药物半衰期较长,停药后短期内怀孕存在新生儿先天性异常风险,因此建议在他莫昔芬内分泌治疗完成后至少 2 个月后受孕较为安全。

关键点

1. 孕期女性乳腺异常的评估方法与非孕期一样;

2. 治疗应由肿瘤科、妇产科、儿科等多学科合作决策;

3. 外科手术仍是 PABC 治疗的首选治疗方式,手术治疗不应因妊娠推迟。

4. 不建议常规行治疗性终止妊娠;

5. 一般建议乳腺癌患者可在术后 2~3 年再次妊娠。并建议在他莫昔芬内分泌治疗完成后至少 2 个月后受孕较为安全。

(邹　丽　赵　茵　刘晓夏)

参考文献

1. 谢幸,孔北华,段涛.妇产科学.9版.北京:人民卫生出版社,2018:129-131.

2. 陈孝平,汪建平,赵继宗.外科学.9版.北京:人民卫生出版社,2018:371-377.

3. Cunningham F G, Leveno K J, Bloom S L, et al. Williams OBSTETRICS. 24th ed. 2015: 1078- 1080.

4. 乐杰.妇产科学,7版.北京:人民卫生出版社,2008:161-162.

5. 中华医学会外科学分会胆道外科学组.急性胆道系统感染的诊断和治疗指南(2011版).中华消化外科杂志,2011,10(1):9-13.

6. Cherry,Merkatz's 妊娠合并症.杨兴升.译.5版.北京:科学出版社,2009:266-272.

7. 张为远.中华围产医学.北京:人民卫生出版社,2012:201-202.

8. 连岩,王谢桐.妊娠合并肠梗阻.中华产科急救电子杂志,2016,5(01):10-14.

9. 董国霞.妊娠合并肠梗阻的诊治与临床预后分析.中国肛肠病杂志,2018,38(10):16-17.

10. Bouyou J, Gaujoux S, Marcellin L, et al. Abdominal emergencies during pregnancy. J Visc Surg, 2015, 152 (6): S105- 115.

11. 子宫肌瘤的诊治中国专家共识专家组.子宫肌瘤的诊治中国专家共识.中华妇产科杂志,2017,12(52):793-800.

12. Milazzo GN, Catalano A, Badia V, et al. Myoma and myomectomy: Poor evidence concern in pregnancy. J Obstet Gynaecol Res, 2017, 43 (12): 1789- 1804.

13. Ramya T, Sabnis SS, Chitra TV, et al. Cesarean Myomectomy: An Experience from a Tertiary Care Teaching Hospital. J Obstet Gynaecol India, 2019, 69 (5): 426- 430.

14. 杨淑丽,段微.妊娠期子宫肌瘤红色变性的处理.中国临床医生杂志,2016,44(6):3-5.

15. Lam SJ, Best S, Kumar S. The impact of fibroid characteristics on pregnancy outcome. Am J Obstet Gynecol, 2014, 211 (4): 395. e1- e5.

16. Sparić R, Malvasi A, Tinelli A. Analysis of clinical, biological and obstetric factors influencing the decision to perform cesarean myomectomy. Ginekol Pol, 2015, 86 (1): 40- 45.

17. Huang SY, Shaw SW, Su SY, et al. The impact of a novel transendometrial approach for caesarean myomectomy on obstetric outcomes of subsequent pregnancy: a longitudinal panel study. BJOG, 2018, 125 (4): 495- 500.

18. 刘丹,黄谱,李春芳,等.剖宫产术中单发性子宫肌瘤切除方法探讨.中国实用妇科与产科杂志,2018,34(8):898-901.

19. Alfasi A, I. Ben- Aharon. Breast Cancer during Pregnancy- Current Paradigms, Paths to Explore. Cancers (Basel), 2019. 11 (11): 1669.

20. 张如艳,李惠平,严颖,等.妊娠相关乳腺癌33例临床病理特征及预后分析.癌症进展,2016,14(06):535-538,541.

21. (美)Steven G. Gabbe.产科学:正常和异常妊娠.郑勤田,杨慧霞.主译.北京:人民卫生出版社,2018.

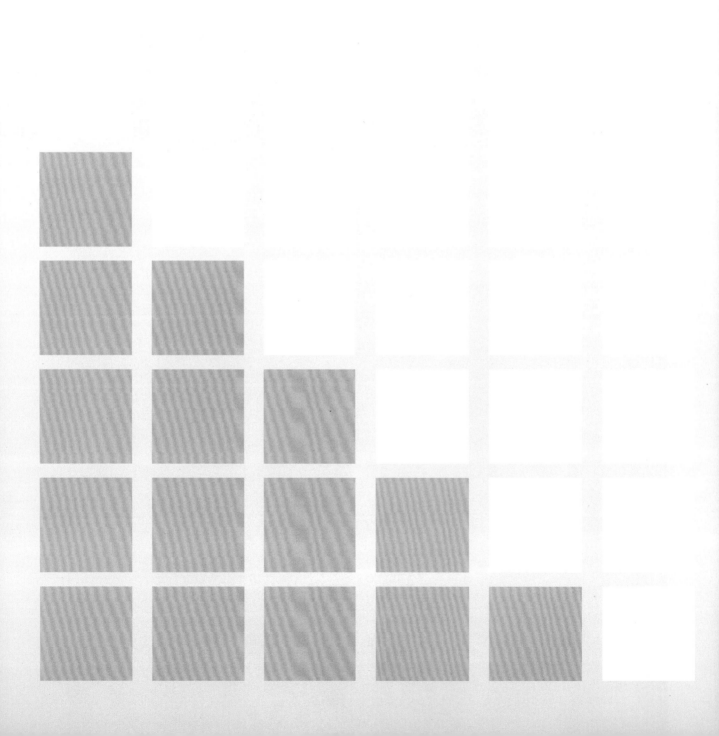

Practical Obstetric Surgery

第二十一章

胎儿医学相关手术

第一节　绒毛活检术

一、概述

产前诊断(prenatal diagnosis)又称宫内诊断或出生前诊断,指利用各种现代医学的诊断技术,对胎儿的疾病在宫内作出诊断。产前诊断是预防出生缺陷的重要措施。而产前诊断的原则是尽最大可能在妊娠早期做出诊断。绒毛与胚胎组织同来源于受精卵的分裂,故能在一定程度反映胎儿的遗传特征,是产前诊断胎儿染色体异常、代谢病、基因病及某些其他类型胎儿异常的最佳材料之一。绒毛取材途径有经宫颈及经腹壁,曾经有在内镜直视下进行,亦曾有徒手内诊后盲吸绒毛者,亦可用 B 超指引。目前国内外一致推荐 B 超指引下进行。最初采用的为经宫颈绒毛活检术(transcervical chorion villus sampling,TC-CVS),但由于该途径标本污染、宫内感染等发生率高,1990 年后逐渐采用经腹绒毛活检术(transabdominal chorion villus sampling,TA-CVS)。彩色超声引导下经腹壁穿刺取绒毛术操作简便,可门诊操作无需住院,与经宫颈途径比较,可有效避免宫颈外口及宫颈管的微生物感染,而且自然流产率低,并有较高取材成功率。故本节主要介绍 TA-CVS。

二、术前评估及术前准备

经腹绒毛活检术的最佳孕周推荐在 10~12 周进行。

术前行超声检查了解胎儿宫内情况,如胚胎发育、胎心搏动情况,测量头臀长度以核对孕周,定位胎盘叶状绒毛部位,彩色多普勒了解胎盘、脐带附着位置及子宫壁血流情况。了解有无手术适应证及禁忌证,若有内科合并症及并发症,应请相关专业医生共同商定手术中可能出现意外情况的处理对策。详细询问孕妇生育及手术史,充分估计术中可能出现的风险。

术前常规检查:血常规、血型检查是最基本的检查项目,必要时根据患者的具体情况行尿常规、凝血功能、心电图、肝、肾功能等生化检查了解重要脏器功能有无异常。

(一) 手术适应证

1. 年龄超过 35 周岁的高龄孕妇。

2. 夫妇一方有染色体异常。

3. 不良孕产史　包括畸胎史、染色体异常儿妊娠或生育史、死胎、新生儿死亡、复发性流产史。

4. 孕早期时接触过可能导致胎儿先天缺陷的物质。

5. 血清学或超声筛查异常。

6. 遗传病家族史　包括某些单基因遗传病,如地中海贫血、假性肥大性肌营养不良等;X 连锁遗传病等。

(二) 手术禁忌证

1. 体温超过 37.5℃。

2. 穿刺局部皮肤急性期感染。

3. 急性期疾病。

4. 有较频宫缩及其他先兆流产或早产征象。

三、手术步骤

超声引导的 TA-CVS 的操作步骤如下(视频 21-1):

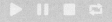

视频 21-1　经腹绒毛活检术

1. 术前检查　孕妇取仰卧位,术前 B 超常规观察胚胎发育、胎心搏动情况,测量头臀长度以核对孕周,定位胎盘叶状绒毛部位,彩色多普勒了解胎盘、脐带附着位置及子宫壁血流情况。

2. 常规腹部消毒,采用线阵或凸阵探头,选好穿刺点及角度,在穿刺点用利多卡因进行局部麻醉,深度达宫壁肌层。

3. 采用双套针技术穿刺活检　活检针包

括由17~18号引导套针及19~20号活检针组成。超声引导下,先将引导套针经腹壁及子宫刺入胎盘绒毛边缘,穿透蜕膜板进入叶状绒毛膜,拔出针芯,然后将活检针经引导套针送入胎盘绒毛组织(一般活检针比套管针长2cm),连接含1~2ml生理盐水(含少许肝素)的20ml注射器,以10ml的负压上下移动活检针吸取绒毛组织。有些中心采用单针取代套管针,同样可以抽取绒毛。

4. 将抽吸的组织注入盛有生理盐水(含少许肝素)的无菌平皿或试管中,仔细检查标本以确定是否有绒毛组织,必要时重复抽吸取样,肉眼检查见典型的绒毛组织后方拔针,随后立即观察胎盘部位有无出血及胎心搏动情况。

5. 术后按压穿刺点1小时以上。注意有无宫缩以及阴道流水、流血。

6. 次日复查超声。

四、并发症防治

CVS常见的并发症为出血和流产,此外少见的有羊水渗漏、感染、孕妇腹壁及子宫壁血肿等。多数阴道流血可通过休息自行止血。CVS总的流产率与中期羊膜腔穿刺相当,甚至低于中期羊膜腔穿刺(CVS的流产率为0.4%,而中期羊膜腔穿刺的流产率为1.0%~1.57%)。Firth等于1991年首次报道284例在妊娠56~66天行CVS的病例中,随访发现有5例严重的肢体畸形,这一报道引起了广泛的关注。但之后对138 996例病例的回顾性分析,CVS组胎儿肢体畸形的发生率较普通人群无明显升高。

此外,CVS的并发症与操作过程和经验有关。Brambati等认为穿刺一次或两次并不影响妊娠结局(TA-CVS穿刺一次的流产率为3.2%,两次的流产率为3.2%;TC-CVS穿刺一次的流产率为

4.6%,两次的流产率为5.92%),但超过两次则流产率明显升高。

五、手术难点与技巧

术前定位是穿刺取材成功的关键。运用彩色超声多普勒观察拟穿刺入路周围有无大血管,定位时应尽量取叶状绒毛分布范围较宽广的部位为穿刺点,并用探头于穿刺点周边做平行扫查,观察叶状绒毛分布范围,在体表标记可穿刺的范围及宽度。穿刺针进入子宫浆膜层时入针速度要快,助手也可在腹部适当加压固定子宫位置,以避免因子宫移位造成穿刺偏离。

胎盘和子宫的位置是影响操作成功率的重要因素之一。后壁胎盘和胎盘位于宫底时,TA-CVS较困难,可通过腹部加压、适当充盈膀胱、调整探头角度和穿刺方向,从侧面进入后壁胎盘,而无需经过羊膜腔,提高穿刺的成功率。如穿刺路线难免经过羊膜囊,应取消经腹壁穿刺。

六、手术相关问题的研究与探讨

关于彩色超声引导下经腹壁徒手穿刺与使用穿刺架及穿刺探头的效果和成功率,两者基本一致,但后者需穿刺者与超声医师配合默契,且具有一定观察超声图像的能力。当熟练掌握该技术后,徒手穿刺操作有以下优点:摆脱了穿刺架的束缚,使进针角度、进针方向更加灵活;当穿刺针进入靶目标后,可以于穿刺点周围随意侧动探头,多角度、多切面观察针道及针尖情况,特别是遇到胎盘收缩变形移位时,可通过侧动探头,及时调整引导穿刺路线;若穿刺入路血管较多或靠近周围重要脏器时,徒手操作更容易避开以上重要结构,减少损伤发生;徒手操作能减少许多应用穿刺架及穿刺探头带来的不便,如穿刺架及穿刺探头术前消毒等。

关键点

1. 准确选择穿刺针入径,避免穿刺针经过羊膜腔;

2. 套管针必须穿透蜕膜板进入叶状绒毛膜后才送入活检针,否则钝头的活检针难以突破蜕膜板,可能会抽到母亲的蜕膜组织。

(黄林环　周祎)

第二节 羊膜腔穿刺术

一、概述

自从 20 世纪 60 年代实施孕中期诊断性羊膜腔穿刺术取羊水细胞培养检测胎儿染色体核型以来，羊膜腔穿刺术已成为评估胎儿染色体畸形、用于产前诊断的标准工具，其检测结果的可靠性和相对的安全性已得到公认。随着产科领域诊断技术的发展，羊膜腔穿刺术经历了从盲穿、穿刺前超声检查定位到穿刺时实时超声引导的变革。近年来，随着孕中期血清筛查、遗传学超声检查的开展，需进行孕中期诊断性羊膜腔穿刺术的孕妇在日益增加。

羊膜腔穿刺的时间取决于检查目的。染色体核型检查最佳孕周为 16~22 周，此时羊膜腔空间相对较大，羊水中含有较多的活细胞，约占 20%，有利于羊水细胞培养和染色体制备。随着孕周的增长，虽然羊水中含胎儿细胞增多，但活细胞的比例越来越少，培养的时间延长，失败率增高。若进行胎儿肺成熟度检查，则在妊娠晚期进行羊膜腔穿刺。如果进行 DNA 检测，16 周至足月均可抽取羊水。

二、术前评估及术前准备

术前行超声检查了解胎儿宫内情况，如胎儿发育以及胎盘、羊水等附属物情况，了解有无手术适应证及手术禁忌证，若有内科合并症及并发症，应请相关专业医生共同商定手术中可能出现意外情况的处理对策。详细询问孕妇生育及手术史，充分估计术中可能出现的风险。

术前常规检查：血常规、血型鉴定是最基本的检查项目，必要时根据患者的具体情况行尿常规、凝血功能、心电图、肝、肾功能等生化检查了解重要脏器功能有无异常。

（一）手术适应证

1. 中期妊娠羊膜腔给药引产

（1）严重或致死性胎儿畸形。

（2）胎儿染色体异常。

（3）羊水过少或过多，高度怀疑胎儿畸形且预后不良。

（4）死胎。

（5）部分葡萄胎合并活胎要求引产。

（6）严重双胎合并症要求引产。

（7）计划外妊娠要求引产。

（8）需同时做诊断性羊膜腔穿刺和引产。

2. 妊娠中期诊断性羊膜腔穿刺

（1）年龄超过 35 周岁的高龄孕妇。

（2）不良孕产史：包括畸胎史、染色体异常儿妊娠或生育史、死胎、新生儿死亡、复发性流产史。

（3）血清学或超声筛查异常。

（4）胎儿生长受限。

（5）胎儿先天畸形。

（6）羊水量异常。

（7）夫妇一方染色体异常。

（8）遗传病家族史：包括某些单基因遗传病，如地中海贫血、假性肥大性肌营养不良等；X 连锁遗传病等。

（9）宫内感染（TORCH 感染）。

（10）孕早期时接触过可能导致胎儿先天缺陷的物质。

（11）亲子鉴定。

3. 其他

（1）胎儿肺成熟度测定，现已少用。

（2）羊膜腔穿刺给药。

（3）羊膜腔内灌注。

（4）羊水过多，需羊水减量者。

（二）手术禁忌证

1. 体温超过 37.5℃。

2. 穿刺局部皮肤急性期感染。

3. 急性期的疾病。

4. 有较频宫缩及其他先兆流产或早产征象。

三、手术步骤

超声介导的羊膜腔穿刺术包括了穿刺探头（或穿刺架）引导下穿刺以及徒手穿刺两种方式。这里介绍穿刺探头引导下穿刺的操作步骤。

1. 孕妇取仰卧位，常规 B 超检查，选择最佳穿刺部位，并测定胎儿双顶径、股骨、肱骨、胎盘位置、厚度、羊水量，注意胎心音是否正常，确定胎儿是否存活。

2. 常规消毒皮肤、铺巾。若采用穿刺探头引导,换用已消毒的穿刺探头,调整探头上穿刺角度。通过监视器显示,确定穿刺部位是否置于穿刺引导线上,测量穿刺深度。若采用超声引导下徒手穿刺,无菌薄膜包裹探头。

3. 术者将穿刺针沿着探头穿刺导向槽插入,进行穿刺。穿刺点的选择:避开胎儿及脐带,尽量避开胎盘,若无法避开胎盘,则尽量避免穿过胎盘血窦,以避免胎盘出血造成羊水被母血污染而影响检测结果的准确性,并可减少母胎输血的机会。

4. 取出针芯,用注射器抽取羊水。按诊断要求抽取 10~30ml 做产前诊断,弃去开始的 1~2ml 羊水。

5. 需羊膜腔给药者,将事先用注射器抽吸好的备用药物,通过穿刺针注入羊膜腔。

6. 术后超声检查,观察穿刺点有无出血,注意胎心、胎动情况。

7. 术后按压穿刺点 1 小时以上。

四、并发症防治

羊膜腔穿刺术是安全的,但仍有流产、胎儿及母亲损伤等风险。国外有报道羊膜腔穿刺后流产的比例大约是 1/200,即流产率为 0.5%。John 等 Meta 分析报道当前实时超声引导下与羊膜腔穿刺术有关的额外流产率为 0.33%。高龄孕妇以及血清筛查异常、既往有流产史、曾有阴道流血、抽取到的羊水为绿色或褐色的孕妇,羊膜腔穿刺术后流产的风险明显增加。

羊膜腔穿刺术导致胎儿损伤的情况罕见,仅有一些穿刺针引起胎儿皮肤伤痕、眼睛损伤、脑部穿通血性囊肿的个案报道。然而胎儿损伤有时很难证实与羊膜腔穿刺术相关,且难以诊断,因此直接胎儿损伤的发生可能比报道的更多见。

为了提高羊膜腔穿刺术的安全性,必须严格

掌握手术禁忌证,术前完善必要的常规检查,术中严格遵循无菌操作;选择最佳羊膜腔穿刺点,遇前壁胎盘时尽可能避开或在胎盘边缘部位进针;进针最好能 1 次成功,避免对子宫的再次刺激和由于孕妇心情紧张而引起子宫敏感度增高;选择羊膜腔穿刺的适宜时机,提高实验室培养成功率。妊娠 18~24 周为妊娠相对稳定期,羊水量多,增长快,为最佳穿刺期。

五、手术难点与技巧

1. 穿刺点应尽量避开胎盘。

2. 诊断性羊膜腔穿刺,应除去前面抽吸的 2ml 羊水,以免母亲细胞污染。

3. 对于双胎的产前诊断,术前应对胎儿、胎盘仔细定位,记录每个胎儿的位置、大小、性别及特征,其所属胎盘的位置,并详细记录定位依据及画图,以备日后一胎检查结果异常、必要时需要进行选择性减胎术。应分别对两个羊膜腔进行定位穿刺抽吸羊水。

4. 孕晚期羊膜腔穿刺要注意孕妇易发生仰卧位低血压综合征,可侧卧位羊膜腔穿刺。

5. 羊水过少的病例,羊膜腔穿刺时可先注入生理盐水。

六、手术相关问题的研究与探讨

羊膜腔穿刺术中羊水被母血污染的发生率为 2%~3%,其中胎盘渗血是羊水血染的常见原因,一般均发生在前壁胎盘,穿刺针通过胎盘时刺破胎盘小血管引起少量的出血。为提高产前诊断的准确性,预防羊水血污染非常重要,避免母体细胞污染以及提高实验室技术是关键。对完全性前壁胎盘的孕妇,B 超引导下选取胎盘边缘较薄处进针、尽量避开胎盘大血窦、避免重复进针可降低胎盘渗血的发生。此外,为保证获得羊水的纯度,宜尽量选择在胎儿安静时、羊水池较深的部位进针。

关键点

1. 最好能快速进针入羊膜腔,一次穿透腹壁、子宫到达羊膜腔,可以减少子宫壁出血的发生,以尽量避免羊水被母亲血污染;

2. 穿刺入径尽量避开胎盘,以减少胎盘出血的发生。

（黄林环　周祎）

第三节　脐带血管穿刺术

一、概述

自 1983 年 Daffors 首次报道 B 超下经皮脐静脉穿刺获取脐血以来,其已成为目前产前诊断中直接获取胎儿血标本的一种安全有效的方法,对胎儿染色体异常、地中海贫血、宫内感染、血液疾病和遗传性代谢疾病等具有诊断价值,并且可鉴别绒毛或羊水细胞培养的结果如嵌合体,还可用于胎儿宫内输血等宫内治疗。脐带穿刺应用于妊娠 18 周后至妊娠足月。由于妊娠 22 周前的脐血管细小,穿刺较困难,流产率亦高于 23 周后进行操作;且 22 周前可以羊膜腔穿刺取羊水培养进行染色体核型检查,故脐带穿刺进行产前诊断多用于 23 周以后。

二、术前评估及术前准备

术前行超声检查了解胎儿宫内情况,如胎儿发育以及胎盘、羊水等附属物情况,了解有无手术适应证及禁忌证,若有内科合并症及并发症,应请相关专业医生共同商定手术中可能出现意外情况的处理对策。详细询问孕妇生育史及手术史,充分估计术中可能出现的风险。

术前常规检查:血常规、血型鉴定是最基本的检查项目,必要时根据患者的具体情况应行尿常规、凝血功能、心电图、肝、肾功能等生化检查了解重要脏器功能有无异常。

(一)手术适应证

同羊水穿刺术。此外,可以检测采用血液能检测的所有项目,如诊断母胎同种免疫病,对怀疑溶血性贫血的胎儿可直接检测胎儿血型、血红蛋白浓度、红细胞比容以及 Coomb 试验等;诊断宫内 TORCH 感染可以查脐血 IgM。

(二)手术禁忌证

同羊膜腔穿刺术。

三、手术步骤

脐带血管穿刺可以在超声穿刺探头(或穿刺架)引导下进行,也可以在腹部探头引导下徒手穿刺。本节主要介绍穿刺探头引导下脐带血管穿刺的操作步骤。

1. 术前准备　孕妇取仰卧位或稍微侧卧位。术前超声检查、皮肤准备同羊水穿刺。

2. 选择穿刺部位　一般选择脐带较平直段,超声可见平行的双等号强回声,或选择脐血管的横截面。注意尽量选择穿刺脐静脉,超声可见脐带含两条动脉一条静脉,静脉管径较动脉粗。

3. 用消毒的穿刺探头,调整穿刺角度,测量穿刺深度。

4. 将穿刺针沿探头的穿刺导向槽插入,按预先测量的深度快速进针穿刺,通过屏幕监视穿刺针穿入羊膜腔以及穿中脐带的情况。

5. 若刺中脐带,取出针芯,用 5ml 注射器按诊断要求抽取脐血 1~3ml,脐血中怀疑混有羊水时,不宜做血常规检测,应更换注射器再次抽血。若脐带血不能确定为胎儿血,可做血红蛋白电泳确定,或采用短串联重复序列的检测方法鉴别抽到的是胎血或母血。

6. 拔针后,再行超声检查,密切观察胎心搏动情况,注意脐带及胎盘渗血、有无脐带血肿形成。

7. 术后按压穿刺点 1 小时以上。

四、并发症防治

脐带穿刺可能出现的并发症有胎儿心动过缓、穿刺点出血(包括胎盘出血、脐带出血或脐带血肿)、绒毛膜羊膜炎等,严重的出现死胎、流产。Tongsong 等报道胎儿心动过缓的发生率为 4.3%,脐血管穿刺部位出血率为 20.2%,胎儿死亡率可达 3.2%,最高达 5.0%,穿刺直接导致的胎儿丢失率为 1.0%。

(一)胎儿心动过缓

胎儿一过性心动过缓是脐静脉穿刺术常见的并发症,国内文献报道的发生率为 3.9%~5.2%。可能与脐血管痉挛刺激迷走神经兴奋,或误穿入脐动脉,或抽取脐血速度过快有关。胎儿一过性心动过缓多为特发性,术前不可预计。小孕周(<22 周)穿刺者发生率较高。心动过缓若在 1~2 分钟

内恢复正常,无需处理,但胎儿心动过缓持续时间较长易导致胎儿死亡。发生胎儿心动过缓时,应立即停止操作,孕妇左侧卧位并吸氧、进食、静脉注射高渗葡萄糖,必要时用阿托品,绝大多数病例的情况可改善。

(二) 穿刺点出血

穿刺点出血指穿刺针进入部位的胎盘(前壁)或脐带出血。一般情况下,应用 B 超可直视出血情况。国内报道的脐带穿刺点出血发生率15.3%~32.9%;经胎盘穿刺时胎盘穿刺点出血的发生率为43%~70%;总的脐带或胎盘出血率为13.1%~30.3%。由于脐血管壁收缩及胎儿凝血机制参与作用,渗血多在 15~30 秒内停止,对胎儿无明显影响。脐带及胎盘渗血与胎儿心动过缓无明显相关性,但如果渗血时间长,则需注意胎心率变化。

(三) 胎儿丢失

胎儿丢失是脐静脉穿刺术中最严重的并发症,发生率为 1%~1.9%。其发生与心动过缓密切相关。而且异常胎儿的流产率较正常胎儿高,这可能是异常胎儿由于发育异常耐受力较差之故。此外,据文献报道,胎儿丢失率与穿刺时间呈正相关。穿刺时间 >10 分钟者流产率为 5.4%,穿刺时间 <10 分钟者流产率为 0.4%,因此缩短穿刺时间尤为重要。

(四) 子宫收缩

子宫收缩的发生除与子宫敏感性有关外,还与手术时间及穿刺针的抽插频率有关。此外,孕妇精神过度紧张亦可致子宫收缩频密。术后左侧卧位休息,必要时予宫缩抑制剂口服、留院观察,绝大部分病例 12 小时内宫缩缓解。

(五) 其他

其他少见的并发症包括宫内感染、脐带撕裂、胎盘早剥、胎死宫内、羊水栓塞等。

五、手术难点与技巧

1. 选好穿刺点　尽量避开胎盘、胎体,脐带暴露欠佳时,可让孕妇改变体位,以使脐带显示;不少操作者选择脐带插入胎盘处作为脐带穿刺点,原因为此处脐带较固定,血管较粗;笔者认为游离段是可选择的很好的穿刺部位,因脐根部虽相对固定但易被胎儿遮挡,脐蒂部靠近胎盘,易误入胎盘血窦内抽到母血,而游离段则较少受胎体遮挡的干扰。

2. 当 B 超下看到针尖在脐带内但回抽不到血和无羊水时,往往是在华通胶内,可一边缓慢退针一边回抽,至抽到脐血为止。

3. 尽量避免刺中脐动脉;当刺中脐动脉发生脐动脉痉挛时往往很难抽到血,应暂缓抽血。

4. 穿刺时进针要快,最好一次到位地刺入脐静脉,否则胎动将使脐带移位。若未刺中脐带,可游离穿刺针,在 B 超引导下微调穿刺的角度再次穿刺,穿刺动作要短促有力,以免脐带滑脱。距离较远的,可分两次连续穿刺。进针穿刺次数一般不超过三次,手术时间不超过 20 分钟(不包括等待时间)。

5. 肥胖、羊水过多及后壁胎盘、孕周 <24 周的孕妇,注意脐带穿刺比较困难。

6. 根据孕周决定最大抽血量　孕周 <20 周抽取脐血量一般不超过 2ml。

7. 术中或术后容易发生胎儿心动过缓的情况包括孕妇空腹、穿刺到脐动脉、术中见胎血呈黑色、孕妇极度紧张及恐惧、胎儿生长受限、羊水过多、胎动过频等。上述情况应由有经验的医生进行穿刺,并做好胎儿窘迫的抢救。

六、手术相关问题的研究与探讨

超声引导下脐带穿刺术有两种穿刺方式:穿刺架(或穿刺探头)引导技术和徒手技术(又称自由手技术)。所谓自由手技术即使用普通腹部探头,行徒手操作,而不用穿刺探头或穿刺架。两种方法各有优势,穿刺探头引导法简单易学,便于定向穿刺操作,对于较为固定的脏器穿刺成功率高。而对于漂浮在羊水中的脐带,尤其在胎动活跃的情况下,应用穿刺探头或穿刺架时须一次进针迅速准确,如一次穿刺失败,行第二次穿刺往往需重新经皮肤进针。而徒手技术 1 次脐静脉穿刺失败后,多数可在羊膜腔内通过略微调整针尖角度对脐静脉再次穿刺,而不必拔出穿刺针,减少了穿刺针经过前壁胎盘的次数进而减少胎盘渗血的机会。在使用徒手技术时,进针方向与脐带成 <90° 的角度便于刺入,穿刺最好采取 2 次进针,第一次进针穿刺入羊膜腔内,调整针尖接近脐带表面时进行冲击式穿刺,动作幅度小而有冲力,刺入脐带管腔内有轻微的突破感。

关键点

1. 穿刺探头引导下穿刺最好能快速进针,一次穿透腹壁、子宫到达羊膜腔进入脐带血管,可以减少子宫壁及脐带出血的发生,以尽量避免羊水混入脐血;同时可以降低胎动或

母亲呼吸运动或大动脉搏动致使血管移位的机会;

2. 尽量避免穿刺脐动脉抽血,容易导致动脉痉挛而出现胎儿心动过缓。

(黄林环　周 祎)

第四节 减 胎 术

减胎术是为达到优生目的而减灭胎儿的手术,于 1986 年首次在欧洲使用,于 1988 年在美国正式应用于临床。减胎术分为多胎妊娠减胎术(multiple pregnancy fetal reduction)和选择性减胎术(selective feticide)。多胎妊娠减胎术是为了改善多胎妊娠预后而减灭过多的胎儿,多在妊娠早期实施;选择性减胎术指多胎妊娠中有 1 个或多个胎儿异常,为避免异常胎儿出生或改善正常胎儿预后而实施的减胎,在明确诊断后实施。

从减胎方法上来看,减胎术可采用经阴道胎儿抽吸、经腹胎儿心内注射氯化钾、脐带电凝、脐带结扎、脐带阻塞、射频消融减胎等技术。采用何种减胎技术由多胎妊娠的绒毛膜性(chorionicity)决定。因绝大多数单绒毛膜多胎(以双胎多见)之间在胎盘部位存在血管吻合,被减胎死亡后形成"吸血泵",存活胎可能发生急性失血,导致死亡或严重的脑损伤,故单绒毛膜(mono-chorionicity)多胎妊娠行选择性减胎术时不能采取心内注射氯化钾方法。

本章主要介绍适用于单绒毛膜多胎妊娠的脐带电凝减胎术、射频消融减胎术和适用于多绒毛膜多胎妊娠的胎儿心内注射氯化钾减胎术。

一、脐带电凝减胎术

(一) 术前评估及术前准备

需要接受脐带电凝减胎术的对象往往是复杂性多胎妊娠,在手术前必须进行充分的母体情况、

胎儿情况评估,严格把握手术指征,制定严密的并发症防治预案,以期降低手术风险,减少并发症,改善预后。

1. 胎儿评估　术前须明确多胎妊娠胎儿的绒毛膜性。绒毛膜性决定采用何种减胎方法。错误的绒毛膜性的判断或者不考虑绒毛膜性的后果往往是非常严重的,容易导致拟保留胎儿的死亡。现有的超声技术已经可以在妊娠早期(7~14 周)对绒毛膜性做出准确的判断。超声显示的"双胎峰(twin peak)"或"λ 征"提示该双胎为双绒毛膜双胎(dichorionic twins),而"T 征"提示该双胎为单绒毛膜双胎(monochorionic twins)(图 21-1)。

术前常规行产前诊断,确定拟保留胎儿的染色体核型正常。根据胎儿异常情况可选择检查TORCH、胎血细胞计数和血红蛋白等。

术前需准确评估胎儿孕周。脐带电凝减胎术适合的手术时机为妊娠 16~24 周,最迟至 26 周。考虑到 24 周后的胎儿出生后具有生存能力而涉及的伦理问题,西方国家一般在妊娠 24 周前施行手术。

术前行详细的胎儿超声检查非常重要。需排除或确定胎儿有无畸形,超声评估胎儿心脏功能;超声测量各个胎儿生长发育指标,计算胎儿体重;测量各个羊膜腔的羊水池深度,确定各胎儿脐带附着位置,测量胎儿脐带附着处之间的距离,测量拟减胎脐带直径;彩色多普勒超声检查脐动脉、脐静脉、静脉导管、大脑中动脉血流频谱。排除前置胎盘,确定胎盘附着位置及范围,选择穿刺鞘进入

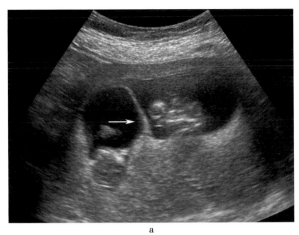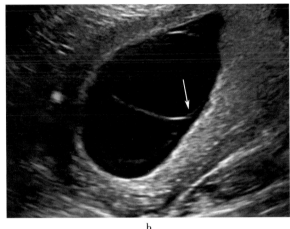

图 21-1 超声下双胎绒毛膜性的判定

a. 双胎间隔膜较厚,胎膜与胎盘连接处显示"双胎峰/twin peak"或"λ征",提示该双胎为双绒毛膜双胎;

b. 双胎间隔膜菲薄,胎膜与胎盘连接处显示"T征",提示该双胎为单绒毛膜双胎

的位置和方向,尽量避开胎盘,尽量避免穿透拟减胎羊膜腔。

在对胎儿胎盘进行充分的超声评估后,绘图记录上述情况,有利于术者设计手术路径并对可能的并发症做好预防措施。

2. 母体评估 重视孕妇全身状况评估,检查各器官功能状况,及时、积极处理内外科合并症及并发症。若有感染征象或较严重的甲亢等,宜积极治疗后手术。孕妇术前最好常规行超声心动图检查以排除心功能不全。

多胎妊娠尤其是合并羊水过多的多胎妊娠容易出现宫颈管缩短,从而导致减胎术后流产率、早产率升高。术前需经阴道超声测量宫颈管长度,观察宫颈内口有无扩张,必要时根据情况在减胎术前或术后行宫颈环扎术。

3. 与患方充分沟通与交流 需要进行选择性减胎术的多胎妊娠已是高风险病例,而脐带电凝减胎术存在客观的风险和并发症,因此术前必须对其有充分的告知和沟通。术前谈话应包括以下内容:胎儿疾病的名称和期别、严重程度、预后,详细告知各种可能选择的治疗方式(包括终止妊娠)、各种手术方式的并发症及其预防和治疗预案,麻醉方法与风险。

4. 术前准备 术前除对胎儿行详细的超声检查(详见前述术前胎儿评估)外,需对孕妇进行外科手术术前常规检查:血常规(包括血型)、尿常规、出凝血功能、肝肾功能、电解质、甲状腺功能检查;心电图、超声心动图检查等。术前常规

交叉配血,建立充分的静脉通道,做好各种并发症的应急处理措施。术后常规使用抗生素预防感染。

麻醉方法由术者经验和手术难度决定。该手术目前常采用腰硬联合麻醉,故手术前需禁食6小时以上,禁水4小时以上。若术者经验丰富且估计手术时间较短,该手术也可采用局部浸润麻醉,但需要术前、术中给予抑制子宫收缩药物。

(二)手术适应证

1. 单绒毛膜多胎中一胎严重畸形需要终止妊娠。

2. 单绒毛膜多胎中一胎患严重遗传性疾病(如重型地中海贫血)时,需要终止妊娠。

3. 双胎输血综合征(twin to twin transfusion syndrome,TTTS)Ⅲ期(部分病例)、Ⅳ期,根据胎儿、胎盘情况选择减灭供血胎或受血胎。

4. 单绒毛膜双胎选择性宫内生长受限(selective intrauterine growth restriction,sIUGR)Ⅱ型或Ⅲ型,观察过程一胎病情恶化、估计一胎宫内死亡可能性大时,可考虑脐带电凝减胎术。

5. 双胎反向动脉灌注序列征(Twin Reversed Arterial Perfusion Sequence,TRAP,又称无心双胎),若脐带足够长且容易暴露,可行脐带电凝减胎术。

6. 对单绒毛膜双胎出现贫血-红细胞增多序列征是否行脐带电凝减胎术有争议。

（三）手术禁忌证

1. **母体活动性感染** 应在控制感染后进行手术。

2. **母体心功能不全** 一般情况下，孕妇出现严重的心功能不全不适宜继续妊娠。但某些复杂性双胎如双胎输血综合征（TTTS）Ⅳ期可以合并母胎镜像综合征而导致孕妇心功能不全，此时施行选择性减胎可能有助于缓解病情。

3. **先兆流产和先兆早产时施行手术容易引起胎膜早破、流产、早产，甚至羊水栓塞，是手术禁忌证。** 很多时候，TTTS患者由于羊水过多，术前往往出现不规律宫缩，应在术前预防性使用宫缩抑制剂，术中适当增强麻醉深度，并酌情静脉使用抑制宫缩剂。

4. 宫颈过短或宫颈功能不全是手术的相对禁忌证。对有手术指征的患者，可考虑术前或术后行宫颈环扎术。

中央性前置胎盘状态或血管前置的病例，术前需反复评估并确认手术的必要性，与患者及家属充分沟通手术风险，若必须进行手术，术前术中做好大出血抢救的准备。

（四）手术步骤

脐带电凝减胎术常在超声引导下完成（单孔法，视频21-2），亦可在胎儿镜下进行操作（单孔或双孔法）。手术者应熟练掌握超声检查技术和术中超声引导技术，并有一定的内镜手术基本功。

视频21-2 单绒毛膜双胎脐带电凝减胎术

1. **人员准备** 脐带电凝减胎术属于高风险的复杂性胎儿手术，手术得以成功实施依赖于一支训练有素、配合良好的医护团队，包括母胎医师、胎儿超声医师、麻醉科医师、胎儿医学专业器械护士、巡回护士等。

2. **器械准备** 除了常规手术室配置之外，脐带电凝减胎术还需要准备双极电凝发射系统、双极电凝钳、彩色多普勒超声仪、羊水灌注仪（包括37℃生理盐水）、负压吸引器及其他辅助设备；如果是胎儿镜下的脐带电凝术，还需要准备视频监控系统、诊断型胎儿镜系统等。术前需要检测所有系统运作良好，尤其需要测试双极电凝钳工作正常，确保手术顺利进行。

3. **麻醉** 可以根据患者情况和手术难度选择硬膜外麻醉联合椎管内麻醉，或局部浸润麻醉。一般情况下，手术不需要全身麻醉。必要时，麻醉医生负责术中给予抑制子宫收缩药物。

4. **术前复查** 麻醉成功后，在不影响手术操作的情况下，患者取左侧10°~15°卧位，避免仰卧位低血压综合征。常规消毒腹部皮肤，铺无菌巾。连接负压吸引和灌注系统、双极电凝（必要时包括内镜系统及监视器）。

术前再次明确诊断，确定胎方位、胎儿脐动脉、脐静脉、静脉导管及大脑中动脉血流频谱，明确胎盘位置及脐带插入部位，测量羊水池最大深度，确认胎儿是否存活及测量心率，显示脐带长轴及可能的手术部位，观察拟穿刺部位无明显血管走行、无丰富血窦，最终确定手术方式和手术入路。注意穿刺部位应尽可能避开胎盘。

5. **羊膜腔灌注和羊水减量** 脐带电凝减胎术中往往遇到拟减胎羊水过少甚至没有羊水的情况，此时，首先需要进行羊膜腔灌注方可保证后续电凝手术有一定的空间进行操作。对于羊水极度增多的病例，术前可考虑适当行羊水减量，以减轻对子宫的刺激，减少胎膜早破和流产的机会。

羊膜腔灌注和羊水减量操作要领请参照第二十一章第六节、第七节。

6. **穿刺进入宫腔** 75%酒精再次消毒皮肤后，术者用小号尖刀切开皮肤及皮下组织（包括筋膜层）3mm，超声引导下沿切口插入套管针，用钝力快速依次穿过皮肤、脂肪组织、筋膜层、腹直肌、腹膜、子宫壁，确认针尖进入拟减胎的羊膜腔并避开了需保留的胎儿。观察穿刺部位子宫壁有无活动性出血。

7. **脐带电凝** 使用超声对拟电凝的脐带定位，取出穿刺针芯，在超声引导下将双极电凝钳通过穿刺鞘置入拟减胎的羊膜腔内，沿脐带短轴或长轴钳夹脐带。术者固定电凝钳，彩色多普勒超声观察脐带中未见明显血流，证明钳夹完全；

观察两个胎儿心率,确认钳夹的是拟减胎胎儿的脐带。从 5W(持续 1~2 分钟)开始逐步增加电凝功率,超声下可见电凝部位出现局部热效应表现——较大量"气泡"征象。视脐带粗细、是否水肿或华通胶含量的多少决定电凝时间和功率,一般电凝功率从 5~10W、1~2 分钟开始至 45~50W、持续 1~2 分钟结束。多普勒超声确定胎儿脐动脉血流消失,甚至心脏搏动停止。松开电凝钳,抖落已电凝的脐带,选择其近端处重复电凝一次,以确保凝固完全。电凝部位在超声下显示局部强回声。再次多普勒超声确定胎儿脐动脉血流消失。电凝结束后,可置入胎儿镜观察脐带凝固效果,可见凝固部位呈焦黄色缩窄环(图 21-2~图 21-5)。

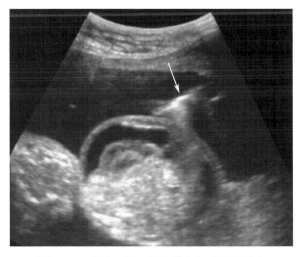

图 21-4 超声下显示的脐带电凝后呈强回声

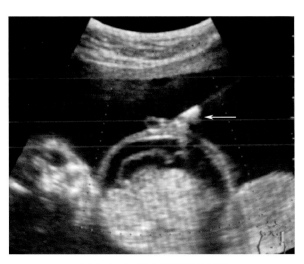

图 21-2 双极电凝钳钳夹脐带

箭头所指为电凝钳的超声声像,钳夹部位为大量腹水胎儿的近脐轮处脐带,彩色超声多普勒未见彩色血流声像

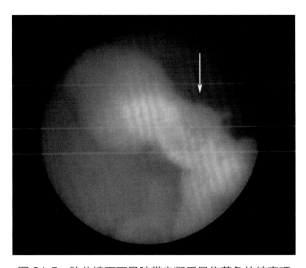

图 21-5 胎儿镜下可见脐带电凝后呈焦黄色的缩窄环

8. 术后羊水减量 脐带电凝结束后应从穿刺套管处引流出适当羊水,以减轻羊膜腔压力,降低胎膜早破和早产机会。将羊水减至正常容量或稍多即可,无需减至羊水过少状态,一定量的羊水可以压迫穿刺部位并促进止血。羊水减量具体操作步骤详见相关章节。

术毕置入针芯,拔出穿刺针,无需缝合伤口,覆盖无菌敷料后以弹力绷带加压覆盖,有利于止血和防止羊水渗漏。

对于宫颈内口松弛或宫颈管长度小于 25mm 的多胎妊娠病例,必要时术后可考虑行宫颈内口环扎术。

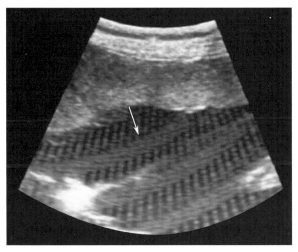

图 21-3 脐带电凝过程中的电磁干扰波

图左下方强回声为电凝钳及电凝的脐带

9. 术后用药 脐带电凝减胎术虽是一个微创手术,感染机会小,但一旦感染容易引起母体和胎儿的严重后果,故手术后需预防性抗感染治疗。常规在手术后即行羊膜腔内注射抗生素,如

头孢唑啉 1.5g,随后 2 天可静脉预防性使用抗生素(国外许多中心都将术后羊膜腔注射抗生素作为常规)。

胎儿手术后必须注意控制母体子宫收缩,给予口服硝苯地平等,必要时静脉滴注硫酸镁或利托君。

10. 术后处理　术后监测与术前评估一样,在本手术中非常重要。及时、准确和规范的术后评估可以及早发现并防止各种并发症,降低流产和早产的发生率,减少严重母胎并发症的发生。术后处理包括母体和胎儿两个方面。

母体监测内容有:监测基本生命体征;注意心肺功能,注意母体血液稀释和母胎镜像综合征,注意有无肺水肿。特别是羊水极度增多的 TTTS 病例,术前母亲已经出现水肿或超声心动图提示心功能有改变,术前术后容易发生上述并发症。注意控制宫缩,及时使用宫缩抑制剂。

胎儿的监测以彩色多普勒超声检查为主,术后 1 小时、术后当天及术后第一天、出院前均需复查彩色多普勒超声,观察胎儿生长发育情况、羊水量;测量脐动脉、脐静脉、静脉导管、大脑中动脉血流频谱;观察胎儿心脏各瓣膜有无反流,必要时测量胎儿心胸比、心肌厚度和心肌做功指数(Tei 指数)等。出院后视情况每 1~2 周复查一次超声。

(五)并发症防治

尽管胎儿治疗就手术操作本身而言并不十分复杂,但由于其涉及母体和胎儿多个个体、需要多学科协作、对术者要求较高等原因,脐带电凝减胎术等仍是风险性极高的操作。

1. 母体并发症　对于母体来说,母体需要承担麻醉和手术的风险,以及疾病本身和手术应激导致的并发症。手术并发症包括麻醉意外、穿刺部位出血、血肿形成、胎盘出血、胎盘早剥、宫内感染、羊水渗漏、腹腔脏器损伤等。合理选择手术部位和入路,避开胎盘,操作果断轻柔,可以减少并发症的发生。非心源性肺水肿是 TTTS(往往 III 期或 IV 期)非常严重的母体术前术后并发症,严重者可能致命。如果术前已发生,需评估减胎术的可行性,必要时及时终止妊娠;术后发生的肺水肿往往合并母胎镜像综合征,术中严格控制补液量,控制羊水减量速度和总量,术后酌情给予白蛋白和利尿药物,一般数天后缓解或痊愈。合并羊水过多的病例容易出现宫颈管缩短,术前评估发现宫颈管缩短者可以

考虑术前或术后行宫颈环扎术,可有效减少流产的发生。

2. 胎儿并发症　胎儿常见的手术并发症包括流产、胎膜早破、早产、羊水渗漏、胎膜剥离(包括绒毛膜、羊膜剥离)、羊膜带综合征、胎儿宫内死亡。根据笔者的经验,术后常规予以宫缩抑制剂和抗生素有助于减少宫缩的发生和胎膜早破及流产的发生。有使用羊膜片治疗医源性胎膜早破的报道。早产的发生率比较高,考虑与原发病及手术刺激有关。随着手术器械的改良(比如穿刺鞘直径减小、带胎儿镜的双击电凝钳等)和操作技术的不断改善,术后并发症出现的概率会有效降低。胎膜剥离是术后常见的并发症,剥离面积可大可小,严重时可见绒毛膜全部或大部从子宫壁剥离,剥离面与子宫壁间可有相当量的积血,是流产、胎膜早破及母体贫血的原因之一。大多数胎膜剥离可以自然消失,预后良好,少数严重的剥离容易发生流产等不良结局。少数情况下,手术操作可致羊膜破裂,形成羊膜带,造成胎儿羊膜带综合征。手术后被保留胎儿死亡是最严重的并发症,发生率与原发病及其严重程度相关,死亡的原因包括脐带凝固不完全致保留胎大量失血、术中脐带断裂或撕裂大量出血、心功能衰竭、脐带缠绕或打结、宫内感染等。双极电凝可以释放不少热量,未见明确报道胎儿的热损伤,行羊膜腔灌注或使用羊水循环系统可以有效降低羊膜腔内的温度。

(六)手术难点与技巧

1. 羊膜腔的拓宽　脐带电凝减胎的对象有时是羊水过少甚至无羊水的胎儿,穿刺之前需要行羊膜腔灌注,拓宽手术空间后方可手术。无羊水羊膜腔灌注颇有难度。首先在超声引导下使用 22G 穿刺针刺入目标羊膜腔,轻柔调整针尖使之位于脐带或躯体与胎膜之间的空隙中,同时用注射器缓慢推注生理盐水,超声下观察到脐带稍有游离或出现少许羊水池时,确定穿刺到位,固定穿刺针向羊膜腔内灌注温生理盐水,注意灌注速度不宜太快、量不宜过多,至羊水池最大深度为 4~7cm,达到允许手术操作的空间即可。

2. 改变体位避开胎盘　孕妇子宫是一个有一定变形能力的器官,当体位改变时,胎盘和胎儿位置均会发生一定变化,可以利用这一特性改善手术条件。一般情况下,由于出血和胎盘早剥的

可能,不建议穿过胎盘进行手术操作。当胎盘附着于子宫前壁,应调整手术台,使孕妇侧卧,这样往往能避开胎盘进行穿刺。如果穿刺部位接近子宫旁,需要注意不要损伤宫旁血管、腹腔器官或其他血管。

3. 脐带水肿或脐带过细　TTTS 受血胎容易出现脐带水肿,而严重 sIUGR 的小胎脐带可能发育不良,直径很细。电凝这样的脐带需要选用相应直径的电凝钳,需要根据脐带粗细调整电凝时间和功率。当脐带水肿时,注意电凝时间适当延长而功率适当加大;当脐带细小时,则反之。

4. 意外出血　手术中损伤胎盘、脐带凝断或撕裂、损伤其他血管等都可导致意外出血。穿刺部位出血如腹壁下血肿、胎盘后血肿等也是可能发生的情况。防治要点是操作应既轻柔又果断,注意不要穿刺用力过猛损伤后壁胎盘或其他组织;拔穿刺鞘前仔细检查穿刺点和宫腔内有无活动性出血;电凝时间亦不能过长,防止脐带离断。穿刺部位和胎盘表面的出血可以依靠快速羊膜腔灌注增加宫腔内压力来止血,而脐带大量出血必须快速钳夹并凝固出血部位远端脐带,方能止血。

(七) 手术相关问题的研究与探讨

1. 减胎还是激光治疗　复杂性单绒毛膜双胎疾病包括 TTTS、sIUGR、TRAP、双胎贫血-红细胞增多序列征(twin anemia-polycythemia sequence,TAPS)等。由于特殊的胎盘血管、胎盘份额的原因,两个胎儿的健康有相互依存的关系。有时候应该行减胎术或是激光治疗并无绝对界限,需要根据术者的经验、患者的意愿、胎盘位置、医疗条件等综合考量。

2. 其他减胎方法　复杂性单绒毛膜多胎的减胎方法还包括脐带结扎、脐带凝固、射频消融(后文详述)等。脐带结扎也是被广泛应用的减胎手术,其术前术后评估、准备、监测和处理与脐带电凝减胎术一致。在手术操作上,脐带结扎可以采用单孔法或双孔法,其优势在于手术时间可能较短且脱离了术中对超声波技术的依赖。

关键点

1. 选择减胎方法前必须确定绒毛膜性质。
2. 正确地选择套管针入径,使电凝钳能够从最佳角度钳夹脐带;电凝的功率必须从小到大,一般从 5~10W 开始逐步增加。

二、射频消融减胎术

(一) 概况

妊娠早期的选择性减胎术已在国内外广泛开展,安全有效,对减少多胎妊娠引起的并发症起了重要的作用。随着胎儿医学的发展和胎儿镜技术的进步,中期妊娠选择性减胎术已广泛应用。但随着胎儿的生长发育,中期妊娠减胎较早期妊娠减胎的操作难度增大,发生并发症的风险增高;部分单绒毛膜多胎的孕妇不适宜胎儿镜下脐带结扎或脐带电凝减胎,个别多绒毛膜多胎的病例不适合进行传统的氯化钾注射减胎。因此,近年来,超声引导下射频消融以其创伤小、安全、有效的优势,被作为妊娠中期减胎的新方法。

射频消融(radiofrequency ablation,RFA)治疗起源于欧美国家,在国内外已应用 20 余年。临床最早用于肝癌的治疗,经过技术的改进,疗效显著提高,已成为一种临床广泛应用的局部肿瘤消融治疗的首选方法。射频治疗装置包括了射频发生器、射频电极针和电极板。消融时在体内构成回路(图 21-6),交流电通过射频针流向电极回路板,电极针的周围电流密度最大,激发起组织细胞的离子震荡和相互撞击,继而产生热能,形成局部高温和组织凝固性坏死(图 21-7)。坏死灶的大小与功率输出的强度和持续时间有关。近年来,RFA 不仅应用于肝癌,也应用于肾、乳腺、甲状腺肿物的消融,还应用于门脉癌栓的消融和畸形血管及侧支循环的闭塞。动物实验和临床研究证明,RFA 能闭塞直径 5mm 以下的静脉性血管和 3mm 以下的动脉性血管。RFA 技术的应用越来越广泛。发射频率 290~460kHz,最大输出功率 100~200W,工作原理有温控式和阻抗式两种,治疗时间、功率分别根据组织的温度和阻抗来调节,当电极针周围组织的温度达到105~110℃或阻抗超过200Ω时,功率输出自动停止。一点消融可获得横径3~5cm的椭圆球形凝固区。

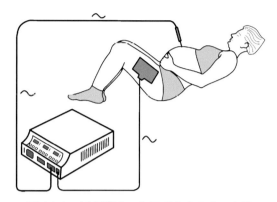

图 21-6 射频消融工作原理电路回路示意图

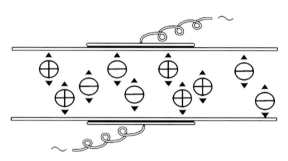

图 21-7 射频消融通过交流电引起组织内极性分子的震动摩擦产生热能

RFA安全性较高,多数患者有可忍受的疼痛反应,手术一般在局麻或静脉麻加局麻下进行。创伤小,术后平卧休息数小时后可进食,留观12~48小时可出院。并发症少,主要包括血肿、腹腔积血、脓肿、胆瘘、回路电极板垫置处皮肤烧伤等,发生率在5%以下。

射频消融减胎,近年来仅在欧美一些医院有报道,中山大学附属第一医院胎儿医学中心和超声科合作,于2011年用于临床,取得较好疗效。对应用传统减胎技术有困难的病例进行了妊娠中期经腹选择性减胎术,取得了预期的减胎效果。

(二)适应证及禁忌证

1. 手术适应证 射频消融适用于单绒毛膜多胎妊娠减胎;个别多绒毛膜多胎的病例,有氯化钾减胎的禁忌证,可考虑实施射频消融减胎术。

(1)多胎妊娠,其中一胎有结构异常、染色体异常和遗传病,需保全正常胎儿的生长发育,并需选择性终止不正常胎儿的妊娠。

(2)三胎以上的多胎妊娠,为减少早产等并发症并改善妊娠预后,需减少妊娠胎儿数。

(3)羊水少,没有足够空间行脐带电凝或脐带结扎减胎。

(4)前置胎盘,脐带电凝或脐带结扎减胎困难。

(5)凝血功能异常,需要采用更微创、有效和有止血作用的减胎方法,以预防出血。

2. 手术禁忌证

(1)严重的心、肺、肝、肾器官功能衰竭、意识障碍和呼吸控制困难者。

(2)不可纠正的凝血功能障碍和出血倾向;血小板 $<5×10^9/L$,凝血酶原时间 $≥28$ 秒,或严重的凝血异常的血液病。

(3)近期有阴道出血、不规则宫缩等妊娠不稳定征象者。

(4)孕妇装有心脏起搏器。

(5)胎儿活动频繁,准确穿刺困难。

(6)穿刺路径上有正常胎儿和脐带遮挡,没有安全入路。

(三)术前准备

1. 术前准备 通过术前检查评估RFA减胎的必要性和可能性,发现可能存在的风险。

(1)详细的病史。

(2)术前1周内常规超声检查或MRI检查,判断消融减胎的适应证、拟减胎儿、可行性和穿刺入路。

(3)实验室检查:常规检查血、尿常规、肝、肾功能、生化指标、凝血功能,血型,感染性疾病筛查等,结果正常。重点注意血小板、肌酐、胆红素、电解质、血糖等指标,及时发现和纠正凝血指标和生化指标等的异常。

(4)心电图,有心电图明显异常、心脏手术史患者需行超声心动图检查和请心脏内科会诊。

2. 患者准备

(1)与患者及家属充分沟通,签署手术知情同意书。

(2)术前禁食、禁水6小时。

(3)术前排空小便。

(4)手术当天有家属陪伴。

(5)建立静脉通道。

(6)术前预防性使用镇静药,缓解精神紧张和减少子宫收缩的发生。

3. 药品准备

(1)一般药物:麻醉药、镇静剂、镇痛药、止吐药、止血药、阿托品、激素、抗生素、生理盐水、糖盐水、碳酸氢钠注射液等。

(2)特殊用药:强心药、抗心律失常药、升压药、降压药、呼吸兴奋剂等。

4. 器械准备

(1)射频治疗仪、射频电极针:用于减胎的射频消融电极针有两种:单电极射频针和可展开的多子针(图21-8,21-9)。

(2)超声仪器和穿刺引导装置。

(3)消毒手术包、探头隔离套等物品。

(4)简易麻醉机、呼吸辅助系统。

(5)供氧系统和输氧管、输氧面罩。

(6)心电监护仪器。

(7)急救车和急救药品、急救器材(包括气管插管、开口器、心内注射针、心脏按压、人工辅助呼吸器材等)。

(8)吸痰机和吸痰管。

(9)心脏除颤器。

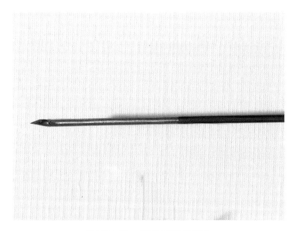

图 21-8　单电极射频针

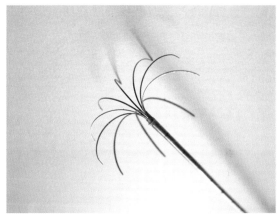

图 21-9　可展开的多子针射频消融电极针

5. 手术操作(视频21-3)

(1)体位:根据被减胎儿位置和穿刺进针路径,患者采取仰卧位或侧卧位。在双侧大腿贴好回路电极。

(2)麻醉和术中监测:术中密切监测生命体征、镇痛效果和患者的反应。

(3)制订穿刺计划:穿刺前预设好 RFA 消融范围、穿刺路径,确认避开保留胎的组织器官和脐带,电极针最好不穿过保留胎的羊膜囊。根据胎体的厚度选择射频针的长度。

(4)消毒和麻醉:常规消毒铺巾,1% 利多卡因局部麻醉穿刺点。

(5)引导穿刺和消融:在彩色多普勒超声引导下,将射频针尽可能一次性穿刺到胎儿腹部脐血管插入处(图21-10、图21-11),并确保针尖发射频段完全在胎体内。术中注意观察保留胎的活动情

况和心跳。

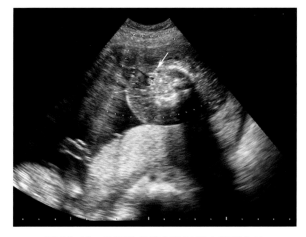

图 21-10　选择胎儿腹部的脐带血管插入处作为射频消融部位

箭头所指为脐血管进入无心胎腹部,彩色多普勒可见血流,射频消融采用高温凝固血液和闭塞血管

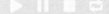

视频 21-3　单绒毛膜双胎射频消融减胎术

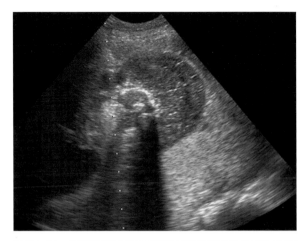

图 21-11 射频消融中可见局部高温气化产生的高回声团
气化范围与消融范围基本一致

(6)消融:启动消融程序,根据彩色多普勒的监测结果,原位消融 1~2 次,直至腹部脐血流消失(图 21-12),心脏搏动停止。

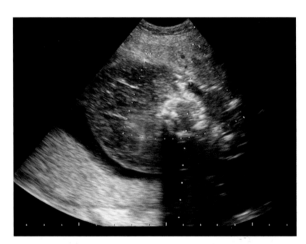

图 21-12 射频消融后彩色多普勒显示胎儿腹部脐带血管插入处无血流信号

(7)烧灼针道止血,出针。注意避免烧灼子宫壁及腹壁的针道。

(8)术后观察:消融完毕后观察 20~30 分钟,确认生命体征平稳,腹腔无出血后送患者回病房继续观察 24 小时以上。密切观察子宫收缩情况。

(9)复查:术后第 2 天、1 周后、1 个月后超声复查,了解保留胎生长发育情况。

(四)注意事项及并发症的预防和处理

1. 注意事项

(1)治疗前全面了解病情:必须详细询问病史、详细的术前检查、全面观察、充分的沟通,取得知情同意书。

(2)多学科合作:了解射频、超声及胎儿和孕妇的特点,最大限度减少并发症。

(3)客观地选择病例,以安全、有效、合适为原则。

(4)精心的穿刺设计,精确的引导,准确的穿刺,防止出血。

(5)术中密切观察保留胎的心跳和胎动情况。

(6)RFA 结束后先用彩色多普勒检查脐带有无血流信号,确定没有血流信号才消融针道并拔出射频电极。

2. 不良反应和并发症的预防和处理

(1)发热、疼痛:属于一般不良反应,以对症处理为主。

(2)心率减慢、血压升高:属射频消融的常见反应,以对症处理为主。对抗心率减慢,基础心率较慢的患者可用阿托品肌内注射。心率过快者使用普萘洛尔、倍他乐克等减低心率至 100 次/min 以下。高血压患者使用降压药,维持正常血压,减少出血机会。

(3)出血和失血性休克:可发生腹腔内出血、子宫腔内出血。少量出血采用药物止血;活动性出血行动脉栓塞止血、消融止血或外科止血。失血性休克在输血、补液、升压的同时行动脉栓塞止血或消融止血等治疗。

(4)羊水溢漏:多与子宫穿刺点针孔未闭有关,故注意避免烧灼子宫壁的针道。

(5)腹腔脏器损伤:胃肠道穿孔时,禁食禁水,胃肠减压及外科手术治疗。

(6)皮肤烫伤:应用烫伤膏、对症处理并预防感染。

(7)流产:围术期应密切观察、充分解释、缓解孕妇紧张情绪,适时采用相应的药物降低子宫敏感性和缓解子宫收缩。

(8)损伤保留胎:仔细选择穿刺入路,穿刺途径尽可能远离保留胎,消融过程密切观察保留胎的反应。

(五)疗效评估

对于复杂性单绒毛膜多胎妊娠且因为各种原因需要减胎的情况下,射频消融减胎对挽救一个胎儿有着积极的作用。射频消融减胎术后胎儿存活率可达 78%,对于中期妊娠单绒毛膜多胎行射频消融减胎术后,均可取得较高的保留胎儿生存率,大大改善了妊娠结局,且手术方法相对简便、安全、术后母婴严重并发症发生率较低;也有学者研究发现,对于复杂性单绒毛膜多胎妊娠,双胎输血综合征(TTTS)组术后保留胎儿存活率低于其他手术指征组(如sIUGR、TRAP、MCDA一胎畸形等),TTTS组胎膜早破发生率高于其他手术指征组。

(六)射频消融减胎术与脐带电凝减胎术的比较

近年来射频消融因其安全性高、创伤小的优点广泛用于临床。有荟萃分析研究了射频消融减胎术210例、脐带双极电凝减胎术255例,结果显示:虽尚不能证明保留胎儿存活率有统计学差异,但射频消融组胎膜早破发生率低于脐带双极电凝组,射频消融组早产率低于脐带双极电凝组,且差异均有统计学意义。但也有学者发现射频消融组保留胎儿胎死宫内发生率高于脐带双极电凝组。虽然射频消融造成母体创伤更小,但尚不能证明采用射频消融术与手术并发症发生率降低有关,故临床应用仍应从母体和胎儿实际情况出发,评估风险,并如实告知孕妇不同术式的风险和优点。

关键点

1. 充分沟通和告知风险,掌握好适应证和禁忌证;

2. 选择锐利射频针,争取一次穿刺到位,一次减胎成功;避免伤及正常胎儿、胎盘和子宫壁。

三、经腹胎儿心内注射氯化钾减胎术

(一)概述

单绒毛膜双胎共用一个胎盘,双胎间存在胎盘血管吻合,如使用氯化钾减胎,被减胎死亡后血压降至0mmHg,保留胎通过胎盘吻合血管向被减胎失血,可继发死亡。因此经腹胎儿心内注射氯化钾减胎术禁用于单绒毛膜双胎妊娠,仅能应用于多绒毛膜多胎妊娠。

(二)术前评估及术前准备

减胎术前务必认真采集受孕病史、核对绒毛膜性质。仔细询问患者受孕方式(自然受孕、促排卵后妊娠或体外受精-胚胎移植后妊娠)。助孕后妊娠多为非单绒毛膜多胎妊娠,但也应警惕单绒毛膜多胎可能。术前超声仔细评估以下内容:胎儿数目、绒毛膜性、胎盘位置、早孕筛查软指标(颈后透明层增厚、鼻骨发育不良等)、胎儿大小、性别、有无结构畸形等,确认拟减胎的数目和位置。

重视母体评估:有无先兆流产、感染、发热等,身高、体重指数、瘢痕子宫、既往妊娠病史(先兆子痫等)、基础疾病(高血压、肾病、肝炎等)以及孕妇心理评估。

减胎数目:三胎妊娠以上尽可能减为两胎,可分次减胎,每次最多减两胎,间隔一周。双胎妊娠减至单胎应慎重考虑,但身高小于150cm的双胎妊娠,双胎妊娠合并瘢痕子宫或既往妊娠有先兆子痫病史者,是减胎相对指征。

术前充分的病情告知,医患双方经良好沟通后共同确定减胎方案。

减胎手术前无须禁食、禁水。术前常规检查:血常规、血型鉴定检查是最基本的检查项目,必要时根据患者的具体情况应行凝血功能、尿常规、心电图、肝、肾功能等生化检查了解重要脏器功能有无异常。

1. 手术适应证

(1)双绒毛膜双胎妊娠时,一胎严重结构畸形、染色体畸变和部分遗传病,如无脑畸形、无心畸形、染色体非整倍体(唐氏综合征、特纳综合征等)、染色体片段缺失、重型甲型或乙型地贫等。

(2)多胎妊娠(非单绒毛膜多胎)需减少胎儿数目。

2. 手术禁忌证

(1)体温超过37.5℃。

(2)穿刺局部皮肤急性期感染。

(3)急性期的疾病,母体自身状态较差。

(4)有较频宫缩或早产征象。

先兆流产或前置胎盘并非绝对禁忌证。有些病例,如被减胎的胎盘位置较低导致的术前出血,减胎后被减胎的胎盘机化、停止生长,出血可能会停止;被减胎的死亡可能会给存活胎胎盘留有更多的向上生长的子宫腔空间,从而有利于改善前置胎盘状态。但是,术前出血可能使感染、流产风险增高。术前需充分评估这些风险与减胎的利弊。

(三)手术操作要点(视频21-4)

1. 常规消毒腹部皮肤,B超穿刺探头引导下

視频 21-4　双绒毛膜双胎经腹胎儿心内注射氯化钾减胎术

予 22G 穿刺针经腹刺入被减胎胎儿心脏，回抽见心脏血后，直接心脏内注射 10% 氯化钾溶液，氯化钾用量为 0.5~10.0ml，孕周较小的胎儿，即使穿刺到心脏也可能抽不到血，主要靠超声提示针尖位于心脏内作为刺中心脏的标准。

2. B 超下可见胎儿心搏即刻停止，胎儿肌肉松弛、变形；如果仍有轻微的心脏颤动，可酌量追加注射氯化钾溶液。

3. 观察 5 分钟胎心搏动没有恢复，拔出穿刺针。

4. 术后观察保留胎的胎心搏动是否良好。

（四）并发症防治

1. 预防感染　术后常规应用头孢类菌素预防感染。

2. 先兆流产或先兆早产　应用孕酮或地屈孕酮等孕激素，或硝苯地平预防宫缩。

3. 胎膜早破　若为多胎妊娠减胎术，尽可能选择远离宫颈的胎儿为减胎对象，以减少被减胎胎膜早破的风险。如发生胎膜早破，给予抗生素预防感染，并预防宫缩，超声密切监测胎儿羊水量变化，行血常规检查，警惕感染征象。

4. 拟保留胎死亡　拟保留胎死亡多见于绒毛膜性判断失误，即减灭单绒毛膜双胎之一继发另一胎死亡。术前应仔细超声评估，根据早孕期超声结果准确判断绒毛膜性。如早孕超声提示两个妊娠囊或胎盘"λ 征"，可确诊双绒毛膜双羊膜囊双胎。如无早孕超声，中晚孕行减胎应极为慎重，勿轻信中晚期超声提示的绒毛膜性。

5. 母体高钾血症　氯化钾减胎术中发生的高钾血症罕见，可见于穿刺部位错误，误将氯化钾注入母体子宫壁或胎盘，高浓度的氯化钾直接进入母体循环，将导致母体发生严重心律失常（如心室颤动），甚至导致患者死亡。因此，大月份胎儿减胎（孕周大于 24 周），术前应常规配备钙剂、胰岛素和高渗糖，术中行持续心电监护，及时发现心律失常。

6. 减胎失败　减胎失败与多种因素有关，如拟减胎胎位不佳、孕周过大、术者经验不足等有关。

7. 误减拟保留胎　常见于胎儿畸形标志不明显时，如双胎之一 21 三体综合征仅有少数软指标异常，或乙型重型地中海贫血无任何超声标记。

（五）手术难点与技巧

1. 穿刺失败　多见于妊娠晚期减胎术。妊娠晚期由于胎位原因（如胎背朝上、胎儿肢体遮挡），无合适的穿刺入径；且胎儿骨质较硬，穿刺针即使进入胸腔，但因调针困难，针尖无法到达心脏，从而导致减胎失败。当胎儿为枕前位，肋骨和脊椎骨妨碍穿刺时，使用穿刺探头，准确寻找到肋间隙，快速进针，力求一针进入心脏，以减少两步进针法（先刺入羊膜腔，再寻找肋间隙穿刺进入胎体）可能面临的调针困难。

2. 心脏停搏后复跳　多见于妊娠早期（如孕 10~11 周），此时胎儿较小，心脏显示欠清。注入氯化钾发现心跳停止，但半小时后或第二天发现被减胎仍有心脏搏动。这可能与超声分辨率较低、胎心搏动微弱时显示不清，或注射氯化钾后观察时间过短有关。为避免此种情况，应尽量使针尖停留在心脏内才注药，注药速度均匀，不宜过慢，如发现胎心仍有微弱颤动，应及时追加药量；其次应延长减胎后观察时间。

（六）手术相关问题的研究与探讨

伦理问题：尽管绝大多数人认为选择性减胎术对优生有不可忽视的作用，并支持这一技术，但仍有学者对此提出伦理学上的质疑。Schlotzhauer 等认为，选择性减胎术为人为地选择胎儿打开了方便之门，这种选择可能没有医疗指征或带有性别歧视色彩。Schreiner-Engel 等调查了 100 例行多胎妊娠减胎术的孕妇，发现 65% 的人有不同程度的恐惧、沮丧、罪恶感和心理压力，但尚可以忍耐。

关键点

1. 术前必须确定绒毛膜性质,单绒毛膜多胎不可使用心内注射氯化钾减胎。

2. 若为选择性减胎术,为避免误减拟保留,产前诊断及超声诊断时胎儿的准确定位十分重要,尤其在拟减胎的超声标志不明显时。对拟减胎为染色体非整倍体异常者,必要时术前再次羊膜腔穿刺,采用 FISH 或荧光定量 PCR 等方法再次证实胎儿的染色体核型。

3. 若为多胎妊娠减胎术,尽量避免减灭宫颈上方的胎儿,以减少胎膜早破、流产的机会。

（周祎　谢晓燕　黄轩）

第五节　宫 内 输 血

一、概述

宫内输血(intrauterine transfusion,IUT)是指将血液成分输入胎儿体内,达到治疗胎儿疾病的目的。IUT 主要通过输注红细胞治疗胎儿贫血,最常用于 Rh 同种免疫性溶血;罕见的情况下,通过输注血小板治疗胎儿血小板减少症。偶见报道将 IUT 技术用于输注药物治疗胎儿的某些疾病。

IUT 技术的应用是临床胎儿医学领域的重大突破。自从 1963 年 Liley 首先报道在 X 线引导下进行胎儿腹腔内输血治疗胎儿贫血,半个世纪以来,宫内输血一直是治疗同种免疫性溶血最有效的方法。1977 年,开始在超声引导下腹腔内输血;20 世纪 80 年代初期,Rodeck 首先在胎儿镜引导下进行脐血管内输血。自从 20 世纪 80 年代中期以来,超声引导下穿刺脐静脉进行 IUT 的技术沿用至今,目前仍是应用最为广泛的 IUT 技术。

二、术前评估及术前准备

(一) 宫内输血的适应证

IUT 的主要适应证为各种原因导致的胎儿贫血。通过输注血小板还可以治疗胎儿血小板减少症。

1. 红细胞同种免疫性溶血　胎儿红细胞同种免疫性溶血(isoimmune hemolysis)是指由于母胎之间红细胞血型不合,胎儿的血型抗原进入母体使母亲致敏而产生特异性同种免疫性抗体,通过胎盘进入胎儿循环与红细胞抗原结合,导致溶血、贫血,严重者发生免疫性水肿(immune hydrops fetalis,IHF),甚至死胎。人类引起同种免疫性溶血的红细胞血型抗原多达 50 多种,包括 Rh、ABO、Kell、Duffy、MNS、Kidd 等。这些抗原可以导致胎儿和新生儿溶血性疾病(hemolytic disease of the fetus and newborn,HDFN)。然而,仅有少数几种红细胞抗原可导致胎儿严重贫血从而需要进行宫内干预。其中以 RhD 抗原最为常见,妊娠期需要严密监测和及时处理。

Rh 血型遗传遵循孟德尔遗传规律。胎儿分别从父亲及母亲遗传血型基因,因此胎儿可出现与母亲不同的血型。只有配偶为 Rh 阳性,Rh 阴性的孕妇才可能孕育阳性的胎儿。

Rh 血型系统 5 种抗原的抗原性决定了溶血的严重程度。由于 D 抗原的抗原性最强,根据有无 D 抗原将红细胞分为 Rh 阳性和阴性。Rh 阴性血型指 RhD 血型抗原阴性。不同人群和种族中 Rh 阴性率不同,我国汉族为 0.34%,维吾尔族为 4.9%,北美洲的白人为 15%,黑人为 7%~8%。D 抗体阳性者,可合并其他抗体弱阳性或阳性。

根据美国的报道,Rh 同种免疫发病率在 1 000 个活产儿中为 6.8。母胎 Rh 血型不合引起同种免疫是造成胎儿免疫性水肿最常见的原因;也是导致胎儿严重贫血最主要的疾病。在西方国家,它曾经是胎儿死亡的重要原因。自从 1968 年在临床预防性应用 RhD 免疫球蛋白后,西方国家的溶血的发生率从 2% 降至 0.1%。对此病理生理的认识的发展、可靠的诊断方法的建立、有效的预防措施的出现以及 IUT 技术的应用，极大地改善了疾病的预后。有关此病 IUT 的评估等详见下文。

2. 胎儿母体输血综合征　胎儿母体输血综合征(fetomaternal hemorrhage，FMH，简称胎母输血)是指某种原因胎儿血液通过胎盘时发生出血，血液经过绒毛间隙进入母体循环，引起胎儿贫血或母体溶血性输血反应的一组综合征。是导致胎儿非免疫性水肿的原因之一。妊娠过程胎母输血的发生率约8%，一般失血达50ml可出现临床症状，大量失血(失血超过150ml)的发生率为1/3 000~1/1 000，围产期死亡率达33%~50%。当胎盘屏障被破坏时，胎儿血液少量缓慢或大量急速流入母体循环。病因涉及胎盘和脐带病变，如胎盘早剥、胎盘植入、血管前置、绒毛膜血管瘤、脐静脉血栓形成等；此外，母体创伤、介入性操作或手术亦可造成胎母输血。因失血的速度和失血量的多少而表现不同，急性失血不超过胎儿血容量的40%时，表现为不同程度的贫血；失血过多可造成胎儿休克甚至死亡；慢性贫血可导致水肿胎及胎儿生长受限。表现为胎动减少、电子监护出现正弦曲线、基线变异减少、晚期减速。超声检查胎儿大脑中动脉收缩期峰值流速增高，脐带穿刺检查显示胎儿贫血、有核红细胞和网织红细胞增多。抽取母亲血进行 Kleihauer-Betke 试验(KBT)，在母体循环发现胎儿细胞，目前仍然是评估胎母输血量的准确试验。流式细胞仪检测出母体循环中标记的胎儿红细胞可以协助诊断。对确诊为中重度贫血的未成熟儿，IUT 是唯一的治疗手段。由于胎儿血可以不断地进入母体循环，一些病例需要系列 IUT。

3. 微小病毒 B19 感染　微小病毒 B19 感染每3~4年暴发一次，常于晚冬或春季流行。妊娠期母胎垂直传播风险约为30%。胎儿感染可以无症状，严重者贫血、水肿乃至宫内死亡。病毒与造血干细胞前体的血型 P 抗原受体结合，抑制红细胞生成引起贫血和血小板减少，甚至出现非免疫性水肿，水肿多发于17~24周。此外，病毒作用于胎儿的心肌组织引起心肌炎，导致心力衰竭。病毒可以感染胎儿肝脏——中孕期造血干细胞的主要产生器官，并与内皮细胞、肌细胞和胎盘滋养叶细胞的 P 抗原受体结合。母亲感染到胎儿出现水肿的时间为2~6周。妊娠晚期胎儿 P 抗原的含量很少，因而很少出现严重贫血及水肿。

母亲感染主要根据抗体升高作出诊断。IgM 在感染后10~14天可达高峰，2~3个月后下降。IgG 高峰在感染后4周出现。当胎儿出现水肿时，IgM 水平可能已经很低甚至测不到。由于胎儿的免疫系统未成熟，因而检测胎儿 IgM 无助于诊断，需要进行 PCR 检测病毒 DNA 确定胎儿是否感染。

胎儿大脑中动脉收缩期峰值流速(middle cerebral artery peak systolic velocity，MCA-PSV) ≥ 1.29MoM 可预测微小病毒 B19 感染引起的各种程度的贫血。

由于胎儿免疫系统的逐渐建立，贫血有自然缓解的倾向。多数病例一次 IUT 往往可以缓解感染造成的水肿。少数持续感染的胎儿需要进行系列 IUT。因为伴有血小板减少，脐带穿刺点可以出现较多出血。

4. 胎盘绒毛膜血管瘤　是一种胎盘的良性肿瘤，发生率为1%。大的绒毛膜血管瘤可以导致胎儿贫血、水肿甚至死胎。据报道采用有 IUT 成功治疗肿瘤引起的胎儿贫血。

5. IUT 在复杂性单绒毛膜双胎妊娠的应用　复杂性单绒毛膜双胎包括了双胎输血综合征、双胎选择性胎儿生长受限、双胎贫血-红细胞增多序列征、双胎一胎死亡等。由于两个胎儿共用一个胎盘，通过胎盘的血管吻合，两个胎儿的循环相互交通。一个胎儿濒死前的低血压状态，使另一胎儿的血液通过血管交通支大量转移至濒死胎，造成正常胎失血、贫血，严重者休克乃至死亡，或留有神经系统后遗症。对这种病例，在一胎死亡后短时间(24小时)内对存活胎进行紧急 IUT，可以挽救正常胎。笔者应用该法治疗4例病例，预后良好。

近年来，一些中心对双胎贫血-红细胞增多序列征的供血胎进行 IUT，以改善供血胎的贫血状态。这种疾病可发生于双胎输血综合征经激光凝固胎盘吻合血管后，也可为原发性，或继发于双胎选择性胎儿生长受限。对于未经阻断胎盘血管吻合的病例进行 IUT 目前仍有争议，因为 IUT 治疗供血胎的同时，可以使受血胎红细胞增多加重。

6. 同种免疫性血小板减少　由于母亲产生的抗血小板抗体作用于胎儿的血小板，造成胎儿血小板减少，发生率为1/2 000~1/1 000。7%~26% 血小板减少的胎儿出现颅内出血。诊断主要依靠生育史，母亲分娩过血小板减少伴有颅内出血的新生儿。确诊必须通过抽脐带穿刺血检查血小板。血小板低于 $50 \times 10^9/L$ 为宫内输注血小板的指征。由于这些胎儿脐带穿刺出血较多,故不主张通过系列脐带穿刺来监测胎儿血小板减少。有研究认为母亲应用高剂量的免疫球蛋白对预防胎儿颅内出血具有一定的作用。

(二)宫内输血的禁忌证

1. 先兆早产或先兆流产,子宫收缩未能控制。

2. 胎膜早破,宫内感染。

3. 母亲感染性疾病尚未能控制。

(三)术前评估

值得一提的是:IUT 的技术操作仅是临床处理的一部分,而掌握正确的指征以及 IUT 的最佳时机十分重要。作为一种侵入性操作,其并发症对胎儿可能有潜在的致命性的风险,因此,每次操作必须认真进行风险 - 得益评估。胎儿贫血的原因多样,不同原因的贫血评估方法有所不同。但是,超声多普勒检测 MCA-PSV $\geqslant$ 1.5MoM 是临床诊断胎儿中重度贫血的可靠指标,尤其对慢性贫血,如同种免疫溶血性贫血、慢性胎母输血、微小病毒 B19 感染等,敏感性及特异性高;而对急性大量失血的病例如单绒毛膜双胎一胎突然死亡,诊断会有误差。而脐带穿刺取胎儿血检查,是确诊贫血的金标准。

本文以 IUT 最常见的疾病——Rh 同种免疫性溶血为例,介绍 IUT 术前的评估问题。

1. 确定配偶血型 有条件时对 Rh 阳性的配偶检测其基因型,只有配偶为 Rh 阳性,Rh 阴性的孕妇才可能孕育阳性的胎儿。阳性的父亲可能有杂合子或纯合子两种基因型,纯合子的父亲其后代均为阳性;杂合子的父亲其后代阴性或阳性的机会分别为 50%。因此,除了必须确定父亲的血型,对阳性的父亲最好能确定其 Rh 血型基因的合子性质。若不知父亲的合子性质,则按照胎儿为 Rh 阳性的方案进行处理。

2. 确定胎儿血型 若父亲为杂合子,最好能确定胎儿 Rh 血型,只有阳性的胎儿需要产前特殊的监测和处理。现在可以利用母亲外周血中胎儿的游离 DNA 检测胎儿血型。由于我国汉族人群中 Rh 阴性者不足 0.5%,因此杂合子较少见。在不明胎儿 Rh 血型的情况下,按胎儿为 Rh 阳性的方案进行处理。

3. 判断孕妇是否致敏 母胎 Rh 血型不合

的病例中,仅少数致敏孕妇的胎儿发生溶血。根据本次妊娠期是否检出抗体,分作致敏型和未致敏型:只有抗体阳性的母亲其胎儿可能发生溶血。此外,根据既往妊娠胎儿是否出现溶血,可分为首次致敏及再次致敏。大多数首次致敏的孕妇孕期只需要系列监测抗体水平,必要时系列监测 MCA-PSV;而再次致敏者本次妊娠胎儿受累程度较前次妊娠有加重的趋势,可能需要进行宫内干预。

4. 监测胎儿贫血程度 发生溶血的胎儿中,仅少数需要 IUT。监测的目的是预测中度或重度贫血,在出现水肿之前进行 IUT。

(1)抗 D 抗体水平:抗体达到 1:32 被认为危险值,提示胎儿可能会出现严重溶血。若短期内抗体升高 4 倍以上提示溶血加重。

(2)超声检查:MCA-PSV 是预测严重贫血最可靠的指标,当测得值大于相应孕周的 1.5MoM 提示胎儿中重度贫血,需要进行侵入性检查;$\geqslant$ 1.29MoM,提示胎儿轻度贫血。水肿的出现提示严重贫血。贫血导致心脏增大、肝脾大、心包积液、腹水。腹水的出现往往提示严重贫血。妊娠 34 周后及多次 IUT 后,MCA-PSV 预测贫血的价值下降。

(3)侵入性诊断:当超声提示胎儿中重度贫血或出现水肿胎,侵入性诊断确定胎儿的贫血程度十分必要。作为评估胎儿溶血程度的间接指标,$\triangle$ OD450 检测羊水胆红素水平曾经在临床广泛应用。近年来,MCA-PSV 取代了羊水检查。

脐带穿刺检查胎儿血象,是 IUT 前必不可少的确诊步骤。检测内容包括:血型、红细胞、血红蛋白、红细胞比容(hematocrit,HCT)、血小板、有核红细胞、网织红细胞、直接抗人球蛋白试验(Coombs 试验),Rh 抗体游离试验和放散试验、总胆红素。

当脐血 HCT 低于 0.3 考虑进行 IUT。

(四)宫内输血的途径

IUT 途径的选择要考虑操作者的习惯、胎盘的位置、孕周等因素。

1. 腹腔内输血(intraperitoneal transfusion,IPT) 输入腹腔内的红细胞通过膈下淋巴管吸收,经胸导管回流至循环系统。其优点是红细胞缓慢吸收,可以延长输血间隔;缺点是与血管内输血比较,血红蛋白恢复缓慢,有腹水时血液不能很好吸收。在大多数的中心,IPT 目前已被血管内输血取代。由于 20 周前脐带穿刺困难,IPT 仍被应用于小孕周(18~20 周前)的严重贫血。个别中心采取腹腔输血与血管输血两种途径联合应用,使胎儿 HCT 值维持较稳定的水平以延长输血间隔。

2. 血管内输血(intravascular transfusion,IVT)　超声引导下脐静脉输血是应用最为广泛的 IUT 技术,妊娠 20~34 周均可进行。由于直接将血液输入血液循环,可以直接、快速地纠正贫血;输血前可获得胎儿血了解贫血程度,输血后检查血象了解贫血纠正情况,估计下次输血间隔。对水肿胎,血管内输血较腹腔输血效果更好。

多数人选择脐带插入胎盘处作为脐带穿刺部位。该处脐带固定,血管粗大,有利于操作。后壁胎盘由于胎儿遮挡可造成操作困难。也可选择脐带游离段,由于脐带悬浮于羊水中易于脱落,且受胎动影响穿刺针异位,并发症较高。此外,血管穿刺点可以出现难于估计的较多的出血;胎动偶尔可撕裂血管引起大量出血。若穿刺到脐动脉可引起血管痉挛,导致心动过缓。

3. 肝内静脉输血(intrahepatic vein transfusion)　可以避免穿刺点失血,漏出的血液经肝脏或腹腔重吸收;由于不容易穿刺到脐动脉而很少发生心动过缓。肝内输血可导致胎儿紧张激素分泌增多。

4. 心内输血(intracardiac transfusion)　风险较高,近年已废除。偶尔用作其他输血途径失败后的最后手段。手术相关并发症至少为 5%,包括心包压塞、心包积血、心律失常、心跳停止。

三、术前准备

1. 供血者血液准备　对供血者的血型要求视胎儿贫血的原因而略有不同。

(1) Rh 同种免疫性贫血:采用 Rh 阴性、O 型、HCT 0.75~0.85 的新鲜浓缩红细胞,采集时间一般不超过 3 天,经筛查无乙型和丙型肝炎、无 HIV 以及巨细胞病毒,经放射移除白细胞以避免移植物抗宿主反应。与母亲血配型无凝集反应。输注时过滤白细胞。

若母亲除了检出抗 D 抗体,同时测得其他抗体,如 Rh 血型抗原系统的其他抗体——抗 E 或抗 C 抗体,供血者的血型除了为 RhD 阴性,还必须为 e 或 c,以免 IUT 后刺激这些抗体增高而加重溶血。

(2) 其他罕见的红细胞同种免疫性贫血:采用与母亲同型的稀有血型,其他要求同前。

(3) 非同种免疫性贫血:如胎母输血、单绒毛膜双胎一胎死亡等,若母胎均为 Rh 阳性且 ABO 血型相同,在难于获得 Rh 阴性血源的情况下,可考虑应用 Rh 阳性且与母胎相同的 ABO 血型(或 O 型)进行 IUT,但血源必须与母血配型无凝集反应。

(4) 母亲血源:当寻找与胎儿相合的供血者极困难的情况下,可考虑采用母亲血作为血源,能减少被外源性红细胞致敏的风险;由于血液新鲜,红细胞有较长的半衰期。

2. 药物准备　准备肌松剂及胎儿心动过缓抢救药品:50% 葡萄糖、5% 葡萄糖生理盐水、阿托品、碳酸氢钠注射液。

3. 消毒穿刺探头　若采用穿刺探头引导 IUT,需要浸泡消毒或空气消毒穿刺探头。

4. 母亲准备　监测孕妇体温,必要时给予镇静剂和 / 或给予硝苯地平预防子宫收缩。

5. 计算肌松剂用量　根据超声估计的胎儿体重计算肌松剂用量。笔者所在的中心采用维库溴铵 0.1mg/kg。

四、手术步骤

以最常用的脐静脉输血为例(视频 21-5):

视频 21-5　宫内输血术

1. 超声检查测量胎儿各径线得出胎儿的估计体重,彩色多普勒测量 MCA-PSV、脐动脉、脐静脉、静脉导管血流,测量羊水平段、胎儿位置、胎盘及脐带插入胎盘位置。选择脐带穿刺部位。

2. 根据拟穿刺的血管位置,选择平卧位、稍微左侧或右侧卧位。常规腹部皮肤消毒。

3. 穿刺脐静脉

(1) 超声穿刺探头(或穿刺架)引导:超声显示拟穿刺的脐带部位,显示出穿刺线,计算穿刺深度,在超声穿刺探头(或穿刺架)引导下,22G 或

20G 穿刺针快速刺入脐静脉,可见针尖的强回声光点位于脐静脉内。

(2)徒手穿刺:腹部探头引导下,穿刺胎儿脐静脉。

4. 回抽见血,抽取需要量的血液,送血常规检查以了解 Hb 及 HCT。静脉注射维库溴铵后,可见胎动即刻停止。穿刺针接一延长管,其末端接注射器或输血装置,血液必须经过白细胞过滤器。

5. 输血根据查得的胎儿 HCT 值、IUT 后拟达到的 HCT 值、供血者浓缩红细胞的 HCT 值,按以下公式计算输血量:

输血量(V)ml=(期望 HCT 值 – 输血前 HCT 值)× EFW(kg)× 150 供血者 HCT 值

输血速度一般 2~5ml/min,也有采用 5~10ml/min。若为水肿胎,输血速度减慢,输血量不宜多,以防血容量过多加重心脏负荷。

腹腔输血:输血量(V)ml =(孕周 –20)× 10

20 周之前的腹腔输血:15~18 周 5ml;18 周后 10ml。

输血过程监测胎儿心率,注意观察是否出现心动过缓。

6. 输血结束后,从穿刺针注入少量生理盐水(约 1ml),回抽约 1ml 血弃去,抽取 1ml 血检查血象,根据 Hb 和 HCT,评估输血效果,一般 HCT 达到 0.4~0.5 为理想结果。

7. 退出穿刺针,观察穿刺点出血情况。观察胎儿心率、MCA-PSV(一般 IUT 完毕后可能尚未马上恢复正常,可等待 30~60 分钟后再测定)。

8. 预防性口服头孢菌素类抗生素 2~3 天预防感染。

五、并发症

IUT 是安全的。根据较大样本量统计,手术相关并发症约为 3.1%,总的胎儿丢失率约为 4.8%。首次 IUT 前的贫血程度与预后关系密切。胎儿总的生存率达 84%~89%,非水肿胎为 92%~94%,水肿胎为 74%~78%,严重水肿者为 55%。

1. 术中并发症　包括心动过缓、脐带血肿、穿刺点出血,最严重为脐带撕裂、死胎。一过性心动过缓最为常见,发生率约为 8%,穿刺脐动脉输血更容易出现血管痉挛致心动过缓,水肿胎心功能差者发生率更高,可转变为持续性心动过缓甚至死胎。

2. 术后并发症　包括胎膜早破、胎膜剥离、绒毛膜羊膜炎、早产、宫内死亡等。此外,操作引起的胎母输血发生率为 2.3%~17%,可能加重母亲的致敏;反复输注外源性血液可能导致产生新的抗体。

3. 远期预后　94% 的 IUT 存活儿无神经系统后遗症。预后与有无水肿及其严重程度有关。轻度或中度的慢性贫血不影响胎儿生长发育,无明显的后遗症;严重贫血的胎儿可发育迟缓,IUT 后多数预后良好。

4. 心动过缓的处理　非水肿胎术中发生心动过缓,可能为穿刺到脐动脉,或输血速度过快,心脏负荷过重,轻者仅需要减慢输血速度并密切观察,若不能缓解则停止输血,心率可能很快自然恢复;发生在水肿胎的心动过缓多因为心脏超负荷引起,需即时停止输血并及时抢救。术中予以输氧可能有助于降低心动过缓的发生率。笔者所在的中心采用如下抢救措施:①左侧卧位,加大吸氧流量;②因水肿胎多有酸中毒,可给母亲静脉滴注 5% 碳酸氢钠;③给母亲静脉推注阿托品 0.25mg 加葡萄糖。由于阿托品的作用高峰可能滞后,心率恢复正常后,常常出现心率过快,故一旦心率正常即停止注射。阿托品导致的心率加快无需处理可自然恢复。

应注意的是,严重贫血尤其是水肿胎,若出现持续性心动过缓,即使经抢救恢复正常心率仍要密切观察,若出现再次心率减慢,可能发生死胎。

六、手术难点与技巧

穿刺医生与超声医生熟练的默契配合非常重要;输血过程持针要稳且保持不动,以免脐带脱落。肌松剂的应用可以使胎儿处于静止状态,降低脐带脱落或脐带撕裂的发生。

谨防刺入脐动脉进行输血,心动过缓发生率高。

七、手术相关问题的探讨

对于一位具有熟练的脐带穿刺经验的产科医生而言,IUT 的操作并不困难,难点在于准确评估胎儿贫血程度、掌握 IUT 的最佳时机以及系列 IUT 的间隔时间。

(一)输血的间隔

IUT 的间隔基于 HCT 下降速度。很难准确预测红细胞破坏和死亡速率,尤其在第一次与第二次 IUT 之间。每次 IUT 的间隔因人而异,每个中心的方案亦有不同。第二次 IUT 的间隔取决于第一次输血前的贫血程度、贫血纠正的情况,可根据输血后的脐血 HCT 或 Hb 浓度推算下次输血的间隔。

随着胎儿的长大,胎儿 - 胎盘血容量不断增加;随着输血次数的增加,供血者的红细胞逐渐取代胎儿的红细胞,胎儿自身的造血功能受抑制。第二次 IUT 后,由于胎儿自身的红细胞遭溶血破坏,供血者的红细胞几乎完全将其取代。输血后 HCT 下降幅度因人而异,据报道每天下降的平均值 0.01~0.02,严重者可达 0.03 甚至更多;Hb 每天平均下降速率为 0.3g/dl,随 IUT 次数的增加 Hb 下降的速率逐渐减缓,第一、二、三次 IUT 后下降速率分别为:0.4g/dl、0.3g/dl、0.2g/dl,故 IUT 的间隔随输血的次数而相应延长。

根据笔者的经验,对无水肿的胎儿,第二次 IUT 间隔一般为 1 周;若第二次 IUT 结果理想(HCT 达到 0.40 以上),第三次 IUT 的间隔在 2 周之后,第四次则间隔 3 周或更长。若第一次 IUT 前胎儿的贫血程度较轻,此后输血的间隔可适当延长。

MCA-PSV 对预测第三次以后的 IUT 时机的准确性下降,尤其是多次 IUT 后。原因为供血者的红细胞与胎儿红细胞的血液流变学不同,成人全血的黏滞性增高和携氧能力降低。有人建议:第一次 IUT 后,将 MCA-PSV 值调整为 1.69MoM 预测重度贫血、1.32MoM 预测中度以上贫血,MCA-PSV 达到 1.32MoM 时考虑第二次 IUT,而 MCA-PSV 对此后 IUT 时机的判断尚无定论。

IUT 后 Hb 迅速下降可能的原因为:①脐带穿刺点出血;②胎母输血;③母亲被新的红细胞抗原致敏。

(二)水肿胎和极重度贫血胎的 IUT

对于输血前 HCT ≤ 15% 的重度贫血者,第一次输血后 HCT 的提高幅度一般不超过输血前的 4 倍或不超过 0.25。输血速度不宜过快,以防止心血管系统的失代偿。建议 48~72 小时后行第二次 IUT,将 HCT 提高至 0.4~0.5。也有主张严重贫血者一周后行第二次 IUT,以达到预期的 HCT 值。

(三)其他治疗方法

对于以往妊娠在 20 周前出现水肿的病例,本孕的处理十分棘手。可以在密切监测下,给母亲静脉注射大剂量的免疫球蛋白(intravenous immunoglobulin,IVIG)或血浆置换作为辅助治疗,帮助胎儿过渡到 20 周后进行 IUT。两者可单独应用、联合应用,或与 IUT 联合应用。

1. **血浆置换** 可以去除有害抗体,延缓 IUT 的时间,但价格昂贵。由于不能抑制抗原的进一步刺激,抗体浓度为暂时性下降,治疗后有反跳现象。目前血浆置换已经被 IUT 取代而可很少单独应用。

血浆置换采用血浆制品、白蛋白、血浆代用品,每周进行 2~3 次,间隔 2~3 天一次,3 次为一疗程,需要反复应用。与 IVIG 联合应用:先行血浆置换去除抗体,而后用大剂量的 IVIG 调节母体免疫系统,以抑制血浆置换后的抗体反跳现象。

2. **静脉注射免疫球蛋白** 其疗效仍有争议,且价格昂贵。大剂量的 IVIG 可以调节母亲的免疫系统,但不能降低抗体水平。对抗体水平高、小孕周的严重贫血、既往妊娠很早出现水肿胎或死胎的病例,可以考虑应用 IVIG,以推后 IUT 的时间、减少 IUT 的次数,有助于改善妊娠结局。

IVIG 用量各家报道不同,一般主张 0.4~0.5g/(kg·d),连用 4~5 天,间隔 2~4 周重复应用;或 1g/(kg·w)。

3. **苯巴比妥** 分娩前口服 7 天,能诱导胎儿肝细胞葡萄糖醛酸转移酶的活性,降低血清非结合胆红素,尚能增加 Y 蛋白,促进肝细胞对胆红素的摄取。用法:口服 0.03g,每天 3 次。

(四)IUT 后的分娩时机

在开展 IUT 的早期,通常主张在 32 周分娩,由此带来早产的并发症、高胆红素血症、经常需要换血。随着技术的成熟和经验的增加,现在主张 IUT 进行到 34~35 周,对无其他终止妊娠指征的病例,可维持妊娠至 37 周后,于 37~38 周分娩。以减少早产的问题,还可以增加肝脏、血 - 脑脊液屏障的成熟度,降低高胆红素血症及核黄疸的发生率,增加引产和阴道分娩的成功率,减少换血的机会。

经 IUT 治疗的胎儿出生后需要换血的机会减少,黄疸的程度较轻,光疗的时间缩短。IUT 的次数越多,造血系统的抑制时间越长,生后输血的次数增加。在生后 1~2 个月内需要少量多次输血;40 天左右可能因为中重度贫血再次返院输血。生后两个月造血系统逐渐恢复,完全恢复需要 3~4 个月的时间。

关键点

1. 不是所有贫血的胎儿都需要 IUT,掌握 IUT 的最佳时机十分重要　在胎儿中重度贫血、但未出现水肿前进行 IUT;

2. MCA-PSV 是评估胎儿贫血程度的最有价值的指标　若 ≥ 1.5MoM 值,需要脐带穿刺确诊贫血程度。

（方　群）

第六节　羊水减量术

一、概述

羊水过多的发生率为 0.19%~1.7%,羊水过多使羊膜腔内压力升高,可造成母体不适,孕妇容易出现不能平卧、心悸等压迫症状。此外,增加了胎膜早破、早产、胎儿窘迫等母胎并发症的发病风险。羊水减量术通过容积减量降低羊膜腔内压力,减少相关并发症,适用于羊水过多的对症处理。早在 19 世纪末,就有经腹部羊膜腔穿刺治疗羊水过多的报道,比羊膜腔穿刺产前诊断应用的时间更早。最初的羊水减量采用 18G 或 20G 的脊髓穿刺针刺入羊膜腔,以注射器抽吸羊水。在大容积减量时,存在操作繁复、术程过长等缺点。1994 年 Elliott 等在双胎输血综合征的产前治疗中对羊水减量术做出改良,提出采用负压吸引装置代替注射器进行快速大容量羊水减量。近年来随着实时超声仪的推广,羊水减量应用更为广泛。

二、术前评估及术前准备

(一) 适应证

1. 羊水过多达中度以上(最大羊水深度 ≥ 120mm)。

2. 羊水过多合并母体症状或体征,如明显腹胀、宫缩等。

3. 无条件进行激光凝固胎盘吻合血管或选择性减胎治疗的双胎输血综合征。

4. 在注射依沙吖啶引产前,为避免临产破膜时羊膜腔内压力骤减,注药前行羊水减量术。

(二) 禁忌证

对于已出现规律宫缩和明确的羊膜腔感染的孕妇不主张使用羊水减量术;前置胎盘者亦不主张使用羊水减量术。

三、手术步骤

从手术次数区分,可分为一次性羊水减量和系列性羊水减量;从羊水释放的速度区分,可分为自然流速羊水减量和快速羊水减量,后者指采用负压吸引尽可能大量、快速地释放过多的羊水。手术时间随着手术方式的改变而变化很大,使用注射器抽取羊水耗时 60~120 分钟,1994 年 Elliot 等报道使用胸膜腔穿刺或腰椎穿刺针接负压瓶或入墙负压吸引装置,羊水释放速率达 47~93ml/min,2002 年后的国外临床资料证实 140ml/min 的羊水释放速率是可行且有效的,此速度比释放自然羊水快 3 倍。目前,快速负压羊水减量逐渐得到广泛应用,手术时间大多在 30 分钟以内,其最大优势是减少操作时间,减轻孕妇的不适感和降低宫内感染的可能性。

两名手术医生 1 人进行穿刺及负压抽吸,另 1 人负责超声引导和监测。主要手术设备包括:可调节式入墙负压吸引装置;负压引流瓶、引流管;18G 的静脉穿刺套管针;超声诊断仪。

孕妇取仰卧或侧卧位,常规腹部皮肤消毒,结合羊水池的分布、胎儿体位及胎盘位置选择合适的穿刺点,尽量避开胎盘,选择子宫下部并靠近腹正中线。B 超引导下以静脉套管针经腹壁进入羊膜腔,拔出内芯,观察溢出羊水性质。以无菌引流管连接引流瓶，开启入墙式负压吸引装置，负压选择0.02~0.06MPa，以三通管阀门控制减量启闭和速度，当最大羊水深度降至50~70mm（双胎输血综合征者30~50mm）时结束手术。术程中孕妇若出现腹部不适，或发现引流不畅、羊水性状异常时，即停止手术行超声检查了解原因，必要时予对症处理，如改变体位、吸氧或宫缩抑制剂。术毕检查最大羊水深度、胎心率及胎盘，可在羊膜腔内加入抗生素或母体给予静脉用抗生素预防感染。

羊水减量后应仔细检查胎盘厚度，和手术前相比较以排除胎盘早剥。此外，术后有羊水过多复发的可能，所以羊水减量后应定期复查超声，至少随访6周。羊水减量的次数目前没有统一意见，应根据羊水增长的情况而定。

四、并发症的防治

羊水减量术的并发症发生率为1%~5%。系列性羊水减量并发症发生率较高。双胎妊娠高于单胎妊娠。

最常见为胎膜早破，其余包括早产、胎盘早剥、绒毛膜羊膜炎。胎盘早剥偶见于大量羊水减量后，1994年Elliott等的研究显示胎盘早剥的发生率低于0.5%，且认为胎盘早剥因胎盘血管受损导致的可能性比单纯的宫腔体积减少引起的可能性大，故手术时间过长更易导致胎盘早剥。

治疗双胎输血综合征的羊水减量术还可能导致羊膜隔穿孔，引起医源性单羊膜囊双胎，发生脐带缠绕等相关并发症。此外，羊水减量后的胎儿心动过缓也多见于双胎输血综合征的受血胎，可能因宫内压改变引起胎儿血流动力学的变化所致。

五、手术相关问题的研究与探讨

（一）穿刺点的选择

应在超声持续监控下进行羊膜腔穿刺，进针点应选择在羊水厚径最大处，针尖朝向孕妇头部，这样的进针方式可以保证在羊水减少、子宫体积变小的过程中，穿刺针呈直立位且不易移位。随着术程进展，羊水量逐渐减少，还需根据实际情况调整穿刺针的方向和深度。

（二）术中释放的羊水量以及羊水减量速度

羊水的释放量目前无定论，文献报道可见数百毫升至数千毫升不等，放出羊水量通常超过3 000ml，手术时间15~60分钟，目前多数人认为羊水减量后超声检测羊水厚径尽量达到正常范围（不超过7~8cm）。

有学者认为每次抽吸羊水量的容积应控制在500ml以内，且抽吸时间应大于15分钟，这也是传统的羊水减量术的理论依据。然而，Elliott使用负压装置代替注射器进行羊水减量，减量容积提升至1 666ml/次，速度达54ml/min，但并发症并未增加。Dolinger等的减量速度平均为89ml/min，仅出现3例胎膜早破。但Elliott同时亦提出每次减量的上限应为5 000ml。

（三）并发症发生的原因

1. 介入性宫内操作对胎膜和胎盘的损伤　通常认为羊膜腔穿刺可引起胎膜机械性损伤及继发性炎症，从而引起羊膜剥离及胎膜早破。

2. 羊膜腔内压力增加　羊膜腔内压力增加可能使羊水通过穿刺点进入胎膜或胎盘间隙，从而引起并发症。多胎妊娠减量前的羊水量比单胎高，且存在多个胎儿，使羊膜腔内压力较高，而双胎输血综合征的羊水过多常在减量后短时间内重现，增加了羊水进入穿刺口的风险。

3. 子宫腔容积减少过多或减量过程中压力下降过快　减量时子宫腔表面积随容积下降而减少，如果子宫腔表面积减少过多或变化过快，均可能引起胎盘与子宫壁的明显错位而致胎盘剥离。多胎胎盘的覆盖面积一般较大，可能发生胎盘与子宫壁错位的风险较单胎高，而双胎输血综合征因病情需要而经常反复操作，发生并发症的风险更高。

4. 穿刺路径经过胎盘　穿刺点出血可引起继发性胎盘血肿和剥离。Yamamoto等对175例宫内手术术后并发症的分析亦提示，前壁胎盘常需经胎盘穿刺，但手术并发症并未明显增加。虽然操作应尽量避开胎盘，但同时应衡量手术操作的风险与得益，当羊水过多较为严重而无其他手术路径时，经胎盘操作亦非绝对禁忌。

(何志明　周　祎)

第七节　羊膜腔灌注术

一、概述

羊水是胎儿生长的外环境,对胎儿的生长发育非常重要。羊水可缓冲宫缩及外来压力对胎儿的冲击和压迫,为胎儿提供活动空间,保障骨骼肌肉系统的发育。在羊水过少的妊娠中,在子宫收缩过程中可能会出现脐带受压而引起胎儿窘迫;羊水过少持续时间过长使胎儿宫内活动受限,姿势相对固定,可引起胎儿骨骼肌肉系统发育不良。其次,胎儿通过吞咽羊水使肺泡扩张,这是胎肺正常发育的必要条件,长期羊水过少可引起胎肺发育不良。因此,维持适当的羊水量对胎儿的正常发育相当重要。适量的羊水是超声检查的前提,羊水形成的"声窗"以及其为胎儿提供的活动空间是提高超声检查准确性的必要条件。

羊膜腔灌注具有诊断和治疗作用,羊水量不足影响超声诊断的准确性,羊膜腔灌注恢复羊水量可改善对胎儿畸形的诊断准确率。在临床治疗方面,羊膜腔灌注曾经用于孕中期引产,随着药物引产的使用而逐渐被弃用。1983 年 Miyazakis 等首次将羊膜腔灌注应用于治疗羊水过少,用于增加羊膜腔容量,减轻羊水过少引起的对脐带及胎儿的压迫,认为有助于预防胎儿窘迫的发生,但 2000 年的文献回顾并不支持预防性使用羊膜腔灌注减少胎心减速风险。20 世纪 80 年代末,有学者将羊膜腔灌注用于产程中发生胎粪污染的病例,以稀释稠厚胎粪,预防新生儿胎粪吸入的发生。此外,对于孕中期的胎膜早破病例,如使用羊膜腔灌注后能恢复羊水量,可减少胎肺发育不良的发生。然而 2005 年《新英格兰医学杂志》(*New England Journal of Medicine*)及美国妇产科学会提出对产程中存在严重胎粪污染者,在有条件进行胎儿电子监护的情况下,使用羊膜腔灌注无法改善胎粪吸入及围产儿死亡等的发生。随着宫内手术的临床应用,羊膜腔灌注成为增加羊膜腔内操作空间的一种有效方法。2003 年有学者提出羊膜腔灌注在产时宫外手术中的应用,可稳定羊膜腔容积并方便操作,其后有学者提出:在双胎输血综合征中使用脐带电凝减灭供血胎时,因操作空间狭小,常需羊膜腔灌注拓宽手术空间。

二、手术适应证及禁忌证

(一) 适应证

羊膜腔灌注目前的适应证包括诊断和治疗两方面。

1. 用于诊断的指征　适当的羊水量是超声检查胎儿结构所必须的条件,超声诊断需要羊水作为"声窗"。此外,羊水过少时胎儿活动受限,其肢体过度屈曲,给 B 超诊断带来困难,对于非胎膜早破的羊水过少的病例,羊膜腔灌注可改善胎儿活动并增强超声分辨畸形的能力。

2. 用于治疗的指征

(1)妊娠中、晚期羊水过少:妊娠中、晚期羊水过少可引起胎儿器官发育障碍,包括胎肺发育不全、胎儿肢体受压畸形等;脐带受压可致胎儿窘迫、早产、死胎等。对于部分病因不明的病例,可尝试行羊膜腔灌注,以缓解上述症状,改善围产儿结局。

(2)胎膜早破:胎膜早破易引起早产和感染。羊膜腔灌注对部分病例可有效地改善羊水过少,适当延长胎膜早破到分娩的时间,并且缓解脐带受压,对胎儿肺发育不全有一定预防作用,预防性给予抗生素可能对防止宫内感染有一定效果。有研究提示,对妊娠 26 周前的未足月胎膜早破进行系列羊膜腔灌注,可能有助于延长孕周及改善胎儿结局。但近年来的随机对照研究提示,对于合并羊水过少的孕中期未足月胎膜早破病例,羊膜腔灌注术未能有效改善妊娠结局。所以,羊膜腔灌注在胎膜早破中的应用存在争议。

(3)胎儿宫内窘迫:羊水过少时脐带间歇性受压,导致胎盘脐带循环阻滞,血流减少而发生胎儿窘迫。胎儿可能因为脐带受压出现变异减速,严重或持续的变异减速可致胎儿酸中毒。对于尚未足月的病例,羊膜腔灌注可能会缓解脐带受压的严重程度,防治胎儿宫内窘迫。

(4)某些宫内介入性操作:羊膜腔灌注可扩张羊膜腔空间,为一些介入性宫内操作提供足够的操作空间。尤其是在复杂性多胎妊娠,往往存在其中一胎羊水过少的情况,羊水过少使胎儿羊膜腔内空间狭小,不利于进行宫内操作。例如在单绒毛膜双胎中进行脐带电凝减胎时,对羊水过少胎儿的操作往往有困难,如果在术前进行羊膜腔灌注,将有利于穿刺套管针的置入及减胎操作。

(5)羊水粪染:分娩过程中羊水粪染发生率达 9%~20%,2%~4% 会发展为胎粪吸入综合征。目前的研究已证实胎粪吸入不仅发生于首次呼吸,还可发生在宫内。有学者认为羊膜腔灌注能改善羊水粪染的新生儿结局及降低剖宫率,然而最近的文献回顾认为,羊水灌注能否改善羊水粪染的围产儿预后仍存在争议。

(二)禁忌证

禁忌证有前置胎盘、胎盘早剥及可能发生破裂的瘢痕子宫、生殖道感染等。

三、羊膜腔灌注手术步骤

根据进入羊膜腔的途径,羊膜腔灌注分为经宫颈和经腹两种途径,前者是将宫腔压力管通过宫颈口置入羊膜腔内注入生理盐水;后者直接经腹羊膜腔穿刺灌注生理盐水。孕期多采用经腹羊膜腔灌注,产时胎膜已破者可用经宫颈羊膜腔灌注。

经宫颈羊膜腔灌注的最初基本装置包括一条宫腔内导管、一个三通阀、静脉输液器及宫内压力测定仪。20 世纪 90 年代后进行改良,使用 2 条宫腔内导管(一条用于灌注、一条用于连接宫内压测定仪)。经腹羊膜腔灌注的基本装置是羊膜腔穿刺针及静脉输液器。有学者应用胎儿电子监护仪内监护系统的宫腔压力导管及换能器行羊膜腔灌注。

羊膜腔灌注在超声引导下进行,避开胎盘、胎儿肢体,选择羊膜腔内较深的液性暗区作为穿刺点,灌注过程中根据超声提示的羊膜腔容量变化决定具体的灌注量。

目前最常用的灌注液是生理盐水,其次是与羊水等渗的林格液及合成羊水。有学者报道无论是用生理盐水还是用林格液,对新生儿血浆中的电解质及 pH 均无明显影响。日本学者建议用与羊水等渗(260mmol/L)的林格液(430ml 林格液加 70ml 蒸馏水),或含有与羊水相同成分的氨基酸、离子、pH 7.4 及渗透浓度 260mmol/L 的合成羊水。所有液体使用前需预热至 37℃,使用过程需保温。输液速度孕期应用 <100ml/h,总输液量不超过 500ml,产时输液总量不超过 1 000ml。灌注过程中需 B 超动态监测羊水深度,有学者提出需间断或连续监测宫腔压力,孕期灌注时羊膜腔内压接近正常孕期(1.69kPa ± 0.32kPa),产间灌注时静息压维持在 0.8~1.6kPa,但实际临床使用时测压并不常用。有学者在灌注液中加入抗生素。抗生素应选择对胎儿无害的青霉素族类药物,有学者建议经腹羊膜腔灌注给药时,使用 1g 阿莫西林溶解于 50ml 生理盐水中。

四、并发症的防治

羊膜腔灌注可引起胎膜早破、早产、宫内感染、羊水栓塞等。并发症的发生与多次穿刺损伤胎盘、缺乏超声引导难以准确定位胎儿及其胎盘位置,以及宫腔内压过高有关。

(一)医源性羊水过多及宫缩压力过高

羊膜腔灌注液输入过多、过快可导致医源性羊水过多及宫内压力过高。Yoshihara 等对 255 例孕龄 131 ± 2 天的孕妇经腹羊膜腔灌注,在 30 分钟内注入 1 500ml 生理盐水,灌注组的宫内压力较对照组高 0.27~0.40kPa。

（二）新生儿低体温

Petrikovsky 等报道，羊膜腔灌注后出现新生儿寒颤和低体温，估计为应用冷的灌注液所致。

（三）脐带脱垂

见于已破膜的病例，在羊膜腔灌注过程中由于导管放置不当或原有隐性脐带脱垂者易出现。

（四）感染

羊膜腔灌注作为一种介入性操作，存在潜在感染的危险。因此需严格无菌操作，对合并有感染者，应用抗生素控制感染。

（五）误伤胎儿

经腹羊膜腔灌注在腹腔穿刺时有可能误伤胎儿。Winer 等报道 2 例经腹羊膜腔灌注注入含有染料的灌注液时误伤胎儿，且导致胎儿皮肤出现色素斑。

（六）胎盘早剥

如果穿刺路径经过胎盘，有可能形成穿刺位置血肿甚至胎盘早剥。穿刺后需用超声详细检查穿刺位置，注意患者腹部不适症状以及子宫张力变化。

五、手术难点与技巧

羊膜腔灌注中的难点在于穿刺路径的选择。进行羊膜腔灌注的病例，往往存在羊膜腔内容量相对不足，选择一个安全且有效的穿刺路径是羊膜腔灌注的首要条件。

1. 穿刺路径应避开母体大血管、胎盘以及胎儿肢体，以免造成内出血、胎盘血肿、胎盘早剥以及胎儿损伤等并发症。

2. 穿刺针针尖进入羊膜腔后最好定位于液性暗区内，以免胎体阻塞针尖妨碍羊膜腔灌注。

3. 选择进针点困难时，可嘱患者改变体位再寻找理想的穿刺路径。

关键点

1. 羊膜腔灌注在产前诊断中可改善羊水量不足时的超声分辨率，在宫内治疗方面，可能对羊水过少引起的胎儿窘迫和胎肺发育不良有一定的治疗作用，并通过增加羊膜腔内容量，可拓宽宫内手术的空间；

2. 由于羊水极少甚至无羊水，穿刺点的选择十分重要。应尽量避开血管及胎盘，并确定穿刺针位于羊膜腔内方可实施灌注，以免灌注到羊膜 - 绒毛膜间隙或绒毛膜 - 子宫壁之间，造成绒毛膜剥离或羊膜 - 绒毛膜分离。

（何志明　周　祎）

第八节　胎儿镜手术

一、概述

胎儿镜有诊断和治疗两种作用，临床应用已经有 40 多年的历史。胎儿镜最早使用时的主要目的是检查胎儿畸形。当时高分辨超声仪尚未出现，有学者在全麻下暴露子宫，尝试使用 5mm 的内镜诊断开放性脊柱裂（Scrimgeour，1973）。此后，陆续有报道使用胎儿镜产前诊断胎儿体表畸形，如多指（Hobbins，1977）、下颌面骨发育不全（Nicilaides，1984）、外生殖器畸形及短肋多指综合征（Toftager-Laesen，1984）等。随着超声技术在20 世纪 80 年代中后期的迅速发展，超声仪分辨率的不断提高，绝大多数的胎儿结构异常已经可以通过超声波在孕中期得到准确的诊断。胎儿镜检查目前已较少用于胎儿体表畸形的诊断。

在介入性穿刺手术应用的早期，胎儿镜曾被作为直视下手术的手段。Hobbins 和 Mahoney 在 1974 年成功地应用胎儿镜抽取脐血，确诊胎儿血红蛋白病。20 世纪 70 年代末到 80 年代初，胎儿镜在欧美被广泛运用于抽取胎儿脐血、胎儿组织活检、宫内输血等操作，用于诊断地中海贫血、血友病及宫内感染等疾病。因内镜操作为侵入性手术，随着高分辨超声仪的出现,超声介入穿刺已经取代了胎儿镜下穿刺。然而,胎儿镜下胎儿皮肤肌肉活检目前仍可用于遗传性或先天性皮肤肌肉疾病的产前诊断,对于假肥大性肌营养不良、大疱性表皮松解症等类疾病,产前诊断除了依靠分子生物学技术确认致病基因,在遗传方式尚未明确的情况下,还可以依靠胎儿镜下的皮肤肌肉活检进行确诊。

目前,胎儿镜的临床应用已经从产前诊断过渡为宫内治疗。胎儿宫内治疗的出现使部分胎儿疾病的围产期存活率和生存质量得到改善,为孕妇提供了新的选择。胎儿镜作为目前宫内直视下手术的唯一手段,仍是宫内精细手术的首选,尤其是在复杂性双胎疾病、先天性膈疝等疾病的产前治疗中发挥重要的作用。对双胎输血综合征、先天性膈疝等进行对因或对症处理,可根治或缓解患病胎儿的病情及延长孕周,在出现不可逆损害前进行干预,使这类患儿的围产期存活率和生存质量得到改善。相对于开宫手术,胎儿镜手术采用微创手段,对母体创伤较小,术后早产、流产率较低,较易被孕妇接受。目前胎儿镜手术可应用于治疗复杂性单绒毛膜双胎疾病、先天性膈疝、后尿道瓣膜、羊膜带综合征、骶尾部畸胎瘤及胎盘绒毛血管瘤等疾病。

二、胎儿镜手术系统配置

胎儿镜口径纤细,价格昂贵,且日常养护有别于一般妇产科内镜。胎儿镜的基本部件包括:摄像系统(内镜摄像头、摄像控制器、显示器)、内镜光源、光纤、内镜鞘、穿刺套管、羊水灌注装置以及图文工作站。其余手术器械有:激光发生器、激光纤维、抓钳、活检钳、分流器等。本节主要简单介绍胎儿镜的基本部件(图21-13)。

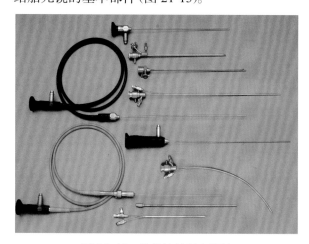

图21-13 胎儿镜的基本部件
包括:光纤、内镜鞘、穿刺套管

(一)摄像系统

整个摄像系统包括内镜摄像头、摄像控制器、显示器以及连接各部件的导线。

1. 内镜摄像头 有硬镜和软镜之分。硬镜即单晶片或三晶片摄像系统,镜身不能弯曲,优点是视野清晰。软镜即纤维内镜,利用玻璃对光线的反射特性,令光线在可弯曲的纤维管道中传导,纤维数目越多图像越清晰,优点是镜身可弯曲,可应用于对特殊部位的手术操作。新的胎儿镜采用高清摄像系统。

按用途细分,胎儿镜又可分为诊断性胎儿镜及治疗性胎儿镜两种。诊断性胎儿镜一般镜身稍粗,直径2.7mm或3.3mm,成像清晰,镜头尖端根据视野需要有0°、25°和70°之分。治疗性胎儿镜因为需附带手术器械通道或引流通道,有效镜身较细,成像清晰度稍逊于诊断性胎儿镜,其镜头尖端一般为0°平面,便于手术操作。

由于胎儿镜一般靠近胎儿体表使用,所以内镜的最佳工作焦距为25~70mm。摄像头上的其余设置与一般内镜摄像头基本相同。

2. 摄像控制器 摄像控制器的选择应与内镜摄像头相匹配。摄像控制器内部合成多种图像处理模块,摄像头获取的影像经控制器转换后才可在显示器或图文工作站中显示。

3. 显示器 选用常用的内镜显示器即可。

(二)内镜光源及光纤

光源选用冷光源,常用175~300W的氙气光源,但使用时切勿将亮度过快调至最大,否则容易造成设备损坏。胎儿镜光纤较普通妇科内镜纤细,只能与胎儿镜配套使用,而且平常的消毒和养护均有别于普通妇科内镜,可采用环氧乙烷消毒或进行气体消毒。

(三)穿刺套管

穿刺套管是各种宫内手术器械的进出通道。穿刺套管的口径应根据最大的手术器械口径选择。穿刺套管一般具有硅胶密封阀和两个工作通道,其中穿刺套管进入羊膜腔后拔出针芯,即提供手术器械进入通道,而侧方的通道可用作羊水灌注或引流。

(四)内镜鞘

内镜鞘是胎儿镜的工作管道,主要由内镜通道、活阀和侧方的工作通道组成。镜鞘的末端分尖和钝两种,某些手术可直接用末端尖锐的镜鞘代替穿刺套管针进行操作。活阀用于羊水灌注或引流,而侧方的工作通道可作为活检钳及激光纤维的工作通道。

(五)羊水灌注装置

当羊水血染、粪染、胎脂漂浮等原因导致镜下手术视野不清时,可使用羊水灌注装置以37~38℃的晶体平衡液乳酸林格液或生理盐水作为交换液进行灌注同时引流出混浊的羊水。

(六)图文工作站

主要用于病案管理、图像采集、打印报告及数据备份。

(七)激光发射系统

目前常用半导体激光发射仪或 Nd:YAG 激光发射仪,最佳发射功率为 5~40W,激光能量通过 400 或 600μm 光纤传输。按传导光纤激光发射部位分,有尖端发射型和侧面发射型两种。尖端发射型光纤用于手术部位位于镜头正前方的病例,侧面发射型光纤用于手术部位位于镜头侧方的病例,如凝固前壁胎盘交通血管时。多数胎儿镜下激光手术采用 15~30W,1~3 秒即可达到凝固破坏蛋白组织的作用,个别较粗大血管需使用40W 功率才能达到效果。

(八)超声仪

手术过程中使用高分辨超声监护仪,配有多普勒血流显示,能监测胎儿脐动脉血流和心脏功能。

三、术前评估及术前准备

(一)术前评估

术前需准确评估胎儿孕周,手术适合孕周因不同疾病类型有所不同。如双胎输血综合征行激光凝固胎盘表面吻合血管时,最佳手术时机为孕16~22 周。胎儿膈疝行气管内放置球囊术,最佳手术时机为孕 30~33 周。

术前行详细的超声检查,排除前置胎盘,并确定胎盘附着位置及范围,选择器械进入位置和方向,避开胎盘,避免胎盘位置出血或剥离。亦有一些中心在胎盘位于子宫前壁时,选择经过胎盘边缘的入路,其研究表明并未增加胎盘早剥的风险。

术前超声评估胎儿心脏功能,并排除其他系统畸形。尤其是双胎病例,需准确定位受血胎和供血胎位置,或需减灭胎位置,以防操作错误,误伤拟保留的胎儿。

除非紧急手术,术前应常规行产前诊断,确定胎儿染色体核型正常。

综合评估孕妇各器官功能状况,若有内科合并症及并发症,应请相关专业医生共同商定手术中可能出现意外情况的处理对策。详细询问孕妇生育及手术史,充分估计术中可能出现的意外情况,如腹腔粘连、子宫破裂、前置胎盘等。

术前超声评估宫颈管长度,注意宫颈内口有无漏斗征。必要时结合宫颈分泌物胎儿纤维粘连蛋白综合评估早产风险。有学者针对宫颈管长度 <2cm 的病例,在行胎儿镜手术前先行宫颈环扎术,可减低早产风险。

(二)术前准备

术前常规检查:血、尿常规、血型鉴定及凝血功能检查是最基本的检查项目,必要时根据患者的具体情况应行心电图、心脏彩超、肝、肾功能等生化检查了解重要脏器功能有无异常。术前胎儿超声检查确定胎盘位置及胎方位,多普勒超声了解胎儿脐带血流和心脏功能。

若采用全麻或硬膜外麻醉,手术前禁食大于6 小时,禁饮水大于 4 小时,皮肤清洁,备血,做好术中出血、宫缩、胎膜早破、胎儿窘迫等应急抢救准备。建立静脉通路,但补液量因人而异,避免术中、术后肺水肿。必要时术前 1 小时使用抗生素预防感染。

因胎儿镜手术风险高、并发症多,术前需详细向患者及家属交代胎儿疾病类型、预后,可选择治疗方式,手术方式和可能并发症。充分与患者及家属沟通的情况下确定手术方式及时机。

(三)手术适应证

1. **双胎输血综合征**(twin to twin transfusion syndrome,TTTS)Ⅱ~Ⅳ期 胎儿镜下激光凝固胎盘表面吻合血管。

2. **复杂性双胎** 如 TTTS Ⅳ 期、选择性生长受限(selective intrauterine growth restriction,sIUGR)Ⅱ 或 Ⅲ 型、双胎反向动脉灌注综合征(twin reversed arterial perfusion sequence,TRAP),胎儿镜下脐带电凝或脐带结扎行选择性减胎术。脐带电凝亦可在超声介导下完成。

3. **胎儿膈疝** 胎儿镜下气管内放置球囊术。

4. **胎儿后尿道瓣膜梗阻** 胎儿镜下激光消融梗阻瓣膜。

5. **羊膜带综合征** 胎儿镜下羊膜带松解术。

6. **胎儿脊柱裂** 胎儿镜下修补术。

7. **胎儿心脏瓣膜病变** 胎儿镜辅助胎儿心脏瓣膜球囊扩张术。该手术亦可在超声介导下完成。

8. 胎儿喉闭锁　胎儿镜下激光打孔术。

9. 胎儿骶尾部畸胎瘤　胎儿镜下激光凝固肿瘤营养血管术。

10. 胎盘血管瘤　胎儿镜下激光凝固营养血管术。

11. 假肥大性肌营养不良、大疱性表皮松解症等　胎儿镜下皮肤肌肉病理活检术。

（四）手术禁忌证

1. 前置胎盘　手术过程中可能出现产前出血,术前需反复评估手术必要性,并与患者及家属充分沟通手术风险。

2. 宫颈过短　手术刺激诱发子宫收缩,易引发早产或流产。

3. 孕妇全身情况不佳暂不能耐受手术　孕妇合并严重的内、外科疾病,暂时不能耐受手术者,应进行积极有效治疗,待病情好转后再行手术。

4. 胎儿窘迫　胎心持续减慢,手术应慎重,应告知胎儿可能在手术过程中胎死宫内。麻醉起效后应常规监测胎儿心率。

5. 子宫收缩　自发规律宫缩已临产时,禁止手术,避免术中羊水栓塞、流产、早产。宫缩强度弱、不规律时,使用宫缩抑制剂抑制宫缩后方行手术。病例如合并羊水过多,必要时术中可先行羊水减量,降低子宫张力。术中可使用吸入性全身麻醉,控制麻醉深度,以达到松弛子宫的目的。

四、手术步骤

胎儿镜是一类手术操作,但由于涉及胎儿疾病的种类和操作目的不同,目前尚无标准的程序。现有的设备和技术尚需不断改进和完善。

（一）团队成员和手术室布局

胎儿镜手术是团队共同参与的复杂手术,包括产科医师、小儿外科医师、麻醉科医师、超声医师、器械护士、巡回护士等。手术仪器设备复杂,包括视频监控系统、电凝或激光发射系统、负压吸引系统、液体加热灌注系统、超声仪。为保证手术者及参与手术的所有成员能清楚地了解手术的全过程,同时便于操作,手术室内仪器的摆放和人员的站位有特殊的要求(图 21-14)。

（二）常用的胎儿镜手术器械

常用的胎儿镜手术器械如表 14-1 所示。

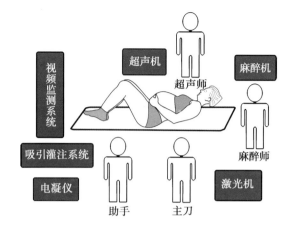

图 21-14　胎儿镜手术室布局(供参考)

表 21-1　常用的胎儿镜手术器械

器械	数量
诊断用胎儿镜,长 30cm,直径 3.3mm,镜面斜度 0°、25°、70°	3
治疗用胎儿镜,长 30cm,直径 3.3mm,镜面斜度 0°	1
穿刺套管针,长 10cm,直径 3.8mm	1
穿刺套管针,长 15cm,直径 3.8mm	1
穿刺套管针,长 15cm,直径 2.0mm	1
鼠齿钳和鳄牙钳	2
抓钳,长 25cm,直径 2.0mm	2
抓钳,长 30cm,直径 1mm	1
钝端探针	1
吸引冲洗器,直径 3mm	1
水流转换接头	2
刀柄和尖刀片	1
直剪	1
止血钳	2
推节器:短柄、中柄、长柄	3

（三）麻醉方式

对于相对耗时短、手术创伤性小的诊断性胎儿镜手术,可采用穿刺部位局部麻醉。对于针对胎盘部位的治疗性手术或者选择性减胎术,无需麻醉胎儿,可选择硬膜外麻醉或椎管内麻醉,或两者联合应用。对于直接针对胎儿的治疗性胎儿镜手术为保证充分麻醉胎儿,手术视野能够充分暴露,并减少胎儿的自主活动,可选择气管内吸入性全身麻醉。但要注意全身麻醉对孕妇呼吸循环系统的抑制作用。

(四) 穿刺前准备

麻醉起效后，患者取平卧位，稍向左侧倾斜10°~15°，避免仰卧位低血压。但当胎盘位于子宫右前壁时，为避开胎盘部位穿刺，有时需要右侧卧位。常规消毒腹部皮肤，铺无菌巾。连接手术成像系统、负压吸引和灌注系统、电凝或激光系统。超声探头包无菌敷料后，再次确定胎方位、胎儿脐带血流、胎儿心率、胎盘位置、羊水量、手术部位。选择安全、可行的手术入路。与妇科腹腔镜手术不同，胎儿镜手术穿刺的部位不固定，因胎儿位置、胎盘位置、手术入路而选取不同的穿刺点。一般穿刺点仅为一个，尽量减少对子宫的额外刺激。但在复杂手术，如胎儿神经管畸形的修补术中，穿刺点可增加至2~3个。但在选择穿刺点时必须在超声下观察拟穿刺部位皮下有无活动性血流，子宫壁有无丰富血窦存在，避免穿刺部位严重出血。

(五) 穿刺进入宫腔

用尖刀切开皮肤皮下组织，宽2~3mm，超声引导下插入套管针。与妇科腹腔镜穿刺不同，胎儿镜穿刺动作应柔和，减少对子宫的过度刺激。超声下见穿刺套管针依次进入皮肤、皮下组织、腹壁、子宫壁、羊膜腔。超声观察穿刺部位子宫壁有无活动性出血。取出穿刺针芯，沿穿刺套管送入胎儿镜，超声下确认胎儿镜末端位于羊膜腔内，且未触及胎儿躯体和胎盘组织。

(六) 羊水置换

镜下观察羊水颜色和质地。如由于既往羊水穿刺等宫内操作手术造成羊水血染，或大量胎脂造成视野模糊，可于胎儿镜鞘的工作通道插入负压吸引和灌注系统，将污染羊水吸出，注入温生理盐水冲洗羊膜腔，直至羊膜腔内灌注液清晰，达到较好的镜下能见度。对于羊水过多、过少的病例，也可通过上述灌注系统持续调节羊膜腔内的容积，维持最大羊水厚径在5~8cm范围，以利于手术操作。术中需准确记录羊水灌注量和引流量，以掌握出入量平衡。个别病例如术前评估时羊水过少，直接以套管针穿刺可能损伤胎儿或胎盘。此时可先以细针（18G穿刺针）超声引导下穿刺入羊膜腔，灌注适量温生理盐水（通常500~1 000ml），适度膨胀宫腔后，再行套管针穿刺。

(七) 镜下检查手术部位

超声引导下将镜头置于手术部位附近。镜头离目标太近，视野窄，缺乏整体空间感；离目标太远，视物模糊，无法辨认。胎儿镜的最佳视觉距离

为2.5~7cm。镜头接近目标术野后，先完整扫视术野，进一步明确诊断。如TTTS病例中，胎儿镜进入受血胎羊膜腔后，沿胎盘血管赤道线（两胎之间的分隔膜）寻找两胎间血管交通支，并详细记录交通支的方向、位置、形态、数量。在脐带电凝减胎术中，胎儿镜进入拟减灭胎羊膜腔后，沿胎儿腹部脐轮处向远端扫视脐带，寻找位置相对固定、走向与镜头垂直的、直径较窄的一段脐带作为钳夹点。

(八) 特异性手术操作

因手术部位及手术目的不同，胎儿镜下手术的具体手术方式亦不同。本章仅介绍最常见的几种手术方式。

1. 激光凝固胎盘血管交通支　1995年，ville首次使用激光治疗TTTS，在他的试验中认为跨分隔膜的血管全部是交通血管，需全部凝固。但1998年Quintero研究认为分隔膜所在的位置并非胎盘血管的交界线。部分供血胎由于羊水过少，分隔膜向供血胎漂移。此时将分隔膜上的全部血管阻断后，可能减少供血胎盘对胎儿的供养，造成供血胎术后死亡。因此Quintero提出仅选择性切断两胎儿间交通血管（selective laser photocoagulation of communication vessels，SLPCV）。后续的研究进一步证明选择性手术较非选择性手术胎儿成活率明显增高。2005年Quintero进一步提出序贯性烧灼交通血管的技术（sequential laser photocoagulation of communication vessels，SQLPCV），即依次烧灼供血胎动脉向受血胎静脉的交通血管、受血胎动脉向供血胎静脉的交通血管、两胎之间的动脉-动脉交通、两胎之间的静脉-静脉交通。该方式旨在减少激光手术中供血胎的失血和受血胎的过度充血，从而令手术过程中血流动力学更加平稳。

手术的第一步应辨别吻合血管。胎盘表面动静脉通常伴行，交汇时动脉跨过静脉的上方。动脉色泽较暗，静脉色泽较鲜红（图21-15a）。使用诊断性胎儿镜进入受血胎羊膜腔内，沿两胎儿胎盘表面终末血管交汇处确定胎盘赤道。逐条记录交通血管的走行方向、形态、粗细、位置。必要时还需追踪某条血管至脐带根部，以确定血管的起源。第二步在胎儿镜的工作通道中插入激光光纤。设定激光发射功率为15~30W，烧灼较大血管时可调高至25~40W。将胎儿镜对准目标血管，伸出光纤尖端，超出镜头2~4mm，在镜头下可见光

纤尖端和指示光点。对准目标血管开启激光发射装置 1~3 秒，见血管皱缩变白即可。对较粗血管可上调激光发射功率，并由血管侧壁向中间烧灼，直至血管塌陷变白（图 21-15b）。避免对某条血管烧灼时间过长，造成血管穿破出血。根据第一步中所记录的顺序，逐条烧灼全部交通血管。建议烧灼过程中先烧灼动脉端，后烧灼静脉端，以避免烧灼过程中血管张力徒增、破裂。建议先烧灼供血胎至受血胎的动静脉交通支，后烧灼受血胎至供血胎的动静脉交通支，使部分受血胎的血液回流至供血胎。操作过程中需最大限度保护每个胎儿胎盘份额的血供。当全部动静脉交通支都烧灼完成，第三步需在胎儿镜下检查每条吻合血管是否烧灼完全、有无出血或复通、有无遗漏的血管交通支。经激光凝固血管交通支的胎盘娩出后的外观见图 21-15c。

2. 脐带电凝减胎术　运用胎儿镜及超声联合定位，或仅在超声定位下，用双极电凝钳钳夹拟减灭胎儿的脐带节段后电凝。方法详见本章第四节。

3. 气管内球囊放置术　适用于先天性膈疝的宫内治疗。孕妇全身麻醉成功后，使用 22G 穿刺针在超声引导下刺入胎儿臀部，注射 0.1ml 泮库溴铵，令胎儿肌肉松弛，活动减少。手术最佳胎方位为臀位。可使用外倒转术将胎儿的位置固定为骶后位。穿刺插入胎儿镜后，将穿刺外鞘和胎儿镜共同送入胎儿口腔。暴露声门，将胎儿镜送入气管。镜下显示气管环和气管隆突。可在胎儿镜直视下直接将球囊放置在气管内。也可将镜身抽出，但保留镜鞘，在超声引导下，在气管隆突与声带间放置阻塞球囊。球囊被推入气管内后自行打开。此时超声下检测胎儿心率正常，无明显出血。球囊尾部附带一尼龙线，随镜鞘退出至胎儿口腔外，方便出生后立即取出。

（九）复查手术效果

手术结束前，使用胎儿镜镜头对准手术野，仔细全面的审视有无出血、血肿。超声下复查胎儿（或保留胎）心率正常、脐动脉血流正常，胎盘后无血肿。若实施减胎术则确定减灭胎心率和血流消失。对羊水过多或术中曾进行羊膜腔灌注者，手术结束前从套管针侧孔放羊水，使羊水量维持在最大厚径 5~8cm；而后可向羊膜腔内注入头孢菌素类抗生素预防感染。以上检查均正常后，方抽出胎儿镜，拔出套管针。超声检查穿刺点宫腔

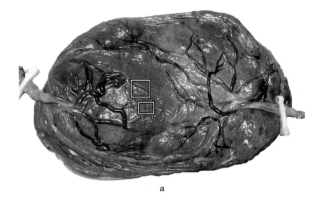

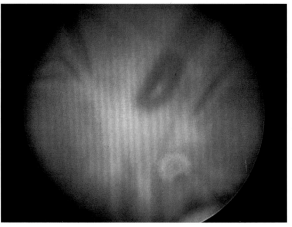

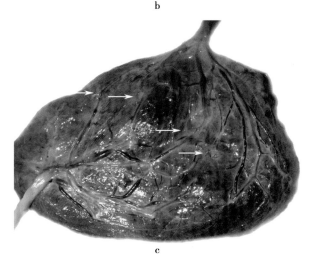

图 21-15　双胎输血综合征的胎盘表面动静脉交通血管

a. 激光治疗前胎盘及其吻合血管；b. 胎儿镜下激光凝固胎盘血管交通支，红色光为指示光，可见两条吻合的血管交通支已经分别被激光凝固，局部呈现白色；c. 激光治疗后的胎盘，箭头所指处为血管交通支被激光凝固后的痕迹，局部呈现白色

内有无活动性出血。这一步检查非常重要，因为某些穿刺部位只有在拔出套管针后才发生出血情况。出血发生在羊膜腔里面，超声下可见穿刺部位流动性信号。一般羊膜腔内的出血在 1~5 分钟内会自行停止。出血发生在腹腔面，超声不易

察觉,除非形成局部大血肿。因此术后须按压腹部切口3~5分钟以止血并防止羊水渗漏。伤口无需缝合。术后1小时、术后24小时复查胎儿彩超,了解胎儿心率、脐动脉血流、羊水量情况。术后监测胎心及子宫收缩情况,如果出现子宫收缩可予钙离子拮抗剂或β_2受体激动剂抑制宫缩。监测孕妇生命体征和出入量,警惕肺水肿的发生。

五、并发症防治

随着微创外科技术及器械的进步,胎儿镜手术的创伤性逐渐降低,使用范围不断扩大,但胎儿镜仍是风险性极高的操作。

1. 胎儿并发症 常见的手术并发症包括早产或流产、羊水渗漏或胎膜早破、绒毛膜羊膜剥离、胎儿宫内死亡。虽然宫缩抑制剂常规应用于术后,但并非每个病例都能有效地抑制宫缩。有学者建议术前测量宫颈管长度,对于宫颈缩短、宫颈功能不全的病例术前即行宫颈环扎术可有效降低早产的发生率。羊水渗漏可发生于腹部子宫穿刺点处或者阴道胎膜最低点。使用小孔径手术穿刺器械和减少穿刺入径的数量可有效降低切口处羊水渗漏的发生率。有学者使用血小板和冷沉淀羊膜腔内灌注,封堵羊水渗漏和胎膜破口。绒毛膜羊膜剥离较为常见,但大多剥离面不大,个别病例可并发羊膜带的形成和胎膜破裂。羊膜带压迫脐带血管,可能并发胎儿死亡。

2. 母体并发症 胎儿镜手术会给母体带来额外风险。手术并发症包括穿刺点出血、胎盘早剥,甚至需要输血。宫内感染、肠管损伤、肺水肿、麻醉意外,甚至死亡。非心源性肺间质水肿是胎儿镜手术后母体严重的并发症。术中严格控制补液量,必要时使用利尿药物可有效降低孕母亲肺水肿的发生率。

虽然胎儿镜手术对某些严重胎儿疾病可纠正畸形、恢复重要器官功能、提高新生儿存活率,但手术过程亦威胁胎儿和母亲的生命。因此术者应严格掌握手术指征和时机,术前综合评估胎儿手术的价值和母体、胎儿风险,排除手术禁忌证。术中控制补液量和速度,使用抗生素预防感染,尽量使用小口径器械减少手术损伤,减少手术穿刺入径数量,穿刺时避开胎盘,控制羊水减量容积小于3 000ml,缩短手术时间,抑制子宫收缩。除此之外,对手术者进行规范性培训、改良器械、避免高

危因素将有效减低并发症,改善母胎预后。

六、手术难点与技巧

套管针穿刺进入宫腔时,避免剥离绒毛膜。一方面,穿刺时用力应柔和,避免在胎膜上施加压力。另一方面,尽可能使用小口径穿刺套管针。穿刺针的针尖构造越尖锐锋利,越容易顺利穿过子宫壁和胎膜,越不容易造成绒毛膜分离。近年来,国外的学者采用Seldinger技术穿刺宫腔。该技术先使用细针穿刺羊膜腔,通过针芯将中空导丝送入宫腔,固定导丝后抽出穿刺针,使用扩张器逐渐扩张导丝管腔,当扩张到3mm足够通过胎儿镜的工作通道时,即可拔出导丝。这种方法对子宫壁及胎膜的损伤性小,能有效降低胎膜分离的发生率。

当胎盘位于子宫前壁,为避免损伤胎盘,穿刺点需从子宫侧壁进入。尤其是双胎病例,胎盘向子宫侧壁延伸。这时可让孕妇侧卧位,充分暴露受血胎侧羊膜腔。避开胎盘,从孕妇侧腹部穿刺,但需注意保护肠管、其他脏器和腹腔内血管。

在TTTS病例,若胎盘位于前壁,使用传统的硬镜无法显示手术部位。为充分暴露前壁胎盘的交通血管,可使用可弯曲的胎儿镜穿刺。通过穿刺鞘将可弯曲的胎儿镜送入受血胎羊膜腔内,操控镜头向胎盘方向旋转90°,全面检查前壁胎盘表面的交通血管。而后,置入激光光纤,此时镜头仅能向手术野最大弯曲70°,但已足够烧灼前壁血管。另一种方法,可在腹壁增加一个辅助穿刺点,置入侧方发射的激光光纤。在主穿刺通道通过25°或70°的诊断性胎儿镜观察手术野和激光操作过程。

七、胎儿相关疾病的研究与胎儿镜下手术探讨

(一)复杂性单绒毛膜双胎疾病

复杂性单绒毛膜双胎疾病主要包括TTTS、TRAP及sIUGR。两胎胎盘份额之间存在吻合血管是单绒毛膜双胎的解剖特点,上述疾病的病因或病情进展与单绒毛膜双胎胎盘的解剖特点密切相关,使用胎儿镜阻断两胎之间的血液循环是宫内治疗的主要手段。

1. 双胎输血综合征 TTTS是MCT最常见的并发症,发生率为5%~15%。如未经产前治疗,围产期死亡率达80%,且存活儿常合并严重的神经与心血管系统后遗症。胎盘血管吻合是TTTS

的解剖基础。双胎间通过血管吻合的血液交换可以造成双胎血容量不平衡。超声检查是诊断 TTTS 的主要手段,诊断标准包括:①单绒毛膜双胎,绒毛膜性质可通过孕早、中期超声的胎盘、羊膜隔征象进行诊断;②羊水过多 - 羊水过少序列征,羊水过多胎儿羊水池最大深度 ≥ 8cm 及羊水过少胎儿羊水池最大深度 ≤ 2cm。Quintero 等根据超声检查中的两胎羊水量、膀胱充盈度、脐血流频谱、胎儿水肿及胎儿死亡将 TTTS 分为 Ⅰ ~ Ⅴ 级,是目前主要的分级标准。

　　双胎之间通过胎盘表面吻合血管的血液交换是 TTTS 的病理基础,而双胎胎盘份额的不均等也是影响双胎发育的重要因素之一。在胎儿镜下辨认并使用激光闭合双胎之间的血管吻合(laser photocoagulation of communication vessels,LPCV)是目前治疗 Ⅱ ~ Ⅳ 级 TTTS 的首选方法。多项研究提示 LPCV 较羊水减量有较佳的治愈率和围产儿存活率,新生儿的神经系统并发症发生率更低。在胎儿镜下准确判断胎盘血管吻合是否来源于不同的胎儿是手术关键,错误烧灼来源于同一儿的血管吻合将使该胎儿的胎盘份额减少,可能引起术后胎儿生长受限。术中应尽量凝固胎盘上所有肉眼可见的双胎间吻合血管,如果 TTTS 症状在术后持续或反复,应注意遗漏吻合血管的可能。

　　2. 单绒毛膜双胎选择性生长受限

　　(1)病因与分型:sIUGR 是指单绒毛膜双胎中其中一胎的估重小于同孕周双胎体重的第 10 百分位数且双胎体重差超过 20%。sIUGR 的发生与单绒毛膜双胎之间的胎盘份额不均以及胎盘上的吻合血管类型有关。目前,sIUGR 可按发育受限胎(小胎)的脐动脉多普勒类型进行分型。

　　Ⅰ型:发育受限胎的脐动脉多普勒未显示舒张末期血流消失或反流(absent or reversed end diastolic flow,AREDF),此型预后较好,胎儿死亡率 <5%,双胎体重差别多在 30% 以内,妊娠多可维持至 34 周或以上。产后胎盘检查提示 Ⅰ 型 sIUGR 中存在双胎胎盘份额的不均等,但程度往往较轻,双胎之间血管吻合类型与正常单绒毛膜双胎相似,推测双胎之间的血管吻合,尤其是动脉 - 动脉吻合,在 Ⅰ 型 sIUGR 中可能起到“补偿性”输血的作用,将正常胎的血液输往发育受限胎,缩小了两胎间发育程度的差别。

　　Ⅱ型:发育受限胎的脐动脉多普勒出现持续性 AREDF,此型发病往往较 Ⅰ 型早,预后较差,双

胎体重差别多超过 30%,平均分娩孕周在 32 周以前。Ⅱ 型 sIUGR 中,两胎的发育差距在孕期持续增大,90% 发育受限胎儿可持续出现缺氧征象,有较高的宫内死亡风险。分娩后的胎盘检查提示两胎的胎盘份额差距较大,而且胎盘多缺乏较大的动脉 - 动脉吻合,使发育受限胎难以从正常胎处获得“补偿性”输血。

　　Ⅲ型:发育受限胎的脐动脉多普勒出现间歇性 AREDF,双胎体重的差别多超过 30%,约 15% 的发育受限胎存在宫内死亡的风险,往往在发生前无明显征象。分娩后胎盘检查多可见较大的动脉 - 动脉吻合,虽然两胎胎盘份额不均等的情况往往较 Ⅱ 型更为严重,但两胎的发育差距一般保持稳定,围产期的总体预后好于 Ⅱ 型。正常胎通过动脉 - 动脉吻合对发育受限胎的“补偿性”输血可能是双胎发育差距保持稳定的原因。但是,较大的动脉 - 动脉吻合可能也使胎 - 胎循环处于不稳定状态,当发育受限胎濒死时可能引起正常胎儿急性失血,甚至胎儿死亡,10%~20% 的 Ⅲ 型 sIUGR 胎儿存在神经系统后遗症。

　　(2)胎儿镜治疗:Ⅰ 型 sIUGR 预后较好,临床上可 1~2 周行超声检查其生长发育及脐动脉多普勒血流情况,至 34~35 周选择性终止妊娠。Ⅱ 型 sIUGR 可在胎儿镜下以激光选择性阻断胎盘的吻合血管,但手术后缺乏来源于正常胎的“补偿性”输血,两胎的发育差距可能增大,发育受限胎往往预后不佳。由于两胎羊水量的差别较小,手术难度比 TTTS 更大,目前对 Ⅱ 型 sIUGR 进行宫内治疗的指征尚有待进一步的临床对照试验阐明,需结合胎儿生长受限的程度、父母的意愿、孕周及胎盘位置等因素综合决定。胎儿镜下激光治疗 Ⅲ 型 sIUGR,虽然可改善发育正常胎的预后,但发育受限胎的情况在术后往往恶化,约 65% 会发生胎死宫内。此外,Ⅲ 型 sIUGR 两胎之间往往存在较大(直径 >2mm)的动 - 动脉血管吻合支,手术操作难度往往较大,尤其当两胎脐带附着点距离较接近时。有学者建议直接行脐带电凝减灭发育受限胎。对 Ⅲ 型 sIUGR 采取哪种治疗方案,应综合孕妇对保全双胎的意愿、技术的可行性以及 sIUGR 的病情进展来考虑。

　　3. 双胎反向动脉灌注序列征　双胎反向动脉灌注序列征(亦称无心胎)在单合子双胎中占 1%。发病机制是两胎胎盘血管存在动脉 - 动脉交通和静脉 - 静脉交通,其中一胎(泵血胎)通过

交通的血管反向向另一胎(受血胎)供血。受血胎由于供血不足,出现一系列致死性畸形,如无心、无脑。通过多普勒血流检查见无心胎儿的脐动脉血流反向回流可诊断。供血胎通常结构正常,但50%~75%发生心力衰竭,特别是当无心胎与泵血胎的大小比例超过50%时。

治疗目的主要是预防泵血胎心力衰竭。大部分未出现泵血胎心力衰竭的病例可以期待至足月分娩。有研究推荐使用无心胎与泵血胎腹围比值作为是否手术干预的指标。如果该比值大于50%,建议手术治疗;当泵血胎发生水肿、心功能不全时,需紧急治疗。手术治疗包括胎儿镜下脐带结扎、超声引导下脐带双极电凝、胎儿体内射频消融。但部分无心胎脐带过短,与泵血胎脐带很接近,令脐带结扎或电凝操作困难。近年来,越来越多的中心采用射频消融技术减灭无心胎。

(二)先天性膈疝

先天性膈疝(congenital diaphragmatic hernia,CDH)的新生儿发病率为 1:10 000~1:2 000,围产期死亡率达 50%~80%。胎儿膈肌先天性发育缺陷导致膈肌薄弱或缺如是 CDH 的病理解剖基础。先天性膈疝以左侧为主,占 80%~90%,腹腔脏器疝入胸腔引起肺部发育不良及肺动脉高压是新生儿死亡的主要原因。

CDH 的预后与以下因素有关:是否合并其他结构畸形或染色体异常、肝脏位置、右肺面积/头围的比值(lung-to-head ratio,LHR),如合并其他结构畸形或染色体异常、肝脏疝入胸腔或 LHR<1.0 者预后较差,新生儿死亡率超过 90%。近年有学者使用 MRI 评估患胎肺容积作为预后的判断标准,如患胎肺容积小于正常胎肺容积的 25% 且合并肝脏疝入胸腔,围产儿存活率小于 20%,往往需要宫内治疗。

CDH 的宫内治疗主要采用胎儿镜下气管闭塞术(fetoscopic tracheal occlusion,FETO)。利用胎儿镜,经胎儿口腔进入气管,在气管隆突与声带间放置阻塞球囊,从而阻止胎儿肺液流出,增加肺内压,促进胎肺发育,并促使疝入胸腔的脏器复位。球囊于孕 34 周再次手术取出、或在产时取回。孕 26~28 周行这项手术使新生儿具备足够的肺功能,为产后膈肌修补术打下良好基础。

(三)后尿道瓣膜

后尿道瓣膜(posterior urethral valves,PUV),

发病率为 1/25 000~1/5 000 男婴。位于后尿道的瓣膜阻碍尿液排出,一方面使梗阻远端压力增大,引起膀胱扩张、膀胱壁增厚、膀胱输尿管反流、输尿管扩张,最终引起肾积水及肾衰竭,另一方面胎儿排尿减少引起羊水不足而影响肺发育,如不及时处理,将致新生儿肾、肺发育不良。

PUV 的预后与胎儿是否合并结构或染色体异常以及胎儿肾功能有关。合并严重结构畸形或染色体异常者预后不良。产前治疗首先要筛选出肾功能良好的胎儿,已发生肾发育不全者,产前治疗虽可提高围产期存活率,但存活者预后不良,超过 85% 出现肾衰竭。

超声引导下膀胱羊膜腔分流术及胎儿膀胱内镜手术是目前 PUV 宫内治疗两种常用方法。膀胱羊膜腔分流术使膀胱内尿液直接引流至羊膜腔,可缓解肾衰竭的发生,但存在分流管堵塞、移位、尿性腹水及腹壁疝等并发症,此外,人为改变排尿途径可能影响膀胱正常的存储和排空功能而致新生儿尿失禁。有学者使用胎儿膀胱内镜技术对 PUV 进行激光消融或机械破坏。具体手术过程为在麻醉后,套管针穿经母体腹壁、子宫、胎儿腹壁进入胎儿膀胱,而套管针的放置应使膀胱镜靠近尿道口,以便操作。在辨认后尿道瓣膜位置后利用激光消融破坏瓣膜,当瓣膜厚度不明或梗阻类型未明确时,有学者先采用导线或水压冲洗法试探,避免损伤周围组织,当成功通过梗阻位置后,再放置支架维持尿流通畅。如未能通过瓣膜,应考虑尿道闭锁,可改行膀胱羊膜腔分流术。

(四)羊膜带综合征

羊膜带综合征是由于羊膜破裂后形成的羊膜带,对胎体产生粘连、压迫或缠绕,造成胎体变形甚至肢体截断,若脐带受压将致胎死宫内。在胎儿镜直视下可使用激光或手术器械(分离钳或剪刀)切断缠绕胎儿脐带或肢体的羊膜带。分离羊膜带及时松解缠绕脐带的羊膜带可挽救部分濒死的胎儿。而松解羊膜带可减轻肢体畸形的程度,由于胎儿的自我修复能力强,如早期松解羊膜带甚至有可能达到无瘢痕愈合。

(五)骶尾部畸胎瘤

骶尾部畸胎瘤的发生率 1/40 000,75% 为良性,25% 为恶性。畸胎瘤内存在动-静脉血管吻合,使瘤的血管阻力明显低于胎盘,胎儿体内血液流向畸胎瘤,导致肿瘤向发育中的胎儿"窃血"。肿瘤窃血引起的胎儿贫血及高输出型心力衰竭是围产儿并发症的主要原因,胎儿贫血、心力衰竭可进一步发展为水肿、羊水过多及胎盘增厚等征象,早产率高。如果出现水肿,胎儿或新生儿的死亡率超过90%。

有学者报道进行宫内手术,在胎儿镜下使用激光凝固肿瘤的血管,可延缓疾病进展,改善胎儿贫血和减轻心脏负担,为生后新生儿手术切除肿瘤提供良好的基础。

(六)胎盘绒毛血管瘤

胎盘绒毛血管瘤(chorioangioma)是最为常见的胎盘肿瘤,是一种良性的血管瘤。在分娩时发现胎盘绒毛血管瘤的概率约为1/13 000。有学者报道,如果对胎盘进行仔细的病理检查,可在

1%的胎盘中发现微型血管瘤。直径<6cm的胎盘绒毛血管瘤多数无症状,无需产前干预,而巨大血管瘤内部存在较大的动-静脉吻合,这种血管吻合的低血管阻力可导致高血流动力学状态,引起胎儿贫血、心力衰竭、水肿及羊水过多,造成早产,围产儿死亡率为30%~40%。

对胎盘绒毛血管瘤的传统处理方法是保守观察,监测羊水过多、胎儿心力衰竭及水肿的发生,及时终止妊娠。有学者提出,可在胎儿镜下使用激光凝固胎盘绒毛血管瘤的营养血管,减少血管瘤的体积及血流,以减轻症状和延长孕周。宫内输血可作为辅助手段,纠正胎儿低氧和贫血状态,改善预后。

关键点

1. 胎儿镜虽然是微创手术,某些疾病通过胎儿镜手术可以提高新生儿存活率,但给孕母带来了额外的手术风险。术前必须进行充分的风险-得益评估,尤其是认真评估手术对母亲潜在的风险。必须谨慎地选择病例、多学科协作、尊重患者的选择。

2. 正确地选择最佳的胎儿镜入径对手术的成功十分重要。

(高羽　周祎)

第九节　胎儿宫内外科手术

随着"The fetus as a patient"理念的日益普及,以胎儿为主体的宫内外科手术在近三十年得到飞速发展,包括麻醉和保胎技术的进展、手术器械的改进、手术方式的转变,每一次治疗理念和治疗技术的进步与革新,都对降低患病胎儿的死亡率和改善远期预后产生巨大影响。胎儿宫内外科手术在我国起步较晚,但近些年发展迅猛,已有越来越多的胎儿宫内外科手术可以在国内胎儿医学中心开展,下面这一节将介绍这一新兴领域的新技术及进展。

一、胎儿宫内外科手术的分类

(一)根据手术方法分类

1. 开放性胎儿手术　指切开子宫对胎儿进行手术,完成胎儿手术后关闭子宫切口,继续妊娠。如开放性胎儿手术治疗胎儿脊髓脊膜膨出、先天性肺囊腺瘤畸形、骶尾部畸胎瘤等。

2. 微创性胎儿手术　指通过胎儿镜及其他介入性方法对胎儿进行手术,不必切开和关闭子宫。如胎儿镜下脊髓脊膜修补术、胎儿胸腔-羊膜腔分流术、球囊主动脉瓣成形术等。

(二)根据手术对象分类

1. 针对胎儿的手术　如胎儿镜下行腔内球囊气管闭塞术、球囊肺动脉瓣成形术、胎儿膀胱-羊膜腔引流术等。

2. 针对胎儿附属物的手术　如胎儿镜下胎盘吻合血管激光电凝术、羊膜索带分解术以及胎盘绒毛膜血管瘤的激光治疗等。

二、常见胎儿宫内外科手术

（一）胎儿脊髓脊膜膨出的宫内外科手术

脊髓脊膜膨出（myelomeningocele，MMC）是最常见的先天性中枢神经系统异常，由神经管闭合失败引起，主要表现为脊膜和脊髓从椎管的缺陷处膨出。如果是开放性病变，脊髓神经暴露于羊水中，会导致胎儿期"二次打击"，羊水中的神经毒性物质会逐渐破坏神经系统的发育，从而发展成严重后遗症，如智力低下、运动障碍、肛门括约肌功能障碍、性功能障碍及 Chiari Ⅱ 畸形等，而且这些损害是不可逆的。因此，MMC 患儿消极等待出生后手术修复往往预后不佳，于是 MMC 的宫内外科手术治疗成为研究的热点。

脊髓脊膜膨出治疗研究（management of myelomeningocele study，MOMS）是一项由美国国立卫生研究院（NIH）资助的多中心前瞻性随机对照试验，该试验比较了 183 例 MMC 开放性胎儿手术治疗和出生后外科治疗的患儿预后，发现相较产后手术组，开放性胎儿手术可有效改善出生后 30 个月患儿的精神发育和运动功能，并且在逆转后脑疝方面，开放性胎儿手术组优于产后手术组，而在出生后脑脊液分流术的实施率上，开放性胎儿手术组显著低于产后手术组。MOMS 试验证实了开放性胎儿手术治疗 MMC 的有效性，目前开放性胎儿手术已是产前治疗 MMC 的金标准。

开放性胎儿手术可增加早产和再次妊娠子宫破裂或裂开的风险，为了降低母体风险，胎儿镜下脊髓脊膜修补术作为新的产前治疗 MMC 的手术方法而被广泛研究。已有研究表明，胎儿镜下脊髓脊膜修补术和开放性手术相比，胎儿神经发育结局和出生后脑脊液分流术的实施率无明显差异，但可降低子宫裂开风险，且可以阴道试产。但同时发现 MMC 修补处裂开和泄露的发生率比开放性胎儿手术高，而且经皮实施胎儿镜下脊髓脊膜修补术，胎膜早破风险比开放性胎儿手术高，但开腹实施胎儿镜下脊髓脊膜修补术可降低早产风险。

（二）先天性肺囊腺瘤畸形的宫内外科手术

先天性肺囊腺瘤畸形（congenital cystic adenomatoid malformation，CCAM）是一种肺发育不良或错构的肿瘤，以终末细支气管过度增生和肺泡数量减少为特点。CCAM 通常累及单个肺叶，可在孕期退化，也可继续增大导致胎儿肺发育不良和胎儿水肿。如出现胎儿水肿，期待治疗胎儿预后很差，应考虑胎儿宫内治疗。常见的宫内治疗的方法包括肾上腺皮质激素治疗、胎儿 CCAM 大囊穿刺抽吸术、胎儿 CCAM 大囊 - 羊膜腔分流术、病变局部热凝固术、开放的胎儿手术行肺叶切除术以及胎儿分娩时子宫外产时肺叶切除术。

大囊型 CCAM 胎儿一般可先用大囊穿刺抽吸术试探性治疗，术后评估是否进一步行 CCAM 大囊 - 羊膜腔分流术。大囊 - 羊膜腔分流术可有效降低瘤头比，并延长分娩孕周，提高胎儿生存率。微囊型 CCAM 的胎儿发生水肿不适合行分流术，产前可使用肾上腺皮质激素（地塞米松或倍他米松）促使胎肺成熟，尝试改善胎儿水肿。在激素治疗无效，孕妇及家属允许的情况下，也可以考虑通过开放性胎儿手术行肺叶切除术，但须让孕妇及家属充分理解手术对母胎的利弊风险。手术成功后，胎儿水肿可 1~2 周后消失，纵隔回到正常位置，残余肺快速追赶生长。微创技术用于 CCAM 也有报道，在超声介导下使用热凝固术选择性阻断供应病变的血管，已报告有良好的结局。

（三）胎儿胸腔积液的宫内外科手术

胎儿胸腔积液（pleural effusion）是位于胸膜间隙内非特异性的液体蓄积，胸腔积液过多可以导致纵隔移位、异常静脉回流、继发性肺压缩、甚至胎儿水肿和死胎的发生。根据发生的原因可分为原发性和继发性。不同病因胎儿预后截然不同，所以在制定治疗方案前，要尽可能寻找病因，针对不同病因，选择相应的治疗策略。对于原发性的胸腔积液，胎儿宫内治疗技术包括胎儿胸膜腔穿刺术（thoracentesis）、胎儿胸膜腔 - 羊膜腔分流术（thoracoamniotic shunting，TAS）、胎儿胸膜固定术（pleurodesis）等，不同治疗技术各有优缺点，需根据不同病例实施个性化选择。

1. 胎儿胸膜腔穿刺术　是目前治疗胎儿胸腔积液的常用手术方法。手术操作简单，技术难度相对较低。在未合并胎儿水肿的病例中，可首选胎儿胸膜腔穿刺术，一方面，可抽取胸腔积液用于产前诊断；另一方面，通过穿刺减少胎儿胸腔积液量，试探性治疗，术后严密观察，评估胎儿胸腔积液是否再次产生以及产生速度，结合孕周，决定是否进一步行 TAS。孕周大，胸腔积液产生速度慢，可选择重复胎儿胸膜腔穿刺，孕周小，胸腔积液产生速度急，最好选用 TAS。

2. 胎儿胸膜腔 - 羊膜腔分流术　手术原理

是通过放置分流管,将胸腔积液持续引流到羊膜腔内,以减少胎儿胸腔积液量,促使胎肺扩张,并减轻对心脏的压迫,减少肺发育不良、心功能不全、胎儿水肿的发生。TAS 的手术指征目前尚不统一,主要应用于严重的胎儿胸腔积液,合并有胎儿水肿,或反复胸腔积液穿刺后体液快速复聚的病例。TAS 本身也有一定的并发症,包括早产、流产、胎膜早破、感染、出血、分流管移位、分流管堵塞等。

3. 胎儿胸膜固定术　也称胸膜闭锁术,是通过往胎儿胸膜腔内注射硬化剂,使胸膜产生无菌性炎症反应而发生脏胸膜和壁胸膜粘连固定,使胎儿胸腔积液增长缓慢或不再增长,达到治疗目的。胎儿胸膜固定术相对于 TAS,宫内操作简单,在不伴胎儿水肿的病例中可作为胎儿胸腔 - 羊膜腔分流术的辅助治疗方法,但需谨慎选择,因为在失败的情况下,可能妨碍后续放置胸腔分流管。在水肿胎儿中治疗效果不佳。

胎儿胸腔积液的预后取决于其原发病因。原发性胸腔积液不伴有胎儿水肿时,多数预后良好。宫内治疗可能改善原发性胸腔积液伴有水肿胎儿的围产结局,但宫内治疗的指征、各种干预技术的安全性及有效性尚需要大样本的临床研究来评估。

(四)胎儿主、肺动脉狭窄的宫内外科手术

1. 主动脉狭窄　胎儿主动脉狭窄伴室间隔完整可能在孕期导致左心发育不良综合征的发生并进展,如果左心发育不良综合征出生后手术,会形成一个远离最优心脏结构的单心室 Fontan 式循环,明显增加患儿的死亡率和患病率。因此,胎儿宫内手术为改善胎儿预后提供了希望。目前主要手术方法是球囊主动脉瓣成形术,这种手术利用球囊扩张狭窄的主动脉瓣膜,增加左侧心室血流量,改善了冠状动脉血流灌注,减少了胎儿心脏缺血性损伤,使得心室生长,避免引起心肌纤维化,从而为产后修复双心室功能做准备。球囊主动脉瓣成形术常见围手术期并发症包括心动过缓导致需要胎儿复苏、心包积血、心室血栓形成、胎死宫内、胎膜早破等。

2. 肺动脉狭窄　和主动脉狭窄一样,胎儿肺动脉狭窄可能导致右心发育不良,如任其进展,出生后治疗,胎儿预后差,目前胎儿宫内手术主要方法是球囊肺动脉瓣成形术,利用球囊扩张狭窄的肺动脉瓣膜,增加右心室血流量,使得心室生长,阻止或延缓心室发育不全,从而为产后修复双心

室功能做准备。

(五)胎儿下尿路梗阻的宫内外科手术

下尿路梗阻(lower urinary tract obstruction, LUTO)是一组疾病,包括后尿道瓣膜、前尿道瓣膜、尿道狭窄及闭锁等。后尿道瓣膜是其中最常见的类型。LUTO 可导致膀胱膨胀、输尿管扩张、肾积水,肾积水压迫肾实质,进一步影响肾功能,最终导致肾功能不全,羊水量减少,引起胎儿肺发育不全。如果不经治疗,LUTO 的围产期死亡率较高,存活儿中有着较高的慢性肾功能不全发生率。目前采用的宫内治疗方法是膀胱 - 羊膜腔引流。该手术通过微创途径将"猪尾巴管"的一端放置到胎儿膀胱内,另一侧放置到羊膜腔,使胎儿尿液绕过尿道梗阻,直接到羊膜腔,防止肾功能衰竭、肺发育不良和因羊水少导致的物理变形。目前还没有循证医学的文献来支持如何选择合适的病例进行该手术,大多数中心手术的标准为:胎儿出现严重的羊水过少但尚存在一些肾功能。即使膀胱 - 羊膜腔分流术产前能达到较好的尿液分流,高达一半的存活者在儿童期仍有慢性肾功能不全。对于后尿道瓣膜,亦有学者采用胎儿膀胱镜产前激光消融后尿道瓣膜可以防止肾功能恶化和改善产后结局,目前它仍处在试验阶段。

三、胎儿宫内外科手术的原则

胎儿宫内外科手术是把双刃剑,可以治疗胎儿,也可导致母体及胎儿并发症,因此,1982年国际胎儿医学与外科协会(International Fetal Medicine and Surgery Society,IFMSS)提出了胎儿手术的准则,初步建立胎儿外科手术的原则和指征。我国胎儿宫内外科手术发展尚处于起步阶段,临床应用中尚存在很多问题,亟需建立相应的原则和规范,下面是胎儿宫内外科手术的基本原则。

1. 有利原则　手术前必须评估治疗对母体和胎儿的利弊风险,须在利大于弊的情况下,与孕妇及家属充分沟通、知情选择后才能实施。

2. 必要原则　手术前需要认真评估其必要性,评估宫内手术与出生后手术,哪个更有利于母胎。胎儿宫内外科手术的目的是为了阻断胎儿疾病的发展进程,降低胎儿的死亡率和患病率,改善远期预后,如果胎儿疾病在孕期稳定,甚至可以自行缓解就没有必要在胎儿期开展手术治疗。

3. 有效原则　宫内外科手术需有确实证据表明对胎儿疾病有效,或动物模型证实治疗确为

可行,能够改善不良结局。

4. 非倾向性咨询原则　手术前与孕妇及家属咨询,需无倾向性地告知目前胎儿宫内外科手术的国内外开展现状,以及对母体及胎儿带来的近期和远期的风险、利弊。

5. 自愿原则　手术须在孕妇及家属知情自愿的情况下实施。

6. 伦理原则　手术应符合伦理、道德标准,建议在胎儿医学中心进行,并经过伦理讨论。

(孙路明　刘　勇)

参考文献

1. Sileo FG, Curado J, Bhide A. A survey of current clinical practice of chorionic villus sampling. Prenat Diagn, 2019, 39 (4): 299-302.

2. Bakker M, Birnie E, Robles de Medina P, et al. Total pregnancy loss after chorionic villus sampling and amniocentesis: a cohort study. Ultrasound Obstet Gynecol, 2017, 49 (5): 599-606.

3. Salomon LJ, Sotiriadis A, Wulff CB, et al. Risk of miscarriage following amniocentesis or chorionic villus sampling: systematic review of literature and updated meta-analysis. Ultrasound Obstet Gynecol, 2019, 54 (4): 442-451.

4. American College of Obstetricians and Gynecologists' Committee on Practice Bulletins—Obstetrics; Committee on Genetics; Society for Maternal-Fetal Medicine. Practice Bulletin No. 162: Prenatal Diagnostic Testing for Genetic Disorders. Obstet Gynecol, 2016, 127 (5): e108-e122.

5. Multifetal pregnancy reduction. Committee Opinion No. 719. American College of Obstetricians and Gynecologists. Obstet Gynecol, 2017, 130: 158-63.

6. 国家卫生和计划生育委员会公益性行业科研专项《常见高危胎儿诊治技术标准及规范的建立与优化》项目组. 射频消融选择性减胎术技术规范 (2017). 中国实用妇科与产科杂志, 2017, 33 (07): 699-701.

7. Odibo AO. Single intrauterine fetal death in twin pregnancies is associated with increased risk of preterm birth and abnormal antenatal brain imaging in the surviving co-twin. BJOG, 2019, 126 (5): 579.

8. Zwiers C, van Kamp I, Oepkes D, et al. Intrauterine transfusion and non-invasive treatment options for hemolytic disease of the fetus and newborn-review on current management and outcome. Expert Rev Hematol, 2017, 10 (4): 337-344.

9. Mackie FL, Rigby A, Morris RK, et al. Prognosis of the co-twin following spontaneous single intrauterine fetal death in twin pregnancies: a systematic review and meta-analysis. BJOG, 2019, 126 (5): 569-578.

10. Rosenbloom JI, Bruno AM, Conner SN, et al. Fetal thrombocytopenia in pregnancies complicated by fetal anemia due to red-cell alloimmunization: cohort study and meta-analysis. J Perinatol, 2019, 39 (7): 920-926.

11. F. Gary Cunningham, Kenneth J. Leveno, Larry C. Gilstrap, et al. Williams Obstetrics, 25E. McGraw-Hill, 2019: 965-991.

12. Dodd JM, Andersen C, Dickinson JE, et al. Fetal middle cerebral artery Doppler to time intrauterine transfusion in red-cell alloimmunization: a randomized trial. Ultrasound Obstet Gynecol, 2018, 51 (3): 306-312.

13. Li S, Mo C, Huang L, et al. Hemolytic disease of the fetus and newborn due to alloanti-M: three Chinese case reports and a review of the literature. Transfusion, 2019, 59 (1): 385-395.

14. Erfani H, Diaz-Rodriguez GE, Aalipour S, et al. Amnioreduction in cases of polyhydramnios: Indications and outcomes in singleton pregnancies without fetal interventions. Eur. J. Obstet. Gynecol. Reprod. Biol, 2019, 241: 126-128.

15. Society for Maternal-Fetal Medicine (SMFM). Dashe JS, Pressman EK, Hibbard JU. SMFM Consult Series #46: Evaluation and management of polyhydramnios. Am J Obstet Gynecol, 2018, 219 (4): B2-B8.

16. Amnioinfusion Compared With No Intervention in Women With Second-Trimester Rupture of Membranes: A Randomized Controlled Trial. Obstet Gynecol, 2019, 133 (1): 129-136.

17. Esaki M, Maseki Y, Tezuka A, et al. Continuous amnioinfusion in women with PPROM at periviable gestational ages. J Matern Fetal Neonatal Med, 2020, 33 (7): 1151-1156.

18. Sago H, Ishii K, Sugibayashi R, et al. Fetoscopic laser photocoagulation for twin-twin transfusion syndrome. J Obstet Gynaecol Res, 2018, 44 (5): 831-839.

19. Miller JL, Block-Abraham DM, Blakemore KJ, et al. Preoperative Ultrasound Prediction of Essential Landmarks for Successful Fetoscopic Laser Treatment of Twin-Twin Transfusion Syndrome. Fetal diagnosis and therapy, 2019, 45 (5): 295-301.

Practical
Obstetric Surgery

第二十二章

产时胎儿手术

第一节 概　述

出生缺陷是围产儿致死、致残的主要原因,严重影响我国人口素质,影响社会经济的健康可持续发展,给家庭和社会带来了沉重的精神和经济负担。随着各种产前诊断方法、微创外科设备及技术的不断改进,越来越多的出生缺陷可以在出生前被发现及诊断,部分出生缺陷可在胎儿-新生儿期间通过胎儿外科手术方法得到及早矫正和治疗,明显改善出生缺陷儿的预后。目前我国有多家单位已开展胎儿外科,其中产时胎儿手术(intrapartum fetal operation,IFO)是目前国内开展得比较成熟的技术之一。

产时胎儿手术(IFO)是介于胎儿手术与新生儿手术之间的一种处理方式,指在胎儿娩出过程中及胎儿娩出后立即进行的出生缺陷的手术治疗,包括:

(1)完全胎盘支持的产时胎儿手术(operation on placental support,OOPS):胎儿娩出或部分娩出后,不断脐带在保持胎儿胎盘循环支持下,直接对出生缺陷儿进行手术治疗,待手术结束后再行断脐带处理。

(2)子宫外产时处理(ex utero intrapartum treatment,EXIT):在不断脐带保持胎儿胎盘循环的情况下去除阻碍胎儿呼吸诱因,解除呼吸道梗阻,然后切断脐带后对出生缺陷新生儿进行的手术。

(3)EXIT+产房外科手术(in house surgery,IHS):在EXIT处理后的新生儿进行的产房外科手术。

产时胎儿手术适应证:主要应用于新生儿呼吸道梗阻和胸部疾病,例如颈部畸胎瘤、淋巴管瘤、血管瘤、甲状腺肿、神经母细胞瘤等;先天性高位气道梗阻综合征,如喉部瓣膜、喉闭锁、喉部囊肿、气管闭锁和狭窄等;喉咽部或口腔部的肿瘤,如舌下囊肿、牙龈瘤以及严重的小下颌及颅面部发育异常等;胸部病变,如先天性肺囊腺瘤、支气管肺隔离症、EXIT过渡到胎儿肺部、胸腔或纵隔肿瘤切除术,先天性膈疝(胎儿镜下气管封堵术后或过渡到体外膜肺)等;还可应用于分离连体婴儿等方面。

禁忌证:

(1)孕妇存在各器官系统严重合并症,无法耐受手术。

(2)母体存在胎盘早剥等严重影响母儿安危的并发症。

(3)胎儿染色体异常。

产时胎儿手术具有特有的优势,可避免开放式胎儿手术可能导致的羊水渗漏、宫内感染、早产、子宫破裂、胎盘早剥等并发症;与传统的新生儿手术相比,能尽早去除疾病的诱因和/或病因,减少感染的机会;胃肠道气体少,有利于进行关闭腹壁缺损的手术;切口瘢痕反应小,美观;此外还可以减少或消除家长精神痛苦和经济负担。因此有广阔的应用前景。

(刘彩霞　张志涛)

第二节　术前评估与术前准备

一、术前评估

产时胎儿手术的术前评估由四个部分组成:产前诊断评估先天性胎儿异常的类型及严重程度,关键是判断出生后是否存在呼吸道梗阻及其严重程度;排除伴发畸形、染色体异常及手术禁忌证;评估母儿对手术的耐受能力;多学科会诊制订合适的手术方案,选择合适的手术时机。

(一)评估胎儿异常、排除伴发畸形

1. 影像学检查　超声检查是最基础的产前筛查及产前诊断手段,多数先天性胎儿异常在孕中期即可检出,通过超声评估胎儿异常的种类、畸

形严重程度、是否伴发其他异常、能否手术及手术方法、估计预后。磁共振成像（MRI）可用来补充超声诊断（图 22-1、图 22-2、表 22-1）。

表 22-1　磁共振与超声的优点对比

	超声	磁共振	意义
信号衰减	有	无	可成像所有组织，不受体位、皮肤厚度影响
含气组织和骨骼成像	无	有	不受骨骼及肠管影响
软组织分辨率	低	高	清楚分辨脑组织、脑室和脑血管，颅内出血、水肿和微小病变

2. 遗传学诊断及临床遗传咨询　在产前检查提示胎儿结构发育异常的胎儿中，常规染色体核型分析异常检出率高达 35%。传统的 G 显带染色体核型分析技术通过对羊水、绒毛及脐血细胞进行分析，能够检出所有的非整倍体异常和较大的染色

体结构异常，但不能检出 <10 Mb 的染色体结构异常。荧光原位杂交（FISH）技术处理除可以快速分析染色体数目异常外，还能够在孕中期检测染色体的缺失或重复，以及判断标记染色体的来源。微阵列比较基因组杂交（array-CGH）技术可以检出染色体细小缺失及微重复。另外，无创性产前检查技术（non-invasive prenatal testing，NIPT）相对于羊水穿刺、脐血穿刺等有创检查而言，不用穿刺羊膜腔而是抽取母体外周血就能实现检测与筛查，是未来产前诊断发展的趋势。

产前诊断结果应由专业的临床遗传咨询医师做出判读及解释，对先天性缺陷病例还应进行伦理咨询，作为进一步治疗的依据之一。

（二）评估母儿对手术的耐受力及手术风险

通过系统检查评估母亲健康状况，根据胎龄、胎儿发育及宫内状况评估胎儿对产时手术的耐受程度。充分评估手术风险，并制订相应对策，保证手术的成功率。

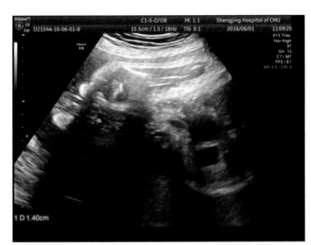
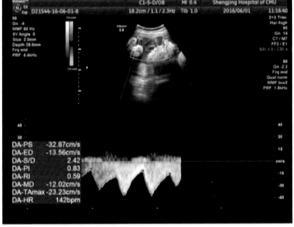
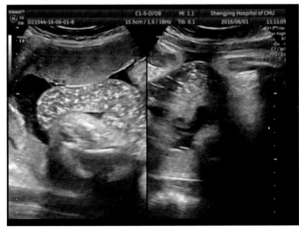
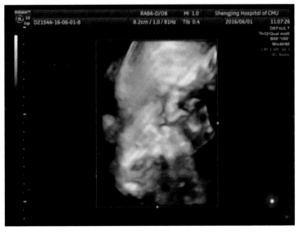

图 22-1　产前超声检查发现胎儿腹裂

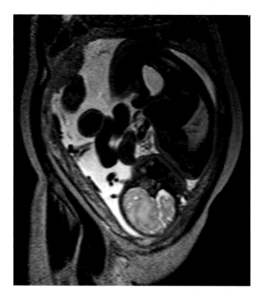

图 22-2　对上例行 MRI 检查,提示为胎儿腹裂

(三) 多学科会诊及合作

建立一个专业、实力雄厚、稳定的胎儿诊断和治疗团队,包括产科、新生儿内外科、影像科(超声科和放射科)、遗传科、麻醉科、手术室、病理科等等。开展多学科术前讨论,拟定详细的治疗方案,确保诊断和治疗方案的科学性和准确性。充分向孕妇及家属告知病情、胎儿预后及手术的风险与并发症,并征得孕妇及家属的理解与同意。

二、术前准备

1. 完善各项辅助检查　根据需要再次复查超声或者 MRI,确定胎产式及胎盘位置,确定分娩方式,如手术拟定手术切口。

2. 剖宫产或阴道分娩之前的常规准备　如备皮、备血、禁食、留置尿管等。

3. 药品准备　包括常规药品、宫缩抑制剂及宫缩剂等,预防感染药物如抗生素等。

4. 人员准备　产科医生;新生儿内科医生;新生儿外科医生;麻醉科医生(2 组);超声科医生;手术室护士(2 组);其他医生,包括随时记录手术情况及与家属随时沟通的产儿科医生等。

5. 设备及器械　有两张手术台的手术室(可同时进行患儿和母亲的手术);胎儿/新生儿保温设备;新生儿复苏设备;胎儿监测设备(包括胎儿血氧饱和度监测仪);胎心监护仪;彩色超声仪;无菌气管插管及气管切开设备;脐血收集袋;新生儿转运设备(包括新生儿呼吸机);羊水循环设备;相应的手术器械。

6. 镇痛或麻醉　EXIT 过程通常采用吸入性全身麻醉,国外有文献报道为减轻术中和术后疼痛,大部分患者需要同时行腰椎硬膜外置管。国内报道一般选择全麻,但对于一些 EXIT 操作时间较短,即较为容易建立气道通气的病例,如无明确提示气道压迫的先天性颈部肿瘤,可对孕妇实施硬膜外麻醉。需麻醉科医师现场监测、开放静脉通路、手术过程中心电和血氧监护等。

(刘彩霞　张志涛)

第三节　手术方法

孕产妇的分娩方式:IFO 不是剖宫产的绝对手术指征,如无母体或胎儿指征,则应尽量选择阴道分娩终止妊娠。但某些先天性异常,如病变较大,易造成梗阻性难产(如头颈部巨大肿物),或者病变受到挤压容易破裂(如胎儿畸胎瘤或者巨大脐膨出),或者病变容易被污染后导致感染(如胎儿腹裂),或者胎儿状态耐受不了分娩刺激(如严重胎儿膈疝)及有产科剖宫产指征的病例,可以考虑剖宫产终止妊娠。

分娩时机:分娩时机的选择要根据临床具体情况决定。一般由产前诊断严密监测至足月妊娠后终止妊娠,如有产科因素或胎儿因素需提前终止妊娠,需个体化决定。

胎儿手术的手术方式:可分为完全胎盘支持的产时胎儿手术、子宫外产时处理(EXIT)和 EXIT+ 产房外科手术,以代表性疾病为例对上述三种手术方式进行详细阐述。

一、完全胎盘支持的产时胎儿手术

OOPS 的优点是:①麻醉药通过胎盘对胎儿发生作用,简化了胎儿麻醉程序,避免了手术体位与麻醉的互相限制;②通过脐带循环,增加了胎儿的有效血容量,减少了胎儿手术引起的失血的并发症;③术中通过羊水循环和母亲体温保证了胎儿对温度、湿度的高要求,减少了由此引起的并发症。但是完全胎盘支持的产时胎儿手术操作难度较大,产科处理更加复杂。尤其是如何做到术中抑制子宫收缩而术后促进子宫收缩,以保障母体围手术期安全。需要产科医生、新生儿内外科医生、麻醉科医生和超声科医生等参与者有丰富经验,出现突发事件能够应对自如。如果技术成熟,并发症并不增加。如果经验不足,有可能损害母儿的安全。因此,如果没有十足的把握,建议选择便于操作的EXIT联合产房外科手术。

（一）手术适应证

胎儿伴有致命性的原发性或继发性气道梗阻,如先天性膈疝的严重病例、颈部巨大淋巴瘤或畸胎瘤、先天性高气道阻塞综合征、胸部异常及其他如胸腹连体婴儿等。

（二）麻醉方式

母亲需要采用全身麻醉,此法能提供有效的母体和胎儿的麻醉和镇痛、较理想的子宫松弛以及保障母体和胎儿的安全。胎儿即可通过胎盘循环获得良好的麻醉效果。

（三）手术步骤及操作要点

1. 常规剖宫产手术方法切开腹壁,暴露子宫。腹壁和筋膜的切口取决于胎盘的位置。如果是后壁胎盘,因为子宫不需要从腹部取出,可行下腹部耻骨联合上横切口;如果是前壁胎盘,则需要足够的空间以保证将子宫翻转取出腹部行宫底部切口或子宫后壁切口,建议行下腹正中纵切口。子宫切口的选择应避开胎盘,至少距离胎盘边缘4~5cm。暴露宫腔后,接羊水循环装置,将羊水引出并加温后再次回输,保证术中有效的羊水循环,维持宫内及胎儿有效的温度,防止宫内容量及温度骤变,导致子宫收缩及胎儿循环衰竭。

2. 充分暴露胎儿手术操作部位,由新生儿外科医生进行胎儿手术。产科医生要通过宫缩抑制剂的应用和保持宫腔内压力来尽力避免胎盘过早剥离。术中避免脐带受压,将脐带放置在便于观察处,注意脐带的搏动。用超声监测胎盘状况,如发现胎盘剥离不可避免,需要及时娩出胎儿。注意子宫切口处确切止血,必要时行切口缝合防止出血,胎儿手术结束后再拆除缝线。术中除了监测母体状况,还要通过监测胎儿生命体征、血氧饱和度、血流、心脏等状况并留置静脉通路做好抢救准备。保证胎儿的温度及湿度,防止胎儿循环衰竭。要考虑到胎儿出血过多的可能性,孕期行胎儿染色体检查的时候可以鉴定胎儿血型,术前备血。

3. 手术结束后,娩出胎儿,交由新生儿科医生处理。采集脐血。

4. 母体立即停止宫缩抑制剂的给入,给予宫缩剂预防产后出血,手法按摩子宫,娩出胎盘。按常规剖宫产手术步骤关腹。如果出现产后出血,要根据产后出血的处理指南来进行处理。

二、子宫外产时处理（EXIT）

EXIT旨在通过胎盘保持胎儿血运氧气供应的前提下,给予麻醉医师或新生儿医生从容地进行气管插管或者气管切开操作的时间。多见于病变阻塞气道影响通气的病例。在临床的实际操作中,如果需要同时进行产房外科手术,无论胎儿病变是否阻塞气道,都以可在断脐带前进行气管插管操作,简化麻醉程序,增加麻醉的安全性。

（一）手术适应证

包括任何可以行产时胎儿手术的疾病,如颈部巨大肿块、先天性高位气道阻塞综合征、胸部异常等。

（二）麻醉方式

可以根据母亲自身状况来选择麻醉方式,不必考虑胎儿手术的需要。

（三）手术步骤及操作要点

1. 常规剖宫产手术方法切开腹壁,暴露子宫。

2. 子宫切口的选择应尽可能避开胎盘。如果胎盘部位出血,需要尽快断脐后将新生儿送台下处理。

3. 切开子宫后,暴露胎头,尽可能保持宫腔内压力,延后胎盘剥离的时间,在保持胎儿胎盘循环的前提下由麻醉科或新生儿科医师行胎儿气管插管（图22-3）。操作中注意避免脐带受压,利用胎儿血流和心脏监测胎儿状态,确保胎儿安全。

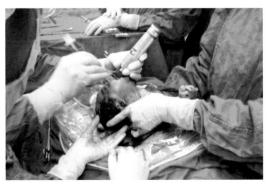

图22-3　EXIT
暴露胎头,气管插管

4. 确定插管成功后,娩出胎儿,结扎脐带(图 22-4)。新生儿由新生儿外科医生处理。采集脐血以保障新生儿手术的自体输血(图 22-5)。

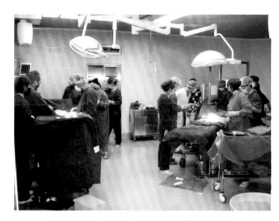

图 22-4 EXIT 联合产房外科手术
(插管成功,娩出胎儿,断脐)

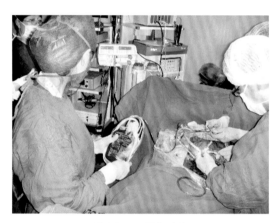

图 22-5 采集脐血

5. 给予缩宫素、前列腺素等药物预防产后出血,手法按摩子宫,娩出胎盘。按常规剖宫产手术步骤关腹。

三、EXIT+ 产房外科手术(his)

产房外科是指分娩后在产房立即对出生缺陷新生儿进行早期外科干预,有时产房外科手术需要和 EXIT 结合进行。

(一)手术适应证

任何需要出生后短期内进行手术处理的胎儿疾病,如脐膨出、腹裂、膈疝等,产房外科手术可以减少病变暴露在空气中的时间,明显减少因脏器脱出引起的腹腔感染、肠穿孔和肠坏死等并发症。EXIT 处理后的新生儿疾病,如颈部巨大肿块、先天性高位气道阻塞综合征、胸部异常等。

(二)麻醉方式

根据新生儿手术情况,选择麻醉方式。

(三)手术步骤及操作要点

1. 以胎儿颈部肿物为例讲解 EXIT 联合产房外科行胎儿颈部肿物切除术:

(1)体位 根据术前超声所示胎盘和胎儿病变部位来确定,注意避免仰卧位低血压综合征。

(2)腹壁和子宫切口的选择 根据术前超声确定,步骤同剖宫产术。

(3)暴露胎头,行气管插管术,确定插管成功后,娩出胎儿,结扎脐带(图 22-6)。

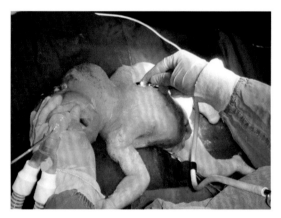

图 22-6 EXIT 联合产房外科手术

(4)母亲按常规剖宫产手术步骤处理子宫和关腹。

(5)新生儿手术切除颈部肿物 若瘤体波及腋下、肩背部、胸部,一次难以切除,可分次切除。如肿瘤与正常组织无明显分界,尤其是深层,常向深层组织扩展,侵入肌层和神经、血管组织周围,很难做到全部切除,可保留少许囊壁,用 2% 碘酊涂擦或电灼、缝扎,以破坏其内皮层,形成瘢痕粘连,减少或延缓复发或后续行介入治疗。

2. 以先天性膈疝为例讲解 EXIT 联合产房外科的膈疝修补术和 EXIT 后择期胸腔镜下膈疝修补术:

(1)体位 根据术前超声结果确定体位。

(2)切开腹壁及子宫 切口根据术前超声结果确定。步骤同剖宫产术。

(3)娩出胎儿后

1)EXIT 联合产房外科:胎儿娩出后,维持胎盘循环,行气管插管术,断脐后转移至另一个手术台,由新生儿外科医师行膈疝修补术。

2)EXIT 后胸腔镜下膈疝修补术:胎头娩出

后,行气管插管术,断脐后转移至新生儿科治疗,待呼吸循环功能改善后,择期行胸腔镜下膈疝修补术。

(4)膈疝修补术

1)EXIT 联合产房外科:取仰卧位、左侧抬高位,皮肤消毒范围达双侧腋后线,以备必要时做胸部切口或放置胸腔引流管。在左肋缘下 2 横指处做斜切口,或由左上腹部横切口进入腹腔,向上牵引膈肌缺损前叶,逐步将肠管、胃或脾脏轻柔复位。分清膈肌缺损边缘,前缘一般发育好,少数病例其内侧缘紧邻食管和主动脉,后缘向内卷粘连于腹膜后,缝合前需将其分离、展开。游离困难时,应检查是否存在隔离肺或疝囊粘连。大血管需结扎或电灼止血。

目前认为对缺损大、膈肌重度发育不良,用邻近背阔肌和腹横肌肌瓣加强缝合会影响术后肺顺应性,主张用合成材料 Gortex、Marlex 或 Vicryl 网,厚度 1mm,穹窿状间断双重缝合修补,必要时绕肋缝合,Gortex 可减少术后粘连形成。考虑肺组织发育差者,可放置胸腔引流管,水封瓶下引流 48~72 小时,使肺组织逐步张开,不用负压吸引。

胎儿手术结束后,娩出胎儿,断脐,在严密监护下送新生儿病房观察。母体停止宫缩抑制剂的给入,给予促宫缩药物,等待胎盘自然剥离后牵引娩出。之后的处理子宫及关腹步骤同剖宫产手术。

2)EXIT 后胸腔镜下膈疝修补术:待患儿病情平稳后,以胸腔镜作为辅助进行手术,手术为微创式。麻醉、卧位、插管方式和切口位置选取,于肋骨间腋中线处做 1.5~2.0cm 小切口,置入胸腔镜进行病灶部位的观察,了解患者病情病状,进行脏器复位治疗,修补膈肌,步骤、方法、材料同开放式手术,止血后消毒、包扎、引流。

3. 以胎儿巨大脐膨出为例讲解 EXIT-to-airway 联合产房外科行腹壁修补术:

(1)体位 向左倾斜 15° 仰卧位。

(2)腹壁和子宫切口选择 同常规剖宫产手术。

(3)取出胎儿,注意避免病变破损。纱布保护暴露在外的肠管或者膨出的脐带,行气管插管术(图 22-7),成功后断脐,将新生儿交由新生儿外科医生,转移至另一个手术台进行手术。

(4)在子宫收缩前行充分的脐血收集,准备作为新生儿手术备血使用,以保障新生儿手术的自体输血。

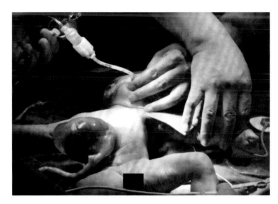

图 22-7 脐膨出患儿娩出后立即行气管插管术

(5)娩出胎盘。母亲子宫处理及关腹步骤同剖宫产术。

(6)以脐膨出为例,新生儿手术步骤如下。

1)一期修补法:是最理想的方法,手术时将囊膜切除,结扎脐部血管,将膨出内容物回纳后分层缝合腹壁缺损。根据病变大小,可选择局麻或者全麻。沿脐疝下方边缘做一弧形切口,切口长度以能上翻皮瓣、显露疝囊为度。皮肤切开后,继续向下切开皮下浅筋膜,显露腹直肌前鞘,钝性分离出脐疝疝囊,在其基部做椭圆形切口,切开腹中线筋膜和部分腹直肌前鞘。分离疝囊周围的粘连组织并切开疝囊,切开时需注意避免损伤疝内容物。分离出疝环四周的腹膜后,用止血钳提起、张开,再用小指探入疝环,检查附近有无重要脏器和粘连。将疝囊清理完毕后,剪去多余的疝囊腹膜,将腹膜做间断外翻褥式缝合,闭合腹腔。重叠腹中线的筋膜切缘和两侧腹直肌前鞘(上瓣重叠于下瓣之上 2~3cm),将下瓣间断褥式缝合于上瓣之下,然后将上瓣覆于下瓣外面做间断缝合。待筋膜修复完毕后,先用示指将皮肤切口上瓣的脐孔撑开,松解周围的粘连,再用另一手的示指敷以纱布将脐孔下压。然后,将脐孔部位的皮下组织缝合固定在中线的筋膜面,最好将浅筋膜也固定在深面的筋膜和腹直肌前鞘上。最后,间断缝合皮下组织和皮肤。关闭腹壁时不能因腹压过高而影响呼吸、循环或肠道受压梗阻。回纳肝脏时注意避免肝静脉扭转而影响门脉回流和避免损伤肝脏包膜。

2)二期修补法:主要适用于巨型脐膨出,利用无菌 Silo 袋覆盖在巨型脐膨出的囊膜上,将边缘分别缝合于游离出来的两侧腹直肌的内缘,袋顶悬挂,外用抗生素溶液辅料包裹(图 22-8),每天收缩袋顶,使内脏分次逐步回纳腹脏,一般约 3~7 天,全麻下取下 Silo 袋,分层缝合腹壁。

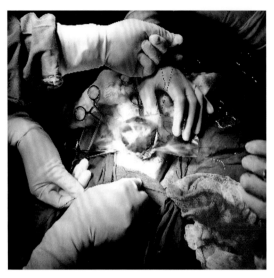

图 22-8 脐膨出胎儿部分肝脏疝出体外,
使用硅袋进行还纳,为二期手术做准备

(刘彩霞 张志涛)

第四节 并发症防治

一、产后出血及由此引起的产后贫血

术前要充分考虑到产后出血的风险。在胎儿断脐离开母体后,要预防性应用缩宫素、前列腺素等药物促进子宫收缩,如果出现产后出血,要根据产后出血的指南进行及时救治。术中要仔细检查子宫切口,应用组织钳钳夹切口,确保没有活动性出血点或渗血部位。产后注意子宫收缩及阴道流血情况,定期复查血常规以尽早发现贫血,通过补充铁剂或者输血的方式及时纠正贫血。

二、产褥感染

EXIT 操作增加了剖宫产的手术时间,增加了出血及术后贫血的风险,因此增加了母亲产褥感染的机会。术后要密切观察,积极预防及治疗,避免产褥感染的发生。

三、胎儿窘迫或新生儿窒息

原因主要是操作不当造成手术期间胎盘提前剥离或者脐带受压,导致胎儿血运受阻;母亲术中失血没有及时发现或者子宫肌不松弛,胎儿胎盘循环血量下降,氧供不足;胎儿手术中温度湿度不能满足胎儿需要,影响胎儿循环;胎儿手术失血过多,出现失血性休克等。术前要充分考虑到胎儿的安全问题,做好应对措施,术中严密监测,确保胎儿生命体征平稳。

(刘彩霞 张志涛)

第五节 手术难点与技巧

一、术前评估

胎儿手术的先决条件是需要准确的产前诊断能力,对先天异常的自然病史及病理生理变化充分了解;如果不及时治疗病变,会导致胎儿死亡、不可逆的器官功能障碍或严重的产后发病率;无其他严重合并症;对母亲和胎儿的风险 - 效益比可接受,母亲风险性必须低。

二、孕期动态监测

在早期影像学筛查诊断及产前遗传诊断基础上,需要动态监测病情发展变化的情况,及时评估病情进展情况,选择合适的手术时机及随机应变地选择适合的手术方式。如监测膈疝胎儿肺头比值的变化进展,肝脏是否渐进性疝出;监测脐膨出胎儿膨出脏器中有无胎儿肝脏;监测肿瘤的良恶性进展;监测颈部疾病是否渐进性压迫气道等。另外,孕期密切监测并预防母儿并发症亦不容忽视。孕期需严密监测胎儿生长发育情况,胎儿宫内血流情况,及时发现及治疗母体合并症及并发症,保证母儿安危。

三、术中的胎儿监测

最常应用的包括术中超声监测,外周指脉血氧监测及头皮电极监测等。其中超声监测最为安全准确,但易受到孕妇身体条件及胎儿病变部位的影响;外周指脉血氧监测虽然无创,但不能准确地提供监测信息,这是因为在血氧小于80%时电子监测不能准确地反映胎儿当前的血氧浓度并且存在读数延迟,当胎儿末梢灌注不佳时甚至不能读数;头皮电极监测可以准确地反映胎儿目前状态,但作为有创监测,势必会导致头皮损伤、脓肿及病毒感染等一系列并发症。除此之外,还要注意胎儿的保温及保湿。应尽量把胎儿躯干的大部分保留在宫腔内,暴露部分以温生理盐水纱布或保鲜膜覆盖,以保持胎儿的温度及湿度,避免并发症的产生。

术中超声监测:需要全胎盘支持的产时手术需要超声监测胎盘情况,重点注意是否剥离。此外,可以应用超声监测胎儿心脏指数以评估心脏功能,待胎儿娩出后保持胎盘支持情况下再次进行心脏功能测定,测定胎儿心输出量(CO),以评估胎儿心脏情况及对手术的耐受程度。

四、术中出血的处理及产后出血的预防

对于子宫切口的活动性出血,尤其是在产时操作时间较长的病例,一定要认真止血。可以利用胎儿躯体进行压迫,既可以起到止血的作用,也可以减少羊水的流出,还可以对胎儿起到保温的作用,但要注意避免脐带受压;也可以用组织钳钳夹或缝扎创面进行止血,应注意防止胎儿损伤;术中超声监测脐带血流及胎盘形态,注意是否存在胎盘剥离;胎儿娩出后立即应用促子宫收缩药物,可以预防性联合用药,达到预防产后出血的目的;适时终止手术,在已出现或即将出现严重的母体并发症,胎儿达到可以脱离脐带的状态等情况时,需终止手术,以保障母体的安全,尽量改善新生儿的预后。

五、终止手术的时机

在实施产时胎儿手术过程中,如母体发生胎盘早剥,母体失血过多,肺水肿等严重并发症时,为保障母体的生命安全,应适时终止手术;在胎儿建立气道通气后,应立即切断脐带,终止产时胎儿手术,转为全麻下的新生儿外科手术。总之,产时手术应尽量缩短产时操作的时间,减少母儿并发症的发生。

(刘彩霞　张志涛)

第六节　手术相关问题的研究与探讨

一、产时胎儿手术的伦理问题

目前,"胎儿也是患者"的理念已经深入人心。对于可治疗的非致死性畸形,更多的家庭选择了手术矫正而不是引产。这种形势既为胎儿诊断与治疗领域提供了远大的前景,同时也在很多方面提出了更高的要求,包括诊断的准确性、疾病的预后、手术的效果等。如果预后良好,医生及患者都会满意当初的决定。如果预后不好,就会影响患儿的生命质量,给患儿家庭增添新的痛苦,也会存在医疗纠纷的隐患。因此,胎儿治疗团队要严格把握产时胎儿手术的指征,不但要评估术中的情况,还要对术后的结局做到心中有数。在术前要与患儿家属充分沟通,既不盲目自信,也不能过分悲观,实事求是地与患儿家属讨论手术的必要性、可能出现的风险及应对措施,并尊重家属的意愿,根据家属的选择来决定治疗方案。

二、开展手术具备的条件

产时胎儿手术的围术期管理存在诸多的问题和挑战,如准确的产前诊断、安全而有效的母体和胎儿麻醉、多学科默契的手术配合以及术中的胎儿安全和胎儿监护等。开展上述治疗应具备以下条件:①需要超声、MRI、胎儿染色体检查等产前诊断,以明确为可纠正的胎儿外科畸形,并且定期复查监测畸形病理状况。要明确高质量的产前诊断中心是开展一切工作的前提。②影像学、产科、新生儿外科、新生儿内科及麻醉科等多学科医生共同讨论,评估患儿能耐受手术麻醉创伤的全身状况,寻找最佳的终止妊娠及外科干预时间。一

定要明确,准确、及时的胎儿监护是保障胎儿安全的基础,充足的氧供和有效的氧合是保障胎儿安全的关键。

三、建立多学科的胎儿诊断和治疗团队

产时胎儿手术的关键是多学科协作,包括产科、新生儿内外科、影像科(超声科和放射科)、遗传科、麻醉科、手术室等。多学科协作需要磨合的时间和精力,因此建议建立固定的医疗团队,尽量缩短磨合期,早日做到配合默契。团队成员之间要做到开诚布公,制订的方案必须得到全体成员的同意通过,确保诊断和治疗方案的科学性和准确性,术前充分讨论,拟定周详的治疗方案。在多门学科共同发展下形成一门新兴学科:胎儿医学,目的是将胎儿当作"患者"进行治疗,在多学科团队的共同努力及探索下,胎儿外科治疗对母亲和胎儿将会更为安全、规范,治疗效果也将更为理想。

四、制定详细的诊断和治疗的指南和流程

对于每一个病变的诊断和治疗,需要医疗中心根据自身的医疗条件制定适合自己的诊治指南和流程,力争将治疗程序化、规范化。其中的内容应包括孕期的确定诊断、定期复查、手术时机、手术指征、手术并发症的估计、突发事件的评估及应对措施、手术的多套方案以及术后随访的时间和内容。建立病历库,保存完整的病历资料,这样有助于临床研究的连贯性,能够促进经验的快速积累。

(刘彩霞　张志涛)

参考文献

1. Bence CM, Wagner AJ. Ex Utero Intrapartum Treatment (EXIT) Procedures. Semin Pediatr Surg. 2019, 28 (4): 150820.
2. Julie S, Moldenhauer. Ex Utero Intrapartum Therapy. Semi-nars in Pediatric Surgery, 2013, 22 (1): 44-49.
3. Heather R Nolan, Juan Gurria, Jose L Peiro, et al. Congenital high airway obstruction syndrome (CHAOS) Natural history, prenatal management strategies, and outcomes at a single comprehensive fetal center. J Pediatr Surg. 2019, 54 (6): 1153-1158.

4. Masahata K, Soh H, Tachibana K, Sasahara J, et al. Clinical outcomes of ex utero intrapartum treatment for fetal airway obstruction. Pediatr Surg Int. 2019, 35 (8): 835-843.

5. Laje P, Tharakan SJ, Hedrick HL. Immediate operative management of the fetus with airway anomalies resulting from congenital malformations. Semin Fetal Neonatal Med. 2016, 21 (4): 240-5.

6. Mohammad S, Olutoye OA. Airway Management for Neonates Requiring Ex Utero Intrapartum Treatment (EXIT). Paediatr Anaesth. 2020, 30 (3): 248-256.

7. Adam Braden, Christopher Maani, Christopher Nagy. Anesthetic management of an ex utero intrapartum treatment procedure a novel balanced approach. J Clin Anesth. 2016, 31: 60-3.

8. Manjiri K Dighe, Suzanne E Peterson, Theodore J Dubinsky, et al. EXIT procedure technique and indications with prenatal imaging parameters for assessment of airway patency. Radiographics. 2011, 31 (2): 511-26.

9. Chinnappa V, et al. The ex utero intrapartum treatment (EXIT) procedure: maternal and fetal considerations. Can J Anaesth. 2007. 54 (3): 171-5

10. Lee M Morris, Foong-Yen Lim, Timothy M Crombleholme. Ex utero intrapartum treatment procedure a peripartum management strategy in particularly challenging cases. J Pediatr. 2009, 154 (1): 126-131.

11. 施诚仁 , 蔡威 , 王俊 , 等 . 小儿外科畸形早期外科干预新途径——产房外科的可行性 . 临床儿科杂志 , 2005, 23 (2): 98-100.

12. 凌寒 . 中国出生缺陷防治报告 (2012). 中国当代医药 , 2012 (28): 1-1.

13. 李欢 , 刘彩霞 , 乔宠 , 等 . 子宫外产时处理技术规范 (2017). 中国实用妇科与产科杂志 , 2017, 33 (7): 702-704.

14. 刘彩霞 , 刘婧一 . 产时胎儿手术现状与展望 . 中国实用妇科与产科杂志 2015, 31 (9): 799-802.

15. 李欢 , 刘彩霞 . 产时胎儿手术的最新进展 . 实用妇产科杂志 , 2016, 32 (6): 401-404.

16. 唐华建 , 郑锦涛 , 刘国庆 , 等 . 完全胎盘支持下胎儿产时手术治疗胎儿畸形的探讨 . 深圳中西医结合杂志 , 2019, 29 (16): 90-92.

17. 翟春雨 , 冯杰雄 . 产时外科诊治新进展及展望 . 中华妇幼临床医学杂志 (电子版), 2017, 13 (1): 1-8.

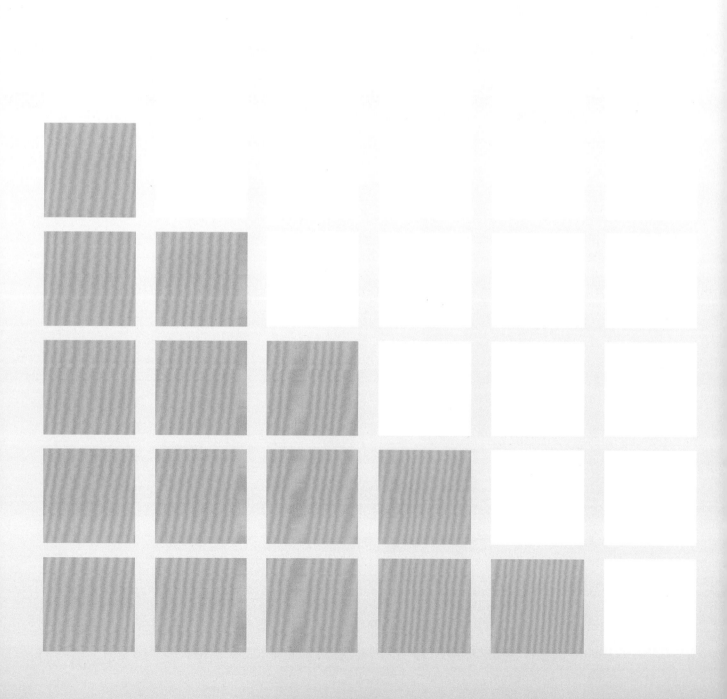

Practical Obstetric Surgery

第二十三章

新生儿复苏技术

第一节　概　　述

一、新生儿窒息和复苏

新生儿窒息(asphyxia)是指由于产前、产时或产后的各种病因使新生儿出生后不能建立正常呼吸,引起缺氧并导致全身多脏器损害,是导致新生儿死亡、脑瘫和智力障碍的主要原因之一。据统计每年全世界大约 400 万新生儿死亡中 23% 死于出生窒息。

新生儿复苏项目(Neonatal Resuscitation Program,NRP)是美国儿科学会(American Academy of Pediatrics,AAP)和美国心脏协会(American Heart Association,AHA)建立的,自 1987 年在美国首次提出后,迅速传至全世界,仅仅 16 年的时间就有 140 万人受到过一次或再次培训,发行了超过 75 万份课本,并被译为 22 种语言。目前,它已发展为国际知名的教育项目,扩展到 72 个国家,不仅在发达国家开展,而且在发展中国家开展,明显降低了新生儿窒息的病死率和伤残率。

根据我国妇幼卫生监测显示:2005 年新生儿死亡率为 19.0‰。前三位的死因为:早产和低体重、窒息、肺炎,窒息占第二位。为降低新生儿窒息的病死率和伤残率,中国卫生部妇幼保健与社区卫生司、中华医学会围产医学分会、中华护理学会妇产科专业委员会与强生儿科研究院、美国儿科学会合作,在中国建立了新生儿复苏项目,并于 2003 年 7 月成立了项目工作组,在全国范围内开展了新生儿复苏培训。项目目标是确保每个分娩现场至少有一位受过新生儿复苏培训并掌握复苏技术的医护人员,建立新生儿复苏培训的长效机制。于 2004~2008 年及 2011~2015 年已实施并完成了两个周期。自 2004 年 7 月,先后举办了该项目的国家级师资培训班,20 个省、自治区、直辖市的省级师资培训班,并在各省、地、市、县一级举办学习班,继续扩大培训。据初步统计,截至 2015 年底,全国累计培训超过 25 万人次的医护人员,包括产科医师、儿科医师、助产士及部分麻醉师。项目实施 10 多年以来,

显著降低了我国新生儿窒息的发生率和死亡率。整合第一周期和第二周期的医院抽样调查数据分析显示,2003~2014 年,新生儿窒息的发生率和因出生窒息死于分娩现场发生率分别下降了 71.7% 和 78.3%。

为指导新生儿复苏,美国儿科学会和美国心脏协会制定了新生儿复苏指南,并在循证医学研究的基础上定期修改(每 5 年修订 1 次)。近年来,国际上对新生儿复苏中许多有争议的问题进行了大量多中心循证医学研究,在许多方面取得了共识,2015 年美国儿科学会和心脏协会在此基础上制定了新指南,2016 年出版了新的培训教材《新生儿复苏教材》(第七版)。

为了结合中国国情实施新指南,中国新生儿复苏项目专家组,参考国际的新指南和共识,结合中国国情,2016 年修订了我国的新生儿复苏指南(2004 年制定),并在《中华围产医学杂志》等杂志发表。本章将依据新生儿复苏的国际最新进展,结合我国国情,介绍目前最新的新生儿复苏技术。

二、新生儿窒息的诊断

新生儿窒息是指由于各种病因使新生儿出生后不能建立正常呼吸,引起缺氧并导致全身多脏器损害的一系列改变,主要依靠临床表现进行诊断。1953 年,美国学者 Virginia Apgar 提倡用 Apgar 评分系统对新生儿窒息进行评价,60 多年来一直是国际上公认的评价新生儿窒息最简捷实用的方法。Apgar 评分由 5 项体征组成,5 项体征中的每一项授予分值 0、1 或 2。然后将 5 项分值相加,即为 Apgar 评分的分值。复苏措施是改变 Apgar 评分的要素,因此在评分时应用的复苏措施也应同时记录,复苏中的完整档案必须包括实施复苏措施的具体描述。建议在产房内填写的表格如表 23-1 所示。

以往新生儿窒息诊断标准:新生儿生后 1 分钟、5 分钟分别进行 Apgar 评分,以 1 分钟评分结果作为诊断标准,0~3 分为重度窒息,4~7 分为轻

表 23-1 Apgar 评分

体征	0	1	2	1min	5min	10min	15min	20min
肤色	青紫或苍白	四肢青紫	全身红润					
心率	无	<100 次/min	>100 次/min					
呼吸	无	微弱,不规则	良好,哭					
肌张力	松软	有些弯曲	动作灵活					
对刺激反应	无反应	反应及哭声弱	哭声响,反应灵敏					
总分								

复苏						
分钟		1min	5min	10min	15min	20min
备注	初步复苏					
	PPV/NCPAP					
	气管插管					
	胸外按压					
	肾上腺素					

注:PPV,正压通气(positive pressure ventilation);NCPAP,鼻塞持续气道正压(nasal continuous positive airway pressure)

度窒息,≥8分为正常。当5分钟评分≤7分时,应每隔5分钟评分一次,直到20分钟。

Apgar评分有不足之处,近年来有学者不断提出质疑,因为Apgar评分可受多种因素影响,如:①早产儿、极低出生体重儿(very low birth weight infant,VLBWI)各系统发育不成熟,肌张力和对刺激的反应较差,Apgar评分可能低于正常;②某些先天畸形,如中枢神经系统、呼吸系统及循环系统的先天畸形,可使肌张力减低影响呼吸运动,使呼吸节律改变,也可使心率减慢而影响Apgar评分;③产妇分娩前及分娩中使用麻醉、镇静药物可使新生儿处于抑制状态,造成低Apgar评分;④产伤、宫内感染、胎儿失血性休克等均可造成低Apgar评分等。

因此,不能将Apgar评分作为诊断窒息的唯一指标或将低Apgar评分一律视为窒息。有研究认为应增加脐动脉血气作为新生儿窒息的诊断标准。脐动脉血气代表新生儿在产程中血气变化的结局,能揭示有无缺氧、酸中毒及其严重程度,反映窒息的病理生理本质,比Apgar评分更客观、更具有特异性。Apgar评分敏感度较高而特异度较低,脐动脉血气特异度较高而敏感度较低,两者结合可增加准确性。

中华医学会围产医学分会新生儿复苏学组提出关于结合Apgar评分及脐动脉血气pH诊断新生儿窒息的具体方案如下:

新生儿生后仍进行Apgar评分,在二级及以上或有条件的医院生后即刻做脐动脉血气分析,Apgar评分要结合血气结果作出窒息的诊断。

(1)轻度窒息:Apgar评分1min≤7分,或5min≤7分,伴脐动脉血pH<7.2;

(2)重度窒息:Apgar评分1min≤3分,或5min≤5分,伴脐动脉血pH<7.0。

Apgar评分可评价窒息的严重程度和复苏的效果,但不能指导复苏,因为它不能决定何时应开始复苏,也不能对复苏过程提供决策。评分是1分钟后完成,但患者不能等1分钟后再进行复苏。指导复苏是依据快速评价新生儿的三项指标:呼吸、心率和血氧饱和度。

(朴梅花 叶鸿瑁)

第二节　新生儿复苏技术

新生儿窒息是新生儿死亡、伤残的重要原因，正确规范的复苏对降低窒息的死亡率、伤残率非常重要。

一、复苏前的准备

（一）人员配备

1. 加强产儿科合作，儿科医师参加高危产妇分娩前讨论，在产床前等待分娩及实施复苏，负责复苏后新生儿的监护和查房等。产儿科医师共同参与新生儿复苏，保护胎儿完成向新生儿的平稳过渡。

2. 确保每次分娩时至少有 1 名熟练掌握新生儿复苏技术的医护人员在场，其职责是照料新生儿。

3. 复苏 1 名严重窒息的新生儿需要组成 3~4 人的复苏团队，团队每个成员需有明确的分工，均应具备熟练的复苏技能。多胎分娩的每例新生儿都应有专人负责。

（二）器械和用品的准备

产房内应备有新生儿复苏所需的全部器械，单独存放，功能良好。预计新生儿高危时，应将器械打开备用。

常用的器械和用品：

1. 吸引器械　吸引球囊、吸管、吸引器和导管、胃管、胎粪吸引管。

2. 正压通气器械　新生儿复苏气囊或 T- 组合复苏器，不同型号的面罩、配有气流表和氧源，脉搏氧饱和度仪，空氧混合仪。

3. 气管插管器械　喉镜（0 号和 1 号），不同型号的气管导管、金属管芯，剪刀及气管导管的胶带或固定装置，可备喉罩气道、二氧化碳监测器。

4. 其他　辐射保暖台、预热的毛巾、帽子、肩垫，无菌手套、听诊器、时钟（能记到秒）。

（三）药品和给药的准备

肾上腺素（浓度 1∶1 000，用前配成 1∶10 000）、生理盐水。脐静脉插管用品：脐静脉导管（3.5f、5f）、三通管、丝线、剪刀、镊子、胶布、无菌巾、注射器（1ml、2ml、5ml、10ml、20ml 及 50ml）及消毒物品等。

二、复苏方案和流程图

新生儿窒息目前采用的复苏方案为 ABCD 方案。

A（airway）：建立通畅的气道。

B（breathing）：建立呼吸，进行正压通气。

C（circulation）：进行胸外心脏按压，维持循环。

D（drug）：药物治疗。

大约 90% 的新生儿可以毫无困难地完成宫内到宫外环境的过渡。他们需要少许帮助或根本无需帮助就能开始自主且规则的呼吸。约有 10% 的新生儿在出生时需要一些帮助才能开始呼吸，约有 1% 需要使用各种复苏措施才能存活。

图 23-1 是 2016 年我国新生儿复苏项目专家组参考国际新指南和共识，结合中国国情修订的中国新生儿复苏指南流程图，以下的复苏实施按此流程图进行。

评估 - 决策 - 措施的程序在整个复苏中不断重复。评估主要基于以下 3 个体征：呼吸、心率和血氧饱和度。通过评估这 3 个体征中的每一项来确定每一步骤是否有效，其中心率对于决定进入下一步骤是最重要的。

三、复苏的实施

（一）快速评估

出生后立即用几秒钟的时间快速评估以下 4 项指标：

1. 足月吗？　如果是足月儿，进行下一步评估。如果是早产儿，由于其肺发育不成熟、肌肉无力而不能进行有效的呼吸，以及生后不能很好地保持体温，早产儿在转变至宫外生命过程中更需要干预。因此，应将早产儿置于辐射保暖台进行初步复苏。如果是晚期早产儿（胎龄 34~36 周），且生命体征稳定，呼吸好，可在数分钟内与母亲接触继续完成过渡。

2. 羊水清亮吗？　羊水正常是清亮的，如羊

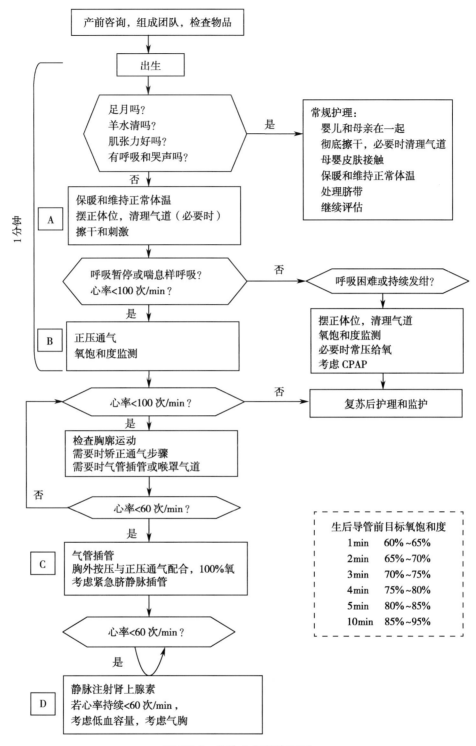

图 23-1　新生儿复苏流程图

水有胎粪污染则不清亮,提示胎儿可能宫内缺氧和增加出生后需要复苏的风险。如羊水胎粪污染,进行有无活力的评估及决定是否气管插管吸引胎粪。

3. 肌张力好吗？　新生儿出生后,迅速观察其肌张力,健康足月新生儿应四肢屈曲且活动很好。

4. 有呼吸和哭声吗？　是否有哭声或呼吸是判断新生儿有无窒息的最重要的指标。有力的哭声是强有力的呼吸指征。如果无哭声,观察新生儿胸廓是否有呼吸运动。喘息样呼吸是在严重缺氧或缺血气体交换障碍的情况下发生的一系列单次或多次深吸气。

如果快速评估的 4 项均为"是",新生儿可与母亲在一起,放在母亲胸或腹部,快速擦干后进行皮肤接触和常规护理。

如以上任何一项为"否",则需要放在辐射保暖台上进行以下初步复苏。

(二)初步复苏

初步复苏需时大约 30 秒。

1. 保持体温 产房温度设置为 23~25℃。提前预热辐射保暖台,辐射保暖台温度设置为 32~34℃,或将肤温探头放于新生儿腹部,并设置肤温 36.5℃。早产儿根据其中性温度设置。用预热的毛巾包裹新生儿放置辐射保暖台上(图 23-2),注意头部擦干和保暖。复苏胎龄 <32 周早产儿时,可将其头部以下躯干和四肢放在清洁的塑料袋内,或盖以塑料薄膜置于辐射保暖台上,摆好体位后继续初步复苏的其他步骤(详见本节中早产儿复苏)。避免高温,防止引发呼吸抑制。在复苏和稳定期间,新生儿体温应维持在 36.5~37.5℃。

2. 摆正体位使气道通畅 新生儿应仰卧,头颈部居中并轻度仰伸呈"鼻吸气位",使咽后壁、喉和气管成直线,可以让空气自由出入。应注意勿使颈部伸展过度或屈曲,这两种情况都会阻碍气体进入(图 23-3)。为保证正确的体位,可在肩

下放一折叠的毛巾,作为肩垫。

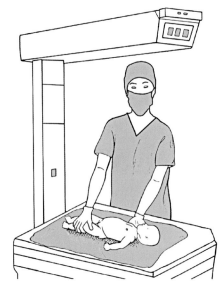

图 23-2 把新生儿放在辐射保暖台上保温

3. 清理气道分泌物(必要时) 如果新生儿出生时羊水清,出生后哭声响亮或正常呼吸,不需要常规清理气道分泌物。如果新生儿出生没有呼吸、喘息样呼吸、肌张力低下、分泌物阻塞气道、羊水胎粪污染或预期要进行正压通气,则需要清理气道分泌物。用吸球或吸管(8F 或 10F)先吸口咽后吸鼻的顺序清理分泌物。过度用力

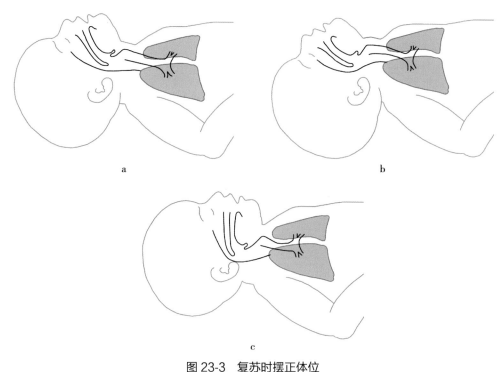

a

b

c

图 23-3 复苏时摆正体位
a. 正确的体位;b. 伸展过度(不正确);c. 弯曲过度(不正确)

吸引可能导致喉痉挛、迷走神经性的心动过缓和延迟自主呼吸的开始。应限制吸管的深度和吸引时间（<10 秒），吸引器的负压不超过 13.3kPa（100mmHg）。

羊水胎粪污染时的处理：对羊水胎粪污染的新生儿出生后首先判断有无活力。"有活力"的定义是哭声响亮或呼吸规则，肌张力好，心率 >100 次 /min。对羊水胎粪污染"有活力者"不需气管插管吸引胎粪，需吸引口鼻清理气道分泌物并完成其他初步复苏步骤。对羊水胎粪污染"无活力者"，即无呼吸或喘息样呼吸，肌张力低下，心率 <100 次 /min（3 项具备 1 项即可）的新生儿，应生后即刻气管插管吸引胎粪（图 23-4）。

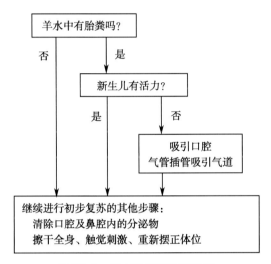

图 23-4　羊水胎粪污染的处理

气管插管吸引胎粪的方法：插入喉镜（有分泌物时可用 12F 或 14F 吸管清洁口腔和后咽部），暴露声门，插入气管导管，将气管导管经胎粪吸引管与吸引器相连，边吸引边慢慢（3~5 秒）拔出气管导管，必要时可重复操作（图 23-5）。应在 20 秒内完成气管插管及吸引胎粪。如不具备气管插管条件，而新生儿无活力时，应快速清理口鼻后立即开始正压通气。

4. 擦干　放新生儿于预热的毛巾或毯子上，快速擦干头部、躯干和四肢，拿走湿毛巾。对胎龄 <32 周的早产儿出生后不需擦干，即刻用塑料膜包裹。

5. 刺激　必要的清理气道和擦干足以刺激新生儿开始呼吸。如新生儿仍未建立呼吸，给予触觉刺激。用手拍打或手指弹患儿的足底或摩擦

背部 2 次以诱发自主呼吸（图 23-6）。如无效，表明新生儿处于继发性呼吸暂停，应进行正压通气。

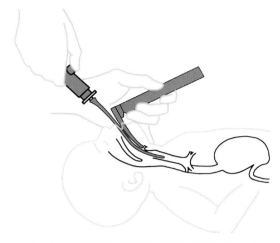

图 23-5　应用气管导管和胎粪吸引管吸引胎粪

（三）正压通气

正压通气是新生儿复苏最重要和最有效的步骤。

1. 指征

（1）呼吸暂停或喘息样呼吸。

（2）心率 <100 次 /min。

（3）如果新生儿有呼吸且心率 ≥ 100 次 /min，但在给 CPAP 或常压给氧后氧饱和度不能维持在目标值，可以考虑给正压通气。

对有以上指征者，要求在"黄金一分钟"内实施有效的正压通气。如果新生儿有呼吸，心率 >100 次 /min，但有呼吸困难或持续发绀，应监测脉搏氧饱和度，可常压给氧或 CPAP，特别是早产儿。

2. 有关正压通气用氧的推荐　建议在产房配置脉搏氧饱和度仪（图 23-7）和空氧混合仪（图 23-8）。无论足月儿或早产儿，正压通气均要在氧饱和度仪的监测指导下进行。足月儿及胎龄 ≥ 35 周的早产儿开始复苏时，用氧浓度调至 21%，胎龄 <35 周的早产儿用氧浓度调至 21%~30%，流量调节至 10 L/min。在脉搏氧饱和度仪的监测指导下用空氧混合仪调整给氧浓度，使氧饱和度达到相应时间的目标值（图 23-1）。脉搏氧饱和度仪的传感器应放在新生儿右上肢，通常是手腕或手掌的中间表面。脉搏氧饱和度传感器先连接新生儿端，后连接仪器端，以便快速显示数字（图 23-9）。

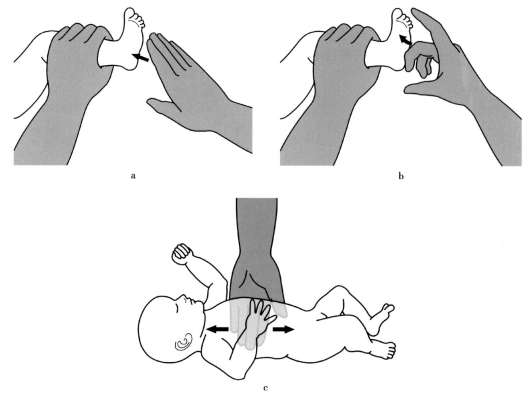

图 23-6　刺激新生儿呼吸的正确方法
a. 用手拍打患儿足底；b. 用手指弹患儿足底；c. 摩擦患儿背部

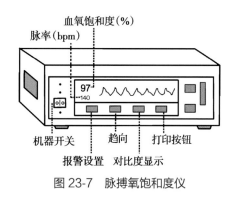

图 23-7　脉搏氧饱和度仪

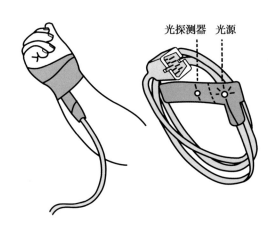

图 23-9　脉搏氧饱和度仪的传感器

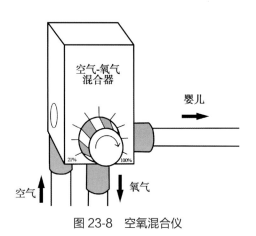

图 23-8　空氧混合仪

　　如暂时无空氧混合仪，可用接上氧源的自动充气式气囊去除储氧袋进行正压通气，可给 40% 的氧（图 23-10）。

　　3. 正压通气的实施

　　（1）正压通气的压力：通气压力需要 20~25cmH$_2$O（1cmH$_2$O=0.098kPa），少数初生新生儿可用几次 30~40cmH$_2$O 压力通气，使肺膨胀后可降低吸气峰压。

　　（2）正压通气的频率：通气频率为 40~60 次 /min，

或略少于 1 次 /s。为帮助维持 40~60 次 /min 的呼吸频率及正确的吸呼比(1:1.5),当给新生儿正压通气时应一边操作一边大声计数"吸,二、三"(图 23-11)。

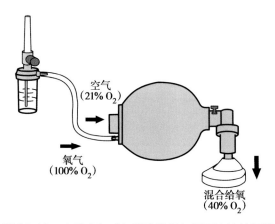

图 23-10　自动充气式气囊连接氧气但不连接储氧袋
(可给 40% 氧)

如图 23-11 所示,在说"吸"时挤压气囊或堵塞 T- 组合复苏器的 PEEP 帽,在说"二、三"时放开。

(3)通气效果的判断:有效的正压通气应显示心率迅速增加。如果开始正压通气后心率不增加,应检查新生儿是否有胸廓起伏,若胸廓起伏不好,必要时做矫正通气步骤。

(4)矫正通气步骤:面罩正压通气无效最常见的原因是:面罩与面部接触处漏气、气道梗阻和通气压力不足。6 个矫正通气步骤能解决以上问题(表 23-2)。用帮助记忆的 6 个字母"MR. SOPA"表示 6 个步骤,依次为:调整面罩、摆正体位、吸引口鼻、张开口腔、增加压力及替代气道。进行矫正通气步骤直到通气时胸廓有起伏。一旦胸廓有起伏,继续正压通气 30 秒,并评估心率。

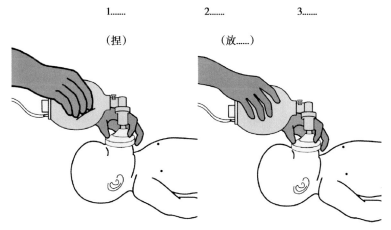

图 23-11　正压通气操作:大声计数以保持正确的吸呼比

表 23-2　6 个矫正通气步骤 MR.SOPA

	矫正通气步骤	操作
M	调整面罩	重新放置面罩,考虑用双手法
R	摆正体位	轻度仰伸,鼻吸气位
做正压通气观察胸廓是否起伏		
S	吸引口鼻	用吸球或吸管吸引口鼻
O	张开口腔	张开口腔及向前抬下颌
做正压通气观察胸廓是否起伏		
P	增加压力	每次增加 5~10cmH_2O 至最大压力 40cmH_2O
做正压通气观察胸廓是否起伏		
A	替代气道	放置气管插管或喉罩气道
做正压通气观察胸廓是否起伏及听诊呼吸音		

（5）评估和处理：经 30 秒充分正压通气后，如有自主呼吸，且心率≥ 100 次 /min，可逐步减少并停止正压通气，根据脉搏氧饱和度值决定是否常压给氧。如自主呼吸不充分，或心率 <100 次 /min，需继续用气囊面罩或气管插管施行正压通气，并检查及矫正通气操作。如心率 <60 次 /min，需气管插管正压通气并开始胸外按压。

（6）持续气囊面罩正压通气(>2 分钟)可产生胃充盈，应常规经口插入 8F 胃管，用注射器抽气并保持胃管远端处于开放状态。

测量胃管插入的深度：由鼻梁到耳垂，再由耳垂至剑突与脐的中点（图 23-12）。

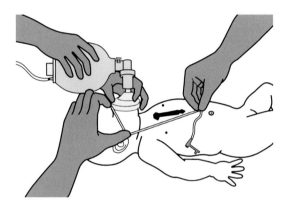

图 23-12　测量插入胃管的正确长度

4. 正压通气装置的应用

（1）自动充气式气囊（图 23-13）：是目前最常用的复苏装置，如名称所指，在无压缩气源的情况下，可自动充气，如不挤压，一直处于膨胀状态。它的吸气峰压（peak inspiratory pressure，PIP）取决于挤压气囊的力量，它不能提供呼气末正压（positive end-expiratory pressure，PEEP）。结构上有如下特点：①氧气与空气混合气体的出口为单向，有单向阀门，加压、吸气时打开，呼气时关闭。不能做常压给氧用。②储氧器（图 23-14）功用：连接上氧气而不用储氧器，可供 40% 氧；用密闭式储氧器，供 100% 氧；管状储氧器，供 90% 氧。③安全装置：减压阀，当压力 >3.43kPa（35~40cmH$_2$O）时，阀门被顶开，防止过高的压力进入肺脏。

（2）气流充气式气囊（图 23-15）：又称麻醉气囊，靠压缩气源来的气流充盈，不用时处于塌陷状态，当气源将气体压入气囊，且面罩紧贴面部时气囊才能充盈。PIP 由进入气体的流速、气流控制阀的调节和挤压气囊的力量决定。可提供 PEEP，PEEP 由一个可调节的气流控制阀控制。可做常

压给氧。

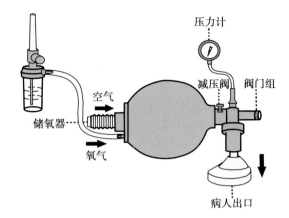

图 23-13　自动充气式气囊

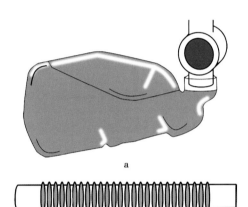

图 23-14　自动充气式气囊的储氧器
a. 末端封闭；b. 末端有开口

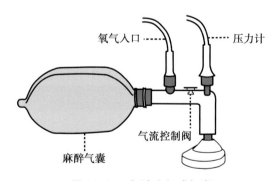

图 23-15　气流充气式气囊

（3）T 组合复苏器（T-piece）（图 23-16）：是近年来应用比较多的一种正压通气装置，由一个调节压力的装置和一个手控的 T 形管道构成。与气流充气式气囊一样，也需要压缩气源。是单手操作，操作者用拇指或其他手指堵塞或打开 T 形管的开口，使气体交替进出新生儿体内，给予间断的 PIP。主要优点是可提供 PEEP，预设 PIP 和

PEEP,并使 PIP 和 PEEP 保持恒定,更适于早产儿应用。

形状一致,更容易形成密封,并减少对新生儿面部的损伤。

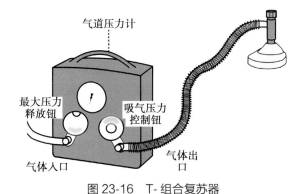

图 23-16　T-组合复苏器

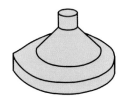

图 23-17　有缓冲垫的面罩

(4)面罩的特点和有效应用:面罩有不同的形状、大小,可以用不同的材料制成。新生儿面罩的选择取决于是否适合新生儿的面部。应使面罩与新生儿的面部形成密封。面罩的周围可有或无缓冲垫(图 23-17)。缓冲垫可使面罩与婴儿面部的

面罩分为 2 种形状:圆形和解剖形(图 23-18)。解剖形面罩适合面部的轮廓,当放在面部时,它的尖端部分恰好罩在鼻上。面罩有不同的大小,适于足月儿或早产儿。面罩边缘应能覆盖下颌的尖端、口和鼻,但勿覆盖眼睛。面罩过大可损伤眼睛,且密封不好。过小不能覆盖口和鼻,且可堵塞鼻孔(图 23-19)。

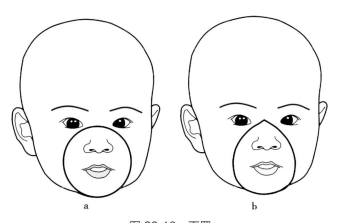

图 23-18　面罩
a. 圆形;b. 解剖形

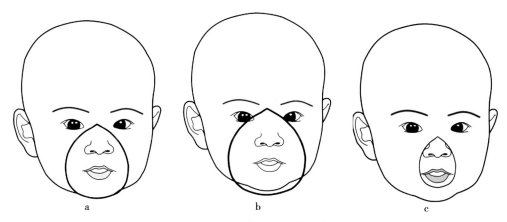

图 23-19　放置面罩的方法
a. 盖住口鼻、下颌而不盖住眼,为正确;b. 太大而盖住眼、超过下颌,不正确;c. 太小而不能很好盖住口鼻,不正确

（四）胸外按压

1. 胸外按压的指征 有效正压通气（胸廓有起伏）30 秒后心率 <60 次 /min，应在持续正压通气的同时开始胸外按压。为保证与胸外按压更有效配合，此时应进行气管插管正压通气。一旦开始胸外按压，正压通气的给氧浓度增加至 100%。

2. 胸外按压的手法 推荐胸外按压用拇指法（图 23-20）。双手拇指端按压胸骨，双拇指重叠或并列，双手环抱胸廓支撑背部。此法能得到更高的血压和冠状动脉充盈压，且不易疲劳。

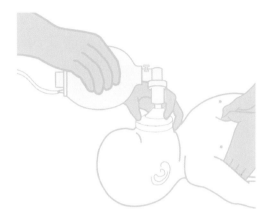

图 23-20 胸外按压的手法：拇指法

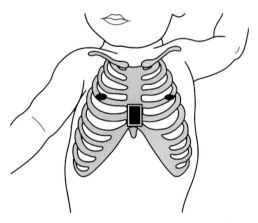

图 23-21 胸外按压的位置（图中方框）

3. 胸外按压的位置和深度 应在胸骨体下 1/3 进行按压，即新生儿两乳头连线中点的下方，注意避开剑突（图 23-21）。下压深度为胸廓前后径的 1/3（图 23-22），产生可触及脉搏的效果。

4. 胸外按压的操作 胸外按压的下压时间应稍短于放松时间，使心脏输出量达到最大。胸外按压时拇指略弯曲，用拇指端下压胸骨挤压其与脊柱之间的心脏，以足够的压力下压胸骨达胸廓前后径的 1/3，随后放松使心脏充盈。每次胸外按压下压和放松的过程中，拇指均不能离开胸壁。放松期手指要充分抬起使胸廓完全扩张和心脏充分充盈，但拇指不要离开胸部（图 23-23）。

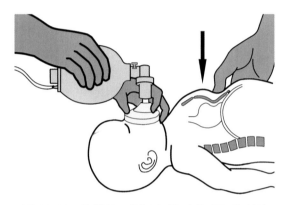

图 23-22 胸外按压的深度（胸廓前后径的 1/3）

5. 胸外按压与正压通气的配合（图 23-24）胸外按压要两人合作完成。一人进行气管插管下的正压通气，另一人做胸外按压。团队成员之一站在患儿头侧经气管插管下进行正压通气，胸外按压者可站在患儿的一侧。一旦需要开始胸外按压，极有可能需要紧急放置脐静脉插管，此时胸外按压者可移至患儿的头侧，这样可给脐静脉插管者留出足够的空间。胸外按压要与通气很好的配合，按压与通气的比例为 3∶1，即每分钟按压 90 次，正压通气 30 次，共 120 次，每 1 循环（按压 3

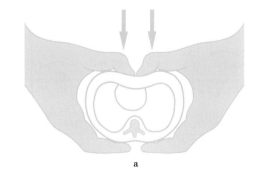

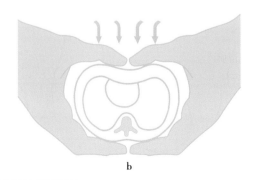

图 23-23 胸外按压的正确手法
a. 压迫胸骨，正确；b. 侧面按压，错误

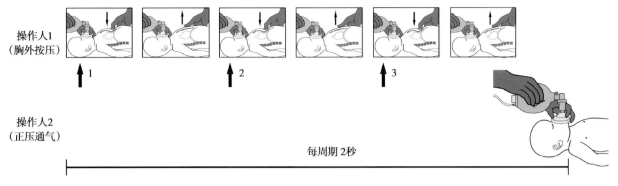

操作人1
（胸外按压）

1   2   3

操作人2
（正压通气）

每周期2秒

图 23-24 胸外按压和正压通气的配合

次通气 1 次）需时 2 秒。每次正压通气后第 1 次按压时呼气。按压者大声喊出"1-2-3-吸"，助手做正压通气配合。

6. 胸外按压的时间和评估 胸外按压的时间为 60 秒。按压 60 秒后评估心率，如心率≥60 次/min，停止胸外按压继续正压通气，给氧浓度可根据氧饱和度目标值进行调整。如心率仍<60 次/min，检查正压通气和胸外按压操作是否正确，是否给予 100% 浓度的氧，如正压通气和胸外按压操作皆正确，做紧急脐静脉插管，给予肾上腺素。评估心率可通过 3 导联心电图或脉搏氧饱和度仪监测，若无此设备，可在胸外按压和正压通气 60 秒后短时间（6 秒）停止按压，同时评估心率，要尽量避免中断胸外按压，因为按压停止后，冠状动脉灌注减少，延迟心脏的恢复。

（五）气管插管

1. 气管插管的指征

（1）新生儿羊水胎粪污染且无活力时需气管插管吸引胎粪。

（2）如果正压通气不能充分改善临床症状，无良好的胸廓起伏，或需要正压通气持续超过数分钟时，可考虑气管插管，以改善正压通气的效果。

（3）如需胸外按压，气管插管可有利于正压通气和胸外按压更好的配合，并使每次正压通气取得最大效率。

（4）需气管内给药。如需要用肾上腺素，在建立静脉途径前常用的途径是直接注入气管，需要气管插管。早产儿需气管内给予肺表面活性物质时。

（5）疑有膈疝，不用面罩而用气管插管，可防止空气进入胃肠道，妨碍肺扩张。

2. 气管插管的实施

（1）选择喉镜：足月儿使用的型号喉镜镜片为 1 号，早产儿为 0 号。

（2）根据体重选择合适内径的气管导管（表 23-3）。

表 23-3 不同体重和孕周气管导管内径

体重（g）	妊娠周数（w）	导管内径（mm）
<1 000	<28	2.5
1 000~2 000	28~34	3.0
>2 000	>34	3.5

（3）确定气管插管深度：①体重法：按体重计算管端至口唇的长度（cm）（端唇距离），可按出生体重（kg）加 5~6 计算（表 23-4）。②鼻中隔耳屏距离法（nasal-tragus length，NTL）：可有效计算足月儿和早产儿气管插管插入深度（管端至气管中点）。NTL 是指新生儿的鼻中隔至耳屏的距离再加 1cm。③最近的研究提出根据胎龄也可准确地预测正确的插入深度（表 23-5），此表可贴于抢救台旁或与气管插管器材放在一起。

表 23-4 气管导管的插入深度

体重（kg）	管端至口唇的长度（cm）
1	6~7
2	7~8
3	8~9
4	9~10

表 23-5　经口插管最初的气管插管深度(管端至唇)

胎龄(w)	管端至唇的深度(cm)	新生儿体重(g)
23~24	5.5	500~600
25~26	6.0	700~800
27~29	6.5	900~1 000
30~32	7.0	1 100~1 400
33~34	7.5	1 500~1 800
35~37	8.0	1 900~2 400
38~40	8.5	2 500~3 100
41~43	9.0	3 200~4 200

(4)气管插管的步骤

1)操作者左手持喉镜(图 23-25)。

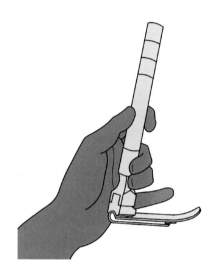

图 23-25　持喉镜的正确手势

2)保持新生儿的头部呈"鼻吸气"位置,准备插入喉镜。整个过程中,助手应常压给氧(图 23-26)。

3)喉镜应沿着舌面右侧滑入,将舌推至口腔左侧,推进镜片直至尖端超过舌根,到达会厌软骨谷(图 23-27)。

4)轻轻与镜柄同方向提升整个喉镜,而非镜片尖端(图 23-28),可提升会厌软骨,其下方暴露打开的声门。

5)寻找解剖标记,声带看起来像反向的字母"V"(图 23-29、图 23-30)。必要时,吸引分泌物改善视野。

6)如声门关闭,等待其开放。插入气管导管直到声带线达到声门水平或导管进入深度达到要

求的端唇距离(图 23-31)。

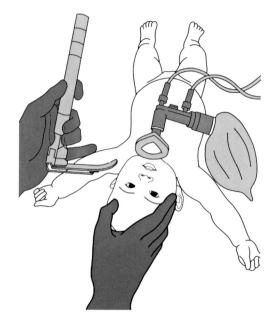

图 23-26　准备插入喉镜

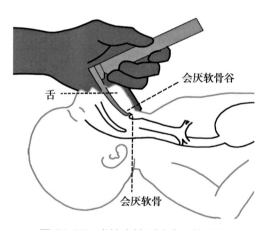

舌
会厌软骨谷
会厌软骨

图 23-27　喉镜尖端到达会厌软骨谷

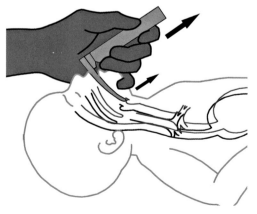

图 23-28　与镜柄同方向提升整个喉镜

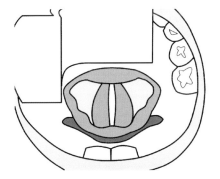

图 23-29 寻找解剖标志（叶片顶端在会厌谷）

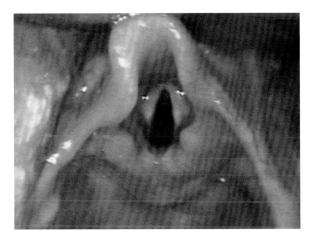

图 23-30 提起喉镜时看到的声门和声带

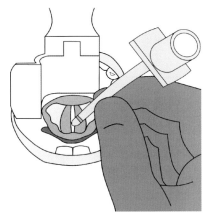

图 23-31 在声带间插入气管导管

7）撤出喉镜时，用右手稳定导管于新生儿上腭（图 23-32），小心撤出喉镜。

如有金属芯，握住导管，将金属芯从管中撤出（图 23-33）。

气管插管的步骤要在 30 秒内快速完成。如无法暴露声门并在 30 秒内插入导管，则撤出喉镜，用气囊面罩给新生儿做正压人工通气使新生儿稳定，然后重试。

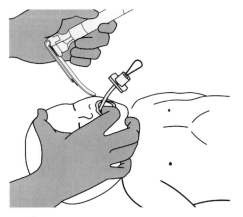

图 23-32 撤出喉镜时固定气管导管

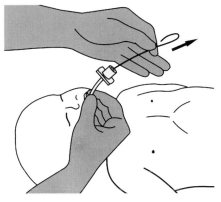

图 23-33 将金属芯由气管导管中撤出

8）固定气管导管：如正压通气数分钟以上，需将导管固定在面部，固定导管可用防水胶带或为固定导管特别设计的装置。导管已正确放置后，确认导管位于新生儿口角处的 cm 标记是否在正确的插管深度。固定导管操作步骤如下：①剪 2 条 1.3cm 宽约 10.2cm 长的胶带，长度由口腔的一侧，跨过人中，止于对侧颊部 2cm。②将胶带纵向从中间剪开至其长度的 1/2，看来像"连身裤"。③将胶带未剪开的部分及"腿"的上部横贴在新生儿的上唇，"腿"的下部包绕气管导管（图23-34）。④第 2 片胶带则反向粘贴；⑤用听诊器听诊两侧胸部确保气管导管无移位。

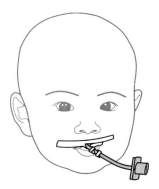

图 23-34 固定气管导管

387

（5）气管插管位置的判断：如导管已在正确位置，应观察到：①心率和氧饱和度改善，心率迅速增加是插管位置正确和正压通气有效的重要指征；②正压通气期间于两腋下听到等同的呼吸音，但胃区有很小或无声音；③每次呼吸时有对称的胸廓起伏；④极少或没有空气进入胃；⑤ CO_2 检测器可确定呼出 CO_2 的存在（图 23-35）。一种是内有比色计装置，有 CO_2 存在时会改变颜色。另一种 CO_2 浓度检测器是电子监护器，显示每次呼出 CO_2 浓度的变化；⑥胸片显示导管管端在第二、三胸椎水平。

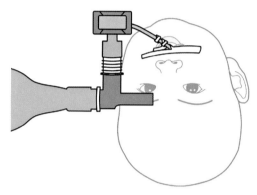

图 23-35　CO_2 检测器

3. 气管插管的替代装置 - 喉罩气道（laryngeal mask airway，LMA）

喉罩气道是气管插管的替代装置，当面罩气囊正压通气失败以及气管插管不可能或不成功的情况下，可用喉罩气道。喉罩气道由一个带有可充气边圈的软椭圆形喉罩与弯曲的气道导管连接而成（图 23-36）。随机对照研究发现当气囊面罩正压通气不成功时，应用喉罩气道与气管内插管的应用无明显的区别。

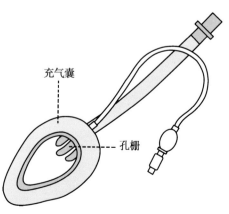

图 23-36　喉罩气道

（1）使用喉罩气道的指征：①新生儿存在包括口、唇、舌、上腭及颈部的先天性畸形，使用面罩正压通气使面罩密闭有困难或使用喉镜观察喉部有困难时；②有小下颌或巨舌，面罩气囊及气管导管正压通气有困难或不可能时；③用面罩正压通气无效及气管插管不可能或不成功时。

（2）有以下情况限制使用喉罩气道：①不用于气道内吸引分泌物，如需气管插管吸引胎粪；②如需要用压力高的正压通气，空气可从声门与喉罩之间密封的空隙中漏出，导致对肺的通气不充分；③在实施胸外按压时很少使用喉罩气道，除非气管插管不成功，可尝试喉罩气道正压通气配合胸外按压；④不用于气管内给药，可由喉罩边缘流入食管而不进入肺。⑤不用于很小的新生儿，目前最小的喉罩气道用于体重大于 2 000g 的新生儿。已有报道喉罩已用于体重 1 500~2 000g 的早产儿。

（3）喉罩气道的插入步骤为：

①准备喉罩气道：注射器连至充气控制球，抽出围绕喉罩边缘充气囊内的空气，充气囊内建立真空压扁，取下注射器。

②站在新生儿头侧，摆正体位呈"鼻吸气"位，如同气管插管的体位。

③像拿钢笔一样的手势持喉罩气道，示指放在充气囊和气道导管的连接处（图 23-37）。喉罩开口中央的孔栅必须面向前，面向新生儿的舌，喉罩无孔栅或开口的平坦的背部应面向新生儿的硬腭。

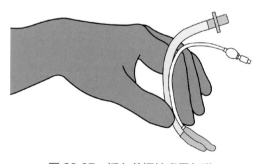

图 23-37　插入前握持喉罩气道

④一些医师在喉罩的背部使用水溶性润滑剂来润滑，如这样做，要小心保持润滑剂远离孔栅处，以免进入喉罩内。

⑤轻轻张开新生儿口腔，并压喉罩的充气囊端，使充气囊的开口向前，背着新生儿的硬腭（图 23-38a）。

⑥用示指恰好在充气囊的上边使喉罩的顶部

紧贴靠着硬腭,保证喉罩的顶部保持平直及不自身卷缩后倒。

⑦用示指轻轻引导喉罩沿着新生儿硬腭轮廓到喉的背部(图23-38b)。不要用力,用一个平稳的运动引导喉罩通过舌进入咽下部直到感觉有阻力。

⑧撤出手指以前,用另外一个手保持气道导

管的位置(图23-38c)。可防止当手指撤出时喉罩从原位牵出。在这个点,喉罩的顶部应停留在食管的入口(上食管括约肌)。

⑨用注射器通过充气控制球注入2~4ml空气使边圈充气囊膨胀(图23-38d)而形成密封。当扩张喉罩时不要握持气道导管。可注意到充气时

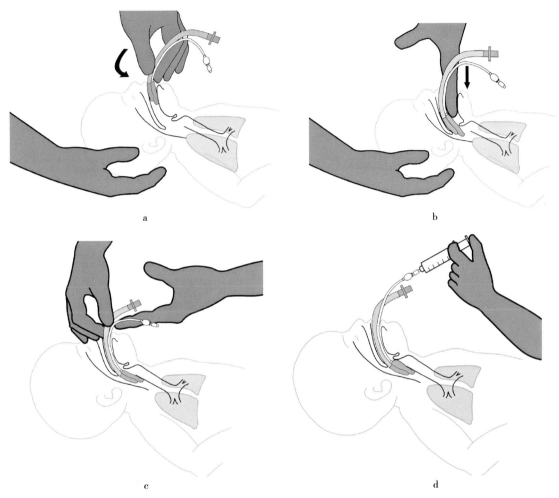

图 23-38　插入喉罩气道

装置稍向外移动,这是正常的。使型号-1喉罩气道充气囊膨胀时所用的空气不得大于4ml。

⑩连接复苏气囊或T-组合复苏器到本装置15mm接管上,开始正压通气(图23-39)。

（六）药物

在新生儿复苏时,很少需要用药。新生儿心动过缓通常是因为肺部充盈不充分或严重缺氧,而纠正心动过缓最重要的步骤是充分的正压通气。但是在100%氧正压通气和胸外按压60秒后心率仍<60次/min,应给肾上腺素或扩容或两者皆给。

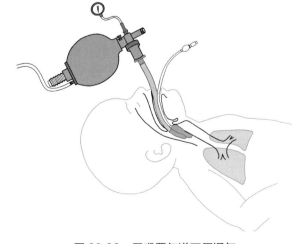

图 23-39　用喉罩气道正压通气

1. 肾上腺素

(1)给药指征:至少30秒有效的正压通气(胸廓有起伏)和60秒胸外按压配合100%氧浓度的正压通气后,新生儿心率仍 <60 次/min。在没有建立有效通气前,不应给予肾上腺素。

(2)给药途径和剂量:给药途径首选脐静脉和骨髓腔给药。用脐静脉或骨髓穿刺可迅速将药送入中心静脉循环,不推荐外周静脉给药。当静脉通道正在建立或没有条件做脐静脉插管时,可气管内快速注入,若需重复给药,则应选择静脉途径。静脉给药推荐剂量是每次 0.01~0.03mg/kg(即 1:10 000 溶液 0.1~0.3ml/kg),不推荐大剂量静脉给药。静脉给药后用 0.5~1ml 生理盐水冲管。气管内给药剂量大于静脉剂量,为 0.05~0.1mg/kg(即 1:10 000 溶液 0.5~1.0ml/kg),最大量不得超过 0.1mg/kg,因其安全性尚未得出最后的结论。气管内给药后要快速给几次正压通气,将药物迅速送入肺内。

(3)评估心率:给肾上腺素后继续做正压通气(给 100% 氧)和胸外按压 60 秒评估心率,如果心率仍 <60 次/min,3~5 分钟可重复应用。如果开始使用的是剂量范围的下限,以后可增加剂量,但不要超过最大推荐剂量。如静脉给肾上腺素后效果不满意,要考虑是否存在其他问题,如低血容量和张力性气胸。

2. 扩容剂

(1)扩容剂的应用指征:如新生儿对有效的正压通气、胸外按压及肾上腺素无反应,有持续心率减慢并有休克体征或具有急性失血病史是扩容的适应证。低血容量表现为皮肤苍白、毛细血管再充盈延迟(>3 秒)以及心音低钝或脉搏微弱。如缺乏低血容量表现或急性失血病史,不常规给予扩容。

(2)扩容剂的选择:可选择等渗晶体溶液,推荐生理盐水,不选择胶体液如白蛋白。大量失血则需要输入与患儿交叉配血阴性的同型血或 O 型红细胞悬液。

(3)使用方法:生理盐水首次剂量为 10ml/kg,经脐静脉或骨髓腔内缓慢(5~10 分钟)推入。在进一步的临床评估和观察反应后可重复注入。对已经形成循环衰竭的新生儿不推荐采用外周静脉途径进行扩容治疗。

3. 其他药物 分娩现场新生儿复苏时一般不推荐使用碳酸氢钠。

4. 如何建立脐静脉通道

(1)戴无菌手套,准备无菌手术野。由于复苏是紧急操作的过程,完全无菌有一定困难。如复苏和稳定后仍继续需要脐静脉通路,则应拔出导管,在完全无菌的条件下重新置入新的导管。

(2)连接三通管和 5~10ml 注射器,将生理盐水充满 3.5F 或 5F 脐静脉导管,一旦灌满,关闭三通的导管侧,防止液体流失及空气进入。

(3)迅速用消毒液消毒脐带,沿脐根部围绕华通胶或皮肤边缘用丝线打一个松结。如在切断脐带后出血过多,可将此结拉紧。在皮肤周围的结不应影响皮肤的灌注。

(4)暂停胸外按压并提醒团队成员手术刀已进入视野。在出生时安放的夹钳下离皮肤线 1~2cm 处用手术刀断脐带(图 23-40)。是直接横过脐带切割而不是有角度斜切。

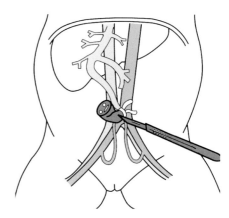

图 23-40 切断脐带准备插入脐静脉导管

(5)脐静脉看似一个大而薄壁的结构,通常在 11~12 点钟的位置。两根脐动脉壁较厚、互相靠近,通常在时钟 4~8 点的位置(图 23-41)。但两根动脉在脐带内盘绕。所以,切口下的脐带残端愈长,所描述的血管位置就愈可能改变。

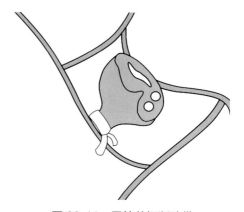

图 23-41 置管前切断脐带

下:脐动脉;上:脐静脉

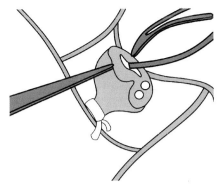

图 23-42　充满生理盐水的导管插入脐静脉
2~4cm 回抽见血后方可给药

（6）将导管插入脐静脉（图 23-42）。静脉血是向上流进入心脏的，所以应按这个方向插入导管。继续插入导管 2~4cm（早产儿要短一些），直到打开导管和注射器间的三通管，轻轻抽吸注射器出现回血即可。复苏期间紧急使用时，导管尖端进入静脉不可过深，以刚能抽出回血为准。插入过深，则注入的药物可能直接进入肝脏，造成肝脏损伤（图 23-43）。

（7）将抽好肾上腺素或扩容剂的注射器连到三通口，转动三通打开注射器与导管的通道，保证无气泡，注入合适剂量的肾上腺素或扩容剂，再用 0.5~1.0ml 生理盐水冲洗导管内的药物使之进入患儿体内。操作者要固定好导管，请助手给药。

（8）给药后，当转运至新生儿病房时，可撤出导管或保留其作为静脉通道。一旦消毒区域被污染，不要继续插入导管。

（9）如果撤出导管，慢慢扎紧脐带根部的结防止出血。因为脐静脉在皮下，压迫脐带上方的部位止血（图 23-44）。

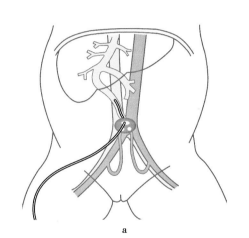

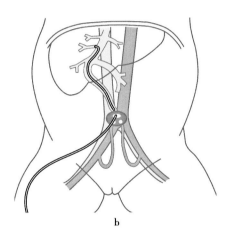

图 23-43　放置脐静脉导管
a. 正确；b. 错误

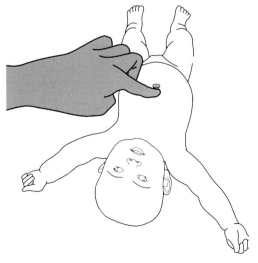

图 23-44　止住脐静脉出血

（七）复苏后的监护和护理

复苏后的新生儿可能有多器官损害的危险并仍有再恶化的可能，一旦建立足够的通气和循环，应给予密切监护和护理。复苏后应继续进行生命体征的监测如心率、血压、呼吸的监测，实验室检查如血气分析、血糖、血钙、血钠的检测等。复苏后的新生儿要给予最佳的护理，做好保暖，体温维持在 36.5℃ ~37.5℃ 的中性温度，保持呼吸道通畅，适当限制入量和控制脑水肿，维持血糖在正常水平，防止低血糖。及时对脑、心、肺、肾及胃肠等器官功能进行监测，早期发现异常并适当干预，以减少窒息的死亡率和伤残率。如合并中、重度缺氧缺血性脑病，有条件的医疗单位可给予亚低温治疗。

(八) 早产儿的复苏

近年来早产儿窒息的复苏越来越受到人们的关注,对早产儿的复苏和复苏后的处理提出了更高的要求。

1. 体温管理　早产儿有发生低体温(体温 <36.5℃)及其并发症的危险,应采取如下措施:①提高产房温度至 25℃ 左右;②预热辐射保暖台;③带上预热的帽子;④对于胎龄 <32 周的早产儿用塑料膜保温:在辐射保暖台的毯子下放一个化学产热的预热的床垫(床垫上铺垫包被避免加热床垫直接与新生儿皮肤接触),新生儿生后不擦干,即刻将颈部以下放于聚乙烯塑料袋中(食物清洁级)或用塑料膜包裹(图 23-45)。复苏及稳定阶段需保持早产儿颈部以下被塑料膜包裹,如果新生儿需要做脐静脉插管,则需要在塑料膜的相应位置剪一个孔,将脐带放在外面进行操作。需监护新生儿体温,不可过热。保持新生儿的腋下温度在 36.5~37.5℃。

2. 正压通气时控制压力　①早产儿由于肺发育不成熟,通气阻力大,不稳定的间歇正压给氧易使其受伤害。正压通气需要恒定的 PIP 及 PEEP,推荐使用 T- 组合复苏器进行正压通气;②应用肺表面活性物质:《新生儿复苏教程》(第 7 版)推荐,胎龄 <30 周的早产儿生后立即给予持

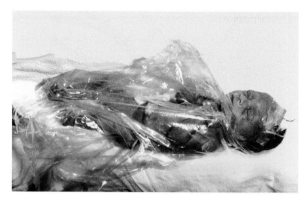

图 23-45　早产儿 <32 周,可采取塑料膜保温

续气道正压通气,根据病情选择性使用肺表面活性物质或者进一步呼吸支持;③给氧浓度:因为早产儿易受高氧损伤,推荐胎龄 <35 周的早产儿开始复苏时用 21%~30% 的氧浓度,然后用脉搏血氧饱和度仪做指导,用空氧混合仪调整给氧浓度,保持氧饱和度在目标值;④维持血流动力学稳定:由于早产儿生发层基质的存在,易造成脑室管膜下 - 脑室内出血。心肺复苏时要特别注意保温、避免使用高渗药物、注意操作轻柔、维持颅压稳定;⑤缺氧后器官功能监测围生期窒息的早产儿因缺氧缺血易发生坏死性小肠结肠炎,应密切观察,延迟或微量喂养。注意尿量、心率和心律。

关键点

1. 新生儿复苏流程图是实施正确的新生儿复苏步骤的依据,一定要熟记并在临床复苏过程中熟练应用。

2. 新生儿复苏最重要的步骤及复苏成功的关键措施是建立充分的正压通气。熟悉复苏气囊的功能并在复苏过程中正确有效的使用是正压通气成功的关键。

3. 少数正压通气不成功的重度窒息患儿,还要进行胸外按压、气管插管及给予药物。有条件的单位,应普及气管插管技术。脐静脉是给予药物的首选通道,应掌握此项技术。

(朴梅花　叶鸿瑁)

参考文献

1. 中国新生儿复苏项目专家组 . 新生儿复苏指南 (2016 年北京修订). 中华围产医学杂志 , 2016, 19: 481-486.

2. 叶鸿瑁 , 虞人杰 , 朱小瑜 . 中国新生儿复苏指南与临床实施教程 . 北京 ; 人民卫生出版社 , 2017. 42-55.

3. 叶鸿瑁 . 为降低我国新生儿窒息的死亡率和伤残率而努力 . 中华围产医学杂志 , 2007, 10: 217-218.

4. 中华医学会围产医学分会新生儿复苏学组 . 新生儿窒息诊断的专家共识 . 中华围产医学杂志 . 2016, 19: 3-6.

5. American Academy of Pediatrics. 新生儿复苏教程. 叶鸿瑁, 虞人杰, 译. 7 版. 杭州: 浙江大学出版社, 2019: 1-13.

6. Perlman JM, Wyllie J, Kattwinkel J, et al; Neonatal Resuscitation Chapter Collaborators. Part 7: Neonatal Resuscitation: 2015 International Consensus on Cardiopulmonary Resuscitation and Emergency Cardiovascular Care Science With Treatment Recommendations. Circulation. 2015; 132 (16 suppl 1): S204-S241.

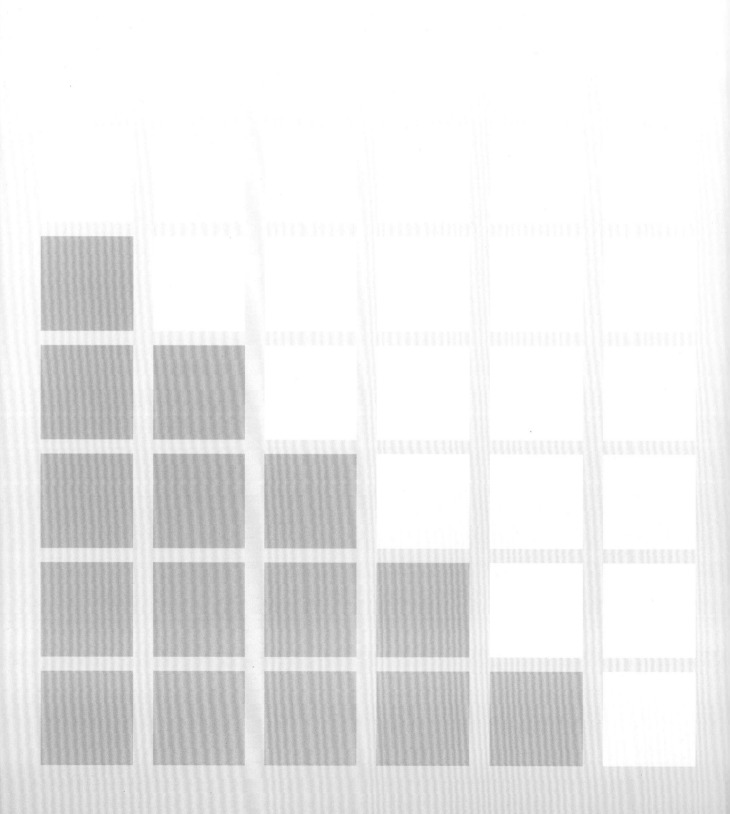

Practical Obstetric Surgery

第二十四章

产科手术麻醉及输血输液管理

第一节　产科麻醉的历史、演变

一、产科麻醉的起源

自古以来，人类就不断地寻找减除各种疼痛，包括分娩疼痛的方法，古代中国就有使用中草药麻醉镇痛的记录。1847 年 1 月 19 日，英格兰爱丁堡市的产科医生 Dr.James.Y.Simpson 首次将乙醚麻醉用于产妇分娩，开启了近代产科麻醉历史的先河。Simpson 也用乙醚麻醉对一名骨盆狭窄的产妇首次成功实施了剖宫产手术，1847 年 5 月 5 日，Walter Channing 在全麻下实施了第一例产钳助产。随后人们发现与乙醚相比，氯仿起效快、没有窒息不适感、吸入方便，因此将氯仿广泛用于产科麻醉。但产科麻醉当时也受到教会和其他很多人包括同时代产科医生的反对，认为这违背自然规律，可能导致出生的小孩智力障碍等问题，并且产科麻醉的安全性和有效性也一直受到质疑。

1853 年英格兰女王维多利亚在生她第八个小孩——利奥波德王子时，挑战性地选择了吸入氯仿减缓产痛，引起了舆论的强烈批评。到了维多利亚女王在麻醉剂辅助镇痛下分娩她的第九个和第十个孩子时，这一问题已经不再是争议的焦点了。19 世纪中后期，公众对"疼痛是神对罪人的惩罚"这一观点的认知逐渐被"疼痛是一种生物过程"的观点所替代，逐渐迫使产科学界不得不顺应公众的需要实行分娩镇痛，这极大地推进了产科麻醉的发展。

二、产科麻醉学的发展

1880 年俄国的 Klikowitsh 首次在产科麻醉中使用了氧化亚氮，到了 1943 年开始使用三氯乙烯。由于吸入麻醉的一些副作用，包括麻醉药燃烧和爆炸、意识丧失，可能导致反流误吸、影响子宫收缩等，人们不断探索其他一些麻醉药、镇痛药及其他的麻醉方法在产科中的应用。

1806 年从天然鸦片中分离出吗啡，但直到 1902 年才被用于分娩镇痛，由格拉茨的 Von Steinbüche 最先使用，而来自弗莱堡的 Gauss 将其进一步推广和完善为"黄昏睡眠法"，这是结合吗啡和东莨菪碱两种药物的镇痛方法，吗啡能使痛觉变迟钝，东莨菪碱有镇静作用，还可以消除产妇的不愉快记忆，是乙醚用于分娩镇痛 50 年后产科麻醉的另一个重大创新。1920 年一位"黄昏睡眠法"的早期拥护者在分娩中死亡，但这一事件并没有动摇公众支持"黄昏睡眠法"的决心，使得这一方法得到了越来越多的推广。用了这种疗法的产妇常常行为失控或行为奇异，由于只用很少量的吗啡，吗啡的镇痛作用有限，大多数产妇还会疼痛呻吟，但事后很多产妇却没有意识到疼痛，这要归功于东莨菪碱的遗忘作用，这就是那时报道中的无痛分娩。而由德国的 Benthin 在 1938 年开始使用的哌替啶分娩镇痛方法一直沿用至今。

1850~1900 年之间，医学发生了巨大的变化，妇产科医生不断尝试用新的药物和技术，他们认识到这种变化带来的风险，因此他们更严格地审查每一项创新技术。此外，他们转向应用科学的信息和方法来帮助他们解决医疗管理的问题。产科麻醉的发展反映了这一战略的变化，但药物对胎儿的影响以及疼痛和分娩之间的关系仍然是尚未解决的问题。

目前，产科麻醉中最常使用的区域麻醉方法则最早出现在 1884 年，外科医生 Carl Koller 首先提出了区域神经阻滞的方法，采用在神经干附近注射药物来缓解神经痛，这一技术在妇产科得到迅速采用。1900 年，瑞士巴塞尔的 Oskar Kreis 首次在 6 名产妇中使用蛛网膜下腔注射 10mg 可卡因用于分娩镇痛，在不影响宫缩的情况下获得很好的镇痛效果，然而产科医生在区域神经阻滞对产程发展的潜在影响方面的认识发展比较慢，主要是因为使用少，在当时吸入麻醉剂和阿片类药物仍然是分娩镇痛的主要选择。罗马尼亚的 Eugen Aburel 于 1931 年发表了有关子宫神经支配的专著，他的工作为局部麻醉在产科中的应用带来了突破性的进展，不久以后，也有连续骶管麻醉、持续性腰麻应用的报道，但因麻醉平面不易控制、术后头痛的发生率较高，传统的腰麻目前在临床上也应用较少。

1944 年以后,开始出现了区域麻醉应用于产科的更详细和准确的研究。由 Hingson 和 Edwards 引进了可塑型针用于连续骶管麻醉的方法。随着 1944 年 Tuohy-Huber 硬膜外穿刺针的应用及不断改进,硬膜外麻醉技术不断成熟,1952 年 Cleland 在产科麻醉中使用节段性硬膜外阻滞,他放置两根导管,其中放于 T$_{11-12}$ 间隙的导管用于待产时镇痛,另一个放置在骶管用于待产结束生产时镇痛,其优点是用药量小,副作用少。到了 20 世纪 60 年代早期,Bromage 把持续硬膜外镇痛确立为分娩镇痛的标准,沿用至今。硬膜外麻醉是产科中常用的麻醉方法,其麻醉镇痛效果好,麻醉平面和血压较容易控制,对母婴副作用小、安全可靠。1981 年 Brownridge P 把腰 - 硬联合阻滞(CSE)成功用于剖宫产,特别是在 1989 年德国维尔茨堡的 Jurgen Sprotte 在 CSE 中使用笔尖式的腰麻针,其针芯不像传统的斜面式腰麻针那样切开硬脊膜,而是分开硬脊膜,对硬脊膜的损伤更小、且更容易愈合,明显减少了脑脊液的流失,同时因有硬膜外穿刺针的引导,采用较细的腰麻穿刺针没有穿刺困难,极大降低了术后头痛的发生率,小剂量局麻药的应用降低了腰麻引起的低血压发生率。CSE 结合了腰麻和硬膜外的特点,用药少,对母婴副作用小,起效快并且肌肉松弛良好,和腰麻相比可较好地控制麻醉平面并可任意延长麻醉时间,还可提供术后镇痛,已成为目前产科麻醉中首选的方法。

(罗　东　罗林丽　黄　蔚)

第二节　分　娩　镇　痛

一、概述

分娩常导致产妇出现明显疼痛,因此许多孕妇临产后需要疼痛管理。分娩镇痛(labor analgesia)即指产妇在阴道分娩过程中接受的镇痛技术。只要没有禁忌证,产妇要求分娩镇痛就是独立的医学指征,在所有提供孕产妇保健的医院均应提供分娩镇痛及麻醉。分娩镇痛方法包括全身性镇痛方法和区域(神经)阻滞镇痛,区域阻滞技术(例如硬膜外、腰麻)镇痛,效果确切,且产妇和新生儿不良反应少见,是目前最常用、也是效果最确切的镇痛方法。美国超过 60% 的单胎产妇选择硬膜外或者蛛网膜下腔镇痛,而且受教育程度高、产检较早的白人孕妇选择率更高。

二、术前评估

理想的分娩镇痛方法必须具备五个特征:①对母婴影响小;②易于给药,起效快,作用可靠,满足整个产程的需求;③避免运动阻滞,不影响宫缩和产妇运动;④产妇清醒,可参与分娩过程;⑤必要时可满足手术的需要。但迄今为止尚未遴选出任何一种完全满足以上要求的镇痛方法。分娩镇痛方法分为两大类:非药物性镇痛法和药物性镇痛法。

(一) 非药物性镇痛法

非药物性镇痛法主要有:①精神预防性镇痛法;②穴位镇痛(针刺镇痛、经皮电神经刺激仪);③水中分娩;④体位管理;⑤拉玛泽疗法。在此不予赘述。

(二) 药物性镇痛方法

1. 吸入性镇痛法　常用药物有氧化亚氮(N_2O)、安氟烷(enflurane)和异氟烷(isoflurane)。

2. 全身使用阿片类药物　最常用的分娩镇痛的阿片类药物有哌替啶(pethidine)、芬太尼(fentanyl)、阿芬太尼(alfentanil)、舒芬太尼(sufentanil)及瑞芬太尼(remifentanil)。既往产程中使用哌替啶镇痛最为广泛,但哌替啶抑制胎儿的肌肉活动,减少胎儿主动脉血流,降低短期心率变异性和氧饱和度,加重新生儿酸中毒,降低新生儿 Apgar 评分,其代谢产物去甲哌替啶具有毒性,在新生儿体内半衰期长达 72 小时,并且纳洛酮不能拮抗其作用,因此美国妇产科医师学会"2017 产科镇痛和麻醉实践"指南不建议在分娩前后使用哌替啶镇痛。瑞芬太尼是超短效的阿片类药,是分娩镇痛中最具有良好应用前景的全身阿片类药物,尤其适用于有椎管内阻滞禁忌的产妇。

3. 局部神经阻滞法　此种镇痛方法由产科医师实施,主要包括宫颈旁阻滞(paracervical block)和阴部神经阻滞(pudendal nerve block)或会阴浸润阻滞。

4. 椎管内神经阻滞法　椎管内阻滞包括硬膜外阻滞、腰-硬联合阻滞及连续蛛网膜下腔阻滞三种方法,硬膜外阻滞还包括骶管阻滞,该类麻醉需要专业人员实施。硬膜外阻滞麻醉已有100年历史,是手术区域阻滞麻醉的主要方法,同样也是麻醉界公认的镇痛效果最可靠、使用最广泛的药物性分娩镇痛方法,镇痛有效率达95%以上。最重要的是适应证:

(1)分娩镇痛的麻醉方面的适应证:①无中枢神经系统疾患:如脑脊膜炎、脊髓灰质炎、颅内压增高以及有严重头痛者;无隐性脊柱裂;无腰椎间盘突出;无椎管狭窄史;无脊柱外伤史;②白细胞<15×10⁹/L,体温<38℃,无全身化脓性或脓性感染以及在穿刺部位和其邻近组织有炎症者,无败血症;③美国麻醉医师协会(American association of anesthesiologists ASA)患者分级Ⅰ~Ⅱ级,无重症休克及未纠正的低血容量者;④血小板计数≥80×10⁹/L,只要血小板水平稳定,没有其他先天性或者获得性凝血病,血小板功能正常,未接受任何抗血小板或抗凝治疗,无凝血机制障碍以及全身肝素化者;⑤无过度肥胖、无穿刺点标志不清者;⑥无急性心力衰竭或冠心病发作者;⑦无椎管内肿物和其他病变或经过多次重复穿刺注药者;⑧无癔症、情绪特别紧张不合作者;⑨无贫血(Hb<80g/L)、恶病质、衰弱者。

(2)分娩镇痛产科方面的适应证:无择期剖宫产手术的适应证。

(3)产妇自愿接受分娩镇痛技术。

三、麻醉方法

(一)硬膜外阻滞分娩镇痛操作步骤

1. 开放静脉

2. 推荐硬膜外分娩镇痛药液配方

(1)0.062 5%~0.125% 布比卡因+1~2μg/ml 芬太尼

(2)0.08%~0.15% 罗哌卡因+1~2μg/ml 芬太尼

(3)0.062 5%~0.125% 布比卡因+0.4~0.6μg/ml 舒芬太尼

(4)0.08%~0.15% 罗哌卡因+0.4~0.6μg/ml 舒芬太尼

3. 给药方法和药物剂量　当宫口开至2~3cm,可于 L₂₋₃ 或 L₃₋₄ 间隙行硬膜外穿刺,硬膜外置管3~5cm后,先注入含1:20万肾上腺素的

1.5%利多卡因3ml的试验量后,观察3~5分钟,排除导管置入血管或蛛网膜下腔,给予上述药液6~15ml,建立镇痛平面。起效时间10~20分钟,持续作用时间60~90分钟。

4. 分娩镇痛的管理流程　在分娩镇痛的实施过程中麻醉医师和助产士需完成以下管理工作:

(1)麻醉科医师去产房后访视产妇,确认无椎管内阻滞禁忌证后,宣读分娩镇痛协议书,并让产妇或其家属在分娩镇痛协议书上签字。

(2)镇痛前进行胎心监护10分钟后,助产士负责将产妇从待产室带入分娩室进行分娩镇痛操作。

(3)麻醉医师操作前需检查抢救及监护设备,连接心电监护并记录镇痛前的血压、心率及氧饱和度;提醒助产士开放静脉。

(4)L₂₋₃椎间隙穿刺,硬膜外头向成功置管3~5cm后,固定好硬膜外导管,平卧位后先注入含1:20万肾上腺素的1.5%利多卡因3ml的试验量后,观察3~5分钟,排除导管置入血管或蛛网膜下腔,注入0.1%罗哌卡因+0.5μg/ml舒芬太尼10ml,10分钟后,若视觉模拟评分法(visual analogue scale VAS)评分>5分,可追加5ml。

(5)麻醉医师用针尖测试镇痛平面,镇痛平面维持在T₁₀水平,用VAS评分尺测试疼痛程度,测试运动神经阻滞分级及监测生命体征,提醒助产士进行胎心监护。麻醉医师在场30分钟。

(6)评定运动阻滞情况:用Bromage标准0~3级测定;若双下肢均为0级,产妇可在陪同下行走。若在1级以上,应告知助产士,并让产妇卧床休息,或用平车转运。

(7)硬膜外注药后30分钟,将病人自控镇痛(patient controlled analgesia PCA)泵接在硬膜外导管上:PCEA的配方:0.08%罗哌卡因+0.4μg/ml舒芬太尼100ml(1%罗哌卡因8ml+舒芬太尼0.8ml+NS至100ml)。

(8)设置方案:为单纯PCA模式(PCA 6ml,锁定间隔时间为15分钟,每小时不超过24ml)。

(9)麻醉医师进行分娩镇痛的记录,若产妇生命体征正常,可半小时后撤心电监护,由助产士负责将产妇从分娩室送回待产室,麻醉医师应嘱咐产妇左侧卧位,痛时按泵,可进食进水。随后的母婴监护由产房助产士负责。若出现镇痛效果不好或泵报警通知值班的麻醉医师处理(单次给予0.1%

罗哌卡因 10ml,请在分娩镇痛记录单上记录)。

(10)宫口开全时由助产士嘱咐产妇不按 PCA 泵,待胎儿娩出后,可让产妇继续按泵或麻醉师硬膜外导管给予 0.25% 布比卡因 10ml 或给予 1% 利多卡因 10ml 或 0.25% 罗哌卡因 10ml,以便会阴伤口缝合。

(11)分娩结束时助产士通知麻醉科拔硬膜外导管,并完成分娩镇痛记录单。

(12)24 小时值班,早 8 点交接班时,将尚未分娩结束的产妇交给接班麻醉医生继续相应的麻醉管理。

(二)腰-硬联合麻醉(combined spinal epidural anesthesia,CSEA)

1.**操作技术**　宫口开至 2~3cm 时,产妇取侧卧位,采用腰-硬联合麻醉包,严格按无菌操作。选择 $L_{3~4}$(首选)或 $L_{2~3}$ 间隙穿刺。

2.**给药方法**　蛛网膜下腔可注射以布比卡因和罗哌卡因为代表的局麻药物,也可注射以芬太尼或舒芬太尼为代表的阿片类药物,还可注射局麻药和阿片类药物的混合液。布比卡因单次剂量不超过 2.5mg,罗哌卡因单次剂量不超过 3mg,芬太尼单次剂量不超过 25μg,舒芬太尼单次剂量不超过 10μg。布比卡因和罗哌卡因由于蛛网膜下腔给予的药物剂量非常小,仅为剖宫产腰麻药量的 1/5~1/4,因此无需考虑药物的比重问题,只需稍加稀释操作时容易推注即可(表 24-1)。

表 24-1　蛛网膜下腔注射常用药物及其作用时间

药名	常用剂量	常用浓度	维持时间(min)
F	10~25μg	10~25μg/ml	60~90
S	5~10μg	5μg/ml	60~90
B	1.25~2.5mg	0.125%~0.2%	30~60
R	2~3mg	0.125%~0.2%	30~60
B+F	2.5mg B+25μg F	25μg/ml F+0.125% B	60~90
R+F	3mg R+25μg F	25μg/ml R+0.125% F	60~90
B+S	2.5mg B+10μg S	10μg/ml S+0.125% B	60~90
R+S	3mg R+10μg S	10μg/ml S+0.125% R	60~90

注:F,芬太尼;S,舒芬太尼;B,布比卡因;R,罗哌卡因

四、并发症防治

硬膜外镇痛在产科保持着较高的安全记录,椎管内麻醉后产生严重神经损伤的发生率很低。瑞士的一个回顾性调查,1990~1999 年间产妇腰麻和硬膜外麻醉产生严重并发症的比率是 1:25 000。皇家学院麻醉医师第三次国家审计结果显示产妇椎管内麻醉产生永久性神经损伤发生率为 0.3~1.2:100 000,美国 400 万例孕产妇硬膜外麻醉比例为 59%,其中 13 例硬膜外血肿、22 例硬膜外感染、9 例持久性神经损伤、603 例暂时性神经损伤,永久性神经损伤发生率低。

(一)椎管内阻滞的副作用

产科椎管内阻滞镇痛的常见副作用(表 24-2)为血压下降,尤其在蛛网膜下腔注射布比卡因或罗哌卡因后更为常见。预防及治疗措施为:镇痛前预先静脉输入等张无糖晶体液 500~1 000ml;蛛网膜下腔注射镇痛药物后,让产妇左侧卧位或平卧位时将右髋部用一软质楔形垫垫高,使体位稍向左侧倾斜;若血压尚未回升,静脉给予麻黄碱或去氧肾上腺素。

椎管内阻滞分娩镇痛的产妇体温常升到 38℃以上,初产妇发生率为 19%,经产妇发生率为 1%。发生原因不清,推测可能原因是局麻药激动 TRPV-1("辣椒素")受体,触发 IL-6 以及其他炎性细胞因子的释放,目前认为椎管内镇痛发热是由细胞因子介导的非感染性炎症性发热。硬膜外镇痛增加母亲的发热率,但不增加新生儿败血症的发生率。严格的无菌管理及无菌操作、产房管理有助于减少母体发热率。分娩过程中应密切观察产程及胎心变化,若发现产妇体温升高或怀疑宫内感染时,应采取相应措施加以解决(暂停镇痛泵,使用物理措施或口服布洛芬等退热,评估胎儿情况,实时终止妊娠等)。

胎心异常是椎管内分娩镇痛时可能发生的并发症,发生率约 7%~25%,导致人为因素剖宫产率增加,发生的可能机制为:椎管内镇痛后产妇交感神经抑制,低血压,子宫胎盘血流下降;突然的疼痛解除,循环肾上腺素浓度迅速下降,子宫张力和子宫血管阻力的增加;会阴肌肉松弛,胎头快速下降;阿片类药物的中枢作用。预防分娩镇痛后的胎心异常应该做到:镇痛前持续胎监 30 分钟、镇痛后持续胎监 30 分钟。分娩镇痛后立即持续血压监测,1 次/3min,如有低血压,要积极纠正血压,宫内胎儿复苏的常用措施有改变产妇体位、给氧、静脉输液、停用外源性催产素,有时需要使用其他药如硝酸甘油、特布他林等。

表 24-2　椎管内阻滞分娩镇痛的副作用

副作用	发生率（%）
低血压	
腰麻或腰 - 硬联合麻醉	4.7
硬膜外	1
发热（T>38℃）	
初产妇	19.0
经产妇	1.0
穿破后头痛	
腰麻或腰 - 硬联合阻滞	1.00~2.77
硬膜外	2.0
短暂胎心率减慢	8.0
皮肤瘙痒（单纯用阿片类药物）	
硬膜外	1.3~26.0
腰麻或腰 - 硬联合阻滞	41.0~85.0
恶心呕吐	0.6~40.0
产后尿潴留	0.6~11.7
镇痛效果欠佳（硬膜外）	9.0~15.0

瘙痒是椎管内阿片类药物镇痛的常见并发症，机制尚不完全清楚。瘙痒在鞘内注射阿片类药物比硬膜外或全身应用阿片类药物治疗更常见。发生率和严重程度与剂量有关，症状通常在用药后 30 分钟内最严重，通常是自限性的。严重瘙痒可以用 40~80μg 纳洛酮（生理盐水稀释至10ml，给予 1~2ml）或 2.5~5mg 纳布啡（生理盐水稀释至 20ml，给予 2.5~5ml）治疗。

产程中硬膜外镇痛可有 10% 的镇痛效果不足，而另需从硬膜外导管额外追加药物镇痛（追加更高浓度的局麻药）。

（二）椎管内阻滞镇痛的并发症

1. 穿破硬脊膜　实施硬膜外间隙穿刺时，穿破硬脊膜并不少见，20 世纪 50 年代开始推广单次法时，穿破率在 10% 以上；60 年代以后普遍采用连续法，穿破率下降到 2%~3%，随着经验的积累，目前国内穿破率已下降到 0.27%~0.60%。自 2001 年 8 月以来的 11 年间，笔者所在的医院共计实施硬膜外或腰 - 硬联合麻醉技术 12 000 例分娩镇痛中，穿破率为 0.2%。

（1）原因：硬膜外阻滞穿破硬膜的原因有操作因素及产妇因素两方面。操作因素是由于麻醉科医师换了一个新的操作环境（产房，对操作台及周围环境会产生不适应的感觉）、操作技术不过硬、穿刺时麻痹大意、由于图快而进针过猛及偶然失误等。产妇因素为由于腹部膨隆，脊柱不易弯曲或过度肥胖，体位不理想使得穿刺间隙摸不清而造成穿刺困难。

（2）预防：预防的首要措施在于思想上重视，每次硬膜外穿刺操作都应谨慎从事；对于硬膜外穿刺的初学者不要安排在产房从事分娩镇痛工作；每次必须严格按正规操作规程实施，其中更重要的是第一次试验量。

（3）穿破后处理：一旦硬脊膜被穿破，最好更换间隙（在原间隙的上一间隙）重新进行硬膜外间隙操作，并向头侧置管 4cm。患者可能发生穿破硬膜后头痛，治疗见后，术后适当增加输液量，平卧是常规做法，但作用有限，大部分患者数日后头痛可缓解。

2. 穿刺针或硬膜外导管误入血管　硬膜外有丰富的血管丛，穿刺针或导管误入血管并不罕见，发生率据文献报道在 0.2%~2.8% 之间，尤以足月妊娠者，硬膜外间隙静脉怒张，更容易刺入血管。误入血管会因鲜血滴出或硬膜外导管中有鲜血流出而被发现。若局麻药直接注入血管而有可能发生毒性反应。可将硬膜外导管稍稍往外拔直至回抽无鲜血为止，若硬膜外导管已几乎全部拔出仍有回血时，可在原间隙或更改间隙进行重新穿刺。

3. 硬膜外导管折断　这是连续硬膜外阻滞常见并发症之一，发生率为 0.057%~0.2%。导管折断原因有以下几点。

（1）遇导管尖端越过穿刺针斜面后不能继续进入时，正确的处理方法是将穿刺针连同导管一并拔出，然后再穿刺，若错误地仅将导管拔出，已进入硬膜外间隙的部分可被锐利的斜面切断。

（2）若导管质地不良而易变硬变脆，现在经常使用聚四氟己烯材料的一次性硬膜外导管，可防止折断事故，但还应在皮肤固定时，用棉纤维衬垫，避免导管在穿出皮肤处呈锐角弯曲。

（3）极少数产妇产后拔除硬膜外导管时出现拔管困难，可能由于椎板或脊椎韧带将导管夹住，若强力拔出会拉断导管，此时应让产妇再处于与原先穿刺时相同的体位，慢慢外拔，或用热敷或在导管周围注射局麻药，这些措施都有利于导管拔出。

4. 广泛硬膜外阻滞及全脊麻　广泛硬膜外阻滞及全脊麻通常是由于大剂量局麻药物无意中注入蛛网膜下腔。由于硬膜外麻醉局麻药的剂量是腰麻剂量的 8~10 倍,如果刺破硬脊膜未被及时发现,那么大剂量的局麻药物就会一次注入至蛛网膜下腔,由此就会产生非常高的阻滞平面。

(1)临床表现:广泛阻滞平面会很快出现,并伴随心率减慢和血压下降,如果麻醉平面超过颈段神经,会出现声带麻痹,如果使膈肌麻痹,会出现呼吸困难甚至呼吸暂停。若局麻药进入枕骨大孔,患者会出现意识消失。

(2)处理措施:如果产妇突然出现意识消失、呼吸困难、心率减慢和严重低血压的症状,就要高度警惕全脊麻的发生。若处理措施及时得当,症状会很快纠正。处理措施包括呼吸通气、应用血管收缩药物升高血压,增快心率。静脉给予麻黄碱 10~15mg 很有效,必要时可重复使用。肾上腺素 0.1~0.5mg 静脉给予以加快心率。高平面的阻滞时间取决于所使用的局麻药的作用时间。若出现自主呼吸恢复,则表明麻醉平面逐渐消退,一切生命体征将趋于正常。

5. 局麻药毒性反应　硬膜外腔中存在着丰富的静脉丛,硬膜外针穿刺或置入硬膜外导管时,会导致硬膜外腔出血或导管直接置入血管中。若未及时发现,注入局麻药后而使局麻药直接或间接入血而发生局麻药毒性反应。

(1)预防:局麻药的毒性反应重在预防。注射局麻药物时应仔细回抽,以免误入血管。注药速度宜慢,每次不超过 3~5ml,并争取以最低的浓度和容量达到适当的镇痛效果。试验药量中加入肾上腺素,若心率增快可考虑局麻药物入血。

(2)治疗:产妇发生毒性反应如果轻微,可先给予小剂量的速效巴比妥类药,同时面罩吸氧,并密切观察症状,重视症状的发展。产妇如果发生惊厥,必须立即面罩给纯氧,以防母体和胎儿缺氧。若产妇在应用巴比妥类抗惊厥药后仍继续惊厥,则必须尽快静脉注射肌松剂,如琥珀胆碱 1mg/kg,然后气管插管以控制呼吸。静脉注射硫喷妥钠 50~100mg,地西泮 5~10mg 可有效防止产妇惊厥发作。也可使用咪达唑仑,在产妇惊厥期间,应仔细监测胎儿的心率,应迅速经阴道或剖宫娩出胎儿进行复苏。同时立即给予 20% 脂肪乳静脉注射 1.5ml/kg,注射时间大于 1 分钟(大约 100ml),静脉维持剂量为 0.25ml/(kg·min)。

6. 注药液误入硬膜外间隙或蛛网膜下腔　误注药液入硬膜外腔或蛛网膜下腔都是严重的医疗差错,有时后果会很严重。发生错误的原因一是药液混放,二是核对药物制度不严格,而粗心大意是主要原因。椎管内分娩镇痛技术是有创性操作,是医疗性服务项目,必须和其他麻醉工作一样,不应发生的合并症必须予以杜绝,否则这种错误的性质及其严重后果难以取得产妇及其家属的谅解,甚至受到法律的追究,因此,麻醉医师必须充分认识其严重性。

7. 椎管内阻滞镇痛的神经并发症　发生在产科分娩和手术的神经并发症并不多见,但常见原因主要为局麻药的毒性反应、消毒剂带入椎管、神经组织的损伤、细菌感染、使用肾上腺素、低血压、硬膜外间隙出血、脑脊液漏、产妇的体位和产科手术本身等。神经损伤的最直接的机制是损伤、脊膜炎、神经组织受压、慢性退行性病变、血管狭窄、颅压低和体位原因导致外周神经的损伤。分述如下。

(1)直接损伤:无论是硬膜外还是腰麻操作时,穿刺针或导管均可直接损伤神经根,引起神经功能失常,常表现为其相应支配的区域功能障碍。感觉神经根较运动神经根受损更为常见。其临床症状多可自行恢复。若损伤脊髓时,疼痛颇为剧烈,范围也较广,严重时甚至发生感觉丧失,此后自行恢复的可能性较小。损伤骨或韧带时发生暂时性背痛。据报道此种损伤性背痛在硬膜外组为 1.6%,腰麻组为 2.7%。

(2)缺血性损害:硬膜外间隙有丰富的静脉丛,穿刺出血率为 2%~6%,但形成血肿出现并发症者,其发生率仅为 0.001 3%~0.006%,形成血肿的直接原因是穿刺针尤其是置入导管的损伤;促使出血的因素有产妇凝血机制障碍及正在抗凝血治疗。硬膜外血肿虽然罕见,但在硬膜外麻醉与镇痛并发截瘫的原因中占首位。预后取决于早期诊断和及时手术,12 小时内行椎板切除减压者,均恢复满意;手术延迟者常致永久残疾,故争取时机尽快手术减压为治疗的关键。对于行椎管内分娩镇痛的产妇要求其血小板 $>80 \times 10^9$/L,可将发生此并发症的可能性降至最低。

(3)感染:目前,感染已是区域阻滞麻醉与镇痛的少见神经并发症。感染的外在原因为器械或药物的污染,内在的局部或全身原因(经血运或淋巴系统)也可引起感染。感染可发生在穿刺针或导管经过的任何部位。

(4)化学性损害:神经毒性制剂(如酒精)和各种防腐剂在皮肤消毒或浸泡局麻药安瓿后,不注意就可能随着椎管内麻醉或镇痛操作连同局麻药一起被注入硬膜外间隙或蛛网膜下腔，从而可形成慢性增生性粘连性蛛网膜炎。常见症状有疼痛、感觉和运动障碍。

（5）并发其他疾病：硬膜外阻滞后与椎管内良性肿瘤或转移瘤逐渐增大相并发而出现神经症状。椎管内狭窄及腰椎间盘突出等原有椎管病变都可由于硬膜外麻醉或镇痛而导致原有神经症状加重。因此，对于有此病史的产妇在选择椎管内镇痛时尤应慎重。

（6）外源性非麻醉性因素：在椎管内镇痛期间，凡直接或间接损伤了外周神经，皆可引起神经损害。如产钳操作或胎头压迫可伤及腰骶丛神经，其发生率为1/2 500。股神经、闭孔神经、坐骨神经或股外侧皮神经在第二产程髋关节过度屈曲时皆有损伤的可能。压迫性损伤后，其功能多可恢复，但速度较为缓慢，一般要数月之久。

8. 硬脊膜穿破后头痛（postdural puncture headache，PDPH）

（1）临床症状：PDPH的典型症状为由平卧位转为坐位或直立位时出现剧烈头痛，尤其在咳嗽或突然活动时疼痛加剧，在平卧位时疼痛缓解。疼痛性质为钝痛，并感觉头部发沉。疼痛部位为枕部向头顶放射甚至达前额部及颈部。四肢伴有轻度无力，并诉以前从未有过此种头痛症状。PDPH可穿刺后立即发生，也可发生在数日后，据统计，最常见是在48小时内。头痛持续时间数小时至几个月不等（若不治疗的情况下）。但大多数头痛在4天后即可缓解。伴随症状有恶心、呕吐、情绪低落、视觉改变（发生率0.4%）和听觉失衡（发生率0.4%）。

（2）PDPH的原因：PDPH的病因是复杂的，最常见的原因是脑脊液从刺破的硬脊膜不断流出造成脑脊液的压力降低所致。正常人体水平位时脑脊液的压力为7~20cmH$_2$O，直立位时压力升至54cmH$_2$O以上，而硬膜外腔隙又是闭合的，所以在直立位时蛛网膜下腔内的脑脊液压力为54~68cmH$_2$O，就很容易使脑脊液随着压力梯度漏到硬膜外腔。一些研究者发现，往硬膜外腔注射生理盐水或血液可补充硬膜外腔的压力以达到缓解头痛的目的。

另一个原因可能为颅内血管扩张。颅内压由颅内三个组成部分所决定：脑组织（85%），脑血容量（5%~8%）和脑脊液（7%~10%）。脑脊液的丢失

使脑血管收缩以增加脑血容量，血管收缩刺激了血管周围的张力感受器导致偏头痛的发生。

（3）PDPH的发生率：某些患者为PDPH的高发人群，如年轻患者、女性患者、孕产妇和产后女性。老年人尤其60岁以上的头痛发生率明显下降，尽管原因尚不清楚，但与老年人的脑脊液压力偏低有关。孕妇的PDPH的发生率是非孕妇的两倍。

（4）预防措施

1）腰穿针的直径：有许多研究表明，腰穿针的直径与术后头痛有密切关联（表24-3）。腰穿针的直径与PDPH发生率成正比关系，腰穿针越粗，PDPH发生率越高。常用的国产腰穿针为22G，头痛发生率为5.4%~26.0%，而腰-硬联合套件中的腰穿针为25G或27G，更细化，头痛发生率大大降低。笔者所在的医院做过的80 000余例腰-硬联合麻醉与镇痛，除硬膜外针刺破硬脊膜而导致的术后头痛外，使用腰-硬联合套件中的25G腰穿针所致的PDPH发生率为0.4%。即使头痛发生，出现症状较轻，无需特殊处置，可自行缓解。

表24-3 腰穿针的号数与头痛的关系

针的号数（G）	头痛发生率（%）
20	14.0
21	9.5
24	6.0
25/26	3.5

2）针尖斜面的方向：1926年Green就推测，若在做蛛网膜下腔穿刺时，穿刺针尖的斜面平行于硬脊膜的纤维时，缺损更小而减少脑脊液的外漏；若穿刺针尖的斜面垂直于硬脊膜时，切割了纤维，导致解剖缺损加大而使脑脊液外漏增多。

3）针尖的设计：腰穿针的针尖形状决定着PDPH的发生率。传统的腰穿针为斜面式针尖，穿破硬脊膜时是切割纤维，因此损伤大；而腰-硬联合套件中的Whitacre腰穿针为笔尖式的，穿破硬脊膜时是挤开纤维，因此脑脊液的渗漏明显减少，从而有效降低PDPH的发生率。

4）腰穿针的穿刺角度：腰穿针的穿刺角度也可能会影响硬脊膜破口的大小。1977年Hatfalvi报道600余位用20G腰麻针行腰麻未出现术后头痛，而这些患者全部接受侧入法穿刺。并发现若与硬脊膜呈30°进针，则脑脊液渗漏比60°和

90°进针明显减少,这是由于侧入时,相邻膜组织使硬脊膜上的破口不能相互重叠,而产生"封口"效应。

5)患者体位:患者在接受腰麻穿刺操作时,经常处于弯曲的体位,易使腰穿针正中刺入蛛网膜下腔,此体位使硬脊膜伸紧,易使穿刺破口扩大。因此,有学者建议,采取俯卧位或松弛体位进行腰穿,但在实际操作工作中有一定困难。

6)所用药物:蛛网膜下腔注射药物尤其是局麻药物对术后头痛发生率有影响。PDPH 发生率依次为蛛网膜下腔注射利多卡因 > 布比卡因 > 丁卡因 - 普鲁卡因复合物,注射药液中加入葡萄糖会增加 PDPH 发生率,而加入肾上腺素或芬太尼可减低 PDPH 发生率。

7)治疗:咖啡因是公认的广泛用于治疗 PDPH 的药物,硬膜外自体血填充被认为是治疗 PDPH 的最有效的方法,也有一些新的方法,包括蝶腭神经节阻滞、氨茶碱等。

五、分娩镇痛运作难点

分娩镇痛技术对麻醉医师本身来讲并无难度。其广泛推广实施的桎梏不是技术问题,而是涉及医疗体制、价格体系及就医环境等多方面因素的制约,公立医院为甚。其广泛推广实施需要建立适合中国国情的分娩镇痛的医疗服务体系。体系包括工作场所 - 产房、人力资源 - 麻醉科医师和助产士、政策和医疗制度。应由如下方法解决。

(一)合理的产房布局及完善的监护配备

产房由待产室、分娩室、麻醉操作室、产科重症监护室、护士办公室、麻醉科医生办公室和产科麻醉办公室等重要部门所组成。

1. 待产室　待产室主要收留第一产程的产妇,可以由其丈夫及家属陪产。由于待产室不具备消毒隔离的条件,因此最好不要作为麻醉操作的场所。

2. 分娩室　分娩室是为已进入第二产程的产妇准备的,是新生命诞生的地方。大多数非新建医院由于均未设置麻醉操作室,因此,分娩室可兼做麻醉操作的场所。因此必须具有阴道分娩或剖宫产所需的麻醉装备,这些装备在质量上应与普通手术室相同。还必须配备心电监护仪(有心电图、血压、血氧饱和度和呼吸监测)和胎心监测仪。还必须配备麻醉抢救设备。

(二)高素质的分娩镇痛医疗服务团队

椎管内阻滞的分娩镇痛技术是镇痛效果最好的分娩镇痛方法,也是西方发达国家普遍采用的分娩镇痛方法,因此,国外早已将分娩镇痛列入常规的医疗服务项目。我们国家分娩镇痛刚刚处于起步阶段,各种制度和人力资源组成尚未形成雏形,因此,亟需我们摸索并建立一个适合中国国情的分娩镇痛的医疗服务体系。分娩镇痛医疗服务团队最基本的组成是产科和麻醉科的全体医护人员,其中最直接参与此工作的医务人员是专职产科麻醉医师、产科医师及助产士。

分娩镇痛是麻醉科医师责无旁贷的工作职责。因分娩镇痛要求 24 小时值班,而人手不足是绝大多数医院面临的问题。

助产士在分娩镇痛的工作中起着不可估量的作用。在产房的护理工作中,助产士在获取产妇有关疼痛信息方面起了极其重要的作用。创造一个有信任感的环境,增强了产妇接受镇痛及其相关治疗信息的愿望,更有助于帮助麻醉科医师调整疼痛治疗方案。在帮助产妇控制疼痛之前,助产士应掌握有关疼痛的心理、分娩镇痛方法及新技术——患者自控镇痛技术(PCA)治疗等方面的知识。此外,助产士在原有工作范畴之外还增加了宣传分娩镇痛技术、选择分娩镇痛时机、配合麻醉科医师操作、监护母婴生命体征等工作内容。

(三)建立完善的规章管理制度

1. 产房中的分娩室需配备的抢救用品及监护设备

(1)氧气、麻醉机(可加压给氧)、吸引器、心电监护仪(包括 ECG、BP、SPO₂)、胎心宫缩描记仪(CTG)。

(2)麻醉抢救设备:可视喉镜、气管导管、牙垫、加压呼吸囊、吸痰管等。

(3)麻醉药物及常用抢救药物。

(4)麻醉器械(穿刺包、镇痛泵、手套、固定胶布等)。

(5)所有麻醉穿刺操作均在分娩室或麻醉操作室中进行,分娩室或麻醉操作室的空气消毒参照手术室标准。

(6)待产室的布置应温馨、舒适,家属可陪产。

2. 严格执行分娩镇痛(椎管内阻滞技术)的适应证。

3. 分娩镇痛的操作常规及具体工作程序。

4. 麻醉科医师及助产士的分工职责。

5. 麻醉药品的管理制度。

6. 24 小时交接班制度及病历书写制度。

7. 分娩镇痛的业务培训制度。

8. 对孕产妇的产前教育培训及分娩镇痛的宣传工作。

六、相关问题探讨

(一) 分娩痛的产生机制(图 24-1)

分娩痛是生理性疼痛,有别于其他任何病理性疼痛。它的特点是随着子宫收缩开始而疼痛开始并逐渐加剧,随着分娩完成而疼痛自行缓解。

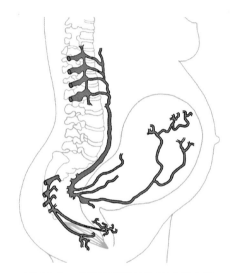

图 24-1 分娩疼痛的神经传导及支配

(二) 分娩痛的程度和部位

1. 分娩痛的程度 大多数初产妇和经产妇在阴道分娩时都会感到不同程度的疼痛。大约有 50% 的产妇分娩时感受到剧烈疼痛,认为难以忍受(其中 20% 的产妇感到极其严重的疼痛,甚至可达"痛不欲生"的地步);35% 的产妇感受到中等程度的疼痛,认为可以忍受;仅 15% 的产妇分娩时有轻微的疼痛感觉。而初产妇和经产妇的疼痛比率有所不同,10% 的初产妇和 24% 的经产妇分娩时经历轻度或中等程度的疼痛;30% 的初产妇和经产妇均感到严重的疼痛;38% 的初产妇和 35% 的经产妇会感到非常严重的疼痛;22% 的初产妇和 11% 的经产妇可达"痛不欲生"的地步,因此,表明初产妇比经产妇在阴道分娩时要经历更大程度和更长时间的分娩疼痛。

2. 分娩痛的部位 绝大多数产妇分娩痛的部位在腹部和背部。Melzack 和 Schaffelberg

为了弄清具体疼痛部位,对 46 位产妇进行了研究,结果表明,46 位全部腹部疼痛,其中 44 位(96%)在子宫收缩时最痛,而 31 位(74%)疼痛部位在后背下部,19 位(41%)只有在宫缩时才感到背痛。

(三) 影响分娩痛的因素

1. 身体因素 产妇的年龄、产次和身体条件等身体因素,与分娩时宫颈口的大小、胎儿大小和产道条件等因素相互作用,决定着分娩痛的程度和持续时间。

年轻产妇经历产痛时表现出更多的忧虑,而 40 岁以上的产妇经历更长和更严重的产痛。在分娩早期,初产妇比经产妇历经更严重的分娩痛,而分娩晚期正相反。

2. 生理生化反应因素 大量研究表明,分娩痛可使母体内血浆 β- 内啡肽、β- 促脂素和促肾上腺皮质激素(ACTH)水平升高,这些数值在分娩时和产后短时间内达到高峰,往往在分娩前是非产妇的 4~10 倍。β- 内啡肽在产程中成为母体中内在的镇痛剂。另外,体内阿片物质也可提高痛阈,有研究表明,子宫内的羊水也可产生镇痛作用。

3. 心理因素 产妇在分娩时的心理状态、对分娩方式选择的态度和情绪均影响着分娩痛的程度。产时中的恐惧、忧虑和担心均可增加产痛程度并影响产痛行为。因此,产程中由产妇的丈夫陪待产,可有效缓解产痛,并给予妻子精神上的安慰与支持。同样,加强产前教育,发放分娩知识的教育材料均可起到产妇分娩时分散疼痛注意力的作用。

4. 文化和种族因素 有史以来,文化和种族因素被认为是影响分娩痛忍受力和疼痛行为的重要因素。比如,意大利人、有拉丁文化背景的人或地中海地区的犹太人在分娩痛时表现非常情绪化,往往夸大疼痛程度;而英国人、斯堪的纳维亚人、亚洲人、美国印第安人和因纽特人对疼痛反应有较强的克制力,表现出较少的疼痛行为。

(四) 分娩痛对母婴的影响

大量临床观察发现,分娩时的剧烈疼痛除了有助于产科医师判断产程进展程度的优点外,对产妇和胎儿无任何益处。其产生的体内神经内分泌反应可引起胎儿和母体的一系列病理生理变化(表 24-4)。

表 24-4　分娩痛对母婴的影响

生理作用	对产妇的影响	对胎儿的影响
基础代谢率增加	氧需、氧耗增加	胎儿氧合减少
氧耗增加	呼吸性碱中毒、脱水、间隙性呼吸	氧合减少
过度通气	呼吸停顿和低氧血症	胎盘氧供减少
心动过速	有严重心血管疾病者可致心血管意外	胎盘血流减少
血压升高	失代偿（尤其在高龄产妇）	胎儿酸中毒
高血糖、血脂肪酸增加	酮体增加、酸中毒	胎儿酸中毒
儿茶酚胺增加（以及 ACTH、ADH）	血管收缩和心血管负荷过大、氧耗增加、子宫收缩受影响	胎盘血流减少胎儿酸中毒
代谢性酸中毒加剧（低氧血症、脱水）	代谢性酸中毒	胎儿酸中毒
儿茶酚胺引起胃泌素增加	胃内容物滞留、胃内酸性增加导致恶心呕吐	尚不明确
心理影响	焦虑、恐惧、喊叫、不合作、产后抑郁症	尚不明确

（五）缓解分娩疼痛的益处

有研究表明，硬膜外镇痛通过阻断伤害刺激的传入和交感神经的传出，可有效减少儿茶酚胺、β- 内啡肽、ACTH 和皮质醇的释放，从而降低产妇的应激反应，并减少由疼痛引起的心输出量增加和血压升高，减少产妇不必要的耗氧量和能量消耗，防止母婴代谢性酸中毒的发生。有效的分娩镇痛可避免子宫胎盘的血流量减少，改善胎儿的氧合供应，还可增加顺产的概率。

（六）对产妇子宫收缩、产程进展及分娩方式的影响

准确地评估椎管内阻滞镇痛对产程和剖宫产率的影响尚存在一定难度，因为产科四要素（精神因素、产力、产道和胎儿）中，分娩镇痛只影响了其中一个因素——精神因素，而其他三个产科因素相互交叉作用，均可干扰研究结果的一致性。Leighton 认为，硬膜外分娩镇痛对剖宫产率、器械助产率和第一产程均无影响，但可延长第二产程，增加缩宫素的用量。国内论文中有一项研究表明，硬膜外分娩镇痛术可引起子宫收缩力的一过性

下降，但与缩宫素无关，对整个分娩过程没有不良影响。Sharma 等荟萃分析结果——椎管内阻滞分娩镇痛可增加缩宫素用量、延长产程、增加助产率，但不增加剖宫产率。我们与国外在硬膜外或联合镇痛行分娩镇痛时的镇痛药物配方及镇痛时机几乎无差别，甚至在单位时间内所使用的药量要比国外少，因此应该没有理由放弃椎管内阻滞的分娩镇痛技术，只要新生儿有良好的结局，就已经达到分娩镇痛的预期目的了，毕竟"鱼"和"熊掌"不可兼得。但对麻醉科医师和产科医师仍有更高的要求，要求我们不断努力探索与研究，力争将分娩镇痛对产程及分娩方式的不利影响因素降至最低。

（七）分娩镇痛方法的选择及镇痛效果评价

理想的分娩镇痛模式应为，医院应提供尽可能多样的分娩镇痛技术，包括各种非药物性和药物性分娩镇痛方法，产妇可根据对分娩镇痛知识的了解程度、自身产痛的感觉程度、产程进展程度及经济承受程度等因素来自主选择分娩镇痛方法，因为分娩镇痛是产妇的权力，选择何种分娩镇痛方法，同样也是产妇的权力。因此，建议在产程中采取两种或两种以上的分娩镇痛模式，潜伏期产痛较轻微，应以非药物性镇痛（导乐式分娩或穴位镇痛法）为主，进入活跃期后，产痛加剧，应以椎管内阻滞镇痛方法为主。氧化亚氮吸入镇痛法适用于各个产程，使用方法较简便，更适于在基层医院推广应用，但要求必须由麻醉科医师参与，并按麻醉常规实施，并配备必要的抢救监护设备，以策安全。

（八）腰 - 硬联合阻滞技术的利弊

CSEA 已成为产科较普遍使用的麻醉与镇痛方法。罗哌卡因 2~3mg 或布比卡因 1.25~2.5mg 可作为蛛网膜下腔给予的局麻类药物，其优点为起效快，镇痛效果极佳，几乎无运动阻滞。缺点为镇痛时效短，仅为 30~50 分钟。而产程中后续的镇痛作用依赖的是硬膜外间断或持续给药。CSEA 分娩镇痛通常还使用速效的脂溶性麻醉药物鞘内注射，例如芬太尼 10~25µg 或舒芬太尼 2.5~10µg，可维持 2~3 小时。有研究表明，舒芬太尼用于国人分娩镇痛的合适剂量为 5~6µg，期间产妇可以行走。舒芬太尼 2.5µg 和布比卡因 2.5mg 复合用药能迅速地产生镇痛作用，时效比单独使用舒芬太尼要长。

CSEA 与普通硬膜外麻醉技术同样安全，但

可能在少数产妇发生的副作用及并发症包括：皮肤瘙痒、恶心呕吐、低血压、尿潴留、胎心过缓、产妇呼吸抑制和腰麻后头痛等。蛛网膜下腔使用阿片类药物使子宫张力增加并可导致胎儿心动过缓，这可能与阿片类药物能降低母体儿茶酚胺浓度有关。但国外新近文献报道，在行 CSEA 后发生胎儿心动过缓及紧急剖宫产等并发症的概率并未增加。在使用腰 - 硬联合套件进行分娩镇痛的前提下，传统的腰麻后需去枕平卧的体位与降低 PDPH 无关。舒芬太尼和芬太尼引起的中枢性呼吸抑制的实际发生率很低，仅偶有报道，但在 CSEA 中要引起足够的重视。这种呼吸抑制一般出现迅速，因此，任何接受 CSEA 的患者在蛛网膜下腔给予阿片类药物后，均需监测其呼吸功能 20 分钟以上。

（九）腰部硬膜外患者自控镇痛注药法

腰部硬膜外患者自控镇痛注药法（patient controlled epidural analgesia，PCEA）是将设定好数据的镇痛泵与硬膜外导管连接，由产妇根据宫缩疼痛的程度而自行控制给药达到镇痛的方法。有研究表明局麻药在产妇中有效剂量变化很大，这与产妇在分娩疼痛上具有较大的个体差异有关。

PCEA 的优点：①最大限度地减少了药物的使用剂量；②改善了患者的满意度；③维护了患者的自尊；④减少了患者的焦虑；⑤由于患者自控镇痛，对药物剂量过大或不足的抱怨减少；⑥分娩过程中可灵活掌握感觉阻滞的平面；⑦减轻了医务人员的工作负担。

PCEA 的缺点：①对不愿接受或不理解此技术的患者镇痛往往失败；②医务人员不熟悉此技术或不熟悉镇痛泵的设定，也可使镇痛失败；③镇痛泵故障，如程序错误可使镇痛失败或产生毒性反应；④感觉平面阻滞不足或过广；⑤容易忽略对患者的观察。临床应用中多种因素可影响 PCEA 的成败，其中所用药物及浓度、单次剂量、锁定时间及持续背景输注速度尤为重要，如设定不好可导致 PCEA 镇痛效果失败；⑥泵的使用价格较高。

多数研究者在间断或持续硬膜外给药时均采用低浓度的局麻药与阿片类药物混合液，为达到最佳镇痛效果和最大限度的安全，减少副作用。

关键点

1. 椎管内阻滞的分娩镇痛技术是首选的、公认的、镇痛效果最佳的镇痛方法。

2. 宫口开至 1cm 即可实施硬膜外分娩镇痛。

3. 硬膜外导管必须固定牢靠，以备剖宫产麻醉使用。

4. 分娩镇痛技术的推广应用的桎梏是非技术因素。

（曲　元　罗　东）

第三节　剖宫产手术的麻醉

一、麻醉前的评估

由于大多数产科手术属急症性质，麻醉科医师应详细了解产妇和胎儿的情况及产程经过，做出全面的麻醉前估计。

1. 麻醉前的病史采集和体格检查要点　包括孕妇既往疾病史、麻醉史、手术史、相关的产科病史和药物过敏史等；体格检查包括气道、心和肺检查情况、基础生命体征以及椎管内麻醉前脊柱和背部皮肤的体格检查。

2. 拟行椎管内麻醉或镇痛的产妇，建议常规做血小板及凝血功能检查。血小板计数检查对那些患有疑似妊娠相关的高血压病，如先兆子痫、HELLP 综合征和其他凝血障碍相关疾病的产妇有一定的临床意义，对于先兆子痫患者，血小板计数会随着病情急剧变化，可以执行椎管内麻醉的血小板的最低数量目前还没有一个世界公认的数值，普遍认为这类高风险病人中实施椎管内麻醉的血小板最低数不低于 75×10^9/L,同时凝血功能无异常,这样不增加椎管内麻醉血肿的风险。

3. 对于非急症的普通产妇,术前检查项目包括:血、尿常规、凝血功能、肝肾功能和心电图等,血型交叉检查也是必要的。对于高危产妇,可根据具体病情增加心脏彩色多普勒检查和甲状腺功能等检查。

4. 胎儿的评估和监护　胎儿的健康对产科医生和麻醉医生的决策是至关重要的,应该列入对产妇麻醉前的评估内容中。胎儿的存活状况、是否合并有先天畸形、先天畸形的严重程度、胎儿发育是否与孕周相符、胎儿是否足月、胎儿出生后的生存预期及产妇家庭对发育不健康胎儿的态度等问题都会对急症产妇的分娩方式和麻醉方式起到重要的影响。围麻醉期的胎心监护可以减少胎儿、新生儿的并发症,尤其是在椎管内给予麻醉性镇痛药前后应由专业人员监测胎儿的心率。

5. 预防误吸　一旦发生误吸,将给母胎造成致命后果,故必须重视预防。对饱胃者,应避免采用全麻;对于必须施行者,应设法排空胃内容物并采用快速顺序诱导,充分注意气道管理以及防止呕吐误吸。具体实施方法包括:

(1)产妇入院后,对估计有手术可能者尽早开始禁食禁饮,并以葡萄糖液静脉滴注维持能量。

(2)分娩时进食固体食物可能增加母体并发症的发生,应禁止摄入固体食物。在待产期间,情况不复杂的待产妇可适量进食无渣的流质饮食。

(3)择期剖宫产的孕妇应依据进食的种类术前严格禁饮禁食(2小时清饮6小时固体食物)。

(4)手术前使用非颗粒性抑酸剂、H_2 受体拮抗剂、促动力剂等药物可能会减少母体并发症的发生。

6. 建议对高危产妇和胎儿健康状况不佳的急症患者,术前产科医师、麻醉科医师和多学科综合治疗小组的其他成员之间应有一定的沟通和交流,分娩时新生儿科医师应在场,抢救新生儿。

二、剖宫产常用麻醉方法

产科麻醉特点既要考虑妊娠母体病理生理改变,又要考虑对胎儿、新生儿的影响。常用的麻醉方法包括全麻、硬膜外阻滞、蛛网膜下腔阻滞、蛛网膜下腔与硬膜外联合阻滞。各种麻醉方法都有一定的优缺点和适应证。剖宫产时选择麻醉方法应根据手术指征、手术的紧急程度、孕妇的要求、

麻醉医师的判断及技术进行选择。麻醉医师应在孕妇安全、胎儿利益及手术要求三者中权衡利弊选择最有利的麻醉方式。

(一)硬膜外阻滞

硬膜外阻滞(epidural anesthesia,EA)是剖宫产手术的常用麻醉方法,其麻醉效果较好,麻醉平面和血压较容易控制,对母婴安全可靠。尤其是阻滞效果可根据临床情况延长甚至重新开始,这在手术时间长短不明朗时特别重要。但由于硬膜外阻滞和蛛网膜下腔阻滞相比,获得足够感觉和运动阻滞的时间更长、麻醉程度更弱,阻滞不全的发生率更高,近年来逐渐被蛛网膜下腔与硬膜外联合阻滞所替代。但对于部分对血流动力学稳定性要求较高的高危产妇来说,逐渐起效的硬膜外阻滞仍然具有明显优势。

1. 适应证　没有椎管内麻醉禁忌证的剖宫产术。

2. 禁忌证　患者拒绝、穿刺部位感染、脊柱畸形、使用低分子肝素预防深静脉血栓12小时以内或完全抗凝治疗24小时以内、高风险手术阿司匹林停药6天以内合并血小板功能异常、高危和中危手术华法林停药5天以内合并INR值异常、临床出血素质(如全身多处大面积皮下出血,穿刺采血部位止血困难等)。相对禁忌证包括低血容量、血小板减少、出血和胎儿因素。

3. 操作技巧　可以侧卧也可以坐位,对于肥胖的产妇坐位是穿刺的最佳体位。坐位穿刺时应脚踏踏凳或双腿在手术台上放直,头屈曲,下颌紧贴前胸双手交叉放在腹前,有专人搀扶避免摔倒及穿刺过程中身体移动(图24-2)。穿刺进路一般采用直入法,有困难时可以用旁入法(图24-3)。可以选择单点穿刺也可以选择双点穿刺,单点穿刺一般选择 L_{1-2} 椎间隙穿刺向头端置入硬膜外导管;双点穿刺上点可选择 T_{12}~L_1 或 L_{1-2} 椎间隙穿刺向头端置入硬膜外导管,下点可在 L_{3-4} 椎间隙穿刺向尾端置管。

4. 麻醉药物　常用的药物包括 1.5%~2% 的利多卡因,可添加肾上腺素(1:200 000),肾上腺素对血管的收缩作用可以减少局麻药入血、延长持续时间、减少局麻药中毒。3% 的 2-氯普鲁卡因起效迅速、持续时间短,代谢主要靠胆碱酯酶水解,胎盘内有此酶。药物可在胎盘水解,移行到胎儿较少,其局麻药毒性风险较其他局麻药物低。当确定导管在硬膜外腔并且其他局麻药麻醉

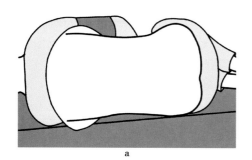

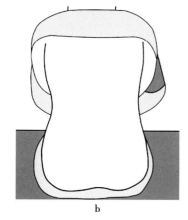

图 24-2 椎管内麻醉穿刺体位示意图

a. 侧卧位；b. 坐位

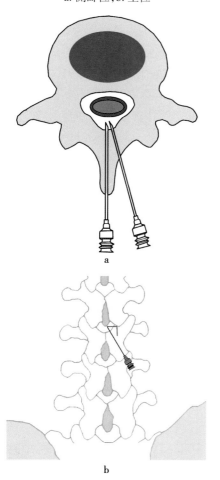

图 24-3 穿刺旁入法

a. 椎管内阻滞时直入穿刺法；b. 旁正中穿刺法的解剖

效果欠佳时加用此药往往会起到较好效果。副作用主要是大剂量使用后上背部的痉挛性疼痛和对硬膜外阿片类药物（特别是芬太尼）的拮抗。由于考虑神经毒性禁止鞘内使用。0.5% 的布比卡因起效缓慢，持续时间较长，对胎儿几乎无影响；但由于使用高浓度的布比卡因报道出现难治性心搏骤停，且多发生于产妇，美国食品药物监督管理局禁止 0.75% 的布比卡因用于产科麻醉。左旋布比卡因与布比卡因相比，它们的起效时间、镇痛质量、感觉阻滞的扩散等方面没有明显差别，但在长手术不想反复加药时左旋布比卡因心脏毒性低，较布比卡因安全。0.5% 的罗哌卡因作用时间较长，与布比卡因相比心脏毒性降低；且低浓度的罗哌卡因对感觉和运动阻滞的分离效应使其主要用于产科硬膜外分娩镇痛，实现了"可行走的分娩镇痛"。

在硬膜外阻滞时局麻药中添加一定剂量的芬太尼（50~100μg）或舒芬太尼（10~20μg）能改善麻醉效果并延长术后镇痛的时间，其镇痛作用持续120~240 分钟。因用量远较鞘内给药用量大，应该注意对母体和胎儿的影响。

5. 注意事项 硬膜外用药剂量可比非孕妇减少约 1/3。为预防子宫压迫下腔静脉，导致仰卧位低血压综合征的发生，产妇最好采用左侧倾斜30° 体位，或垫高产妇右髋部，使之左侧倾斜 30°，这样可减轻巨大子宫对腹后壁大血管的压迫。麻醉前应常规开放静脉，给予预防性输液。低血压是硬膜外麻醉后交感神经阻滞的结果，必须治疗以避免子宫血流量降低导致致命的危害，可以给予去氧肾上腺素或麻黄碱治疗。硬膜外麻醉对呼吸影响不大，但阻滞平面过高会因肋间神经阻滞导致胸式呼吸受到抑制，更易发生低氧血症，并对胎儿产生不良影响。所以，应控制麻醉平面不要超过 T_4~T_6，保证 SpO_2 在 95% 以上，必要时可吸氧和辅助通气。尽管硬膜外阻滞在我国剖宫产中使用广泛，但是在紧急情况下，如严重胎儿窘迫、胎盘早剥、大出血等情况，硬膜外麻醉因起效慢，最好不要选择。当硬膜外导管已经用于分娩镇痛而又需紧急或急诊剖宫产手术时硬膜外麻醉是最快捷的麻醉方式。

剖宫产麻醉涉及的神经分布丛为 T_2~S_5，仅靠硬膜外麻醉达到完善的阻滞较为困难，且对母体胎儿干扰较大，往往需要一定的静脉辅助药。产科用药要考虑药物对母体的影响，尤其是对子宫血流和收缩的影响,又要考虑对胎儿的影响。吗啡、哌替啶、芬太尼等均极易透过胎盘屏障,对胎儿产生一定抑制,因此在新生儿娩出之前应尽量避免使用。若在胎儿娩出前使用阿片类药物一定注意使用剂量,新生儿娩出后仔细观察,如有呼吸抑制可用纳洛酮拮抗,用量 0.1mg/kg。使用长效阿片类药物注意拮抗剂作用后的呼吸再抑制。胎儿娩出后母亲可静脉注入阿片类药物和镇静药物辅助麻醉。

6. 难点　硬膜外麻醉的并发症较多,如何有效地预防和处理是管理中的重点和难点。

(1)全脊髓麻醉:在硬膜外导管置管完成后,如果硬膜外导管在蛛网膜下腔或硬膜下腔而未被发现时,极有可能发生全脊髓麻醉。可导致低血压、心动过缓、意识丧失、呼吸停止。预防措施:穿刺置管仔细,注意有无脑脊液流出,恢复体位后注意导管内有无异常液体流出,加入试探剂量前再次回抽有否脑脊液回流。作为试探剂量用的局麻药应是起效快的药物,若用起效慢的局麻药,加药后应该观察足够时间,如使用布比卡因或罗哌卡因类药物试探剂量加入后至少观察 20 分钟以上。处理包括维持循环稳定,快速扩容,升压药麻黄碱 5~10mg 或去氧肾上腺素 50~100μg 静脉注射,必要时重复使用,阿托品 0.5~1mg 静脉注射。严重者及早使用肾上腺素。吸氧、辅助呼吸,必要时气管插管控制呼吸直至自主呼吸恢复。

(2)局麻药中毒:局麻药中毒的发生率 1.04‰~1.8‰ 左右。孕妇硬膜外血管处于怒张状态,穿刺置管容易误入血管。硬膜外导管能移动,因此即使采用负压回抽试验也不能完全排除导管进入鞘内或血管的可能。不小心将局麻药注入硬膜外静脉可导致局麻药中毒,出现中枢神经系统和心血管系统的毒性反应。另外,硬膜外麻醉需要较大剂量的局麻药才能获得理想的麻醉平面。尤其在麻醉阻滞不全反复加药时更易发生。局麻药中毒的临床表现有:中枢神经兴奋或抑制作用,初始症状有口周麻木、颜面部肌肉震颤、烦躁、头晕目眩,继而视、听障碍,严重者可惊厥、震颤抽搐,也可意识障碍,进而中枢抑制、呼吸停止、脑电图等电位。预防措施:注药前应回抽,使用最低有效剂量,试探剂量的局麻药中加入肾上腺素(浓度 1/200 000),如果加药后心率在 45 秒内增加 20 次 /min,收缩压增加 15~25mmHg,提示药物可能入血,如同时伴有硬膜外麻醉效果欠佳,更要警惕

药物入血。多孔硬膜外导管较单孔导管更容易发现导管置入血管内。需多次反复加药时,注意局麻药不要逾量。局麻药中毒的处理:立即停止局麻药输入,注意保护患者以免发生意外;维持循环稳定,适当扩容和必要时血管活性药物使用;保持呼吸道通畅,吸氧,辅助或控制呼吸。镇静、抗惊厥。硫喷妥钠 50~100mg 或丙泊酚 100~200mg 静脉注射,地西泮或咪达唑仑 2.5~5mg 静脉注射,必要时使用琥珀胆碱 1mg/kg 静脉注射缓解肌肉痉挛、抽搐。病情不稳定或进一步恶化,立即静脉输注 20% 脂肪乳 1.5ml/kg,注射时间大于 1 分钟(大约 100ml),静脉维持剂量为 0.25ml/(kg·min),如果没有达到循环系统的稳定性,重复单次给药或增加持续给药量至 0.5ml/(kg·min),在达到循环稳定后,继续输注药物至少 10 分钟,建议将大约 12ml/kg 的脂肪乳作为初始剂量的上限。

(3)神经损伤:在硬膜外穿刺和置管时可能损伤脊髓或神经根。穿刺或置管时患者出现触电或麻木感提示触及神经根,应该停止穿刺,换方向进针,如果感觉异常较严重、持续时间长,最好放弃穿刺改用全身麻醉,即使硬膜外已经置管,最好不要加药,以免加重神经损伤。如果误入蛛网膜下腔,患者强烈的触电样感受、下肢剧痛均提示穿刺针损伤脊髓,立即停止操作,改用全身麻醉。另外如果确切的硬膜穿破,如没有神经症状,可更换上一椎体间隙穿刺而不是下一椎体间隙穿刺,因硬膜外导管是向上置管,下一间隙穿刺导管植入 3cm 正好在上一穿破处。此处加药药物易进入蛛网膜下腔导致全脊髓麻醉;也可加入蛛网膜下腔麻醉药物剂量直接行腰麻。神经损伤的处理包括激素、维生素、神经营养药物的使用。值得一提的是产科可以引起下肢神经损伤如腰骶干(L_4~L_5)和闭孔神经通过骨盆边缘,容易受到压迫,尤其是头盆不称、产程较长时。股神经(L_2~L_4)和股外侧皮神经(L_2~L_3)从腹股沟韧带下经过,在截石位及髋关节过度外旋、外展及屈曲时容易受伤。腰骶干受压迫除了无力外,主要影响踝关节背屈,表现为足下垂。闭孔神经受压损伤则表现为髋关节内收和内旋无力及大腿内上侧感觉障碍。股神经病变的患者可以在平坦地面走路,但不能爬楼梯;膝跳反射减弱或消失。股外侧皮神经病变引起感觉异常性股痛。既可出现在妊娠期,尤其是在孕 30 周左右时,也可出现在产时,与腹内压升高有相关,再次妊娠时可能复发。该神经在髂嵴上前方

周围和腹股沟韧带下通过,当腹内巨大占位,或盆腔手术使用牵开器时极易受损。压迫性水肿可能也是原因之一,其症状包括麻木、刺痛、烧灼或其他感觉异常,主要是影响大腿前外侧。腓总神经在膝盖下从腓骨头处通过,容易受压损伤。可能是由于长时间蹲位,也可能是任何原因过度屈膝,或膝盖外侧受硬物压迫,或长时间使用截石位所致。腓神经在膝关节处受损,表现为小腿前外侧和足背感觉障碍,深度足下垂、跨阈步态和踝关节外翻无力,但踝关节跖屈和内翻不受影响。以上这些损伤往往容易归咎于椎管内麻醉所致,需加以区别,同时应做相应提醒,尤其是在实施椎管内分娩镇痛过程中。

(4)硬脊膜穿破后头痛(PDPH):可能是由于穿刺针不小心刺破硬膜的结果,疼痛通常发生在前额、枕部、或两个部位同时发生。多数头痛在硬脊膜穿破后 48 小时内发生,但也有 25% 的患者 3 天后才发生头痛。疼痛的特点是抬头或坐立位加重,平卧缓解。最确切的治疗措施是硬膜外血液补丁。药物治疗有新斯的明、咖啡因、茶碱、舒马普坦。输液和卧床对 PDPH 作用有限。

(5)硬膜外麻醉失败:表现为完全无效、阻滞不完全、斑块状麻醉或患者无疼痛、肌肉不松弛等。如是完全无效或肌肉不松弛不能满足手术需要可更换腰麻或全身麻醉。阻滞不全或小面积斑状阻滞,可以重复给予硬膜外药或依据临床情况和患者选择改用腰麻或全麻。注意在给予了很大剂量的局麻药后选择腰麻可能会发生全脊髓麻醉或麻醉平面过高。如果确认导管在硬膜外腔而其他局麻药效果不佳时使用 3% 的 2- 氯普鲁卡因往往会收到较好效果。值得注意的是,这种情况下局麻药使用量较大,麻醉医师应该清楚知道局麻药的使用量以免逾量造成局麻药中毒。

7. 氧疗　最近对区域麻醉中的吸氧有所争议。在椎管内阻滞下行剖宫产手术时吸氧可增加脐血管的氧浓度和氧自由基活性。氧自由基与早产儿肺支气管病变和关节炎有关。这种氧化活性的变化可持续至新生儿期。但无文献报道氧自由基对足月新生儿有坏处。一些麻醉医生不再给择期剖宫产产妇常规吸氧。如呼吸空气 $SaO_2 < 95\%$ 或胎儿有吸氧指征,如胎心监测异常,那就应该吸氧。但这些尚无证据支持,麻醉医生应根据每个产妇的具体情况制定最佳麻醉方案。

8. 心搏骤停　硬膜外麻醉中发生未预料的心搏骤停。这通常发生在全脊髓麻醉,阻滞平面太高,心交感神经($T_1 \sim T_4$)被阻滞的患者或局麻药中毒。这种患者复苏中早期给予肾上腺素可提高生存率。若发生心搏骤停,应该实施标准的心肺复苏。如果可能尽量保持子宫偏左侧位,尽快娩出胎儿解除下腔静脉压迫,有利于心肺复苏。美国心脏协会建议要迅速做出围产期剖宫产的决定,使分娩在心跳停止 4~5 分钟内结束。紧急剖宫产为改善母儿预后提供了一个最好的机会。做这个决定必须要考虑的是:心跳停止的确切诊断;母体能否在短时间内有效心肺复苏;切记要和手术医师协商共同处理。假如在母体发生心搏骤停之前已存在胎儿窘迫,最好立即剖宫产娩出胎儿以利胎儿和母体复苏;如果事先胎儿状况良好,估计母体能在短时间内复苏,也可以母体稳定后让胎儿宫内复苏,母子情况好转后再行处理。

(二)蛛网膜下腔阻滞

蛛网膜下腔麻醉又称为腰麻或脊麻,用于剖宫产已有较长历史,因为腰穿后头痛发生率较高及麻醉平面不好控制一度使用受限。近年来随着麻醉技术的提高,尤其是笔尖式穿刺针的使用大大减少了穿刺后头痛的发生率,小剂量局麻药的应用降低了麻醉平面过高的发生,使得这一古老的技术重新得到推崇(图 24-4)。在剖宫产中施行蛛网膜下腔阻滞(spinal anesthesia,SA)有诸多优点。蛛网膜下腔阻滞穿刺技术较简单、起效迅速、阻滞效果良好,药物用量小,发生局麻药中毒的概率小,通过胎盘进入胎儿的药量也少。另外,蛛网膜下腔阻滞失败或阻滞不完全的发生率较硬膜外阻滞低。蛛网膜下腔阻滞的缺点包括麻醉平面较难控制、容易出现低血压、穿刺后头痛发生率较高、麻醉时间有限,超过局麻药作用时间及麻醉效果欠佳需再加药困难等。

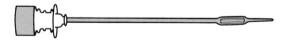

图 24-4　笔尖式腰麻针

1. 适应证　无椎管内麻醉禁忌的剖宫产手术均可使用。

2. 禁忌证　绝对禁忌证包括患者拒绝,患者不能保持穿刺时不动而使神经结构处于受到不可接受的损伤的危险境地;穿刺部位感染;颅内高压;没有纠正的凝血功能障碍;临床出血素质。相对禁忌证包括低血容量、血小板减少、出血和胎儿因素。过去认为血小板计数小于 $100×10^9$/L 是椎管内麻醉的禁忌，现在则认为这并非绝对禁忌。大多数麻醉学家认为对血小板计数在 $75×10^9$/L 以上及血小板计数稳定在 $(50~75)×10^9$/L 之间且无临床实验异常或凝血障碍体征时，可以进行区域阻滞。

3. 操作技巧　穿刺点一般选择 L_3~L_4 椎间隙或 L_2~L_3 椎间隙，因 L_2~L_3 椎间隙存在误穿到脊髓圆锥的风险，建议尽量不要选择。穿刺时可以侧卧也可以坐位，对于肥胖的产妇坐位是蛛网膜下腔穿刺的最佳体位。坐位穿刺时应脚踏凳或双腿在手术台上放直，头屈曲，下颌紧贴前胸双手交叉放在腹前，有专人搀扶避免摔倒及穿刺过程中移动。值得注意的是剖宫产蛛网膜下腔麻醉穿刺右侧卧位较好。因产妇平卧后往往偏左侧位，这样可以避免高比重药液积聚在硬膜囊的左侧，防止单侧阻滞；妊娠时由于骨盆的扩张和旋转，在侧卧位时产妇的头位置更低；胸突最低点上移（由非妊娠时的 T_8 上移至 T_6），平卧位时高比重局麻药容易向头部扩散；当宫缩的时候注药阻滞范围扩大。若采用高比重药物，注药时应床头抬高 15°，选择无宫缩时缓慢注药，以防阻滞平面过高。注药速度一般 1ml/5~10s。剖宫产麻醉一般要求阻滞平面上界 T_4~T_6，下界 S_4。

4. 麻醉用药　腰麻阻滞平面很大程度上与局麻药的比重有关，剖宫产脊髓麻醉一般使用高比重和等比重局麻药。高比重药物比等比重药液更易预测阻滞平面，高比重液神经损伤概率大于等比重，等比重药物阻滞平面固定时间慢于高比重。要达到快速起效，使用等比重药物穿刺时可以适当头低位，选择 L_3~L_4 椎间隙穿刺，头低 5°左右可以达到起效快无明显麻醉平面过高现象。从目前情况看，等比重药物在蛛网膜下腔的使用越来越多。产妇阻滞所需药物的量较普通人减少 30%。

布比卡因是腰麻中最常使用的局麻药。使用 0.5% 等比重溶液，0.75% 的高比重溶液因神经毒性临床禁用。10~12.5mg 的布比卡因起效迅速（5~15 分钟），并可维持 90~120 分钟。5% 的利多卡因持续时间较短（45~75 分钟）且神经系统并发症较多，使用受限。因为产生了长时间的运动阻滞和感觉阻滞，1% 的丁卡因的运用已减少。左旋布比卡因和罗哌卡因在剖宫产腰麻中的应用还不

是很普遍，但观察发现，与布比卡因比较，左旋布比卡因和罗哌卡因可以达到同样的麻醉效果而不良反应更少。

5. 注意事项　对于一般行剖宫产的孕妇，布比卡因 10mg 即能产生完善的麻醉效果，超过 15mg 低血压的发生率则明显升高，因此，临床上建议使用临床最低有效剂量。蛛网膜下腔阻滞的缺点是麻醉平面不易控制，容易出现低血压，平面过高后容易导致呼吸抑制。因此，对于行蛛网膜下腔阻滞的患者，应加强循环和呼吸方面的管理。

(1) 循环管理：脊髓麻醉后产妇比非产科患者更容易发生低血压，且低血压的程度更严重，它引起产妇出现各种不良反应和不适的症状，甚至可因严重低血压发生循环骤停，同时低血压也会对胎儿造成缺血缺氧等不良影响。多数产妇对 80~90mmHg 的收缩压能耐受，然而胎儿对母体动脉血压降低非常敏感，多由于母体血压急剧降低，子宫没有血流调节机制引起。随着椎管内阻滞引起的血压下降，子宫血流呈直线形下降。子宫血流减少对胎儿的影响取决于血流减少的程度和持续时间及原来子宫胎盘循环状态。由于缺血导致胎儿窘迫的精确的低血压程度和时间因人而异。麻醉导致收缩压低于 70mmHg 会引起持续性胎儿心动过缓；当母体收缩压为 70~80mmHg 持续 4 分钟或更长时间，部分胎儿出现心动过缓；母体收缩压低于 100mmHg 持续 5 分钟会出现异常的胎儿心率图形。收缩压低于 100mmHg 持续 10~15 分钟，将导致胎儿酸中毒。很多研究显示剖宫产手术中脊髓麻醉与胎儿酸血症之间存在某种相关性，甚至有人因此认为脊髓麻醉不是剖宫产手术的最佳麻醉方式，尤其在术前胎儿已经存在宫内窘迫问题时。

防治产妇低血压的常用措施：适当的体位，避免压迫主动脉和腔静脉，以增加心脏前负荷；给予适当液体补充容量，避免心脏前负荷急剧下降；预防性或及时使用血管升压药；抬高下肢或弹力绷带压迫下肢以增加回心血量等。

在体位方面，传统的方法是采用左侧倾斜 30°体位或垫高产妇右髋部使之倾斜 20°~30°，以减少巨大子宫对腹后大血管的压迫。最近有研究比较垫高骨盆与垫高腰部对血压的影响，结果为后者更能有效减少低血压的发生，原理尚不清。可能的机制主要有：垫高腰部可直接将妊娠子宫移至左侧比垫高骨盆通过母体体位间接改变子宫位置

能更有效地减少子宫对下腔静脉的压迫骨盆。倾斜仰卧位只能间接抬高子宫,子宫重量的很大一部分仍压迫在下腔静脉上。而腰部组织比臀部柔软,腰部倾斜仰卧位通过柔软的腰部组织直接抬高子宫。明显减轻下腔静脉的受压程度;足月妊娠的子宫重心可能更靠近腰部水平,而离骨盆水平较远。因此腰部倾斜仰卧位时体位垫能支撑更多重量的子宫。也有观察认为根据孕妇的腹型选择体位预防低血压更有效。即腹型偏左者左侧卧,腹型偏右者右侧卧。因为相对部分以偏右为主腹型的孕妇而言,胎体对孕妇的压迫主要在下腔静脉上方,向左侧倾斜手术床15°可能会更加重了胎体对下腔静脉和腹主动脉的双重压迫,故而加重了仰卧位低血压综合征症状。相反,此时采用向右侧倾斜手术床则很可能使胎体更向右侧倾斜,从而避开对下腔静脉和腹主动脉的双重压迫,而起到预防仰卧位综合征发生的作用。

扩容预防低血压,目前有两种方法:超前负荷,指在阻滞前20~30分钟输入胶体10~15ml/kg或晶体15~20ml/kg;同期液体负荷,即在麻醉阻滞开始时快速给予一定量的液体,机制是在交感神经阻滞血管扩张时最大的容量扩张,限制了再分布和排泄。有研究结果认为如果使用晶体进行同期液体负荷预防低血压比超前负荷有效。晶体增加到1 500ml(30ml/kg)可进一步降低产后血浆胶体渗透压,引起肺水肿。如果使用胶体扩容预防低血压,超前负荷与同期负荷无显著差别,注意分娩后回心血量增加可有致肺水肿的风险。麻醉中应严密监测血压,麻醉操作完成的前20分钟内应每分钟监测一次血压,胎儿娩出后手术过程中应每3~5分钟监测一次。收缩压低于100mmHg或低于基础血压的30%应给予左侧卧位,加快输液速度,30~60秒无改善应静脉使用升压药。目前在产科公认和使用较多的升压药是麻黄碱和去氧肾上腺素。麻黄碱剂量5~10mg静脉滴注,去氧肾上腺素使用剂量40~100μg/次静脉滴注。麻黄碱易通过胎盘,并通过β-激动效应刺激胎儿代谢,可能会造成胎儿pH下降,出现代谢性酸中毒,不建议用于术前已经发生胎儿窘迫的孕妇中仰卧位低血压的处理。

(2)呼吸管理:妊娠末期腹内压增加,膈肌活动幅度减小,腹式呼吸受限。胸腔活动增加,胸式呼吸增加,以胸式呼吸为主,以使气体交换保持不变。腹式呼吸受限,呼吸代偿能力降低。足

月孕时功能残气量(functional residual capacity,FRC)减少约20%,多达50%的足月孕妇功能残气量小于闭合气量。妊娠末期耗氧量由非孕时的200ml/min增加为203~260ml/min。FRC减少及氧耗显著增加,致使妊娠女性更易发生低氧血症。满足剖宫产手术的麻醉阻滞平面,理论上来说上界应该到T_4。过高的麻醉平面由于肋间神经阻滞,胸式呼吸受到抑制,使得本来就以胸式呼吸为主的产妇呼吸的影响较非妊娠女性大,更易发生低氧血症并对胎儿产生不良影响。所以应注意麻醉平面不要过高,注意呼吸变化,及时吸氧,保证SpO_2在95%以上。当麻醉平面过高,通常需要辅助通气。

(3)穿破后头痛:传统的蛛网膜下腔阻滞后头痛的发生率较高,主要原因是穿刺针较粗造成脑脊液外漏,颅内压降低所致。近些年来,由于蛛网膜下腔阻滞的穿刺器械的改善,笔尖式穿刺针的使用显著降低了剖宫产术后头痛发生率。仅在穿刺不顺利反复刺破硬脊膜或因穿刺角度导致硬脊膜破口较大时才观察到头痛的发生。头痛的特点与典型的硬膜外针穿破硬脊膜有所不同,疼痛可能出现得更晚(有的产妇术后3天才出现头痛),症状可能更轻。处理同硬膜外穿破后头疼。

6. 难点　妊娠期间孕妇生理解剖学变化使椎管内穿刺更困难易损伤出血,麻醉阻滞平面易向头端扩散,局麻药需要量相应减少30%~50%。

在腰麻中孕产妇较一般人群更易发生低血压,低血压的持续时间越长和程度越严重对胎儿带来不良后果越大。合理使用扩容治疗和血管收缩药是麻醉的重点和难点。晶体增加到1 500ml(30ml/kg)可进一步降低产后血浆胶体渗透压引起肺水肿,而胶体液用量应小于15ml/kg,注意分娩后回心血量增加有导致肺水肿可能。

蛛网膜下腔麻醉中心搏骤停通常由于麻醉平面太高,心交感神经(T_1~T_4)被阻滞,如何将麻醉平面控制在理想的水平是麻醉的难点,既要消除手术操作的不适,达到足够的肌肉松弛,又不能导致严重的呼吸和循环抑制。

7. 疑点　产科升压药的使用:因麻黄碱的升压作用对子宫胎盘血流的影响非常小,并且能有效地恢复胎儿的血流动力学各参数至血压降低前水平,包括解除低氧性肺血管收缩。所以麻黄碱几十年被广泛应用于产科麻醉升压。近年来一些研究对麻黄碱的使用有一些新看法,认为其升压

的效力有限,为维持产妇的血压,可能需要较大的剂量。麻黄碱存在急性耐受性,增加产妇心率和心肌收缩力,增加心肌需氧量,最近有研究认为麻黄碱可以引起胎儿 pH 和碱剩余的下降并且表现出一定的剂量依赖性,可能与麻黄碱透过胎盘屏障使胎儿代谢增加有关。但目前尚没有足够证据表明麻黄碱引起的胎儿 pH 和碱剩余的降低能造成不良的临床后果,不过当术前某些产科因素使胎儿处于不良预后时,应注意麻黄碱增加氧耗可能会加重原有产科因素引起的胎儿缺氧。相对而言,去氧肾上腺素处理脊麻后的血管扩张比麻黄碱更有针对性。去氧肾上腺素可以有效地维持产妇的血压处于基础值,降低恶心呕吐的发生率,而不会引起胎儿酸血症。去氧肾上腺素预防性静脉输注比单次给药更能有效防止低血压,然而去氧肾上腺素使用伴有母体心输出量降低,此结果对健康母体没有不良影响。预防性输注去氧肾上腺素的最佳剂量还不是很清楚。最佳的产科低血压预防和治疗是适当的容量治疗和适量的升压药物使用。

脊髓圆锥损伤:孕妇侧卧位时,如果从上侧髂嵴向下画垂直线,而不是用两侧髂嵴连线的 Tuffier 氏连线法,定位椎间隙可能出错。妊娠足月的孕妇,臀部可能会比肩膀宽得多,结果导致骨盆向头侧倾斜,因而定位椎间隙时可能偏高。27% 的男性和 43% 的女性脊髓圆锥到达 L_2。所以,脊麻穿刺点不应有意高于 L_3 棘突。选择 $L_3 \sim L_4$ 椎间隙穿刺可以减少圆锥损伤。而目前相当一部分麻醉医师选择 $L_2 \sim L_3$ 椎间隙穿刺,认为可以获得更为满意的麻醉效果,应引起重视。如果穿刺针进入蛛网膜下腔时出现较强异感最好不要加药,改用全身麻醉。

（三）蛛网膜下腔与硬膜外联合阻滞

蛛网膜下腔与硬膜外联合阻滞(combined spinal-epidural anesthesia,CSEA)又简称腰硬联合麻醉,这种技术结合了腰麻起效迅速、效果确切和硬膜外导管延长阻滞时间的优势。当预期手术时间较长时(如多次剖宫产手术、剖宫产子宫切除术),这种技术特别有用。对某些患者(如心脏病患者),可先给予小剂量的腰麻药,接着逐渐增加硬膜外剂量以较好维持血流动力学稳定。在腰麻阻滞不全时可以通过硬膜外导管加药补救。

与传统硬膜外麻醉相比,CSEA 技术的失败率较低。腰麻针中回流出脑脊液表明硬膜外穿刺

针的中线位置,从而增加硬膜外阻滞的可靠性。这种确认对解剖标志困难的患者(如肥胖患者)特别重要。在剖宫产手术中,CSEA 较硬膜外麻醉更少发生局麻药中毒。与传统的腰麻穿刺针相比,目前 CSEA 的穿刺器械有了很大的改进。普遍使用针内针技术,从而使针芯更细,而没有穿刺困难,减轻了硬膜的损伤程度,进一步减少穿破后头痛;同时避免了和皮肤的直接接触,减少了感染的机会(图 24-5)。

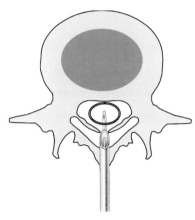

图 24-5　腰硬联合穿刺针在硬膜外和
脊髓位置的图解

1. 适应证　无椎管内麻醉禁忌的剖宫产手术均可使用。

2. 禁忌证

(1)绝对禁忌证:患者拒绝;患者不能保持穿刺时不动而使神经结构处于受到损伤的危险境地;穿刺部位感染;颅内高压;没有纠正的凝血功能障碍;使用低分子肝素预防深静脉血栓超过 12 小时或完全抗凝治疗超过 24 小时;临床出血素质;脊柱畸形。

(2)相对禁忌证:低血容量、血小板减少、出血和胎儿因素等。

3. 操作技巧　穿刺点一般选择 $L_3 \sim L_4$ 椎间隙或 $L_2 \sim L_3$ 椎间隙,因 $L_2 \sim L_3$ 椎间隙存在误穿到脊髓圆锥的风险,建议尽量不要选择。可以选择直刺法,也可以使用旁入法。穿刺时体位:可以侧卧也可以坐位,对于肥胖的产妇坐位是穿刺的最佳体位。

CSEA 联合阻滞的方法较多,主要包括在较低位置行蛛网膜下腔阻滞后,另选间隙行硬膜外穿刺置管或硬膜外穿刺置管后,选较低位置行蛛网膜下腔阻滞。使用特制的穿刺针在同一间隙同

时行硬膜外穿刺和蛛网膜下腔穿刺,这是 Edors Olshawang 设计的沿硬膜外穿刺针的外壁加一个套,这种针可以在硬膜外置管后再行腰麻穿刺,优点是避免了先腰穿后置管(图 24-6)。"针内针"技术是目前最常用的。主要操作包括确认硬膜外穿刺成功后经由硬膜外针置入一长而细带微孔的蛛网膜下腔穿刺针直到针尖穿破硬膜,脑脊液流出表明穿刺正确,鞘内注入适量的麻醉药物,然后退出蛛网膜穿刺针,将硬膜外导管置入硬膜外腔 3~4cm,退出硬膜外穿刺针,固定导管备用(图 24-7)。剖宫产麻醉一般要求阻滞平面上界 T_4~T_6,下界 S_4。

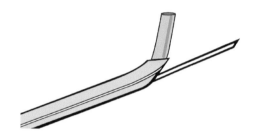

图 24-6 Edors Olshawang 设计的腰硬联合穿刺针
上:硬膜外套管;下:腰麻针

4. 麻醉用药

(1)剖宫产麻醉的鞘内用药:常用 0.5% 布比卡因 10~12.5mg、2%~5% 的利多卡因,最好总量不超过 75mg、左旋布比卡因用量基本与布比卡因相同、罗哌卡因的效能大约是布比卡因的 60%。可以通过局麻药中添加阿片类药物增强麻醉效果。详见蛛网膜下腔阻滞部分。

(2)剖宫产麻醉的硬膜外阻滞用药:常用 2% 利多卡因、0.5% 布比卡因或左旋布比卡因、0.5% 罗哌卡因、3.0%2-氯普鲁卡因。详见硬膜外麻醉部分。

5. 注意事项 CSEA 技术均有硬膜穿破,在需要硬膜外加药时小心密切观察,是否有药物通过硬脊膜渗透进入蛛网膜下腔。同时要明确腰硬联合麻醉椎管内加药的特点,腰麻阻滞平面能满足手术要求时如需硬膜外加药最好间隔 30 分钟以上,以免硬膜外腔药物压迫硬脊膜导致阻滞平面过高;另外如果仅仅是阻滞平面不够,可以硬膜外注入生理盐水,通过硬膜外加压使麻醉平面扩散。

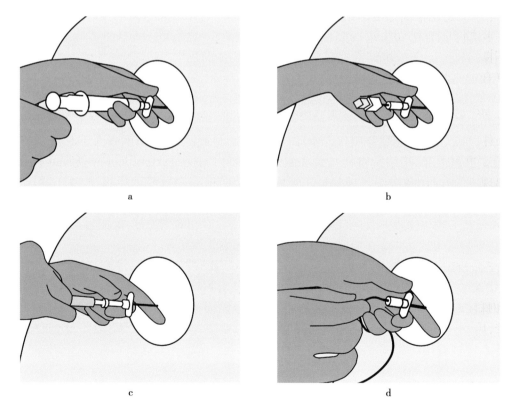

图 24-7 腰硬联合麻醉穿刺过程
a. 硬膜外穿刺;b. 置入腰麻针;c. 蛛网膜下腔注药;d. 硬膜外置管

行 CSEA 麻醉时,应当注意孕妇的血压波动,在蛛网膜下腔注药后就应严密监测孕妇血压,而不是等到硬膜外导管置入后才开始。麻醉之前一定要开放通畅的静脉通道,常规监护血压、心率和血氧饱和度。及时预防性地输液和有预见性地使用血管收缩药可减少低血压的发生,通常血压下降时心率往往有一个上升的过程,因此心率变化比血压更早、更易观察到。当心率有明显上升趋势时就应预防性使用升压药,而不必待到血压明显下降时。应重视孕妇的主观症状,如孕妇自述恶心、出冷汗、困倦等均是低血压的表现,应及时处理。

阿片类药物椎管内注射可提供确切的术后镇痛,但阿片类药物均有延迟性呼吸抑制,以吗啡为显著,应引起注意。一旦发生可以纳洛酮拮抗及停止镇痛。其他副作用包括恶心、呕吐、皮肤瘙痒等均可以用微量纳洛酮处理而不影响其镇痛效果。

6. 难点　腰硬联合麻醉有腰麻起效快、效果确切,又有硬膜外麻醉补充其不足。小剂量局麻药加入蛛网膜下腔,接着逐渐增加硬膜外剂量可以有较好的麻醉效果与维持血流动力学稳定,对严重心血管疾病的患者较为适合。但对这类患者如何控制两者之间的剂量和浓度达到最佳的效果和最小的不良反应是一个难点。

腰硬联合麻醉穿刺操作较单一的腰麻或硬膜外阻滞复杂,使用针内针穿刺技术时,由于先行蛛网膜下腔阻滞,这样容易让麻醉医师失去调节阻滞平面的最佳时机,导致阻滞平面难以控制,出现过高或过低或单侧腰麻,甚至穿刺过程中因麻醉平面过高出现意外。所以应由熟练的麻醉医师操作,尽量缩短置管时间,如果在硬膜外腔置管过程中出现置管困难或置管后出血,应放弃硬膜外腔置管,迅速将产妇置于仰卧位并调节平面,应避免长时间反复置管导致麻醉平面管理不善或其他不良后果。使用特制的穿刺针在同一间隙同时行硬膜外穿刺和蛛网膜下腔穿刺,这种方法由于先行硬膜外置管,后行蛛网膜下腔穿刺,警惕穿刺针切断硬膜外导管。

7. 疑点　虽然腰硬联合麻醉存在诸多优点,成功率也较单纯蛛网膜下腔麻醉和硬膜外麻醉高,但在临床上还是观察到部分产妇存在脑脊液回流通畅,但将全部腰麻用药注入腰麻针内以后,仍然需要硬膜外给予常规剂量才能满足手术要求的情况。分析原因可能有:硬膜外采用气泡压缩实验时注入过多生理盐水,导致腰麻针置入后生理盐水回流,影响了对腰麻针位置的判断;腰麻穿刺成功后,鞘内注药时患者不配合或操作者固定腰麻针不牢,腰麻针针尖移位到硬膜外腔,导致药物未完全注入鞘内;比较少见的情况是蛛网膜下腔内因炎症粘连等原因形成分隔,影响了药物扩散。

(四) 全身麻醉

大多数产妇能在椎管内麻醉下完成手术,但在孕妇的安全、胎儿利益及手术要求三者中权衡利弊后仍有部分产妇不得不在全身麻醉(general anesthesia,GA,简称全麻)下施行手术。与硬膜外麻醉和腰麻相比,全麻的优点在于诱导迅速,诱导时间至切皮所需时间更短,胎儿暴露于麻醉状况下时间短,心血管功能稳定,良好的呼吸道和通气控制。全麻最严重的问题是气管插管失败和反流误吸。在美国,孕产妇麻醉相关死亡率 1.8%~2%,在与麻醉有关的产妇死亡中,与全身麻醉有关者占86%,与区域麻醉相比,全麻致死的相对危险度为 2.3 倍(1979~1984 年) 至 16.2 倍(1985~1990 年),全麻可增加母体并发症,但随着困难气道设备的应用,对于产科全麻的重视和演练,新开发的药物、仪器和监测器,最新报道全麻产妇死亡率是区域麻醉的1.7倍。同时,浅全麻后即进行手术,部分产妇可能存在术中知晓。全麻可能增加胎儿和新生儿并发症,Meta 分析发现,全麻中胎儿娩出后 1 分钟和 5 分钟 Apgar 评分比硬膜外麻醉和腰麻低,但脐动脉 pH 无明显区别。其他的问题如新生儿抑制、子宫收缩的抑制等,可通过良好的麻醉管理来有效地预防。

1. 适应证　患者拒绝局部麻醉、循环功能不稳定、凝血功能障碍、腰椎疾病或腰腿部运动感觉障碍、穿刺部位皮肤感染、中枢神经系统疾病、精神障碍或合并其他一些严重的并发症、胎儿或母体非常紧急状况。

2. 禁忌证　目前尚没有绝对的禁忌证,相对禁忌证包括饱胃、病态肥胖通气困难、插管困难、全麻药过敏等。值得一提的是,在已实施持续硬膜外分娩镇痛的前提下,母子紧急情况时硬膜外麻醉是最快的麻醉方式。

3. 操作技巧　诱导前 1 小时口服抗酸药,如 H_2 受体拮抗剂西咪替丁;产妇采用左侧倾斜30°体位,监测措施至少要有心电图、血压、脉搏、血氧饱和度,有条件应做呼气末二氧化碳浓度监测;准备好吸引器以及预防气管插管失败的器械;诱导前充分给氧去氮(流量大于 10 L/min,吸氧 3 分钟以上);手术的各项准备措施(如消毒、铺巾)准备好之后才开始麻醉诱导,以尽量减少胎儿暴露于全麻药下的时间;诱导采用静脉麻醉诱导(丙泊酚、琥珀胆碱等),有饱胃风险的产妇不行正压辅助通气,产妇意识消失后按压环状软骨直到确认气管导管位置正确,及时套囊充气,同时手术开始;麻醉维持可采用 50% 的氧化亚氮复合 0.75% 异氟烷或 2% 以下的七氟烷,也可采用静吸复合麻醉维持,避免过度通气;胎儿取出后,立即加深麻醉,可适当提高氧化亚氮的浓度,追加阿片类镇痛药;吸入麻醉药浓度仍维持低浓度,以免影响宫缩。患者清醒后拔管。

4. 麻醉用药

(1)产科全麻用药注意事项:胎儿血 - 脑脊液屏障通透性高,药物易通过,如果胎儿在药物抑制高峰时刻娩出,可能发生新生儿窒息,尤其是早产儿更应注意。胎儿暴露于麻醉药物的时间越短影响越小。产科用药要考虑药物对子宫收缩和子宫血流的影响。

(2)产科全麻用药:妊娠期间吸入麻醉的肺泡气最低有效浓度(minimum alveolar concentration,MAC)减少 40%。可能与妊娠期间孕激素及内啡肽浓度的变化有关。N_2O:对子宫收缩力有增强作用,可迅速透过胎盘屏障。吸入浓度 50%,最高不超过 70%。其他卤素吸入麻醉剂对子宫收缩的影响呈剂量依赖性增强。0.5% 氟烷、0.5%~1% 安氟醚、0.75% 异氟醚、1%~2% 七氟烷用于剖宫产子宫收缩影响不明显。原则上除氧化亚氮以外的吸入麻醉剂浓度在 1MAC 以内。肌松药属水溶性且离子化,分子量大,故不易透过胎盘。琥珀胆碱、泮库溴铵、阿曲库铵、维库溴铵均可安全用于剖宫产。琥珀胆碱 >300mg 可能对胎儿产生抑制。

麻醉性镇静药和镇痛药都有不同程度的中枢抑制作用,均有一定数量通过胎盘进入胎血循环。瑞芬太尼是一种新型的 μ 受体激动剂,属脂溶性,主要经血液和组织中非特异性酯酶水解代谢,且不依赖于肝、肾功能。作用时间短,消除快,消除半衰期 3~10 分钟,清除率 40mg/(kg·min)。重复或长期使用无药物蓄积,其效价强度比阿芬太尼大 5~10 倍。瑞芬太尼能透过胎盘,新生儿体内有非特异性酯酶代谢此药,有文献报道使用

量 1~1.5μg/kg 对新生儿没有明显影响。此药是目前较为公认的唯一能较为安全用于产科全麻诱导的阿片类药物。氯胺酮具有消除阵痛,增强子宫肌张力和收缩力作用,能迅速透过胎盘屏障。1mg/kg 静脉注射全麻诱导,对新生儿无抑制。超过 1mg/kg 可抑制新生儿,严重者可因肌张力过高而使气管内插管困难。适用于有低血容量、哮喘及出血性休克患者。禁用于有精神病史、妊娠毒血症、先兆子痫、子宫破裂的孕妇。

镇静药中硫喷妥钠既不增加也不降低妊娠子宫的张力,可迅速透过胎盘屏障。6mg/kg 以下对胎儿无不利影响,因脂肪蓄积近年来已逐步被异丙酚代替。异丙酚麻醉诱导和恢复迅速,术后副作用较少,临床广泛应用。异丙酚可明显抑制咽喉部的反射,减轻窥喉及插管的心血管反应,抑制交感神经传导以及儿茶酚胺的升高。异丙酚对血流动力的影响小,在临床剂量范围内,异丙酚对妊娠子宫肌自发性收缩没有影响。研究表明,临床剂量异丙酚用于剖宫产全麻诱导,新生儿的 Apgar 评分,脐静脉、动脉血气分析和新生儿神经和适应能力评分(NACS),与硫喷妥钠组无差别。大剂量异丙酚诱导(>2.8mg/kg),可降低新生儿 Apgar 评分;抑制惊觉、针刺和位置反射;光反射减退;生后 4 小时抑制作用消失。

5. 注意事项　孕妇妊娠期间呼吸、循环、消化、神经等系统都发生了一系列改变,使麻醉的风险加大。产妇呼吸活动受限,通气储备降低,功能残气量降低,足月孕时功能残气量(FRC)减少约 20%,多达 50% 的足月孕妇功能残气量小于闭合气量;困难气道增多,基础代谢增加(10%),氧耗增加,极易发生低氧血症,因此,麻醉前所有产妇均应充分给氧去氮,如果出现插管困难应尽快恢复面罩辅助通气。产妇全呼吸道黏膜、毛细血管充血扩张,可使鼻腔通气不畅,呼吸道易受感染。声门变小,气道水肿,增加孕妇气管插管的难度,尤其是在分娩过程中的产妇更是如此,因此气管导管宜选内径 6.0~6.5mm 的导管,由操作熟练的麻醉医生完成气管插管,避免反复插管和方法不当导致的气道和牙齿损伤。

产妇多喜进食大量食物导致胃内容物和胃内压增高,增大的子宫导致胃和食管连接的角度发生变化,孕酮使全身平滑肌松弛、胃肠张力降低、蠕动减弱、胃排空及肠运输时间延长、贲门括约肌松弛。因而,产妇极易发生胃内容物反流,剖

宫产手术均应按饱胃患者对待。麻醉中应维持母体的呼气末二氧化碳（PetCO$_2$）在（30~33mmHg），过度通气（母体 PaCO$_2$ 低于 20mmHg）可减少子宫和脐带血流并增加母体血红蛋白对氧的亲和力（Bohr 效应），导致胎盘对氧的运输降低，可能引起胎儿低氧血症和酸中毒。

由于需施行全麻的产妇或胎儿本身病情的特殊性和部分全麻药物对新生儿有一定影响及手术操作的难度等多种原因可能导致部分新生儿娩出后 Apgar 评分低于正常，医生对全麻的新生儿应有足够的重视，随时做好复苏的准备。

因考虑麻醉药物和其他不良因素对新生儿的影响，胎儿在全麻药物暴露时间应尽量短。产科全麻要求麻醉诱导开始到胎儿娩出时间（ID）在 10 分钟范围内；子宫切开到胎儿娩出时间（UD）不超过 3 分钟。因为子宫切开后子宫血流受到影响，胎儿所处环境有一定改变，如羊水流出、光的刺激等可能会出现自主呼吸，同时时间过长胎儿暴露在麻醉药物的时间也长，以上诸多因素会给新生儿带来不良影响。

6. 难点　产妇由于肥胖导致颈粗短、舌体长大、在气管插管时易出现插管困难。妊娠使孕妇耗氧增加而氧储备减少，患者容易发生缺氧。因此，产妇在施行全麻时应由熟练的麻醉医生应用可视喉镜进行气管插管操作，导管应带管芯，在声门暴露良好时操作者应尽量目视导管进入声门，避免在拔出管芯时导管滑入食管。麻醉科医师应熟练掌握各种困难气道的处理方法。当气管插管失败时，应利用面罩、喉罩或声门上通气呼吸装置以及呼吸机维持气道通畅和肺的通气。如果既不能维持通气也无法唤醒患者，应行气管切开建立人工气道。

部分产妇增大的乳腺使得胸壁明显增厚，普通喉镜筒可能影响操作及完成气管插管操作后呼吸音听诊不清，气管导管位置难以判断等。产科应备短柄喉镜筒和 PetCO$_2$ 监测辅助判断，这是判断气管导管位置的金标准之一，对于合并气道痉挛等难于判断的病例可起到重要的作用。但在使用 PetCO$_2$ 监测前必须检查监护仪 PetCO$_2$ 波形是否能正常显示（可由麻醉医生模拟患者面罩通气迅速判断），否则反而可能造成不利的后果。

所有的产妇均应按照饱胃的患者来处理，但对于部分的饱胃患者有时候即便做了充分的准备仍然难以避免反流和误吸的发生，一旦误吸发生将给产妇和胎儿造成致命后果，这一直是产科全麻中的难点，也是产科麻醉相关死亡率中孕产妇死亡的主要原因之一。因此，对于进入产程的产妇无论手术与否，产科医生均应指导其合理进食，避免暴饮暴食固体食品，应以高能量的液体饮料为佳。产科医生应对产程进展有一定的预见性，对于多种原因手术可能性较大的产妇应指导其禁食，以静脉补液葡萄糖代替能量供给。

7. 疑点　麻醉的技术和药物会对孕妇和胎儿产生不同程度的影响，目前医学界比较关心的是全麻期间使用的药物对新生儿的近期和远期的影响。研究得比较明确的是吸入麻醉药对手术患者的神经毒性作用，但在产科全麻中吸入麻醉剂对新生儿的影响尚无确切报道，因胎儿暴露在吸入麻醉下的时间很短，仅仅几分钟。除此之外，就目前的研究来看，诱导期常用的异丙酚、瑞芬太尼、氯胺酮和琥珀胆碱均没有明确的证据表明会对新生儿产生远期的影响，还需要进一步深入的探讨。

（罗林丽　罗东　黄蔚）

第四节　妊娠不同并发症和合并症的麻醉方式选择

一、概述

近 30 年来，随着医疗条件的改善，更多有先天性心脏病的女性存活到了妊娠期，使得妊娠合并心脏病的发病率升高。心脏病是妊娠女性围产期非产科死亡的常见原因。妊娠女性关键的血流动力学变化是：心输出量增加50%，心搏量增加25%~30%，心率大约增加15%~25%，血浆容量增加55%，外周血管阻力降低25%，肺血管阻力降低35%，肺毛细血管嵌压、中心静脉压、心脏射血分数不变。到分娩时心输出量增加75%，意味着显著的心肌氧耗增加，可以持续到产后72小时，同时孕期膈肌上抬，足月时功能残气量减少20%，供氧减少耗氧增多，都加重心脏负荷。妊娠合并心脏病患者的风险取决于潜在的心脏疾病、心室和瓣膜功能、心功能分级、发绀是否存在、肺动脉压和其他因素合并症，包括风湿性疾病和肌肉骨骼疾病以及精神疾病等，风险评估应该是个体化的。对妊娠合并心脏病患者实施麻醉前评估需了解孕妇所患心脏病的类型、严重程度及其进展，心功能分级、血氧饱和度、钠尿肽水平，以及超声心动图对心室和瓣膜功能、肺内压和主动脉直径的评估，评估孕妇运动能力和心律失常都很重要，甚至和死亡率直接相关。麻醉和手术医生对患者在分娩及手术中疼痛耐受力的评估、宫缩时自血回输以及腔静脉阻力减少、缩宫剂及出血对产后血流变化的影响等因素都应仔细地权衡。

常用子宫收缩剂对血流动力学有不同影响。缩宫素：快速注射会引起外周血管扩张、血压下降、心律失常、肺动脉高压；不要与低渗液（葡萄糖液）合用，因为这样可能导致稀释性低钠血症（继发于缩宫素与肾脏上的加压素受体的交叉反应），而且这种反应几乎是使用当时就会发生。麦角新碱和甲基麦角新碱：会引起严重的心血管系统紊乱，包括血管收缩、严重高血压、肺动脉压升高，可能发生肺水肿。15-甲基前列腺素 $F_2\alpha$ 可能导致支气管痉挛，通气血流比例失调，肺血管内分流分数增加和缺氧。米索前列醇（cytotec）是一种前列腺素 E_1 类似物，对心血管影响不大，对于肺动脉高压的患者，米索前列醇可以用于替代15甲基前列腺素 $F_{2\alpha}$。前列腺素 E_2（地诺前列酮 dinoprostone）是第三种用于子宫收缩乏力的前列腺素类药物，这种药物会引起正常血容量患者发生支气管扩张，降低全身血管阻力和血压，增加心率和心输出量，肺血管阻力没有变化。

妊娠合并心脏病患者应避免交感神经兴奋，术前适当镇静，麻醉医师和手术医师及时陪同患者进行麻醉前心理安慰。椎管内麻醉由熟练者操作，全身麻醉诱导应有一定深度，在保证氧合以及足够通气的情况下深麻醉拔管可以避免交感兴奋。妊娠合并心脏病患者需要在每次产前检查时重新评估其风险，建议孕晚期妊娠合并心脏病患者到麻醉门诊制定分娩时相应的麻醉方案，保证患者安全。对于妊娠合并心脏病患者实施麻醉时，除常规监测外，建议连续监测有创动脉血压、中心静脉压，有利于指导围手术期的管理。

（一）二尖瓣和主动脉狭窄

对于大多数心脏病，到目前为止尚没有一种麻醉方法是绝对适用或不适用的。对于心脏瓣膜狭窄的患者而言，妊娠导致的血容量增加和心率加快对其不利。血流动力学目标是：避免心动过速和快速性心律失常；维持外周血管阻力；维持适当的血容量。

临床上如果产妇无临床症状，未发生肺充血则危险性不大。既无窦性心动过速，也无心房颤动伴快室率反应者可以很好地耐受麻醉。但患者难以耐受全身血容量的明显增加和体循环血管阻力的明显降低。因此，过度输液、头低位或宫缩时回心血量的增加都有可能导致心衰、肺动脉高压和肺水肿。尤其在胎儿娩出后短时间内回心血量急剧增加，危险性更大。

此类患者剖宫产手术椎管内麻醉和全麻均可以采用，但与蛛网膜下腔麻醉相比，连续硬膜外麻醉引起的血流动力学变化更易于控制。分娩及剖宫产亦可以选择腰硬联合麻醉，最好先鞘内仅仅注射小剂量阿片类药物达到镇痛而避免单次使用局麻药导致的交感神经阻滞带来的血流动力学不稳定，随后椎管内缓慢持续给予小剂量局麻药达到麻醉要求，降低低血压发生率。采用不增加心率的血管活性药物维持外周血管阻力，使用单纯的 α-受体激动剂如去氧肾上腺素可以升高血压不增加心率或减慢心率。给予适量容量负荷预防和治疗低血压。对于重度狭窄的高危患者，必要时可行动脉直接测压、中心静脉压监测或肺动脉压监测，选择全麻更安全。采用全身麻醉，要快速顺序诱导，预防反流误吸；使用适量阿片类药物减少应激反应（胎儿娩出前可适量瑞芬太尼 1~1.5μg/kg，娩出后使用芬太尼 0.1~0.2mg 或舒芬太尼 10~20μg 等）；避免使用能够导致心动过速的麻醉药物（如氯胺酮、哌替啶、泮库溴铵、阿托品等），尤其是在麻醉诱导和苏醒期气管插管和拔出气管导管时应有一定的麻醉深度或使用普萘洛尔等药物治疗；必要时可以术中经食管超声监测；避免致命性缺氧、高碳酸血症和酸中毒是十分重要的。

对于主动脉狭窄的患者来说，患者往往难以耐受血容量的增加和心率加快，左心室前向血流依赖于左心前负荷和射血时间，因此，患者对静脉回流及左心室充盈减少也难以耐受。剖宫产麻醉时对于轻度狭窄患者椎管内麻醉可慎重选择，但应避免选择单纯蛛网膜下腔麻醉。全麻可作为所有患者的首选，应避免出现心肌的过度抑制。

（二）二尖瓣和主动脉关闭不全

对于二尖瓣关闭不全的患者来说，体循环血管阻力显著增加和心房颤动可导致急性左心室失代偿，患者不能很好耐受心肌抑制，难以耐受心动过缓，因此麻醉中应保证心率在正常范围或轻度增快以维持足够的前向心搏量。同时，应适度降低患者心脏后负荷从而减少二尖瓣反流量。

对于主动脉关闭不全的患者来说，无肺充血体征的无症状患者危险性较低，有症状而且杂音强度增加、舒张期血压降低、外周脉压增加或有肺充血患者危险性增加。体循环阻力增加可促进左心室衰竭，心动过缓和心肌抑制药物加重左心室衰竭，舒张期压力降低、脉压升高都表明左心室受损，降低后负荷对患者有益。

如果采用经阴道分娩，及早实施有效的镇痛是十分必要的。麻醉管理同瓣膜狭窄患者，不同点在于麻黄碱具有正心肌力及正性频率的作用，对这类患者预防和治疗低血压方面有益。

轻度和中度二尖瓣关闭不全和主动脉关闭不全的患者，剖宫产麻醉时椎管内麻醉可增加前向血流量，可作为首选，但椎管内麻醉需要静脉输液以维持扩大的左心室的充盈量，因此应持续使子宫左倾斜并头低位以维持足够的静脉回心血量。对于重度二尖瓣关闭不全的患者，选择全身麻醉时应选择避免心肌抑制并能维持心率于较快程度的药物。硫喷妥钠、丙泊酚对心肌有负性肌力作用，可考虑使用对心肌抑制作用较轻的依托咪酯，瑞芬太尼使心率减慢，此类患者应该避免或谨慎使用。

（三）心肌病

心肌病在产妇并不常见，但妊娠时发病率和死亡率都显著增加。类型有围产期心肌病、梗阻性肥厚型心肌病、扩张型心肌病三类。

1. 围产期心肌病　2010年欧洲心脏工作团下的心衰协会将围产期心肌病定义为：一种原发性心肌病，在妊娠末期或分娩后数月内没有其他心衰原因可解释的继发于左心室收缩功能障碍的心衰。其病因学不是很清楚，可能与氧化应激、炎症、病毒感染、自身易感性、遗传有关。经产妇高龄、多胎妊娠、营养不良发病率高。其预后较差，仅23%~41%的孕产妇在产后6个月内能恢复左心室功能。这与能否长期生存及以后的妊娠过程中是否发生心力衰竭有关。两年死亡率高达28%。临床表现：左或右心衰的症状和体征，也可出现肺栓塞或梗死。心电图可有左心室高电压，广泛ST-T异常或左心室传导阻滞。胸片有心衰征象。治疗应在诊断时开始，和标准的心衰处理一样降低心脏前后负荷。值得一提的是血管紧张素转换酶抑制剂有致畸作用应避免使用。容量监测管理十分重要，此类患者偏离了容量负荷，往往是不能耐受。分娩期麻醉管理，及早镇痛，避免交感兴奋带来的心率增快、外周血管阻力增加和心输出量不良影响。使用缓慢滴注的硬膜外麻醉或腰硬联合麻醉可以在提供有效镇痛同时降低外周循环阻力。注意不要把麻醉前充分扩容和预防性升压药的使用作为常规。持续胎心监护有助于决定血压降到什么程度应该进行治疗。剖宫产时若使用全身麻醉应有一定的麻醉诱导深度，避免插管及手术时发生后负荷急剧上升，加重左心功能障碍。同时预测插管及手术时可能发生的后负荷急剧上升，采用滴注血管舒张药物预防和处理。不使用对心肌有抑制的药物（如硫喷妥钠、丙泊酚、挥发性吸入麻醉药物等）。术中桡动脉穿刺监测血压，经食管超声心动图（transesophageal echocardiography TEE）监测血容量和心功能。

2. 梗阻性肥厚型心肌病　这是以左心室肥厚，左心室流出道梗阻为特征的特发性心肌病。在左心室收缩期间流出道狭窄，妨碍心脏射血。临床表现为运动性呼吸困难、心绞痛及晕厥。晚期可出现左心衰。心电图表现为左心室肥大，Wolff-Parkinson White综合征或下壁右侧心前区导联出现病理性Q波。胸片示左心室增大。血流动力学管理焦点是：适当的前负荷和较慢的心率维持舒张末期容量，将左心室流出道梗阻减到最小。维持体循环阻力，避免心肌收缩力增强。避免和纠正室上性心律失常。此类患者一旦发生心力衰竭，治疗不同于一般心力衰竭。可以采用去氧肾上腺素增加后负荷，补液增加前负荷及普萘洛尔降低心率。麻醉方法：单次腰麻因为快速降低前负荷和外周阻力，应该避免。及早采用缓慢滴注的硬膜外麻醉和腰硬联合麻醉可以减轻交感兴奋导致的心动过速。滴注速度以前负荷和外周阻力改变最小为好。全身麻醉对此类患者有益。通常使用的麻醉药物有一定心肌抑制作用，可以减少左心室流出道梗阻。麻醉诱导前应使用有创血压监测，TEE监测能快速识别流出道梗阻和二尖瓣收缩期前向运动。

3. 扩张型心肌病　扩张型心肌病正常心肌壁厚度情况下,有显著的左心室容积的增加和左心室收缩功能障碍。病因学不是很清楚,可能的因素有特发性、家族遗传、感染、毒素相关、自身免疫、结缔组织病相关、嗜铬细胞瘤、代谢、内分泌、营养等。临床表现类似妊娠期心肌病,麻醉管理要点同妊娠期心肌病。

(四) 左向右分流的先天性心脏病

左向右分流的先天性心脏病包括房间隔缺损、室间隔缺损、动脉导管未闭。这类患者不能耐受室上性心律失常及心动过速,不能耐受体循环阻力升高和肺循环阻力的大幅降低,两者均将增加左向右分流,并导致低血压。肺循环阻力增加可加剧已有的肺动脉高压从而诱发右心室功能衰竭。合并肺动脉高压和右心失代偿的患者麻醉过程中应避免一切导致肺循环阻力升高的因素。尤其注意胎儿娩出后子宫收缩药物的使用带来的不良影响。

剖宫产手术时,椎管内麻醉和全身麻醉均可以选择,持续硬膜外麻醉可保证体循环阻力的缓慢变化,目前也有采用腰-硬联合麻醉的方法,但蛛网膜下腔药物要减量或仅注射阿片类镇痛药。全身麻醉时应注意最大限度减少体循环阻力增高和心肌抑制。

(五) 右向左分流的先天性心脏病

这类患者主要包括法洛四联症和艾森门格综合征患者。由于患者存在右向左分流、肺动脉高压,因此患者不能耐受体循环阻力降低、血容量和回心血量下降。体循环阻力下降将加重右向左分流。而低血容量和回心血量下降及心肌抑制在右心室失代偿时将导致右心室输出量的明显下降。不能耐受心肌抑制。同时艾森门格综合征应避免增加肺循环阻力的因素,如心动过速、酸中毒、低氧血症、高碳酸血症等。这类患者最好选择使用挥发性、短效麻醉剂行全身麻醉,维持正常或轻微升高的右心室充盈压和体循环阻力是非常重要的。产后多尿可以使血细胞比容进行性增加,血液黏稠度增加,肺循环血流降低,应该补足晶体液,保持血细胞比容低于55%。及早使用抗凝药物有助于减少血栓形成,降低术后合并症。

值得注意的是患者进入手术室处于心理紧张,交感兴奋十分不利,对于妊娠合并心脏病的患者更应关注她们的心理状态,亲切的语言、及时的关爱对于减轻患者心理负担、降低应激反应十分重要,麻醉操作由熟练者进行,手术主刀医师应该及时到场。如果使用椎管内麻醉,最好不要选择血流动力学影响大的腰麻。选择硬膜外阻滞,如果要达到完善的麻醉可采用双持,因为骶部神经粗大,要阻滞完善较为困难。单持要达到完善的神经阻滞需要加入较大剂量的局麻药,在满足骶部神经阻滞的同时,难以避免麻醉上平面过高及由此带来的不良血流动力学改变。双持上管维持上平面,下管维持骶部神经支配区域。相对单持来说上管可以少量加药,达到手术需要平面即可,能更好维持血流动力学稳定,下管加药保证骶部神经组织完善,对血流动力学影响不大,也可以减少由于阻滞不全、手术刺激、应激反应增加带来的不良影响。穿刺部位上管 T_{12}~L_1 向头端置管,下管 $L_{3~4}$ 向骶部置管。同时硬膜外加药尤其是上管要缓慢、分次或滴注至达到要求麻醉平面。全身麻醉药物根据心脏功能情况选择,常用麻醉诱导镇静药异丙酚对心脏有一定抑制作用,在心功能很差的情况下不要使用,可使用对心肌抑制作用轻的依托咪酯,但是异丙酚对肺动脉高压的患者有降低肺动脉压的作用,所以在心功能尚可的肺动脉高压的患者中使用有一定益处。心功能情况根据临床表现和心脏超声、左心室射血分数等来评估。依托咪酯因抑制新生儿皮质醇合成,一般的产科患者较少使用。但其对心肺功能影响小,可作为心功能极差的患者麻醉诱导药物选择。用量 0.2~0.3mg/kg 静脉注射。琥珀胆碱目前仍然是产科麻醉诱导首选的肌松药物,同时作为麻醉维持有可控性和预测性强的优点。麻醉诱导插管 1~2mg/kg,麻醉维持 1‰ 的琥珀胆碱静脉滴注,满足手术要求的最小剂量即可。一般情况下,停药后十几分钟自主呼吸很快恢复,潮气量达到拔管要求,是保持深麻醉拔管而又需保证有效通气、避免缺氧和二氧化碳蓄积的较好的肌松药物选择。心脏病患者全身麻醉后是否拔管视患者手术前和手术中病情而定。术前病情重、有心衰表现、呼吸急促、肺部啰音、氧饱和度不能维持等,术毕最好带管回 ICU,呼吸机辅助呼吸。如果术前呼吸尚可,氧饱和度能维持正常,术中平稳术毕可以拔管。麻醉诱导插管和术毕拔管是全身麻醉应激反应很强的时候,麻醉诱导有一定深度,深麻醉拔管可以减轻应激反应。但要注意保证通气、氧合、避免二氧化碳蓄积。

二、子痫及子痫前期患者的麻醉

子痫及先兆子痫是妊娠期特发性的疾病，机制尚不完全清楚，其基本病理生理改变为全身小动脉痉挛，内皮细胞功能障碍，全身各系统靶器官血流灌注减少。治疗措施包括降压治疗、硫酸镁解痉、终止妊娠等综合治疗方案。子痫前期和子痫患者易并发心力衰竭、脑出血、胎盘早剥等严重并发症，终止妊娠是最终最有效的治疗措施。

（一）麻醉选择的原则

麻醉选择应按患者相关脏器受损的情况而定，综合考虑子痫及先兆子痫患者的病理生理改变及母婴安全，对无凝血异常、无 DIC、无颅内高压、无休克和昏迷的产妇可选择连续硬膜外阻滞或腰 - 硬联合阻滞。椎管内阻滞通过阻滞交感神经，可适度扩张血管，降低血压，可能对产妇有一定益处。同时，交感神经阻滞可降低血清儿茶酚胺水平，降低子宫胎盘阻力，改善子宫胎盘血流量，对胎儿有利。先兆子痫患者实施腰硬联合麻醉，低血压的发生率和血管活性药物的需求量低于正常产妇。而对休克、DIC、昏迷、抽搐、凝血功能异常、HELLP 综合征者，禁忌行椎管内阻滞，或紧急剖宫产无充足时间实施椎管内麻醉时，可考虑选择全身麻醉。

（二）麻醉管理中注意事项

1. 术前针对疾病的严重性、相关特征以及系统变化进行全面评估，完善相关检查。

2. 术前患者可能已限制食盐和液体输入，且可能行利尿治疗，故麻醉前往往存在不同程度脱水、低钠血症和低血容量。Meta 分析发现，对于子痫及先兆子痫患者容量扩张没有任何优势，麻醉开始前应持续抗高血压治疗，预防子痫发作。

3. 患者术前已采用镇静解痉及降压治疗，应注意这些药物的副作用和对麻醉的影响。如硫酸镁在镇静解痉的同时，若血药浓度过高，会产生呼吸抑制甚至心跳停止；由于镁剂与肌松药之间的相互作用，使得接受镁剂治疗的先兆子痫患者对非去极化肌松药敏感性增加，作用时间延长，在应用肌松药时应谨慎。

4. 有凝血功能异常的患者，禁忌实行椎管内阻滞。伴有严重表现的先兆子痫孕妇呼吸道肿胀加重，实施全身麻醉时，困难气道发生率增加。在麻醉诱导前必须检查呼吸道，如果存在发音困难、烦躁难安、呼吸困难或呼吸衰竭，必须在尽可能清醒的情况下检查气道水肿程度，并备好纤维支气管镜和气管切开物品。

5. 麻醉管理，力求平稳，减轻应激反应。使用连续硬膜外麻醉时，可少量多次追加局麻药，逐步使麻醉平面扩散到要求的平面，同时可达到逐步降低血压、维持循环稳定的作用。局麻药中可加入阿片类药物，可起到加速阻滞、提高阻滞质量、减少内脏不适并延长阻滞时间的作用，对胎儿并无不良影响。不建议使用含肾上腺素的局麻药用于硬膜外麻醉，有发生高血压危险的报道。全麻插管、手术刺激和拔管等操作可引起明显的高血压，可采用多种方法来减轻放置喉镜和插管及拔管时的心血管反应，包括使用硫酸镁、血管扩张剂（如硝酸甘油 2ug/kg）、β- 受体拮抗剂（艾司洛尔 1.5mg/kg）、短效阿片类药物（如阿芬太尼、瑞芬太尼 1ug/kg、芬太尼 1ug/kg）和局部麻醉药（如利多卡因 1.5mg/kg）等，术中维持血压在合理水平。充分供氧，先兆子痫，特别是重度先兆子痫患者，硫酸镁解痉是治疗的基础，但抽搐发作时使用苯二氮䓬类药物或硫喷妥钠控制。缩宫素是这类患者宫缩剂的首选，注意心血管血流动力学的变化。麦角新碱可导致高血压危象，导致先兆子痫妇女的死亡，禁用于这类患者。

6. 伴有严重表现的先兆子痫或子痫，术前、术中或术后容易发生心肾功能不全、肺水肿、脑出血、凝血障碍甚至 DIC，麻醉科医师应密切关注病情，及时进行对症处理。胎儿娩出后随时准备抢救。

7. 围麻醉期加强监护，包括 ECG、SpO_2、NIBP、CVP、尿量、血气分析，确保及时发现问题和及时处理。

三、妊娠糖尿病患者的麻醉

糖尿病在妊娠女性中的发病率高达 4.5%，产科以及对糖尿病产妇麻醉处理的发展，使胰岛素依赖型糖尿病患者和新生儿围产期死亡率明显降低。但是，由于糖尿病产妇疾病本身的复杂性，母婴死亡率仍较高，麻醉过程中应充分认识到糖尿病产妇复杂的临床过程并给予恰当处理。

（一）麻醉选择的原则

椎管内麻醉和全麻均可以选择，研究证实，硬膜外麻醉可减少分娩过程中母体内源性儿茶酚胺的分泌，对胎盘灌注有利。但研究也发现使用蛛网膜下腔麻醉的糖尿病产妇与使用全麻相比，其新生儿更易患酸中毒,而蛛网膜下腔麻醉和硬膜外麻醉之间新生儿酸中毒发生率并无明显差异,这与母体糖尿病程度和母体低血压有关。对于多数单纯合并糖尿病的产妇来说,只要围产期能很好控制血糖,或分娩前不用含糖液扩容并避免发生低血压,蛛网膜下腔麻醉和硬膜外麻醉都是安全的。

(二)麻醉管理中的注意事项

1. 麻醉开始前快速扩容采用无葡萄糖液体,避免葡萄糖液体的快速输注。

2. 糖尿病产妇即便对轻微的低血压也不能很好地耐受,尤其是椎管内麻醉时心血管抑制的发生率较高,主要与压迫下腔静脉和主动脉引起的交感神经阻滞有关,对于存在胎儿生长受限者,低血压的危害更大。避免麻醉平面过高,并有预见性地适当注射去氧肾上腺素等血管活性药物,防止低血压发生。

3. 糖尿病本身可使子宫和胎盘血流减少,造成胎盘功能不全,而椎管内麻醉后并发的低血压将进一步降低胎盘灌流和胎儿氧合,导致新生儿酸中毒。因此,从麻醉一开始就应常规将子宫向左侧移位,避免两者叠加降压效应。

4. 虽然全麻可能使胎儿结局更好,但必须明确这类产妇由于肥胖和糖化血红蛋白引起的关节活动度下降可能出现的插管困难。全麻用药中,硫喷妥钠、咪达唑仑及依托咪酯无增高血糖作用,氧化亚氮及挥发性麻醉药和多数肌肉松弛剂对血糖影响较小。但氯胺酮的拟交感作用可促进肝糖原分解为葡萄糖,对糖尿病产妇不利。同时,全麻时肾上腺素对低血糖的反应性降低。

5. 精神紧张、疼痛、缺氧、二氧化碳蓄积及麻醉和手术均通过垂体-肾上腺轴使肝糖原分解,血糖升高,因此麻醉期间应避免使用兴奋交感神经的药物。持续注射胰岛素和手术时间延长时,均应监测血糖浓度,建议每小时测定一次,血糖不低于 5.5mmol/L,以免发生低血糖。

6. 应对糖尿病产妇合并的其他并发症有充分的认识,1 型糖尿病患者先兆子痫的发生率比正常妊娠高出 3 倍,妊娠还可加重糖尿病型肾病,妊娠期糖尿病性视网膜病变也加重。如同时合并妊娠高血压综合征,则子痫、胎盘早剥、脑血管意外的发生率明显升高。同时,巨大儿和羊水过多导致的胎儿娩出后子宫收缩不良大出血的风险也是存在的,有时因羊水骤增,可导致产妇合并心肺功能失常。

7. 由于糖尿病患儿易形成巨大儿,合并严重先天发育异常和新生儿反应性低血糖,并可能由于肺泡表面活性物质不足而导致呼吸窘迫综合征,胎儿窘迫、早产的发生率也较高,麻醉医生应对这种风险有足够了解,胎儿娩出后的观察和复苏是必要的。

8. 应重视手术后的血糖监测,术中应激反应可使外源性胰岛素需求量暂时减少,这一反应可持续到手术后 1~2 天,但随后可能并发血糖的快速上升。因此,在此阶段应仔细监测血糖并合理应用胰岛素。

四、前置胎盘和胎盘早剥患者的麻醉

前置胎盘指胎盘附着于子宫的下段甚至宫颈内口,临床表现为无痛性阴道流血。有的出血可自行停止,则可保守治疗。有的孕妇阴道出血无法自行停止,则须终止妊娠。胎盘早剥指胎盘处于正常位置,但由于各种诱发因素(如妊娠高血压等)而部分或全部从子宫剥离。胎盘早剥时剥离处的坏死组织、胎盘绒毛和蜕膜组织可大量释放组织凝血活酶进入母体循环,激活凝血系统导致 DIC。

(一)麻醉选择的原则

前置胎盘和胎盘早剥多需急诊麻醉及手术,准备时间有限,病情轻重不一,禁食禁饮时间不定。因此应该在较短的时间内做好充分准备,迅速做出选择。麻醉选择应依病情轻重、胎心情况等综合考虑。凡母体有活动性出血、低血容量休克、有明确的凝血功能异常或 DIC,全身麻醉是较安全的选择。如果胎儿情况较差要求尽快手术,也可选择全身麻醉。如果母体、胎儿情况尚好,则可选用椎管内阻滞。对于部分凶险型前置胎盘又合并瘢痕子宫时,为避免全麻用药对胎儿的影响,可考虑先行椎管内麻醉,待胎儿取出后根据胎盘植入情况再改成全身麻醉。

(二)麻醉管理中的注意事项

由于前置胎盘和胎盘早剥的孕产妇易发生失血性休克、DIC 等并发症,因此,此类患者麻醉前应注意评估循环功能状态和贫血程度。术中注意维持血流动力学稳定、提高心输出量,纠正氧代谢紊乱,维持器官组织氧合和正常功能、保证微循环灌注。除血常规、尿常规、生物化学检查外,应重视血小板计数、纤维蛋白原定量、凝血酶原时间和凝血酶原激活时间检查,并做 DIC 过筛试验。警惕 DIC 和急性肾衰竭的发生,并予以防治。

1. 大出血或预计可能大出血产妇应开放两条以上大静脉,或行深静脉穿刺,置入单腔或双腔导管,监测中心静脉压。失血量和输入量的及时观察统计和有效处理是大出血患者抢救成功的关键。麻醉医师、手术室护士齐心协力,分工有序,及时评估出入量十分重要。合并有活动性出血的前置胎盘和胎盘早剥的产妇,失血在术前是不能得到纠正的,失血将持续至胎盘娩出,应尽快补充浓缩红细胞、晶体和胶体。记录尿量,预防急性肾衰竭,并做出对应处理。

2. 因新生儿往往合并窒息、酸中毒、低血容量和低蛋白血症,在新生儿出生后应立即复苏。

3. 防治 DIC 胎盘早剥易诱发 DIC,导致产后大出血。围麻醉期应严密监测,积极预防处理。对怀疑有 DIC 倾向的产妇,在完善相关检查的同时,予以积极的容量管理和凝血功能的纠正,并输入红细胞、血小板、新鲜冰冻血浆以及冷沉淀物等。

4. 对于手术过程中发现的未预知的胎盘植入等原因导致止血困难需行子宫切除的患者,如果之前选择的椎管内麻醉,在患者尚未出现 DIC 时可考虑椎管内追加长效局麻药后提前拔除硬膜外导管,预防进入 DIC 期可能由于拔管出现的椎管内出血。

(罗林丽 黄蔚 罗东)

第五节 产科输血输液管理

一、概述

产科患者的容量管理,不仅涉及母体的安全,也与胎儿的安全密不可分,低血压可能导致胎儿宫内窘迫、酸中毒、神经发育受损,新生儿低氧血症、酸血症、低 Apgar 评分,增加新生儿死亡风险。大出血时,容量管理不当甚至可导致孕产妇死亡。产科容量管理的目的是维持足够的组织灌注和氧供,特别是胎盘循环灌注,防治低血压和缺氧,保证母婴安全。

由于妊娠导致的病理生理改变,孕晚期循环血容量增加可达 35%~45%,妊娠妇女足月孕时血容量可达 100ml/kg,孕产妇对出血有一定的代偿能力,出血量达到 20%~30% 时,才开始出现临床症状,因此,可能导致病情判断的延误,给后续救治带来困难。妊娠导致全身血管阻力下降 20%,肺血管阻力下降 35%。容量的增加使得孕产妇对血流动力学的波动防卫能力下降,容易发生肺水肿,特别是合并子痫的患者或多胎孕产妇。因此,产科患者围手术期的输血输液管理有其特殊性。

二、普通产科患者的容量管理

普通产科患者术前禁饮禁食,可导致孕妇脱水、低血糖、低血压,平卧时容易发生仰卧位低血压综合征,大多数普通患者使用的椎管内麻醉可降低产妇交感神经张力,损害机体血压代偿反应,从而增加仰卧位时低血压风险。腰麻时母体低血压的发生率在大多数研究中都超过 50%,可高达 80%~85%;Meta 分析中发现剖宫产麻醉中低血压的发生率高达 15%~46.8%。对这类患者低血压的防治主要有三种方法:

(一)体位处理

左侧卧位,左倾 15°~20°,垫高骨盆比垫高腰部更有效,国外研究发现采取不同体位并未减少产妇低血压或仰卧位综合征的发生率,依靠单一调整体位的方式不能有效防治此类并发症,从左侧卧位改变为仰卧位,心输出量最多减少 12%,平均减少 6%,从仰卧位改变为左侧斜卧 15°,心输出量平均增加 6%,产妇体位改变对心输出量影响差异不大,因此,依靠单一体位改变,不能完全有效保障循环稳定。

(二)液体输注

在手术前均会常规给予液体负荷,既往产科患者液体负荷的方式是采用晶体液或胶体液预负荷,即麻醉阻滞前 20~30 分钟输入胶体 10~15ml/kg 或晶体 15~20ml/kg,液体预负荷方案后,心输出量增加仍然不能弥补腰麻后动脉血压的降低,即使输注羟乙基淀粉 130/0.4 氯化钠注射液 1 000ml,低血压仍然发生,因此,不鼓励早期预负荷液体,而是建议采取同期液体负荷。液体负荷的种类包括晶体液和胶体液,晶体液的分子量较小,60Da,在血管中停留时间10~20分钟,胶体如羟乙基淀粉,分子量大,200 000Da,在血管中停留4~6小时,扩容效果明显。但是,对于血容量已经明显增加的孕晚期孕妇,胶体的使用可增加其肺水肿的风险,因此,目前同期液体负荷多选用晶体液。研究发现,在麻醉阻滞开始时给予一定量的晶体液同期液体负荷比麻醉前快速给予同等量晶体对预防低血压更有效。

(三)血管活性药物

孕妇实施椎管内麻醉后,因交感神经阻滞,外周血管扩张,出现明显低血压,临床常静脉注射麻黄碱或去氧肾上腺素治疗椎管内麻醉低血压。麻黄碱可透过胎盘,通过 β - 受体的激动效应刺激胎儿代谢,可能会造成胎儿 pH 下降,出现代谢性酸中毒,而去氧肾上腺素不会引起胎儿酸血症。在母体没有心动过缓的情况下,去氧肾上腺素可能是较好的选择。研究发现,去氧肾上腺素不引起胎儿酸血症,胎儿酸碱状态可得到改善。

使用晶体液同期液体负荷,左倾卧位,血管活性药物三种方法联用对常规剖宫产患者可预防仰卧位低血压,避免低血压对母儿危害。

三、严重出血患者的容量管理

WHO 报道每年全世界约有 14 万妇女死于产后出血,每 4 分钟有一个孕产妇死亡。产后出血仍然是我国孕产妇死亡的重要原因,对严重出血患者进行积极的输血输液,恰当的容量、内环境和凝血功能的监测和管理对于降低严重出血孕产妇的死亡率起到积极的作用。

(一)出血量的判断

对严重出血患者,失血量的判断非常重要,产科出血往往由于患者代偿能力较强,或出血在阴道内、隐蔽不易发现,可导致出血量估算不足,延误抢救,临床上需要把容积法或称重法、休克指数、生命体征的变化和 Hb 水平联合起来分析,力争早期较为准确估计失血量。

(二)监测

实时有效的监测除了包括常规的血压、心电图、氧饱和度外,还应进行连续有创动脉压力、血气监测,如有可能可考虑凝血功能监测,例如血栓弹力图等。对于严重失血患者,每 0.5~1 小时进行一次实验室检测来指导临床抢救是有帮助的,检测项目包括血常规、凝血功能、电解质、酸碱平衡等。

(三)输液治疗

随着产科输血治疗的进展,人们逐渐认识到失血的有效复苏依赖于积极的容量复苏。有效容量复苏的目标包括维持正常血容量及血流动力学稳定,维持胎盘循环灌注,防止母体缺氧和胎儿宫内缺氧,改善微循环,对术中大失血后循环起到缓冲作用,充足的血容量恢复比液体种类的选择更重要。成功的容量复苏需要足够的静脉通道,快速建立大的静脉通道在复苏早期起到关键作用。对于既往健康的产妇,由于孕期血容量增加的代偿作用,在出血量达血容量的 20%~30% 时,通过外周和内脏血管收缩,血液从容量血管转移到中心循环,血压几乎可以维持正常,心率的变化也不太明显,当出血量超过血容量的 40% 时,患者的生命体征可能出现剧烈改变。刚开始容量复苏时可使用加热的无糖晶体,如乳酸钠林格注射液、生理盐水和胶体如羟乙基淀粉等。晶体液给予量应该是估计失血量的三倍。

(四)输血治疗

大量输注晶体和胶体液虽然可以在一定程度上稳定循环,然而这种治疗策略容易导致稀释性凝血功能障碍病,会造成低体温及微循环灌注障碍、组织缺氧酸中毒而使凝血功能障碍进一步恶化。最近基于美国多中心研究收集的来自非妊娠创伤患者的证据,建议采用大量输血方案。该方案建议在临床上提高新鲜冰冻血浆及浓缩红细胞的使用比例,并且在早期使用 rFⅦa(重组人凝血因子Ⅶa)。大量输血方案指导下的治疗结果已经显示能明显改善患者预后,并能减少对介入治疗的需求。但由于产科患者特殊的高凝情况,在大出血的抢救中,rFⅦa 不作为常规推荐和使用。

1. 血液制品及输注指征 目前关于应用血液制品复苏的建议如下:早期启动产科大输血方案,通知血库立即进行交叉配血试验,接收紧急血液制品。应早期实行经验性血液制品治疗,而不应等待实验室测试结果,输注浓缩红细胞 / 新鲜冰冻血浆 / 血小板比例为 1:1:1,当实验室报告第一组检验结果后,应对输血治疗进行重新评估。

(1)红细胞:2006 年美国麻醉医师协会(ASA)围手术期输血操作指南声明,血红蛋白 10g/dl 及以上的患者通常没有必要输注 RBC,而且血红蛋白低于 6g/dl 才应该输注 RBC。然而,这些指南必须因患者而异。大多数血容量正常的患者只需要较低的血红蛋白浓度也可以维持氧气供应。随着 RBC 浓度的下降，血液黏稠度和血流阻力显著降低，导致心输出量和组织血流量增加，但不伴随心血管做功的增加。即使红细胞浓度降低，也能维持组织的氧供。虽然来自经验的证据和病案报道认为，轻度贫血不会影响产妇的健康和围产儿的结局，但是孕期较高的代谢率提示孕妇可能在合并严重贫血时，对叠加的心血管应激耐受性差。维持正常孕妇所需的最低血红蛋白浓度还没有明确的规定，然而，所有产妇如果出现下列两种情况时应该考虑输血：如果有临床证据表明产科患者氧气携带能力不足，或大多数血红蛋白浓度小于 7g/dl 的产科患者。同样的，如果患者有进行性失血者即使血红蛋白高于 7g/dl，麻醉医生也应该及时输血，目前比较公认的浓缩红细胞的输注指征是 Hb<8g/dl。RBC 的制备是全血去除血浆，血细胞比容为 70%。输注 2 个单位浓缩红细胞，血球压积增加大约 3%，升高血红蛋白约 1g/dl。

（2）新鲜冰冻血浆：国内一个单位新鲜冰冻血浆（fresh frozen plasma，FFP）容量约为 100ml，包含所有必需的凝血因子。输注 FFP 的适应证为：大量输血或 DIC 时需要补充凝血因子才能止血。下列这些情况也应该考虑输注 FFP：紧急逆转华法林的作用，纠正凝血酶原时间（PT）超过正常值 1.5 倍或国际标准化比值（INR）大于 2.0 和 / 或活化部分凝血活酶时间（aPTT）超过正常值 2 倍而造成的微血管出血。FFP 不应用于治疗低血容量或作为蛋白质的补充。适当的 FFP 起始剂量是 10~15ml/kg，通常可以增加血浆凝血因子正常值的 30%。迅速逆转华法林仅需 FFP 5~8ml/kg。没有证据表明预防性使用 FFP 能有效降低大出血风险患者的失血量。

（3）冷沉淀：冷沉淀是由解冻的 FFP 制备的，含有 Ⅷ 因子、纤维蛋白原、纤维连接蛋白、von Willebrand 因子和 Ⅻ 因子。通常用于先天性或获得性纤维蛋白原及 Ⅻ 因子缺乏的患者，也用于治疗 von Willebrand 疾病。冷沉淀物的适应证是纤维蛋白原水平低于 80~100mg/dl 且有出血的患者。10U 冷沉淀物（10~15ml/ 袋）可以提高纤维蛋白原水平 65~70mg/dl。

（4）纤维蛋白原：纤维蛋白原是凝血过程、血栓形成过程中的重要物质，当血中浓度低于 68% 时血液不能正常凝固，在产科严重出血患者的救治过程中，建议纤维蛋白原浓度维持在 200mg/dl 之上，1g 纤维蛋白原可提升血液中纤维蛋白原 25mg/dl，1 次可输入纤维蛋白原 2~4g。

（5）重组活化凝血 Ⅶ 因子（rF Ⅶ a）：rF Ⅶ a 是一种合成的维生素 K- 依赖性糖蛋白，通过激活凝血瀑布反应中的外源性途径来止血，可用于对传统血液制品复苏无效的出血。1988 年该药首先用于 A 和 B 型血友病，这种疾病由于体内高水平的循环抗体，补充传统的凝血因子无效。目前 FDA 批准的适应证是：A 或 B 型血友病、Ⅶ 因子缺乏和 Clanzmann 血小板无力症。最常见的产后出血原因是子宫收缩乏力，对于没有先天性 Ⅶ 因子缺乏的妇女，平均剂量是 72.9μg/kg；73% 的妇女仅仅需要单次剂量就能达到有效的止血。rF Ⅶ a 的使用不应该代替宫缩剂的积极使用，也不应该代替血液制品或挽救生命的操作如动脉结扎栓塞和子宫切除术。补充血液、血小板和凝血因子是成功治疗最重要的环节。除此之外，维持正常体温和纠正酸中毒是维持最佳 rF Ⅶ a 活性所必要的。鉴于尚不明确的副作用和高成本的制备，并不常规推荐 rF Ⅶ a 用于产科患者。对于采用传统有效的治疗微血管出血的方法都失败的时候可以考虑使用 rF Ⅶ a。

（6）血小板：血小板难以储藏，所以大多数血库的库存量很低。一个献血单位的血小板在成年妇女可平均增加（50~100）×10⁹/L 血小板。大量输血后，可导致稀释性血小板减少症，稀释性血小板减少症的患者甚至在血小板计数很低的时候也没有临床出血。输注血小板的适应证是血小板计数小于 50×10⁹/L。阴道分娩后，患者需要手术的话，除非血小板计数少于 50×10⁹/L，否则不会从血小板输注中获益。

产科患者可能迅速进展为凝血功能障碍，稀释性凝血功能障碍或真正的 DIC 可能是凝血功能障碍的主要原因。导致稀释性凝血功能障碍的原因是用晶体和浓缩红细胞补充失血，这种补充可能稀释凝血因子和血小板的浓度。治疗包括补充 FFP 和血小板。持续性失血性休克也可能导致 DIC，出血加重。其他的妊娠相关 DIC 原因包括羊水栓塞、胎盘剥离、子宫感染和宫内死胎。确切的实验室检查（如血小板计数、PT、aPTT、纤维蛋白原浓度和纤维蛋白裂解产物）才能诊断凝血功能障碍。在补充凝血因子时，凝血因子的活性只需要达到正常的 25% 就能维持止血功能。实验室检查、频繁的评估凝血参数可以指导血液成分治疗。低体温经常发生在大出血和液体复苏之后，所以必须小心预防低体温。低体温会加重凝血功能障碍，增加心律失常的风险。

（7）凝血酶原复合物：凝血酶原复合物由健康人新鲜血浆分离提取，为含凝血因子Ⅱ、Ⅶ、Ⅸ、Ⅹ及少量其他血浆蛋白的混合制剂。1瓶200IU所含凝血因子相当于200ml血浆中所含的量。用于产科大出血已经发生弥散性血管内凝血（DIC）时，常用剂量10~20IU/kg。

2. 自体血回输技术　术中自体血液回收是一项术中收集利用失血的技术，操作流程包括收集、离心、洗涤、输注自体RBC。收集的血液，经过加工后，输注的RBC都有很好的存活率。这个过程能够快速提供大量的自体血，已广泛应用于心血管和普外手术。该技术可缓和日益恶化的库血短缺、减少同种异体输血渐增的费用和降低输血相关的感染及登记错误。Fong等发现，术中血液回收可降低几乎一半需要输血的产科患者输注同种异体血液，也可降低总共14%~25%的患者输注同种异体血液。

术中血液回收的相对禁忌证包括恶性肿瘤、感染、溶血的血液和术中使用胶原或止血物质等。过去，产科患者的术中血液回收使用有限，部分原因是考虑到血液加工和洗血不能完全除去羊水和胎儿碎片，可能导致羊水栓塞。体外洗涤回收的混有羊水的血液表明，洗涤装置能清除（或最大限度降低浓度）甲胎蛋白、磷脂、组织成分、胎儿鳞状细胞和其他组织碎片。如果使用白细胞过滤器，回收的血液更加安全。但是即使安装了过滤器，洗涤的血液中仍然可能含有胎儿RBC。因此，母亲可能发生同种免疫，适当的时候应该给予抗-D免疫球蛋白。因此建议在分娩胎儿和胎盘后，洗血装置才开始吸引回收血液。

曾经因为担心羊水和其他胎儿细胞污染而认为产科需禁用回收式自体输血，这也是限制其临床应用的主要原因。与同种异体血输注相比，术中自体血回输的优点是可以减少输血反应和输血相关感染的发生率，当交叉配血困难，尤其是罕见血型存在或患者拒绝输注同种异体血液时自体血回输技术是十分有必要的，虽然剖宫产术中血液回收的操作实用性仍然存在一些争议，但是英国已经广泛认为这是安全的操作，多个国家也正在接受这种观点，并将自体血液回收写入大失血治疗指南。ACOG已经声明，当怀疑有前置胎盘的

患者，"如果条件允许，应该考虑使用血液回收"。修改的ASA产科麻醉操作指南推荐，"顽固性出血患者，如果没有库血或患者拒绝输注库血，有条件的时候应该考虑血液回收"。因为羊水栓塞的明确病因并不确定，有必要谨慎地使用术中血液回收，在剖宫产术期间由吸引器吸出的血液往往含有羊水和胎儿细胞，所以在该过程期间应该充分洗涤血液，并且使用白细胞过滤器增加安全范围。

四、特殊妊娠患者输血输液

（一）多胎妊娠

1. 容量变化　多胎妊娠导致的容量改变使得该类患者成为肺水肿的高危人群，单胎妊娠时血容量较孕前增加45%~50%，血浆容量增加55%，红细胞增加35%，双胎在此基础上再增加15%，因此患者多数合并有贫血。同时，妊娠使得血浆蛋白下降约40%~60%，血管中胶体渗透压下降，妊娠使得外周血管阻力下降，血管扩张约60%，这种扩张以毛细血管扩张为主，因此，毛细血管通透性是增加的，这一系列变化使得妊娠期妇女肺水肿的风险明显增加。妊娠期容量变化的特殊性还表现为：妊娠32周左右血容量达到整个孕期的最高峰，多胎妊娠容量增加尤为明显，有的患者可在这一时期直接发生心衰。在宫缩时回心血量约增加300ml左右，而胎儿娩出后胎盘循环停止，回心血量约增加500ml左右。多胎妊娠的这一产后自体输血作用更加明显，因此，术中容量治疗应慎重。

2. 肺水肿风险　多胎患者出现肺水肿还和其他因素相关：利托君（羟苄羟麻黄碱）为选择性β_2肾上腺素受体激动药，可特异性抑制子宫平滑肌。利托君还可以扩张血管平滑肌，使得毛细血管通透性增加，当其与糖皮质激素合用，可出现肺水肿，极严重者可导致死亡。而多胎患者术中用卡前列素氨丁三醇注射液可以强烈收缩子宫平滑肌，减少产后失血，但同时也会收缩血管平滑肌诱发高血压，增加血管内静水压，在原有血管通透性增加的基础上更容易诱发肺水肿风险。此外，多胎妊娠患者如果术前合并肺部炎症也加重了毛细血管通透性，增加了肺水肿风险。

3. 容量管理　关于多胎患者围手术期心衰、肺水肿的预防和治疗并无特殊，关键在于早期识别，预防加重。首先是甄别高危人群：多胎妊娠，

术前利托君＋糖皮质激素保胎,术中使用强效子宫收缩剂,液体管理不善,肺部炎症都是导致肺水肿的高危因素。在 32 周左右、分娩期间、胎儿胎盘娩出和大失血快速容量治疗期间关键时点要严密监测。听诊呼吸音粗糙或湿啰音提示可能存在肺水肿,容量治疗方面宁少勿多,多胎妊娠患者可耐受全身血容量 20% 的失血量,1 000ml 以内的失血量不建议积极扩容。当听诊异常或肺超声提示肺水肿应早期利尿。

（二）妊娠高血压

1. 容量变化　正常妊娠时妊娠妇女总的血容量平均增加 45%,而先兆子痫患者的血容量比正常妊娠妇女的血容量要少,仅增加 15%。在病情轻微时,血容量可能正常,然而病情严重的产妇,血浆容量可能会下降 40%,存在相对的血液浓缩现象,因此血细胞比容常会高于正常的妊娠妇女,甚至超过 40%。先兆子痫患者表现为暂时高凝状态。严重先兆子痫通常是高动力状态。许多研究主张使用有创监测技术来研究其血流动力学特征,先兆子痫妇女的血流动力特征要比原先所想的更为复杂,部分是因为血流动力学测量结果随治疗和疾病进程而变化。总之,研究发现大部分(约 80%)的患者显示有高动力的左心室功能,轻、中度的全身血管阻力增加以及正常的左、右心脏充盈压。少部分高风险患者出现了左心功能下降,全身血管张力显著下降,以及血管内容量严重减少。

2. 肺水肿风险　正常妊娠时,由于血浆白蛋白浓度的减少,血浆胶体渗透压也随之下降,而先兆子痫妇女下降幅度更大。在正常妊娠末三个月,孕妇平均胶体渗透压约为 22mmHg,而产后早期约为 17mmHg。相反,在一项研究中,先兆子痫的孕妇在产前的平均胶体渗透压大约为 18mmHg,而产后为 14mmHg。胶体渗透压的下降,血管内静水压上升,毛细血管内皮细胞损伤导致的血管通透性的增加,以及蛋白质和液体从血管内向组织间隙的转移是导致肺水肿的主要原因。由于大量蛋白经肾脏丢失,患者可能表现为低蛋白血症。进而伴随出现全身水肿、肺水肿、脸和喉头水肿、胸腔积液、腹水或心包积液及急性呼吸窘迫综合征。

肺水肿是先兆子痫的严重并发症,发生率大约 3%。在年纪较轻和既往体健的妇女中相对较少,在年龄较大的经产妇和先兆子痫合并慢性高血压或肾病的妇女风险较高。重度先兆子痫的产妇尤其是发病早、肾功能不全或肺毛细血管漏出的患者发生肺水肿的风险会增高。临床表现为逐渐加重的呼吸困难和端坐呼吸,以及伴有呼吸急促、湿啰音和低氧血症的体征。肺水肿大部分出现在产后的 2~3 天,因而对已经存在有肺水肿的患者需要控制输液量,严格预防液体超负荷。

3. 血管张力改变　由于先兆子痫妇女的血管张力增加,对血管收缩的影响更敏感,这就导致了高血压、血管痉挛以及终末器官缺血的临床表现。先兆子痫以严重的血管痉挛以及对循环儿茶酚胺的反应增加为特征,特别是当血压以及全身血管阻力增加时这个特征更为明显。重度先兆子痫分娩后的产妇仍有发生肺水肿、持续高血压的风险,需要严密监测血压、液体摄入量和尿量。先兆子痫通常在分娩后 5 天内消退,首先表现为细胞外液的重新分布和血管内容量增加后的显著多尿。所以,重度先兆子痫的产妇产后高血压的持续时间会较长。

4. 尿量改变　少尿可能是严重先兆子痫的晚期表现,并与疾病的严重程度相关联。持续性少尿(24 小时尿量少于 400ml)要及时评估血管内容量。少尿进展到肾衰是少见的,而少尿之前往往存在着低血容量、胎盘早剥和 / 或 DIC。因此在预防肺水肿的同时密切监测出入量,对容量进行精细化管理是十分必要的。

5. 容量管理　先兆子痫患者有效循环血容量不足、术前容量扩张不具有优势,过快扩容可能引起过度的高血压和肺水肿,甚至导致子痫发作。重度先兆子痫产妇在硬膜外阻滞或蛛网膜下腔阻滞前补液必须谨慎。胶体渗透压下降和血管通透性的增加很容易使母体发生肺水肿,因此,即使对于施行椎管内麻醉的患者,一般也不主张大量预充容量,没有出血的情况下,液体输注速度应限制在 80~100ml/h,术中维持尿量 >100ml/4h 即可。关于先兆子痫患者液体种类的选择目前还没有达成共识,容量比种类更为重要。

6. 输血管理　血小板减少症是子痫前期妇女最常见的血液学异常,发生率占 15%~20%。合并 HELLP 综合征患者血液系统异常:血小板计数进行性下降并 $<100 \times 10^9$/L,微血管内溶血,表现为贫血及 LDH 升高,并与疾病进程的严重性以及胎盘早剥的发病率相关。通过血栓弹力图进行研究发现,先兆子痫患者与正常孕妇相比相对高凝,

而重度先兆子痫的患者相对低凝。手术前需充分评估患者凝血功能,尤其是血小板数量,必要时予以纠正。

（罗 东 罗林丽）

参考文献

1. Edwards ML, Jackson AD. The Historical Development of Obstetric Anesthesia and Its Contributions to Perinatology. Am J Perinatol, 2017, 34 (3): 211-216.

2. Gibson ME. An Early History of Ancsthesia in Labor. J Obstet Gynecol Neonatal Nurs, 2017, 46 (4): 619-627.

3. Corretti C, Desai SP. The Legacy of Eve's Curse: Religion, Childbirth Pain, and the Rise of Anesthesia in Europe: c. 1200-1800s. J Anesth Hist, 2018, 4 (3): 182-190.

4. Anim-Somuah M, Smyth RM, Cyna AM, et al. Epidural versus non-epidural or no analgesia for pain management in labour. Cochrane Database Syst Rev, 2018, 21 (5): CD000331.

5. Practice Guidelines for Obstetric Anesthesia: An Updated Report by the American Society of Anesthesiologists Task Force on Obstetric Anesthesia and the Society for Obstetric Anesthesia and Perinatology. Anesthesiology, 2016, 124 (2): 270-300.

6. Hughes SC, Vinson G, Rosen MA, et al. 张友忠, 荣风年, 译. 施耐德与莱文森产科麻醉学. 4 版. 山东: 山东科学技术出版社, 2005: 81-98.

7. Ronald D, Miller. 曾因明, 邓小明, 译. 米勒麻醉学. 6 版. 北京: 北京大学医学出版社, 2006: 2327-2336.

8. The Third American Society of Regional Anesthesia and Pain Medicine Practice Advisory on Local Anesthetic Systemic Toxicity Executive Summary 2017. Regional Anesthesia and Pain Medicine, 2018, 2 (43): 113-123.

9. Shah M. Hypertrophic Cardiomyopathy. Cardiol Young, 2017, 27 (S1): S25-S30.

10. Shields LE, Wiesner S, Fulton J, et al. Comprehensive maternal hemorrhage protocols reduce the use of blood products and improve patient safety. Am J Obstet Gynecol, 2015, 212 (3): 272-280.

11. 大量输血现状调研协作组, 杨江存, 徐永刚等. 大量输血指导方案(推荐稿). 中国输血杂志, 2012, 25 (7): 617-621.

12. 邓钦尹, 漆洪波. 英国皇家妇产科医师学会《产科输血 2015 版》要点解读. 中国实用妇科与产科杂志, 2016, 32 (09): 868-872.

13. Practice Guidelines for Obstetric Anesthesia: An Updated Report by the American Society of Anesthesiologists Task Force on Obstetric Anesthesia and the Society for Obstetric Anesthesia and Perinatology. Anesthesiology, 2016, 124 (2): 270-300.

14. 吴新民, Philip E, Hess Nancy E, 等. 产科麻醉原理与临床. 北京: 人民卫生出版社, 2012: 30-33.

15. Shinohara S, Sunami R, Uchida Y, et al. Association between total dose of ritodrine hydrochloride and pulmonary oedema in twin pregnancy: a retrospective cohort study in Japan. BMJ Open, 2017, 7 (12): e018118.

索 引

52检